U0233034

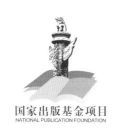

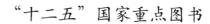

"十二五"国家重点图书

中国泌尿外科专科医师培养教程

Advanced Tutorial for Chinese Urologist

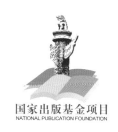

"十二五"国家重点图书

中国泌尿外科专科医师培养教程

Advanced Tutorial for Chinese Urologist

主　　审　郭应禄

主　　编　周利群　杨　勇

主编助理　宋　刚

北京大学医学出版社

ZHONGGUO MINIAO WAIKE ZHUANKE YISHI PEIYANG JIAOCHENG

图书在版编目（CIP）数据

中国泌尿外科专科医师培养教程/周利群，杨勇主编.
—北京：北京大学医学出版社，2016.6
国家出版基金项目
ISBN 978-7-5659-1326-6

Ⅰ.①中… Ⅱ.①周… ②杨… Ⅲ.①泌尿外科学—岗位培
训—教材 Ⅳ.①R69

中国版本图书馆CIP数据核字（2016）第014791号

中国泌尿外科专科医师培养教程

主　　编：周利群　杨　勇
出版发行：北京大学医学出版社
地　　址：（100191）北京市海淀区学院路38号　北京大学医学部院内
电　　话：发行部 010-82802230；图书邮购 010-82802495
网　　址：http://www.pumpress.com.cn
E-mail：booksale@bjmu.edu.cn
印　　刷：北京强华印刷厂
经　　销：新华书店
策划编辑：白　玲　暴海燕　张其鹏　罗德刚
责任编辑：王　楠　罗德刚　　责任校对：金彤文　　责任印制：李　啸
开　　本：889 mm×1194 mm　1/16　印张：27.75　字数：859千字
版　　次：2016年6月第1版　2016年6月第1次印刷
书　　号：ISBN 978-7-5659-1326-6
定　　价：236.00元
版权所有，违者必究
（凡属质量问题请与本社发行部联系退换）

编委名单

（按姓氏汉语拼音排序）

陈志强	华中科技大学同济医学院附属同济医院	那 溶	复旦大学附属华山医院
丁冠雄	复旦大学附属华山医院	齐士勇	天津医科大学第二医院
丁 强	复旦大学附属华山医院	乔宝民	天津医科大学第二医院
冯陈陈	复旦大学附属华山医院	秦晓健	复旦大学肿瘤医院
郭应禄	北京大学第一医院	宋宏程	首都医科大学附属北京儿童医院
	北京大学泌尿外科研究所	孙 宁	首都医科大学附属北京儿童医院
韩文科	北京大学第一医院	孙颖浩	上海长海医院
	北京大学泌尿外科研究所	田 军	首都医科大学附属北京儿童医院
何志嵩	北京大学第一医院	田 野	首都医科大学附属北京友谊医院
	北京大学泌尿外科研究所	田 雨	北京大学第三医院
侯俊垚	复旦大学附属华山医院	王 鹤	北京大学第一医院
黄 健	中山大学孙逸仙纪念医院		北京大学泌尿外科研究所
姜昊文	复旦大学附属华山医院	王晓峰	北京大学人民医院
金 杰	北京大学第一医院	王晓明	天津医科大学第二医院
	北京大学泌尿外科研究所	王 宇	北京大学第一医院
李汉忠	北京协和医院		北京大学泌尿外科研究所
李明磊	首都医科大学附属北京儿童医院	魏 强	四川大学华西医院
李 昕	北京大学第一医院	吴士良	北京大学第一医院
	北京大学泌尿外科研究所		北京大学泌尿外科研究所
李学松	北京大学第一医院	席志军	北京大学第一医院
	北京大学泌尿外科研究所		北京大学泌尿外科研究所
廖利民	中国康复研究中心北京博爱医院	夏 丁	华中科技大学同济医学院附属同济医院
刘冉录	天津医科大学第二医院	肖云翔	北京大学第一医院
柳良仁	四川大学华西医院		北京大学泌尿外科研究所
马潞林	北京大学第三医院	辛钟成	北京大学第一医院
茅善华	复旦大学附属华山医院		北京大学泌尿外科研究所
孟一森	北京大学第一医院	徐 罡	复旦大学附属华山医院
	北京大学泌尿外科研究所	徐 勇	天津医科大学第二医院

杨　欢　华中科技大学同济医学院附属同济医院
杨　璐　四川大学华西医院
杨　洋　首都医科大学附属北京儿童医院
杨　勇　北京大学肿瘤医院
叶定伟　复旦大学肿瘤医院
叶剑飞　北京大学第三医院
叶章群　华中科技大学同济医学院附属同济医院
张昌文　天津医科大学第二医院
张　帆　北京大学第三医院
张国喜　北京大学人民医院

张　凯　北京大学第一医院
　　　　北京大学泌尿外科研究所
张潍平　首都医科大学附属北京儿童医院
张学斌　北京协和医院
张　争　北京大学第一医院
　　　　北京大学泌尿外科研究所
张志宏　天津医科大学第二医院
赵永平　北京大学人民医院
周利群　北京大学第一医院
　　　　北京大学泌尿外科研究所

前　言

——重视泌尿外科专科医师培训

我国泌尿外科在老一代科学家的带领下，经历了在困难条件下起步、在改革开放中成长和在创新跨越中发展三个阶段，取得了令人瞩目的快速发展，成绩喜人。

建国初期，全国处于百废待兴而各行业又需快速发展的艰难局面。老一代科学家怀着热爱祖国的高度责任感，积极在全国有条件的医学院校附属医院和省市级医院建立泌尿外科，而且边建科边培养人才，使学科得到发展。通过临床实践，不断总结经验，开展临床研究。20世纪50年代，吴阶平即取得了关于肾结核对侧肾积水的研究成果，拯救了成千上万的肾结核患者。20世纪70年代，提出肾上腺髓质增生是独立疾病的科学论断，得到国际公认。在相关领域引领国际潮流，做出巨大贡献。1963年，国家高教部决定在高校设立科研机构，1964年，在北京大学第一医院成立了泌尿外科研究室，在本领域增强了科学研究工作，之后学科发展进程受到一定干扰，有所减速，甚至倒退。

1978年，国家召开全国科学大会，迎来了科学的春天，知识分子摘掉了"臭老九"的帽子，成为了工人阶级的一分子。同年，中共中央十一届三中全会决定改革开放，北京大学泌尿外科研究室提升为北京大学泌尿外科研究所，全国尽显蓬勃发展的新局面。泌尿外科医、教、研全面工作在改革开放的大好形势下快速成长。1980年，《中华泌尿外科杂志》创刊，1981年，中华医学会泌尿外科分会成立，国内外交流和各种学术活动获得良性发展。1995年，针对人才青黄不接的问题，成立了北京大学泌尿外科培训中心（2004年更名为北京大学泌尿外科医师培训学院），为全国培养知识面广、工作能力强、素质好、具有创新能力的骨干。并于1998年正式提出了2020年我国泌尿外科达到国际水平的奋斗目标。2000年提出在美国泌尿外科协会（AUA）设华语会场的设想，并于

2006年得以实现，说明了国际泌尿外科界对中国泌尿外科进步的认可，也体现了中国泌尿外科在国际业界日益重要的地位。在此期间，泌尿外科的规模、水平迅速提高，在全国同道的共同努力下，提前十年于2010年达到了国际水平。但我们清楚地认识到，我国幅员辽阔，地区之间发展差距较大，一些老少边穷地区还处于缺医少药的境况，更谈不上国际水平。为此，2004年，我们提出本世纪实现亚洲领先、世界一流的中国泌尿外科梦的目标。

2006年，国家召开第二次科学大会，之后又召开了全国创新大会，提出创新、跨越要求。此时的泌尿外科发展水平已完全具备了规范化培训专科医师的条件，因此，此项工作被提上议事日程。我们的培训基地已经确定，培训细则也已制订。为缩小地区间差距，为了能在共同的高起点上发展学科，更为了实现泌尿外科的中国梦，我们必须重视并尽快启动泌尿外科专科医师培训，为此，我们编写了这本教程。

吴阶平院士曾谈到，好医生应该具备崇高的医德、精湛的医术和良好的服务艺术（即人文关怀）。首先强调了医德，为此本书在谈及医学相关知识前加一节必读内容，包括社会主义核心价值观、中国医师宣言和中国医师道德规范，请各位老师认真阅读、理解，并帮助学生认真阅读。

本书由北大医院泌尿外科负责组织全国相关专家完成。大家都很认真，希望写好，为满足培训细则要求，大家还参阅了国外的相关资料，但毕竟是初次，缺乏成熟经验，恐难完全满足要求，敬请各地区在实践中提出补充和修正意见，力求再版时改进，使它真正成为泌尿外科专科医师培训的好教材，促进此项工作得以顺利、高水平地进行。

2016年5月

目 录

第一章

泌尿外科总论

第一节 做好医师

一、社会主义核心价值观

（一）基本内容

富强、民主、文明、和谐；

自由、平等、公正、法治；

爱国、敬业、诚信、友善。

（二）三个层面

中央办公厅印发《关于培育和践行社会主义核心价值观的意见》，将24字核心价值观分成三个层面：

1. 富强、民主、文明、和谐，是国家层面的价值目标；

2. 自由、平等、公正、法治，是社会层面的价值取向；

3. 爱国、敬业、诚信、友善，是公民个人层面的价值准则。

《关于培育和践行社会主义核心价值观的意见》是中共中央第十八届中央委员会提出的全民必读、必行的重要文件；社会主义核心价值观是社会主义核心价值体系的内核，体现社会主义核心价值体系的根本性质和基本特征，反映社会主义核心价值体系的丰富内涵和实践要求；是社会主义核心价值体系的高度凝练和集中表达。短短24个字就明确了我国要建成什么样的国家，建设什么样的社会和培育什么样的公民。全文突出的是一个大的"德"字，"国无德不兴""人无德不立"。作为一个好的专科医师，做人、做事、做学问必须以突出"德"字为重。因此，培训专科医师首先要培育社会主义核心价值观，树立正确的人生观，按照吴阶平老师提出的做好医师必须具备崇高的医德、精湛的医术和良好的服务

艺术的标准要求自己。我始终认为白衣天使绝不是特殊时期的特殊称号，而是医生所从事"维护人民健康"神圣职责的体现。践行社会主义核心价值观，热爱祖国，忠于职守，爱岗敬业、无私奉献，做到勤学、修德、明辨、笃实，做一名"人民的好医生"，为维护人民健康做贡献，成为实现泌尿外科中国梦的栋梁之才。

二、《中国医师宣言》

健康是人全面发展的基础。作为健康的守护者，医师应遵循病人利益至上的基本原则，弘扬人道主义的职业精神，恪守预防为主和救死扶伤的社会责任。我们深知，医学知识和技术的局限性与人类生命的有限性是我们所面临的永久难题。我们应以人为本、敬畏生命、善待病人，自觉维护医学职业的真诚、高尚与荣耀，努力担当社会赋予的增进人类健康的崇高职责。为此，我们承诺：

（一）平等仁爱

坚守医乃仁术的宗旨和济世救人的使命。关爱患者，无论患者民族、性别、贫富、宗教信仰和社会地位如何，一视同仁。

（二）患者至上

尊重患者的权利，维护患者的利益。尊重患者及其家属在充分知情条件下对诊疗决策的决定权。

（三）真诚守信

诚实正直，实事求是，敢于担当救治风险。有效沟通，使患者知晓医疗风险，不因其他因素隐瞒

或诱导患者，保守患者私密。

（四）精进审慎

积极创新，探索促进健康与防治疾病的理论和方法。宽厚包容，博采众长，发扬协作与团队精神。严格遵循临床诊疗规范，审慎行医，避免疏忽和草率。

（五）廉洁公正

保持清正廉洁，勿用非礼之心，不取不义之财。正确处理各种利益关系，努力消除不利于医疗公平的各种障碍。充分利用有限的医疗资源，为患者提供有效适宜的医疗保健服务。

（六）终生学习

持续追踪现代医学进展，不断更新医学知识和理念，努力提高医疗质量。保证医学知识的科学性和医疗技术应用的合理性，反对伪科学，积极向社会传播正确的健康知识。

守护健康、促进和谐，是中国医师担负的神圣使命。我们不仅收获职业的成功，还将收获职业的幸福。我们坚信，我们的承诺将铸就医学职业的崇高与至善，确保人类的尊严与安康。

中国医师协会是根据《中国医师法》要求成立的行业组织，协会成立后在广泛征求广大医生、社会各界人士意见的基础上，制定了《中国医师宣言》。此次编写《泌尿外科专科医师培养教程》，特将此宣言作为基本内容编入，是希望教师、学员务必认真学习、践行。

三、《中国医师道德准则》

■ 引言

《中国医师道德准则》规范了医师的道德底线，促使医师把职业谋生手段升华为职业信仰；医师应遵从行业自律的要求，以医师职业为荣，笃行中国医师道德准则，赢得社会的尊重，让医学的文化得以传承和发扬。

■ 基本准则

1. 坚持患者至上，给予患者充分尊重。

2. 敬畏生命，以悲悯之心给予患者恰当的关怀与照顾。

3. 不因任何因素影响自己的职业行为，拒绝参与或支持违背人道主义的行为。

4. 在临床实践、教学、研究、管理或宣传倡导中，承担符合公众利益的社会责任。

5. 终身学习，不断提高专业知识和技能。

6. 以公平、公正的原则分配医疗资源，使其发挥最大效益。

7. 维护职业荣耀与尊严，保持良好执业状态。

■ 医师与患者

8. 不因患者年龄、性别、婚姻状况、政治关系、种族、宗教信仰、国籍、出身、身体或精神状况、性取向或经济地位等原因拒绝收治或歧视患者。

9. 耐心倾听患者陈述，建立相互尊重的合作式医患关系。

10. 以患者可以理解的语言或方式与之进行交流，并尽可能回答患者提出的问题。不以不实的宣传或不正当的手段误导、吸引患者。

11. 不以所学的医学知识和专业技术危害患者或置患者于不必要的风险处境。

12. 医师不应将手术、特殊检查和治疗前的知情同意视为免责或自我保护的举措，更不应流于形式或视为负担，而应重视与患者的沟通和宣教。

13. 医师享有对患者处方、治疗或转诊等技术决策的自主权，当患者利益可能受到损害而医师本人无力解决时，应主动通过相关途径寻求解决。

14. 选择适宜的医疗措施，对于经济困难的患者尽量给予医疗帮助或协助其寻找救助途径。

15. 追随医学进步，不断更新知识，通过自我提升，更好帮助患者。

16. 在医疗实践中，严格区分治疗行为与实验行为，恪守职业道德。

17. 正确评价自己的医疗能力，在个人技术有局限性时，应与同事商讨或寻求帮助，以求得到合理诊疗方案。

18. 在临床实践中应时刻关注可能威胁患者安全的危险因素，并积极向管理者提出危险预警和改进建议。

19. 在指导医学生临床诊疗活动中应避免给患者带来身心损害。

20. 慎重对待患者对于维持生命治疗的选择。尊重丧失能力患者在其丧失能力之前所表达的意愿，可通过生前遗嘱、替代同意等方式，最大限度地保护患者的权益。

21. 为患者保守秘密，避免在公共场合讨论或评论涉及患者隐私或有身份识别的信息。

22.除信息公开可能对患者造成伤害而需要隐瞒信息的情况外，患者有权知道病历上与其相关的信息及健康状况，但病历上如涉及第三者的保密信息，医师则应征得第三者同意才可以告知患者。

23.尊重患者的合理要求和选择，尊重其接受或拒绝任何医疗建议的权利。

24.面对失去意识的急危患者，应寻求法定代理人的同意，在无法联系患者法定代理人时，医师可默认为患者同意，报经医疗机构管理者或授权负责人同意后施救。对自杀患者，也应挽救其生命。

25.对行为能力受限的患者，应尽量让其在诊疗过程中参与决策。

26.如果患者法定代理人或授权人禁止为患者提供必要的治疗时，医师有义务提出异议，如在危急时则以患者利益至上而从事医疗行为。

27.发现患者涉嫌伤害事件或者非正常死亡时，应向有关部门报告，并应特别关注对未成年人、妇女和精神障碍者的人身保护。

28.在宣告患者死亡时，要严格按照临床死亡标准和相关医疗程序施行。在患者死亡后，应当安慰家属，告知其善后事宜。

■ 医师与同行

29.医师应彼此尊重，相互信任和支持；正确对待中医、西医各自的理论与实践。

30.公正、客观评价同行医师的品格和能力，不包庇和祖护同行，积极参与医疗技术鉴定和出庭作证等法律程序。

31.医师不应相互诋毁，更不得以不正当方法妨碍患者对其他同行的信赖。

32.医师应与同行相互学习与交流，并将自己的技术和知识无私地传授给年轻或下级医师。

■ 医师与社会

33.给予急需医疗帮助的人提供适当的医疗帮助并负有专业责任。

34.对社会负有解释科学知识的专业责任，医师应成为公众健康的倡导者、健康知识的传播者和公众健康危险的警示者。

35.要意识到团体、社会和环境在患者个人健康方面的重要影响因素。要在公共健康、健康教育、环境保护、生态平衡、社会福利以及相关立法等方面发挥积极作用。

36.应确保所参与的项目研究符合科学和伦理道德要求。

■ 医师与企业

37.不得因医药企业的资助而进行有悖科学和伦理的研究，不能为个人利益推销任何医疗产品或进行学术推广。

38.对于医药企业资助的研究，医师应该在公布、展示研究成果或宣教时声明资助事实。

39.医师不得参与或接受影响医疗公正性的宴请、礼品、旅游、学习、考察或其他休闲社交活动，对于企业的公益资助、临床研究或学术推广应按规定申报和说明。

40.应当抵制医药企业假借各种名义向医师推介的处方药品搭售、附赠等促销活动。

不以规矩，不能成方圆。《中国医师道德准则》是中国医师协会依据医生的职业特点制定的准则，旨在提高医生的道德情操、业务水平和人文修养。请参加专科医师培训的学员不仅要在提高业务水平上下功夫，更要自觉以准则约束自己，自觉加强自身的职业道德建设，主动提高自身的全面素质，秉承吴阶平前辈一贯倡导的优秀医生的三个要求，做一名优秀的专科医师。

在20世纪90年代，我曾提出"爱祖国、爱集体、爱专业、爱病人"的四爱精神，成为北京大学泌尿外科研究所的所训。之后通过培训的途径也曾在不同场合讲解过。在进行专科医师培养中重新提出也有益，因为作为任何一个中国人，爱祖国是毋庸置疑的，不用解释。而爱集体是共同发展必须做到的，个人和集体是相辅相成的，这个道理要常记。爱专业更不用解释，干医不爱医行吗？泌尿外科医生必须要爱本专业，才能有提高的动力。爱病人是医生的职责，要把病人当亲人才能取得信任，病人才能配合做好治疗，取得效果。所以，在此也写出来介绍给大家共勉。

（郭应禄）

第二节　循证医学与泌尿外科

循证医学（evidence-based medicine，EBM）定义为明智、慎重、准确地应用当前所能获得的最好证据，结合临床医师的个人专业技能与临床经验，并考虑患者的价值与意愿，制订每个患者的最佳治疗方案。EBM 提倡医务人员运用当前所能获得的最新、最有力的科学研究信息用于指导临床实践，提倡将个人的经验与可从外部获得的最好的医学证据结合起来，为所从事的医疗工作提供最佳的医疗决策[1-2]。可见，EBM 有别于传统的经验医学，其更为强调寻求与应用证据，其可帮助泌尿外科医师更为科学、客观的选择诊疗措施、总结临床经验与规范临床诊疗流程。

EBM 首先起源于 McMaster 大学，该大学内科学系与临床流行病学系在 20 世纪 80 年代首先采用了联系患者的临床实际、通过检索与评价医学文献，并将最新的研究成果应用于临床实践的方法进行住院医师的培训，取得了较好的效果。在反复实践的基础上，1992 年，JAMA 杂志发表了系列的总结性文献，并将这种临床医学实践的方法，冠以"循证医学"。美国内科医师学院同时成立了杂志俱乐部[3]（American College of Physicians Journal Club，ACPJC）。英国同时成立了 Cochrane 协作网（Cochrane Collaboration），对目前的随机对照试验进行分析与评价后，进行系统评价（systematic review）与 Meta 分析（Meta-analysis）。21 世纪初，美国泌尿外科学会（American Urology Association，AUA）与欧洲泌尿外科学会（European association of Urology, EAU）广泛应用临床循证医学证据与临床试验，用以泌尿外科疾病指南的制订，极大地促进了泌尿外科领域循证医学的发展。

一、循证医学的基本方法

循证医学的实践方法可归纳为"五部曲"。

第一步为提出需解决问题。准确地构建临床问题，决定着检索文献的准确程度。国际通行的临床实践通常采用 PICO 模式构建问题，其中 P：问题的对象（patient or population，即患者或人群）；I：干预措施（intervention，即诊断治疗方法）；C：其他备选措施（comparison，即比较因素）；O：结果（outcome，即干预措施的诊疗效果）[4-6]。

第二步为检索相关的文献。通常研究者根据第一步所提出的临床问题，确定检索词，制订检索策略，通过电子数据库检索与手工检索相结合的模式，检索目前该领域所有的文献资料。

第三步为严格评价文献资料。由于所检索的文献的质量良莠不齐，EBM 强调采用当前最新、最有力的证据资料，因此，需筛选当前质量较高的文献资料，去掉质量不高或与临床问题无关的文献。

第四步为应用最佳证据用于临床实践。经过筛选的文献，经过数据的提取与分析，用于指导临床实践。如多篇高质量的文献，则可进行系统评价与 Meta 分析。

第五步为总结与评价。通过临床实践，临床医师可获得成功与不成功的经验与教训。临床医师通过客观的分析与总结，达到提高临床技术与学术水平的目的[5-6]。

二、循证医学在泌尿外科领域的重要性

（一）循证医学可加速泌尿外科医师的知识更新

泌尿外科医师面临繁重的医疗、教学与科研方面的巨大压力，面对每年数以万计的医学文献，很难全面地阅读并分析泌尿外科领域最新的文献。另外，大型教科书的观点往往比最新科研成果落后数年。循证医学主张采用最佳的医学证据指导临床实践，循证医学文献通过科学的检索方法与数据分析方法，对某一领域的临床问题做出了科学的解释。因此，通过阅读循证医学文献，不仅可以接触到当前最新、最有力的泌尿外科诊疗方式的证据用于指导临床实践，而且避免了质量较差的证据文献所造成临床实践的失误[1,5]。

（二）循证医学可协助泌尿外科医师选择最佳的诊疗方式

泌尿外科患者的诊治水平决定了患者是否可最大程度地获益。由于医学技术的快速发展，新技术、新方法广泛应用于临床实践。何种诊断方式对于疾病的诊断效果最佳、经济花费更少，何种手术治疗效果患者的受益更多而并发症更少，是泌尿外科医师经常面临的问题。由于不同的医疗中心医疗器械型号不同、不同的泌尿外科医师其水平与手术技巧的熟练程度不同，仅仅依靠医师的经验很难评价某种诊断技术或手术方式更优。例如，局限性前列腺癌可采用多种治疗方式，对于主动监测、根治性放疗、根治性前列腺癌切除术、内分泌治疗等治疗方法，患者的预后均有所不同。如何做出正确的临床决策，一种可行的解决方式则是通过循证医学方法。循证医学由于采用了系统的检索方式、科学的评估方法，可对当前诊疗方式的临床证据进行客观分析，从而科学、客观地选择更优的诊疗方式，可使患者获得更好的临床效果[1,5]。

（三）医疗模式的转变需要循证医学

以往外科医师获得知识的途径主要来源于教科书与期刊对疾病的零散报道、上级医师的指导与自我的临床实践。因此，由于不同泌尿外科医师的知识来源不同，决定了同一种疾病多种治疗方式及不同的治疗效果。例如，对于输尿管结石治疗的选择，可采用的方式有药物排石、体外冲击波碎石、经输尿管镜手术、经皮肾镜、开放手术、腹腔镜手术等多种手术方式的选择，不同的治疗方式对于患者的预后及医疗费用均有不同的影响。最佳诊疗流程、规范治疗方式，减少了医疗措施滥用、误用，不但可以节约大量的医疗资源，而且可提高患者的诊治质量，保障患者的安全。通过循证医学的模式，泌尿外科医师可更为客观地选择最佳的治疗方式[1,5]。

（四）培养泌尿外科青年医师，加快泌尿外科临床技术的应用与发展

泌尿外科青年医师是泌尿外科的生力军。青年医师在临床实践中，会存在更多的问题、更多的困惑。当前医疗模式的转变，也要求青年医师对自身有更高的要求，从而更好地为患者服务。在培养青年医师的过程中，有意识地授予他们循证医学的方法，培养他们的科研、创新与开拓能力，启发他们在临床工作中提出问题，培养他们分析问题的能力，培养其应用最新证据结合临床专业知识、个人临床经验与患者个人选择来解决问题的能力[1,5]。

三、泌尿外科医师如何应用循证医学

（一）制造证据进行循证医学研究

循证医学提倡从严谨的临床研究中得到优质的客观证据，这种客观证据可来自全世界范围内各种文献资料以及所有能够获取的来自各个方面的医疗信息。为区分这些信息的可信度，循证医学将这些信息分为五级：Ⅰ级为所有随机对照试验的系统评价；Ⅱ级为单个样本量足够的随机对照研究；Ⅲ级为非随机有对照的研究；Ⅳ级为无对照的系列病例研究；Ⅴ级为专家意见。国际公认的可作为金标准的证据为单个样本量足够大的随机对照研究，另外一个为多个随机对照试验的系统评价。这两种证据是某种干预措施的有效性与安全性的最可靠依据[3]。

对于目前尚无临床研究证实的干预手段，泌尿外科医师可考虑自行设计临床研究，从而制造优质证据，用于指导临床实践。大规模的随机对照研究由于研究过程标准化，可有效消除研究中的混杂因素，为结论提供强有力的证据，为研究者的首选研究。

例如，在肾癌根治性切除术中，是否需要行标准的淋巴结清扫术一直是医学界争论的焦点。为解决这一问题，欧洲癌症研究与治疗组织（European organization for research and treatment of cancer, EORTC）下属的泌尿生殖小组进行了随机对照研究。该研究通过统一的纳入、排除标准与统一的手术方式，共纳入 772 名患者。通过该研究，发现只要术前的严格筛查与肿瘤分级，术中意外发现淋巴结转移的发生率仅 4%。通过随访患者，发现标准的肾癌淋巴结清扫术对于患者的总的生存率与无进展生存率并无改善，因此得出结论：标准的肾癌淋巴结清扫术并不能改善患者的生存时间[7]。

（二）将循证医学证据应用于临床实践

目前绝大部分公开发表的原始研究均可在 Medline、Embase、中国生物医学文献数据库检索。常用的二次研究证据可通过对 Cochrane 图书馆、美国医师学会杂志俱乐部（ACPJC）检索得到证据。以下为应用举例：

1. 5α- 还原酶抑制剂是否能预防前列腺癌　5α-还原酶抑制剂已经广泛应用于良性前列腺增生的治疗，其主要机制为抑制前列腺组织内部睾酮向双氢睾酮的转化，从而抑制前列腺细胞的增殖。目前的一些研究提示 5α- 还原酶抑制剂可能具有预防前列腺癌的作用，同时也有一些研究认为由于 5α- 还原酶抑制剂无法预防前列腺癌的发生率，还可能由于降低前列腺特异性抗原的水平，掩盖了前列腺癌的所导致的高水平前列腺特异性抗原。Timothy Wilt 等进行了系统评价，来探讨这一问题。其通过设计检索词，检索了 Medline 与 Cochrane 图书馆，从 919 篇文献中，最终该研究纳入了 9 篇随机对照设计的文献。纳入的 9 篇文献中，患者平均年龄为 64.6 岁，前列腺特异抗原（prostate specific antigen，PSA）平均水平为 2.1ng/ml。研究发现不论年龄、种族、家族史，非那雄胺可将 PSA<4ng/ml 的老年男性前列腺癌的发现率降低 26%（相对风险度 0.74）。对于 PSA>4ng/ml 的老年男性，5α- 还原酶抑制剂无此作用。同时，研究发现口服非那雄胺的患者更易于发现 Gleason>7 分的前列腺癌。因此，对于 PSA<4ng/ml 的良性前列腺肥大患者，5α- 还原酶抑制剂可显著降低其前列腺癌的发生率。对于 PSA>4ng/ml 的患者，5α- 还原酶抑制剂无此作用。同时，5α- 还原酶抑制剂可能增加 Gleason>7 分的高级别前列腺癌的发生率[8]。

2. 输尿管结石的治疗方式选择输尿管镜还是体外冲击波碎石（extra-corporeal shock wave lithotripsy，ESWL）　目前对于输尿管结石的治疗方式，最为主要的治疗方法是药物排石、体外冲击波碎石、输尿管镜手术、经皮肾镜碎石术、开放手术与腹腔镜手术取石术。体外冲击波碎石与输尿管镜手术是最为常用的两种方式。但对于其在输尿管结石治疗中孰优孰劣，一直无定论。Ghulam Nabi 等为此进行了系统评价，其通过检索 Cochrane 图书馆、Medline、Embase 等电子数据库后，最终纳入 5 篇随机对照试验，共 732 名患者纳入该研究。该研究发现 ESWL 的结石清除率明显低于输尿管镜手术（相对风险度 0.83，95% 置信区间 0.70~0.98），ESWL 的结石再治疗率明显高于输尿管镜手术（相对风险度 2.78，95% 置信区间 0.53~14.71），但并发症低于输尿管镜手术（相对风险度 0.44，95% 置信区间为 0.21~0.92）。因此，作者认为输尿管镜手术结石清除率较高，但并发症较多。ESWL 结石再治疗率较高，但并发症相对较少[9]。

3. 前列腺癌根治术中发现淋巴结阳性的患者应早期还是延期使用内分泌治疗　对于前列腺癌根治术后发现的淋巴结阳性但无远处转移的患者，应早期或延期使用内分泌治疗，目前尚无定论。Frank Kunath 通过系统评价，检索了 Medline，Embase，Cochrane 图书馆等电子数据库，纳入 4 篇随机对照研究，398 名患者进入该系统评价。通过分析发现早期内分泌治疗可显著降低总死亡率（相对风险度 0.62，95% 置信区间 0.46~0.84）与肿瘤特异性死亡率（相对风险度 0.34，95% 置信区间 0.36~0.67）。因此，作者认为对于淋巴结阳性、但无远处转移的前列腺癌患者，早期使用内分泌治疗，可提高患者的生存率。但同时，作者认为需要更多、质量更好、纳入例数更多的随机对照试验验证该结果[10]。

4. 体外冲击波碎石术前是否需要预防性使用抗生素　体外冲击波碎石术是泌尿外科采用的最为常见的处理上尿路结石的治疗方式，但对于其术前是否需常规使用抗生素并无定论。作者所在科室通过系统制订完善的检索式，在搜索了 Pubmed、Embase 与 Cochrane 图书馆后，共检索到 9 篇随机对照试验。通过 Meta 分析，发现预防性使用抗生素组与对照组的发热率、尿培养阳性率与尿路感染发生率方面均无统计学差异。因此认为体外冲击波碎石术前并不需要预防性使用抗生素。

（三）主动提出问题，并采用循证医学的方法解决临床问题

在临床工作中，往往面临各种实际问题，诸如患者常常提问的饮水是否可预防尿路结石、引用茶水可否预防肿瘤、晚期膀胱癌行根治性膀胱全切除术还是进行放化疗等问题。通过采用循证医学的方法，泌尿外科医师可获取当前最佳的证据，从这些证据中进而分析数据，得出结论。最终再将这些结论应用于临床，解决临床的实际问题[3-5]。

四、循证医学的局限性

（一）原始文献的内在缺陷

循证医学区别于传统医学的最大特点在于采用了最佳、最新的证据。因此，对于原始文献质量的全面检索、系统评估与数据分析至关重要。例如，对于一些临床技术在不同医学中心进行临床实践时会出现不同的实验结果。由于目前的医学杂志

更倾向于发表阳性结果的文献，造成在进行文献检索时无法检索到阴性结果的文献。最终造成临床决策者过高地判断该技术的有效性与安全性。因此，CONSORT、Cochrane 手册、PRISMA 等涉及原始研究与循证医学的指南正逐渐推广并应用于循证医学的过程中。

（二）随机对照试验的实施受限

泌尿外科由于外科手术的特殊性与伦理问题，决定了无法对于所有的临床问题均进行随机对照试验。例如，目前我国国内大部分的医疗中心均已开展腹腔镜手术。众所周知，腹腔镜手术的创伤远小于开放手术。如对适用于腹腔镜手术的患者采用开放手术，则存在医学伦理学的缺陷。因此，这类问题在进行系统评价时缺乏高质量的文献。

（三）受原始文献的限制，某些问题无法通过循证医学的方法解决

某些疾病，由于其受重视的程度、发病率较低或原始文献发表数量较少的原因，造成可检索到的证据数量较少，从而无法进行循证医学的数据合成与分析 [3,5]。

（魏　强　柳良仁　杨　璐）

第三节　基本症状和体征

一、全身症状

1. 发热　发热是泌尿生殖感染最常见的全身症状。女性最多见于急性肾盂肾炎，男性以急性前列腺炎、急性附睾炎居多。尿路感染如同时合并梗阻、发热和寒战预示着菌血症或败血症。发热也可能是肾、膀胱、睾丸肿瘤等的临床表现之一。体重下降，红细胞沉降率加快，红细胞增多等可能是肾肿瘤的肾外表现。

2. 体重减轻　体重减轻是晚期肿瘤的共同表现之一，如晚期肾癌、膀胱癌、前列腺癌均可出现消瘦表现，所以该症状常说明肿瘤预后不佳。

3. 骨痛　晚期前列腺癌骨转移的最常见骨相关事件，也是严重影响患者生活质量的重要因素。因此，对于晚期前列腺癌内分泌治疗的患者应积极采取措施预防或减少骨相关事件的发生。

二、尿的异常

（一）血尿

血尿（hematuresis）是指尿液中混有红细胞。每高倍视野下红细胞数量超过 3 个可定义为镜下血尿。血尿的颜色受混入尿内的血量及酸碱度的影响。血多时，肉眼可见尿呈血色，其颜色由浅粉红色至深褐色不等，有时患者将血尿颜色形象的描述为洗肉水样、茶水样。出血量大时，可以形成血凝块。出血量少时，尿无血色，仅在显微镜检查时发现异常数量的红细胞，称为显微镜下血尿。患者容易忽视间歇性血尿，在肉眼血尿停止时，患者往往又不急于去就诊，以致延误治疗。显微镜下血尿，缺少引人注意的血色，但仍表明有病变存在，几乎所有出现血尿的患者都应接受必要的、甚至特殊的检查，以进一步检查血尿的原因。追查血尿原因时，需考虑以下问题：①血尿是肉眼所见，还是仅为显微镜下所见？②血尿发生在排尿全程、开始还是终末？③是否伴有疼痛或合并其他尿路症状？④是否有血块？血块的性质如何？⑤是否伴有其他系统疾患或全身性疾病？

1. 肉眼血尿和镜下血尿　如肉眼能辨认出血尿，则 1000ml 尿内含有 0.5～1ml 的血。对于肉眼血尿和镜下血尿，虽然血尿的严重程度不同，但在临床上同样有意义。在临床上肉眼血尿一般可以找到血尿的原因，而镜下血尿，虽经各种检查之后，仍有不少病例最后依然无阳性结果。

2. 血尿出现的时间　排尿过程中，血尿出现的时间可以提示血的来源。初始血尿，即排尿开始时尿内有血，以后逐渐转为清亮，常因尿道或膀胱颈病变所致，且多说明病变在后尿道。需注意，如血由尿道外口流出和尿液不相混合，是为尿道溢血，且位于外括约肌之外的前尿道。全程血尿最常见，即由排尿开始至终末均为血色尿液，全程血尿一般来源于膀胱和上尿路。终末血尿是指排尿要结束时

方出现的血尿，其病变部位可能在膀胱三角区、膀胱颈部或前列腺部尿道。这是排尿结束时膀胱收缩，挤压出最后的一些尿液，并带出一定量的红细胞。

3. 血尿伴随疼痛　当有炎症或梗阻时，血尿可以同时伴随疼痛症状。膀胱炎患者可表现为尿痛和血尿，但排血块时可无疼痛加重。凡各种原因引起输尿管梗阻时，临床可变现为剧烈的肾绞痛，并在肾绞痛发作时同时伴有血尿。

4. 血块的形状　血块表明病灶局部有大量的出血，多半可以找到出血部位。血块的形状对于了解出血部位也有一定的意义。如出血来源于膀胱和前列腺，其血块无一定的形状。如果血块呈蚯蚓状，有时还伴有腰部疼痛，说明血块来自上尿路。

5. 无痛性血尿　一般是泌尿系肿瘤的特征，常为间歇性发生，血尿可不经治疗自行消失，但间隔一段时期后，血尿常再次出现。无痛性血尿最常见的原因是膀胱肿瘤，肿瘤大小、数目、恶性程度与血尿的程度不完全一致。肾盂肿瘤、肾肿瘤也可以表现为无痛性血尿。对于无痛性血尿，除了患有急性膀胱炎或有其他禁忌证者，应及时进行膀胱镜检查，肾小球肾病、肾结核、肾结石、肾囊性疾患（如肾囊肿、多囊肾）、肾积水、前列腺增生偶尔也可引起无痛性血尿。

6. 血尿伴下尿路症状　最常见有泌尿系非特异性炎症、结核、结石、肿瘤、化学性炎症、放射性炎症等。急性膀胱炎表现为血尿伴有尿频、尿急、尿痛等下尿路症状，如及时治疗则病程较短。如患者出现高热、寒战、腰痛等症状应考虑急性肾盂肾炎。急性前列腺炎可发生终末血尿或初始血尿，除伴有下尿路症状，甚至尿潴留，还表现有高热、寒战、恶心、呕吐、虚弱等全身症状。女性三角区尿道炎表现为下尿路刺激症状和终末血尿，一般无脓尿。泌尿系结核病程长，可有终末血尿和持续存在的下尿路刺激症状，尿液检查经常发现白细胞。输尿管膀胱壁间段结石可出现下尿路刺激症状。膀胱结石有排尿困难、尿线中断、持续下尿路刺激等症状。膀胱异物可以表现为血尿和下尿路刺激症状。血尿同时伴有排尿刺激症状，有可能为膀胱原位癌或溃疡性膀胱肿瘤等引起的膀胱炎症所致。

7. 肾及其血管疾病引发的血尿　肾实质疾患可导致血尿的有各型肾炎、肾病，如肾小球肾炎、局灶性肾小球肾炎、肾盂肾炎、IgA 肾病等，小儿常见肾小球肾炎和伴渐进性耳聋的遗传性肾炎等。肾实质疾患除血尿外，尚可有高血压、水肿、蛋白尿和管型尿。泌尿系结核、肿瘤等均可出现血尿。先天性疾患和畸形也可发生血尿，如多囊肾等。

导致血尿的肾血管疾病可包括肾血管畸形（如动脉瘤、动静脉瘘、血管瘤、肾梗死等），肾盂、输尿管黏膜静脉曲张。新生儿血尿主要由于肾静脉栓塞。血管病变使血流淤滞，组织缺氧，血管破裂，从而形成肾盂静脉通道，临床上表现为血尿。当肾内压力突然增高，肾盏穹窿部发生破裂，与附近的静脉形成通道，表现明显的肉眼血尿，可以反复发作。如肠系膜上动脉与腹主动脉之间形成的角度过小，压迫肾静脉，肾静脉回流障碍而导致肾淤血，可以出现血尿，临床称为胡桃夹综合征（左肾静脉受压综合征，left renal vein entrapmemt syndrome，LRVES）。肾下垂发生的血尿是由于肾蒂受到牵拉，肾静脉淤血，同时肾盂内压力增高，肾盏出血，进而出现血尿。运动性血尿是在剧烈运动或军事训练之后出现镜下血尿，甚至肉眼血尿，往往不易找到确定的血尿原因。目前，一般认为与肾静脉血淤滞，肾、膀胱黏膜血管损伤出血有关。

（二）脓尿

脓尿即尿内存在脓细胞。一般分为非特异性感染和特异性感染两种。非特异性感染细菌以大肠埃希菌最常见，其次是变形杆菌、葡萄球菌、产气杆菌、肠球菌、铜绿假单胞菌等，少量由厌氧菌、支原体、衣原体、真菌等感染。特异性感染主要指结核菌和淋菌。常见疾病有肾盂肾炎、肾脓肿、肾周围脓肿破入肾内、膀胱炎、前列腺炎或脓肿、尿道炎以及毗邻器官的炎症等。泌尿系肿瘤、结石、损伤、神经源性膀胱、尿道狭窄、异物、憩室以及各种原因形成的梗阻是引起脓尿的诱因。

（三）细菌尿

正常尿液是无菌的，如尿中有细菌出现，当菌落数 $>10^5/ml$ 时，即意味着泌尿系存在感染，称为细菌尿。会阴部存在来自肠道的以及女性阴道的细菌，经过尿道进入膀胱引起感染。致病性大肠埃希菌是引起下尿路感染的主要病原菌。复杂性尿路感染（包括泌尿系结构或解剖异常、代谢或内分泌异常、免疫缺陷、罕见的病原体等）的病原体可有假单胞菌属、肠杆菌属、沙雷菌属、不动杆菌属、肠道球菌属等。正常人在尿道的远端可能存在细菌，会污染收集的尿液，受污染尿液细菌菌落数 $<10^4/ml$。细菌菌落数介于 $10^4/ml \sim 10^5/ml$，为可疑感染，需重复培养，并结合临床综合考虑。

患者有尿路感染症状，而尿培养未发现病原菌，可能是由于细菌数少（$<10^3/ml$）或是由厌氧病原体、需要复杂培养条件或生长缓慢的病原体、解脲支原体、衣原体或真菌等所感染。对有复发症状的女性进行检测，其中 50% 是尿路感染，另外 50% 的女性尿和组织培养均阴性，而发现是三角区炎、尿道综合征或间质性膀胱炎。

无症状细菌尿，可以无尿路感染症状，而多次细菌培养阳性，细菌数甚至大于 $10^5/ml$，可以不出现脓尿，一般认为是由单纯低毒力的病原体侵入发病，成年女性多见。以往主张无需治疗。现有证据证明，长期无症状细菌尿并非是一良性过程，也会损害肾功能，特别是有输尿管反流的儿童、已存在肾疾病患者，都可以加重他们的肾功能损害。患有无症状细菌尿的孕妇，在妊娠期最后 3 个月，可发生胎儿早产，孕妇可发生急性肾盂肾炎，妊娠高血压综合征，对这些患者应积极治疗。定期普查有助早期发现。有作者认为，尽管细菌数量 $<10^3/ml$，凡是可疑致病菌的毒力较强都应当治疗。

（四）乳糜尿

乳糜液或淋巴液出现在尿液，尿液呈现乳白色，称之为乳糜尿。乳糜尿内含有脂肪、蛋白质、红细胞和白细胞等。乳糜尿混有血液，尿呈现红褐色称为乳糜血尿。食物中的脂肪在小肠内被水解后，与磷脂、胆固醇和载脂蛋白结合形成乳糜微粒，乳糜微粒经过淋巴系统和乳糜管最后由胸导管进入血循环。当乳糜液不能循正常通路进入血循环而发生反流时，因淋巴液淤滞，淋巴管内压力增高，导致淋巴管曲张、破裂。如淋巴管破裂的部位与泌尿系统相通，乳糜进入尿内形成乳糜尿。最常见引起乳糜尿的原因为丝虫病，丝虫成虫寄生在腹膜后淋巴系统，由于机械性和炎性损伤淋巴管及其瓣膜，淋巴反流、淤积，淋巴液由破裂口流出，最常发生在肾内和尿液混合后，排出的尿液即为乳糜尿。腹膜后肿瘤、创伤、结核以及先天性淋巴管瓣膜功能异常也可以引起乳糜尿。

（五）气尿

气尿是有气体随尿液排出体外。通常是由于在肠道和膀胱之间有瘘道相通。引起这些瘘道的原因除外伤、手术外，病理性瘘多由结核、憩室炎、乙状结肠癌、节段性肠炎（Crohn 病）和放射性肠炎等。也有一些少见的情况，如在膀胱内存在产气细菌感染，在尿中又有高浓度的糖，因发酵而产生二氧化碳，在排尿时有气体产生。这在糖尿病患者中发病率较高。尚有气性肾盂肾炎也可产生气尿。

三、排尿异常

（一）下尿路症状

1. 刺激症状 排尿刺激症状一般包括尿频、尿急、尿痛。

（1）尿频：排尿次数增多称为尿频，是泌尿系统最常见的症状之一。正常成年人日间排尿次数 4～5 次，夜间排尿次数 0～1 次，不超过 2 次。每次尿量为 200～300ml，不同年龄的儿童差异较大。生理情况下，排尿次数与饮水量多少、气候冷暖、出汗多少等有关。尿频成因可以是由于尿液产生过多、功能性膀胱容量降低和膀胱不能完全排空所致。尿液产生过多时，总尿量增多，每次尿量也增多，见于糖尿病、尿崩症、急性肾功能衰竭多尿期和原发性醛固酮增多症等。功能性膀胱容量降低的原因有膀胱出口梗阻导致膀胱顺应性降低，残余尿量增加，或是由于膀胱黏膜受刺激或膀胱壁形成纤维化、挛缩的结果。膀胱结核病变侵及肌层，形成纤维组织广泛增生，发生膀胱挛缩，膀胱容量缩小，尿频会逐渐严重，每次排尿量甚至可以减少到只有 10 余毫升。急、慢性膀胱炎症，特异性和非特异性膀胱炎症，均可使膀胱黏膜充血、水肿，甚至形成表浅溃疡，刺激膀胱导致尿频。值得重视的是，膀胱原位癌可以出现尿频，甚至下尿路症状。盆腔脓肿、阑尾炎、输尿管膀胱间壁段结石刺激膀胱，功能性膀胱容量减少而导致尿频。包皮过长、包茎、包皮阴茎头炎、尿道炎、外阴炎和前列腺炎等都可引起尿频症状。由于膀胱结石、膀胱肿瘤使膀胱容量减少，膀胱不能完全排空，临床就可出现尿频症状。尿道狭窄可使膀胱不能完全排空。膀胱周围器官病变，如子宫肌瘤、子宫脱垂、妊娠子宫（妊娠 3 个月以内）和卵巢囊肿均可压迫膀胱，导致功能性膀胱容量减少及神经源性膀胱，由于膀胱逼尿肌反射亢进，发生尿频。老年男性夜间尿频，预示着由于膀胱出口梗阻，或膀胱顺应性降低所致的膀胱功能受损，需除外肾功能轻度受损，由于尿浓缩功能下降，导致夜间尿量明显多于白天，因而出现夜尿次数增多，可通过记录白天及夜间尿量加以鉴别。女性患者在经期前后或性交发生尿频，应考虑与内分泌因素有关。女性患者雌激素水平明显降低时，也会出现尿频。只发生在夜间的尿频，有可能是充血性心力衰竭或外周水肿的患者，这类患者在平卧后血容量增加，尿液产生增多。夜间大量饮水也可出现尿频的症状，尤其是饮液中含有咖啡因或乙醇类物质，这些物质有较强的利尿作用。尿频仅发生在白天，其尿频的原因一般为心理因素，如精神紧张、焦虑、恐惧等所致。如入睡前表现频繁排尿，入睡后症状完全消失，亦系精神紧张之故。

（2）尿急：尿急是指突然出现的强烈的、不可抑制的排尿愿望。这种症状可继发于炎症，如急性细菌性膀胱炎（因膀胱的敏感性增加）、膀胱异物、过度反射性神经源性膀胱功能障碍（膀胱的顺应性降低）、膀胱出口梗阻（功能性膀胱容量和膀胱顺应性均降低）等。单纯焦虑也可出现尿急的表现。还有两种引起膀胱刺激症状的情况，应加以注意，一种就是高级别的膀胱原位癌。这种患者常有吸烟史和镜下血尿病史。另一种情况是由神经源性膀胱功能障碍导致的刺激症状，临床上常见的是由上运动神经元病变所致。由于大脑皮质对排尿抑制的丧失，导致膀胱的顺应性降低和膀胱的刺激症状增加。其次，糖尿病患者的自主神经功能也常受损害，这种神经功能的损伤表现为排尿功能障碍。

2. 梗阻症状　排尿无力通常继发于前列腺增生、尿道狭窄导致的膀胱出口梗阻或神经源性膀胱。如果梗阻不很严重，发生的变化一般是逐渐进行的，患者并未能意识到其排尿的力量和尿流的粗细已经发生变化，而容易被患者察觉到的常常是由梗阻所产生的急性排尿困难，或发展到严重影响排尿的程度。

（1）排尿等待：排尿等待是指排尿的开始出现延迟症状。通常，排尿是在尿道括约肌松弛后的1秒钟内开始。当发生膀胱出口梗阻后，需要延长时间增加膀胱压力，这样就会出现排尿延迟的症状。有时因患者排尿时情绪不能完全松弛，或受外界环境条件影响，也可以表现为排尿等待。

（2）排尿中断：排尿中断是指排尿过程中，排尿的开始和停止为无抑制性的。一般发生在前列腺增生的患者，由增生的前列腺腺叶梗阻所致。膀胱结石患者因结石机械性堵塞，也可出现排尿中断现

象。

（3）尿后滴沥：尿后滴沥是指排尿结束后的滴尿现象。这种现象是由于少量停留在球部尿道或前列腺部尿道的尿液不能够被挤压回膀胱的结果。在正常情况下，排尿结束时停留在球部尿道或前列腺部尿道的少量尿液能够被挤压回膀胱。患有膀胱出口梗阻患者的尿液可以流至球部尿道，在排尿结束时流出尿道。有这种表现的人，一般多喜欢在排尿后尽量多抖动阴茎，以避免弄湿内裤。其实，这样处理一般无效，通过挤压球部尿道或用卫生纸堵住尿道口，可以避免经常弄湿内裤。尿后滴沥是前列腺增生所致膀胱出口梗阻的早期症状，但一般无需治疗。

（4）排尿费力：排尿费力是指排尿借助腹部肌肉来完成。正常情况下，除了在排尿结束时，一般是无需用屏气增加腹压（Valsalva方法）完成排尿的。排尿费力常表现为需要憋气增加腹压，或用手压膀胱区帮助排尿，尿线变细或分叉，尿线无力不能远射，尿不尽感等。排尿费力是膀胱出口梗阻的一个症状。

目前临床普遍应用国际前列腺症状评分（international prostate symptom score，IPSS）评价症状，包括泌尿系统症状的7个调查问题，其中涉及尿频、夜尿次数、尿流力量、排尿等待、排尿间断、残余尿和尿急等症状，由患者做出回答并给予评分。总得分为0~35分（由无症状至严重症状），根据得分判断症状的严重程度，0~7为轻度，8~19为中度，20~35为重度。生活质量评估（quality of life，QOL），总得分为0~6分（由满意至很痛苦）。前列腺症状评分在临床上有一定的价值，但是，对不同文化层次、不同社会经历、不同理解程度的患者，对同一内容的问题，回答的结果可能是大相径庭，诊断也会因而产生偏差。

（二）尿量异常（少尿、无尿、多尿）

正常成人每日尿量约1000ml。24小时尿量低于400ml为少尿，100ml以下为无尿。发生少尿和无尿的原因，一般分为肾前性、肾性和肾后性。肾前性主要由于严重脱水、大出血和休克等造成血容量减少，肾缺血。肾性是肾本身疾病，如肾小球肾炎、多囊肾等。肾后性多由于双侧输尿管梗阻，或一侧肾无功能，另一侧输尿管梗阻。多尿指24小时尿量超过正常尿量，少则2000ml以上，多达5000~6000ml，甚至超过10 000ml。最常见于糖尿病、尿崩症、急性肾功能衰竭多尿期等。

（三）尿潴留

尿潴留是指膀胱充满尿液而不能排出。尿潴留分为急性和慢性，前者发病突然，膀胱胀满，患者异常痛苦，在耻骨上可触及胀满的膀胱，用手按压患者有尿意。慢性尿潴留是长期排尿困难缓慢发展的结果，患者多无痛苦感觉。由于膀胱长期过度膨胀，膀胱内压力增高，尿液失去控制随意排出，表现为尿失禁，属充溢性尿失禁。长期慢性尿潴留可以引起双肾积水，导致肾功能受损。尿潴留常见于前列腺增生症，尿道损伤和狭窄，神经源性膀胱，急性前列腺炎和脓肿，脊髓或颅脑损伤，糖尿病，痔、肛瘘手术后，直肠或妇科肿瘤根治性手术后等。

（四）尿失禁

尿失禁是指患者在无意识的情况下尿液自尿道流出。详细了解病史可以帮助确定尿失禁的原因。尿失禁有以下 4 种类型：

1. 真性尿失禁　真性尿失禁是指因膀胱括约肌受到损伤，或因神经功能障碍，膀胱括约肌丧失了控制尿液的能力，无论患者处在何种体位或在何时，尿液不自主地持续由尿道流出。常见于根治性前列腺切除术和 TURP（经尿道前列腺电切术）损伤膀胱括约肌、中枢神经疾患所致的神经源性膀胱、阴茎耻骨型尿道上裂等。

2. 压力性尿失禁　压力性尿失禁表现为当患者由于咳嗽、打喷嚏或运动使腹压增加时，尿液突然自尿道溢出。这是因为在做上述动作时，腹压瞬间上升以至超过尿道阻力，导致少量尿液突然漏出。

压力性尿失禁在经产妇或绝经后妇女常见。平时尚能控制尿液，而在咳嗽、喷嚏、大笑、奔跑等腹压骤增时出现尿失禁，严重时只能在平卧位或坐位才能控制尿液。压力性尿失禁原因是阴道前壁的支撑力减弱，膀胱底部下垂；肛提肌、尿道外括约肌和盆底肌肉出现功能障碍，平滑肌张力减退，尿道不能伸到足够长度；膀胱尿道后角消失，尿道倾斜角增大等导致有效尿道长度缩短。接受前列腺摘除手术的患者也可出现压力性尿失禁，但多数是暂时性的。

3. 急迫性尿失禁　急迫性尿失禁是指在有急迫的排尿感觉后，尿液快速溢出。这种症状常发生于有膀胱炎、神经源性膀胱或严重的膀胱出口梗阻导致膀胱顺应性降低的患者。精神紧张、焦虑也可引起急迫性尿失禁。将急迫性尿失禁与压力性尿失禁区别开来十分重要。因为，急迫性尿失禁都有某些原因，如感染或膀胱出口梗阻等。如找到急迫性尿失禁的病因，一般药物治疗可以收到较好的效果，症状会得到缓解，甚至治愈，普遍认为急迫性尿失禁不适于手术。

4. 充盈性尿失禁　充盈性尿失禁也称假性尿失禁，由于潴留在膀胱的尿液过多所致，见于前列腺增生症、尿道狭窄、神经源性膀胱功能障碍等。患者的膀胱膨胀是逐渐发生的，残余尿量逐渐增加，当膀胱尿液胀满到一定程度，就有一些尿液溢出，尿液滴沥不尽。这种现象多发生在夜间，此时患者控尿的能力与白天相比有所减弱。充盈性尿失禁在治疗了膀胱出口梗阻后可以得到治愈。单纯通过了解病史和体格检查有时还很难做出诊断，特别是对于肥胖的患者，不易触及耻骨上胀大的膀胱。由于患者的尿潴留往往是逐渐形成和加重的，他们常常不能意识到。因此，在检查尿失禁的患者时，残余尿的测定十分重要，导尿和 B 超检查都可检测残余尿量。

（五）漏尿

漏尿是指尿液不经尿道外口而是绕过尿道扩约肌由瘘口流出，因此常常被患者误认为是尿失禁。漏尿发生的原因有外伤、产伤、手术、感染、局部放疗、肿瘤等，发生的部位常见膀胱阴道瘘、尿道阴道瘘、尿道直肠瘘以及少见的输尿管阴道瘘等。如果瘘孔小，排尿时大部分尿液由尿道外口排出，往往被误认为排尿正常，而尿道瘘周围的皮肤因少量尿液的渗出、浸泡，常有炎症反应。若瘘口较大，则尿液全部由与尿路沟通的器官流出，如常见的膀胱阴道瘘，尿液全部由阴道流出，而患者可以无任何排尿的感觉。尿道直肠瘘可表现肛门流尿或尿道排气，尿内混有粪渣和粪便的气味。

尿漏的另一个主要原因是先天性异位输尿管开口，其输尿管可以开口于尿道或女性生殖道。异位输尿管常常引流于发育不良的肾上极，一般漏尿的量很少。患者大部分的排尿是来自正常尿路的，其漏尿仅仅是很少一些，故多数被误认为是阴道分泌物，异位输尿管开口在男性不会出现尿失禁，因为瘘管无论发生在膀胱颈部，还是前列腺部尿道，都位于尿道外括约肌的近端。漏尿也可见于脐尿管瘘和膀胱外翻等先天性畸形。

（六）遗尿

遗尿是指尿失禁发生在患者睡眠时，属不自主行为，每晚 1 ~ 2 次，也可几日发生 1 次，白日入睡后也偶有遗尿。3 岁以前的儿童有遗尿多数属正常，有 15% 的儿童遗尿可持续至 5 岁，到 15 岁仅为 1%。如果遗尿在白天也出现，特别是女性儿童，要非常注意是否有异位输尿管存在。若 6 岁以上的儿童仍有遗尿，则应去就诊并接受相关检查。遗尿原因有大脑皮质发育迟缓、睡眠过深、遗传和泌尿系统病变等。

四、尿道分泌物

尿道分泌物是泌尿和生殖系统疾病的常见症状，尿道分泌物性状可为黏液性、血性和脓性。黏液性为乳白色、黏稠分泌物；脓性为黄灰色、黏稠分泌物。慢性前列腺炎患者常在清晨有少量乳白色黏液性分泌物自尿道口流出，或分泌物将尿道外口黏合，显微镜检查分泌物，可见较多的白细胞和脓球，在性兴奋时，前列腺充血，腺泡分泌增加，腺管松弛扩张，当腹压增高或会阴部肌肉收缩时，前列腺液即由尿道口溢出。患者常在大小便时发现有乳白色、黏稠分泌物自尿道流出。最常见的特异性尿道炎是性传播疾病中的淋病。尿痛、尿道痒和尿道分泌物是淋菌性尿道炎的主要症状，淋球菌性尿道炎的脓件分泌物的特点是黏稠，呈黄灰色。非特异性尿道炎的常见致病菌为大肠埃希菌、链球菌、葡萄球菌、沙眼衣原体和解脲支原体等。非特异性尿道炎的分泌物呈稀薄状或水样黄色分泌物。血性分泌物为尿道出血或血精。尿道损伤、尿道及精阜肿瘤可引起尿道出血，血精见于精囊炎、精囊结核、精囊结石和精囊肿瘤。

五、疼痛

由泌尿生殖系导致的疼痛可以是很严重的，这种疼痛常常与梗阻和炎症有关。梗阻造成空腔内脏器官膨胀（如输尿管梗阻、尿潴留）。当尿路结石引起上应路梗阻，或小的结石嵌在输尿管膀胱间壁段，可出现绞痛性质的剧烈疼痛。相反，大的结石，但未引起尿路梗阻者一般无症状。肾盂内的鹿角状结石和膀胱内的大结石常常无疼痛症状，前者可有尿

路感染症状，后者可有膀胱刺激症状。由前列腺增生所致的尿潴留，因膀胱过度膨胀，也会表现严重的疼痛。

如果炎症发生在泌尿生殖器官的实质内，疼痛也十分剧烈。疼痛可以是由受累器官被膜的水肿、膨胀和张力增加所致（如急性前列腺炎、急性肾盂肾炎）。因此，急性肾盂肾炎、急性前列腺炎和附睾炎均可有较严重的疼痛表现。空腔内脏器官（如膀胱、尿道等）黏膜的炎症，一般表现为不适感，而疼痛并不十分明显。泌尿生殖道肿瘤在出现梗阻和侵犯受累脏器周围的神经之前，通常不会引起疼痛。肿瘤伴有疼痛往往预示病程已进入晚期。

（一）肾疼痛

肾和其包膜的感觉神经传导到脊髓 $T_{10} \sim L_1$ 的平面，因此，肾的疼痛通常反映在身体同侧的脊肋角，恰好在骶脊肌的外侧和第 12 肋下。疼痛通常是由于肾的炎症或梗阻等导致肾被膜受牵拉。疼痛可绕过腰部向前放射至上腹部和脐周，也可放射至会阴、睾丸。当患者表现为睾丸不适，但阴囊检查无异常时，就要考虑是否在肾或腹膜后存在病变。炎症引起的疼痛呈现一侧或两侧腰部酸胀不适及持续性疼痛，其性质为钝痛。常见于肾内或肾周感染、肾周脓肿等炎症，也可见于肾挫伤、肾结石、肾积水等。梗阻所致疼痛的特点为阵发性，其疼痛性质为绞痛，常伴有消化道症状。患者在剧烈疼痛时还可出现虚脱等症状。肾绞痛常因结石、血凝块、脱落的肿瘤组织等阻塞肾盂出口处及输尿管，刺激管壁平滑肌发生痉挛性收缩。输尿管发生梗阻之后，输尿管蠕动加强，在输尿管收缩时，肾盂的压力随之上升，迫使尿液能够通过梗阻的部位，这些病理过程在临床上表现为阵发性肾绞痛。

（二）输尿管疼痛

输尿管疼痛通常是急性的，多为继发于梗阻的结果。输尿管因过度蠕动而扩张以及输尿管平滑肌痉挛都会导致疼痛，但临床表现的疼痛性质不同。输尿管扩张表现为持续性钝痛，而后者为绞痛。这些反应的目的是为减轻或解除由各种原因所致的输尿管梗阻。疼痛部位常是输尿管梗阻的部位。输尿管上段的神经传导与肾相似。输尿管上段梗阻，在男性疼痛可向阴囊放射，女性向阴唇放射。输尿管中段梗阻时，腹部下方象限部位疼痛，右侧输

尿管中段梗阻可表现为腹部右下象限部位的疼痛（McBurney点），易与阑尾炎相混淆；腹部左下象限疼痛，与憩室炎相似。输尿管下段的感觉神经通过神经节支配盆腔内的主要器官。因此，输尿管下段的梗阻表现为膀胱刺激症状和耻骨上不适感，在男性这些症状可以沿尿道放射至阴茎头部。输尿管缓慢梗阻和较轻者，很少有疼痛的感觉，例如，输尿管肿瘤和不引起梗阻的结石极少出现疼痛。

（三）膀胱疼痛

膀胱疼痛通常由急性尿潴留所致的膀胱过度膨胀或因非特异性炎症、结核、结石、异物等所致。

膀胱的炎症常常使患者感到耻骨上间断性不适。患有细菌性膀胱炎或间质性膀胱炎患者，在憋尿时膀胱有疼痛的感觉，排完尿后感到明显轻松。膀胱炎的患者有时在排尿结束后感到疼痛加剧，呈刺痛样，这种症状被称为痛性尿淋漓。膀胱炎的患者也常常感到疼痛放射至尿道远端，甚至出现排尿刺激和排尿困难等症状。膀胱颈内结石可出现向阴茎头及会阴部放射性剧烈疼痛。膀胱肿瘤患者出现膀胱区疼痛，表明肿瘤已浸润盆腔周围组织。

（四）前列腺疼痛

前列腺的炎症引起其被膜的水肿和扩张，最后导致前列腺疼痛。前列腺的疼痛主要表现在会阴部，但也可放射至后腰部、腹股沟和睾丸等部位。前列腺急性炎症也可表现尿路刺激症状，伴有高热、寒战等全身症状。如前列腺严重水肿，还可以发生急性尿潴留。前列腺癌引起的疼痛是由于肿瘤浸润至周围组织，骨盆、腰骶部和直肠部位都可以引起疼痛，还有一侧或两侧坐骨神经痛。

（五）阴茎疼痛

阴茎在松弛状态下感到疼痛通常是由于膀胱或尿道的急、慢性炎症，结石，肿瘤等所致。疼痛的性质为在排尿时或排尿后尿道刺痛样热灼感。疼痛也可源于阴茎的包皮嵌顿，包皮被卡在冠状沟的后部，静脉回流受阻，冠状沟呈痛性怒张状态。阴茎在勃起状态下出现痛感，在阴茎触及硬结，一般是由于阴茎硬结病所致。阴茎头或尿道病变表现为阴茎疼痛时，应特别警惕性传播疾病的可能，认真检查阴茎头是否存在疱疹、溃疡、尿道外口有无脓性分泌物等。

（六）阴囊疼痛

阴囊或阴囊内容物均可引起阴囊疼痛，阴囊的疼痛可以是原发性的，也可以是继发性的，后者疼痛性质为放射性。阴囊内的原发性疼痛通常是由于急性附睾炎、急性睾丸炎、睾丸及其附件扭转所致。由于急性附睾炎和睾丸及其附件扭转都有疼痛和水肿的表现，尤其在病程的后期，二者很难区别。有时，阴囊疼痛源于阴囊壁本身的炎症，如阴囊表面的毛囊感染、皮脂腺囊肿等，也可由病情严重的阴囊坏疽导致。

阴囊的慢性疼痛通常与鞘膜积液或精索静脉曲张等非炎症性疾病有关。疼痛为钝性，以坠胀感为主，无放射疼痛感觉。慢性附睾炎的疼痛程度较轻而持久，也可有阴囊坠胀感。由于睾丸的胚胎起源于邻近的肾，因此肾、腹膜后或腹股沟的疼痛也可放射至睾丸。如腹股沟斜疝引起的钝痛可放射至阴囊。

六、肿块

肿块是泌尿外科疾病一个重要的症状和体征，病因常为肿瘤、结核、炎症、囊肿、积液等。

凡在腹部两侧发现肿块，都应与正常肾和肾病变相鉴别。因肾位置较深，只有体形瘦长的人在深吸气时偶可触及正常肾的下极。位于肾下极的肿瘤或囊肿等病变较上级比较容易触及。若触到肾的肿块，应注意肿块的大小、实性或是囊性、坚硬度、活动度、有无结节等。肾肿瘤性质多坚硬，表面光滑或呈分叶状，早期肿瘤活动，晚期肿瘤浸润周围组织而固定。较大的晚期肾母细胞瘤、肾癌，肿块可以超越腹部正中线。肾积水和肾囊肿表面光滑，有囊性感。较大的肾积水有时也可超越腹部正中线。

多囊肾往往为双侧性，有时在腹部两侧可触及表面有囊性结节的增大的肾。成人多发囊性肾病、肾小管硬化症、Von Hippel-Lindau病常有家族遗传性倾向。小儿腹部肿块以肾母细胞瘤和肾积水多见。肾损伤引起的肾周围血肿及尿外渗，在腹部或腰部可触及肿块和疼痛。肾下垂和游走肾，肿块移动度较大，前者在站立位较易触及，后者往往在髂窝处触到活动的肿块。

下腹部触到的肿块，应注意可能是膨胀的膀胱。盆腔内的恶性肿瘤，隐睾恶变等都可能在下腹部耻骨上触到肿块。盆腔肿块除经腹部检查外，还应经直肠或引导双合诊检查。

腹股沟部位肿物以疝最为常见，有时可以触摸到下降不全的异位睾丸。精索、输精管的良恶性肿瘤均罕见。

阴囊内肿块以斜疝最为多见，其特征为可还纳性肿物。其次为睾丸鞘膜积液、精索鞘膜积液、精液囊肿、精索静脉曲张，除精索静脉曲张外，其余透光试验均可呈阳性。睾丸肿瘤坚实而沉重。附睾、精索肿瘤极为罕见。附睾结核也较过去少见，早期附睾结核症状轻，发展慢，与慢性非特异性附睾炎难以鉴别。睾丸扭转多见于青少年，急性发病，常与急性附睾炎相混淆。

阴茎头肿块是阴茎癌的主要特征。包茎内的肿瘤被包裹，早期如能包皮环切或包皮切开，可以暴露病变，否则肿瘤不易被发现，直至肿瘤穿透包皮溃破，才能明确诊断。在幼儿的包茎内包皮垢可形成小肿块，一般不与皮肤粘连。在阴茎背侧海绵体肿块常系阴茎纤维性海绵体炎所致，阴茎有痛性斑块，阴茎勃起弯曲变形。尿道触到肿块，应考虑炎性斑块、尿道狭窄、结石、憩室和肿瘤等。

直肠指诊是发现前列腺癌的重要方法之一。早期前列腺癌可以在前列腺表面摸到孤立的硬结节，晚期前列腺癌，全部前列腺被瘤体占据，可向直肠腔突出，触及的瘤体坚硬如石，表面不光滑，有结节，肿瘤可浸润到精囊、膀胱底部以及盆壁。晚期膀胱癌经双合诊检查，可触及浸润膀胱底部及周围组织的固定肿块。大的精囊囊肿也可经直肠指诊触及，一般为囊性感。

七、性功能障碍

男性性功能障碍通常是指阴茎勃起功能障碍。阴茎勃起功能障碍特指阴茎不能获得达到性交的勃起和保持勃起状态。应仔细询问患者，除患有阴茎勃起功能障碍之外是否还有其他性功能障碍的表现，如无性欲、无泄精、无性高潮和早泄等。早泄在性功能障碍也很常见。显然在进一步的诊治之前，必须确认性功能障碍属于哪一种形式。

（一）性欲缺失

性激素对人类的性需求有极其重要的作用。性欲降低可能预示性激素缺乏，其原因也许是垂体水平，也可能是睾丸水平。需要通过测定睾酮激素水平得到证实。如果测定结果显示异常，要进一步测定血清的促性腺激素和泌乳素。由于维持性欲所需的睾酮量要低于用于刺激前列腺和精囊的量，因此，性腺功能低下的患者其射精量也会减少，甚至没有精液。相反，如果患者的精液量正常，那么他的性欲低下是由于非内分泌因素所致。

（二）阴茎勃起功能障碍

详细的病史采集一般可以判定勃起功能障碍是属于心理性还是器质性的。心理因素导致的勃起功能障碍，一般都有诱发因素，这些因素包括婚姻压力、性伴侣的变换或丧失等。器质性的勃起功能障碍患者病情发展较为隐匿，与年龄关系密切，有时诱因比较明确。应询问患者服药史，如高血压患者易患周围血管病变，易服用一些导致勃起功能障碍的抗高血压药物，可能出现性功能障碍。糖尿病患者常有自主神经功能障碍，这种神经功能的损伤在性功能上有不同程度的表现。多发性硬化和镰状细胞贫血患者也可发生阴茎勃起障碍。吸烟和饮酒可诱发泌尿系疾病。吸烟导致周围血管病变，提高阴茎勃起障碍发生率。慢性酒精中毒可引起自主神经核周围神经病变，结果损伤阴茎勃起功能。

在检查勃起功能障碍患者时，确定症状是否始终存在也很重要。有的患者与一个性伴侣接触时表现为勃起功能障碍，而与另一个性伴侣就有勃起。同样也很重要的是了解"勃起功能障碍"患者的性刺激方法，如手淫或观看有一定性刺激的图像画面等。最后，还要了解患者是否有夜间睡眠勃起，或是否有早晨的勃起。总之，如果"患者"在受到某种刺激后，无论何种方法，只要出现阴茎勃起，就可以认为他的勃起功能障碍属于心理性的，而非器质性的原因。

（三）射精障碍

不能射精的原因有以下几种：雄激素缺乏、交感神经丧失、药物导致、膀胱颈和前列腺手术导致。雄激素缺乏引起前列腺和精囊的分泌量减少，精液量降低。交感神经切除或腹膜后手术等（如睾丸肿瘤行腹膜后淋巴结清扫术）可以破坏前列腺和精囊的自主神经功能，导致这些器官的平滑肌不能收缩和性高潮时不能射精。有些药物，如 α 肾上腺素能受体阻滞药，可影响性高潮时的膀胱颈部关闭，导致逆行射精。对于射精障碍患者，要详细了解性欲是否丧失，有无雄激素缺乏的其他症状，目前和既往用药史（许多抗精神病药能够干扰患者的射精）是否伴有糖尿病以及既往手术史等。

（四）无性高潮

无性高潮常属心理性因素，或由于服用治疗精神疾患的药物。有时，由于阴部神经功能损伤，出现阴茎感觉减弱，也可导致性高潮缺失。最常见的疾病是糖尿病所致外周神经病变。许多抗精神病药能干扰患者的射精和性欲高潮，同时，慢性酒精中毒存在肝损害，影响雌激素在肝的代谢，降低血清睾酮，使睾丸发生萎缩，导致性欲减低。

（五）早泄

对于主诉有早泄的患者，要仔细了解早泄的情况，因为患者描述的主观性很强。有些就诊的人认为自己有早泄的表现，但经过医生了解，发现他们的性功能正常，只是他们的期望值太高。有些人其实属于早泄，他们在性交开始后不足 1 分钟就达到性高潮。这个症状一般由心理因素导致，心理和精神科医生可以对这样的患者进行心理治疗。并对一些性交方法进行指导和纠正，以达到治疗的目的。

（六）血精

含有红细胞的精液称为血精。血精的原因很多，又难以确定。但是，血精最常见的原因是尿道、前列腺和精囊的非特异炎症。前列腺穿刺活检后也可出现血精。血精最常见于年轻人，一般几周内自动消失。这种症状也可由感染所致，特别是结核、巨细胞病毒和丝虫病。精囊囊肿和肿瘤也可引起血精。如果血精持续数周后仍然存在，就应该进一步查找病因。体格检查要测血压，高血压可导致血精。通过直肠指诊可排除结核的感染。直肠指诊结合 PSA 测定有助于前列腺癌的诊断。血性分泌物和尿细胞学检查，还可以查找癌细胞。经直肠超声检查，能够查出可以导致血精的前列腺、精囊和射精管结石或囊肿。膀胱尿道镜的检查有助于诊断。精囊镜检查可确诊并给予冲洗治疗，当出血量大时可逆行流入膀胱，表现为血尿。

八、体格检查

（一）一般观察

视诊可以了解患者的一般情况。皮肤的肤色（如黄染或苍白）以及受检者的营养状况都是视诊的主要内容。肿瘤患者可有恶病质的外表，身体肥胖是内分泌疾病的一个表现。例如，患者有向心性肥胖、水牛背或腹部皮肤紫纹时应怀疑肾上腺皮质功能亢进。相反，虚弱和皮肤色素过深沉着，需考虑肾上腺皮质功能低下。内分泌疾患、长期酗酒或因前列腺癌接受过去势治疗会出现男性乳腺发育等异常现象。外生殖器和下肢水肿通常预示心功能不全、肾衰竭、肾病综合征、盆腔或腹膜后淋巴梗阻。阴毛分布形态异常，常是内分泌疾病或先天性疾病的表现。泌尿生殖系肿瘤患者可有锁骨上淋巴结肿大，腹股沟淋巴结肿大可继发于阴茎尿道肿瘤或性传播疾病。

（二）肾

正常肾如人的拳头大小，两肾位于腹膜后两侧，位置较高。正常情况下，成人的肾不易触及。因为它们的位置较深，上部有膈肌，前后有肋骨和其肌肉保护。由于腹腔的右侧有肝，因此右侧肾的高度要略低于左侧肾。儿童和较瘦的女性，深吸气时能触及肾下极。左肾一般情况下很难触及。

要触及肾最好的方法是嘱患者仰卧，膝关节屈曲，检查者用一只手在患者的相应侧背部肋脊角将肾托起。当受检者深吸气时，检查者的另一只手在前腹壁的肋下缘进行深部触诊。深呼吸到最大限度时，肾随膈肌下移到最低点，此时肾可被触及。随患者的呼吸进行，检查者触诊的手可以逐渐向深部触及。呼吸幅度较小或腹部肌肉发达的男性受检者，其肾不易触及。儿童腹壁较薄，肾触诊相对容易。在对新生儿进行肾触诊时，检查者只要将拇指放在前腹壁肋下，其他手指在后部将肋脊角托起，一只手就可以很容易触及新生儿的肾。

其他的检查方法有叩诊和听诊。肋脊角的叩诊能确定患肾的疼痛部位，有叩击痛时表示该侧肾或肾周围存在炎症。输尿管结石在肾绞痛发作时，该侧肾区也有叩击痛。叩诊要尽量轻柔，因为炎症时的肾对叩击震动非常敏感。在受检者做深吸气动作时，如上腹部或腰部可闻及收缩期杂音，应想到肾动脉狭窄或动脉瘤等病变。有时，对于患有较大肾动静脉瘘的患者，听诊也可闻及血管杂音。

若肾肿物较小，或位置靠上、靠后，在成人很难通过触诊发现。触诊也难区别肿物的性质。小儿肾肿物多为囊性或良性，如多发性肾囊肿、肾积水。恶性肿瘤主要有肾母细胞瘤（Wilms 瘤）和神经母细胞瘤。新生儿肾肿物性质的确定可采用透光试验。

（三）膀胱

正常的膀胱，在膀胱尿量低于 150ml 时不能触及，当膀胱内尿量达到 500ml 时，膨胀的膀胱比较容易观察到。

叩诊对于检查是否有膀胱膨胀比触诊准确。检查者叩诊应从紧邻耻骨联合上缘开始，逐渐向上，直到叩诊由浊音变为鼓音为止，此时为膀胱上缘。在较瘦的患者或小儿也可用触诊，方法是用一只手顶起受检者的腰部，另一只手完成触诊。

膀胱的双合诊最好在麻醉下进行。这种方法对于确定膀胱肿瘤或盆腔肿瘤的范围很有意义。女性双合诊是在腹部和阴道之间进行，男性则为直肠和腹部之间。双合诊除了了解肿物大小、浸润范围、还能了解膀胱的活动度，以及判断手术切除的病灶可能性，其作用是 CT 和 MRI 不能替代的。

（四）阴茎

首先观察阴茎发育和阴毛分布情况。小阴茎，即进入青春期阴茎仍呈儿童型，主要由于妊娠期雄激素缺乏，促性腺激素低下所致，见于先天性睾丸发育不良（Klinefelter 综合征）、双侧隐睾、垂体功能低下等。阴茎增大则多由于青春期性早熟、先天性肾上腺皮质增生等。

如果患者没有接受过包皮环切术，就应向上翻开其包皮，以检查是否有肿瘤或者阴茎头包皮炎。许多性传播疾病病变也表现在外生殖器，注意尿道外口有无脓性分泌物或者炎性充血，阴茎头及包皮有无溃疡、疱疹、湿疣等。多数的阴茎癌发生在阴茎头或者包皮。因此，当包皮不能翻开的患者有阴茎头血性分泌物时，应做包皮背侧切开或者行包皮环切术，以便于检查阴茎头及尿道。

还应检查尿道口的位置，尿道下裂患者的尿道口位于阴茎的腹侧，与阴茎头还有一定的距离，有时尿道甚至开口在阴茎的根部腹侧面。当尿道口位于阴茎背侧，称之为尿道上裂，这是一种极为少见的尿道畸形。这种畸形常合并膀胱外翻畸形。检查

阴茎的皮肤应注意有无皮肤表浅滤泡、糜烂、角化等皮肤病损。这些皮肤病损可能是单纯疱疹或者性传播疾病所致。阴茎皮肤的湿疣也较多见，其特点是形状不规则、乳头状或者绒毛样的病灶。用拇指和其他手指分开尿道舟状窝，检查其内是否有炎症或者肿瘤，阴茎硬结症通过触摸阴茎体部，特别是背侧，可明确诊断。阴茎腹侧有压痛表示有尿道周围炎，一般继发于尿道狭窄。

1. 包茎　包茎是指包皮不能上翻至阴茎头冠状沟的近侧。3 岁时约有 90% 的儿童包皮可退缩翻起，4 岁以前小儿的包皮不能上翻尚属正常。超过此年龄仍不能上翻包皮至冠状沟则属包茎，包茎一般不会引起局部疼痛，但可导致排尿困难、包皮阴茎头发炎、包皮垢或阴茎肿瘤等。

包皮嵌顿。包皮嵌顿是由于包皮上翻至冠状沟，并在此处停留。相对狭窄的环状包皮边缘束缚着阴茎头，造成阴茎头局部血管怒张和水肿。包皮嵌顿常常是医源性的，如医务人员做查体或者进行导尿后，忘记将上翻的包皮复位。也有是患者自己翻弄阴茎包皮造成。嵌顿包皮可引起阴茎头严重水肿，致使包皮不再能够复位，此时要紧急行手法复位，若复位失败应行包皮背侧切开或包皮环切术。如果治疗不及时可出现阴茎头坏死。

2. 阴茎纤维性海绵体炎　阴茎纤维性海绵体炎也称 Peyronie 病（阴茎海绵体硬结症），此病病因尚不清楚。主要病变在阴茎白膜，形成痛性斑块，阴茎勃起后出现体部弯曲，阴茎在松弛状态下，表现常不是很明显。患者在叙述病史时可以提到勃起时疼痛、并发现阴茎弯曲，此时诊断比较明确。在阴茎体部可触及纤维斑块，这种斑块很难自行消失，也可能停止发展。

3. 阴茎勃起异常　阴茎异常勃起是指在没有进行性活动的情况下，阴茎出现长时间的痛性勃起。阴茎异常勃起最常见于治疗勃起功能障碍时，由于阴茎海绵体内注射血管活性剂引起。此外，还见于患有血栓栓塞性疾病、神经性疾病，以及肿瘤、白血病、创伤、感染和中毒等疾病的患者。患者常述其勃起是自发的、长时间的、痛性的。查体可以发现患者的阴茎比较僵硬，有轻微压痛而阴茎头较软。

4. 尿道下裂　尿道下裂是一种先天性畸形。其临床表现为尿道开口于阴茎体腹侧，还可开口于阴囊或会阴部。最常见的形式是尿道开口在冠状沟或冠状沟的附近。这种形式的畸形如果不考虑美观，

一般无需手术矫正。如果尿道开口于阴茎近端或会阴部，会影响排尿，甚至不能站立排尿。有时，由于尿道口的位置异常，在性交时精液难以进入阴道和子宫，导致不育。

5. 肿瘤 阴茎肿瘤通常表现为冠状沟部位的结节状破溃灶，有时也为溃疡性。也可发生在包皮内。肿瘤一般易发生在有包茎的患者。如果在经济不发达、卫生条件差的地区，更易患阴茎癌。阴茎癌的病理类型以鳞状细胞癌最常见，常常伴有腹股沟淋巴结肿大。

（五）阴囊及其内容物

触诊睾丸时要轻柔。睾丸通常有弹性，表面光滑，小睾丸提示性腺功能低下。在睾丸内发现有较硬、沉重感的实性肿物，要高度怀疑睾丸肿瘤。附睾的肿物一般为良性，如精液囊肿、慢性附睾炎等。

进行疝检查时，检查者的示指应轻轻插入阴囊，找到外环口，检查者用另一只手压迫内环口，嘱受检者鼓起腹部，此时放松压迫内环口的手，可以看到疝膨出。

检查精索时，受检查者应取直立位，精索静脉曲张是指患者在做 Valsalva 动作时精索的静脉有扩张和迂曲的表现。

附睾位于睾丸后面。在检查时，最好是用两只手的手指触摸，压力不宜过大，否则会有痛感，透光实验对于确诊阴囊内肿物为囊性还是实性有一定的帮助。

1. 睾丸肿瘤 主要的临床表现是在睾丸处触及实性肿物，有沉重感。通常来自睾丸的肿物多为恶性肿瘤，而来自附睾和精索的肿物多为良性肿物。因此，鉴别肿物的位置对于正确诊断十分重要。睾丸肿瘤表现为在睾丸上有无痛性、实性、形状不规则的肿物。一般是患者在洗澡或者自己做检查时偶然发现。

2. 睾丸和睾丸附件扭转 睾丸扭转常影响睾丸的血供，导致睾丸缺血，甚至坏死。睾丸扭转常发生在青春期前后的青少年，也有新生儿发生睾丸扭转的报道。睾丸扭转的临床表现是突然出现的睾丸疼痛，并伴有局部肿胀。疼痛可向腹股沟和下腹部放射，有时易误诊为急性附睾炎，而附睾炎易发生在 20 岁以后性活动比较频繁的成人。睾丸扭转也易于阑尾炎相混淆。发病早期尚能触到睾丸和附睾的轮廓，附睾可以转到前方或形成横位。后期阴囊可

有红肿和压痛，此时很难区别阴囊内结构。由于精索扭转、增粗且缩短，睾丸被提向上方或横位。嘱患者平卧，检查者上提患侧睾丸，如局部疼痛加重，可视为阴囊抬高试验阳性，作为诊断的佐证。

睾丸附件扭转在睾丸上极少可触及 3～5ml 痛性硬结，或透过阴囊皮肤可见特征性蓝色斑点，在阴囊红肿、触痛较显著时，这些体征很难发现。

3. 急性附睾炎 为急性感染过程，附睾痛性肿大、发热，排尿刺激症状常见。炎症可以波及睾丸，体检时极难区分睾丸和附睾的界限，触诊阴囊内容物都可引起触痛。

4. 鞘膜积液 如有液体聚集在睾丸和鞘膜之间，称之为睾丸鞘膜积液，患者一般主诉其患侧阴囊逐渐肿大，并有不适感，查体发现阴囊呈不对称肿大，表面光滑，睾丸可能触摸不清。透光试验可以明确诊断，约 10% 的睾丸肿瘤也可合并鞘膜积液，因此诊断时要有所警惕，可用超声辅助检查。

5. 精索静脉曲张 精索静脉曲张是指精索的静脉发生迂曲和扩张，多发生在左侧精索。临床表现为患者在站立位时，阴囊皮肤出现成团的蚯蚓状曲张静脉，或在患侧睾丸的上方可以触及蚯蚓状肿物，当受检者平卧后肿物会很快消失，轻度则触诊不清，需用 Valsalva 方法检查。

（六）男性肛门和前列腺检查

体格检查的最后一项是直肠指诊。患者在检查床上采取侧卧位或膝胸位。站立位姿势，患者站立在检查床旁，两脚要保持一定的距离，膝关节轻度弯曲，腰呈 90° 角。医生要给患者留有一定的时间做准备和放松。开始检查前与患者交谈，使其放松。

首先检查肛门的外观，常见的病理情况有痔、瘘，少见的有肛门癌和黑色素瘤等。应先用示指在肛门口按压一会，然后送进一个指节，再进一步深入。检查肛门张力是一向很重要的项目，可代表尿道括约肌的状态，对诊断神经源性膀胱功能障碍有一定的意义。示指进入肛门后，可进一步触摸前列腺，正常情况下，前列腺长约 2.5cm，底部横径约 3.5cm，厚约 2.5cm，质地似拇指抵紧小指时所收缩隆起的大鱼际。精囊一般不易被触及。急性精囊炎，两侧精囊肿大，有压痛，较大的精囊囊肿，有时在直肠指诊时可触及。

对于 40 岁以上的男性都要常规行直肠指诊，我国前列腺癌的发病有日益增多的趋势。前列腺癌直

肠指诊是诊断前列腺癌的重要检查方法之一。

1. 前列腺炎　急性前列腺炎易发生在 20～40 岁男性，在此时期性活动活跃，症状有发热、寒战、乏力、会阴和肛门不适、尿路刺激症状等。如怀疑有急性前列腺炎，直肠指诊时要特别轻柔，前列腺的温度较高，局部有触痛，此时不宜做前列腺按摩和取前列腺液，这是由于按摩前列腺不但会造成患者极为不适，更严重的是可能导致细菌沿输精管扩散，继发附睾炎，甚至出现败血症。

慢性前列腺炎，一般前列腺大小、硬度无太多的特征性。采取前列腺液做检查，白细胞数量增多或成堆，即可诊断。前列腺按摩方法是将示指带好指套，指套外涂润滑剂深入肛门内，分别自前列腺两叶向中间沟轻轻挤压，再沿中间沟自上而下按压，将前列腺液挤出。

2. 良性前列腺增生　良性前列腺增生的查体发现主要为前列腺增大，增大的前列腺仍有一定的弹性。前列腺增大的程度不同，指诊时注意前列腺中间沟是否存在，前列腺上缘及两叶宽度是否增大，准确测量前列腺的大小，前列腺的大小与梗阻的程度并非密切相关，因此，如果查体发现增大的前列腺，不一定就存在前列腺增生症。

3. 前列腺癌　前列腺癌通常起源于前列腺周围带，如发生在前列腺后侧，在疾病的早期即可通过直肠指诊发现。前列腺癌的直肠指诊特点是病灶呈结节样，质地坚韧，也有形容硬度如"石头"。随着肿瘤的进展，整个前列腺都会变硬。甚至会穿破前列腺包膜，到达精囊和骨盆壁。

直肠指诊和血 PSA 的检测有助于前列腺癌的诊断。只要 PSA 升高，无论是否触摸到可疑病灶，都要高度怀疑前列腺癌。相反，如果直肠指诊发现有可疑病灶，即使 PSA 水平正常，也不能排除前列腺癌的诊断。

（七）女性盆腔检查

当男性泌尿外科医师为女患者进行盆腔检查时，切记要有女医师或者护士陪伴。受检查者采取截石位，两腿分开。开始时检查外阴和阴唇，要特别注意外阴的萎缩性变化、分泌物和溃疡等。尿道口检查是否有囊肿、黏膜脱垂、黏膜增生、肿瘤和肉阜等。接着嘱患者腹部加压，观察是否有膀胱或者直肠脱垂。患者的咳嗽动作可能引发尿失禁，尿道触诊可检查出结节样变化，如炎症和肿瘤。触诊也可发现尿道憩室，憩室有感染时，可从尿道挤压出脓性分泌物。双合诊可用来检查膀胱、子宫和附件。

（张　争　周利群）

第四节　泌尿系统影像学检查

一、正常腹部泌尿系统X线片

在 KUB（泌尿系统平片）上肾周围有大量脂肪组织，与较致密的实质性肾形成良好的天然对比，在 KUB 上显示双肾外形清晰。肾影呈蚕豆形，均匀致密，位于 T_{12}～L_3 范围内，内侧凹陷处为肾门，肾内侧缘邻近同侧腰大肌平直而清晰的外侧缘。一般可粗略地用本人第 2 腰椎椎体高度的 4 倍左右来估计肾影的长度，通常两侧肾影大小大致相等，右肾可略小于左肾，但其差别不应超过 1cm。

肾的位置随体位及呼吸可稍有变化，自卧位改立位时，肾影位置可下移，下降幅度接近一个腰椎椎体的高度。肾长轴与正中线的夹角名倾斜角，一般为 15°～20°，右侧大于左侧，男性大于女性。

输尿管、膀胱与尿道在 KUB 上不能显示。此外还可见到胃肠道内的粪便及气体、骨骼成分等。

二、正常尿路造影

此处包括静脉及逆行造影表现，用 X 线的传统照相或数字照相。

经静脉注入造影剂 2～3 分钟后，肾小盏开始显影，随后肾大盏和肾盂也显影。

1. 肾小盏　正常肾通常每侧有 4～16 个肾小盏。肾髓质由肾锥体组成，肾锥体基底部朝向皮质，尖端圆钝深入肾窦，称为肾乳头，尿液通过肾乳头孔流入肾小盏内。肾小盏包绕肾乳头，正常尿路造影显示的肾小盏呈短柱状，侧位投影因肾乳头突入而呈杯口状凹陷，冠状面投影呈中空的环形影像。

2. 肾大盏　连接肾小盏与肾盂部分即为肾大盏。每侧肾有 2~3 个肾大盏，肾大盏尖部与 2~3个肾小盏相连，基底部与肾盂连接，尖部与基底部之间为颈部，为一漏斗状管道。

3. 肾盂　在尿路造影上约为一个三角形轮廓的结构，尖端向下与输尿管相接，基底部位于肾窦内。肾盂造影后可表现为三种基本形态：①壶腹型肾盂：肾盂较大，肾盂与肾小盏直接相连，往往看不到肾大盏；②分支型肾盂：肾盂往往较小，相反肾大盏狭长、明显；③中间型肾盂：即所谓常见的典型肾盂，介于壶腹型与分支型之间。依肾盂与肾窦的关系，肾盂又可分为：①肾内型肾盂：肾盂位于肾窦内，肾盏短小；②肾外性肾盂：肾盂位于肾窦外，肾盏则往往狭长。总之，肾盂的正常变异较大。

在侧位投影时，肾盂及肾盏的前缘不应超出椎体的前缘，上盏的位置较下盏偏后 2~3cm。正常肾盏、肾盂于静脉造影是在注射完造影剂后 2~3 分钟开始对称性显影，持续 8~10 分钟，也可更长一点，这取决于双侧输尿管压迫的缓解时间，双侧密度也是相等的，这可以大概估计肾的功能。

三、静脉肾盂造影

（一）基本原理

静脉肾盂造影（IVP）是指经静脉给予对比剂后，对比剂不能被身体吸收，大部分经肾分泌排泄，依次显示肾实质、集合系统、输尿管、膀胱、甚至尿道等尿路各个部分及肾功能情况的检查。经动脉途径注入对比剂同样可以显示上述尿路器官与结构。另外，由于二者不仅能显示肾盂，同样也能显示尿路的其他部分，因此，也称其为分泌性尿路造影或静脉尿路造影。由于 IVP 具有较好的空间分辨率，同时使用对比剂剂量小，检查简便快捷，同时还能显示肾功能，目前仍然是泌尿系统检查最基本的技术之一。

（二）适应证与禁忌证

1. 适应证

（1）泌尿系疾患，在临床或实验室检查有异常改变，并且需要造影明确诊断。

（2）腹部或后腹膜肿瘤。

（3）某些疾病伴有泌尿系统病变，如痛风、糖尿病、高钙血症、盆腔疾患、霍奇金病和淋巴肉瘤等。

（4）某些临床表现，怀疑来自泌尿系统疾病，如高血压、贫血和不明原因发热等。

（5）疑有泌尿系结石，但腹部平片无阳性发现者。

2. 禁忌证

静脉肾盂造影的禁忌证多为使用含碘对比剂的禁忌证。

（1）肾功能衰竭：由于尿液内造影剂浓度低、显影差以及可能对肾产生毒性，导致肾功能恶化，故肾衰竭患者不宜行此项检查。

（2）碘过敏：对碘过敏的患者，造影前应用脱敏药物。若碘过敏试验为阴性，仍有过敏反应的可能，在造影过程中需密切观察。

（3）怀孕妇女：为了避免 X 线对胚胎发育的影响，故孕妇需严格控制。对生育期妇女的造影检查，应在月经后 10 天内进行。

（4）多发性骨髓瘤：本病患者作静脉尿路造影时，可能发生尿闭，特别在少尿患者中易并发尿闭，故不宜进行此项检查。

（三）泌尿系造影前准备

1. 对比剂　对比剂包括离子型与非离子型含碘对比剂，现在常规应用非离子型含碘对比剂。该型对比剂无需做皮试。

对比剂用量为 300mg/kg，注射途径为肘正中静脉，注射速率无严格要求。

2. 患者准备

（1）在造影前 3 天，禁食产气食物，如奶类、豆制品、面食及糖类等。

（2）造影前一天晚上服用缓泻剂及药物，以排空肠道及吸收肠道内气体，同时需要适量饮水，以免脱水。

（3）造影前 6 小时内禁食、禁水，同时少讲话、多走动。

（4）造影前排尿，排便，使肠道、膀胱空虚。

（5）注射药物后 5 分钟左右，腹部加压，以压迫双侧输尿管，使肾盂、肾盏及部分上段输尿管充分扩张。

3. 检查技术

（1）KUB 图像：拍摄仰卧位前后位泌尿系 X线平片，图像包括肾、输尿管及膀胱，必要时向下包括尿道。中心线对准髂嵴水平，下缘达耻骨联合水平。

（2）经肘正中静脉或上肢其他已开放的较粗大静脉快速注射对比剂。

（3）集合系统早期充盈像：于注射对比剂后5分钟，摄取肾区前后位片。根据集合系统的显示情况，通过该期图像可以评价肾功能。肾功能正常的患者，肾盂及肾盏在该期对称显示。患者仰卧于摄影床上，在输尿管中段（约输尿管跨过髂动脉及腰大肌缘处）用压迫带压紧腹部，将双侧输尿管压迫，人为产生梗阻，以更好地扩张肾盂、肾盏。

（4）集合系统充盈像：注射对比剂后10~15分钟，摄取腹部加压状态下肾区前后位片，显示肾盂及上段输尿管充盈状态。

（5）腹部松压全尿路像：注射对比剂后20~30分钟，解除腹部压迫，同时摄取前后位腹部像，显示肾盂、输尿管、膀胱的充盈像。

（6）膀胱排空像：膀胱排空后，摄取腹部前后位图像，观察膀胱排空后情况。

如果需要更多的影像信息以支持临床诊断与治疗，还有一些不太常用的体位或成像时相：

1）尿路立位片：注射对比剂25分钟后，嘱患者排尿。排尿后立位射偏，显示输尿管的位置变化与膀胱内尿液的残留情况。

2）尿路斜位和侧位片：提供肾实质与集合系统不同角度的图像，通常采用透视下采集图像，以得到更佳角度的图像。

3）直立位膀胱造影：直立位膀胱用于更好地显示膀胱区。可以评价加压与非加压状态下，膀胱颈部与耻骨下缘和尾骨间连线的关系，以诊断压力性尿失禁与膀胱突出等疾病。

4）排泄性膀胱尿道造影：多在透视下进行，适用于膀胱输尿管反流、尿道狭窄及膀胱病变的检查。

四、逆行尿路造影

逆行尿路造影是通过膀胱镜向一侧或双侧输管内插入输尿管导管，或直接向膀胱内插入尿管，注入造影剂以显示病变的技术。

（一）适应证与禁忌证

1. 适应证

（1）静脉尿路造影显影不佳或不显影。

（2）肾功能不良。

（3）尿路阴性结石。

（4）观察邻近病变对泌尿系统有无侵犯。

（5）膀胱功能评价：如膀胱容积测量、膀胱输尿管反流、膀胱颈部性能、膀胱远端括约肌性能、膀胱残余尿量评估等。

2. 禁忌证

（1）严重血尿。

（2）泌尿系统感染。

（3）尿路狭窄、创伤等。

（4）碘对比剂过敏。

（5）严重的心、肝、肾功能不全及其他严重的全身性疾患。

（二）造影前准备

1. 患者准备

（1）造影前2~3天禁用不透射X线药物。

（2）造影前1天进少渣饮食。

（3）造影前清洁肠道，排空尿液。

（4）造影前6小时禁食、无须禁水。

2. 对比剂准备　将非离子型含碘造影剂与生理盐水混合成30%~40%溶液。

（三）检查技术

1. 摄影体位

患者仰卧于摄影台上，双下肢伸直，人体正中矢状面垂直台面并与探测器长轴中线重合，两臂置于身体两侧。投照范围上缘包括肾上极，下缘包括耻骨联合。

2. 检查方法

（1）逆行肾盂、输尿管造影：患者取仰卧位，先摄取"肾-输尿管-膀胱"平片（KUB），通过膀胱镜将导管插入输尿管口，透视引导下，注入浓度为20%~30%的对比剂，待近端输尿管及集合系统充分显影后，采集图像。

（2）逆行膀胱造影：摄取膀胱区平片后，逆行插管进入膀胱并抽取尿液，透视下以恒定毅力注入浓度为30%~40%的对比剂300~500ml，直至膀胱最大限度充盈。取出导管，透视下多角度摄片。后嘱患者用力排尿，在透视下动态观察输尿管反流情况，并摄片。

（3）排泄性膀胱尿道造影：摄取膀胱区平片后，逆行插管并抽取尿液，透视下以恒定压力注入浓度为 30% ~ 40% 的对比剂 300 ~ 500ml，直至膀胱最大限度充盈。透视下多角度摄片后，取出导管，嘱患者排尿。排尿过程中，透视下对膀胱、尿道及输尿管多角度摄片。

（4）逆行尿道造影：患者取仰卧位，通过尿道插入 Foley 导管，球囊置于尿道舟状窝处。透视下向尿道及膀胱滴注或手推浓度为 30% ~ 40% 的对比剂，观察并摄片。

（四）并发症

1. 碘过敏并发症　喉头水肿、喉头及支气管痉挛、肺水肿、休克、急性肾功能衰竭等。

2. 泌尿系统感染　逆行肾盂造影的优点是肾盂、肾盏充盈良好，显影清晰，有利于对细微结构解剖的观察；对肾功能不良的病例仍能使其显影；行膀胱检查时，还可以了解膀胱及输尿管的情况。主要缺点是创伤性检查，可引起痉挛、肾绞痛，且有上行性感染的危险，故临床上，一般仅用于对静脉肾盂造影达不到诊断目的的病例检查。

五、超声检查

超声波是声波的一种，是机械振动在弹性介质中的传播；频率在 16 ~ 20 000Hz 的声波人耳可以听到，称为可闻声波；频率高于 20 000Hz 的声波，人耳听不到，称为超声波。

B 型超声诊断泌尿系统疾病有利的条件是：①肾、膀胱、前列腺等脏器，易于从腹壁或直肠内进行检查；睾丸及附睾是浅表器官，更易检查。②尿液是最好的透声介质，因此，尿路充盈时肾盂对比度好，输尿管及膀胱等器官的病变更易显示。③无创伤、无痛苦、简便、易行，可以反复检查。

（一）检查方法

1. 检查前准备　肾检查一般不需特别的准备，但检查前勿饮大量水，以免造成肾盂积水假象。需做仰卧位腹部检查者最好空腹，疑有肾盂病变者，让患者检查前一小时饮水 500ml，充盈膀胱，可使肾盂、肾盏显示清晰，有助于诊断及鉴别诊断。

2. 体位

（1）俯卧位：肾检查常规采用的体位之一，让患者俯卧床上，解松衣带，全身肌肉松弛，充分暴露肾区，通常用枕头垫高腹部，使肾区抬高，有利于作背部途径的探测。

（2）仰卧位：是肾检查另一种常采用的体位。此体位可从腹部经肝看到右肾，又可经过腰部探测到双肾，并能看到肾门大血管及淋巴结。更适合肾肿大的扫查，对异位肾、移植肾显示较好。

（3）侧卧位：通过腰部对左、右肾进行纵断面和冠状断面扫查。左侧卧位通过肝检查右肾，右侧卧位通过脾检查左肾。此体位与 X 线前后位肾盂造影同一断面，便于比较，但易受肋骨影响，可深吸气使肾移动加以弥补。

（4）坐位：适用于同位素肾图前的肾盂中心定位和肾下垂的活动度测量，后者有时也用立位，确定肾下极最低点的位置与卧位比较。

3. 超声检查途径

在背部肋脊角下方找到肾，沿肾长轴作一系列纵切显像和横切显像。

（1）背部途径：适用于肾的径线测量，检查双肾的长轴和短轴。但纵切显像时，常易受肋骨和肺遮盖，上极探测不满意，对肾肿大及肾下垂者肾进入盆腔，受到髂骨的遮盖，探测不满意，需配合其他途径探查。

（2）侧腰部途径：取侧卧位或仰卧位进行检查，通过肝、脾作为透声窗，对双肾上极肾部位的显示最为有利。

（3）前腹壁探测：取仰卧位，在右侧肋缘下，通过一系列斜断扫查。经过肝获得右肾图像，实时超声斜切图像可获得完整的右图像，可获得完整的右肾动脉静脉和下腔静脉的断层图，并可借饮水充盈胃观察左肾。

4. 探测方法　检查前先在皮肤上涂耦合剂，无论应用哪种体位探查途径，首先找到肾的长轴，获得最佳图像，沿长轴进行纵向扫查，探头沿肾长轴两侧滑动，观察肾脏各处断面与周围脏器的关系，再与长轴垂直，找到肾横断面，由肾上极到肾门直到肾下极，每隔 0.5 ~ 1cm，观察肾门血管和淋巴情况，根据需要停帧，摄影记录。

（二）正常肾声像图和正常值

1. 正常肾声像图　根据断面不同，肾的声像图形态差异较大，肾的纵切面多呈椭圆形，从外向内分为三部分：

（1）肾周脂肪：肾周围有一明亮的轮廓，它由肾周围脂肪囊的强回声形成，此光带内缘即为肾被膜形成的线状强回声，脂肪层的厚度因人而异，肥胖者厚度可达2cm左右，而瘦者脂肪层可缺乏，轮廓线不清晰，一般人脂肪层厚度0.5~1cm。

（2）肾实质：肾实质包括肾皮质和肾髓质，呈低回声，光点细小分布均匀，皮质较髓质回声略强，在髓质内可见到肾锥体回声呈尖端向内的三角形暗区。锥体的回声，排列在肾集合系统的周围，呈放射状3~5个或7~8个不等。实质中皮质与髓质之间可见到点状回声的弓形血管，据此对肾皮质的厚度可作测量。

（3）集合系统：集合系统位于肾中央部位，呈密集的强光点群。由肾盂、肾血管和肾窦内脂肪等组织回声组成，又称肾窦回声。超声检查能清楚地显示肾盏、肾盂轮廓，及其中无回声区，肾盂的无回声区有时可达1cm，属正常所见。

肾的内缘中部、肾轮廓凹入部分为肾门，可探及肾静脉和肾动脉，静脉位于动脉前方，右肾静脉短粗，直接注入下腔静脉，左肾静脉在腹主动脉和肠系膜上动脉之间，右行注入下腔静脉，因角度不同可呈圆形、椭圆形或管状。

2.肾的正常值　正常成人肾的大小因人而异，一般左肾大于右肾，男性大于女性，正常肾长10~12cm，宽5~6cm，厚3~4cm，集合系统占肾实质宽度的1/2，中央无回声区小于1cm。

（三）泌尿生殖系统超声检查与治疗

1.肾内囊性疾病的诊断及处理　超声对于直径约5mm的小囊肿即可作出诊断。在超声引导下用穿刺针准确刺入囊内，抽出囊液并注入冰醋酸、四环素或酒精等，使囊肿消除，防止复发，这是一种对较大囊肿的非手术疗法。

2.泌尿系梗阻的超声检查　声像图中肾盂、肾盏和周围的血管、淋巴、神经、脂肪等组织结构，形成回声增强的肾窦回声。一旦肾盂腔中含有尿液，便可出现液性回声的间隙，超声声像图上称为肾窦分离。肾盂积水声像图上因病情程度不同，可表现为条状无回声的轻度肾窦分离、圆形或卵圆形的肾盂扩张，继而因肾盏受累出现花朵状或手套状的腔道融合，或各盏扩张形成调色碟形图像，肾也可形成多房性囊状，最后积水压迫可使肾实质菲薄，整个肾形成巨大囊状物，声像图中全无正常肾的组织结构。输尿管近端的梗阻使积水扩张的肾盂输尿管纵切面图像呈烟斗状，远端梗阻则引起整个输尿管

扩张。轻、中度的输尿管扩张呈条状无回声透声带，重度者因扩展、迂曲、输尿管切面的暗区有光带分隔，呈多房性囊状物。梗阻发生在膀胱以下，则出现膀胱残余尿，尿潴留，双侧输尿管扩张，双肾盂积水。用超声检查可以判断梗阻的部位、原因以及梗阻程度。

3.泌尿系统肿瘤的超声诊断和治疗　现代超声诊断仪器可发现1cm的实性肿物；具有回声增强特征性的错构瘤，小至5~6mm即可经超声查出。可在超声引导下进行穿刺，选择性地吸取病变组织，进行病理学检查确诊肿瘤的性质和种类。超声引导下穿刺也可用于药物灌注的肿瘤治疗。超声探查肾盂肿瘤有一定困难，原因是瘤体与周围肾窦结构的组织回声性质相近。如果伴有肾盂积水，形成对肿物的衬托，便易于发现。同样输尿管肿瘤积液也可用超声查出。行膀胱内肿瘤超声检查时应嘱患者充盈膀胱（憋尿），在尿液的衬托下，膀胱中很小的肿瘤也能发现，尤其是后、侧壁的肿物。

腔内超声：经尿道的膀胱内超声检查，可对膀胱肿瘤的病变程度进行分期。其方法是将一个直径7~8mm细的管状探头，经尿道插入膀胱内进行检查，探头的顶端装有1~3个不同倾斜角度的晶片，在探头转动时，可以由外面开关控制，取得膀胱各处的切面。这种扫描的图像，可以使膀胱各种组织层次清晰地显示出来。在有肿瘤的部位能看到病变侵入的深度，因此可在术前明确了解肿瘤侵犯的程度。

4.泌尿系结石的超声诊断及处理　结石在超声图像上有着明确的特征（回声极强，并有声影），极易检出。泌尿系结石造成梗阻时，出现管腔的积尿与扩张，液体存留使结石回声的图像一目了然。没有积水的肾结石，因混杂在肾窦的回声之中，亦呈强回声反射，稍难发现。输尿管腹段、盆段的结石，因周围肠腔内容物（主要为气体）的干扰，同样不易诊出。虽然，肾与输尿管的结石超声检出效果较胆结石为低，略逊于X线检查，但因超声使用方便、经济，尤其在肾受损、尿路梗阻、无功能肾等不便造影等情况下，仍不失为首选的方法。

为防止泌尿系统结石手术出血，应避开大血管，以免造成出血及组织损伤。确定进路可用小探头多普勒超声仪在肾表面探查，寻找确定血管的位置、走向和径路。另有一种很小的仪器，可在结石处发出音响信号，在手术暴露的肾脏上找出结石的具体位置。

超声碎石是通过膀胱镜、输尿管镜及肾镜直接接触碎石的方法，现已应用于临床。但它是一种侵入性的治疗方法，操作较难，有可能会损伤机体。

非接触超声碎石是采用多声束聚集方法，使焦点的声能聚集有强大功率以破碎结石。体外超声震波碎石机可使结石粉碎成微小颗粒，随尿液排出体外。

5. 泌尿系统炎症的超声诊断　超声也可应用于弥漫性肾损害的肾疾病，如肾小球肾炎、脂性肾病、肾功能衰竭、无功能肾，这些疾病都是超声诊断的适应证。狼疮肾、痛风肾的声像图均有特点。对获得性免疫缺陷综合征时出现的肾实质增强的声像图改变亦多有报道。慢性膀胱炎时声像图亦有明显的改变。

6. 肾上腺的超声诊断　肾上腺体积小而薄，影像学诊断不易发现。但超声二维图像可在多方位采取多切面扫描，检出率较高。三维切面图像在取得图像后，可以存储再现，任意地逐层选取纵、横切面，仔细分析。

7. 泌尿系统介入超声及造影　介入超声方法在泌尿系统疾病的应用上极为广泛。前述的结石术中探测，以及经尿道的膀胱腔内探查也应属于这一范畴，此外还有肾肿瘤的术中定位、肾肿瘤超声引导下穿刺进行细胞学检查及活体组织学检查，以及在超声引导下造瘘与肿瘤灌注疗法、囊肿的穿刺治疗等。

8. 泌尿系统多普勒超声检查　彩色多普勒超声（CDFI）已广泛用于肾血流的研究及占位性疾病的诊断研究，多普勒技术可应用于尿动力学观察。泌尿系统功能最简单的二维超声功能检查，是根据平卧位深呼吸时尿道内口上下移动范围的数值，判断膀胱支持组织的弹性及张力，以确定是否为真性张力性尿失禁。

9. 超声造影

（1）造影剂的选择：根据在体内代谢方式的不同，超声造影剂可分为血管造影剂、组织特异性造影剂和口服造影剂三类。血管造影剂经外周静脉注入，经肺循环进入左心系统，其微泡始终在血液循环系统中流动，无创伤情况下不进入血管外。组织特异性造影剂使用方法与前者相同，不同的是能被机体特定的组织和器官摄取，而改变其声学特性，达到显示病灶的目的。口服造影剂主要用于上腹部胃肠造影。对于肾超声造影所使用的造影剂，目前广泛应用的是 SonoVue，即磷脂六氟化硫微气泡，属于血管造影剂。

（2）肾超声造影的正常表现：随着超声造影技术的发展，通过外周静脉注射造影剂可以增强肾内微小血管的血流并达到肾实质灌注，实现了无创性肾实质二维显像，这就使超声评价肾血流灌注成为可能。同时，肾内动脉无交通支，无明确的静脉相，因此肾超声造影的时相划分就依照造影剂进入和退出肾皮质区来界定肾超声造影的时相，即以肾皮质开始回声增强为"皮质相"，以肾皮质回声减退为"延迟相"。

（3）腔内超声造影检查：可用于泌尿系功能检查。最简单的方法是饮水 500～700ml 后，加用呋塞米，同时压迫腹部，阻止输尿管排尿，使肾盂充盈扩张，人工地造成肾盂"积水"，此时行超声检查，能更清楚地观察肾盂内的病变，如肿瘤、结石等。这对 X 线造影剂过敏的患者开创了一种安全的新技术。比较少用的方法是用微泡剂，加一定压力注入膀胱，患有膀胱输尿管反流时，可在肾盂腔中发现含有微泡的液体。尿道的超声造影是封堵尿道上口，注入无菌液体以检查有无尿道憩室。

10. 前列腺超声检查　前列腺呈前后稍扁的栗子形，是不成对的实质性器官，由腺组织和肌组织构成。前列腺的分泌物是精液的主要组成部分。

前列腺超声比 X 线、C T 更有助于对前列腺癌位置、大小、形态、腺内侵犯范围的判断。结合超声引导下的穿刺活检术，有助于前列腺癌的分级和分期，对决定临床诊断和处理具有重要意义。

正常的前列腺超声测值，可因检查途径及超声仪的类型和检查位置探测角度的不同而有所差异。前列腺测量平均值：长径 3cm，宽径 4cm，厚径 3cm。

前列腺超声可用于以下诊断：

（1）良性前列腺增生（前列腺肥大）、前列腺癌、前列腺炎、前列腺脓肿、前列腺囊肿、前列腺结石。

（2）精囊腺炎症、精囊腺囊肿、精囊腺肿瘤和先天性精囊腺缺如。

（3）介入性超声应用：①超声引导下前列腺活检术；②经会阴前列腺穿刺抽脓、前列腺囊肿的穿刺抽吸和治疗。

11. 阴囊超声检查　阴囊超声扫查方法一般有两种：①纵断扫查：以左手示指、拇指适当固定睾丸进行纵断多平面扫查，以显示睾丸、附睾头尾部及部分精索的超声结构。②横断扫查双侧比较观察阴囊皮肤、睾丸和附睾形态、大小、内部回声，观察睾丸周围鞘膜腔内有无液体及回声有无异常。

（1）阴囊超声检查正常值：阴囊正常声像图表现为在阴囊中隔左右各见一卵圆形睾丸，包膜光滑。睾丸内光点为中等回声，分布均匀。睾丸上方可见附睾头，回声与睾丸相仿，多呈三角形。附睾体、尾部，位于睾丸背侧和下方，回声较低，易被遗漏。正常精索二维超声不易显示，但 CDFI 可显示其内的动、静脉血流信号。

（2）适应证：

1）原因不明的阴囊肿大。

2）睾丸、附睾和阴茎肿块的诊断与鉴别。

3）阴囊、睾丸外伤，睾丸扭转，阴茎外伤诊断。

4）精索静脉曲张。

5）隐睾症。

六、泌尿系统CT检查

（一）CT 检查

由于其较好的空间分辨率及对周围组织器官的有效显示，CT 已经较好地应用于泌尿系统的诊断。已有报道显示，对于小肾癌及泌尿系结石，CT 检查优于超声及静脉肾盂造影。

经典的 CT 泌尿系造影检查包括多期扫描。首先，行非增强扫描，扫描范围为由肾上腺上方水平至耻骨联合水平，以此排除泌尿系结石，同时为增强扫描提供本底 CT 值对照。在经静脉注射造影剂后 15～25 秒，即动脉晚期，行肾皮质期扫描，也被称为皮质髓质期扫描，扫描范围为肾上腺上方水平至肾下极水平。通过该期扫描，可以较好的显示血管情况。注射造影剂后 80～140 秒进行肾实质期扫描，该期扫描可较好地评价肾实质情况。扫描范围可有两种选择，一种为肾上腺上方水平至肾下极水平，另一种为肾上腺上方水平至耻骨联合水平。分泌期扫描开始于注射造影剂后 4～8 分钟，扫描范围为肾上腺上方水平至耻骨联合水平，该期扫描可评价集合系统上皮情况。

常用的 CT 泌尿系造影三维重建为对肾、输尿管及膀胱的厚层及薄层图像进行冠状位及矢状位最大密度投影。冠状位重建可重点显示病灶的长轴，可更好地显示尿路上皮的多发病灶，同时可以提供给临床医生类似于静脉肾盂造影的图像。但分泌期集合系统管腔内密度过高，可能会影响对管腔内情

况的评价。应用宽窗宽、高窗位，如骨窗，可较好地解决这一问题。另一有用的三维重建方法为曲面重建，应用该方法可将迂曲走行的集合系统重建于一幅二维图像内，形成与静脉肾盂造影相似的图像，利于临床医生观察。

与静脉肾盂造影不同，CT 泌尿系造影不只依赖于造影剂排泌入集合系统显影，平扫 CT 也可一定限度地显示肾实质、集合系统及上尿路的情况，尤其是对于结石的评价，相对于静脉肾盂造影，平扫 CT 有不可替代的优势。除了泌尿系肿瘤与结石，CT 泌尿系造影还可发现肾乳头坏死、炎症及梗死等多种导致血尿的疾病。平扫 CT 主要用于发现结石，并测量非结石性充盈缺损的 CT 值。而增强 CT 则用于确定病灶性质及侵犯范围及程度。

CT 泌尿系造影分泌期，肾移行上皮癌表现为边界清晰的无蒂充盈缺损，压迫肾窦脂肪。其他表现包括肾盂肾盏不规则、局灶性或弥漫性管壁增厚、局灶性肾盏阻塞等。早期肿瘤只侵犯肾盂、肾盏，未侵犯肾实质，影像表现为肾盂、肾盏结构完整，肿瘤组织与肾实质间为造影剂充盈。

（二）CT 泌尿系造影扫描方法

1. 胃肠道准备　CT 尿路造影（CTU）检查不需要特殊准备，但应避免应用肠管内阳性对比剂，因为高密度阳性对比剂会干扰对于泌尿系统的观察，也会影响随后的三维重建图形的评价效果；所以检查前应口服纯水。检查前饮水可以避免脱水，同时又有利尿以及作为胃肠道阴性对比剂的作用。有报道认为饮水可使输尿管各段显示更清晰，使诊断更加容易。所以在 CTU 检查前 20～60 分钟通常要求患者口服 1000ml 纯水。

2. 扩张泌尿系统的措施

（1）压迫器：在上腹部应用压迫块及压迫带对输尿管中段进行压迫，人为阻断输尿管内尿液的排泄，从而使压迫点以上的集合系统被动扩张，当快速取下压迫器时，压迫点上部积存的尿液又可以快速进入中下段输尿管，从而扩张局部管腔。部分报道认为与静脉肾盂造影比较，应用该方法可得到类似的较好的显影效果。但也有报道认为应用压迫器后，并不能有效扩张集合系统，其所得到的显影效果与采用较长的延时时间（如 450 秒后进行扫描）得到的图像效果相同。而且对腹主动脉瘤、近期腹部术后或肥胖的患者该方法并不适用，还有可能会产

生较严重的并发症。

（2）静脉注射生理盐水：在注射造影剂前，经静脉快速注入 0.9% 的生理盐水约 250ml，以此来增加有效血容量，从而起到利尿的作用。有报道认为，静脉注射生理盐水后，肾内集合系统及远段输尿管扩张程度更好。但也有研究认为静脉注射生理盐水，不能提高集合系统的显影度。而且有研究显示，静脉注射生理盐水后，分泌期图像上，可在肾盂及肾盏处出现不均匀的高密度影，从而影响对肾盂、肾盏情况的评价。

（3）注射低剂量呋塞米：多篇文献报道，注射低剂量呋塞米（0.1mg/kg，最大用量 10mg）后可以增加单位时间内排泄的尿量，从而扩张集合系统，增加造影剂排泄，同时使集合系统内的造影剂更加均匀。注射低剂量呋塞米后，延时时间也可相应缩短，并可取得较好的显影效果。但低剂量呋塞米禁用于有过敏史的患者。同时，在注射前，一定要充分水化，以尽量减低低血压或造影剂肾病的发生率。

3. 患者体位 仰卧位为 CTU 检查时患者的标准体位，在鉴别膀胱输尿管结合部结石与膀胱结石时可加扫俯卧位平扫 CT。

4. 经静脉注射对比剂 常用的造影剂碘浓度为 300 ~ 370mg/ml。多数医院仍用固定的注射速率（2 ~ 3ml/s）给成人注射标准剂量的造影剂（如 100ml，300mg/ml）。但理论上注射造影剂的剂量应根据造影剂浓度及患者的体重（如 1.7 ~ 2.0ml/kg，300mg/ml 或 1.4 ~ 1.6ml/kg，370mg/ml）确定，同时注射速率也应根据患者的体重来决定［如 0.04ml/（s·kg）］。以此保证在 MDCTU（多层螺旋 CT 尿路造影）检查中有一个恒定的造影剂注射速率及注射剂量。

经静脉注射造影剂的方案与 CTU 扫描方案关系密切。现在主要有两种注射方法：①单次团注法，即一次团注全部造影剂，随后进行 3 ~ 4 期 CT 扫描，包括皮质期、实质期及分泌期扫描。②分次团注法，即分两次分别注射不同体积的造影剂，然后扫描获得一个复合的实质 - 分泌期 CT 图像。

单次团注法应用 100 ~ 150ml 非离子含碘造影剂（300 ~ 370mg/ml）以 2 ~ 3ml 的速率经静脉注入体内。各期扫描的开始时间分别为：皮质期为注射造影剂后 25 ~ 35 秒。实质期为注射造影剂后 90 ~ 110 秒。分泌期为注射造影剂后 240 ~ 480 秒。

因为只用 50ml 造影剂就可以完成分泌期尿路 CT 成像。所以可以改变造影剂的注射量及注射

速率以配合新的 CT 扫描方案，即应用两次团注法。针对两次团注法有不同的扫描方法：①首先以 2ml/s 的速率注射 30 ~ 50ml 造影剂，2 ~ 15 分钟后以 2 ~ 2.5ml/s 的速率注射 80 ~ 100ml。②先以 2 ~ 3ml/s 的速率注射 75 ~ 100ml，3 ~ 10 分钟后以 2 ~ 3ml/s 的速率注射 45 ~ 50ml。但上述各种序列、造影剂量及注射速率对于显示泌尿系统的显示效果还没有得到证实。

两次团注法可以在获得比较满意的 CT 图像的同时，大大减少患者接受的辐射剂量。

5. 有效辐射剂量 传统静脉肾盂造影的有效辐射剂量通常为 1.5 ~ 4mSv，辐射剂量的大小取决于设备参数如电流及电压的设定、点片数、患者体重及性别。

多排螺旋 CT 泌尿系造影的辐射剂量远大于静脉肾盂造影，在应用多期 CT 扫描时剂量更大。有效辐射剂量的大小与辐射所致肿瘤的发生率密切相关。

6. 各部位不同影像检查的器官辐射剂量（表 1-1）。

表 1-1 各部位不同影像检查的器官辐射剂量

检查类别	相关器官	相关器官剂量（mGy 或 mSv）
口腔 X 线片	头	0.005
后前位胸部 X 线片	肺	0.01
侧位胸部 X 线片	肺	0.15
乳腺 X 线片	乳腺	3
成人腹部 CT	胃	10
钡剂灌肠检查	结肠	15
婴儿腹部 CT	胃	20

7. 泌尿系统正常 CT 表现 正常肾的横断面在接近肾上下极的平面，外形为光滑或略带分叶状的结构，有时在左肾上极的前外侧边缘处可见一局部的突出，称为驼峰样隆起（splenic lump），此为先天变异，勿误认为病变。

在肾的中部平面可见肾窦及肾门，并有肾蒂出入肾门的结构。肾蒂自前至后包含肾静脉、肾动脉及肾盂，由上而下则为肾动脉、肾静脉及肾盂，左侧肾静脉较右侧稍粗。肾平扫时密度均匀一致，为 30 ~ 50Hu。增强扫描可清晰显示肾动脉及肾静脉，注射完造影剂后 10 ~ 30 秒，肾实质明显增强，开始

时肾皮质先增强，出现肾皮质髓质分辨现象，并可见肾柱，在螺旋 CT 扫描时尤为清楚，此时（30 秒左右）肾实质可强化至 100~120Hu。正常青壮年肾皮质厚度可达约 0.5cm，进入老年期后，正常肾皮质因有不同程度的萎缩可以变薄。肾髓质约在 1 分钟后才增强，强化高峰时髓质的密度比皮质还要高一点，呈现明显的肾皮质髓质分辨现象；到 3 分钟时肾皮质与髓质开始均等增强，二者不可分辨，此时肾盏肾盂开始显影。随之肾盂与输尿管均呈明显高密度阴影，它们的密度均高过同时显示的腹主动脉。

肾周筋膜与肾周间隙：肾周围自内向外被三层包膜包绕：①纤维膜（fibrous capsule）：为贴附于肾实质表面的一层致密结缔组织膜，薄而坚韧，正常肾此膜易于剥离，但在 CT 上与肾本身不易分辨。②脂肪囊（adiposa capsula）：位于纤维膜的外面，为肾周围的脂肪层，肾的边缘处脂肪较多，并与肾窦的脂肪组织相延续，此囊有弹性，可作为垫样物质对肾起到保护作用。在 CT 上为肾周围的低密度区，其 CT 值在 -130Hu~-70Hu 范围内，在脂肪囊的对比下，肾轮廓显示异常清晰，同时即使在平扫时肾动脉与肾静脉也可显示。脂肪囊内血管极少，故增强扫描时也无明显强化现象。③肾筋膜（perirenal fascia）：又名 Gerota 筋膜（Gerota's fascia），在脂肪囊外，为致密的纤维组织。肾筋膜的前层与后层在结肠后融合成椎旁筋膜，二层的肾前筋膜左右融合，再向前与后腹膜壁层相连形成肾前间隙，内有胰、十二指肠及肝、脾、胰的血管，左右两侧肾前间隙在中线处相通。肾后筋膜与横筋膜之间为肾后间隙，内无任何脏器，左右不通。肾前筋膜、肾后筋膜与肾外侧筋膜围成肾周间隙，内含肾、肾上腺、肾的血管和输尿管近段，上达膈肌，下与髂窝相通。这些筋膜在 CT 增强扫描调整好窗宽窗位时，在不同平面可以看到。

膀胱常须在充盈状态下扫描，其大小、形状因充盈程度而异。正常膀胱周围有脂肪组织，与含在膀胱内的尿液呈对比，因此可显示膀胱壁，其正常厚度一般为 2~3mm。静脉增强扫描时膀胱壁可适度增强，可观察其具体厚度及形态。

七、磁共振成像检查

磁共振成像（MRI）能够很好地显示软组织结构，而不像 CT 泌尿系造影必须注射造影剂。而且磁共振检查可以在理想的层面成像，以更好地显示病灶。冠状位图像能够较好地显示肾、肾血管、下腔静脉及脊柱等结构。与 CT 泌尿系造影相同，磁共振检查也可以显示肾实质、肾周组织、输尿管周围组织及远处转移病灶。同时，应用不同序列，还可以更好地显示各组织及器官的情况。

磁共振泌尿系成像（MRU）检查是评价尿路病变的有效方法之一。MRU 包括两种，静态 MRU 及 Gd-DTPA 增强动态 MRU。静态 MRU 应用重 T2 加权序列显示含水的集合系统，可较好的显示局部狭窄或堵塞。但该序列对于扩张不良的集合系统显影较差。Gd-DTPA 增强 T1 加权动态 MRU 依赖于静脉注射 Gd-DTPA 后，造影剂经肾排泌入集合系统中，原理与 CT 泌尿系造影相同。这一技术可用于不能耐受含碘造影剂的患者。MRU 图像可行 3D 旋转，而将集合系统各个节段显露出来，防止各段管腔影像重叠。这两项技术，现在都得到了比较广泛的应用。

磁共振检查的缺点为不能较好地显示与鉴别结石、钙化与气体，这一特点使磁共振检查无法取代 CT 检查，成为血尿的一线检查方法。同时，磁共振检查的空间分辨率低于静脉肾盂造影及 CT 泌尿系造影，对于较小的病灶的显示率也低于后两种检查方法。

扩散是分子的随机热运动，即布朗运动，磁共振 DWI 成像可以无创评价水分子在生物体内的扩散过程。DWI 是在机体内水分子扩散运动的基础上，在常规自旋回波（spin echo，SE）T2 加权扫描序列中加入对称的扩散敏感梯度（b）脉冲，使在施加梯度场方向上的水分子运动活跃，相位离散加剧，信号减低。b 值越大，水分子间相位离散越重，信号降低越明显。如果组织内有病变，则病变组织与正常组织水分子的离散程度不同，其信号降低的程度就有差别，从而有利于发现病变。在活体中，由于水分子的运动还受血流灌注、呼吸心跳等生理因素的影响，难以测得精确的扩散系数 D，因而常用表观扩散系数（apparent diffusion coefficient，ADC）来代替组织的扩散系数。理论上，一个脉冲序列采取 2 种不同 b 值即可获取 ADC 值（公式），但 ADC 值与序列中采用的 b 值的大小有关系，b 值越大，差额愈大，ADC 值越精确，目前普遍认为采用较高的 b 值可以大大减小灌注的影响。

由于 DWI 成像对于运动非常敏感，常规 SE 序列扩散加权成像所需时间长，易受被检者自身运动的影响，随着磁共振软硬件的技术改进，MRI 快速序列逐渐取代了常规的 SE 序列。平面回波成像（echo planar imaging，EPI）技术是目前最快的 MRI 信号采集方式，可在数十毫秒内完成单幅图像的采集，几乎冻结了人体的多数生理运动所造成的伪影，因而单次 SE-EPI 是目前最常用的 DWI 方式，该序列常规加用频率选择脂肪抑制技术，以减少化学位移伪影。

泌尿系统正常 MRI 表现 肾的 MRI 检查正常表现与 CT 有许多类似之处，不过因成像原理、扫描平面多样化等略有不同。在 T1WI 上肾皮质表现为中等信号，较肾周围的肌肉信号略高，较肾周的脂肪信号远远为低。肾周围的脂肪为短 T1、T2 组织，故围绕肾形成一圈极高信号的组织，与肾组织形成良好对比。肾髓质含有较多的自由水，水的 T1 较长、T1 加权像上信号较弱，相反皮质则信号稍强，于是成为天然存在的皮质髓质分辨现象。T1WI 上肾的包膜不能显示，然而在肾脂肪和皮质之间所见的低信号条带则为化学位移伪影（chemical shift artifact），请勿误认为肾包膜。

肾冠状面 MRI 对显示肾内部结构及其周围组织甚为有利，这是优于 CT 的一面。在冠状面上，可见两肾的排列为上极向内，下极向外，可清楚测量肾长轴与正中线的夹角。在冠状位上肾盂肾盏周围有肾窦脂肪，且其内含有尿液，故它们的显示较周围更为清楚，其正常解剖形态也容易辨识。肾周围大血管的情况也可清晰显示，若层面合适，肾上腺在冠状面上的观察也是很清楚的。

在 T1WI 上，有时在肾旁脂肪与肾周脂肪之间可见肾筋膜纤维组织的线状低信号影。

肾窦内含脂肪，在 T1WI 为高信号，而肾盂、肾盏内含尿液，呈长 T1 长 T2 的水信号，用冠状位可较好地观察它们。流空的肾大血管在冠状位或是矢状位均可观察。

在肾磁共振检查中，遇到临床需要时还可以做矢状面扫描及 Gd-DTPA 增强扫描。

正常 MRU 所见的肾与静脉尿路造影所显示者很相似，肾皮质为中等信号，与髓质相比水分少，略能分辨清楚，髓质呈三角形，在肾小盏周围有时可显示扇形略高信号的髓质小管。肾门部示肾窦脂肪在水成像中为低信号。

集合系统显示高信号的影像，有如静脉肾盂造影所见。肾小盏汇合成肾大盏，肾大盏再集合形成肾盂。

肾小盏呈杯口状，边缘清楚、锐利。肾盂呈三角形，尖端向下移行为输尿管。在进行 MRU 检查时，健康人的输尿管常不能显示或成细线状。膀胱呈圆形、卵圆形或半月形等各种形态，边缘光滑、锐利。只有在尿路扩张或积水时方能将肾盂、输尿管及膀胱同时显示。

磁共振检查已经广泛应用于前列腺及精囊腺检查。前列腺外周带由于腺体丰富，水含量非常大，所以 T2WI 呈明显高信号，而移行带及中央带均呈低信号。磁共振检查中前列腺包膜及神经血管束也可清晰显示。

（王　鹤）

第五节　内镜检查

一、膀胱镜

（一）膀胱镜的历史与现状

膀胱镜的发展经历了 200 多年的历史。1806 年，Philip Bozzini 利用金属管和蜡烛光照明来观察膀胱，虽然光线暗、视野小，已具有膀胱镜雏形。1876 年，Max Nitze 将光源加在膀胱镜前端，解决了光源内移的问题，但亮度仍然有限而且是管状视野。1879

年，Joset Leiter 将三棱镜接在 Nitze 膀胱镜的物镜上，通过直角棱镜光学系统，扩大了观察范围，称为 Nitze-Leiter 膀胱镜，标志着膀胱镜正式问世。100 多年以来，尽管膀胱镜不断得到改进，但其原理和结构与 Nitze-Leiter 膀胱镜基本相似。

近二三十年来，随着医用光学和医用电子学技术的进步，现代膀胱镜有了飞跃发展。主要进展为光源亮度和图像清晰度有了明显改善，管径逐渐缩小而视野不断扩大，可以更换不同角度的观察镜。另一个突出的进展是出现了可弯曲的纤维膀胱镜、电子纤维膀胱镜。纤维膀胱镜的出现，大大降低了传统硬性膀胱镜检查对患者造成的痛苦，降低了膀胱镜的并发症。2008年，发明了窄带光源成像技术（narrow band imaging，NBI），利用415nm和540nm的窄带光作为光源，提高对膀胱肿瘤的诊断阳性率。

膀胱镜问世以来，广泛用于下尿路疾病的诊断，包括膀胱肿瘤、结石、前列腺增生、尿道狭窄、以及某些上尿路疾病的诊断。膀胱镜检已成为泌尿外科专科必备的基本操作技术，是各种泌尿外科内腔镜的基础。经尿道电切镜、尿道内切开镜等，都以膀胱镜为基础。此外，内腔镜器械和技术扩展到整个泌尿系统，逐步出现了输尿管镜、经皮肾镜、腹腔镜、纤维输尿管镜等器械和相应手术技术。所以，膀胱镜的问世，奠定了现代泌尿外科内腔镜的基础。

（二）膀胱镜的分类、特点及肿瘤表现

1. 硬性膀胱尿道镜　由镜鞘、闭孔器、观察镜、操作器等部件组成。镜鞘的粗细以French型号表示，代表其周长的毫米数，简写为Fr。成人常用19～22Fr，小儿用8～14Fr。观察镜分为0°、12°、30°、70°、90°等不同视角。一般0°和12°镜用来观察尿道；30°和70°镜用来观察膀胱。

硬性膀胱镜的优点是：①便于操作与定向；②视野大、图像清晰；③操作腔道大，利于各种操作，可同时进行双侧输尿管插管；④冲洗管腔大，可以随时放出膀胱内混浊液体，视野清晰。

常见膀胱肿瘤的膀胱镜表现如下：尿路上皮肿瘤多表现为突出于膀胱黏膜的乳头状或菜花状肿物，外观与其分化程度和浸润深度相关。低恶倾向乳头状瘤，有细蒂，肿瘤呈长绒毛状或水草样，分化良好；有时肿瘤呈内翻性生长，外观呈球形，表面被覆正常光滑黏膜，有很细的蒂。原位癌不呈肿瘤样，表现为黏膜粗糙、稍隆起，其黏膜下血管纹理不清。乳头状尿路上皮癌的膀胱镜表现，与其分化程度相关。一般来说，G_1期肿瘤，呈乳头状，绒毛较长，肿瘤基底较细，周围黏膜光滑。G_3期肿瘤，肿瘤呈团块状或菜花状，基底宽，肿瘤中央或顶部有坏死。肿瘤周围黏膜增厚、皱缩、僵硬、水肿、充血。G_2期肿瘤的表现介于二者之间。

其他类型的膀胱肿瘤有：①鳞状细胞癌，膀胱内常混浊污秽，需大量冲洗才可观察清楚，肿瘤无

蒂，呈分叶状，常见溃疡、水肿、出血、坏死。②腺癌，肿瘤呈蘑菇状，表面有溃疡，有时可见胶状黏液覆盖，肿瘤蒂宽，向深层侵润。③转移癌，见于直肠、胃、子宫、前列腺、卵巢等部位肿瘤的转移，一般为膀胱内团块样肿物，可成分叶状，与分化良好的尿路上皮肿瘤的外观明显不同。

非上皮来源的膀胱肿瘤有：①平滑肌瘤，表现为膀胱壁的局限性隆起团块，表面光滑，被覆正常膀胱黏膜。②血管瘤，表现为血管团块，边界不甚清楚，表面被覆正常膀胱黏膜，但能显露出部分血管。③淋巴瘤，来源于黏膜下淋巴滤泡，可见于膀胱任何部位，典型者呈单个外生性结节、半球形隆起，表面黏膜完整，有时可见大块肿瘤，表面多发结节样，颜色暗红及粉红色。

2. 纤维膀胱镜　纤维膀胱镜分为光学纤维镜及电子纤维镜两类。其镜体、操作把手和光导纤维为一体化结构，管径较细，通常的型号为16Fr。其特点是镜体可弯，其前端可通过手柄控制大幅度双向弯曲，观察镜的视角为0°。与硬性膀胱尿道镜相比，软膀胱镜的优点是：①对尿道黏膜的损伤小、痛苦小；②视野没有盲区，可清晰观察膀胱前壁和颈部；③可同时检查尿道和膀胱，而不必更换观察镜；④对于卧床或骨骼系统异常者，不受体位的限制。但是软性膀胱镜也有以下缺点：①视野小、活动度大、定向较困难、需要熟练操作才能掌握；②冲洗速度慢，有出血时观察不满意；③只有一个操作接口，一次只能进行一侧输尿管插管；④造价高、寿命短、患者负担的费用高。电子纤维膀胱镜的图像质量优于光学纤维膀胱镜。

3. 窄带光源成像技术（NBI）　窄带光源成像技术，将普通膀胱镜的白色光源，用光栅调整为415nm和540nm的窄带光，由于这个波段的光可以被血红蛋白吸收，只能穿透黏膜组织，增加了肿瘤与正常膀胱黏膜的对比度。在NBI模式下，肿瘤呈现棕色，而血管呈现青色。该技术可以用于硬性膀胱镜和纤维膀胱镜检查中。有研究现，NBI技术对于表浅膀胱肿瘤的诊断要比白光膀胱镜提高13%。例如，白光膀胱镜图像没有见到明显的膀胱肿瘤，而在NBI模式下，同一患者同一膀胱部位可见明显的膀胱肿瘤。

（三）膀胱镜检的适应证、禁忌证及注意事项

1. 适应证　膀胱尿道镜检主要目的是直视下对

膀胱和尿道腔内面解剖学和大体病理进行观察，并可获得活检标本进行组织病理学检查；也可以通过输尿管插管留取上尿路尿样、进行逆行造影来了解上尿路病变，从而作出临床诊断。通过膀胱镜还可以对某些尿路疾病进行简单的治疗。由于膀胱镜检是有创操作，应当先进行其他无创检查，具有适应证时再进行膀胱镜检。

■ 诊断方面：病史、体检、实验室检查、影像学检查等仍不能明确诊断的尿道、膀胱及上尿路疾病，包括：

（1）明确外科血尿的出血部位及原因。

（2）诊断膀胱尿道肿瘤，包括肿瘤的部位、数目、大小和外观，并取活检。

（3）膀胱或尿道尿路上皮肿瘤保留膀胱手术后的复查。

（4）诊断膀胱尿道的结石、异物、畸形及尿道狭窄、膀胱瘘等。

（5）了解泌尿系统外疾病对膀胱的影响。

（6）在膀胱镜检同时，通过逆行造影诊断上尿路疾病，包括肿瘤、结石、狭窄等；从上尿路获取尿样进行细胞学、细菌学等检查。

■ 治疗方面

（1）电灼小的膀胱肿瘤。

（2）取出异物、粉碎并取出较小的结石。

（3）通过输尿管导管向肾盂注药治疗乳糜尿。

（4）放置输尿管导管或支架管，以引流尿液、预防和治疗输尿管狭窄等。如治疗肾后性急性梗阻导致的无尿；又如盆腔手术中作为寻找输尿管的标志并防止输尿管损伤、输尿管镜操作后预防狭窄等。

2. 禁忌证

（1）泌尿系统的急性炎症，如急性膀胱炎、尿道炎、前列腺炎、附睾炎等，是绝对禁忌证。

（2）膀胱容量过小，如小于50ml则观察不满意，存在膀胱穿孔的危险；结核性膀胱挛缩更容易穿孔，是绝对禁忌证。

（3）尿道狭窄，是造成膀胱镜检失败的主要原因，若未考虑到此可能，遇到阻力仍用力，可造成尿道损伤、假道、直肠损伤等；尿道狭窄可行尿道镜检查。

（4）一周内尽量避免重复膀胱镜检。因为膀胱黏膜充血水肿尚未消退，难反映真实情况。对肿瘤的诊断和输尿管插管不利。

（5）未控制的全身出血性疾病。

（6）女性月经期。

（7）某些原因不能耐受检查者。如体质极度虚弱、精神疾病等。

3. 注意事项

了解病史和膀胱镜检查的目的，除外禁忌证。了解是否有尿道狭窄和前列腺、尿道手术史，若有则需用尿道镜在直视下插管、观察尿道。还需要了解B超、静脉肾盂造影、CT等检查的结果，如怀疑上尿路病变，则在膀胱镜检同时行逆行造影、留取肾盂尿等。如不能除外上尿路病变，应在膀胱镜检之前行IVP或CT检查，避免患者在膀胱镜检后才发现存在上尿路病变，造成再次膀胱镜行逆行造影的痛苦。

向患者介绍注意事项，解除患者紧张，配合操作。由于是沾染操作，术前可预防性应用抗生素。

（四）检查结果优缺点评价与应用范围、存在问题与未来发展研究方向

膀胱镜检查在膀胱肿瘤诊断中具有不可替代的作用。与B超、CT等检查相比，膀胱镜检查准确并且直观，不但可以明确肿瘤的数目、位置、大小、外观，还可以通过活检来明确肿瘤的病理诊断，为制订膀胱肿瘤的治疗方案提供重要的依据。膀胱镜检查可以诊断超声、CT不能发现的小肿瘤以及部分原位癌等。膀胱镜检查还能对上尿路肿瘤的诊断提供重要线索。因此，膀胱镜检查是泌尿外科的基本操作技术，得到广泛的应用。

膀胱镜检查也存在一些不足，如对肿瘤的浸润深度即肿瘤分期的判断不够准确。在肿瘤术前临床分期时，需要结合超声和CT的结果。膀胱镜下腔内超声有助于膀胱肿瘤的术前分期判断。

膀胱镜操作可以给患者带来一定痛苦，尤其是男性患者在行硬性膀胱镜检查时比较痛苦，部分患者因为反复膀胱镜检查而造成尿道狭窄等并发症。因此，纤维膀胱镜必然会成为未来趋势，并得到广泛推广，它不但大大降低了患者的痛苦，而且联合NBI技术，可以提高膀胱肿瘤的检出率。

二、输尿管镜

输尿管镜技术是膀胱镜技术在上尿路的延伸。它来自医学工程的迅猛发展。无论是硬镜还是软镜，纤维光速的引入显著缩小了镜鞘的口径，从而也大

大减少了输尿管镜本身对输尿管的损伤。在此同时，扩张技术从扩张管盲目扩张到导丝引导的扩张器和气囊扩张，再到如今的单纯液压扩张，这使输尿管镜进入输尿管变得更为简便。镜下直视碎石工具也不断发展，从超声、液电碎石器到气压弹道碎石器、激光碎石器，都使输尿管镜下碎石的效率不断提高。

今日，输尿管镜作为一种诊断和治疗工具已确立其临床地位。由于输尿管镜术的经验积累，其适应证也不断扩宽。输尿管镜下切割技术已广泛用于输尿管狭窄和上尿路肿瘤，输尿管软镜结合激光已用于处理复杂性肾结石。随着技术的发展，输尿管镜技术将在泌尿系统疾病的诊断和治疗中起到更加重要的作用。

（一）输尿管镜的历史

1912 年，Hugh Hampton Young 第一次使用所谓的"输尿管镜"。他在一位 2 个月的男婴身上，用 9.5Fr 儿童膀胱镜观察因后尿道瓣膜导致扩张的输尿管，并一直观察到肾盂内的肾盏。以后纤维光源的发明导致了输尿管软镜的发展，Marshall 在 1964 年首先报道了应用这一器械的经验，几年后还有 Takagi 和 Bush 等人陆续报道。

1977 年，Goodman 和 Lyon 首次报道输尿管硬镜的使用，证明了硬镜进入输尿管更为可行。Goodman 用 11Fr 的小儿膀胱镜在 3 名成人中观察输尿管下段，其中 1 人是镜下电灼输尿管肿瘤，开创了内镜治疗肿瘤的先例。

1979 年，Lyon 报告了先用 Jewett 扩张器扩张后，用 9.5Fr 儿童膀胱镜观察了 5 名成年患者，还报道了应用特制的软头输尿管扩张器，将输尿管口扩张至 16Fr，可使 13Fr 的膀胱镜作为输尿管镜在男性患者中使用，这些经验证明了输尿管镜的安全性和可操作性。

1979 年，Lyon 报道了 Richard Wolf 公司专门制作的输尿管镜的使用情况。该镜模仿儿童膀胱镜 13Fr 镜，镜鞘分离，长度 23cm。用这种输尿管镜，经扩张能进入到男女输尿管下段，镜鞘有 14.5Fr 和 16Fr，前者仅作观察使用，后者能作电切使用。较大的镜鞘能插入各种输尿管导管和放入套石篮套石。

软镜的报道实际比硬镜要早，但由于软镜本身的缺陷，使得它未能广泛应用。

1983—1985 年，北京、广州最早将输尿管镜引进中国，经过 10 多年的努力，其临床应用已取得巨大成功。全国数百家医疗单位开展了这项技术，数万例患者接受了输尿管镜手术治疗。

（二）输尿管硬镜的设计

Harold Hopkins 发明的柱镜系统，使得内镜的设计前进了一大步，输尿管镜变得更为细小。柱镜系统内增加了镜片的厚度，减少了空气的间隙。在此之前，内镜都是由中空管内放置一组镜片，包括远端的反射镜片、目镜和中间的导光镜片。这些镜片必须排列精确，任何细微的位移都能导致镜像的变形，同时也极易损失光线的传导。

实际上现在的内镜是由反射系数比空气高得多的玻璃纤维束制成，传导光线和镜像时，损失极少。这种口径细小的内镜作为输尿管镜十分合适。

输尿管硬镜大多由光纤或柱镜系统制作。柱镜光学系统可提供质量优良的镜像，缺点是口径较大和不能弯曲，一旦弯曲，会出现新月状的黑影缺损。绝大多数柱镜型硬镜都为角度固定型，通常角度为 5°～10°。这细微的偏角能更容易和更快速地看到工作腔道前方情况。

光纤型内镜的优点是内镜弯曲时镜像不变形，和同口径的内镜相比具有更大的工作腔道。所有软硬型、纤细型包括活动型目镜的输尿管镜都使用了光纤系统，这已经成为当前最流行的设计。

目前已有小口径（6.9Fr）、大工作腔道（3.4Fr 或 2.3Fr）的输尿管镜问世。如今，纤细型和软硬型输尿管镜已成为主要的使用类型。

输尿管镜在结石方面的治疗：引入超声碎石是一大进步。早期的超声探头是中空的，肾盂和输尿管碎石的同时也能将碎石吸出。最初的探头直径为 8Fr，不能进入输尿管镜的工作腔道，需要先用输尿管镜看到结石定位，然后将镜子取出，镜鞘内换入超声探头碎石。这种盲目操作的缺点是易损伤输尿管。后来又制造出较细的探头（1.5～2mm 直径），因探头硬直，零度镜操作时部分看不见。由此才制造出角度镜，镜下直视碎石变得得心应手。以后，Circon ACMI 公司又做了进一步的改进，制造出版软硬镜，此镜使用了纤维光束，形成可弯曲的"鹅颈状目镜"，可视角度很大。该镜的特点影响至今，不仅适合超声碎石，同样也适合其他器械的使用。

目前，气压弹道碎石和激光碎石已成为主导。

输尿管硬镜有一条或两条工作腔道，两条腔道中将一条道作为操作器械，另一条道做灌注之用。一条较大口径的单通道可允许使用较大的器械，钳出结石碎片、活检。二者的选择根据治疗的目的而定。

(三)输尿管软硬镜的比较

输尿管软硬镜在整个上尿路系统的应用中互有长短。

输尿管硬镜较适合输尿管下段，尤其是在髂血管水平以下，这部分输尿管硬镜在大多数人中入镜多不费劲。硬镜的优点是：容易操纵，可直视下入境；高质量的镜像；大口径的工作腔道。

输尿管软镜较适合对输尿管上段、肾盂、肾盏进行观察。由于软镜易在膀胱中扭曲，常常要顺着导丝入镜。软镜的优点是：能较为容易地经过输尿管的扭曲段（无论是主动型，还是被动型软镜），90% 以上的上段集合系统都能达到。使用经验将是泌尿外科医师能更安全地作出上尿路任何部位的疾病诊断和治疗的关键。

目前在临床上使用的输尿管镜绝大部分都来自国外厂商，国内厂家的产品质量也在不断提高。在处理结石时，主要使用硬镜。硬镜的镜身长 31 ~ 44cm，直径为 6.9 ~ 12.5Fr，工作管道为 21 ~ 6.4Fr，内镜角度为 0°~ 10°，可观察视野角度为 65°~ 80°。常用为 8 ~ 11Fr/5°~ 10°/41 ~ 43cm 长镜。镜下直视可操作的器械有取石钳、钬激光碎石探头、液电碎石探头、气压弹道碎石探头、套石网篮及活检钳等。

(四)输尿管下段的内镜解剖

输尿管镜操作的第一步，也是重要的一步，就是如何使镜体进入输尿管开口，熟悉镜下解剖是输尿管镜操作成功的关键。

与输尿管镜有关的解剖主要是输尿管下段。输尿管下段亦称盆段输尿管，起自骨盆下口，相当于其与髂血管交叉处的稍上方，下至膀胱三角区外侧的输尿管口，长 14 ~ 16cm。下段从骨盆下口开始，渐由原来接近中线的位置转向下后外方，跨过髂血管，经腰骶干和骶髂关节的前方或前内侧，后在血管的内侧越过而达骨盆的坐骨棘，再转向前内方，经盆底上方的结缔组织直达膀胱底。输尿管进入膀胱的角度变化很大，自 90°~ 135° 不等。老年男性因前列腺增生，膀胱三角区被抬高后此角度更见增大。

输尿管的壁间段最为狭窄，一旦造成医源性的血管神经损伤，将会导致输尿管闭塞或膀胱输尿管反流。输尿管开口于膀胱三角底部输尿管间嵴的两侧，开口的形状各异，在手术中了解输尿管开口的位置、输尿管管径的大小、进入膀胱的角度对输尿管镜的手术安全有着重要的意义。

(五)输尿管镜检查的适应证和禁忌证

1. 适应证
（1）评估上尿路造影检查时的充盈缺损或梗阻。
（2）单侧尿液细胞学阳性的评估。
（3）单侧肉眼血尿的检查。
（4）上尿路移行细胞癌腔内治疗后随访。

2. 禁忌证 除严重出血性疾病或不能耐受手术、麻醉，无绝对禁忌证。尿道狭窄者可先作扩张或内切开；骨盆和髋关节疾病不能摆截石位者，不便行硬输尿管镜术，可行软输尿管镜术。

(六)输尿管软镜技术

输尿管软镜常用于输尿管硬镜不能到达的上尿路，输尿管近段和肾内集合系统更适合输尿管软镜的使用。随着光纤技术的发展，主动弯曲功能的设计和工作腔道的出现使输尿管软镜在上尿路的应用日渐增多，也增强了腔内泌尿外科医师诊断和治疗上尿路疾病的能力。

运用输尿管软镜检查上尿路的指征包括：来源于上尿路血尿的定位诊断、尿脱落细胞学检查阳性、造影检查中的充盈缺损以及上尿路移行细胞癌（TCC）腔内治疗后的随访。运用软镜诊断上尿路疾病时要特别注意导丝损伤黏膜从而混淆诊断结果，操作时宜尽量使用尖端柔软的斑马导丝，且最好在软镜进入输尿管近端后不再使用导丝，而是在 X 线协助定位下，细心地检查肾盂及各肾盏。检查时同时配合造影可避免遗漏肾小盏的观察。怀疑上尿路 TCC 时应避免灌注液压力过大而使集合系统过分膨胀，集合系统的过分膨胀可使黏膜形成瘀斑从而混淆诊断。软镜进入各小盏时可同时抽取各盏尿液作细胞学的检查或培养。软镜下的组织活检可采用软质活检钳或套篮，使用套篮时须将活检部位包于篮内。

（张 争 周利群）

第六节　基本操作

泌尿外科基本操作是泌尿外科医生必须掌握的重要技术，是一名合格泌尿外科医生所应具备的基本条件。基本操作不仅对临床诊断有重大的参考价值，对临床治疗也起着决定性的作用。因此，泌尿外科医师在临床实践过程中要确切掌握每项基本操作的适应证、禁忌证、操作步骤和要领，并通过不断实践提高技术操作的技巧和准确、熟练程度。

泌尿外科基本操作包括导尿术、尿道扩张术、膀胱镜检术、膀胱造瘘术、尿动力检查、前列腺按摩术、前列腺穿刺活体组织检查术和肾穿刺造瘘术等。有些基本操作属于有创操作，会给患者增添痛苦，如膀胱镜检查、耻骨上膀胱造瘘、尿道扩张和前列腺穿刺活体组织检查等，甚至会造成一定的损害和风险。每次操作前都应该了解患者的基本病情，向患者及家属讲清楚这些操作的必要性和在操作过程中可能出现的问题，取得患者和家属的充分理解、合作与支持，以便顺利进行临床诊疗。操作应在处置室进行，如因病情需要在病房或床旁进行时，周围应当遮挡，保护患者隐私。术前需检查所需物品是否齐全，术者清洁洗手，戴帽子、口罩、手套，严格遵守无菌操作流程；术中应密切关注患者的反应；术后对患者生命体征和病情进行严密观察。

一、导尿术

导尿术常被用于各种原因引起的尿潴留、测定膀胱容量和残余尿量、膀胱测压、留置导管行膀胱尿道造影、膀胱药物灌注、收集尿标本及尿细菌培养标本、测定尿道长度、监测危重患者尿量、了解少尿或无尿原因、盆腔及大型手术的术前准备等。

1. 方法

（1）患者取仰卧位，女性患者应屈髋、屈膝，双侧大腿外旋、外展。患者先用肥皂液清洗外阴，男性患者翻开包皮清洗。

（2）术者站于患者右侧，严格按无菌操作要求，先打开导尿包，用无菌镊子取0.2%碘伏棉球进行消毒，女性由内向外，自上而下消毒外阴，每个棉球只用一次。外阴部铺无菌孔巾。

（3）术者戴无菌手套，对男性患者以左手拇指和示指提起阴茎，自尿道外口向外环形擦拭消毒数次，并将阴茎提起与腹壁呈钝角；对女性患者则分开小阴唇露出尿道外口，用消毒棉球自上而下消毒尿道口与小阴唇。选择口径适当的尿管，前端涂以无菌润滑油，右手持另一把无菌镊子夹住尿管前端，顺尿道轻轻插入膀胱。男性进入15~20cm，女性进入6~8cm。见尿液流出后，将尿管缓缓向外拉至尿流突然中断时，再将导尿管向膀胱内插入2~3cm，又见尿液引流通畅，表示尿管留置深度合适。

（4）需要进行细菌培养者，留取中段尿于无菌试管中送检。

（5）尿液引流完毕后，将尿管缓缓抽出。若需要留置尿管，最好选用气囊尿管，水囊注适量无菌生理盐水固定，若为普通尿管可用胶布固定稳妥，尾端接无菌尿袋。

2. 禁忌证

（1）急性尿道炎。

（2）急性前列腺炎、附睾炎。

（3）女性月经期。

（4）骨盆骨折、尿道损伤试插尿管失败者。

3. 注意事项

（1）严格遵守无菌操作规范，防止泌尿系统感染。

（2）动作宜轻柔，避免出现不必要的尿道损伤。若插入时有阻挡感可换方向尝试，见有尿液流出时可再插入2cm，勿过深或过浅。

（3）包皮过长者导尿后应及时将包皮复位，防止嵌顿形成。

（4）膀胱过度充盈的患者，排尿宜缓慢，应反复分次放尿，避免骤然腹腔减压引起膀胱出血或患者晕厥。

（5）长期留置尿管的患者，应加强尿道口护理，定期更换尿管，并适当应用抗生素预防尿路感染。

（6）应用气囊尿管时，应将尿管充分置入膀胱内，再向水囊注水固定。无菌尿袋应固定于膀胱水平以下位置，防止尿液反流。

（7）导尿管选择应粗细适宜，对小儿或怀疑有尿道狭窄的患者，尿管应细。

（8）测定残余尿时，应嘱患者先自行排尿，然后导尿。残余尿量一般为 5～10ml，如超过 50ml 说明存在尿潴留。

二、尿道扩张术

尿道扩张术除适用于探查尿道有无狭窄，或确定狭窄的程度、部位以及治疗各种尿道狭窄（如外伤性尿道狭窄、炎症性尿道狭窄、医源性尿道狭窄、先天性尿道狭窄等），还可用于治疗慢性前列腺炎或尿道炎、探查膀胱结石和后尿道结石、治疗膀胱颈挛缩和女性尿道综合征。

1. 方法

（1）患者取平卧位或膀胱截石位，用 0.5% 碘伏消毒生殖器，男性患者依次由尿道外口、龟头、阴茎体到冠状沟，女性患者依次由尿道口、前庭、大小阴唇、阴阜到股内侧。

（2）术者戴手套，铺无菌孔巾，由尿道口灌入表面麻醉药，并在尿道内保留数分钟。

（3）术者左手掌心向上，中指和无名指夹持阴茎冠状沟部，并将阴茎向斜上方提起，拇指和示指把尿道外口分开。右手持尿道探子的柄端，轻缓地将涂有液状石蜡的探子插入尿道。沿尿道背侧正常的走行轻轻插入，借助探杆本身的重量和弯曲度缓缓推进。探杆插到球部尿道时，阴茎暂呈直立位置。到尿生殖膈时，稍有阻力，此时将阴茎连同探杆轻轻压平，并继续推进，即可进入膀胱。进入膀胱后探杆能左右转动。留置探杆 5 分钟，然后退出，其方法与放入顺序相反。

（4）若金属探杆不能放入，可先用导丝引导，待其通过狭窄段后，再连接中空丝状探子进入膀胱。

2. 禁忌证

（1）泌尿生殖系急性炎症期。

（2）不明原因的尿道严重出血。

（3）多发或长段尿道狭窄。

（4）严重的膀胱颈挛缩。

（5）女性月经期。

3. 注意事项

（1）操作轻巧，切忌暴力将尿道损伤或造成假道，尿道探子达到膜部时有阻力感，嘱患者张口呼吸，勿紧张，放松尿道括约肌，慢慢通过膜部即入膀胱。

（2）尿道扩张开始时使用的尿道探子不宜过细，应先从大号开始，依次减小，直到合适的号数为止，再逐渐增粗，每次调增 2 或 3 个号码。避免因一次扩张太大而造成损伤。

（3）若 F14～16 号探杆不能通过狭窄时，应以导丝做引导，或在内腔镜下进行处理。

（4）尿道扩张前后均应给予防治感染药物。扩张后若有发热、出血反应者，应立即给予消炎药物，最好在 2～4 周内暂停扩张。

（5）尿道狭窄要定期进行尿道扩张。扩张的间隔时间至少 1 周。经多次扩张后，狭窄部渐次增宽，扩张间隔时间可逐渐延长。

三、膀胱镜检术

膀胱镜检术主要适用于观察膀胱内部病变，明确血尿原因及出血部位，并获取活体组织检查；此外，还可用于膀胱内治疗（如尿道狭窄内切开、尿失禁黏膜下注射、膀胱内碎石、膀胱异物取出、肿瘤及前列腺的电切等）、输尿管支架管置入及拔除、逆行尿路造影、肾盂尿留取、肾盂内测压、肾盂内注药（如治疗乳糜尿）以及膀胱癌手术后复查。

1. 方法

（1）患者排空膀胱，取截石位。术者严格按无菌操作要求，使用 0.2% 碘伏以尿道口为中心常规消毒外阴部，铺无菌孔巾。

（2）尿道内注入适当的黏膜表面麻醉凝胶，保留 3～5 分钟。必要时采用其他麻醉。

（3）根据检查目的和要求准备器械，术前先检查器械，确保无故障；选择口径适当的镜鞘，充分清洗器械表面的消毒剂。

（4）镜鞘表面涂以表面麻醉药，用左手垫以无菌纱布夹持拉直阴茎，拇指和示指分开尿道口（对女性患者，以左手拇指和示指分开小阴唇充分显露尿道口），将镜鞘连同闭孔器插入尿道，紧贴尿道壁缓缓下降至尿道球部（嘱患者放松，平静呼吸），保持镜身在中线垂直位置，弧形缓缓压低镜鞘后端，边压低边轻微向前推进，至镜身近水平位或更低位，将镜鞘缓缓送入膀胱内。如遇括约肌痉挛，可稍等待，嘱患者放松，不要做排尿动作，待括约肌松弛后再继续。

（5）退出闭孔器，测残余尿量。置入 70° 观察镜，连接好光源、冲水装置，边冲水边观察膀胱内情况，至膀胱黏膜皱褶变平（患者有尿意）时停止膀胱进水，同时记录膀胱容量。按顺序观察，先观察三角区，沿输尿管间嵴观察双侧输尿管开口的形态及喷尿情况；然后边推进，边旋转镜体，依次观察两侧壁、后壁、顶壁及前壁；最后将膀胱镜退至颈部，旋转360°，观察膀胱颈部情况。全面地检查全部膀胱壁，以免遗漏。

（6）如需作输尿管插管，可将 4～6Fr 输尿管导管通过操作通道插入输尿管口，直至肾盂，一般深达 25～27cm。收集输尿管导管导出的尿作常规检查，必要时还可作肾盂尿细菌学或细胞学检查。

（7）逆行肾盂造影时将插入输尿管的输尿管导管连接注射器，注入造影剂进行肾盂造影。常用造影剂为 12.5% 碘化钠溶液，每侧注入 5～10ml，注入应缓慢而不可用力，患者有腰部胀痛时应立即停止并维持压力。

（8）检查完毕后，排空膀胱，更换 12° 观察镜，在冲水状态下边退出镜身边观察尿道情况，直至镜身完全退出尿道。

2. 禁忌证

（1）泌尿生殖系统急性炎症期。

（2）尿道狭窄、尿道畸形、重度前列腺增生或结石嵌顿等膀胱镜无法插入者。

（3）严重膀胱、尿道损伤。

（4）膀胱挛缩，容量 <50ml 者。

（5）骨关节病变，体位异常不能进行检查者。

（6）女性月经期。

（7）相对禁忌证包括妊娠、有全身出血倾向、身体条件差不能耐受检查者。

（8）短时间内最好不要重复行膀胱镜检查。

3. 注意事项

（1）检查前应详细了解患者病史。血尿或怀疑膀胱肿瘤的患者在行膀胱镜检查前需先进行上尿路的影像学评估。盆腔肿瘤患者，检查前作妇科检查或直肠检查，判定尿道及膀胱的解剖变化，以便掌握插入膀胱镜的方向及观察膀胱时的参考。

（2）检查过程中应严格遵守无菌操作规范。动作宜轻柔，切忌使用暴力，避免出现不必要的尿道损伤。

（3）膀胱内观察应循序渐进，避免遗漏。先作膀胱内普遍检查，后重点检查病变部位，最后行输尿管插管及逆行肾盂造影或其他处理。

（4）左、右输尿管导管应有明确标志，导出左、右肾盂尿也应标明，并立即送检。

（5）做逆行造影时，注药压力不可过大，造影剂量不宜超过 10ml，以免引起反流及术后发热，对肾积水者可酌情增加药量。

（6）包皮过长者，检查后应及时将包皮复位，防止嵌顿形成。

（7）术后应嘱患者多饮水并适当应用抗生素预防尿路感染。观察患者血尿情况，注意尿潴留的发生。

四、耻骨上膀胱穿刺造瘘术

耻骨上膀胱穿刺造瘘术适用于急性尿潴留的患者导尿失败、尿道手术为预防感染或尿外渗、经尿道行前列腺电切术中冲洗和减压、经穿刺采取膀胱尿液作检验及细菌培养、小儿和年老体弱不宜留置导尿者等。

1. 方法

（1）穿刺前，膀胱必须保持充盈状态。

（2）术者严格按无菌操作要求，下腹部皮肤消毒，在耻骨联合上缘一横指正中处采用 2% 利多卡因进行局部麻醉。

（3）选好穿刺点，以穿刺针向后下方倾斜刺入膀胱腔内。拔出针芯，即有尿液溢出。

（4）在此部位做 1cm 的皮肤切口达腹白线。拔出穿刺针换套管针，按照同一方向穿刺膀胱，拔出针芯，再将导管经套管送入膀胱。

（5）观察引流通畅后，拔出套管，将尿管气囊注水 10cm 并用丝线固定。

2. 禁忌证

（1）有全身出血倾向、身体条件差不能耐受检查者。

（2）膀胱未充盈的患者。

（3）有膀胱肿瘤的患者。

（4）尿路梗阻可用其他手术方法解决者。

（5）下腹部手术病史、腹膜反折耻骨后粘连严重者。

3. 注意事项

（1）膀胱穿刺造口术必须在膀胱充盈状态下进行。

（2）操作应按无菌要求进行，引流尿管粗细适当，并妥善固定防止滑脱。

（3）定期更换尿袋及引流管（尿袋 1 周换 1 次，

尿管 1 个月换 1 次）。

（4）术后应口服抗生素预防感染，有出血者可用无菌生理盐水冲洗。

五、开放性耻骨上膀胱造瘘术

开放性耻骨上膀胱造瘘术的适应证与耻骨上膀胱穿刺造瘘术类似。耻骨上膀胱穿刺造瘘操作简单、创伤小、并发症少、对麻醉要求低，患者恢复快，能及时解除尿潴留。因此暂时性尿流改道应尽可能采用耻骨上膀胱穿刺造瘘。但耻骨上膀胱穿刺造瘘受穿刺通道的限制，造瘘管周径相对较小，会影响引流。

开放性耻骨上膀胱造瘘术可同时了解膀胱内的情况，缝合止血较好，出血、漏尿和尿外渗发生率相对较少。以下情况应选择开放性耻骨上膀胱造瘘术：①膀胱空虚，术前无法使之充盈；②有下腹部及盆腔手术史，穿刺膀胱估计有损伤腹腔脏器的危险；③膀胱内充满血块或黏稠脓液，穿刺造瘘管周径小，不能满意引流；④出血性疾病；⑤膀胱挛缩；⑥过于肥胖者腹壁太厚。

1. 方法

（1）在下腹部正中、耻骨联合稍上方做纵形切口，长 3～5cm，切开皮肤和皮下组织。切开腹白线，于中线钝性分开两侧的腹直肌和锥状肌，将膀胱前脂肪组织和腹膜反褶向上推开，显露膀胱前壁和顶部。

（2）于膀胱前壁顶部用两把组织绀夹住膀胱前壁并提起，或缝两针牵引线提起，先用注射器做膀胱穿刺，如有尿液抽出则证实为膀胱。牵引线之间用血管钳戳穿膀胱，再行钝性撑开创口。

（3）插入吸引器吸尽膀胱内尿液。用血管钳将 Foley 尿管插入膀胱内。

（4）膀胱切口用 2-0 可吸收线做肌肉全层荷包缝合，结扎荷包缝线。再以丝线间断缝合膀胱浆肌层。将造瘘管稍向外拉出，至管子膨大部分刚抵达膀胱切口之下，然后用可吸收线固定尿管。

（5）膀胱前间隙放置引流，缝合腹壁切口，用丝线将造瘘管固定于皮肤。

2. 禁忌证

（1）有全身出血倾向，身体条件差，不能耐受手术者。

（2）下尿路梗阻可用其他手术方法解决者。

3. 注意事项

（1）如能置入导尿管者，于手术时以无菌生理盐水充盈膀胱，使膀胱易于辨认与显露，亦可防止误伤其他脏器。

（2）初步确定为膀胱后，必须行膀胱穿刺，以进一步证实。

（3）为防止误伤腹膜进入腹腔，在暴露膀胱后，辨认腹膜反褶，钝性向上推开分离膀胱前脂肪及腹膜。于腹膜外切开膀胱。若误入腹腔，应立即缝合腹膜，以免切开膀胱后尿液污染腹腔。

（4）膀胱显露不必过多，以能完成操作为度。切口大小以能放置造瘘管及能以手指做初步探查为准。切口应选择在膀胱较高的位置，以免导尿管刺激膀胱三角区。

六、尿动力学检查

尿动力学是根据流体力学原理，采用电生理学方法及传感器技术，来研究贮尿和排尿的生理过程及其功能障碍的一门科学。适用于检查下尿路梗阻性疾病的病变部位、检查膀胱功能及尿道压力的变化、区分神经源性膀胱和尿失禁的类型、了解儿童排尿功能紊乱等。

1. 方法

（1）使患者膀胱充盈，嘱患者排尿入尿流计的集尿器内，排尿量应大于 100ml。尿流计即记录出：最大尿流率、平均尿流率、最大尿流率时间、排尿时间和排尿量。

（2）在无菌操作下放入 12～14Fr 导尿管，测定并记录残余尿量。并插入带囊的肛管与测测腹压的仪器相连接，囊内注入适量的气体。

（3）将导尿管与尿动力仪的注水管相连接，然后以 80～120ml/min 的速度将生理盐水注入膀胱。

（4）尿动力仪可记录初尿感的容量，急需排尿时的最大容量，嘱患者尽力排尿测定其最大排尿压，减去腹压即为膀胱逼尿肌压力。

（5）排空膀胱内液体，再以 9～12ml/min 的速度注入生理盐水，并以 2.5cm/s 的速度匀速将导尿管经膀胱内口牵出。

（6）测定并记录尿道压力的分布图。女性应记录膀胱颈压、最大尿道压、最大尿道闭合压、控制带长度和功能性尿道长度。男性应记录前列腺压、前列腺长度、最大尿道压和最大尿道闭合压。

2. 禁忌证

（1）泌尿生殖系统急性炎症期。

（2）身体条件差，不能耐受检查者。

3. 注意事项

（1）尿动力学检查属于有创检查，对于能通过病史、查体及无创辅助检查即能明确病因的患者无需行尿动力学检查。

（2）不同尿动力学检查项目具有一定的针对性，应选择有针对性的检查项目。

（3）尿动力学检查只反映尿路的功能状况，完整的临床诊断应在结合病史、查体及其他辅助检查的基础上做出。

七、前列腺按摩术

前列腺按摩术适用于采取前列腺液做检查或治疗慢性前列腺炎。

1. 方法

（1）嘱患者排净尿液。取膝肘卧位或前俯立位。术者戴指套，涂以滑润剂，将示指插入肛门。

（2）先按序检查前列腺，触摸前列腺形态、大小、质地，中央沟以及前列腺饱满程度。自两侧外缘向前列腺中央沟按压，反复多次，然后在中央沟自上而下按压 2~3 次。

（3）在尿道口接取流出的前列腺液，作细菌培养及常规镜检。同时，观察前列腺饱满程度与接取前列腺按出液标本的关系，评价前列腺分泌前列腺液以及前列腺腺管通畅情况。

（4）有时须从后向前轻挤尿道方能得到前列腺液。

2. 禁忌证

（1）急性前列腺炎和慢性前列腺炎急性发作期的患者。

（2）怀疑为前列腺结核和前列腺肿瘤的患者。

（3）前列腺萎缩、硬化者。

（4）肛门周围急性炎症的患者。

3. 注意事项

（1）前列腺按摩时注意力度。如果用力过度，可造成前列腺损伤，人为使前列腺液中的细胞数，特别是红细胞数明显增加。如果按摩时用力过轻，不能将前列腺液挤出。

（2）用示指腹面按摩，时间不宜长。不可强求成功。遇有疼痛不能忍受者应停止按摩。

八、前列腺穿刺活体组织检查术

前列腺穿刺活体组织检查术适用于临床怀疑前列腺癌者、前列腺结节性质不能确定者，或为明确前列腺肿瘤组织学分型，用以确定治疗方案。

1. 方法

（1）术前 1 天给予口服抗生素，术前当天低位清洁灌肠。

（2）患者取膝肘卧位或侧卧位。

（3）术者严格按无菌操作要求，戴无菌手套，消毒肛周皮肤，铺无菌孔巾。采用经直肠超声定位，选定穿刺部位。

（4）标准六点穿刺法：分别在前列腺中叶旁两侧矢状面上的基底部、中部和尖部各穿刺一针。五区十三点穿刺法：在标准的六点穿刺法的基础上，在前列腺的中间部位间隔穿刺 3 针，在前列腺两侧和旁正中线的两侧各间隔穿刺 2 针，共计 13 针。在触诊结节处或超声异常处可增加穿刺针数以提高阳性率。

（5）取出组织按顺序 1~13 标号，用 10% 甲醛固定后送病检。

（6）术后嘱患者多饮水，常规口服抗生素 3 天。

2. 禁忌证

（1）泌尿生殖系统急性炎症期。

（2）有出血倾向、口服抗凝或抗血小板药物的患者。

（3）身体条件差，不能耐受检查者。

3. 注意事项

（1）PSA 进行性升高、前一次穿刺病理提示 PIN（前列腺原位癌）、不典型增生或可疑癌的患者需进行重复穿刺。

（2）体积大的前列腺患者假阴性率高，可增加穿刺点的数目以检出有临床意义的癌。

（3）穿刺活检的 Gleason 评分可能低估前列腺癌的恶性程度。

（4）单独应用 Gleason 评分、穿刺的阳性针数判断分期的准确性也较低，只有结合影像学检查才能提高前列腺系统穿刺活检对前列腺癌术前分期的准确性。

九、肾穿刺造瘘术

肾穿刺造瘘术是为了引流肾盂积水、缓解梗阻、改善肾功能、减轻肾盂和肾实质感染。适用于各种原因的尿路梗阻、肾积水合并肾盂肾炎、肾积脓、尿外渗或尿瘘、肾结石取石术后等。

1. 方法

（1）患者取俯卧位，腹部垫枕，超声引导或在X线透视下，确定穿刺部位，做好标记。

（2）术者严格按无菌操作要求，戴无菌手套，消毒皮肤，铺无菌孔巾，穿刺部位行局部麻醉。

（3）一般穿刺点应选在第12肋缘下肋脊角处，在超声或X线引导下进行穿刺。

（4）穿刺后见尿液流出，可留取尿液送检验，如需造影可注入适量造影剂进行肾盂、输尿管造影。如需测定肾盂内压者，接以无菌测压设备。

（5）将导丝通过穿刺针置入肾盂内，在穿刺部位作一皮肤小切口，将套管刺入，采用经皮肾穿刺扩张技术，留置引流导管，并妥善固定。

2. 禁忌证

（1）严重的凝血机制障碍、口服抗凝或抗血小板药物的患者。

（2）脊柱严重后凸畸形。

（3）身体条件差，不能耐受检查者。

3. 注意事项

（1）术后定期更换造瘘管，一般每月更换一次。

（2）长期留置造瘘管需拔除前，需行肾盂造瘘管造影，观察肾盂及输尿管有无梗阻。暂时性肾造瘘管拔出之前需先夹管24小时，在夹管期间，无腰胀、腰酸、发热，可拔除导管。瘘管在1～2日内将自行愈合。

（3）术后肉眼血尿明显时，可将造瘘管夹闭30～60分钟，出血一般可自行停止。极少数患者由于血管损伤发生严重出血，需要输血、选择性血管栓塞，甚至手术止血。

（孟一森　金　杰）

第七节　实验室检查及其临床意义

对尿液、血液以及泌尿生殖系统的分泌物或渗出液的实验室检查是许多疾病确立诊断、观察疗效、安全用药的重要步骤。临床医生应根据患者的不同病情需要，选择较适宜而经济的检查项目[12-15]。

一、尿液检查

尿液分析检查是泌尿外科疾病的最基本检查项目。出现泌尿系统症状的患者应常规检查尿液，如常规定性检查发现异常者还需完善显微镜下检查。

（一）尿液标本的收集

尿液标本最好在排出后的1小时内送检。患者的饮水量、进食可能会影响随机尿检查时尿液内物质的浓度。晨起第一次排出的尿液倾向于浓缩和酸化，对血细胞、上皮细胞、管型等有形成分和尿蛋白、尿亚硝酸盐的定性较有帮助，也能避免饮食因素的干扰。有必要时可重复检查几次尿液常规。怀疑有直立性蛋白尿时，应在清晨起床后立即留第一次尿，然后挺胸站立15分钟，保持站立位30～60分钟后留第二次尿。

尿液标本的留取应在生殖道检查或前列腺直肠指诊之前，尿液应当放置入医疗部门提供的正规容器内。男性应留取中段尿，包皮过长者要先向上翻开包皮并清洗阴茎头，排尿起始的15～30ml尿液不收集，留取中段立即送检。女性应冲洗外阴，留尿时翻开阴唇，留取中段尿立即送检，尽量避免月经期查尿。对不能配合检查的婴幼儿，应先消毒会阴部后，使用塑料采集袋帖附于尿道外口收集尿样。对于排尿困难的患者，可通过导尿的方式收集尿液，必要时还可通过耻骨上穿刺抽吸的方法获得尿液标本。

（二）尿液的物理学检查

1. 尿量　一般成人24小时尿量为1000～1500ml，受多种因素影响。尿量大于2500ml为多尿，可能因饮水或输液过多、咖啡因摄入、利尿药使用等导致，病理性多尿见于急性肾功能不全多尿期、肾间质受损、中枢性和肾源性尿崩症、糖尿病肾病等。24小时尿量小于400ml或每小时小于17ml为少尿，24小时少于100ml为无尿，原因可分为肾前性（如休克、严重脱水、心功能不全、肾动脉栓塞或受压、肝肾综合征等）、肾性（如急性或急进性肾小球肾炎、急性或慢性肾功能能衰竭、肾移植急性排斥反应等）和肾后性（如各种原因所致泌尿系梗阻）。

2. 颜色与外观 正常新鲜的尿液呈淡黄色、透明。其颜色受代谢产物和浓度的影响，但食物、药物以及感染都会对尿液的颜色有所影响，如吡啶类药物可以让尿液变为橙色，利福平可让尿液呈现橙黄色，动物胆红素药物如牛黄解毒丸可让尿液变为深黄褐色，血红蛋白尿时可出现酱油色尿等。

血尿可呈现茶色、淡红色云雾状、洗肉水样或鲜血样，甚至混有血凝块。每升尿液含血量达 1ml 时即可呈现淡红色，而出血量少时，尿液无血色，仅在显微镜检查时发现红细胞增多。镜下血尿是指尿沉渣镜检红细胞≥3 个 / 每高倍视野。

尿液中出现絮状物或黄白色混浊是泌尿系细菌性感染的特点，不过混浊尿的另一个常见原因是磷酸盐尿，常于进食较多牛乳制品后出现，镜下可见到大量无定形的磷酸盐结晶。

3. 比重与渗透压 正常成人随机尿的比重为 $1.003 \sim 1.030$。尿比重可一定程度上反映出肾小管的浓缩稀释功能。肾功能不全患者的尿比重一般固定为 1.010，称为等渗尿。尿比重降低可见于水摄入过多、利尿药使用、尿崩症等，尿比重增加的情况有脱水、休克、糖尿病、心功能不全和抗利尿激素分泌过多等。尿的渗透压通常在 $50 \sim 1200 mOsm/L$ 之间，用于评价肾的浓缩功能，一般影响尿液比重的因素也会对尿渗透压产生影响，尿渗透压下降常反映远端肾小管浓缩功能减退。

（三）尿液的化学检查

1. 尿 pH 尿的 pH 值通常在 $4.6 \sim 8.0$，平均为 $5.5 \sim 6.5$，呈弱酸性。尿液的 pH 受饮食种类影响很大，蛋白类食物可使尿液呈酸性，而果蔬类食物可使尿液呈碱性。大量进食后的 2 小时内或在室温下放置时间过长的尿液标本会碱化，影响检查的准确度。尿 pH 值在一些疾病的诊断中有重要作用。患有尿酸结石的人其尿液 pH 多小于 6.5，尿液的碱化可治疗和预防尿酸结石，而患有钙盐结石、远端肾小管性酸中毒、高钾血症、醛固酮增多症的患者，其尿液往往呈现碱性。肾结核患者的尿呈酸性。在泌尿系感染情况下，病菌为尿素分解类细菌（如变形杆菌、假单胞菌、葡萄球菌等）的尿液 pH 常大于7.0，较高的 pH 值也会使磷酸镁铵结晶沉积，形成感染

性结石。

2. 尿蛋白 当尿蛋白含量 $>100mg/L$ 或 $>150mg/d$ 时，蛋白质定性试验呈阳性，称为蛋白尿。尿液浓缩、大量白细胞或尿道 / 生殖道分泌物可能会引起蛋白尿的假阳性结果，短暂的蛋白尿可见于发热、精神紧张和运动过量，也可见于体位性（或直立性）蛋白尿的患者。大量蛋白尿（$>150mg/d$）是较严重肾疾病的指征，可以是肾血管病、肾小球或肾小管疾病以及骨髓瘤、骨骼肌严重损伤、溶血、中毒等的表现，所以对于存在蛋白尿的患者，有必要完善 24 小时尿蛋白定量以及尿蛋白电泳等进一步检查。

3. 尿糖与酮体 尿糖升高多见于糖尿病的患者，甲状腺功能亢进、嗜铬细胞瘤、库欣综合征的患者可因继发性高血糖而产生糖尿，肾糖阈降低的人也可于进食或输注大量葡萄糖后出现暂时的尿糖升高。患者服用阿司匹林、维生素 C 或头孢类药物后可能出现尿糖假阳性的结果。正常情况下尿液中应不含酮体，只有体内发生大量脂肪分解时才会通过尿液排出酮体，大量酮体从尿液中排出会消耗体内碱储备，导致酮症酸中毒。尿酮体升高可见于糖尿病未控制或治疗不当、服用二甲双胍的患者，或饥饿、严重感染、严重腹泻、减肥者。

4. 尿隐血或红细胞 常规定性检查的原理是血红蛋白触媒法，既可对完整的红细胞反应，又能测定游离的血红蛋白或肌红蛋白，故仅能用于血尿的筛查，常需要人工镜检来进一步确认和分辨血尿与血红蛋白 / 肌红蛋白尿。血尿常提示泌尿系统病变，常见病因有泌尿系统炎症、结核、肿瘤、泌尿系结石、前列腺增生等，亦可见于抗凝药物服用、凝血功能障碍疾病。血尿的假阳性结果可能来源于女性月经、剧烈运动或劳累后，大量维生素 C 服用可能导致假阴性结果。血尿与蛋白尿共同出现可能是肾小球肾炎的表现。

血红蛋白尿外观红色透明，常出现于血管内溶血后（如蚕豆病、血型不合的输血反应、肾梗死等），在酸性尿液中可因自体氧化而呈现棕色甚至酱油色。需要注意的是，血尿患者尿液的稀释会造成红细胞的裂解，使得尿血红蛋白定性检查为阳性而人工镜检却未见红细胞，称为假性血红蛋白尿。

相位差显微镜检验尿中红细胞有助于区分肾小球性血尿和外科性血尿。肾小球性血尿的特点为尿中存在变形的红细胞（面包圈形、镰刀形、玫瑰花

形等），这是由于红细胞通过有病理改变的肾小球基底膜时受到了挤压和损伤，而外科性血尿的红细胞多为均一正常形态。

5. 胆红素与尿胆原　正常尿液不含胆红素，可含少量的尿胆原。正常情况下，直接胆红素经胆道排泄入肠道，被转化为尿胆原后，50% 经粪便排出体外，其余再次进入肠肝循环，仅有极少量的尿胆原经尿液排出。在发生胆道梗阻时，直接胆红素直接吸收入血、经肾排出，尿中胆红素含量增加，尿胆原含量下降；而在发生溶血、肝细胞损伤时，尿中尿胆原含量明显增加。

6. 白细胞与亚硝酸盐　尿中出现白细胞增多提示泌尿系感染，尿中白细胞也可能来源于尿路上皮损伤。常规定性检查仅能用于筛查，需要人工镜检尿沉渣来进一步确认。留取尿标本不规范（未留中段尿、包皮未翻开、合并妇科炎症等）可能造成尿白细胞检查假阳性，假阴性结果来自于尿糖升高、吡啶类药物、呋喃妥因、维生素 C 以及利福平的服用。许多革兰氏阴性菌能使尿中的硝酸盐转化为亚硝酸盐，白细胞与亚硝酸盐同时出现意味着较严重的泌尿系大肠埃希菌感染。

（四）尿沉渣检查

显微镜尿沉渣可以观察到细胞、管型、结晶、细菌、酵母菌或寄生虫等。尿沉渣检查应当由检验员人工完成。推荐留取晨尿后的几分钟之内送检。尿沉渣的显微镜检查分为低倍镜检（10 倍）和高倍镜检（40 倍）。在低倍镜下，整个视野要浏览一遍，特别要注意盖玻片的边缘，因为在这些地方容易聚集一些管型和其他沉渣成分。在观察管型时一般需观察 20 个低倍视野，观察细胞时一般需要观察 10 个高倍视野。

1. 细胞　尿沉渣中的红细胞、白细胞意义如前所述，镜下脓尿是指尿沉渣镜检时白细胞 >5 个 / 高倍视野。尿沉渣镜检还可见到上皮细胞，多为鳞状上皮细胞，可来自尿道外口和阴道口的污染。大量的移行上皮细胞脱落见于泌尿系感染和结石，也可见于尿路上皮肿瘤，应检查尿细胞涂片或结合病史进一步检查。肾小管上皮细胞不常见，一旦发现则临床意义较大，因为肾仅在病理情况下才能见到这种细胞，如急性肾小管坏死的多尿期。

2. 管型　管型是尿蛋白的凝块，形成于肾远曲小管和集合管，正常尿液中很少见到，碱化的尿液、室温久置的尿液标本中也很难见到。如果管型中只有黏蛋白，则称之为透明管型，可见于剧烈运动后、发热、肾盂肾炎、肾动脉硬化和慢性肾病等情况。红细胞管型是肾小球出血所致，多继发于肾小球肾炎、肾移植术后排异。在急性肾小球肾炎、急性肾盂肾炎和间质性肾炎中可见到白细胞管型。颗粒和蜡样管型是上皮细胞、白细胞成分变性、崩解形成的，常提示较严重的肾病。脂肪管型见于肾病综合征、甲状腺功能低下等情况。

3. 结晶　尿中出现结晶大多来自饮食，一般无重要临床意义。尿中是否析出结晶，取决于尿液的酸度、温度以及该结晶在尿中的溶解度。结晶成分的确定对患有尿路结石病的患者较为重要，有助于病因的诊断。碱性尿液中常见的磷酸镁铵盐结晶，呈屋顶形或棱柱形，有时呈羊齿草叶形，酸性尿液中常见的尿酸结晶，似红色细砂状小颗粒，镜下呈黄色或暗红色的菱形、长方形、花瓣形等，以及草酸钙结晶，为无色方形闪烁发光的八面体，分别可能引起磷酸盐结石、尿酸结石和草酸钙结石。胱氨酸结晶为无色六边形片状结晶，常重叠排列，折光性很强，是诊断胱氨酸病的主要依据，有形成结石的可能。

（五）尿液的其他检查

1. 尿乳糜定性　乳糜液或淋巴液出现在尿液中，使尿液呈牛奶状，称为乳糜尿。乳糜是由胶体状的乳糜微粒和蛋白质等组成，经染色可于显微镜下检出。如混有血液，则成为乳糜血尿。由于胸导管阻塞或腹部广泛淋巴管阻塞，经肠道吸收的脂肪皂化后的乳糜液经腰干淋巴管反流至泌尿系统淋巴管，使后者内压不断升高，终致破裂而形成乳糜尿。丝虫病是引起乳糜尿的原因之一，腹膜结核、腹膜后肿瘤、手术创伤等也可导致乳糜尿。

2. 尿液微生物学检查　尿微生物检查是泌尿系感染性疾病诊断、治疗以及控制院内感染的重要手段。采集尿液应进行无菌操作，避免杂菌污染，置于医院提供的细菌培养专用器皿内，还可通过膀胱镜下输尿管插管的方法采集左、右侧肾盂尿送检。尿微生物检查应尽量在用抗生素、抗结核药之前采集，采集后立即送检。

（1）直接涂片检查：未离心尿直接涂片可以用于菌尿的初步诊断。一般认为在尿液中直接涂片见到结核分枝杆菌、念珠菌、淋病奈瑟菌时可直接诊断泌尿系结核、尿路真菌感染以及淋病。发现其他细菌时，可根据其形态排列及其染色特征做出初步报告，然后通过进一步培养鉴定。尿找抗酸杆菌是诊断泌尿系结核的关键，敏感性为50%~70%。尿液经抗酸染色后出现红色的分枝杆菌，即可作为阳性报告，方法简单快捷，但可与少量其他耐酸杆菌发生混淆。因泌尿系的结核分枝杆菌常间断性排出，故尿找抗酸杆菌应连续检查3~5次晨尿以增加检出率，必要时做尿结核菌培养检查。尿找抗酸杆菌的检查结果并不能作为泌尿系结核唯一的诊断标准，应结合病史、体检以及其他辅助检查的结果综合判断。

（2）尿培养检查与抗微生物药物敏感试验：大肠埃希菌、金黄色葡萄球菌、粪肠球菌等24小时如有生长，即做细菌鉴定及药敏试验，48小时仍无生长则可作为阴性报告；念珠菌、抗酸杆菌、L-型细菌生长较慢，阴性报告时间会相应延长。应用药敏试验提示的敏感药物治疗感染，可有效治疗泌尿系感染。

3. 尿脱落细胞学 尿脱落细胞学检查是尿路上皮癌诊断和术后随诊的主要方法之一。尿标本的采集一般是通过自然排尿，也可以通过膀胱冲洗以获得更多的癌细胞，以提高诊断率。尿标本应尽量采用2小时以内的新鲜尿液100~200ml，经沉淀、离心、涂片、固定、巴氏/HE染色后，显微镜观察细胞学成分及寻找尿路上皮癌细胞。晨尿比较浓缩，细胞溶解较多，不适合该项检查。尿细胞学检查可发现高级别尿路上皮癌和原位癌的脱落癌细胞，敏感性为38%~51%，特异性为81%~100%，对低级别尿路上皮癌的敏感性较差。尿细胞学检查还可用于肾移植术后排异反应的监测，临床上以淋巴细胞尿作为判断排异反应的重要指标。尿标本中癌细胞数量少、细胞的不典型或退行性变、泌尿系感染、结石、膀胱灌注治疗等会影响尿细胞学的检查结果。

尿细胞学的诊断标准有多种方法，一般采用巴氏5级分法，即1级：未见非典型或异常细胞；2级：有非典型细胞，但无恶性指征（包括良性变形细胞、炎症增生细胞、核异质细胞等）；3级：有可疑癌细胞（如未分化或高度退化的细胞核裸核）；4级：有高度可疑的尿路上皮癌细胞；5级：有癌细胞，形态典型。尿脱落细胞学的报告应标明标本收集方法、收集次数、细胞学分级以及相应的次数。

4. 尿中肿瘤标志物检查 美国FDA已经批准将BTAstat/BTAtrak（膀胱癌抗原检测试剂盒）、NMP22（核基质蛋白22检测）、FDP、ImmunoCyt和尿荧光原位杂交技术（fluorescence in situ hybridization, FISH）用于膀胱癌的检测。FISH检查除了用于诊断和监测膀胱癌，还可以用于监测膀胱内灌注化疗患者的肿瘤控制情况，其敏感性为76%，特异性为85%。另外还有一些标志物，如端粒酶、存活素、微卫星分析、CYFRA21-1、LewisX等，在膀胱癌的检测中显示了较高的敏感性，但是其特异性却普遍低于尿细胞学检查。前列腺按摩后首次排尿的尿沉渣PCA3（一种长链非编码RNA）测定是近期研究的新型前列腺癌标志物，有助于决定前列腺癌高危患者是否需要重复穿刺[16]。

5. 尿VMA 香草基扁桃酸（VMA）是儿茶酚胺在体内的代谢产物，其在尿中浓度的升高可用于发现和诊断嗜铬细胞瘤与神经母细胞瘤。

6. 尿离子分析 4小时尿钙、草酸盐、枸橼酸、磷酸、镁、尿酸、尿素、钠、钾、肌酐等成分的分析有助于发现尿石症患者形成结石的病因。

二、精液及前列腺液检查

（一）精液检查

常用于检查男性不育症的病因和疗效观察，也可用于人工授精时优质精子的筛选及法医学鉴定。检查应在禁欲5~7天后进行，单次检查的结果可能并不可靠，必要时可重复检查。

1. 精液常规检查 包括精液一般性状和显微镜检查。正常精液量为2~5ml，灰白色或乳白色，液化后为半透明乳白色稍有浑浊，血性精液或黄色脓样精液见于精囊炎、前列腺炎或生殖系统结核。刚排出的精液有高度黏稠性，呈胶冻状，在37℃环境中30分钟后由于纤溶酶的作用而液化，精液不液化会严重影响精子活动力，导致不育。前列腺炎时常见不液化或液化时间延长。正常精液pH为7.2~8.0，异常pH会影响精子活力。

显微镜下需要观察精子的存活率、活动力、精子计数以及精子形态学检查。正常精液在排出后的60分钟内，活精子比率应占80%~90%以上，至少>60%。根据世界卫生组织推荐，精子活动力分为4级，a级是指精子活动良好，呈快速、直线运动，b级是指精子能活动，但方向不明确，呈快速或迟钝的直线或非直线前向运动，c级是指活动不良、原地打转或旋转、前向运动差的精子，d级是不活动的精子。正常精液中 a 级精子应占 80% 以上。精液中正常精子数量为 $50 \times 10^9 \sim 100 \times 10^9/L$，多次未在精液中发现精子称为无精症，主要见于睾丸生精功能低下、双侧输精管阻塞。精子经染色后观察，畸形率应少于 15%，未成熟精细胞少于 1%，精索静脉曲张患者的畸形率明显升高，睾丸曲细精管生精功能受到药物、外伤、放射线或其他因素影响时可出现较多病理性未成熟精细胞。不育症患者的精液检查往往出现上述异常。

2. 精液生化检查 包括精浆果糖测定、LD-X（乳酸脱氢酶 -X 同工酶）测定及蛋白成分测定等，对不育症的诊断有帮助。

精液检查还包括精子功能检查、精液免疫学检查和精液微生物培养等。

（二）前列腺液检查

前列腺液检查用于助诊前列腺炎症，一般通过前列腺按摩法取得。如前列腺按摩后收集不到前列腺液，不宜多次重复按摩，可让患者留取按摩后的尿液进行分析。正常人前列腺液为乳白色稀薄液体，pH 值为 6.3 ~ 6.5，炎症时分泌物变得浓厚，色黄，可混浊或有絮状物。显微镜下前列腺液可见卵磷脂小体均匀分布于整个视野，红细胞＜5 个 /HPF，白细胞＜10 个 /HPF，上皮细胞偶见。患前列腺炎时，白细胞＞10 个 /HPF，卵磷脂小体数量减少，白细胞的多少与症状的严重程度不成正比。当前列腺有细菌、真菌及滴虫等病原体感染时，可在前列腺液涂片中检出，必要时可做前列腺液培养。

对于 Ⅱ 型和 Ⅲ 型前列腺炎，推荐"两杯法"或"四杯法"病原体定位试验，"两杯法"在实际工作中更简单、有效，是指通过获取前列腺按摩前、后的尿液，进行显微镜检查和细菌培养，了解其白细胞情况和细菌培养结果。

三、肾功能检查

（一）血清肌酐和肌酐清除率的测定

肌酐是肌酸代谢的终产物，少部分来自食物摄入，绝大部分来自体内骨骼肌肌酸的代谢，称为内生性肌酐。肌酐的产生速度较恒定，尿中的排出量也基本稳定，故血清中肌酐水平可直接反映肾的排泄功能，肌酐清除率亦可等同于肾小球滤过率，较早地反映肾功能的损伤。妊娠、剧烈肌肉活动及进肉食可对肌酐和肌酐清除率的结果造成影响。检查肌酐清除率时应留取 24 小时尿并准确计量其体积，混匀后取部分尿样，连同当日空腹血清肌酐标本一起送查。由于每个人的肾大小不尽相同，排尿能力也有所差异，为消除个体差异需对肌酐清除率进行体表面积矫正。正常成人血清肌酐正常值为 0.8 ~ 1.2mg/dl（44 ~ 133μmol/L），肌酐清除率为 80 ~ 120ml/min（尿肌酐浓度 × 每分钟尿量 / 血肌酐浓度 × 矫正指数）。当肾小球滤过率减退至 50% 以下时，血肌酐值开始明显升高，且随着肌酐清除率的逐渐降低，血肌酐的上升曲线斜率会陡然变大。故与血清肌酐相比，肌酐清除率对肾功能的反应更灵敏。肌酐清除率在 50 ~ 80ml/min 时为肾功能不全代偿期，而 20 ~ 50ml/min 为失代偿期，用药应十分谨慎，≤10ml/min 应采取透析治疗。一些具有明显肾毒性的化疗药物，例如顺铂，在肌酐清除率低于 60ml/min 时常考虑剂量减半使用。肌酐清除率还被作为肾移植术是否成功或是否发生排异的一种参考指标。

（二）血尿素测定

血液中除蛋白质以外的含氮化合物称为非蛋白氮，大部分由肾排出，故血中非蛋白氮的浓度也是反映肾小球滤过率的一个指标。血中非蛋白氮的重要组成部分为血尿素氮（blood urea nitrogen，BUN），因此，BUN 的变化也可简便地反映肾功能。不过，BUN 受饮食和体内水化状态的影响较大，消化道出血时也会明显升高。临床上还会用到尿素氮 / 肌酐比（BUN/Cr），正常值约为 10：1，脱水、泌尿系完全梗阻或尿外渗的患者该比值范围为 40：1 至 20：1，严重肝功能不全或水中毒的患者该比值会降低。

（三）早期肾损伤的检查与监测

肾具备强大的代偿功能，早期肾损伤不易在肌酐水平或肌酐清除率上体现出来。若错过某些疾病的早期阶段，肾功能损伤可能会发展到不可逆转的状态，肾移植术后对排异反应的监测也需要早发现、早治疗。因此早期肾损伤指标的检验成为传统肾功能检验之外的新领域。包括尿微量白蛋白（mAlb）测定、尿转铁蛋白测定、尿中低分子量蛋白（LMWP）测定（如 α_1m）、尿酶测定（如 NAG）等。提倡联合检测 mAlb 和尿 NAG、α_1m 以提高早期检出率。

四、其他血液学检查

(一)血常规

血液常规检验与尿液常规检验同为临床基本检查项目，检查项目包括红细胞相关参数（包括血红蛋白、红细胞计数、红细胞体积和形态等）、白细胞分析、血小板分析和红细胞沉降率，可对泌尿系疾病造成的全身影响做出准确判断。如慢性肾功能不全的患者可见到正细胞正色素性贫血，较严重的肉眼血尿也可引起贫血，不过持续的镜下血尿一般很少导致贫血。肾细胞癌的副肿瘤综合征可引起血红细胞增多症和红细胞沉降率升高。较严重的泌尿系感染可见到血白细胞升高以及核左移，部分白血病患者会以泌尿系统症状为主诉，血常规化验可发现白细胞异常升高。泌尿系肿瘤接受放化疗的患者应定期监测血常规，以早期发现和治疗骨髓抑制。

(二)电解质检查

钾、钠、氯、碳酸氢盐以及其他一些离子的化验对泌尿系疾病的诊治有重要意义。钾、钠、氯以及大多数离子的排泄都依赖于肾，同时肾上腺皮质功能、利尿药物的服用对钾、钠的调节有显著影响。对于肾功能不全、服用利尿药、洋地黄制剂的患者，以及行经尿道前列腺电切术和术后不能进食的患者，应严密监测血钠和血钾的情况。患有泌尿系钙盐结石的患者应检测血钙水平；肾细胞癌的副肿瘤综合征可见到高钙血症。

(三)前列腺癌肿瘤标志物（前列腺特异性抗原）

前列腺特异性抗原（prostate specific antigen, PSA）是一种单链糖蛋白，产生于前列腺上皮细胞，仅存在于导管上皮细胞质及前列腺腺泡内，具有极高的组织器官特异性。血清PSA是重要的前列腺癌肿瘤标志物，对前列腺癌患者的预后判断、治疗效果评估和复发/转移早期发现具有重要作用。血清PSA水平会受年龄、前列腺体积大小、前列腺炎症、药物、手术等因素影响。在血液中，PSA以游离和结合两种形式存在，以结合形式为主。目前国内比较一致的观点是血清总PSA（tPSA）>4.0ng/ml为异常，对初次PSA异常者建议复查。tPSA介于4～10ng/ml构成了前列腺癌判定的灰区，在这一灰区内推荐参考游离PSA与总PSA的比值（fPSA/tPSA），正常情况下，上述比值应大于0.16。此外，PSA密度（血清tPSA与前列腺体积的比值）、PSA速率（PSA增长的速度）也能对前列腺癌的判定提供参考。对于50岁以上有下尿路症状的男性应常规进行PSA检查，对于有前列腺癌家族史的男性人群，应该从45岁开始定期检查。

(四)血清激素水平检查

泌尿外科较常用的血清激素水平检查包括垂体的激素、肾上腺相关激素、雄激素、雌激素、人绒毛膜促性腺激素（human chorionic gonadotropin, hCG）、甲状旁腺激素等。垂体激素（如生长激素、促肾上腺皮质激素）、肾上腺相关激素（如醛固酮、皮质醇、去甲肾上腺素、肾上腺素等）的测定在肾上腺功能、肾上腺肿瘤等疾病的诊治中颇为重要。雄激素、雌激素以及卵泡刺激素和黄体生成素的测定可帮助诊治性腺功能异常和不育症，同时在前列腺癌去势治疗中需要定期监测血清雄激素。β-hCG与甲胎蛋白（alpha fetal protein, AFP）是睾丸肿瘤的重要评估指标。对于血钙高、尿路结石反复发作的患者，应考虑到甲状旁腺功能亢进的可能，可测定血中甲状旁腺激素的水平。

（王 宇 金 杰）

第八节　尿动力学检查及其临床意义

一、概述

在现代医学中，人们更注重去探讨疾病发展过程中的功能性改变。大多数医学分科越来越依赖于功能性检查进行最后诊断，如呼吸疾病中呼吸功能的检查、胃肠疾病中胃肠动力学的检查。同样，下尿路功能障碍的诊断就依赖于功能性的检查——尿动力学。

正常的下尿路功能涉及一个完整有效的排尿周

期，排尿周期分为储尿期（或称为膀胱充盈期）和排尿期（或称为膀胱排空期）。正常储尿期需符合以下要求：①低压储尿，即在膀胱内尿液逐渐增加时膀胱内压力维持在低水平，同时膀胱充盈的感觉正常；②膀胱出口无论在安静时还是在腹压增加时均需维持闭合状态；③没有膀胱的不稳定收缩。正常的排尿期也需符合以下要求：①膀胱平滑肌（即逼尿肌）收缩力量合适；②在逼尿肌收缩时尿道内外括约肌的协同松弛；③没有尿道狭窄等解剖性梗阻。

尿动力检查包括一系列检查手段，针对不同患者选择个性化检查来回答其储尿期与排尿期的问题。它包括：

1. 常规尿动力学检查　尿流率测定、膀胱充盈期容积-压力测定、尿道压力测定、压力-流率测定，这些检查可以满足绝大多数排尿功能障碍患者的检查需求。

2. 影像尿动力测定　结合影像满足复杂患者的检查需求，常用于对神经源性膀胱的诊断。

3. 盆底肌电测定　仪器及操作技术要求高，仅在少数尿控中心开展。

但临床上最常用的两项尿动力学检查为尿流率检查和压力-流率测定，以下我们仅对这两项检查内容及其临床意义进行阐述。

二、尿流率检查

尿流率检查是让患者在膀胱充盈状态下将尿液自然排入尿流计中，记录患者的尿流曲线，并计算单位时间内经尿道排出的液体量，以毫升/秒（ml/s）计算。换句话讲，尿流率是将患者某一次的排尿过程图形化及数字化。

尿流率检查通过尿流计完成。目前临床使用的主要有三种方法。①重力法：通过测量收集的尿液重量或测量收集器底部的静水压，输出信号与收集到的尿液重量成比例。②转盘法：直接向一转动的圆盘排尿，液体增加了转盘的惰性，通过测量保持转盘以均匀速度旋转增加的电量，就能测出成比例的液体流率。③电容测量法：将电容安装于收集槽边，容器内尿液增加会改变电容量，输出信号与收集的尿量成比例。但目前最常使用的尿流计为称重式尿流计（图 1-1）。

1. 国际尿控协会（ICS）推荐下述参数来评价尿流率检查[17-19]（图 1-2）：

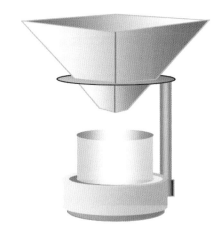

图 1-1　称重式尿流计

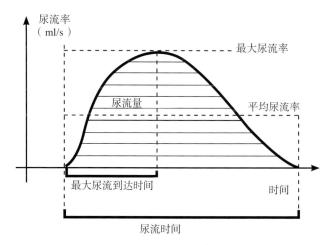

图 1-2　尿流率图形及各参数示意图

（1）排尿量：指经尿道排出尿液的总量。

（2）最大尿流率（Qmax）：是测量到的最大流率值。

（3）平均尿流率：是由排尿容量除以尿流时间所得的数值。

（4）尿流时间：是指可测得的尿流实际发生持续时间间隔。

（5）最大尿流到达时间：是从排尿开始到最大尿流率时所需要的时间。

2. 为使尿流率测定更加精确，建议尿流率测定的环境应安静、隐蔽，充分尊重患者的排尿隐私与排尿习惯。测定过程中应避免外界的干扰，并且尽量做到：

（1）测定前，有条件者记录排尿日记 1~3 天，以了解患者平日排尿状况。

（2）排尿体位男性通常为站位，女性为坐位，但也需尊重患者的习惯。

（3）测定装置设定完成并交代检查程序后，医护人员应回避，以免干扰。

（4）尿量的多少直接影响最大尿流率（Qmax）的高低，排尿量在150~400ml时，数据相对稳定，在这一范围之外最大尿流率的稳定性降低。

（5）集尿器如为旋转盘式，排尿点应尽量集中在盘面的某一点，有助于数据的准确性。

（6）排尿后即刻进行残余尿量测定有助于评估膀胱排空功能。当然残余尿量的测定无法通过尿流率检查获得，最常用的手段为B超测量。

尿流率测定结果的推荐报告形式为：使用最大尿流率（Qmax）结合排尿量及残余尿量的形式来报告尿流率，这种测定结果反映了下尿路功能的基本状态，即排尿功能=最大尿流率/排尿量/残余尿量。

目前认为Qmax是一个最常用、最有价值的报告值。Qmax随年龄、性别、排尿量和昼夜生物节律不同而有所变化[20-25]。一般认为正常成人的Qmax正常值：男性≥15ml/s；女性≥20 ml/s。Qmax<10ml/s的男性和<15ml/s的女性表明膀胱排尿压力和尿道阻力之间平衡被破坏。而当男性Qmax介于10~15ml/s和女性Qmax介于15~20ml/s时，尿流率分析判断非常困难。这时最好重复检查，重复检查结果相同时，需进一步进行压力-流率测定等检查来明确。

尽管有作者采用Qmax来预测BPH行前列腺切除术的手术疗效[26]，认为Qmax小于12ml/s是梗阻的较好指标，使仅有3%的患者接受不必要

的经尿道前列腺电切术（transurethal resection of the prostate，TURP）。但总体而言，尿流率不能作为一项膀胱出口梗阻（bladder outlet obstruction，BOO）的诊断性检查，尿流率低并不一定意味着BOO，尿流率正常或很好也不能除外BOO，这是由于尿流率受到许多因素的影响，如逼尿肌收缩的力量、括约肌的舒张情况、尿道是否存在解剖性狭窄等。有时尽管存在明显的下尿路梗阻，但因为膀胱的代偿收缩尿流率也可以显示正常，此时往往需要更进一步的检查才能发现排尿异常的原因。

因此，尿流率测定只是BOO的有效筛选试验，但尿流率是目前唯一的无创性的尿动力学检查方法，结合残余尿测定能可提供一种有效的排尿活动的评价，是临床上经济便捷的评价工具。在排尿状况的随访中其作用更为明显。

三、压力-流率测定

压力-流率测定是指同步测定排尿期逼尿肌压力和尿流率，并分析两者之间的相关性以确定尿道阻力的方法，是目前诊断有无膀胱出口梗阻（BOO）的金标准，用于鉴别排尿功能障碍的具体原因，包括膀胱出口梗阻，逼尿肌收缩力受损，逼尿肌-括约肌协同失调，神经源性膀胱或尿道功能障碍等情况。

压力-流率测定是人为浓缩一次排尿周期，将充盈期及排尿期的压力变化及流率变化同步图形化及数字化（图1-3）。因此压力-流率测定除需获得尿流率参数外，还需获得充盈期和排尿期的逼尿肌

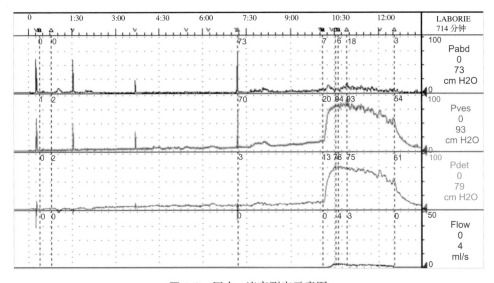

图1-3　压力-流率测定示意图

压力曲线和参数。目前尚无手段直接测定逼尿肌力量，逼尿肌压力（Pdet）的测定是通过膀胱内压力（Pves）减去膀胱外压力而间接获得，而膀胱外压力又通常采用直肠内压力（Pabd）来替代，即 Pdet = Pves - Pabd。

膀胱测压最常用途径是经尿道插管，有时也经耻骨上膀胱造瘘管。两腔或三腔尿管可一边灌注一边行压力监测。膀胱测压管一般直径≤8Fv。测压开始前需将膀胱内残余尿液通过膀胱测压导管抽尽（获得残余尿量数值）。

直肠测压多采用球囊测压管（5~12Fv）。检查前要求患者排净粪便。测压管插入直肠深度至直肠壶腹，深度约10cm，充水量为球囊容积的10%~20%。如肛门已切除，可经肠瘘口或阴道测定腹压，插入测压管要深入一些，有助于客观反映腹压变化和避免导管脱出。由于许多患者在尿动力学检查室

的陌生环境中，感到害羞及检查导管造成的不适，排尿常常很困难。应尽可能营造正常的排尿环境，男性应站立排尿，女性尽量采用坐位。

1. 国际尿控协会（ICS）主要采用下述术语来解释压力-流率测定（图1-4）：

（1）开口时间：从最初逼尿肌压力升高到尿流开始出现的时间。这是尿液由尿道流至尿流计所需时间。出口梗阻可使开口时间延长。

（2）排尿前压力：即排尿启动前膀胱内的压力。

（3）逼尿肌开放压力：开始记录到尿流时逼尿肌的压力。膀胱出口梗阻时开放压力趋于升高。

（4）最大尿流率时的逼尿肌压力：当流率处于最大值时排尿收缩的振幅。

（5）最大逼尿肌压力：逼尿肌压力曲线图上所记录到的最大压力，不论流率曲线图如何变化。

（6）最大尿流率时的逼尿肌收缩压：最大尿流

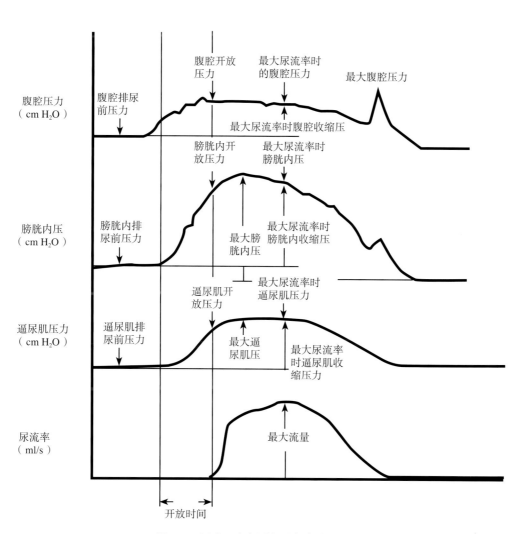

图 1-4　压力-流率测定时各参数示意图

率时的逼尿肌压力与排尿前逼尿肌压力之差。

（7）逼尿肌等容压力：排尿中突然机械性梗阻尿道或括约肌远端主动收缩产生的压力。逼尿肌继续升高收缩波的振幅反映了逼尿肌贮存的压力。

（8）排尿后收缩（后期收缩）：尿流停止后逼尿肌再次收缩，通常振幅大于最大尿流率时的排尿压力。目前尚不清楚其发生机制，在不稳定膀胱和高敏感性膀胱的患者中很常见。

（9）残余尿：排尿完成当时在膀胱中未能排出的尿液。陌生检查环境常常造成不完全排尿及残余尿量假性增高，但无残余尿并不能排除膀胱梗阻或功能异常。

目前国内外学者在压力 - 流率测定的各种参数中以最大尿流率（Qmax）和最大尿流率时逼尿肌压力（Pdet/Qmax）两个参数最为重要，同时需辅助一种或多种压力流率分析图来进行综合评判结果。

2. 目前最常用的压力流率分析图有三种：Abrams-Griffiths 图（A-G 图）、国际尿控协会暂定标准压力流率图和线性被动尿道阻力关系图（Shäffer 图，LinPURR）。

（1）A-G 图：A-G 图是一种定性诊断膀胱出口梗阻的诊断方法。共分三个区，两斜线上方为梗阻区，之间为可疑区，而下方为无梗阻区。最重要参数为最大尿流率时逼尿肌压（Pdet/Qmax，图中圆点），根据 Pdet/Qmax 所在的位置判断膀胱出口是否梗阻。如 Pdet/Qmax 位于可疑区，则是否存在梗阻

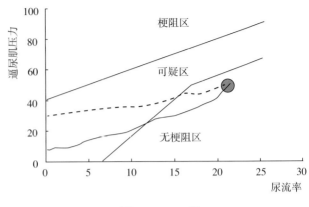

图 1-5　A-G 图

需进一步分析（图 1-5）。

（2）LinPURR 图（又称 Shäfferr 图）：该压力图数据主要基于 BPH 引起膀胱出口梗阻的临床资料，因此主要用于 BPH 引起的膀胱出口梗阻的判断。采用该图可得出半定量的梗阻严重程度和逼尿肌收缩力，便于临床统计学分析比较。

LinPURR 图将梗阻程度分为七级即 0～Ⅵ，0～Ⅰ为无梗阻，Ⅱ为轻度梗阻，Ⅲ～Ⅵ随着分级增加梗阻程度逐渐加重。该图还考虑了逼尿肌收缩力的作用，从 VW（很弱），W-（弱减），W+（弱加），N-（正常减），N+（正常加）和 ST（强烈）共七个等级。也是根据 PdetQmax 所处的区来确定逼尿肌收缩的强弱（图 1-6）。

（3）ICS 暂定标准压力流率图：从 A-G 图中去

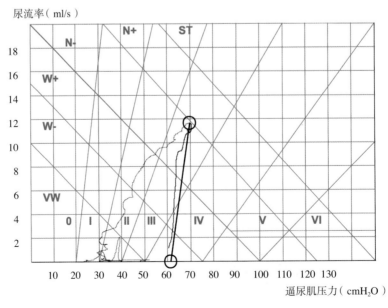

图 1-6　LinPURR 图（又称 Shäfferr 图）

除图中深色区以较小可疑区范围，其他判断标准与
A-G 图相同（图 1-7）。

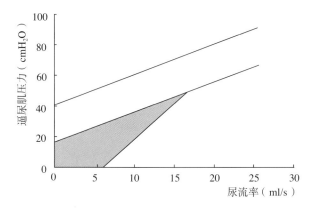

图 1-7　ICS 暂定标准压力流率图

　　总之，方便快捷的尿流率检查能更精细地了解
患者的排尿情况，便于对临床下尿路症状患者的诊
疗进行数字化的横向和纵向比较，而压力 - 流率测
定可以进一步了解排尿异常的确切病因，特别是在
膀胱出口梗阻（BOO）的诊断中意义更大，成为无
可替代的金标准诊断手段。

（吴士良）

主要参考文献

[1] McKenzie JE, Clarke MJ, Chandler J . Why do we need Evidence-Based Methods in Cochrane? Cochrane Database Syst Rev. 2015, 7: ED000102.

[2] 魏强. 循证医学的基本概念和由来. 中华泌尿外科杂志. 2003, 24(1)：69-70.

[3] Guyatt G, Voelker R. Everything you ever wanted to know about evidence-based medicine. JAMA. 2015, 313(18): 1783-5.

[4] Brignardello-Petersen R, Carrasco-Labra A, Booth HA, Glick M, Guyatt GH, Azarpazhooh A, Agoritsas T. A practical approach to evidence-based dentistry: How to search for evidence to inform clinical decisions. J Am Dent Assoc. 2014 ,145(12): 1262-7.

[5] 魏强 . 泌尿外科与循证医学 .中华泌尿外科杂志 . 2003,24(3): 214-216.

[6] Hosny S, Ghaly MS. Teaching evidence-based medicine using a problem-oriented approach. Med Teach. 2014, 36 Suppl 1: S62-8.

[7] Blom JH, van Poppel H, Maréchal JM, Jacqmin D, Schröder FH, de Prijck L, Sylvester R; EORTC Genitourinary Tract Cancer Group. Radical nephrectomy with and without lymph-node dissection: final results of European Organization for Research and Treatment of Cancer (EORTC)randomized phase 3 trial 30881. Eur Urol. 2009, 55(1): 28-34.

[8] Wilt TJ, MacDonald R, Hagerty K, Schellhammer P, Kramer BS. Five-alpha-reductase Inhibitors for prostate cancer prevention. Cochrane Database Syst Rev. 2008,(2): CD007091.

[9] Nabi G, Downey P, Keeley F, Watson G, McClinton S. Extra-corporeal shock wave lithotripsy (ESWL)versus ureteroscopic management for ureteric calculi. Cochrane Database Syst Rev. 2007, (1): CD006029.

[10] Kunath F, Keck B, Rücker G, Motschall E, Wullich B, Antes G, Meerpohl JJ. Early versus deferred androgen suppression therapy for patients with lymph node-positive prostate cancer after local therapy with curative intent: a systematic review. BMC Cancer. 2013, 13: 131. doi: 10.1186/1471-2407-13-131.

[11] Lu Y, Tianyong F, Ping H, Liangren L, Haichao Y, Qiang W. Antibiotic prophylaxis for shock wave lithotripsy in patients with sterile urine before treatment may be unnecessary: a systematic review and meta-analysis. J Urol. 2012, 188(2): 441-8.

[12] 侯树坤. 症状学、体检、尿检查 // 吴阶平. 吴阶平泌尿外科学. 济南：山东科学技术出版社, 2004. 192-210.

[13] Sima P. Porten, et al. Urologic Laboratory Examination // Jack W. McAninch, et al. Smith & Tanagho's General Urology. 18th Edition. 2013.

[14] 朱丽华. 实验诊断学. 北京：北京医科大学出版社, 2002.

[15] 那彦群, 叶章群, 孙颖浩, 孙光. 中国泌尿外科疾病诊断治疗指南2014版. 北京：人民卫生出版社, 2013.

[16] Remzi M, et al. Follow-up of men with an elevated PCA3 score and a negative biopsy: Does an elevated PCA3 score indeed predict the presence of prostate cancer? BJU Int, 2010, 106: 1138-1142.

[17] Abrams P, Blaivas JG, Staton SL, et al. International Continence Society Committee on Standardization of Termilology: The Standardization of terminology on lower urinary tract function. Scand J Urol Nephrol Suppl, 1988, 114: 5-19.

[18] Bates P, Bradley WE, Glen E et al: The Standardization of terminology on lower urinary tract function. J Urol, 1979; 121: 551-554.

[19] International Continence Society: Forth report on the standardization of terminology of lower urinary tract function. Br J Urol, 1981, 53: 333-335.

[20] Drach GW, Layton TN, Binard WJ: Male peak urinary flow rate : Relationships to volume voided and age. J Urol, 1979, 122: 215-219.

[21] Drach GW, Layton TN, Bottaccini MR: A method of adjustment of male peak urinary flow rate for varying age

and volume voided. J Urol, 1982, 128: 960-962.

[22] Jensen KM-E, Jørgensen JB, Mogensen P: Reproducibility of uroflowmetry variables in elderly males. Urol res, 1985, 13: 237-239.

[23] Drach GW, Steinbronn DV: Clinical evaluation of patients with prostatic obstruction: Correlation of flow rate with voided, residual or total bladder volume. J Urol, 1986, 135: 737-740.

[24] Poulsen EU, Kirkeby HJ: Home-monitoring of uroflow in normal male adolescents: Relation between flow curve, voided volume and time of day. Scand J Urol Nephrol Suppl, 1988, 114: 58-62.

[25] Golomb J, Linder A, Siegel Y, Korczak D: Variability and circadian changes in home uroflowmetry in patients with benign prostatic hyperplasia compared to normal controls. J Urol, 1992, 147: 1044-1047.

[26] Mcloughlin J, Gill KP, Abel PD, et al: Symtoms versus flow rates versus urodynamics in the selection of patients for prostatectomy. Br J Urol, 1990, 66: 303-305.

第二章

小儿泌尿外科及先天畸形

第一节　尿道下裂

尿道下裂（hypospadias）是因前尿道发育不全所致尿道口达不到正常位置的阴茎畸形，即开口可出现在正常尿道口近侧至会阴部连线上，部分病例伴发阴茎下弯（图 2-1）。

一、发病率

尿道下裂是小儿泌尿生殖系统中常见的先天性畸形。国外报道在出生男婴中发病率为 3.2/1000，或每 300 男孩中有 1 个，我国黄婉芬等在新生儿健康筛查中发现，在 2257 个男婴中有 7 个（3/1000）[1]。近年尿道下裂发病率增高，尤其是重度尿道下裂增多，原因不明。北京儿童医院在 1973—1993 年间共收治首诊尿道下裂患儿 1000 余例，占当时小儿泌尿外科收治患者的 1/3 以上。在 2008—2013 年间，每年收治尿道下裂约 700 例。

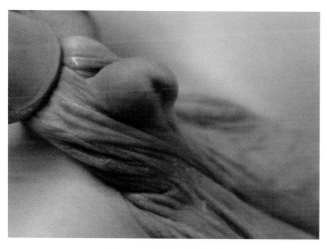

图 2-1　尿道下裂外形

二、病因

1. 胚胎学　尿道下裂因胚胎期外生殖器发育异常所致，正常的外生殖器在胚胎的第 12 周发育完成。人胚第 6 周时，尿生殖窦的腹侧出现一个突起，称为生殖结节。不久后在生殖结节的两侧各发生一个生殖突。在生殖结节的尾侧正中线上有一条浅沟，称为尿道沟。尿道沟两侧隆起部分为尿生殖褶。尿道沟的底部即为尿生殖窦膜，此时仍为未分化期的外生殖器。到第 7、8 周以后开始向男性或女性分化。第 10 周时可分辨胚胎的外生殖器性别。男性外生殖器的发育是在双氢睾酮的作用下，生殖结节增长形成阴茎。尿生殖窦的下端伸入阴茎并开口于尿道沟，以后尿道沟两侧的尿生殖褶由近端逐渐向远端融合，表面留有融合线称为阴茎缝，所以尿道是由近端向远端形成，尿道外口移到阴茎头冠状沟部。有人认为在阴茎头顶部，外胚层向内生长一个细胞索，细胞索中央与尿道沟贯通，使尿道外口移到阴茎头顶端[2-3]。而 Baskin 等经过实验研究发现，尿道远端部分同样是由尿道沟融合形成。第 12 周时，阴茎头处形成皮肤反折，称为包皮。生殖结节内的间质分化为阴茎海绵体及尿道海绵体。在胚胎期由于内分泌的异常或其他原因致尿道沟融合不全时，即形成尿道下裂。由于尿道远端的形成处于最后阶段，所以尿道口位于阴茎体远端的尿道下裂占比例最大。胚胎期的尿道沟平面称为尿道板。

2. 基因遗传　尿道下裂发病有明显的家族倾向，本病为多种基因遗传，但具体因素尚不清楚。20% ~ 25% 的临床病例中有遗传因素。尿道下裂患者的兄弟也患尿道下裂的概率是正常人的 10 倍。有报道 8% 的患者父亲及 14% 的患者兄弟中也有尿道下裂。作者组中有兄弟 2 人均患尿道下裂的病例，而且有 6 对同卵双胞胎患同种类型的尿道下裂。Fredell 等报道低体重同卵双胞胎易患尿道下裂。

3. 激素影响 从胎睾中产生的激素影响男性外生殖器的形成。由绒毛膜促性腺激素刺激睾丸间质细胞（Leydig cells）在孕期第 8 周开始产生睾酮，到第 12 周达顶峰。中肾管（Wolffian duct）的发育依赖睾酮的局部影响，而外生殖器的发育则受双氢睾酮的调节。双氢睾酮是睾酮经 5α 还原酶的作用转化而成。若睾酮产生不足，或睾酮转化成双氢睾酮的过程，出现异常均可导致生殖器畸形。一般认为正常胎儿与尿道下裂患儿的血清睾酮水平相同。但是，Aaronson 等报道，尿道口位于阴茎体近端的重度尿道下裂患儿其血清睾酮生成障碍。由于生殖器的异常，有可能继发于母亲孕期激素的摄入，对尿道下裂患儿的产前病史，要仔细询问。

三、临床表现

典型的尿道下裂有三个特点：①异位尿道口。尿道口可从正常尿道口近端，至会阴部尿道的任何部位。部分尿道口有轻度狭窄，其远端有黏膜样浅沟。尿道口附近的尿道经常有尿道海绵体缺如呈膜状。若尿道口不易看到，可一手垂直拉起阴茎头背侧包皮，另一手向前提起阴囊中隔处皮肤，可清楚观察尿道口。排尿时尿线一般向后，故患儿常须蹲位排尿，尿道口位于阴茎体近端时更明显。②阴茎下弯，即阴茎向腹侧弯曲，多是轻度阴茎下弯。尿道下裂合并明显阴茎下弯者约占 35%。阴茎下弯可能是胎儿期的正常现象。Kaplan 及 Lamn 在对妊娠 6 个月流产胎儿的调查中，发现 44% 的胎儿有阴茎向腹侧弯曲。随着胎儿生长，大部分阴茎下弯自然矫正。按阴茎头与阴茎体纵轴的夹角，可将阴茎下弯分为轻度：小于 15°；中度：15°～35°；重度：大于 35°。后两者在成年后有性交困难。导致阴茎下弯的原因主要是尿道口远端尿道板纤维组织增生，还有阴茎体尿道腹侧皮下各层组织缺乏，及阴茎海绵体背、腹两侧不对称。③包皮的异常分布。阴茎头腹侧包皮因未能在中线融合，故呈 V 形缺损，包皮系带缺如，包皮在阴茎头背侧呈帽状堆积。

根据尿道口位置，尿道下裂分为四度：Ⅰ度：阴茎头、冠状沟型；Ⅱ度：阴茎体型；Ⅲ度：阴茎阴囊型；Ⅳ度：会阴型（图 2-2）。

阴茎下弯的程度与尿道口位置并不成比例，有些开口于阴茎体远端的尿道下裂却合并重度阴茎下弯。为了便于估计手术效果，法国人 Barcat 按矫正下弯后尿道口退缩的位置来分型。

按此分型，尿道口位于阴茎体远端的病例占大多数。而本组分型的分布与国外资料不相符合，可能很多阴茎头型、冠状沟型尿道下裂病例被漏诊；由于大部分前型尿道下裂对以后结婚、生育影响不大，故家长不要求治疗；而来我院就诊的患者中 90% 是来自于其他省市，因此本组以阴茎体型、阴茎阴囊型病例占多数。

四、伴发畸形

尿道下裂最常见的伴发畸形为腹股沟斜疝及睾丸下降不全，各占约 9%。尿道下裂越严重，伴发畸形率也越高。本组连续统计 200 例尿道下裂患儿中，伴发睾丸下降不全 11 例（5.5%），腹股沟斜疝 10 例（5%）。

前列腺囊常伴发于重度尿道下裂，一般认为在会阴型及阴茎阴囊型尿道下裂中的发生率可高达 10%～15%；而 Devine 等报道会阴型尿道下裂中的发生率可达 57%；Ikoma 等报道 280 例尿道下裂中 27.5% 合并前列腺囊。前列腺囊可能是副中肾管（Müllerian duct）退化不全，或尿生殖窦男性化不全的遗迹，开口于尿道前列腺部的后方。正常人的精阜中央有一小凹陷称为前列腺囊。而尿道下裂合并的前列腺囊拉长、向膀胱后方延伸，形成一个大的囊腔，可能并发感染及结石，也可影响插导尿管。如并发感染，以反复附睾炎最常见。手术前感染症状少，尿道成形术后由于尿道延长，增加了尿道阻力，易伴发附睾炎。可经排尿性膀胱尿道造影检出，尿道镜检查、超声及 CT 可明确其位置。在北京儿童医院连续收治的 126 例阴茎阴囊型、会阴型尿道下裂中，因术后附睾炎而做排泄性膀胱尿道造影检查的病例中发现 6 例合并前列腺囊（图 2-3）。

治疗方法为手术切除，有经耻骨及膀胱三角区、会阴及直肠后矢状位，经腹腔镜等入路，以前一种方法暴露最清楚，损伤小。由于很多前列腺囊病例

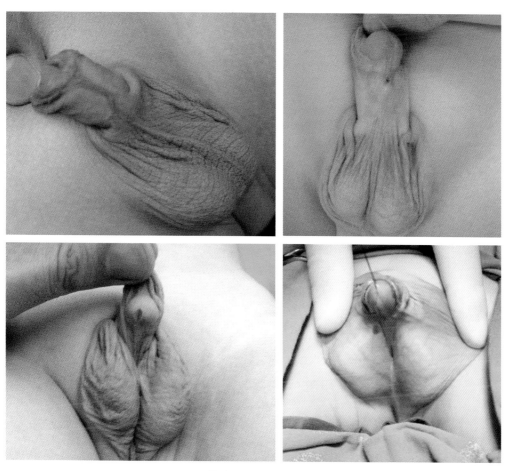

图 2-2　依次为 Ⅰ～Ⅳ度尿道下裂

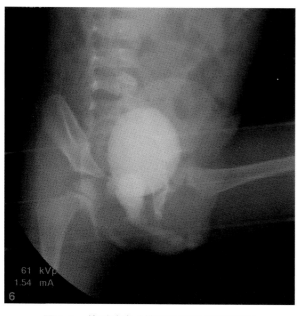

图 2-3　前列腺囊（排尿性膀胱尿道造影）

的输精管因反复感染与囊壁重度粘连，手术时极易损伤输精管。无症状时，不必做预防性切除。前列腺囊也可发生在无尿道下裂的人群中。

胚胎期上尿路形成在尿道之前，所以临床上尿道下裂单独伴发上尿路畸形并不多见。因此，有人认为当尿道下裂患儿伴发上尿路以外的畸形时，再做上尿路造影或超声检查。

少数的尿道下裂患者合并肛门直肠畸形、心血管畸形、胸壁畸形。

重度尿道下裂病例常合并阴茎阴囊转位，也有合并阴茎扭转及小阴茎、重复尿道等。

五、诊断及鉴别诊断

尿道下裂的诊断一望可知。当尿道下裂合并双侧隐睾时要注意鉴别有无性别畸形。检查方法：

①体格检查：观察患者的体形、身体发育、有无第二性征。检查生殖器时注意有无阴道，触摸双侧睾丸大小、表面及质地。②检查常染色体、口腔及阴道上皮的 X 性染色质。正常性染色体男性 46XY，女性性染色质阳性率在 10% 以上，而男性在 5% 以下。③尿 17 酮、17 羟孕酮类固醇排泄量测定等内分泌检查。④腹腔镜性腺探查及活检。另有人尝试做内分泌激素水平、靶器官的功能及性激素转化过程的检查以辅助诊断，但尚在探索中，无明确结论。

需要鉴别的性别畸形有：

1. 肾上腺性征异常（女性假两性畸形） 该病几乎都是由肾上腺皮质增生引起。外阴检查可见阴蒂增大如尿道下裂的阴茎。尿生殖窦残留，开口前方与尿道相通，后方与子宫相通。性染色体 46XX，性染色质阳性，尿 17 酮、17 羟孕酮增高。

2. 真两性畸形 外观酷似尿道下裂合并隐睾。尿 17 酮正常。性染色体 50% 为 46XX，30% 为 46XX/46XY 嵌合体，20% 为 46XY。性腺探查可见体内兼有睾丸、卵巢两种成分的性腺。

3. 男性假两性畸形 染色体 46XY，性染色质阴性，但内外生殖器发育不正常，外生殖器外观可全似男性或女性。

4. 混合性腺发育不全 是新生儿期外生殖器异常的第二种常见病因。最常见的染色体核型为 45XO/46XY。表现为一侧性腺是正常睾丸，另一侧是原始的条索状性腺。60% 的患者在出生时表现为男性化不全、小阴茎，外生殖器对雄激素刺激较敏感。

六、治疗

尿道下裂术后并发症多，尤其是尿道瘘发生率高。已发表的手术方法多达 300 余种，至今尚无一种令人满意的、被所有医师接受的术式。北京儿童医院收治尿道下裂 3000 余例，术式多达 10 余种。随着经验积累、手术技术提高、手术器械改进等多种因素，手术效果有明显提高。

（一）尿道下裂手术治疗简史回顾

Galen 第一次使用 hypospadias 一词，并强调阴茎下弯需要治疗。1842 年，Metauer 提出在阴茎腹侧皮下做多处切口矫正阴茎下弯，而 Bouisson 于 1860 年首创在阴茎弯曲最严重的部位，做横行切口矫正下弯，并第一次提出用阴囊组织修复尿道缺损。

1869 年，Thiersch 采用局部皮瓣组织修复尿道下裂，获得了成功；同时首次提出用包皮瓣通过阴茎根部的纽扣眼状洞，绕过阴茎头，覆盖阴茎腹侧皮肤缺损。1874 年，Duplay 在矫正阴茎下弯后行二期手术，将正中皮肤缝合成管，形成尿道，即 Duplay 尿道成形术。1875 年，Wood 首先采用尿道口基底血管皮瓣，形成尿道。1891 年，Landerer 使用阴囊组织成形尿道，并用阴囊填补阴茎皮肤缺损。1896 年，Van Hook 采用带血管蒂的包皮瓣形成尿道，进而倡导用阴茎外侧斜行皮瓣成形尿道。1900 年，Russell 首先尝试了一期修复尿道下裂。1913 年，Edmunds 首次成功地在矫正下弯同时，把包皮转移到阴茎腹侧，并在二期手术中用 Duplay 法做尿道成形。1932 年，Mathieu 首次报道用翻转尿道口基底皮瓣，成形尿道术式后，经过近 60 年的使用和总结，一度被公认是修复无阴茎下弯的前型尿道下裂的良好方法。1936 年，Cecil 改进了 Landerer 法，采用分期将阴茎埋入阴囊以获得皮肤覆盖。同年，Browne 也采用分期手术治疗尿道下裂，先矫正阴茎下弯，再利用阴茎腹侧皮肤，二期成形尿道。1953 年，Browne 发明了皮条埋藏法修复尿道下裂，阴茎腹侧皮条，被充分游离的皮瓣在中线覆盖，皮条沿着支架管生长，充分上皮化。随着矫正阴茎下弯技术水平的提高，越来越多的外科医生采用一期修复尿道下裂，1961 年，Devine 和 Horton 在矫正下弯的同时，使用游离的包皮代替尿道，取得一定经验。在 1970—1972 年，Hodgson 分别提出了直裁包皮内板及内外板交界部，将带蒂岛状皮瓣转至阴茎腹侧成形尿道。1971 年，Asopa 首创斜裁带血运包皮内板与外板一起转移至阴茎腹侧代尿道。1980 年，Duckett 改进 Asopa 和 Hogson 的方法，即横裁包皮内板、分离出给予血供的血管蒂，形成岛状皮瓣转至阴茎腹侧代尿道，并将原来的切开阴茎头翼改成阴茎头下隧道。1981 年，Duckett 介绍了尿道口前移、阴茎头成形术（MAGPI）。1986 年，Duckett 改进了横裁包皮岛状皮瓣的方法，保留尿道板，用带蒂岛状皮瓣与之吻合形成尿道，即 onlay island flap 的方法，使手术成功率进一步提高。1994 年，Snodgrass 报道了尿道板纵切卷管，尿道成形术，目前在美国约 2/3 尿道口位于冠状沟至阴茎阴囊交界处的尿道下裂和尿道下裂手术失败的病例采用该术式。

20 世纪 90 年代后，手术方式已集中在几种经受了临床实践检验的术式，尿道下裂修复效果有了质的飞跃。可以说，当今尿道下裂的成功修复，与很多因素有关，最关键的因素是一百多年来广大医师（其中很多人被称为尿道下裂专家）的辛勤努力积累了大量丰富的临床经验，使今天的患者受益匪浅。

（二）尿道下裂手术方法的选择

无论何种手术方法均应达到目前公认的治愈标准：①阴茎下弯完全矫正；②尿道口位于阴茎头正位；③阴茎外观满意，与正常人一样站立排尿，成年后能进行正常性生活。尿道下裂的治疗分为阴茎下弯矫正、尿道成形两个步骤。早年主要应用分期手术，当前国内外基本应用一期手术。以下按有无合并阴茎下弯介绍手术方法。

1. 有阴茎下弯的尿道下裂手术　按国外文献报道无阴茎下弯的前型尿道下裂占多数，而北京儿童医院收治的患者中，合并阴茎下弯的尿道下裂占绝大多数，国内文献也有类似情况。由于有阴茎下弯的尿道下裂在切断尿道板，矫正下弯后，均需用代替物形成新尿道，术后并发症尤其是尿道瘘的发生率较高，是一治疗难题。手术方法很多，目前主要应用的一期尿道成形术方法可分为三种：①利用带血管蒂的岛状皮瓣代尿道；②用游离移植物代尿道；③用与尿道口邻近的皮肤代尿道。以第一种方法应用最多，包括北京儿童医院近 20 多年应用的，也是国内外广泛使用的 Duckett 横裁岛状管形包皮瓣尿道成形术。

（1）矫正阴茎下弯：距冠状沟 1.0cm 环行切开包皮内板，阴茎背侧的切口达 Buck 筋膜，阴茎腹侧切断尿道板显露白膜。将阴茎皮肤、皮下组织呈脱套状退至阴茎根部。在阴茎白膜表面尽量剥除腹侧纤维索带，一般要分离尿道口周围的纤维组织至阴茎根部后方能完全矫正下弯。在尿道下裂修复手术中，阴茎皮肤脱套之后，评价阴茎下弯的程度更为可靠。1974 年，Gittes 和 McLaughlin 首次采用人工勃起试验判断阴茎下弯矫正是否成功。Horton 和 Devine 在阴茎根部扎止血带，将蝴蝶型针头扎入阴茎头内，在术中间断向阴茎海绵体注入生理盐水借以评价阴茎下弯的程度。1997 年，Perovic 等介绍术中采用动脉血管扩张药——前列腺素 E_1（PGE_1）作为药物勃起试验判断阴茎下弯程度。Baskin 和 Duckett 认为对于切断阴茎腹侧纤维组织后，人工勃起试验仍有下弯存在的病例，应该用阴茎背侧白膜紧缩术矫正。手术中应分离中线两侧的 Buck 筋膜，

以避免损伤神经血管束，横行切除 5～8mm 白膜，5-0 prolene 线分别将两侧白膜边缘纵行缝合，以达到矫正阴茎下弯的目的。Baskin 后来又经过做阴茎血管的解剖研究，发现阴茎背侧 11 点至 1 点血管分布少，建议于阴茎背侧 12 点处做白膜紧缩，取得了满意效果。

（2）横裁包皮岛状皮瓣管状尿道成形术（Duckett 法）：包皮是修复尿道下裂的良好材料，这一点早在 20 世纪初就已被很多医师所认识，并有了尝试。到了 70 年代，Asopa 用斜裁包皮（后改为横裁），带血供，与包皮外板一起转至阴茎腹侧代尿道。Hodgson 同时也提出直裁包皮内板、内外板，带血管蒂翻至阴茎腹侧代尿道的方法，后来的 Hodgson XX 法与 Asopa 法很相似以上二人设计的方法由于操作复杂、并发症多及术后外观不满意等原因未被推广应用。Duckett 改进 Asopa 及 Hodgson 的方法，即横裁包皮内板，分离出给予血供的血管蒂，形成岛状皮瓣转至阴茎腹侧代尿道，并将原来的切开阴茎头翼改成阴茎头下隧道[4-6]（图 2-4）。

由于包皮具有取材方便，抗尿液刺激能力强，血运丰富，与尿道口邻近等优点，是做尿道成形的良好材料。Duckett 手术充分利用了阴茎皮肤的生理解剖特点，设计合理，术后阴茎外观似包皮环切术后。针对做成形尿道的包皮血管解剖分布，国外曾做过研究，作者组也做了尸体解剖，结果证明与 Duckett 所见相同，亦即阴茎皮肤的血管分两层：阴茎背浅动、静脉浅层，供应阴茎皮肤及包皮外板；阴茎背浅动、静脉深层，供应包皮内外板交界处及包皮内板。两层血管容易分离，包皮内外板交界处

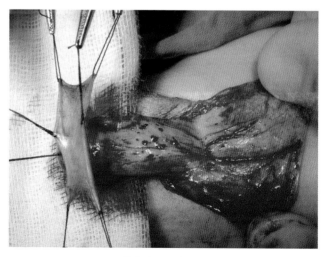

图 2-4　横裁岛状皮瓣尿道成形术

血管分支最丰富，适合做血管蒂皮瓣。这样的血管分布为本手术提供了确切的解剖学基础，既能保证包皮瓣的血供，又避免了阴茎皮肤坏死。

Duckett 手术的缺点是操作复杂，手术技巧要求高，需积累经验，才能取得满意效果。Duckett 报道术后并发症多少不一，但普遍将该手术作为治疗有阴茎下弯的尿道下裂首选方法。北京儿童医院自 1980 年起，用 Duckett 术式治疗尿道下裂共 2000 余例，早期成功率低。随着经验积累及技术改进，成功率逐年提高[7]。对于重度尿道下裂使用的 Duckett+Duplay 手术成功率也逐步提高。由于尿道口周围皮肤多位于阴囊纵隔，也有固定的血管支配，而且 Duplay 尿道成形的应用减少了 Duckett 带蒂包皮瓣的长度，更充分地保证了成形尿道的血液供应，同时近端尿道吻合口可用阴囊肉膜来保护，所以对于阴茎皮肤发育较好的重度尿道下裂使用 Duckett+Duplay 手术，近几年手术成功率也超过 80%。对于阴茎下弯重、包皮少的重度尿道下裂，很多作者主张分期手术。

Duckett 手术的最常见并发症为尿道瘘。目前北京儿童医院的尿道瘘发生率为 10% 左右，绝大部分为直径小于 1cm 的小尿道瘘，修瘘方法简单，成功率高。如包括尿道瘘修补术，几乎所有的尿道下裂患者经过两次手术（即经一次尿道瘘修补之后）可治愈。经过术后长期随诊，作者认为，Duckett 术式的术后外观最满意（图 2-5）。所以，对于有尿道缺损的尿道下裂，应使用 Duckett 带蒂岛状包皮瓣管形尿道成形术。

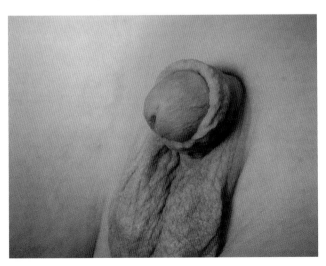

图 2-5　Duckett 术式术后半年阴茎外观

（3）阴囊中线皮肤岛状皮瓣法：很早就有人使用阴囊中线皮肤修复尿道下裂。国内应用的方法是李式瀛等根据阴囊纵隔有固定血供设计的阴囊中线皮肤岛状皮瓣尿道成形术[8]。手术方法：①距冠状沟 0.5～1.0cm 环形切开包皮，矫正阴茎下弯。②根据尿道缺损距离，于尿道口近端阴囊纵隔皮肤上做皮瓣标志，宽约 1.5cm，按标志做切口。切口应该达睾丸鞘膜外，充分松解阴囊皮下组织，保护纵隔的血管，做成岛状皮瓣。使皮瓣能无张力、无扭曲地翻转于阴茎海绵体。缝合皮瓣成皮管。③翻转皮管，使缝合面对于海绵体上。④皮管远端经阴茎头下隧道或与切开的阴茎头翼吻合，使尿道口位于阴茎头正位。可将皮管的皮下组织与海绵体固定几针。⑤裁剪缝合阴茎、阴囊皮肤。

该手术利用阴囊纵隔的血管解剖特点，设计合理，减少了尿道近端吻合，皮管的缝合面贴于海绵体，术后尿道瘘发生率低。作者组曾做 39 例，38 例获得成功。国内也有很多作者报道使用本术式效果满意。阴囊中线皮肤岛状皮瓣尿道成形术最适于阴囊纵隔发育好的阴茎阴囊型尿道下裂。目前对本手术争论的主要问题是阴囊皮肤长有毛发，远期可能并发结石。若阴囊皮瓣有回缩，则阴茎上细下粗，像胡萝卜样，阴茎外观不满意。因之，作者组已很少用本术式。国外大部分医师也不用该术式。

（4）游离移植物代尿道：用游离移植物代尿道的应用材料很多，如包皮、膀胱黏膜、睾丸鞘膜、大隐静脉、口腔颊黏膜等。其中应用最多的是 Memmallaar 在 1947 年首创的膀胱黏膜代尿道法和 Devine 与 Horton 的游离包皮代尿道法。

本术式的优点是手术方法简单，容易掌握，国内有报道用膀胱黏膜代尿道法，取得了满意的效果。但由于游离移植物本身无血运，易挛缩，术后常因尿道狭窄，需做尿道扩张。因此，国内外大多数作者认为该方法只能用于不能应用带蒂皮瓣代尿道及多次手术后局部取材困难的病例。而口腔颊黏膜由于取材方便、抗干燥、抗感染能力强、易存活，逐渐作为游离移植物的首选材料，而且手术效果好。

虽然目前的一期尿道成形术已取代了分期手术，但 Denis-Browne 皮条埋藏法的尿道成形术仍有使用价值，如用于阴茎下弯已矫正的尿道下裂，或长段尿瘘。

（5）皮条埋藏法（Denis-Browne 法）：Browne 于 1936 年报道用阴茎腹侧皮管代尿道，后来仅保留皮条，用皮下组织及皮肤覆盖，阴茎背侧做减张切口。术后保留支架管 3 周，上皮生长成尿道。该方法是国内早年应用较广泛的分期术式。由于尿道瘘发生率高，许多医师做了一些改良。20 世纪 60 年代初吴文斌等强调埋藏皮条两侧的切口应切进 Buck 筋膜，在白膜上间隙进行分离，以获取最厚的皮瓣，且出血很少，将筋膜、皮下及皮肤作三层缝合，废除了原始的双阻断缝合，成功率达 80%。手术方法：①矫正阴茎下弯，半年后做尿道成形。②沿尿道口两侧至冠状沟做两平行切口，宽为 0.5～1.0cm。若阴茎头发育好，切口可至舟状窝。于白膜与 Buck 筋膜间隙做游离，至两侧皮下组织对合无张力。③若冠状沟处皮肤充裕，可沿冠状沟偏向一侧做平行切口，分离出皮瓣后自冠状沟向阴茎头舟状窝处呈隧道样戳出，使尿道口抬至正常位。术后 2 周，观察排尿。若阴茎腹侧皮肤充裕，也可将皮条缝合成皮管，即 Duplay 尿道成形术。如阴茎腹侧切口能偏向一侧，使成形尿道切口与皮肤切口错开，以提高手术成功率。该方法为 Thiersch 尿道成形术。黄澄如等在总结 314 例 Denis-Browne 手术病例后认为，该手术对于阴茎下弯已矫正、手术失败的长段尿道瘘仍有一定的使用价值[9]。1994 年以来，Snodgrass 术逐渐取代 Denis-Browne 术式。

2. 无阴茎下弯的尿道下裂手术　尿道口位于阴茎体前端的前型尿道下裂占多数，而且少有合并阴茎下弯。本类手术特点是可用异位尿道口远端尿道板作为修复尿道的部分材料，手术相对简单，成功率要高于合并阴茎下弯的病例。以下按异位尿道口位置介绍手术方法。

（1）尿道口前移、阴茎头成形术（meatal advancement and glanuloplasty incorporated procedure，MAGPI）：本术式是 Duckett 介绍的。手术方法：①向尿道口远端纵向切开阴茎头舟状窝背侧 0.2～0.3cm。②横向缝合伤口 3～5 针，使尿道口前移。距冠状沟 1.0cm 环形切开包皮至 Buck 筋膜，将阴茎皮肤呈脱套状退至阴茎根部。操作时插导尿管，以免损伤尿道。③用神经拉钩或缝线，提起阴茎腹侧冠状沟皮肤，纵向褥式缝合后加固了前移的尿道口。④纵向切开阴茎背侧的包皮，呈围巾式从两侧包绕阴茎，裁剪缝合阴茎皮肤。

MAGPI 操作简单，只要病例选择适当，术后效果好。它适用于阴茎头型、冠状沟型病例。阴茎头舟状窝发育好、尿道口呈圆形的病例术后外观更加满意。如术中未损伤尿道，术后一般不会发生尿道瘘。Duckett 曾总结 1111 例 MAGPI 手术病例，仅有 1.2% 需再次手术。但 Unluer 报道冠状沟型病例，应用 MAGPI 有 35% 效果不满意。

（2）尿道口基底血管皮瓣法（翻斗式皮瓣，Mathieu 或 flip-flap 法）：1932 年 Mathieu 发表本术式后，经过多年的使用、总结，已被公认是修复无阴茎下弯的前型尿道下裂的一个良好术式。手术方法：①用着色笔在阴茎上做切口标记。②按标志沿尿道口两侧做平行切口，切口宽度不小于 0.5cm。远端至舟状窝顶，近端至与尿道缺损相等的长度。阴茎头处切口应深达显露阴茎海绵体白膜。阴茎处切口亦切进 Buck 筋膜，显露白膜。③距冠状沟 0.5～1.0cm 处环行切开包皮，将阴茎皮肤呈脱套状退至阴茎根部。④分离出两侧阴茎头翼瓣及尿道口基底皮瓣。分离皮瓣时注意保护尿道口基底血供。⑤翻转皮瓣与尿道板处切口做吻合。⑥缝合阴茎头翼，尿道口位于舟状窝处。⑦裁剪缝合阴茎皮肤。

Mathieu 手术适用于冠状沟型、冠状沟下型及尿道口位于阴茎体前 1/3 的病例，并且要求阴茎头发育好，阴茎腹侧皮下组织充裕。目前国外多组报道成功率在 95% 左右。手术成功关键是取阴茎的浅筋膜，或用翻转皮瓣的皮下组织覆盖尿道。其缺点是在阴茎头小的病例，有合并尿道口狭窄的可能；基底血管皮瓣的长度受血运的限制，尿道缺损长的病例不宜使用。而且该术式术后阴茎头大、阴茎体小与加盖岛状皮瓣法相比，不太令人满意。

（3）加盖岛状皮瓣法（onlay island flap 法）本术式是 Elder、Duckett 等根据横裁包皮岛状皮瓣法改进的[10]。其特点是保留尿道板，用带蒂岛状皮瓣与之吻合形成新尿道。手术方法：①在尿道板上做从尿道口至舟状窝宽约 0.5cm 的平行切口，成为新尿道的背壁。②距冠状沟 1.0cm 处环形切开包皮，将阴茎皮肤呈脱套状退至阴茎根部。③根据尿道缺损长度，于阴茎背侧包皮内板或内外板交界处做相应长度，宽 0.5～1.0cm 的带蒂皮瓣。④分离出两侧阴茎头翼。将岛状包皮瓣转移至腹侧，与尿道板做 U 形吻合。用血管蒂、肉膜覆盖尿道。⑤缝合阴茎头翼，裁剪缝合阴茎皮肤（图 2-6）。

对于尿道板发育好，尿道口位于阴茎体、阴茎根部的病例可用本术式。由于应用了有血供的岛状包皮瓣，避免了近端尿道口的环形吻合，术后尿道瘘、尿道狭窄等并发症均很少。因尿道的一半是

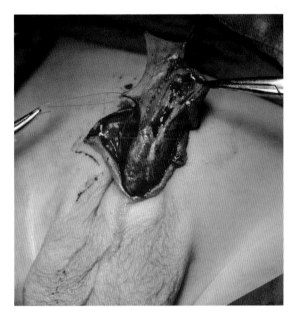

图 2-6　加盖岛状皮瓣尿道成形术

固定于阴茎体的尿道板，成形尿道不易扭曲，术后尿道憩室样扩张发生率很低。有报道成功率也达到95%。虽然操作方法比较复杂，还是被越来越多的医师接受并取得了满意的效果。特别是术后阴茎外观好。作者组在 2000—2002 年共做加盖岛状皮瓣术223 例，成功 213 例（95.5%），10 例术后发生尿道瘘。

（4）尿道板纵切卷管法（Snodgrass 法）：1994年，Snodgrass 首次报道尿道板纵切卷管尿道成形术，即将尿道板正中纵行切开，向两侧游离、扩展，加宽尿道板后，缝合成形尿道[11-13]。本术式适用于前型尿道下裂，可以明显缩短手术时间，尿道口呈裂隙状使阴茎头和尿道口更美观。手术方法：①在尿道板上做从尿道口至舟状窝宽 0.6～0.8cm 的平行切口。②距冠状沟 1.0cm 处环形切开包皮，将阴茎皮肤呈脱套状退至阴茎根部。如有轻度阴茎下弯，结合阴茎背侧白膜紧缩术矫正阴茎下弯。③分离两侧阴茎头翼瓣，于尿道板中央做纵切口达阴茎海绵体白膜层，向两侧分离，使其可以围绕 8～10Fr 导尿管缝合成尿道。④取阴茎皮下浅筋膜覆盖成形尿道。⑤关闭阴茎头翼瓣成形尿道口，裁减缝合阴茎皮肤。Snodgrass 法也可用于失败的尿道下裂修复、长段尿道瘘修补。但是因为有瘢痕的阴茎皮肤的血液供应，比原始尿道板要差，所以手术成功率低于首诊病例。Borer 采用 Snodgrass 法治疗近端型和阴茎阴囊型尿道下裂以及尿道下裂手术失败的病例，手术成功率分别达 95% 和 83%。作者组自 2001 年起应用 Snodgrass 法治疗首诊尿道下裂 11 例，成功10 例（90.9%），尿道瘘 1 例；用于失败的尿道下裂修复、长段尿道瘘修补 29 例，成功 21 例（72.4%），术后发生尿道瘘 6 例、尿道狭窄 2 例。前者效果好于后者。Snodgrass 法适用于尿道板发育好的前型病例，而且应该取阴茎皮下组织或肉膜保护尿道，这样可提高手术成功率。反之，易合并尿道狭窄、尿道瘘。

很多轻度或中度阴茎下弯是因阴茎海绵体不对称，阴茎腹侧的各层皮下组织缺乏所引起，在使用阴茎背侧白膜紧缩、短缩，阴茎皮肤脱套，切开尿道板两侧、分离阴茎头翼瓣时切至白膜层，向上下松解等方法可矫正下弯，保留了尿道板，也可使用以上几种方法修复尿道下裂，从而提高了成功率。

根据以上介绍的几种手术方法，对不同类型的尿道下裂选择术式如下：①阴茎头、冠状沟型无阴茎下弯或不需切断尿道板可矫正下弯的尿道下裂可考虑采用 MAGPI。②冠状沟、冠状沟下型及尿道口位于阴茎体前 1/3 的尿道下裂考虑采用 Mathieu手术。③冠状沟、冠状沟下型、阴茎体、阴茎根型尿道下裂可采用加盖岛状皮瓣法（onlay island flap法）。④有阴茎下弯的尿道下裂宜采用横裁包皮瓣，管形尿道成形法（Duckett 术式）。⑤ Denis-Browne法适用于阴茎下弯已矫正或长段尿道瘘病例。⑥阴囊中线皮肤岛状皮瓣法适用于包皮、阴茎皮肤少阴囊纵隔发育好的尿道下裂。⑦游离移植物代尿道适用于多次手术后，阴茎局部无足够的组织可供修复用的病例。

由于尿道下裂各型差异大，修复要求高，医师需结合患者特点及自己对各种手术的理解和经验，来选择手术方法。

3. 无尿道下裂的先天性阴茎下弯手术：可分三种类型。

（1）远端尿道海绵体缺乏，尿道壁薄如纸。因尿道发育不良而导致阴茎下弯。手术时首先做阴茎皮肤脱套，观察阴茎下弯情况，如果是轻度下弯可先尝试阴茎背侧白膜紧缩矫正下弯，保留原有尿道。如果下弯矫正不满意或因尿道壁过薄，分离时破裂，可切开尿道做尿道板，切开尿道板两侧、分离阴茎头翼瓣时切至白膜层向上下松解，协助矫正下弯，然后做加盖岛状皮瓣法手术。

如果是重度下弯需要切断发育异常的尿道，矫正阴茎下弯，做阴茎背侧的横裁包皮岛状皮瓣转至腹侧，形成皮管，分别与尿道两断端吻合。也可以切开远端发育不良尿道，按尿道下裂术式，切断尿道板，彻底矫正下弯后，做横裁包皮岛状皮瓣尿道成形术。相对而言笔者愿意选择后一种术式，因为前一种方法有两个尿道吻合口，尿道瘘发生率较高。

（2）阴茎体段尿道周围有海绵体，但 Buck 筋膜、皮下肉膜及皮肤异常，引起阴茎下弯。大部分病例在使用阴茎皮肤脱套后可矫正下弯，只个别病例需切断尿道做尿道成形术。

（3）尿道周围海绵体及各层组织均正常，只是阴茎海绵体背侧白膜长于腹侧，引起下弯，缩短背侧白膜，下弯即可纠正。

七、尿道下裂术后并发症的治疗

尿道下裂术后最常见的并发症包括：尿道瘘、尿道狭窄、尿道扩张。

（一）尿道瘘

尿道瘘是尿道成形术后最多发的并发症。公认的发生率 15% ~ 30%，即使术者技术熟练，其发生率也在 5% ~ 10%。进入 20 世纪 90 年代后，随着手术经验积累、技术改进，尿道瘘发生率逐步下降，保留尿道板手术的尿道瘘发生率在 5% 以下，重度尿道下裂、尿道瘘发生率为 10% ~ 20%。作者组从 2001 年至今，无论是保留尿道板，还是 Duckett 岛状包皮瓣管状尿道成形术的尿道瘘发生率均控制在 5% 左右。尿道瘘发生的主要原因是做尿道成形术的材料，血液供应差，局部组织缺血、坏死、感染。也有因为尿道狭窄、尿液引流不畅增加了切口张力，使其裂开及尿道覆盖层次少等原因。大部分尿道瘘在术后第一次排尿时出现，也有小瘘出现较晚者。一般尿道瘘多发生在冠状沟及尿道吻合口处，如阴茎根部。发现尿道瘘后不要急于处理，待术后 6 个月以上，局部皮肤瘢痕软化，血液供应重建后再修复。而且小尿道瘘尚有自愈的可能。作者组的小尿道瘘病例有一半左右自愈。在修补尿道瘘前要了解排尿情况。如有尿道狭窄应先处理。还要明确尿道瘘的位置，尤其对于针眼大的小瘘肉眼难以辨认，可用缝针的针尾试探瘘口，或用手压住近端尿道，自尿道口注水，观察溢水部位，明确尿道瘘位置[14]（图 2-7）。

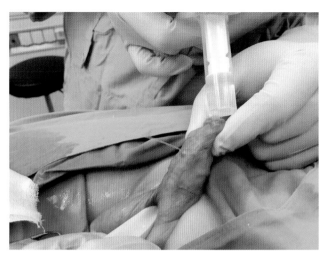

图 2-7　自尿道外口注水可见尿道瘘向外渗尿

尿道瘘的修复可分为口径大于 1.0cm 的大尿道瘘及小于 1.0cm 的小尿道瘘两种处理方法。

对小尿道瘘修补方法有三种：①结扎法：瘘周围皮肤环形切开，游离尿道瘘，用合成吸收线贯穿缝扎，本法仅适用于针眼大的小瘘。②切开缝合法：沿尿道瘘周围切开，分离皮肤、皮下组织，分别缝合尿道、皮下组织及皮肤。③皮瓣覆盖瘘口法：在修补完尿道瘘后，用局部皮肤作成皮瓣覆盖瘘口。作者组应用最多的是，Y-V 皮瓣法，一组修补尿道瘘 40 例，经一次手术修复成功者 37 例。

操作方法：沿瘘口作一 Y 形切口，分离皮肤、皮下组织，做出 3 个皮瓣。修补尿道瘘，缝合皮下组织。用皮肤最宽裕、血供最好的皮瓣插进对侧切口缝合，皮瓣完全覆盖瘘口。缝合后切口呈 V 形。本方法效果优于单纯缝合方法。

对大尿道瘘的修复方法应按瘘口的位置、大小、局部皮肤的条件而定。能利用各种皮瓣，如 fliap-flap（翻斗式皮瓣）、Duckett 等修复效果最好。但由于尿道成形术后阴茎皮肤的正常解剖、血供结构已被破坏，适于做岛状皮瓣的病例很少，最常用的还是就地取材的 Denis-Browne、Duplay、Thiersch、Snodgrass 等方法。如尿道瘘周围皮肤充裕，可用 Thiersch 法。

该方法是偏向一侧作瘘口周围切口，分离尿道瘘周围皮肤、皮下组织后，翻转一侧皮肤覆盖瘘口，再缝合皮肤。由于里外两层伤口错开，减少了术后尿道瘘复发。

（二）尿道狭窄

狭窄多发生在阴茎头段尿道及吻合口处。术后3个月之内的早期狭窄可用尿道扩张解决，若无效需手术。处理方法如下：

1. 阴茎头段尿道狭窄　原因是阴茎头下隧道做得太小或切开阴茎头后缝合阴茎头翼方法不当，也有的病例是由于新形成尿道的血供差，导致尿道缺血、挛缩。这类狭窄通过扩张，大多数可好转，否则可切开狭窄尿道，6个月后做尿道成形术。

2. 近端尿道吻合口狭窄　成形尿道与原尿道口应做斜面吻合；吻合前应切除无尿道海绵体段尿道；吻合口应固定在海绵体白膜，防止扭转；尤其要保证成形尿道的血运良好。做不到以上几点易造成吻合口狭窄。如尿道扩张无效需切开吻合口，做局部尿道造瘘，半年后再修补瘘口。

作者组用尿道扩张加留置导尿管的方法，治疗尿道成形术后3个月内的新鲜尿道狭窄取得满意效果。

3. 成形尿道狭窄　大多数病例是因成形尿道的血供差，导致组织坏死、挛缩，如游离移植物未成活，岛状皮瓣的血管蒂被破坏等。也有的病例是成形尿道扭曲，产生皱褶造成梗阻。这类病例很少能通过尿道扩张治疗，多需切开狭窄段尿道，6个月后行尿道成形术。

（三）尿道憩室样扩张

这种并发症多见于Duckett横裁包皮岛状皮瓣管状尿道成形手术的病例，多发生在术后4~5个月，表现为排尿时阴茎腹侧鼓包块，严重者可出现排尿困难（图2-8）。

其原因包括以下几点：

1. 继发于尿道狭窄　由于尿道狭窄造成近端的尿道扩张，有的形成憩室状扩张。

2. 手术形成口径过大的尿道　有些成形尿道扭曲造成局部节段性狭窄，引起近端尿道扩张。

3. 成形尿道周围组织少　当阴茎皮肤及包皮不充裕，缝合层次少，外周组织感染、坏死时，成形尿道周围支持组织减少，导致局部尿道扩张。

对继发于尿道狭窄的小的憩室状扩张，在解除狭窄后，大部分可好转。而大的憩室状尿道扩张应先消除原因，然后裁剪憩室样扩张的尿道壁，成形尿道。

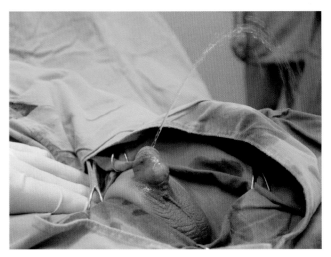

图2-8　尿道下裂术后尿道憩室样扩张

八、与手术有关的因素

1. 手术年龄　过去使用分期手术时的手术年龄在2~5岁，在青春期前完成治疗。随着手术器械的改进，技术提高，手术年龄提前。Duckett认为，只要满3个月，麻醉保证安全即可手术。而易被接受的年龄在6~18个月。早期治疗可减少患儿的心理负担，而且小儿3岁之内阴茎增长幅度很小。作者组连续271例手术统计分析，发现手术效果与年龄无关。但是，如果患者年龄过大，如青春期后阴茎明显发育，阴茎体增长，由于修复尿道的阴茎皮肤相对少，手术缝合操作增加，反而影响手术效果。已经有报道成人的尿道下裂手术并发症，明显高于儿童。

2. 手术器械、缝线　由于尿道下裂的修复是精细的手术，所以最好用整形外科的器械。必备的有小持针器、有齿整形镊、眼科剪等。有条件应配有针样双极电凝器及可放大1.5~2.5倍的手术显微镜，可减少出血。手术操作更清晰。对于缝线，最常用的是合成吸收线，如Dexon（polyglycolic acid）、PDS（poydioxane）、Vicryl（polyglactine 910），此类线具有组织反应小，可吸收（吸收期60~90天）、抗感染及容易操作等优点。缝线型号以5-0、6-0、7-0较佳。缝合皮肤可用肠线或快吸收的合成吸收线，因其吸收期在14天左右，不必拆线。但是必须强调，对于手术成功来说，手术缝线与操作技术相比绝对是次要的。

3. 切口敷料　使用敷料的目的是固定阴茎，减少水肿，防止出血，保护切口。敷料并不能防止皮肤坏死及尿道瘘发生，因而不直接影响手术效果。Van Savage 等曾随机选取病例，不用敷料与用敷料组做比较手术效果无显著性差异。敷料种类主要有吸水纱布、尼龙纱布、化学合成胶布、各种生物膜、可铸形硅胶泡沫等。选择时以操作方便、患儿感觉舒适为标准。

4. 出血控制方法　由于阴茎的血管丰富，尿道下裂手术易出血，这始终是医师应注意解决的问题。首先应该认识到尿道下裂修复是要求技巧高、难度大的手术，熟悉阴茎局部解剖、准确地掌握手术操作层次是减少术中出血的关键。另外还要掌握一些止血方法。手术前可以向阴茎皮肤内注射 1 : 100 000 的肾上腺素，当然要准确掌握浓度、注意患者血压变化。术中应用双极电凝止血。在切开阴茎头时可在阴茎根部用导尿管做止血带，每 10 ~ 15 分钟放松一次。

5. 尿液引流方法　凡做了尿道成形的病例应引流尿液。不做尿道成形如 MAGPI、单纯阴茎下弯矫正等手术可不置管引流。也有人报道保留尿道板的前型尿道下裂修复如 Mathieu、onlay、Snodgrass 等手术不放引流管取得良好效果。但更多的医师还是主张置管引流。引流方法：①耻骨上膀胱造瘘；②会阴部尿道造瘘；③尿道内置导尿管引流。第二种方法已很少使用。耻骨上膀胱造瘘引流通畅安全，国内应用很多。但是近年来随着手术经验积累、导尿管改进，尤其是质量良好的 Foley 双腔气囊导尿管的应用使膀胱造瘘引流逐渐减少。国外大部分医师均认为没有必要做膀胱造瘘。作者组自 2000 年起至今，对于轻度到重度尿道下裂均未用膀胱造瘘，只用 Foley 双腔气囊导尿管引流，不影响手术结果。这不仅减少了手术操作，而且膀胱痉挛也很少。引流管可接无菌瓶，如有条件，导尿管直接开放于尿布上。二者的感染率无差异。导尿管保留 7 ~ 10 天不等，对手术效果影响不大。需要注意的是合并前列腺囊时插导尿管较困难，一般是用手术探针引导紧贴尿道前壁将导尿管插入膀胱。

6. 术后用药　为减轻疼痛，可于术后给予骶管麻醉，并给口服止痛药。为防止、减轻膀胱刺激症状，应给予溴丙胺太林或颠茄等解痉药。患儿术后卧床可引起便秘而导致阴茎切口出血，故术前用 2%肥皂水灌肠，术后给予缓泻药。对青春期的患儿，为防止阴茎勃起引起渗血、疼痛，应给予雌激素。术后常规用抗生素。

7. 切口与排尿时间　术后 3 ~ 5 天切口局部无出血倾向，可打开阴茎敷料。切口暴露，表面涂抗生素药液，以利其干燥愈合。术后 7 ~ 10 天停止尿液引流，观察排尿情况。

8. 既往尿道下裂小儿做尿道成形时，年龄多为 3 ~ 10 岁。术后须注意小儿活动，本组作者曾有一 6 岁小儿，术后 3 周时双手抓住门柄，双腿跨在门上摇动时，不慎把成形尿道完全撞开；另一例儿童于术后 1 个月双手拖住树干往下滑时，同样撞开了已愈合的成形尿道。

9. 如小儿需用人绒毛膜促性腺激素，宜于术前应用，如用于术后，最好在术后 1 年以后再用。人绒毛膜促性腺激素可引起阴茎勃起，促成尿道瘘发生，作者也曾有一例切口已愈合，于术后 8 个月时应用人绒毛膜促性腺激素发生小尿道瘘。

10. 尿道下裂如合并会阴裂时，须分期手术，即先切除会阴部的异位肠管，半年后再修复尿道下裂。

九、随访与心理治疗

对于尿道下裂术后患者，应做长期随访。随访有无并发症、排尿异常。远期了解患者青春期后的第二性征发育，婚后性生活及生育等情况。让患者及家长了解尿道下裂只是一种外生殖器畸形，治愈后与正常男性一样。当然，成功的尿道下裂修复使术后阴茎外观接近正常，是消除患儿心理负担的最好方法。

十、女性尿道下裂

该病很少见。查体及做膀胱尿道镜检查可发现尿道口位于处女膜内，可从正常尿道口至膀胱颈的阴道背侧壁上任何位置。如果尿道口位于膀胱颈则常有尿失禁。尿道口靠远端的病例无尿失禁如有排尿困难，用尿道扩张等保守方法加以治疗。有尿失禁的患者需做膀胱颈括约肌及尿道成形术。

（宋宏程　孙　宁）

第二节　鞘膜积液和隐睾

一、鞘膜积液

睾丸鞘膜腔内含有少量浆液，使睾丸在鞘膜腔内有一定的滑动范围。若腔内液体积聚过多，即成鞘膜积液（hydrocole）。如在精索部位的腹膜鞘状突管未完全闭塞的残留部分，也可积聚液体，形成精索鞘膜积液。

（一）病因和发病机制

因腹腔液体经未闭的鞘突管进入鞘膜内积留过多而形成。

（二）诊断

1. 症状　腹股沟部或阴囊一侧或两侧出现肿块，增长较慢，不引起疼痛。如果未闭鞘突管口径较粗，平卧或睡眠后肿块缩小。

2. 体征　肿块呈囊性，边界清楚，透光试验阳性。精索鞘膜积液的肿块位于精索部位，体积较小，呈卵圆形，在肿块下方可扪及睾丸。

3. 实验室检查　通过 B 超可明确诊断。

4. 鉴别诊断

（1）腹股沟斜疝：腹股沟斜疝构成的肿物不透光，上极边界不清，咳嗽时有冲击感，如无嵌顿易逐渐纳入腹腔。

（2）睾丸肿瘤：一般睾丸肿瘤呈实性，较鞘膜积液沉重，透光阴性，但易与囊性睾丸畸胎瘤相混淆，可通过 B 超鉴别。

（三）治疗

1 岁以内鞘膜积液张力低者有自愈可能，应随诊观察。其他应做鞘状突高位结扎术。

二、隐睾症

隐睾症（cryptorchidism）是指睾丸未能按正常发育过程从腰部腹膜后下降到阴囊底部，而停留在腹腔、腹股沟区、阴囊入口处或其他部位，是常见的先天性泌尿生殖系统畸形。隐睾症包括：睾丸下降不全、睾丸异位和睾丸缺如。

（一）病因和发病机制

隐睾虽然常见，但对其病因的研究还不够深入。目前认为可能与内分泌失调、睾丸本身或附睾发育缺陷或睾丸下降途径中有某些机械性障碍有关。

（二）诊断

1. 症状　患儿多无自觉症状，主要表现为患侧阴囊发育不良，阴囊内空虚无睾丸。

2. 体征　隐睾侧阴囊扁平，双侧者阴囊发育较差。触诊阴囊空虚内无睾丸，约 80% 腹股沟区可扪及睾丸，一般体积较对侧略小，不能推入阴囊，挤压有胀痛感。

睾丸下降经腹股沟管后，离开正常的径路，而停留于腹股沟管的浅层皮下、大腿上方、会阴部或阴茎根部等异常部位称为睾丸异位。

3. 实验室检查

（1）B 超或 CT、MRI：可对未触及的睾丸进行定位，但检查结果不确切。

（2）腹腔镜检查：用于检查未触及的睾丸，诊断准确率达 95% 以上。

（3）激素试验：人绒毛膜促性腺激素（hCG）试验主要用于双侧不能触及的睾丸。先测血浆睾酮基础值、促卵泡激素（FSH）、黄体生成素（LH），肌内注射 hCG 后复查睾酮，如浓度上升，提示存在功能性睾丸，再做定位检查。

4. 鉴别诊断

（1）回缩性睾丸：由于提睾肌过度收缩所致睾丸在一定时间内，停留于阴囊上方或腹股沟管内，体检时用手轻柔地向下推移睾丸可入阴囊，并停留片刻，为睾丸回缩。一般不需治疗，待至青春期睾丸可自行降入阴囊，不再回缩。

（2）滑动睾丸：如果能将腹股沟扪及到的睾丸推入阴囊内，松手后睾丸又缩回到腹股沟部，称为滑动睾丸，属于隐睾。

（三）治疗

1. 激素治疗　出生后 10 个月仍为隐睾者，应开始激素治疗，目的是促进睾丸发育及下降。

（1）hCG 疗法：剂量根据年龄及体重为 500～1000IU，每周肌内注射 2 次，共 10 次，总量为 5000～10 000IU。

（2）LHRH 疗法：黄体生成素释放激素（LHRH）或称促性腺激素（GNRH），采用鼻黏膜喷雾给药。剂量 1.2mg/d，可分为 3 次，连用 4 周。

2. 手术治疗

（1）睾丸固定术：手术应在 1 岁后 2 岁前进行，用肉膜囊外固定法。

（2）位置高的睾丸如精索短，不能一期固定于阴囊底部，可用分期睾丸固定术；睾丸自家移植；保留引带、输精管血运，切断精索的 Fowler-Stephen 手术。

（3）对于触及不到睾丸的隐睾病例应该应用腹腔镜诊断治疗。

（杨　洋　李明磊　孙　宁）

第三节　输尿管畸形

一、巨输尿管症

扩张的输尿管由于管壁缺乏有效的蠕动功能及远端梗阻，造成上尿路尿液引流不畅、泌尿系感染、结石，最终损害肾实质，导致肾衰竭。不同原因的巨输尿管症的预后不尽相同，而且适当的治疗可防止肾功能恶化。

Cussen 测量妊娠 30 周至 12 岁的正常婴儿及儿童输尿管直径指出，任何输尿管只要管径超过正常值上限即可被认为是巨输尿管。一般认为小儿输尿管的直径大于 0.7cm 是巨输尿管。儿童输尿管直径应小于 5mm。但实际上，巨输尿管症的泌尿系造影、超声所显示的输尿管扩张、迂曲都很典型，一望而知，没必要做数据测量。输尿管扩张的患者可合并肾盂、肾盏扩张，如果肾盂内压过高，肾内反流可造成肾瘢痕。至今巨输尿管症仍然是泌尿外科医生很重视、有时需要讨论争论的疾病。很多巨输尿管症，过去认为应该手术处理，而今只要对肾功能无损害、无症状，只是随诊观察，如产前超声诊断的巨输尿管症、后尿道瓣膜症解决后的上尿路扩张等。当然，对巨输尿管症的长期随访很重要。

巨输尿管一词现已越来越被广泛地用于原发性及继发性病变。根据 1976 年国际小儿泌尿外科会议，将巨输尿管症分为反流性、梗阻性、非反流非梗阻性三类。

（一）分类

1. 反流性巨输尿管

（1）原发性：先天性反流，很多 prune-belly 综合征。

（2）继发性：下尿路梗阻如尿道瓣膜症、神经性膀胱等；膀胱功能异常。

2. 梗阻性巨输尿管

（1）原发性：先天性输尿管远端狭窄，无功能段输尿管等。

（2）继发性：膀胱内高压如肿瘤、尿道瓣膜症、神经性膀胱等。腹膜后肿物压迫输尿管。

3. 非反流非梗阻性巨输尿管

（1）原发性：原发性巨输尿管，很多新生儿巨输尿管症。

（2）继发性：糖尿病、尿崩症、巨输尿管手术后残留的输尿管扩张；部分 prune-belly 综合征。

上述分类虽尚有缺点，但目前还是比较合理和全面的。另外，King 等又增加了反流合并梗阻性巨输尿管。在反流的巨输尿管中有 2% 合并输尿管远端狭窄。这种输尿管的远端管壁发育不良，失去正常防反流隧道的结构，而且同时还有输尿管的蠕动异常，造成尿液排出梗阻。这种诊断非常重要，因为单纯的反流与反流合并梗阻性巨输尿管的治疗不同。

有时需根据治疗的情况进行明确分类。如诊断的后尿道瓣膜症引起的继发性梗阻性巨输尿管，在经尿道电灼瓣膜后，输尿管扩张好转，可诊断为非梗阻非反流性巨输尿管。

（二）临床表现

尿路感染是最常见的症状。另外也可见血尿、腹痛、腰痛、腹部肿块、呕吐、生长发育迟缓、尿失禁等。有时做腹部手术或腹部疾病检查时发现巨输尿管。继发性巨输尿管症往往是在检查原发病时被发现的。

（三）诊断

根据症状、体征，怀疑巨输尿管症后做进一步检查。

1. 静脉尿路造影（IVU）　本方法是最常用也是必做的一项检查。了解肾功能及上尿路形态。大部分巨输尿管可被发现，输尿管膨出、异位输尿管口可被初步诊断。但是依靠 IVU 准确判断肾功能较困难，尤其是新生儿期的肾浓缩功能差，效果不佳。

2. 排泄性膀胱尿道造影（VCU）　可发现反流性巨输尿管及继发性输尿管反流的原发病，如尿道瓣膜症、神经性膀胱。了解输尿管反流的程度及有无肾瘢痕。

3. B超　随着检查技术提高，B超逐渐成为发现和诊断巨输尿管的首要手段。而且可以进一步随访。在B超检查中不易发现正常的输尿管。而扩张的输尿管可被检出。北京儿童医院利用B超代替经皮肾穿刺造影及VCU筛选有无巨输尿管取得良好效果。

4. 经皮肾穿刺造影　常用于诊断梗阻性巨输尿管。经皮穿刺肾盂注入造影剂，15分钟后拍片，了解造影剂的排出情况。正常情况下，注入造影剂15分钟内可排至膀胱，如排出延迟或未排出应考虑梗阻性巨输尿管，同时应注意梗阻部位。

5. 膀胱镜检查及逆行肾盂造影　膀胱尿道镜直接观察有无尿道瓣膜症、尿道狭窄，了解膀胱内有无肿块及膀胱黏膜的情况，观察输尿管口位置。输尿管插管行逆行肾盂造影，可帮助了解有无梗阻性巨输尿管及梗阻部位。

通过上述几种方法基本可明确巨输尿管症的病因。当区分梗阻性与非梗阻、非反流性，巨输尿管困难，或需确切诊断梗阻性输尿管时，可行利尿性肾图检查。

6. 利尿性肾图　通过静脉注射呋塞米辅助核素扫描了解上尿路的排泄情况。注射 ^{99m}TC-DTPA，早期记录肾血流的动脉象，3~4分钟后记录肾的灌注情况，了解肾功能。然后记录肾图曲线，肾集合系统充盈后，可静脉注射呋塞米（1mg/kg）。图像应包括肾及整个输尿管。注射呋塞米后，半程清除率应在15分钟内完成，如大于20分钟可确诊为梗阻，15~20分钟之间为可疑梗阻。肾图分类：①正常形态不受呋塞米影响而自然排泄；②输尿管扩张但无梗阻，给呋塞米后显示核素逐渐堆积，但很快排泄；③梗阻性巨输尿管，在注射呋塞米后未见核素清除，进一步堆积增加；④在可疑梗阻的肾图中，可见核素排泄增加但慢于正常。

核素扫描图像可帮助诊断输尿管梗阻的部位，其最大的优点是可以判断肾功能和分肾功能。有些因素影响肾图的准确性，如肾发育不全、肾功能不全时影响检查结果。该项检查最好用于3~4个月龄以上、肾功能较好的小儿。

7. 磁共振水成像（MRU）　MRU 可清晰显示整个尿路形态，对明确诊断巨输尿管、梗阻部位有很大帮助。

8. 增强CT　可以将输尿管形态以及肾功能检查良好结合。

■ 反流性巨输尿管症

1. 原发性反流性巨输尿管症　本症无明确的梗阻部位，由于膀胱壁内输尿管太短、输尿管开口位置异常、先天性输尿管旁憩室或其他输尿管膀胱连接部紊乱所致。

2. 继发性反流性巨输尿管症　指继发于下尿路梗阻的输尿管反流。常见的原发病有：尿道瓣膜症、神经性膀胱、外伤性尿道狭窄，其他如输尿管膨出、肿瘤，放射性膀胱炎等。这类巨输尿管的治疗应先处理原发病。如后尿道瓣膜症患者有40%~60%存在输尿管反流。

电灼瓣膜后，1/3的反流可缓解，1/3可被药物控制，1/3则需手术。通常因为输尿管口解剖异常（如输尿管周围憩室）而行手术治疗。后尿道瓣膜电灼术后，反流持续存在的同侧肾通常无功能，在做肾核素扫描后，可根据肾功能情况决定做肾切除或输尿管再植。但应注意的是，一侧输尿管反流由于缓解了膀胱内压，反而对另一侧肾功能有保护作用。所以如有反流的无功能的对侧肾、输尿管也需手术时，可先做对侧手术，当其成功后再做无功能肾切除，有助于对侧肾手术后的恢复。

神经性膀胱合并输尿管反流在控制原发病如清洁间歇导尿后大部分可停止进展，需手术的占少数。

3. 输尿管反流合并狭窄　少部分输尿管反流，同时合并狭窄。该类病多可归类于原发狭窄继发反流。梗阻是由于输尿管壁肌肉被破坏、输尿管口憩室等造成。输尿管反流往往是轻度的，且随年龄增长可自愈，但输尿管狭窄仍存在，对肾功能有危害。

■ 梗阻性巨输尿管症

1. 原发性梗阻性巨输管症　包括输尿管膀胱连接部以上部位的梗阻、输尿管狭窄、输尿管瓣膜、闭锁、异位输尿管开口及远端无蠕动功能输尿管等。

（1）先天性输尿管狭窄：狭窄可发生在输尿管的任何部位，狭窄段长短不一，最常见的部位是输尿管膀胱连接部。

大体观察见输尿管解剖狭窄，镜下可见管壁肌肉大体正常，可有近端肌细胞肥大及数目相对增多，狭窄段有胶原组织增生。病因可能是胚胎第 11 ~ 12 周输尿管发生过程中假性肌肉增生或血管压迫所致，也有人认为与基因有关。

（2）输尿管瓣膜：输尿管瓣膜很少见，为含有平滑肌纤维的横向黏膜皱褶呈瓣膜样造成梗阻，多发生在上下段输尿管。病因不明，可能是胚胎期输尿管腔内正常多发横向皱褶的残留。另有如心脏瓣膜、帆布样瓣膜发生在远端输尿管。

（3）远端无动力性输尿管：所致梗阻位于输尿管远端，梗阻段长 3 ~ 4cm。管腔无解剖狭窄，只是无蠕动功能，近端输尿管扩张。此病较多见于男性，左侧较右侧多，25% 是双侧病变，1 岁以内双侧病变更常见。约 10% 有对侧肾发育不良。曾有人认为病因同先天性巨结肠，但无确切证据。病理组织学可见病变输尿管内胶原纤维增加，肌肉相对缺乏，环形肌肉增生等。电镜观察肌肉细胞之间的胶原纤维增生，干扰了细胞之间的紧密连接，阻止正常电传导及蠕动。未发现肌细胞超微结构异常。有人认为远端输尿管鞘增厚也是梗阻的原因。胚胎学认为远端输尿管发育不良，输尿管远端发育最晚，而环行肌肉发育早。无动力性输尿管近端扩张程度不等，有时合并肾盂肾盏扩张。

治疗应根据临床表现，对于仅远端输尿管扩张的患者可随诊观察，如症状不缓解、肾积水加重或合并结石需手术。手术应切除无功能段输尿管然后做输尿管再植。

2. 继发性梗阻性巨输尿管症　多见于尿道瓣膜症、神经性膀胱、肿瘤、输尿管膨出等下尿路梗阻引起的膀胱内压增高。一般膀胱内压高于 40cmH$_2$O，肾内尿液排出困难。也有膀胱壁或输尿管远端纤维化形成狭窄。

后尿道瓣膜症是最常见的原因。在电灼瓣膜后，膀胱压力降低，巨输尿管好转，如无好转应怀疑该病。发病机制可能是膀胱功能异常、输尿管口或周围憩室纤维化，引起膀胱输尿管连接部梗阻。

输尿管膨出继发输尿管扩张的原因多为输尿管口狭窄，也有的膨出造成对侧输尿管扩张。

有的巨输尿管继发于腹膜后肿块或血管压迫。

3. 医源性梗阻性巨输尿管症　最常见的是继发于输尿管再植术后，输尿管狭窄，也有外伤致输尿管狭窄。有的输尿管再植后狭窄，为一过性，可以恢复。有的与输尿管蠕动功能有关，在输尿管皮肤造口或肾造瘘术后，经休息一段时期，输尿管功能可恢复。

■ 非梗阻非反流性巨输尿管症

1. 原发性非梗阻非反流性巨输尿管症　表现为全输尿管扩张，但无迂曲。病因不清，无解剖狭窄，亦无反流。可能为输尿管发育中的异常或输尿管梗阻解除后残留输尿管扩张。是否应早期手术，尚有争论。大多数人认为，如巨输尿管属轻、中度，肾功能无恶化，无泌尿系感染者可以随诊观察。该类巨输尿管往往在产前 B 超检查时被发现。大部分这种患者可以好转。

2. 继发性非梗阻非反流性巨输尿管症　输尿管扩张可继发于多尿，如糖尿病、尿崩症及强迫性多饮患者。反复泌尿系感染时细菌毒素也可影响输尿管肌肉蠕动功能，此类患者抗感染后大部分可好转。其他如后尿道瓣膜电灼术后巨输尿管、输尿管再植术后输尿管扩张，这类输尿管扩张属原发病已愈，输尿管本身不需处理，但需要随诊，注意肾功能有无恶化及梗阻症状。

这类患者如输尿管无蠕动功能或做输尿管再植术后无效，则需考虑手术治疗，如回肠代输尿管。

（四）巨输尿管症手术治疗

1. 手术适应证　临床症状反复发作，肾积水、输尿管扩张加重，肾功能恶化，明确有输尿管梗阻。

对于产前、新生儿期发现的巨输尿管，在明确诊断后的处理与一般患儿不同。大部分产前 B 超发现的巨输尿管不需处理。对于重度新生儿原发输尿管反流不主张立即手术，如无症状可以观察，如感染症状严重，可以先做膀胱皮肤造口引流。同样对小婴儿的巨输尿管手术也应慎重。Peter 等曾报道一组 <8 个月龄的婴幼儿巨输尿管再植术，因并发症再次手术的概率达 12%，较年龄大的患儿高。因此，如感染症状严重、肾功能恶化，对小婴儿的巨输尿管应该先做输尿管皮肤造口或肾造瘘，1 岁以后再行手术。

2. 手术目的　抗输尿管反流，切除梗阻段输尿管。

3. 手术方法　应用最多的是 Cohen 手术，即横向膀胱黏膜下隧道输尿管膀胱再吻合术。手术时应切除病变段输尿管，松解输尿管迂曲，恢复输尿管正常蠕动。如输尿管过度扩张，需缩小输尿管口径。通常只裁剪远端输尿管，因上段输尿管迂曲扩张可随梗阻解除而缓解。只有当梗阻加重，肾功能恶化时，才裁剪上段输尿管。缩小输尿管口径方法有两种：①切除过多的输尿管后缝合，保留适当的管腔；②做扩张的输尿管折叠。

该方法优点是保留了输尿管血供，但有可能造成输尿管壁膨出，而且如输尿管过宽、管壁过厚，通过膀胱黏膜下隧道较困难。裁剪输尿管时应注意保护血运。有报道当输尿管直径超过 1.75cm 时，做输尿管折叠的手术后并发症较高。

目前，输尿管膀胱再吻合术的成功率很高。做折叠手术成功率为 93% ~ 95%，裁剪的手术成功率为 74% ~ 90%。通常输尿管狭窄的术后并发症高于输尿管反流，原因是输尿管反流的感染使输尿管管壁肌纤维异常或输尿管、膀胱功能异常。对于失败的输尿管再植术的再次手术很困难，手术中应切除原瘢痕输尿管，做膀胱黏膜下隧道时尽量长。

如巨输尿管侧肾已无功能或有无法控制的重度感染，则需行肾输尿管切除术。

二、原发性膀胱输尿管反流

正常的输尿管膀胱连接部只允许尿液从输尿管流进膀胱，阻止尿液倒流。因某种原因使这种活瓣样功能受损时，尿液倒流入输尿管和肾，这种现象称膀胱输尿管反流（vesicoureteral reflux，VUR）。膀胱输尿管反流分为原发性和继发性两种。前者系活瓣功能先天性发育不全，后者继发于下尿路梗阻，如后尿道瓣膜症、神经性膀胱等。最早是 Galen 在做解剖时发现了输尿管反流。

（一）发病率

一方面是膀胱输尿管反流自然的消退，另一方面因为异常膀胱动力学的影响，超过自然消退率，这两方面因素导致从给出的人群中归纳出正确的反流患病率是十分困难的。在儿童膀胱造影发现的各种征象中，反流的患病率可以评估如下：大约 30% 伴随尿路感染的儿童存在反流，17% 没有伴随感染的儿童存在反流。相比之下，70% 伴随尿路感染的婴儿存在反流。在一项 157 个成年人关于高血压发病率（并且无任何肾功能异常证据）的调查中，膀胱输尿管反流的患病率大约有 19%，而膀胱输尿管反流组中超过一半存在高分级的反流。反流在男性人群中相对少见。在无症状的婴儿中监测先天性肾积水，反流的患病率范围从出生后超声检查无或轻度肾积水的婴儿的 15%，到伴随各种出生后上尿路声像学异常（如肾积水、肾囊肿和肾先天不良等）的新生儿组的 38%。国外有报道健康儿童有 9% 伴有输尿管反流。输尿管反流有家族倾向，有分析指出，父母有输尿管反流，孩子有反流的概率是 69%。同卵双生孩子其中一个有输尿管反流，另外一个 100% 有输尿管反流。

原发性膀胱输尿管反流的发生有种族差异，例如，因重度反流需做抗反流的输尿管膀胱再吻合术者，在国外很常见，而国内很少报道。

（二）病因及病理

1. 输尿管膀胱连接部正常解剖和抗反流机制　输尿管全段的肌层几乎都是由松散的、不规则的螺旋形肌纤维构成，只有膀胱壁段的肌纤维才是纵行，进入膀胱后肌纤维呈扇形构成三角区肌肉的浅层，并向前延伸达精阜部的后尿道。当输尿管穿入膀胱壁时，由一纤维鞘（Waldeyer）包绕，此鞘在膀胱外固定在输尿管外膜上，下行附着在三角区的深层，输尿管位于其中，使能适应膀胱的充盈和空虚状态。穿过壁层进入膀胱腔内的输尿管段，位于膀胱黏膜下，并开口于膀胱三角区。

输尿管膀胱连接部的活瓣作用，取决于膀胱内黏膜下段输尿管长度和三角区肌层保持这个长度的能力；另一方面是逼尿肌对该段输尿管后壁足够的支撑作用。当膀胱内压上升时，黏膜下段输尿管被压缩而不产生反流，这种活瓣机制是被动的；也有主动的方面，如输尿管的蠕动能力和输尿管口的关闭能力，在防止反流中也起一部分作用。

2. 发生反流的原因　黏膜下段输尿管纵行肌纤维有缺陷，致使输尿管口外移，黏膜下段输尿管缩短，从而失去抗反流的能力。正常无反流时，输尿管黏膜下段长度与其直径的比例为 5：1，而有反流者仅为 1.4：1。Lyon 等认为输尿管口形态异常是发生反流的原因，1969 年描述有四种形态，即火山口形、运动场形、马蹄形和高尔夫球洞形。除火山口形外，其他三型是不正常的。此外，输尿管旁憩室、输尿管开口于膀胱憩室内、异位输尿管口、膀胱功能紊乱，也可造成膀胱输尿管反流。

3. 反流分级　国际反流研究机构将原发性膀胱输尿管反流分为五度。

Ⅰ度：反流仅达输尿管；

Ⅱ度：反流至肾盂肾盏，但无扩张；

Ⅲ度：输尿管轻度扩张或（和）弯曲，肾盂轻度扩张和穹窿轻度变钝；

Ⅳ度：输尿管中度扩张和弯曲，肾盂肾盏中度扩张，但多数肾盏仍维持乳头形态；

Ⅴ度：输尿管严重扩张和迂曲，肾盂肾盏严重扩张，多数肾盏乳头形态消失；

4. 反流与尿路感染、肾内反流与肾瘢痕　反流使部分尿液在膀胱排空后仍停留在尿路内，并为细菌从膀胱上行到肾内提供了通路，因此，反流常并发尿路感染，表现为急性肾盂肾炎的临床症状和无症状的慢性肾盂肾炎过程。新瘢痕总是发生在反复发作尿路感染的小儿，反流越严重，发生进行性瘢痕或新瘢痕的机会越高。肾瘢痕发生可以很快，也可在长时间之后出现。

5. 肾髓质及肾乳头的解剖　人的肾由 14 个分叶组成，每个分叶有各自的乳头，在肾发育过程中，分叶融合，因此，成熟肾包含 8 ~ 9 个乳头。大多数乳头呈圆锥形，乳头管呈裂隙状，随膀胱内压增加而关闭，以防止肾内反流，因此也叫非反流性乳头。肾的两极，特别是上极，乳头通常是融合型的，乳头表面呈平台或凹面状，乳头管开放，易导致肾内反流，也叫反流性乳头。

6. 肾瘢痕分级　患反流的小儿中，有 30% ~ 60%发生肾实质瘢痕，肾瘢痕的程度与反流的严重度成正比。Smellie 等将瘢痕分成四级。

1 级：仅有 1 ~ 2 个肾实质瘢痕；

2 级：较广泛、不规则的瘢痕，部分区域有正常肾组织；

3 级：全部肾实质变薄，伴广泛的肾盏变形；

4 级：肾萎缩。

（三）临床表现

反复尿路感染，脓尿，尿液浑浊，尿液化验有多量白细胞。发热，重者可伴嗜睡、无力、厌食、恶心、呕吐。疼痛，在婴幼儿无菌反流可表现为肾绞痛，儿童可明确指出在膀胱充盈或排尿时胁部疼痛，年长儿在并发急性肾盂肾炎时也有胁部疼痛和触痛。

年长儿因反流造成的肾瘢痕可引起高血压、蛋白尿和慢性肾功能衰竭及生长。

（四）反流的影响

1. 肾小球和肾小管功能　反流对肾功能的影响，与尿路部分性梗阻对肾的影响很相似。反流时上尿路回压增加，肾单位远端首受其害，因此，肾小管功能受损早于肾小球。无菌反流影响肾小管的浓缩能力，且持续时间较长。感染对肾小管浓缩能力的影响，在感染根除后 6 周内恢复；反流损害肾浓缩能力，在反流消失后改善。肾小球功能在有肾实质损害时受影响，并与肾实质损害的程度成正比。

2. 肾的生长　肾内反流合并生长障碍有不同的原因，一些可能是胚胎发生被抑制，如肾发育不全或肾发育不良同时合并反流；一些则是因反流引起的获得性生长障碍。Mcrae 等发现，轻度反流肾生长正常，严重反流影响肾生长，明显肾瘢痕者，反流消失后肾仍可生长。但近代研究指出，75% 的小肾在反流消失后仍保持其形态，恢复肾正常生长的是少数。单侧肾瘢痕可致对侧肾代偿性肥大。

3. 身体的生长　Dwoskin 和 Perlmatter 报道一组反流患儿多有体重偏低。Merrell 等报道 35 例在经外科矫治反流后，身体生长改善。

4. 高血压　有肾瘢痕的反流患者，在成年后发生高血压的概率较高。高血压的发生与肾素有关，肾瘢痕越少，发生高血压的危险越小。患双侧严重肾瘢痕的小儿随访 20 年以上，18% 有高血压，单侧病变者为 8%。

5. 肾衰竭　随反流和肾瘢痕而发生，主要发生于患双侧肾瘢痕伴高血压的患者，佛罗里达大学统计 110 例有肾瘢痕的小儿肾移植中，7% ~ 10% 是反流患儿。

（五）反流的自然过程

原发性膀胱输尿管反流，一般随年龄增长逐渐好转，可能是因膀胱内输尿管段和三角区肌肉的生长和成熟之故。反流自然消失由 Shopfner 提出，认为与小儿的年龄和反流的程度有关。Duckett 报道在他们的实验中，如果感染被控制，反流自然消失率Ⅱ度为 63%、Ⅲ度为 53%、Ⅳ度为 33%。Edwards等发现，静脉尿路造影显示正常输尿管口径的小儿，85% 原发反流可自然消失。Birminghan 反流研究组指出，患严重反流的小儿，随访 2 年，26% 有部分或完全消失。也有报道 85% 轻度反流可以自消，41% 重度反流可以自消。男孩反流自消比女孩快。感染和肾瘢痕并不直接影响反流的消失，但肾瘢痕多见于严重反流的病例，反流自行消失机会少。Ⅴ度反流不易自消，由于输尿管的严重扩张，常被称为反流性巨输尿管。

（六）诊断

1. 排泄性膀胱尿道造影　荧光屏监视下的排泄性膀胱尿道造影，是确定诊断和反流分级的精确有效的方法，被称之为金标准，并可重复使用。

凡有泌尿系感染发作的小婴儿和幼儿，均应做排泄性膀胱尿道造影检查。但检查应在急性感染控制后 2 ~ 3 周进行，以免加重，甚至发生不易控制的泌尿系感染及产生假象。

2. 静脉尿路造影　可很好地显示肾影形态。通过所显示的肾轮廓，可计算肾实质的厚度和肾的生长情况。肾盏变钝、输尿管扩张可能是膀胱输尿管重度反流的表现。

3. 超声检查　可用于计算肾实质厚度和肾生长情况。

4. 放射性核素膀胱造影　能准确确定有无反流，但对确定反流分级不够精确，可作为随诊观察。

5. 肾核素扫描　可显示肾瘢痕情况，用于随诊患儿有无新瘢痕形成，比较手术前后的肾功能，并用于评价肾小球和肾小管功能。

6. 膀胱镜检查　不作为常规检查，可在决定继续使用药物治疗之前，用来了解输尿管口的形态和位置、输尿管膀胱黏膜下段的长度、输尿管口旁憩室、输尿管是否开口于膀胱憩室内或异位输尿管口。

（七）治疗

1. 药物治疗　原发性膀胱输尿管反流，许多小儿随生长发育可自然消失。无菌尿的反流不引起肾损害，可长期应用抗菌药物治疗，预防尿路感染，防止炎症损害肾，也为反流自然消失赢得时间。

所选择的药物应当是抗菌谱广、易服用、价廉、对患儿毒性小、尿内浓度高、对体内正常菌群影响极小的抗菌制剂。抗菌药物的使用应以其最小剂量而足以控制感染。感染发作时使用治疗量，感染被控制后改用预防量，预防量应为治疗量的 1/3 ~ 1/2，这样很少引起副作用。预防量睡前服用，是因夜间尿液在体内存留时间最长，更易引起感染。服药时间一直持续到反流消失为止。

药物治疗期间，应定期随诊观察。每 3 个月做一次体格检查，记录身高、体重、血压。实验室检查包括尿液分析、血红蛋白、白细胞计数等，每年做一次肌酐清除率检查。以上检查也要根据患儿的病情随时调整。为了解尿液是否保持无菌，每 1 ~ 3 个月做一次尿培养，细菌培养阳性者，应相应地调整治疗。静脉尿路造影在感染控制后 18 ~ 24 个月重复检查，如有感染发作，应于近期内重复检查。排尿性膀胱尿道造影在诊断后 6 个月重复检查，以后大约间隔 12 个月重复一次，以后的检查也可改用放射性同位素膀胱造影。

2. 手术治疗

（1）适应证：下列情况应考虑手术治疗：①不能自然消失的Ⅴ度反流；②较大的输尿管口旁憩室或输尿管开口于膀胱憩室内；③异位输尿管口；④膀胱输尿管反流和梗阻同时并存；⑤异常形态的输尿管口；⑥药物治疗不能控制感染或不能防止感染复发；⑦肾小球滤过率下降；⑧显箸的肾生长抑制；⑨进行性肾瘢痕形成或新瘢痕形成。

（2）常用手术方法：抗反流的输尿管膀胱再吻合术，或称输尿管膀胱再植术，有多种术式，分为经膀胱外、经膀胱内和膀胱内外联合操作三大类。目前较常用的术式有下列几种：

1）Cohen 输尿管膀胱再吻合术：耻骨上 2cm 处横切口 5 ~ 6cm，腹白线纵切开，显露并切开膀胱前壁。以环形自动拉钩拉开膀胱，显露膀胱三角区和膀胱后壁，两输尿管口内插入输尿管导管，患侧输尿管口缝牵引线，沿输尿管口 2mm 作环形切口，切开黏膜层及肌层，解剖出膀胱壁段输尿管，直达膀胱外输尿管段，此时可见光滑的输尿管壁及包绕输尿管的疏松结缔组织，游离输尿管到膀胱内达 5～6cm 时，牵拉无张力感即可。在膀胱三角区头侧做横行黏膜下隧道，直达对侧输尿管口的上方，并切开此处膀胱黏膜，以直角钳自隧道内将游离出的输尿管牵引到此切口处吻合。黏膜下隧道长 2.5～3cm，通常以 5-0 Dexon 线间断缝合 5～6 针，形成新输尿管口，其中至少有一针要缝上膀胱壁肌层。

如果做双侧输尿管膀胱再吻合，两根输尿管可分别放在两个黏膜下隧道内，也可共用一个隧道，两根输尿管要上下平行，不能前后重叠。

输尿管内放置支架管，支架管放入顺利，表示植入的输尿管无成角或扭曲。原输尿管开口处的肌层和黏膜切口要缝闭，以免术后形成憩室。缝合膀胱前壁，做耻骨上膀胱造瘘。术后 7～10 天拔支架管，次日可拔耻骨上膀胱造瘘管。本手术操作并不复杂，植入的输尿管呈一大的弧形弯曲，无成角，不易形成梗阻。缺点是黏膜下隧道为横向走行，术后不能经尿道外口做膀胱镜行输尿管逆行插管。但可经耻骨上穿刺放膀胱镜逆行插入输尿管导管。

2）Politano-Leadbetter 输尿管膀胱再吻合术：耻骨上横切口进入膀胱，插入两侧输尿管导管，反流的输尿管口缝牵引线，沿输尿管环切，游离膀胱壁段输尿管达膀胱外并游离腹膜外输尿管，用静脉拉钩拉开输尿管裂孔处，看到膀胱外腹膜后间隙。自原输尿管开口处向头侧做黏膜下隧道，隧道长度应是输尿管直径的 5 倍，在足够看得见的腹膜后间隙内，自隧道头侧端，以直角钳钝性分离膀胱壁，做一新的输尿管裂孔，输尿管末端由牵引线牵引，绕过腹膜后间隙，从新的裂孔进入膀胱，缝闭原来的裂孔，输尿管从黏膜下隧道穿出，在原输尿管口处吻合，以 5-0 Dexon 线间断缝合，并带上三角区的肌肉，以固定输尿管。隧道头侧黏膜切口缝闭，输尿管内放支架管。做耻骨上膀胱造瘘。本手术吻合后的输尿管为纵向走行，黏膜隧道长。缺点是操作较复杂，通过膀胱壁的输尿管容易成角或扭曲，造成梗阻。

（3）术后并发症：最常见的术后并发症是未能消除反流，其次是新的输尿管膀胱连接部的术后梗阻，这可能是由于输尿管血液供应的破坏或输尿管穿入膀胱壁段扭曲所致。也可有术后反流和梗阻并存。应用 Cohen 手术治疗原发反流，因膀胱黏膜光滑，无粘连，容易操作，成功率高。但 V 度反流、输尿管扩张明显时，手术也有困难。一般认为手术成功率达 90%。也有报道，有 5% 的输尿管狭窄发生，以及 19% 左右还有输尿管反流。有作者报道，仅做患侧抗反流手术中，术后出现对侧反流的概率为 11%～27%。

（4）术后随访：超声检查是排除术后梗阻的最好方法，术后 4～8 周即可应用，术后 2～4 个月可做排尿性膀胱尿道造影以了解手术是否成功，有无反流和憩室存在，如检查结果正常，1 年后再复查，若仍无反流者，以后不需复查。交替应用静脉尿路造影和超声检查，用于随访肾结构，计算肾生长。肾核素扫描用于了解肾瘢痕。

3. 内镜下输尿管口旁注射某种物质　内镜下输尿管口旁注射特定物质治疗反流已有十余年的历史，即用一种特制针头，经膀胱镜在输尿管开口旁的黏膜下注入一定量的生物合成微粒悬液，使输尿管口适当紧缩以阻止反流。近年来注射技术的成功率已达 90%，但远期效果有待观察。最早应用 Teflon 注射，但有报告，注射的 Teflon 可渗入血流，或注射局部形成肉芽肿。因此，人们在不断寻找其他物质，如牛胶原（Collagen）、Deflux（葡聚糖颗粒和 1% 的高分子透明质酸钠各半混合的悬液）、软骨细胞、生物玻璃微球、固体硅胶悬液等。学者们仍致力于寻找理想的生物材料，以实现轻、中度反流得以治愈，避免长期服用抗生素之苦。

近年来，气膀胱腹腔镜技术在输尿管再植应用中有了尝试，获得了较满意的效果。

（张潍平　孙　宁）

第四节　小儿排尿异常

与尿湿裤子有关的疾病是儿童生长阶段中最令人厌烦的事。大多数儿童当发育成熟时相应的疾病随之消失，直到他（她）被发现与同龄儿童在保持裤子干燥的能力上有差别之前，尿湿裤子是能够被接受的。当持续尿湿裤子的儿童受到重视，通常他们的症状可能已发展成一种特殊的临床综合征。以往对于排尿异常的阐述通常不够系统和全面，这些患儿的下尿路既没有神经性损害，又没有器质性病变。随着对膀胱尿道生理学认识的深化和尿流动力学等特殊检查方法的应用，一些下尿路功能性疾病逐渐为人们所了解。这类疾病发病原因通常是神经系统成熟的延迟或发育退化，有较高的自愈率和相对良性的发展过程。本节旨在对儿童功能性排尿异常进行分类并给予治疗建议。

一、病因

排尿异常是非神经性疾病，患儿的特殊排尿方式有异于同年龄组正常儿童，并且通常造成一种或一种以上类型的尿失禁。

以前的儿科泌尿外科教材习惯将夜间遗尿与排尿异常作为两种不同的病症来讨论。但是遗尿与排尿异常的症状在相当程度上是相互重叠的，应放在一起加以讨论。临床上常常见到一个夜间遗尿的儿童，白天也可以尿湿裤子；又或者是白天尿湿裤子的小儿，夜间又有遗尿的现象。两种病症均是不随意尿失禁发生在不适当的场合。对于发病原因的深入理解，有助于制订更为有效的治疗。1997年，国际小儿尿控学会制订出了关于儿童下尿路功能障碍的定义和标准化。

二、病理生理

只有了解了儿童生长发育过程中逐渐成熟的膀胱控制，才能更好地理解异常的膀胱排空。1995年以前，人们普遍认为婴儿排尿是一种脊髓反射，与大脑无关。当膀胱达到某一张力阈时，这种原始的脊髓排尿反射就会发生。传入信号到达脊髓兴奋了控制膀胱和尿道的副交感神经传出纤维，并且抑制了交感和阴部储尿反射通路，使逼尿肌收缩和尿道外括约肌松弛。Goellner观察到一岁以内的正常婴儿一天排尿达20次。同样，Holmdahl也发现婴儿在一岁以内平均1小时就排尿一次的现象。

目前认为：①婴幼儿在排尿时大脑是会感觉到的。随婴儿发育，脊髓排尿反射逐渐被脑干排尿中枢抑制或调节；②婴幼儿睡眠中很少排尿；③早产儿的逼尿肌与括约肌间协调性成熟较慢；④膀胱输尿管反流的患儿有相当比例存在逼尿肌与括约肌的不协调，因此抗反流手术宜等到2～3岁后再进行。而早一点开始进行如厕训练，可以帮助改变逼尿肌、括约肌不协调，进而改善膀胱输尿管反流[15]。

随着婴儿生长发育，膀胱容量和排尿量增加以及排尿次数减少。大约2岁时，虽然排尿还未完全控制，但膀胱胀满的意识已经形成，可出现"生理性"急迫性尿失禁。在2～4岁期间，膀胱胀满的随意控制形成。4岁之后，大多数儿童获得了如成人的排尿方式。Brazelton对1170个儿童的调查发现26%的父母说孩子是在生后24个月时白天不再尿失禁，而到27个月时这一比例达到52.5%，30个月时为85.3%，到了3岁时98%的儿童白天不再尿湿裤子。

当然，获得膀胱的控制时间个体是会有差异的。但总的来说，获得排便和排尿控制的先后顺序是：①夜间排便的控制；②白天排便的控制；③白天排尿的控制；④夜间排尿的控制。

排尿异常可以根据疾病对上尿路的影响进行分类，以下12种类型各自有其特点。

1. 轻度功能异常性疾病　白天尿频综合征、大笑尿失禁、压力性尿失禁、排尿后滴沥和夜间遗尿。

2. 中度功能异常性疾病　懒惰膀胱综合征、膀胱过度活动症和排尿异常综合征。

3. 重度功能异常性疾病　Hinman综合征、Ochoa（奥乔亚）综合征、婴儿暂时性尿动力学异常和逼尿肌肌源性衰竭。

中度和重度疾病均足以引起上尿路损害。膀胱出口功能性梗阻可以引起膀胱输尿管反流或继发的输尿管膀胱连接部梗阻，这在 Hinman 综合征和 Ochoa 综合征、婴儿暂时性尿动力学异常以及某些尿道外括约肌松弛障碍性疾病中似乎是很常见的。前几种疾病很少引起上尿路改变，但它们产生的症状影响了患儿自我和社会形象的健康发展，是引起患儿及家长焦虑的主要原因[16]。

三、临床表现及治疗

排尿异常常见的表现是无解剖和神经性畸形的尿失禁。尿失禁可以发生在白天或夜间，也可同时发生，可以伴或不伴有大便储留或便秘。医生在尽可能轻松的环境中询问患儿和家长，常常可以获得有价值的信息。尽管许多排尿异常性疾病临床表现有相互重叠的地方，但每一种疾病具有的典型特征足以使其与其他疾病区分开。对患儿与家长进行指导，要有足够的耐心让患儿家长了解孩子产生症状的原因和明白自己在治疗过程中所起的作用，这对于治疗的效果很重要。

（一）轻度功能异常性疾病

1. 白天尿频综合征　本症的特点是患儿突然出现白天尿急，20~30 分钟就排尿一次，无烧灼感、排尿困难或尿失禁。常见于 3~8 岁的儿童。通常无夜尿或遗尿，无尿路感染。本症的上尿路和膀胱影像学检查无显著改变，尿动力学检查正常。因此，除了尿常规化验，可不必行其他侵入性和昂贵的检查。在每年春季和秋季，尿频发作频率似乎有增高的趋势，但原因不明，有时患儿的尿频发生可与某一行为或心理因素有联系。抗胆碱药物治疗一般无效，尿频症状时常会突然消失。即使不治疗，症状将持续 2 天~16 个月（平均 2.5 个月）自动消失。心理安慰是治疗的主要手段。本症复发率很低，约为 3%。

2. 大笑尿失禁　本症是膀胱逼尿肌出现大量无抑制收缩并导致排尿，进而造成急迫性尿失禁。常见于青春期女孩，尿失禁的发生大多由大笑引起，但有时用力时也可产生。诊断主要依靠病史。尿常规化验正常，上尿路无改变，尿动力学检查可显示膀胱无抑制收缩。尽管症状有时可持续至成年，但本症绝大多数可自愈。患儿因令人尴尬的尿失禁产生自卑，不愿与人交往。治疗包括抗胆碱药物，有时还可加用拟交感药物。Reinberg 对有大笑尿失禁

的患儿使用哌甲酯（Ritalin）治疗取得满意疗效。另一治疗措施是在患儿出现大笑尿失禁时，采用无损伤、无痛的低压电流刺激其手背从而抑制排尿反射的发生。5 例患儿采用电刺激治疗 1 年，尿失禁发生频率平均减少 89%。

3. 压力性尿失禁　最常见于成年女性，儿童很少见，处于青春发育期的女孩可见到，而且这些女孩通常是运动员。一项对 159 名平均年龄为 19.9 岁的大学女运动员的调查显示，在运动中压力性尿失禁的发生率为 28%，40% 的女孩在高中跳跃或奔跑时就出现尿失禁，17% 失禁症状可追溯到初中时代。发生尿失禁前三位的运动比例分别是体操（67%）、篮球（66%）和网球（50%）。研究人员发现尿失禁与足弓柔韧性减低关系密切，足弓柔韧性减低使作用在足底的冲击力传导至盆底的力量发生了改变。

影像学和尿动力学检查显示上尿路和膀胱无异常。在运动时采用便携式尿动力学检查可发现尿道括约肌功能不全的发生率较高。尿失禁程度很轻时，可通过在运动前排空膀胱的办法控制失禁的发生，有时还需加用拟交感药物治疗。

4. 排尿后滴沥（阴道排尿）　家长虽因患儿尿湿裤子就诊，但症状只发生在女孩排尿后。患儿排尿后站起时，反流入阴道内的尿液流出。这种尿反流入阴道的现象在排尿性膀胱尿道造影时也经常见到。患儿常有镜下血尿或白细胞尿，可以引起外阴烧灼感、瘙痒和脱皮等。常见于年龄很小或很胖的女孩，前者是因为患儿瘦小，排尿时团缩在厕所的马桶上，双脚无支撑，这种体位易使尿液倒流入阴道内。本症可被误诊为真菌性阴道炎导致药物治疗无效。让家长理解小儿排尿时正确的体位，对于监督指导孩子应如何排尿是最好的解决办法。

肥胖的女孩尿液倒流入阴道是另一种原因，可能是由于绷紧的外裤或内裤限制了大腿的展开，尿线出尿道口后呈水平状外流。因此，排尿时指导她们将裤子褪低些，让大腿尽量外展，这种姿势可使尿线垂直排出。

5. 夜间遗尿（尿床）　遗尿是指在不适当的时间或社会不接受的场合出现的非自主的排尿现象。一般来说，遗尿通常是指夜间遗尿。遗尿症是儿童常见的泌尿系统疾病，是尿失禁的一种特殊类型。

（1）分类：现在已逐渐了解遗尿的原因可归为三大类，即大脑觉醒中枢迟钝、夜间多尿以及夜间膀胱容积较小。

1）大脑觉醒中枢迟钝：在夜间膀胱涨尿时，感觉神经信号传至脊髓再上至大脑，大脑若"感觉"到尿意，就会唤醒睡着的儿童起床排尿。若大脑感觉不到尿意，脊髓的反射中枢自行决定排尿反射，则成为夜间遗尿。

2）夜间多尿：膀胱涨尿的原因也可能是夜间尿液产生过多所致。研究指出尿床儿童的抗利尿激素（AVP）在沉睡时没有显著上升，而造成夜间多尿症。

3）膀胱功能性容积（functional bladder capacity, FBC）较小：有一些儿童白天的 FBC 正常，但夜间 FBC 却变小。对夜间连续膀胱压力监测可以发现膀胱容积变小，或逼尿肌不稳定收缩增加的现象。至于白天与夜间 FBC 皆小时，则会出现较为显著的尿频、尿急，甚至有尿流率减低等现象。多数患儿临床表现为单纯性夜间遗尿，从偶有夜晚尿床到一周数次甚至每晚都尿床不等。少数患儿表现为白天或日夜均遗尿，白天尿频、湿裤、尿急和（或）夜间尿床，可伴有行为异常和污粪。遗尿症有很高的自愈率，特别是单纯夜间遗尿者。B 超、IVP、VCUG（排泄性膀胱尿道造影）检查泌尿系统无异常发现（但很少有必要做此类检查）。尿流动力学检查部分患儿可有逼尿肌不稳定收缩。尿液分析浓缩能力正常，尿内无菌（伴尿路感染者除外）。

（2）治疗：目前并无药物可以明显改善大脑的觉醒中枢，多数医生也不愿意投药改变大脑的功能。夜间多尿症的治疗则相对简单，用抗利尿激素即可，而功能性膀胱容量减小则需要进一步的尿动力学检查才能对症下药。

1）抗利尿激素（desmopressin，精氨酸血管升压素）：此为原发性单一尿床者的首选药物，配合夜间限水，80%～90% 的症状可以改善。通常从睡前给予 0.2mg 开始，然后依照情况可增加至 0.4～0.6mg。作用时间持续 8～12 小时，不会影响白天排尿。通常必须治疗 3 个月后再评估，若是效果不错，则继续使用或逐渐停药。若是效果不佳，则必须考虑增加剂量或是联合使用其他药物或方式来治疗。主要副作用是轻微的头痛、恶心或腹部疼痛。而治疗时若没有水分的限制，可能会导致水分留在身体内，而产生体重增加、低钠血症，甚至严重会产生痉挛现象。因此，在睡前 2 小时严格限制水分的摄取。

2）丙米嗪（imipramine）：一般认为丙米嗪具有抗胆碱作用，可以减少膀胱的不稳定收缩，进

而增加膀胱的容量。也有研究指出它可以改善睡眠的相关机制是减少尿液的产生，因而减少夜间遗尿。丙米嗪通常于睡前 1 小时口服，原则上每天最大剂量是每千克体重不超过 0.9～1.5mg。6～8 岁使用 25mg，9～12 岁使用 50mg，大于 12 岁则使用 75mg。丙米嗪可能的副作用包括焦虑、失眠、口干、便秘、行为改变和心毒性等。

3）抗胆碱药物（oxybutynin, tolterodine）：抗胆碱药物可以降低逼尿肌的活性，减少膀胱的不自主收缩，增加膀胱的容量。因此，有尿频、尿急者适合使用这类药物。目前，这类药物最常使用的是 oxybutynin（奥昔布宁），1.25～2.5mg 每天两次使用。它可能会引起口干、便秘、头晕和视力模糊等副作用。由于口干会让患儿不舒服进而喝更多的水，而便秘会让膀胱不自主收缩的机会增加，这两者可能会令排尿控制更加困难。新药 tolterodine（托特罗定）在小儿的效果与 oxybutynin 相当，而副作用较少。tolterodine 一般使用剂量为 2mg，每天早晚各一次口服。

闹铃行为疗法在欧美有相当的疗效，此法对尿床的治愈率很高。此外，心理治疗、膀胱训练及条件反射疗法亦有效 [17]。

（二）中度功能异常性疾病

1. 懒惰膀胱综合征（大容量低张膀胱、逼尿肌反射低下）　本症由 Deluca 于 1962 年首先报道，表现是患儿间隔 8～12 小时才想排尿，并在两次排尿之间出现尿失禁。患儿常常在清晨起床时不排尿，仅是在上午或更晚些时候才排尿。常伴有尿路感染和便秘。患儿用力排尿，但尿线细且无力，不能排空膀胱。上尿路有时扩张，膀胱大且壁光滑。尿动力学显示膀胱容积大且张力低，残余尿量多，无流出道梗阻。便秘的治疗对于大多数排尿异常来说都很重要。在治疗排尿障碍之前，先口服几天缓泻剂聚乙二醇（polyethylene glycol, Mizalax）或磷酸钠（Fleet）排空远端结肠坚硬的大便，再给予大便软化剂和 30g 纤维食物治疗顽固性便秘。训练膀胱排空，一次排尿要尽量多尿几次。间歇清洁导尿是下一步治疗手段，从每 6 小时导尿一次开始，几个月后患儿通常可恢复自主排尿且无尿失禁。此时，通过排尿后导尿测量膀胱残余尿量，膀胱残余尿量应该逐渐减少。最近发现 α_1 肾上腺素受体阻滞药在治疗包括懒惰膀胱综合征在内的膀胱排空障碍性疾病方面

取得了令人鼓舞的疗效。

2.膀胱过度活动症（不稳定膀胱、尿急综合征、高活动性膀胱、持续性婴儿膀胱和高张性逼尿肌）　它作为小儿排尿异常最常见的原因之一，多见于 5～7 岁的儿童。Ruarte 和 Quesada 发现 383 名年龄在 3～14 岁的儿童尿失禁中本症占 57.4%，其中男童占 38.9%，女童占 60.1%。儿童膀胱过度活动症是由于在膀胱获得成熟的过程中，大脑皮层对于逼尿肌无抑制收缩的抑制作用发育延迟造成的。大脑皮层对于皮层下中枢的控制正常建立在 3～5 岁，进而协调骶髓排尿中枢达到随意控制排尿。

临床症状包括尿急、急迫性尿失禁以及夜间遗尿，并常伴有便秘。无抑制或过度活动的逼尿肌收缩发生在膀胱灌注的早期，患儿需通过增强盆底反应以对抗可能的排尿，表现为文森特体位（Vincent curtsey）：患儿蹲坐位，屈膝用一足跟抵住会阴部以阻止漏尿或交叉双腿夹住会阴部以抑制尿失禁的发生。这种对外尿道被动的压迫可以暂时使逼尿肌松弛，从而缓解逼尿肌的无抑制性收缩。另外，由于逼尿肌高张状态，还造成患儿功能性膀胱容量减小。盆底肌肉为对抗尿失禁的发生而长期频繁收缩可导致便秘的发生。小儿如出现逼尿肌尿道括约肌协同失调，即当逼尿肌出现无抑制收缩时，尿道括约肌同时也收缩，造成膀胱内压力增高。异常的排尿动力学改变引起反复泌尿系感染和膀胱输尿管反流。膀胱过度活动症的小儿 33%～50% 会出现膀胱输尿管反流和明显的上尿路扩张。

治疗包括行为治疗、电刺激治疗和药物治疗。目前，通过电脑游戏进行盆底肌肉生物反馈训练膀胱功能，可以使患儿提高治疗的积极性和合作性，从而获得满意效果。在 S_3 平面和耻骨前，经皮肤表面电刺激治疗逼尿肌过度活动的有效性亦有满意报告。药物治疗长期以来临床上使用溴丙胺太林，抗胆碱能类药物治疗膀胱过度活动症作用机制是部分性阻断了副交感传出纤维对逼尿肌的神经支配作用，并可扩大膀胱功能性容积，如奥昔布宁（oxybutynin, Ditropan）和托特罗定（tolterodine, Detrol）。

3.排尿异常综合征　本综合征包括了肠道和/或膀胱功能性异常性疾病，如不稳定性膀胱、便秘和懒惰性膀胱。排尿异常对于上尿路的影响不应忽视。一组 143 例膀胱输尿管反流的小儿中，合并膀胱和肠道功能障碍的有 66 例（43%），其中 82% 排尿异常的小儿有泌尿系感染，需要行输尿管再植手术，而排尿正常的小儿仅有 18% 需做抗反流手术。而且反流矫正后，排尿异常的患儿发生尿路感染的概率是排尿正常小儿的 4 倍。输尿管再植手术失败的病例也仅发生于排尿异常和膀胱高压的小儿。反复尿路感染即使无输尿管反流，还要注意有无排尿异常存在[18]。

（三）重度功能异常性疾病

1.Hinman综合征　1972 年，Hinman 和 Baumann 观察到两个年龄分别为 8 岁和 10 岁的男童临床表现为排尿异常伴有上尿路损害，均有心理障碍，但无尿路解剖性梗阻和神经缺陷。为强调无神经病变，将该病称为"非神经性神经性膀胱"。1986 年将其改为 Hinman 综合征。

（1）病因：Hinman 认为该病是功能性疾病并且是具有某些特定人格类型的儿童在一个令人不快的家庭环境中发展而来的一种不良习惯，本症是可逆性的。CT 和 MRI 检查无神经损害依据。表现为无抑制的逼尿肌反射和过度代偿的尿道外括约肌/盆底肌收缩，即患儿必须尽力收缩尿道外括约肌和盆底肌肉以避免尿湿裤子。尽管起先这种努力有效，但最终还是因膀胱高压导致尿失禁、间断尿流、大量残余尿、尿路感染和尿路结构改变。与排尿异常有关的情感因素包括紧张、害怕、压抑、恐惧、与如厕训练有关的创伤（如担心掉下便池等）、来自父母过度的压力以及性虐待等。

（2）诊断：大多数患儿表现为与慢性尿储留有关的尿失禁。Hinman 综合征的典型特征：①常见于儿童期和青春期男童，但女孩亦不少见；②白天和夜间尿失禁，伴有大便储留和污粪；③尿路感染；④影像学检查可见膀胱呈小梁改变，膀胱输尿管连接部梗阻或反流，上尿路扩张和肾功能损害，可有高血压；⑤无神经系统损害和膀胱出口梗阻；⑥外科手术治疗效果差；⑦可能存在心理障碍，但心理障碍不是诊断的必要条件；⑧膀胱功能训练和药物治疗可以改善病情。

肾和膀胱超声检查可见不同程度的单侧或双侧肾积水，可伴或无输尿管扩张，膀胱壁增厚。肾核素扫描可发现和监测肾瘢痕的发生。VCUG 显示膀胱呈小梁改变或膀胱扩大、排空障碍，男孩尿道外括约肌过度活动可致后尿道扩张。尿动力学检查视疾病持续的时间以及严重程度可有各种表现，尿流率检查常见间断尿流、低尿流率和排尿时间延长。膀胱测压取决于疾病的程度，从早期膀胱无抑制收缩到晚期的逼尿肌肌源性衰竭、无张力膀胱等。起初，逼尿肌尿道括约肌协同失调导致逼尿肌反射亢进，随时间发展逼尿肌失代偿，可出现许多膀胱功能性异常的表现。有些逼尿肌低张力或无张力，而尿道括约肌可以有或无过度活动。Griffiths 和 Scholtmeijer 对 143 例儿童的逼尿肌括约肌协同失调的研究发现膀胱和尿道的活动有许多形式，并强调持续尿道括约肌过度活动的小儿更易合并上尿路损害。MRI 无神经损害的表现。疾病早期心理问题可能不明显。病史采集要着重询问患儿家庭的社会心理和经济状况。父母失业、酗酒、离异、性虐待以及过分保护都会对患儿的心理造成不良影响。但与此相反，有些患儿可以表现得很快乐，似乎是希望利用生病来获得大人们的重视 [19]。

（3）治疗：治疗强调多种形式和因人而异，目的是恢复平衡排尿和避免上尿路损害。有些患儿心理因素对于发病和治疗的影响可以很大，而有些则不太明显。Hinman 认为本症是由心理因素引起，因此强调心理暗示和催眠术对治疗的重要性。Allen 则强调膀胱重新功能训练，可用或不用间歇清洁导尿，同时对于那些有显著心理障碍或症状持续到青春期的患儿借助心理治疗。另外，生物反馈疗法目前也取得了良好的疗效。药物治疗依据尿动力学检查结果，包括单独或联合使用抗胆碱能药物和 α 肾上腺素受体阻滞药。最近，临床采用注射肉毒杆菌毒素 A（botulinum-A toxin）的办法试图造成横纹肌麻痹治疗尿道括约肌过度活动。毒素选择性与细胞表面的特异性受体结合，从而抑制了神经肌肉连接处乙酰胆碱的突触前释放，且不引起周围神经损害。该方法早已广泛运用于眼科患者眼肌阵挛和斜视的治疗以及脊髓损伤引起的逼尿肌括约肌协同失调。同时，治疗方案还应强调因人而异的原则。对于某些敏感的患儿，不能耐受间歇清洁导尿而导致肾功能进一步恶化，而心理治疗也会延误针对尿路的特殊治疗。因此，保证患儿得到全面的、合理的治疗至关重要。密切随访、适时评估治疗效果。当发现上尿路持续恶化时，将依据患儿年龄、身体状况行暂时性尿流改道。

2. Ochoa（奥乔亚）综合征　1979 年由 Ochoa 首先描述了一组症状类似 Hinman 综合征的排尿异常性疾病。该症为常染色体隐性遗传疾病，发病率很低，至今只有 200 余例报道。临床症状类似 Hinman 综合征的表现，其典型特征是在患儿试图微笑时，面部开始扭曲变为愁眉苦脸，很像哭泣似的表情，因此在患儿很小时（一般在 2 岁左右）就可引起家长注意并就诊。膀胱功能训练是主要治疗措施，并结合抗胆碱能药物和抗菌药的使用，使用 α₁ 肾上腺素受体阻滞药可缓解尿道外括约肌痉挛。有些病例需要间歇清洁导尿或暂时性膀胱造口。如 Hinman 综合征一样，便秘的治疗也不应忽视。

3. 婴儿暂时性尿动力学异常　1992 年 Sillén 等发现存在重度输尿管反流的婴儿常伴有非常高的排尿压力。并且膀胱容量小、逼尿肌反射亢进的婴儿重度膀胱输尿管反流的自愈率很高（Ⅴ级反流自愈率为 27%，Ⅲ～Ⅳ级为 40%）。无神经性损害和下尿路解剖性梗阻。研究发现人类尿道外括约肌是在妊娠 20～21 周时由未分化横纹肌形成的环形结构。后来随着分化开始，外括约肌变为成人的马蹄形或 Ω 形结构。因此在婴儿期膀胱内暂时性高压可能与外括约肌的环形结构有关。临床观察到膀胱内压力逐渐转变为正常、输尿管反流减轻或自愈，恰好与尿道外括约肌由环形转变为裂隙状和 Ω 形的时间相吻合，由此推论出尿道外括约肌由环形向裂隙状和 Ω 形的转变减低了尿流阻力和膀胱内压力。Chandra 等对尿路感染和 / 或膀胱输尿管反流的 15 例婴儿随访发现，尿动力学检查 14 例逼尿肌反射亢进消失，排尿压力减低。故将这样一组因异常排尿引起的婴儿期暂时性尿路感染和输尿管反流，但又有很高自愈可能的疾病称为婴儿暂时性尿动力学异常。Yeung 等对 42 例存在Ⅲ～Ⅴ级原发输尿管反流的婴儿与正常婴儿比较后发现，24 例（57%）有尿动力学结果异常，包括不稳定性膀胱伴小的排尿量、逼尿肌括约肌协同失调、膀胱出口功能性梗阻以及逼尿肌收缩力减低等 [20]。

4. 逼尿肌肌源性衰竭　逼尿肌肌源性衰竭发生在膀胱失代偿的终末期。经常见于神经性膀胱，还可见于在婴儿期就开始治疗的后尿道瓣膜，经过长时间逼尿肌状态在青春期时出现肌源性衰竭。在非神经性排尿异常性疾病中多见于 Hinman 综合征和 Ochoa 综合征。部分患儿已能获得平衡排尿，但有较多残余尿，易发生尿路感染。在逼尿肌失代偿之前因反射亢进造成的肾积水通常不再变化。治疗方法是间歇清洁导尿或给予 α₁ 肾上腺素受体阻滞药。

（田　军　孙　宁）

主要参考文献

[1] 黄婉芬, 李思聪, 王伟, 等. 4200例婴儿外科体检结果分析. 中华小儿外科杂志, 1987, 4: 236.

[2] 吴文斌, 孙昌惕, 黄澄如, 等。尿道下裂整复术中尿道成形术的改进. 中华外科杂志, 1980, 18: 60.

[3] 黄澄如, 吴文斌. 泌尿男生殖系先天性畸形. 见: 吴阶平. 主编, 泌尿外科. 第1版. 济南: 山东科学技术出版社, 1993. 254—255.

[4] J.D.M.De VRIES. Hypospadias repair with transverse inner preputial island flap technique. Netherlands; Nijmegen,1986.

[5] Duckett JW. Hypospadias. In: Walsh PC, Gittes RF, Perlmutter AD. et al. Campbell's urology. ed6. Philedelphia: Saunders, 1992, 1893-1916.

[6] Duckett JW. Transverse preputial island flap technique.for repair of severe hypospadias. Urol.Clin. North Am, 1980,7: 423.

[7] 张潍平, 孙宁, 白继武, 等. 尿道下裂带蒂岛状皮瓣尿道成形术成功率的多因素分析及实验研究. 中华小儿外科杂志, 1992, 3: 167.

[8] 李式瀛, 黄金井, 林子豪, 等. 应用阴囊纵隔血管蒂皮瓣修复尿道下裂中国医学科学报, 1984, 6: 25.

[9] 黄澄如, 梁若馨, 白继武, 等. 皮条埋藏法在尿道下裂尿道成形术中的地位. 中华小儿外科杂志1990, 11: 201.

[10] Laurence SB, Duckett JW, Katsuhiko U, et al. Changing concepts of hypospadias curvature lead to more onlay island flap procedure. J.Urol.1994,151: 191.

[11] Snodgrass W. Tubularized, incised plate urethroplasty for distal hypospadias. J. Urol. 1994, 151: 464.

[12] A.Barry Belman. Hypospadias and chordee. In: A.Barry Belman , Lowell R. King, Stephen A. Kramer. Clinical Pediatric Urology. 4th eds. Martin Dunitz Ltd, a member of the Taylor and Francis group. 2002, 1061-1088.

[13] Snodgrass W Tubularized, incised plate for mid shaft and proxireal hypospadias repair[J]. J Urol, 2007, 177：698—702.

[14] Bhupendra P. Singh, Fanindra S. Solanki, et al. Factors Predicting Success in Hypospadias Repair Using Preputial Flap With Limited Pedicle Mobilization (Asopa Procedure). UROLOGY 76 (1), 2010: 92-96.

[15] Glassberg KI, Combs AJ, Horowitz M. Nonneurogenic voiding disorders in children and adolescents: Clinical and videourodynamic findings in 4 specific conditions. J Urol, 2010, 184: 2123-7.

[16] Chase J, Austin P, Hoebeke P, McKenna P. International Children's Continence Society. The management of dysfunctional voiding in children: A report from the Standardisation Committee of the International Children's Continence Society. J Urol, 2010, 183: 1296-302.

[17] Kutlu O, Koksal IT, Guntekin E, Kukul E. Role of spinning top urethra in dysfunctional voiding. Scand J UrolNephrol, 2010, 44: 32-7.

[18] Kibar Y, Piskin M, Irkilata HC, Aydur E, Gok F, Dayanc M. Management of abnormal postvoid residual urine in children with dysfunctional voiding. Urology, 2010, 75: 1472-5.

[19] Thom M, Campigotto M, Vemulakonda V, Coplen D, Austin PF. Management of lower urinary tract dysfunction: A stepwise approach. J Pediatr Urol, 2011.

[20] Killinger KA, Kangas JR, Wolfert C, Boura JA, Peters KM. Secondary changes in bowel function after successful treatment of voiding symptoms with neuromodulation. Neurourol Urodyn, 2011, 30: 133-7.

第三章

泌尿系损伤及泌尿外科急症

第一节 肾 损 伤

肾位于腹膜后，因解剖位置关系隐匿，肾损伤（injury of kidney）发生率较其他器官略低。

一、流行病学

随着工业技术高速发展，现代化的战争、繁忙的交通、剧烈的竞技运动以及暴力性犯罪活动的增加，使多发伤、复合伤明显增多，并且损伤更具有严重性和复杂化，肾损伤发病率有逐年上升的趋势，在泌尿系统损伤中，它仅次于尿道损伤，居第二位。肾损伤发病率约为5/10万，占住院患者总数的0.03%~0.06%。肾损伤常是严重多发性损伤的一部分。在一组意外伤亡的326例尸解中，发现肾损伤36例（11%）。国内报道腹部损伤病例中，肾损伤占14.1%；腹部穿透伤中，肾损伤占7.5%。但实际肾损伤的发病率要比这些数字高。严重的多发性损伤病例常忽视了肾损伤，轻微的肾损伤常因不伴有严重症状而被漏诊。72%的肾损伤见于16~44岁的男性青壮年，这与从事剧烈体力劳动和体育活动有关。男女肾损伤患者比例约为3:1。肾损伤的侧别无明显差异，双侧少见，约占2.2%。肾损伤大多是闭合性损伤，占60%~70%，可由直接暴力（如撞击、跌打和挤压等）或间接暴力（如对冲伤）所致。开放性损伤多见于战时和意外事故，无论是由冷兵器还是火器所致，常伴有其他脏器的损伤，后果严重。医疗操作如肾穿刺、腔内泌尿外科检查或治疗过程中也可发生医源性肾损伤[1]。

二、病因

肾损伤按受伤机制分为闭合性肾损伤、开放性肾损伤和医源性肾损伤三种类型，可由下列原因引起。

1. 闭合性肾损伤 包括直接暴力、间接暴力和肌肉强力收缩等原因。直接暴力系肾区受到直接暴力打击致伤，如车祸、打击伤或跌倒时肾区碰及硬物等引起，是肾损伤最常见的原因。间接暴力多见于坠落伤，双足或臀部着地时肾受到剧烈震动所致。在肾积水、肾囊肿、结石或肿瘤等病理情况下，如搬运重物、剧烈运动或身体突然猛烈转动引起肌肉强烈收缩，可造成自发性肾破裂。

2. 开放性肾损伤 因刀、枪、弹片贯穿致伤，常合并胸腹部其他脏器损伤。

3. 医源性肾损伤 自从体外冲击波碎石术及腔内泌尿外科开展以来，由于碎石时盲目升高电压或增加轰击次数、输尿管导管插入过深、肾盂逆行造影注入过量造影剂以及输尿管镜检、肾镜等不当操作可造成医源性肾损伤。

三、发病机制

肾损伤的发病机制较为复杂，主要包括以下几个方面。

（一）闭合性肾损伤的机制

1. 直接暴力打击 外伤的着力点很重要，如果直接打击腹部，肾损伤发生率为10.0%~20.1%，腰部受到打击则为60%左右。致伤原因以撞击为主，其次为跌落、交通事故等。国外以交通事故居首，占50%以上，最高的达80%。体育运动时除被他人或球类撞击受伤外，身体突然旋转或强烈的肌肉收缩也可以发生肾损伤。此类损伤以镜下血尿多见，即所谓的运动性血尿，右肾多见。Fancz 等曾利用计算机模拟肾的二维模型，研究肾受到打击时，肾内能量的传导和压力的分配，他们发现最大压力点出现在肾实质边缘，而且该压力点的压力还受肾盂内的静水压以及肾实质内是否存在肾囊肿的影响，当肾盂内的静水压高或肾实质内存在肾囊肿时，在同样的外力打击下肾实质边缘最大压力点的压力也随之提高。这与临床所见在受到腹部钝性打击时肾损伤多出现在肾表面以及在梗阻积水的肾和伴有肾囊肿的肾更易出现肾损伤相符。

2. 减速伤　多见于从高处跌下足跟或臀部着地以及发生交通事故时身体突然减速，肾由于惯性作用，继续下降或猛烈的撞击肋骨或腰椎造成肾实质或肾蒂的损伤。由于肾急剧移位，肾蒂受到向上或向下猛烈的牵拉，血管外膜及肌层被伸张，但无弹性的内膜则发生不同程度的挫伤或断裂，导致内膜下出血，管腔狭窄或血栓形成。较严重损伤可使血管肌层和外膜破裂导致血管撕裂或断裂。

3. 冲击伤　冲击伤所致的肾损伤较少见且相对较轻，但其合并存在的心、肺、肝、脾、肠、胰腺损伤却很常见且较重。肾的损伤主要表现为包膜下或实质的斑块状出血，偶见有小的撕裂或梗死。其产生的损伤主要是由于冲击波的作用所致，负压也可能有一定的作用。造成肾损伤的学说包括：

（1）碎裂效应：亦称剥落效应，当压力波自较致密的组织传导至较疏松的组织时，在两者的界面上会引起反射，致使较致密的组织因局部压力突然增高而引起损伤。

（2）惯性效应：致密度不同的组织中，压力波传递的速度有所不同，在疏松的组织中传递较快，在致密的组织中传递较慢，因而两者易造成分离性损伤。

（3）近年来，在冲击波致伤机制研究方面最主要的进展就是试图用生物力学阐明原发冲击伤的发生机制。美国 Stuhmiller 等提出机体对冲击波响应的物理过程包括 3 个阶段：①体表对冲击波负载的迅速响应，冲击波作用于体表力的大小称之为冲击载荷，朝向冲击波源的体表受力最大，组织结构的几何形状可使冲击波发生绕射或聚焦，在部分开放的结构内所受的冲击载荷较自由场中大得多；②冲击载荷作用于机体后，组织器官会发生变形，组织内产生应力；③组织应力和损伤，一定的应力可造成组织出血或破裂。

4. 挤压伤　多见于交通事故，致伤原因复杂，直接打击或挤压于腹部，引起腹内压急剧升高造成肾损伤。

（二）开放性肾损伤的机制

1. 现代火器伤　低速投射物穿入组织时，其作用力沿着弹道的轴线前进。在其前进过程中，直接离断、撕裂和击穿弹道上的组织，形成所谓的残伤道或原发伤道。高速投射物穿入组织不仅具有前冲力，形成原发伤道，而且还产生很大的能量和速度，并向四周扩散，迫使原发伤道的组织迅速向四周压缩与移位，由此形成一个比原发伤道或投射物直径大数倍甚至数十倍的椭圆形空腔，即瞬时空腔，空腔内压力的迅速变化可使伤道周围，甚至远离伤道的组织发生变位和震荡，形成所谓"爆炸效应"，从而使这些组织受伤。投射物的动能以速度的平方增加，而能量的释放却以速度的立方增加，当速度超过一定界限时，其增加的程度更大，投射物在组织中每释放 1J 的能量，就可以形成 $80.1 \times 10^2 cm^3$ 的空腔，同时质轻、高速的枪弹进入人体内遇阻后易发生反跳，从而改变前进的方向。由此造成多脏器损伤。曾有高速枪弹击中臀部后急剧改变方向，穿过胸、腹腔，造成胸、腹腔脏器多处损伤的报道。目前火器伤损伤的机制有以下几种学说：

（1）直接损伤：投射物穿入组织时有两种作用力：其一是前冲力，沿弹轴前进，直接破坏组织，造成贯通伤或非贯通伤（盲管伤），并形成永久伤道；其二是侧冲击力，它与伤道垂直并向伤道四周扩散，形成瞬时空腔效应，造成四周软组织的损伤。

（2）水粒子运动学说：早在 1848 年，法国学者 Hugier 认为，弹头对机体组织的"爆炸效应"是由于水粒子的扩散作用，即投射物将动能传递给周围组织的液体微粒，使其加速，成为继发性投射物并迅速离开伤道，向周围扩散产生"爆炸效应"，使伤道周围组织呈广泛损伤。

（3）脉冲性瞬时空腔效应：高速飞行的投射物穿入组织时具有很大的能量，以压力波形式压缩伤道周围的组织，使其迅速移位，从而形成比原发伤道或投射物直径大几倍甚至几十倍的空腔，它的膨胀作用是由于环境压力与组织内部压力之间的压差造成的，继而周围介质阻止空腔继续扩大，并在组织弹性作用下使空腔收缩，此收缩与膨胀的过程在数十毫秒内发生 7~8 次，使伤道周围组织受到牵拉、撕扯与震荡，造成广泛不均匀的损伤。

（4）压力波作用：投射物以很高的速度穿入机体时，一部分能量以压力波的形式传递给组织和器官，它在组织内以 1500m/s 左右的速度传播，当压力波通过不同阻抗（波速与介质密度的乘积）介质的界面时，会产生反射和折射叠加，实质脏器由于密度高、脆性大，当压力波的强度超过组织的抗拉强度时，组织纤维带被拉断，从而产生不同程度的破裂。

（5）远达效应：是指与原发伤道无直接解剖联系的远隔脏器的损伤。它主要与强压力波作用于循环管路（血管）引起体液剧烈扰动有关。肉眼检查多为脏器的点片状出血，它有别于创伤后神经体液因子引起的继发性散在粟粒状出血。

由于投射物对组织的特殊作用效应，使其所产生的组织损伤具有特殊的病理特点：①原发伤道区：原发伤道区是因投射物直接损伤组织而形成的一持续存在的空腔。其中充满了破碎、失活的组织以及凝血块、泥土、衣服碎片等异物。由于投射物和组织特性的影响，原发伤道各部位的直径是不一致的。光镜下可见该区的内表面参差不齐，组织的正常结构完全消失，大量的红细胞和中性粒细胞密布于坏死组织中或其表面。②挫伤区：该区紧靠原发伤道，是投射物能量侧向传导和瞬时空腔效应的挤压、牵拉作用形成的组织失活区。③震荡区：挫伤区以外即为震荡区。其主要病理改变为血液循环障碍及其所引起的后果。伤后短时间内看不出显著变化，数小时乃至数天后，逐渐出现血液循环障碍，如充血、淤血、出血、血栓形成、渗出和水肿等。血栓形成可导致组织坏死，水肿可压迫周围组织，从而引起局部缺氧和坏死。含水分越多的组织和器官出血越多，形成的震荡区越宽。上述三个病理分区并无明显界限，特别是挫伤区和震荡区的病理变化常参差不齐、交错存在，这种现象在高速、高能投射物损伤时更为明显。

2. 刺伤　利器所造成的肾开放性损伤，平时战时均可见到，可使利器刺入伤道所经过的器官组织发生直接损伤。由于肾位置较深、邻近器官较多，其后面上部与膈肌接触，并借膈肌和第 11、12 肋相邻，下部和腰大肌、腰方肌相邻，两肾顶端都有肾上腺覆盖，两肾的前面各不相同，右肾前面上部紧贴肝右叶下面，下部与结肠肝曲相邻，内侧与十二指肠降部相邻，左肾前上部与胃底及脾相邻，中部有胰尾横过，下部与空肠及结肠脾曲相接。因此，从身体不同部位刺入并造成肾损伤时，常合并不同组织、器官的损伤，其中以结肠、肝、脾的合并伤最常见。

四、病理

根据肾损伤的严重程度可以分为以下病理类型[2]（图 3-1）：

肾挫伤：损伤仅局限于部分肾实质，形成实质内瘀斑、血肿或局部包膜下小血肿，亦可涉及肾集合系统而有少量血尿。由于损伤部位的肾实质分泌尿液功能减低，故甚少有尿外渗。一般症状轻微，愈合迅速。

肾部分裂伤：是较为表浅的肾实质裂伤。如伴有肾包膜破裂，可致肾周血肿。如肾盂肾盏黏膜破裂，则可见明显的血尿。但一般不引起严重尿外渗。内科治疗，大多可自行愈合。

肾全层裂伤：肾实质严重裂伤时外及肾包膜，内达肾盂肾盏黏膜，此时常伴有肾周血肿和尿外渗。如肾周筋膜破裂，外渗血尿可沿后腹膜外渗。血肿如破入集合系统，则可引起严重血尿。有时肾的一极可完全撕脱，或肾严重裂伤呈粉碎状——粉碎肾。这类肾损伤症状明显，后果严重，均需手术治疗。

肾蒂损伤：肾蒂血管撕裂时可致大出血、休克。如肾蒂完全断裂，伤肾甚至可被挤压通过破裂的膈进入胸腔。锐器刺伤肾血管可致假性动脉瘤、动静脉瘘或肾盂静脉瘘。对冲伤常使肾动脉在腹主动脉开口处内膜受牵拉而破裂，导致肾动脉血栓形成，使伤肾失去功能。

病理性肾破裂：轻度暴力即可使有病理改变的肾破裂，如肾肿瘤、肾积水、肾囊肿和脓肾等。有时暴力甚至不被觉察，而称之自发性肾破裂。

严重肾外伤尤其是贯通伤，常伴腹腔和胸腔其他内脏的损伤。血尿可渗入胸腔或腹腔。伤员常因大量出血不及时医治而死亡。

晚期病理改变：由于持久尿外渗可以形成尿囊肿；血肿、尿外渗引起组织纤维化，压迫肾盂输尿管连接部可以造成肾积水。除出血、尿外渗外，感染是一种严重并发症。它的发生较出血为晚，肾和周围组织因血肿和尿外渗而易使细菌侵入并繁殖。开放性肾损伤偶有形成假性肾动脉瘤或者发生动静脉瘘；部分肾实质缺血或者肾蒂周围纤维化压迫肾动脉，可以形成肾血管性高血压。

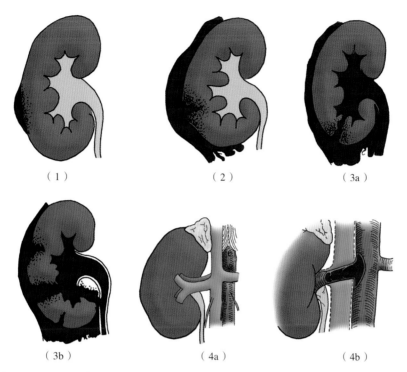

（1）　　　　　　　　　　（2）　　　　　　　　　（3a）

（3b）　　　　　　　　　（4a）　　　　　　　　　（4b）

图 3-1　肾损伤的病理类型。（1）肾挫伤：肾瘀斑及被膜下血肿；（2）肾部分裂伤：表浅的肾实质裂伤及肾周围血肿；（3a）肾全层裂伤：肾周血肿、血尿和尿外渗；（3b）肾全层裂伤：肾横断、肾碎裂；（4a）肾蒂损伤：肾蒂完全断裂；（4b）肾蒂损伤：肾动脉内膜断裂及血栓形成

五、临床表现

肾损伤的临床表现颇不一致。有其他器官同时受伤时，肾损伤的症状可能不易觉察。其主要症状有血尿、疼痛、伤侧腹壁强直及腰部肿胀；体征主要有休克、腹膜刺激征和腰部肿块等。

（一）症状

1. 血尿　90% 以上肾损伤的患者有血尿，轻者为镜下血尿。但肉眼血尿较多见。严重者血尿甚浓，可伴有条状或铸型血块和肾绞痛，有大量失血。多数病例的血尿是一过性的。开始血尿量多，几天后逐渐消退。起床活动、用力、继发感染是继发血尿的诱因，多见于伤后 2 ~ 3 周。部分病例血尿可延续很长时间，甚至几个月。将每小时收集的尿液留在试管中，分别依次序排列在试管架上来比较尿色深浅，可以了解病情进展情况。没有血尿不能除外肾损伤的存在，尿内血量的多少也不能断定损伤的范围和程度。当肾盂遭受广泛性损伤，肾血管受伤（肾动脉血栓形成、肾蒂撕脱），输尿管断裂或被血块或肾组织碎片完全堵塞，血液流入腹腔，以及血和尿同时外渗到肾周围组织等损伤情况时，尽管伤情严重，但血尿可不明显。如尿标本由导尿所得，需与导尿本身引起的损伤出血鉴别。

2. 疼痛与腹壁强直　伤侧肾区有痛感、压痛和强直。身体移动时疼痛加重，但轻重程度不一。这种痛感是由肾实质损伤和肾被膜膨胀所引起。虽然腹壁的强直会影响准确的触诊，但在某些病例仍可在腰部扪到由肾出血形成的肿块。疼痛可局限于腰部或上腹，或散布到全腹，放射到背后、肩部、髋区或腰骶部位。如伴腹膜破裂而有大量尿液、血液流入腹腔，可致全腹压痛和肌卫等腹膜刺激征象。这种情况在幼童较易发生。当血块通过输尿管时可有剧烈的肾绞痛。腹部或腰部的贯通伤常有广泛的腹壁强直，可由腹腔或胸腔内脏的损伤引起，但亦可为肾区血肿或腹腔内出血所造成。

3. 腰区肿胀　肾破裂时的血或尿外渗在腰部可形成一不规则的弥漫性肿块。如肾周筋膜完整，则肿块局限，否则在腹膜后间隙可造成一广泛性肿胀。以后皮下可出现瘀斑。这种肿胀即使在腹肌强直时也往往可以扪及。从肿胀的进展程度可以推测肾损伤的严重程度。为缓解腰区疼痛，患者脊柱常呈侧突。有时尚需与脾、肝包膜下出血所形成的肿块相鉴别。

（二）体征

1. 休克　休克是肾损伤后很重要的表现，可为创伤性休克或/和出血性休克。早期休克可能由剧烈疼痛所致，但其后与大量失血有关。其程度依伤势和失血量而定。除血尿失血外，肾周筋膜完整时，血肿局限于肾周筋膜；若肾周筋膜破裂，血液外渗到筋膜外形成大片腹膜后血肿；如腹膜破裂，则大量血液流入腹膜腔使病情迅速恶化。其发生及严重程度常取决于受伤程度、出血量及有无其他器官合并伤。在开放性损伤中，约有85%合并休克，闭合性损伤中约有40%合并休克。在闭合性肾损伤中，若血尿轻微或仅为显微镜下血尿而合并休克者，应考虑为重型肾损伤，包括肾蒂损伤或并发其他器官损伤。凡短时间内迅速发生休克或快速输血2U后仍不能纠正休克时，常提示有严重的内出血。晚期继发性出血常见于伤后2～3周，偶尔在2个月后亦可发生。

2. 腹膜刺激征　尿液、血液渗入腹腔或同时有腹腔内脏损伤，可出现腹膜刺激征。

3. 痛性肿块　肾损伤后局部常有不同程度的压痛和肌肉强直。双侧对比检查时，区别十分明显。损伤严重者，常由于血液和外渗尿积存于肾周围，形成痛性肿块。伤后短时间内由于肌张力增强，常难以发现肿块，但腰侧与肾区丰满及伤侧上腹部叩诊浊音，均提示肾周有肿块存在。此外伤侧可有皮下瘀斑或皮肤擦伤。

六、实验室及泌尿外科特殊检查

（一）实验室检查

1. 尿常规　对腰腹部受伤且疑有肾损伤的患者应立即行尿常规检查，了解出血情况。必要时导尿，留尿进行比色观察。但血尿的多少有时与损伤程度不一定成比例。

2. 血常规　主要了解受伤患者血红蛋白水平，评估患者失血情况。另外，参考白细胞及血小板水平，综合评价患者状态。

3. 其他检查　如肝肾功能、电解质、血糖及凝血常规等，整体评价患者身体情况，为抢救及可能的手术做好准备。

（二）泌尿外科特殊检查

1. 腹部X线平片　轻度肾损伤可无重要发现，重度肾损伤可见肾影模糊不清，腰大肌影不清楚，脊柱凹向伤侧，有时可见肋骨或者腰椎骨折等。

2. CT　CT及强化CT在肾损伤的诊断及随访中有十分重要的价值。在患者全身情况允许的情况下，应作为首选的检查。它不仅可以准确了解肾实质损伤的程度、范围，以及血、尿外渗的情况，还可同时明确有无其他腹腔脏器的损伤。CT尿路成像（CTU）可以发现患肾造影剂排泄减少、造影剂外渗等；CT血管成像（CTA）可显示肾动脉及肾实质损伤情况，也可以了解肾动静脉瘘或创伤性肾动脉瘤，若伤侧肾动脉完全梗阻，表示外伤性血栓形成。

3. B超　可初步了解肾损伤的程度以及肾周围血肿和尿外渗的情况。

4. 静脉尿路造影（IVU）检查　根据排泄性尿路造影时造影剂外漏的情况，可了解肾损伤的程度和范围，并可了解两侧肾功能的情况。

5. 肾动脉造影检查　当排泄性尿路造影不显影，且疑有肾蒂血管伤时，可行肾动脉造影检查，但应在病情稳定时方可实施。肾动脉造影可发现有造影剂外溢以及肾血管较大分支阻塞。在肾动脉造影确诊后，还可行选择性肾动脉分支栓塞以控制出血。

6. 磁共振成像（MRI）检查　对于造影剂过敏的患者可以选择此项检查，1.0T以上的MRI检查可以明确肾碎裂及血肿的情况，一般不作为常规检查。

7. 肾核素扫描　核素扫描对于严重碘过敏患者有较多帮助，可以判断肾血流情况，但是一般不需要进行此项检查。

七、鉴别诊断

1. 腹腔脏器损伤　有外伤史，主要为肝、脾损伤，有时可与肾损伤同时发生。表现为出血、休克等危急症状，有明显的腹膜刺激症状。腹腔穿刺可抽出血性液体。尿液检查无红细胞；超声检查肾无异常发现；IVU示肾盂、肾盏形态正常，无造影剂外溢情况。

2. 肾梗死　表现为突发性腰痛、血尿、血压升高；IVU示肾显影迟缓或不显影。逆行肾盂造影可发现肾被膜下血肿征象。肾梗死患者往往有心血管疾患或肾动脉硬化病史，血清乳酸脱氢酶、天冬氨酸转氨酶及碱性磷酸酶升高。

3. 自发性肾破裂　突然出现腰痛及血尿症状。体检示腰腹部有明显压痛及肌紧张，可触及边缘不清的囊性肿块。IVU 检查示肾盂、肾盏变形和造影剂外溢。B 超检查示肾集合系统紊乱，肾周围有液性暗区。一般无明显的外伤史，既往多有肾肿瘤、肾结核、肾积水等病史。

八、治疗

（一）保守治疗

肾损伤者大多数可以通过非手术治疗而保留肾，约 74% 获得成功，肾损伤患者经过积极的保守治疗和密切的临床观察，其中大部分患者病情可以逐渐趋于平稳，血尿停止，肿块缩小，因并发症少，一般无重大后遗症，一组 186 例外伤性肾损伤报道中，非手术治疗组的肾切除率为 3%，而手术治疗组的肾切除率高达 20%。另外，肾探查和修补术后并发症发生率高达 3%～20%，可见有效的保守治疗不仅可降低肾切除率，而且能有效减少并发症。

保守治疗包括紧急处理和一般治疗。紧急处理包括迅速输血、输液和复苏。对严重肾损伤患者，即使血压在正常范围，亦应采取防止休克的治疗，并密切观察血压、脉搏等生命体征变化以及腹部肿块大小，血尿颜色等变化，对伴有休克的患者应在休克被纠正并处于稳定情况之后，尽快进行必要的检查，以确定肾损伤的程度和范围，便于选择下一步的治疗方案。一般治疗包括：①绝对卧床休息。卧床休息的时间，因肾损伤的程度而异，肾裂伤应卧床休息 4～6 周，2～3 个月内不宜参加体力劳动和竞技运动。②止血、镇静：应立即给予有效的止血药物，以减少继续出血可能，由于肾损伤出血引起肾周血肿、肾纤维膜及肾周筋膜受牵拉而出现腰部胀痛，或出血进入集合系统，血凝块引起输尿管梗阻，出现肾绞痛。故肾损伤患者多有明显的疼痛表现，而疼痛又会引起患者烦躁、不安、活动，进而加重肾出血。因此，应给予必要的镇静处理。③感染的防治及补液：应给予广谱抗生素，预防感染，防止血肿感染形成脓肿，并注意补入足够的能量、血容量，维持水、电解质平衡，及时补充机体在非常态下的代谢需要。④保持两便通畅，严重肾损伤患者应立即给予保留导尿，一方面有利于观察尿液颜色变化，另一方面能防止患者排尿时加重肾损伤。

必要时给予缓泻药帮助患者通便。防止用力排便，增加腹压，引起继发性出血可能。

非手术治疗的注意事项：①密切注意生命体征变化，在肾损伤的非手术治疗过程中，特别是第 1 周，应严密观察患者血压、脉搏、呼吸等生命体征。②绝对卧床休息，对于防止再出血至关重要。③观察尿液颜色变化，如果尿液逐渐转清，局部症状逐渐改善，提示出血停止，若尿液突然转清，而出现腹部疼痛加重。可能是血凝块堵塞输尿管所致。而不能盲目认为出血停止。④观察局部包块大小，对于可触及肿块的患者，入院时及时给予标记肿块范围，并观察其大小的变化。

（二）介入栓塞治疗

肾损伤治疗的目的是控制出血，且最大程度地保护有功能的肾组织，尽量减少并发症及后遗症。采用肾动脉选择性介入栓塞疗法对肾损伤出血进行治疗，能在保留患肾功能的基础上，达到止血和预防再出血的治疗效果。

选择性插管注入栓塞剂（材料）堵塞破损血管，能促使血栓形成，进而修复破损血管内膜，堵塞出血源头破口达到止血疗效。目前应用的栓塞材料种类较多，常使用的栓塞剂为明胶海绵，其属于无毒无抗原性蛋白胶类物质，栓塞血管后可起到网架作用，其海绵状框架结构易被红细胞填塞，从而引起血小板凝集和纤维蛋白原沉积，加之其在血管腔内能引起局部痉挛，形成血栓，起到栓塞止血的作用。明胶海绵还具有优良的可压缩性和遇水膨胀性，是目前较理想的栓塞剂。在栓塞治疗时，可根据出血病灶大小，将明胶海绵裁剪成 1～5mm 大小不等的颗粒（条）经导管注入栓塞。对于较大血管损伤伴或不伴动脉瘤者，主张采用合适的单纯弹簧圈或明胶海绵加弹簧圈栓塞。如果行明胶海绵栓塞加弹簧圈栓塞后仍有出血，应果断中转外科手术治疗[3]。

介入栓塞疗治疗时，应注意以下几个方面：①需选择合适管径的导管，导管头应尽可能到达出血点，避免正常血管损害，破坏正常肾实质；②介入操作时动作要轻柔，切忌粗暴，以免血管痉挛，甚至破裂；③根据出血点大小选择栓塞材料，如明胶海绵颗粒的大小和数量，必要时可加用弹簧圈；④在透视下缓慢静脉推注栓塞剂，当发现栓塞剂经短路血管进入肾静脉时，应立即停止而改直径更大的栓塞剂注入；⑤在透视下缓慢静脉推注栓塞剂，压力适宜，避免堵塞的出血口重新被冲开再出血；栓塞结束后，需再次造影证实出血点消失；⑥术后复发，如有必要应再次栓塞；⑦术后卧床休息，密切观察生命体征，观察肾造瘘管、导尿管内血尿情况，预防性给予抗生素 3 ~ 6 天。肾动脉选择性介入栓塞疗法并发症少，但也有少数栓塞术后出现栓塞综合征，包括发热、恶心、呕吐、肾区疼痛和肾血管性高血压等。多发生于术后 30 ~ 60min，一般对症治疗即可[4]。

（三）外科手术治疗

肾损伤的大部分患者可以通过保守治疗而获得治愈，但部分肾损伤患者应及时给予手术治疗，否则会引起更严重的后果。对于保守治疗的患者，在非手术治疗过程中，应密切观察病情的变化，做必要的手术治疗准备。在下列情况下应手术治疗：①开放性肾损伤或贯通肾损伤患者应行急诊手术，术中不仅需要修补损伤的肾，还应注意其他脏器的损伤情况以及有无异物的存在；②合并有胸、腹腔脏器损伤者；③严重休克经大量输血补液仍不能矫正，或血压回升的短期内又下降，提示有大出血可能者；④非手术治疗过程中，肾区肿块不断增大，肉眼血尿持续不减，患者血红蛋白逐渐下降，短期内出现贫血者；⑤静脉尿路造影或 CT 增强扫描显示造影剂明显外渗等；⑥经较长时期的非手术治疗，仍反复出现血尿或合并感染或继发性高血压等。

手术处理要点：①入路：肾探查一般采用经腹入路，通常取剑突下至耻骨的腹部正中切口，有利于肾血管的控制和腹腔合并伤的处理。②控制肾蒂：打开肾包膜前先控制肾血管是肾探查和修复的一种安全有效的方法。在肾周包膜已有破裂的情况下也可以先控制肾蒂。③尽可能地行肾修补术：国外肾探查时肾切除率总体为 13%。肾修补术对最大限度保护肾功能有重要意义，但也存在一定的迟发性出血和再次手术的风险。④肾实质损伤无法修复或者肾门血管损伤时需行肾切除术。对于肾动、静脉的撕裂及断裂，推荐行快速肾切除术，一项多中心研究表明，肾门血管撕裂、断裂性损伤行血管修补术的失败率几乎为 100%，因而除了孤立肾和双侧肾损伤外，肾血管损伤推荐行肾切除术[5]。

（四）多发伤患者肾损伤的处理

多发伤意味着能量大，尿路损伤率高，伤势重；尿路器官损伤的发生率比非多发伤者高 2.5 倍，而且肾损伤多在中度以上。多发性损伤的患者，因深度休克，血尿不严重，尿路损伤常被忽略，故多数患者得不到检查，只有 43.8% 能够完成 IVU，与非多发伤的 76.6% 形成鲜明对比。鉴于此，对多发伤伴有肾损伤者，处理应采取较积极的措施。

（五）肾损伤伴腹腔其他脏器伤的处理

1. 伴胰腺损伤　为了避免术后发生并发症，既往肾切除率高达 33%。如处理得当，就能最大限度地保留肾组织。手术时应注意：①严密缝合肾集合系统，且张力不能过大；②将大网膜、筋膜或结肠置于肾和胰腺之间；③充分引流，而且两个引流分别从不同部位引出。

2. 伴结肠损伤　肾损伤与结肠同时损伤约占全部肾损伤患者的 2.5%，若处理不当，极有可能发生感染性尿囊肿和肾周围脓肿。目前所采取的处理原则：①75% 由开放伤所致，故而积极进行手术探查。②术前影像学检查难以对肾损伤做出分类时，应当剖腹探查，既可了解肾损伤的真实情况，又可使结肠损伤得到及时治疗。③肾损伤的处理原则与通常无异，即便有粪便污染依然如此，包括去除无生机的组织、止血、缝合集合系统、覆盖创面，当肾被膜不能应用时，可用大网膜片或腹膜片作覆盖材料。结肠伤和肾损伤较近者，应以大网膜片将其隔开。血管损伤者，并不因结肠伤而放弃修补。④放置引流。

3. 伴腔静脉损伤　这些伤员伤势极其严重，往往由于致命出血而死亡。为了挽救患者生命，关键在于各级抢救成员从受伤地点起就应积极复苏，尽快送往附近医院。一旦患者入院，在积极抢救休克的同时经腹进行探查，靠近肾门处切开后腹膜，直达肾蒂血管或腔静脉，迅速控制出血，清理手术野，依据伤情给予修补。

九、并发症及处理

肾损伤后并发症分为早期和晚期两类。所谓早期并发症是指损伤后 6 周内所发生的威胁患者生命、或者使损伤肾丧失的情况，如继发性出血、尿外渗、肾周围脓肿、急性肾小管坏死和尿瘘等。晚期并发症包括高血压、肾积水、结石、慢性肾盂肾炎、慢性肾功衰竭和动静脉瘘等。这两类并发症大都发生于严重肾损伤之后，个别例外。高血压是晚期并发症中最常见者，发病率为 0.7% ~ 33%。主要原因是由于肾缺血引起肾素 - 血管紧张素系统活性增加，如肾蒂周围血肿、肾周围血肿、肾被膜下血肿机化、肾实质广泛瘢痕形成、肾内假性动脉瘤等对肾实质压迫造成供血不足，导致近球细胞及颗粒斑分泌肾素增多而继发肾素性高血压。

腹膜后尿囊肿或者肾周脓肿要切开或穿刺引流；输尿管狭窄、肾积水要酌情施行成形术或肾切除术；恶性高血压要做血管修复术或肾切除术；动静脉瘘和假性动脉瘤应予以修补或选择性血管栓塞，如在肾实质内可行肾部分切除术。持久性血尿可施行选择性肾动脉栓塞术。

（刘冉录　徐　勇）

第二节　输尿管损伤

输尿管是一细长的、由肌肉和黏膜构成的管形器官。它位于腹膜后间隙内，受周围组织器官（如脊柱、肌肉及腹腔内容物）的保护，有一定的活动度。输尿管损伤是指由于各种因素所致的输尿管管壁结构或血供的损伤。引起输尿管损伤的原因较多，可分为创伤性、医源性及自发性损伤等。

一、流行病学

外界暴力所致的输尿管损伤较为少见，但在临床上由于腹部手术、盆腔手术、妇科及泌尿外科腔道镜检查或手术所造成的输尿管的各种损伤屡见不鲜。输尿管损伤的发病率难以统计，但远超过文献所报道的数字。

国内有学者报道创伤性输尿管损伤占 3.2%，医源性损伤占 96.28%，自发性输尿管破裂占 0.52%。创伤性输尿管损伤约占全部泌尿道损伤的 1%。医源性输尿管损伤的病因依次为妇产科手术（50%），泌尿外科手术（30%）和腹部外科手术（15%）。妇产科手术导致一半以上的医源性输尿管损伤，经腹子宫全切（输尿管损伤发生率为 2.2%）、腹腔镜子宫切除（发生率为 1.3%）和阴式子宫切除术（发生率为 0.03%）是引起输尿管损伤最常见的三种术式。放射性输尿管损伤是医源性损伤的一种特殊类型，临床罕见，发生率约为 0.04%。输尿管自发破裂临床非常罕见，多与输尿管本身疾病相关。

二、病因及分类

按照不同的病因可将输尿管损伤分为以下几种[6]：

1. 创伤性损伤　由于其解剖位置的关系，外伤输尿管损伤较为少见，分为输尿管贯通伤和非贯通性输尿管损伤。输尿管贯通伤多见于战时、交通事故、刀刺伤等，多为输尿管穿孔、割裂、切断等，其在贯通伤中的发病率不到 4%，在钝性伤中的发病率低于 1%。非贯通性输尿管损伤罕见，可因直接暴力使肾突然向上移位，使相对固定的输尿管被强烈牵拉而过度伸展，导致输尿管从肾盂撕裂或离断，这种创伤多见于背后受到重击的儿童。输尿管损伤时常伴有其他内脏的损伤或贯通伤。

2. 手术损伤　多见于下腹部或盆腔的手术，手术损伤多见于下段输尿管，因为此部位解剖较复杂，手术野较深，不易辨清输尿管位置。如根治性或次全子宫切除术、巨大卵巢囊肿或肿瘤切除术、直肠癌根治性切除术等。损伤可为结扎、钳夹、切开、切断、撕裂及部分切除，或损害输尿管血供而致管壁缺血、坏死及穿孔。术时不一定被发现，直到术后出现漏尿或无尿（双侧损伤）时才被发现。此外，肾下极靠近中线的肿瘤在行射频或冷冻治疗时可能损伤肾盂输尿管连接部。

3. 器械损伤　多见于泌尿外科经输尿管操作中，如输尿管逆行插管、输尿管镜手术，多为术中操作粗暴所致。幸运的是，输尿管镜术中常能及时发现输尿管的损伤。早期发现输尿管镜术中输尿管穿孔的发生率为 2% ~ 6%，随着经验的积累和小口径镜体的使用，严重输尿管损伤（黏膜撕脱或套叠）的发生率已经明显降低（0.1%），且多与经验不足相关。

4. 放射性损伤　多见于盆腔脏器肿瘤高强度放疗引起输尿管及其周围组织纤维化，导致输尿管梗阻和肾积液；盆腔肿瘤放射性粒子植入也会并发远期输尿管损伤。

5. 输尿管自发破裂　临床非常罕见，多与输尿管本身疾病相关。

三、病理生理

贯通性输尿管损伤的致伤原因则为刀刃或弹片直接造成输尿管损伤。弹片对输尿管损伤除了直接造成锐性损伤，还可因热力造成输尿管烧灼和周围黏膜小血管损伤，从而导致输尿管壁的缺血坏死。非贯通性输尿管损伤多见于儿童，致伤机制主要是由于运动中突然减速（车祸）或从高空坠落使输尿管剧烈拉伸，在其固定点发生断裂，受伤部位常为肾盂输尿管连接部（UPJ）或输尿管膀胱连接部（UBJ），而输尿管其余部分损伤轻微。

医源性输尿管损伤常见方式有：结扎伤，切割伤，离断伤，输尿管周围组织牵引或瘢痕收缩造成的输尿管扭曲，输尿管镜引起的穿孔、假道形成及严重的黏膜撕脱、套叠，钳夹伤，输尿管外膜过度分离以及术中热能或冷冻造成输尿管缺血坏死等。

放射性输尿管损伤主要是引起输尿管及其周围组织纤维化。粒子植入后近距离放射引起的输尿管损伤还可直接造成输尿管壁损伤。

四、病理

1. 原发病理表现　依损伤类型、处理时间不同而异，可有挫伤、穿孔、结扎、钳夹、切断或切开、撕裂、扭曲、外膜剥离后缺血、坏死等。输尿管轻微的挫伤均能自愈，并不引起明显的输尿管狭窄。

2. 继发病理表现　输尿管损伤后发生腹膜后尿外渗或尿性腹膜炎，感染后可发生脓毒症。输尿管被结扎或切断，近端被结扎，可致该侧肾积水，若不及早解除梗阻，会造成肾萎缩。若双侧被结扎，则发生无尿。输尿管被钳夹、外膜广泛剥离或被缝在阴道残端时则可发生缺血性坏死。一般在1～2周内尿外渗或尿瘘，伴输尿管狭窄者可致肾积水。

五、临床表现

输尿管损伤的临床表现与损伤原因、损伤类型相关。创伤性输尿管损伤和医源性输尿管损伤如术中能及时发现并处理可无临床症状，如术中未能发现，术后表现多样且复杂。根据损伤程度、术后发病时间、有无合并感染等，临床表现为尿外渗、尿瘘、梗阻等。此外，单侧损伤与双侧损伤的临床表现也有不同。

1. 血尿　常见于器械损伤输尿管黏膜，一般血尿会自身缓解和消失。输尿管完全断离时，不一定有血尿出现。故损伤后血尿有无或轻重，并不与输尿管损伤程度一致。没有血尿并不能排除输尿管损伤的存在。文献报道输尿管损伤后血尿发生率并不高，创伤性输尿管损伤血尿发生率仅为30%～45%，而医源性损伤的血尿发生率不超过20%。

2. 尿外渗、尿性囊肿和尿瘘　输尿管损伤常表现为术中伤口的渗液和术后即刻或数天后出现伤口漏尿，如尿液未能引流出体外，可伴有腹膜炎和肠麻痹的表现，尿液积聚体内时可形成尿性囊肿，合并感染时则形成脓肿。闭合性创伤性输尿管损伤尿性囊肿的形成较为常见。后期输尿管损伤，特别是伴有输尿管慢性局部坏死时常形成尿瘘，最常见为输尿管阴道瘘和输尿管皮肤瘘，窦道的形成增加了治疗难度。

3. 感染　分为局部感染症状和全身感染症状。局部感染由局部尿液积聚或局限性输尿管坏死和尿外渗继发感染引起。全身感染症状是局部感染发展、加重的表现，严重者可引起脓毒血症的表现，甚至感染性休克引起死亡。

4. 梗阻　输尿管梗阻损伤后最常见的临床表现。早期即可引起患侧腰痛，但多数患者无特殊感觉而表现为远期的慢性输尿管梗阻和肾积水，诊断常起源于输尿管梗阻引起的肾积水或常规复查，偶尔双侧输尿管损伤或孤立肾输尿管损伤可表现为无尿。

5. 非特异表现　创伤性输尿管损伤可有腰肋部皮肤瘀斑和肋脊角触痛以及合并脏器损伤的表现。此外，术后不明原因的发热，不明原因的白细胞升高，不明原因的肾功能下降以及持续较长时间的功能性肠梗阻者，均要考虑输尿管损伤的可能。

六、实验室及泌尿外科特殊检查

及时明确并处理是决定输尿管损伤预后的最重要的因素。全面充分地了解病史，详细地体检和选择合适的辅助检查方法是能否及时确诊的关键。因多数输尿管损伤缺乏特异的临床表现，诊疗时具备可能伴有输尿管损伤的意识是早期诊断的关键。一旦不能及时确诊，延期诊断将显著增加处理的难度和并发症的发生率。因此，我们可以借助一些简单而常用的手段对输尿管损伤进行诊断和鉴别诊断。

1."显色"试验　常用靛胭脂和亚甲蓝溶液。

（1）手术中怀疑输尿管损伤时，由静脉注入靛胭脂，可见蓝色尿液从输尿管裂口流出。

（2）术中或术后做膀胱镜检查，并做靛胭脂静脉注射时，发现伤侧输尿管口无蓝色尿液喷出。

（3）通过导尿管注入亚甲蓝溶液可鉴别输尿管瘘与膀胱瘘，若膀胱或阴道伤口流出的液体仍澄清，可排除膀胱瘘。

2.影像学检查

（1）逆行造影：部分输尿管损伤患者可考虑输尿管插管，插管至损伤部位受阻，逆行肾盂造影显示梗阻或造影剂外溢。

（2）排泄性尿路造影和CT：二者均可显示输尿管损伤处的尿外渗、尿漏或梗阻。

（3）B超：可发现尿外渗和梗阻所致的肾积水。

（4）放射性核素显像：可显示结扎侧上尿路梗阻。

七、治疗

输尿管损伤情况复杂多样，因其损伤原因、部位、程度以及确诊时间和伴发创伤的不同，对其处理也应采用个体化方案[7-8]。

（一）损伤的治疗原则

但无论采用何种方法，输尿管损伤治疗的总原则为：恢复输尿管的连续性，避免尿液漏出，保护患侧肾功能。另外还应兼顾以下几方面：

1.处理患者要有全局观　当患者全身情况危急、休克或伴有其他重要器官损伤时，应先纠正全身情况，优先处理重要器官的损伤，不应强求一次性修复输尿管损伤。在全身情况不稳定的情况下，可采用输尿管置管或旷置等简单方法以尽快结束手术，输尿管损伤可待二期手术处理。

2.早期及时诊断、及时处理　输尿管损伤能否及时诊断并处理是影响预后的最重要因素，延期诊断常增加了处理的难度和并发症的发生率。输尿管损伤手术时机的选择对于治疗的效果有着重要的意义。术中及早期发现的输尿管损伤应及时治疗，根据上述损伤方式及程度的不同采取相应的治疗，术后可无并发症发生。对于术后较长时间确诊的输尿管损伤，手术时机的选择目前仍存在争论。对予局部炎症较轻，无

明显尿液漏出的患者来说，可考虑积极手术治疗，腔镜下D-J管置入术、输尿管端-端吻合术均是可选术式。但对于已经形成尿瘘，尿液渗出伴有全身感染症状的患者来说，可考虑延期手术，暂时行患侧的肾盂造瘘术，待3～6个月后，受损输尿管局部炎症、水肿明显消退，再考虑手术治疗。

3.明确损伤分级　美国创伤协会将输尿管损伤分为五级：一级，只是形成血肿，输尿管壁轻度损伤；二级，累及小于50%周径的切割伤；三级，累及大于50%周径的切割伤；四级，完全撕裂伤，致小于2cm的输尿管壁失去血供；五级，完全撕裂伤，致大于2cm的输尿管壁失去血供。这种分级方法可用于指导临床治疗：一、二级损伤一般采用输尿管置管或经皮肾造瘘即可治疗；三、四、五级损伤常需要开放手术修补。

（二）留置输尿管支架

输尿管置管主要起到尿液内引流和作为输尿管修复愈合的支架的作用。

1.输尿管受钳夹后，若能立刻发现，往往由于损伤时间短。不会对输尿管壁的血供造成明显的影响，可不做特殊处理。若考虑到输尿管黏膜水肿，上尿路引流不畅，导致术后肾绞痛，可在膀胱镜下于患侧输尿管内留置D-J管，保留1～2周。

2.热损伤，如电刀等设备对输尿管壁的灼伤等，若热损伤的面积小，并未贯穿输尿管壁，可考虑术中膀胱镜下于患侧输尿管内留置双J管，损伤部位留置引流管，充分引流，术后密切观察引流量的变化，1周内若无漏尿，可拔除引流管。

3.对于术中立即发现的缝扎，处理方法同钳夹伤的处理，术后观察术区引流液的变化情况；术后发现的输尿管缝扎伤，行造影检查提示输尿管成角、悬吊的患者，可行输尿管镜检查，若输尿管腔内发现缝线，可用激光将缝线烧断，并留置双J管，术后观察术区引流液的变化情况。

4.置管可采用膀胱镜，但有条件者最好使用输尿管镜，以使安全导丝通过损伤处到达肾盂内，双J管大小在6Fr左右。术中最好使用B超或X线观察以确保D-J管的位置良好，术后置Foley尿管1周左右以防止尿液反流、减少外渗。

（三）手术修复

1.手术修复原则　结合输尿管本身血供及解

剖特点，开放手术修复要遵循下列原则：①游离输尿管时要注意保护期外膜，以免影响其血供；②创缘充分清创，直到输尿管断端有明显渗血为止；③吻合口宜大、斜形、防漏，黏膜对合整齐；④吻合后吻合口都应无明显的张力，切不能强行带张力吻合；⑤必要时用网膜包裹、隔离。

2. 不同损伤部位处理方法的选择　输尿管不同部位的损伤手术处理方法不尽相同。因输尿管的血供特性，中段输尿管损伤处理更为棘手。损伤段不长的中、上段损伤可用输尿管端-端吻合、肾下盏输尿管吻合等；损伤段较长时可采用自体肾移植、输尿管与对侧输尿管吻合，甚至需要输尿管替代。而远端的输尿管损伤多可采用输尿管膀胱吻合术或膀胱瓣输尿管下段成形术。不同处理方法可纠正的输尿管损伤长度有所不同（表3-1）。

表3-1　术式与可修复输尿管损伤的长度的关系

手术方法	可纠正长度
输尿管端-端吻合	2～3cm
输尿管膀胱再植	4～5cm
输尿管膀胱吻合术	6～10cm
膀胱瓣输尿管下段成形术	12～15cm
肾游离固定	5～8cm

3. 手术方式

（1）输尿管端-端吻合：输尿管端-端吻合术是将病变段输尿管切除，然后恢复输尿管连续性的方法，此法最常见、最常用。但手术的成功取决于合适的病例选择和精良的手术技巧，手术中保证吻合口无张力是手术成功的关键所在。这种输尿管修复方法多用于中、上段输尿管损伤后，由于下段输尿管的解剖关系，损伤后多采用输尿管膀胱再植。为确保吻合口在无张力下愈合，输尿管端-端吻合只适合于较短长度的损伤（2～3cm）。手术切口的选择取决于损伤的部位，上段损伤可采用腰部切口，下腹部斜切口较适合于中段损伤。术中术者需对可游离的输尿管长度有清楚的认识，先前的手术史或创伤引起输尿管周围组织粘连造成输尿管的游离困难可能导致该术式失败。损伤处两端输尿管壁应予充分清创，直至两端有良好的血供（渗血）。确认两断端吻合后无张力的情况下，将两端对应剪开，4-0或5-0可吸收线间断缝合。术中常规留置输尿管D-J

管，4～6周后拔除。术毕切口留置引流管，膀胱留置Foley尿管，7天后拔除。术后常规行KUB或B超检查以了解D-J管位置。输尿管端-端吻合术的成功率达90%，常见的并发症包括吻合口尿瘘、狭窄，约4%的患者需行二次手术。

（2）输尿管膀胱再植：下段输尿管损伤多采用输尿管膀胱再植术，该术式可处理输尿管远端5cm以内的输尿管损伤，合并采用输尿管膀胱吻合术或膀胱瓣输尿管下段成形术甚至可处理中、上段的输尿管损伤。手术切口可采用下腹部正中切口或下腹斜切口，术中应尽可能在腹膜外分离操作。输尿管膀胱吻合口也不应有张力，一旦发现吻合口张力较大需要结合膀胱腰大肌固定或使用膀胱肌瓣。术中常规留置输尿管D-J管，4～6周后拔除。术毕切口留置引流管，膀胱留置Foley尿管，7天后拔除。术后常规行KUB或B超检查以了解双J管位置。儿童患者输尿管膀胱吻合口最好采用抗反流机制，成人患者是否需要抗反流吻合，多数学者认为：成人不伴感染的输尿管反流对肾功能影响不大，无需抗反流吻合。

（3）输尿管膀胱吻合术：膀胱壁上提与腰肌固定可用于修复单纯输尿管膀胱吻合有张力的输尿管远端损伤，膀胱上提后可用于修复远端5～10cm的损伤。采用该术式的前提是有一定的膀胱容积和较好的膀胱顺应性，膀胱容积过小或挛缩膀胱是该法的禁忌证。术中可采用下腹部正中切口，在耻骨后间隙内充分游离膀胱，生理盐水充盈膀胱后，组织钳牵拉同侧膀胱壁应能到达髂血管上方，必要时可结扎对侧膀胱上动脉以增加膀胱的流动性。水平切开膀胱前壁，上提膀胱施行输尿管与膀胱吻合后，将同侧膀胱壁固定在腰方肌或腰大肌肌腱上并注意避免损伤生殖股神经，最后纵行缝合前壁切口，输尿管再植+腰肌固定的成功率达95%，并发症主要为吻合口瘘和输尿管梗阻。

（4）膀胱瓣输尿管下段成形术：中段输尿管损伤有时最为棘手，当损伤过长或输尿管无法游离时，输尿管端端吻合常无法实施，对于这种情况膀胱瓣输尿管下段成形术可能是一较好选择。设计好的膀胱瓣可能修复远端10～15cm的输尿管缺损，有些病例甚至可达到肾盂。和膀胱可否行腰肌固定一样，大的膀胱容积和较好的膀胱顺应性是采用该法的前提，膀胱容积过小或挛缩膀胱是禁忌证。通常采用下腹正中切口充分游离膀胱后，分离出同侧的膀胱上动脉及其分支，并以该动脉作为膀胱瓣的支配血管。沿动脉走向在膀胱后侧壁至前壁标出所要取瓣的轮廓，瓣的基底宽度不应少于 3cm。将膀胱瓣围成管状后与输尿管吻合，不必强求抗反流的黏膜下吻合，而应以吻合口无张力以及瓣的远端有良好血供为标准。膀胱瓣的远端应固定于腰肌，以防吻合口有张力。膀胱瓣输尿管下段成形术的成功率为90%～95%，失败的原因主要为瓣的远端缺血致吻合口狭窄。术后尿瘘多由于膀胱瓣或瓣的基底部裂开所致，与膀胱瓣太窄、缝合后张力太大有关。尿瘘形成后，留置导尿管持续引流膀胱，并使用抗生素治疗。瘘孔有可能于 2 个月内自行愈合，否则可于术后 2～3 个月再实施手术修补瘘孔。

（5）输尿管与对侧输尿管吻合：中段较长的输尿管损伤，当其他修复方法不能采用时可考虑与对侧输尿管吻合。输尿管与对侧输尿管吻合要求损伤近侧输尿管的长度能足够达到对侧，而且对侧输尿管无病变，既往肾结石和盆腔放疗的病史是相对禁忌证。一般采用经腹正中切口，近端输尿管经乙状结肠系膜在肠系膜下动脉上穿出，与对侧输尿管作端侧吻合，双 J 管从损伤侧输尿管经吻合口到膀胱，有人建议如对侧输尿管足够宽，应在其内再置一双 J 管。因该方法可能造成对侧输尿管梗阻，如伤侧肾功能已损害较重时，应做肾切除而不推荐采用本法。

（6）回肠代输尿管术：近端长的输尿管损伤，特别是输尿管镜所致输尿管黏膜撕脱时，常难用膀胱瓣或其他方法修复，而需要做回肠代输尿管或自体肾移植。回肠是临床使用最多的代替输尿管的器官，当肾盂损伤严重，无法行自体移植时，也可采用下盏回肠吻合术。回肠代输尿管的禁忌证包括：肾功能欠佳、膀胱功能不良或出口梗阻、炎症性肠病或放射性肠炎。术中常于距回盲部约 20cm 处取长约 25cm 肠管，恢复肠道连续性后，两端分别用2-0 可吸收线与肾盂（肠管远端）和膀胱（肠管近端）间断缝合，注意肠管的蠕动方向应与尿流方向相反。文献报道是否行回肠的裁剪和（或）抗反流的吻合对结果并无影响。

（7）输尿管肾下盏吻合：输尿管肾下盏吻合主要用于 UPJ 严重撕裂或近端输尿管损伤开放手术修复失败的病例，这种情况下肾盂往往损毁严重，或周围组织包裹、严重纤维化已无法分离。手术成功的关键是充分游离出肾下极，并切除包绕肾下盏的肾皮质，暴露出下盏漏斗部，仅仅切开下盏处的皮质常导致狭窄的复发。输尿管肾下盏的吻合的方法与输尿管端端吻合一致，强调斜形、开口较大的吻合。通常采用 4-0 可吸收线，间断缝合，并留置双 J 管作内引流。

（8）自体肾移植：自体肾移植的适应证同回肠代输尿管术，这类修复手术都需择期完成。选择这种方法的前提是治疗组需要有一定活体肾移植的经验。手术前最好先行 CT 血管重建以了解肾蒂血管情况。右肾静脉较短，手术难度往往较左侧大；左肾静脉在左肾上腺有左上腺静脉和性腺静脉汇入，术中应避免损伤。近年来随着腹腔技术的发展，腹腔镜技术不仅用于活体供肾切除，也用于处理修复输尿管损伤的自体肾移植。近来亦有学者报道采用腹腔镜取肾＋自体移植处理严重医源性输尿管损伤的经验。

（9）肾游离固定：游离肾使其下移可用于修复上段输尿管缺损。将肾充分游离后将其下移，下极与腰肌固定，修复输尿管损伤长度可达 5～8cm。较短右肾静脉限制了肾的下移，可将肾静脉分离切断后再与其下方的下腔静脉吻合，以增加下移的范围。

（10）腔内技术和金属支架：延期确认的输尿管损伤（常表现为输尿管梗阻）可采用腔内技术处理。腔内技术操作相对简单，可采用逆行或顺行入路。腔内切开和气囊扩张的适应证是较短的狭窄段（＜1cm）、分肾功能尚可（＞25% 总肾功能）和中度以下肾积液。腔内切开处理输尿管狭窄的功能率为60%～70%，狭窄段较长或完全闭锁、肾功能较差或肾积液的严重病例疗效常不佳，复发率很高。对于输尿管完全闭锁或经多次手术修复而复发的输尿管狭窄而又不能再次行开放手术成形者，可采用腔内切开后再植入金属支架。

（11）肾切除：患侧肾功能较差或合并炎症感染，或输尿管损伤严重难于修复而对侧肾功能正常或接近正常，患侧肾切除后不影响总肾功能者可考虑肾切除术。

（王晓明 徐 勇）

第三节　膀胱损伤

成人的膀胱是一个位置、大小、形态因储尿程度不同而变化的腹膜外肌膜性囊状器官，位于盆腔下部耻骨联合后方，其顶部及后壁上方覆有腹膜，腹膜位置也随膀胱充盈程度而变化。儿童膀胱位置较高，属于腹膜间位器官。由于膀胱周围有骨盆保护，排空状态下一般不易受到损伤；但是当膀胱充盈大于300ml，膀胱壁肌层变薄且失去了骨盆的保护作用，更易导致膀胱损伤（bladder injuries）的发生；当骨盆受到强大的外力作用发生骨盆骨折或贯通伤时，骨折断端有可能刺破膀胱，进而发生膀胱破裂，儿童或尿潴留的患者膀胱损伤发生概率更高。

一、流行病学

国内资料统计：在泌尿系统损伤中，膀胱损伤约占11%，腹部钝性外伤致膀胱破裂而需要手术修复的发生率约为2%，而腹部穿通伤的患者发生膀胱破裂的可能性高达14%～33%[9]。膀胱损伤在骨盆骨折中的发生率为3.6%～18.7%，平均约为10%，男性多于女性，男女比例约为1.25∶1。根据创伤类型，膀胱挫裂伤占36%～50%，而腹膜外膀胱破裂占25%～26%，腹膜内膀胱破裂则占15%，内外联合虽然仅占10%～12%，但往往具有合并伤。工业化国家约有90%以上的暴力损伤致膀胱破裂发生于车祸，其中85%以上有合并伤。枪弹伤所致膀胱破裂80%以上合并有其他脏器损伤。此外，开放性损伤仅占4.5%～20%，但其引起腹膜内膀胱破裂和内外联合膀胱破裂的概率更高[10]。

二、病因

膀胱损伤根据其致伤因素可将其分为外伤性膀胱破裂、医源性膀胱破裂、自发性膀胱破裂和锐器所致膀胱穿通伤[11]。

1. 外伤性膀胱破裂　多是由于直接或间接暴力作用于充盈状态的膀胱而引起，破裂部位多在膀胱顶部或底部，常见因素包括猛击、踢伤、坠落或意外交通事故导致下腹部受外力撞击或骨盆骨折，可合并其他脏器损伤。

2. 医源性膀胱破裂　是普外科腹盆部手术、妇产科手术以及泌尿外科手术和腔镜检查操作的并发症[12-13]。例如，经尿道膀胱镜膀胱内碎石、经尿道膀胱镜膀胱肿瘤（前列腺）电切术等均可致膀胱穿孔；膀胱内注入腐蚀剂、化学药物或硬化剂等致膀胱组织坏死、溃疡、穿透膀胱而发生膀胱损伤；妇产科分娩过程中以及产钳术、碎胎、剖宫产和人工剥离胎盘术等操作不当也易形成膀胱阴道瘘。近年应用带针缝合针线，术中严密缝合，膀胱损伤的发生率大大下降。膀胱自身具有病变会增加医源性膀胱破裂的发生概率。

3. 自发性膀胱破裂　大多由于膀胱自身具有病变，如结核、炎症、溃疡、憩室、肿瘤以及放疗、多次手术经历使得膀胱壁缺血等因素引起，而已有膀胱壁较薄弱部位，在某些诱因的作用下发生膀胱破裂，自发性膀胱破裂几乎均为腹膜内型。近年来部分患者出现饮酒过量而又处于沉醉意识模糊状态，膀胱极度膨胀，稍有不慎，即使膀胱内无原发病灶也可发生膀胱破裂。

4. 锐器所致膀胱穿通伤　由火器和锐器创伤所致，常合并其他脏器损伤，如直肠损伤、子宫阴道损伤和骨盆损伤等。从臀部、会阴或股部进入的弹片或刺伤所并发的膀胱损伤多是腹膜外型，经腹部的贯通性创伤所引起的膀胱破裂则多为腹膜内型。

三、临床分类及病理生理

按膀胱破裂口与腹膜的关系，可将其分为腹膜内膀胱破裂、腹膜外膀胱破裂和混合性膀胱破裂（图3-2），掌握该分型方法有利于指导疾病的正确诊断与治疗[9]。

1. 腹膜内膀胱破裂　膀胱最薄弱的部位是膀胱顶邻近腹膜处。在暴力因素作用下，充盈的膀胱在此部位容易发生破裂，从而导致大量低渗尿液进入腹腔。起病初期，尿液进入腹腔所造成的腹膜刺激症状可能较轻，肠鸣音也可正常，特别是存在其他合并伤时易造成漏诊；后期感染性尿液性腹膜炎时

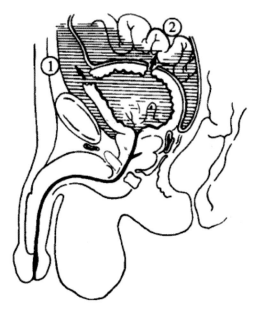

图 3-2　膀胱损伤分型①腹膜外损伤，②腹膜内损伤

腹部症状较为明显，在此阶段，由于腹膜有较强的吸收能力，短时间内血尿素氮即可明显升高，这也有助于诊断该型膀胱破裂。虽然腹膜内膀胱破裂较为少见，但后果较腹膜外膀胱破裂要严重。外伤性腹膜内膀胱破裂往往有严重的合并伤，这些合并伤也是创伤后死亡的主要原因。自发性膀胱破裂或医源性膀胱破裂的腹膜内型早期症状轻，症状严重程度也较其他急腹症轻。

2. 腹膜外膀胱破裂　多发生于骨盆骨折时，该型较腹膜内膀胱破裂更为常见，多伴随耻骨骨折，而骨盆骨折的范围、程度与膀胱损伤的发生有密切关系。多发性及粉碎性骨折伴有骨断端严重移位或有游离骨片者，最易引起膀胱损伤，并且常合并后尿道损伤。该型患者下腹部疼痛范围广，程度较重，可伴有尿外渗[14]。

3. 混合性膀胱破裂　腹膜外和腹膜内膀胱破裂同时发生，约占全部膀胱破裂患者的 10%，往往合并多脏器损伤，常由火器、利刃所致的穿通伤引起，死亡率较高。

四、膀胱破裂的分级

根据美国创伤外科协会分级量表，把膀胱损伤分为五级[15]。

Ⅰ级：挫伤　膀胱壁血肿；
　　　　裂伤　未穿透膀胱壁；

Ⅱ级：裂伤　腹膜外膀胱壁裂口 <2cm；
Ⅲ级：裂伤　腹膜外膀胱壁裂口 >2cm 或腹膜内膀胱壁裂口 <2cm；
Ⅳ级：裂伤　腹膜内膀胱壁裂口 >2cm；
Ⅴ级：裂伤　腹膜外或腹膜内膀胱壁裂口扩大至膀胱颈或输尿管口。

五、临床表现

1. 膀胱挫伤　膀胱损伤较轻，由于膀胱壁的连续性未受到破坏，可仅出现下腹部隐痛、轻微血尿、尿频，也可无明显症状。

2. 膀胱破裂　根据膀胱破裂的类型（腹膜内膀胱破裂、腹膜外膀胱破裂和混合性膀胱破裂）以及合并伤程度可出现不同症状。

（1）血尿和排尿困难：肉眼血尿及镜下血尿是膀胱破裂患者的主要症状[16-19]，血液和尿液一起自破裂口外溢，外渗尿液刺激膀胱可出现尿频感，但一般不能自尿道口排出尿液或仅能排出少量血尿，很少出现大量血尿。

（2）腹痛、腹胀：腹膜内膀胱破裂时，尿液渗入腹腔，疼痛由下腹部开始随着尿液扩散至全腹，症状随着时间的推移而逐渐加重，并出现压痛、反跳痛等腹膜炎体征，以及肠鸣音消失、恶心、呕吐、发热、腹部膨胀等症状。腹膜外膀胱破裂由于外渗尿液与血液一起积于盆腔内膀胱周围疏松结缔组织中，可出现盆部及下腹部疼痛，但疼痛较急腹症轻而范围广，有时疼痛可放射至直肠、会阴及下肢，伴有骨盆骨折时疼痛更加剧烈[20-21]。

（3）尿瘘：开放性膀胱损伤患者可见尿液自伤口流出而出现漏尿，若出现直肠漏尿、阴道漏尿或漏尿伤口有气体逸出或粪便排出，则说明合并膀胱直肠瘘或膀胱阴道瘘，往往同时还合并泌尿系感染；闭合性损伤在尿外渗感染后破溃，也可形成尿瘘[22]。

（4）休克：膀胱破裂合并其他脏器损伤或骨盆骨折大出血时，易合并失血性休克。发生腹膜内膀胱破裂时，尿外渗液引起弥漫性腹膜炎继发感染，或感染性尿液直接刺激腹膜可导致感染中毒性休克，严重危及患者生命。

（5）氮质血症：由于腹膜具有很强的吸收能力，当发生腹膜内膀胱破裂时，尿液中的代谢物质能够大量被重新吸收入血而出现氮质血症，这对于该型疾病的诊断也有帮助。

（6）合并损伤及并发症：对于外伤性膀胱损伤还应注意其合并损伤，如骨盆骨折以及盆腔脏器（直肠、子宫等）是否具有合并伤；尿液外漏未及时处理，可导致广泛的盆腔和腹腔脓肿形成，对于症状复杂、鉴别困难的患者必要时应尽早紧急手术进行探查，特别是怀疑腹膜内膀胱破裂的患者。

（7）医源性损伤：病因明确，病情发展快，术中或术后即刻会出现下腹部、会阴部及肛周部疼痛、坠胀，尿道口溢血、流血，排尿不畅，腹部丰满和腹膜刺激症状明显，腹腔穿刺抽出尿液或血性液体。一些过度肥胖或本身存在腹水的患者，则需通过膀胱灌注试验、B超、膀胱造影等检查以协助诊断。

六、实验室及泌尿外科特殊检查

1. 病史及体格检查　询问患者外伤或下腹部暴力病史及伤后是否有腹痛、肉眼血尿等症状，严重时患者可出现休克；自发性膀胱破裂虽无明确外伤史，但有膀胱原发疾病史或下尿路梗阻史，且多发生于用力咳嗽、排便等使腹压急剧升高的情况下。医源性膀胱损伤会有相应的下腹部手术、操作病史。膀胱挫伤患者常无明显体征。触诊下腹部压痛、肌紧张，直肠指诊触到直肠前壁饱满感，则提示腹膜外膀胱破裂。全腹压痛、反跳痛及叩诊移动性浊音明显提示腹膜内膀胱破裂。伤口尿瘘出现，则提示开放性膀胱损伤；骨盆骨折引起的膀胱及尿道损伤兼有后尿道损伤的症状，膀胱损伤的程度不同，其临床表现也不尽相同。

2. 尿常规　大部分膀胱损伤患者可发现肉眼血尿，而几乎所有患者都有镜下血尿，可见红细胞满视野，虽然价值有限，但可以初步判定泌尿系统器官的损伤。

3. 血常规及生化检查　示白细胞增高，由于尿液吸收，部分患者可见尿素氮、肌酐增高。

4. 导尿试验　首先对患者尿量进行评估，伤后无尿、尿量减少、血性尿液都应进行导尿试验。严格无菌条件下以软导尿管进行导尿，导出非血性尿液大于300ml可初步排除膀胱破裂，若不能导出尿液或仅导出少量尿液或导出肉眼血尿，则需怀疑膀胱破裂（可能合并尿外渗），需进行膀胱内注水试

验：向膀胱内注入灭菌生理盐水300ml，停留5分钟，如能抽出同量或接近同量的液体，可初步排除膀胱破裂，若仅能吸出少量液体则说明很可能有膀胱破裂，此法虽然简单，但可能出现假阴性或假阳性结果。

5. 膀胱造影　膀胱造影是非医源性膀胱损伤及疑似术后医源性膀胱损伤的首选诊断方法，其绝对适应证包括骨盆骨折伴肉眼血尿，而相对适应证则包括骨盆骨折伴镜下血尿或单独的镜下血尿[23-26]。导尿后由导尿管注入造影剂行膀胱造影，以了解是否存在膀胱破裂、尿外渗及其渗出部位；若因尿道断裂，无法置入导尿管，可进行耻骨上膀胱造瘘来完成检查。经尿道放入导尿管后，注入至少350ml造影剂于前后位、侧位进行X线拍摄，放出造影剂后，再次摄片，了解造影剂外溢情况。若膀胱内有大量血块，则可能由于血块堵塞破口，导致阴性结果。腹膜内膀胱破裂可以看到外溢的造影剂在肠系膜间相对低位处或膈下积聚；腹膜外膀胱破裂可以看到造影剂溢出到膀胱颈周围的骨盆间隙（图3-3）。如疑有上尿道损伤且病情允许，可考虑采用排泄性尿路造影借以显示尿路结构和功能，以了解肾及输尿管情况。

计算机X线体层扫描（CT）：CT检查具有图像清晰、密度分辨力高的特点，对腹、盆腔各脏器的轮廓、结构及其损伤能清晰显示出来，尤其是复合伤时对多器官损伤能作出全面、及时的诊断。尿管

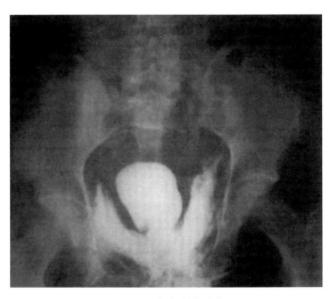

图3-3　膀胱造影平片

注入造影剂行 CT 膀胱造影也可以获得膀胱损伤较好的诊断准确性[17-18,27]，还可以观察膀胱形状，膀胱周围结构，有无尿外渗，区分组织结构密度，对尿外溢范围作出判断，若膀胱造影平片在检查过程中存有疑虑，则可考虑行 CT 膀胱造影[28]（图 3-4）。

磁共振成像（MRI）：MRI 检查没有 CT 图像中所存在的伪影，没有电离辐射，对机体无不良影响，不需要注射造影剂，行 MRI 水成像检查，即可清楚显示类静脉尿路造影样的影像。对由于各种因素无法进行膀胱造影平片或 CT 膀胱造影的患者，MRI 也是较好的检查手段，当有尿外渗、血管损伤以及其他部位的损伤，特别是有脏器、血管、神经系损伤时，都可以及时作出诊断。

6. 膀胱镜检查　膀胱镜检查是诊断术中发生膀胱损伤的首选方法，经耻骨后尿道吊带术后，检查膀胱或尿道穿孔推荐进行膀胱镜检查[29-31]；妇科手术后怀疑存在膀胱损伤时推荐进行膀胱镜检查[9,32]。

7. 腹腔穿刺　患者出现明显腹水，可进行腹腔穿刺；若患者腹胀明显，则应慎重穿刺以免伤及肠管。穿刺取到血性液体时，可作常规检查，也可测定尿素氮及肌酐含量，若其高于血肌酐和尿素氮，则可能诊断为腹膜内膀胱破裂，对于上述检查怀疑有腹膜内型膀胱破裂的患者也可行腹腔穿刺帮助诊断。

8. 超声检查　可以探测膀胱形态是否改变，是否可以充盈，帮助判断膀胱破裂。如配合注水试验，可探测膀胱能否充盈以及液体流入何处，对膀胱损伤类型的诊断也会有一定帮助。

七、治疗

膀胱损伤往往还有其他合并伤，治疗方案应首先处理最危及生命的合并伤；膀胱损伤的处理方式应根据受伤原因（暴力伤和穿通伤）和膀胱破裂的类型（腹膜内膀胱破裂、腹膜外膀胱破裂和混合性膀胱破裂）进行选择。

1. 休克的处理　休克的预防和治疗是最首要的急救措施，也是手术前的必要准备，包括输血、输液迅速使伤员脱离休克状态，这种情况在伴有骨盆骨折时常有发生[33]。

2. 紧急外科手术　若患者病情危重或病情复杂需要手术探查，则进行紧急手术治疗。手术的主要

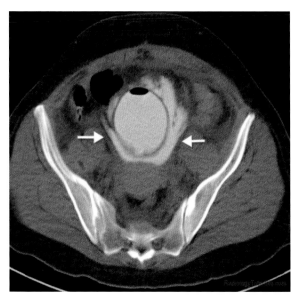

图 3-4　CT 膀胱造影

目标为引流尿液和外渗液、控制出血、修补膀胱破裂。若腹腔内其他器官也有损伤，应同时给予适当的处理，并使用抗生素抗感染治疗。造影剂外漏程度并不能说明膀胱破口的大小，当有大量造影剂外漏时，应尽可能地进行手术探查；如合并其他脏器损伤需要手术时，也可行膀胱修补；手术时要注意输尿管、后尿道、膀胱三角是否有损伤；对因骨折引起的膀胱破裂，应注意在膀胱修补前对移位骨断端进行复位。开放性膀胱损伤应迅速手术探查，不仅能够了解膀胱损伤情况，还可以明确其他并发伤。已经明确有腹部并发伤的患者，手术探查的同时可处理膀胱。手术处理原则包括充分清理膀胱周围和其他部位外渗的尿液，修补膀胱壁缺损，远离损伤部位行尿流改道手术。除因其他并发伤需特殊切口外，一般取耻骨上中线切口即可，切开腹直肌前鞘，分开腹直肌后可见膀胱周围血肿。先切开腹膜，探查是否有腹腔脏器损伤，若有损伤应先进行适当处理后再探查膀胱。对腹膜内膀胱破裂者，以 3-0 或 4-0 肠线分 2 层或 3 层缝合膀胱裂口，吸净腹腔尿液，缝合腹膜。若为腹膜外膀胱破裂，切开膀胱前壁，在膀胱内探查裂口部位、大小和数目，并于其内进行修补，不要在膀胱外广泛游离寻找裂口。对于火器伤者，探查过程中密切注意双侧输尿管开口，若寻找输尿管口或判断损伤有困难，可在输尿管内插入输尿管导管，经管流出清亮尿液时，说明输尿

管无损伤。缝合靠近膀胱颈的裂口时要小心，避免伤及括约肌。术后应行耻骨上膀胱造瘘术，并且于膀胱周围放置引流管。

3. 膀胱挫伤　一般无需特别处理，嘱多饮水，适当休息，严重者可留置尿管，必要时给予抗生素。若有膀胱颈周围的血肿压迫，必须暂时性留置尿管。

4. 腹膜外膀胱破裂　对于无严重合并伤的腹膜外膀胱破裂，即使存在广泛的腹膜后或阴囊尿液渗出，可以仅给予留置导尿管 2 周处理[34]，并且应注意：诊断必须在 12h 内作出，没有其他并发伤，无尿路感染的既往史，膀胱裂口不大、无明显出血者，留置导尿管口径要够大，引流通畅，成人不应小于24Fr，密切观察病情，若有指征随时手术，预防性应用广谱抗生素。若膀胱损伤累及膀胱颈部、膀胱壁中有骨碎片或伴随直肠损伤，则应手术治疗[27]。对于行开放固定或内固定法治疗骨盆骨折的患者，也可同时进行膀胱修补。手术处理腹膜外膀胱破裂取耻骨上正中切口，依次切开暴露膀胱前间隙积聚的血液和尿液，吸尽后显示膀胱前壁。若骨折碎片或异物刺破腹壁下血管或膀胱需进行碎片去除，结扎血管以止血；必要时切开膀胱前壁探查膀胱内部破裂部位及大小。膀胱修补时需要首先去除坏死组织，内层黏膜必须用可吸收缝线缝合，避免缝扎输尿管。如果患者病情危重，裂口近膀胱颈部而难以仔细缝合时，勿需勉强修补，可行作耻骨上膀胱造瘘术并放置膀胱周围引流，裂口可自行愈合。膀胱裂口修复后，留置导尿管 1 周左右再拔除，若坐骨直肠窝、会阴、阴囊等部位出现尿外渗，必须彻底切开引流以免继发感染。

5. 腹膜内膀胱破裂　对腹膜内膀胱破裂者，手术修补较为安全，因腹腔内尿液可导致腹膜炎、腹腔脓毒症、感染性休克甚至死亡[34]。对于腹膜内膀胱破裂，需切开腹膜，吸尽腹腔内的液体，若发现有尿性囊肿，必须彻底引流，探查膀胱圆顶和后壁以确定裂口，同时可在腹膜反折下切开膀胱前壁并观察膀胱内部。修复裂口后如无腹腔内脏损伤，即可缝合腹膜，根据情况单独放置尿管或在膀胱前壁做高位膀胱造瘘以减轻术后尿频和膀胱痉挛，并放置引流管引流膀胱前间隙。极少数的腹膜内膀胱破裂，因破裂口很小，可以考虑单独留置导尿管引流7 ~ 10 天进行治疗。

6. 膀胱穿通伤　由枪弹、刀器或骨折引起的膀胱穿通伤，由于合并腹膜内脏器损伤的概率较大，都应进行手术治疗以探查修补受损脏器[17,20-21]。若发现膀胱周围血肿应彻底清除防止脓肿发生。对于膀胱三角区、输尿管口以及膀胱颈部都应仔细探查，约 1/3 的膀胱穿通伤合并输尿管损伤，认真修补膀胱颈，降低术后尿外渗、排尿困难及膀胱颈口缩窄的发生率。

7. 膀胱破裂下腹壁撕脱或伴会阴和（或）膀胱组织缺损　由于该类型损伤严重，强行进行膀胱修补会导致膀胱壁缺血坏死，因此在进行较大损伤的膀胱壁、下腹部及会阴修补时需应用膀胱修补片。

8. 膀胱破裂伴有膜部尿道损伤　有 10% ~ 29%的膀胱破裂患者伴随尿道破裂，骨盆骨折合并尿道损伤患者，耻骨上触不到膨胀的膀胱，患者亦无明显低血压，应考虑可能出现膀胱破裂，而无明显脱水征但血尿素氮与肌酐升高者应怀疑有腹膜内膀胱破裂，进行手术探查时应进行膀胱内探查，若有膀胱破裂，应及时进行修补。

9. 医源性损伤　医源性膀胱损伤的关键在于预防其发生，在可以明确诊断的前提下采用损伤较小或非损伤性检查，使用金属导尿管、尿道扩张器及膀胱镜检查时，一定要熟悉尿道解剖结构、生理弯曲和狭窄，动作轻柔缓慢。凡在下腹部及盆腔手术与操作前，均应嘱患者排空膀胱或留置导尿管，使膀胱保持空虚；盆部外科手术中勿将充盈的膀胱视为盆腔囊性包块。进行经尿道膀胱肿瘤（前列腺）电切术时，应严格掌握手术适应证，正确估计病变程度、手术切除范围和病变区域解剖关系，避免膀胱穿孔的发生；对于 TURBT 术一旦发生膀胱损伤，术后不可行即刻膀胱灌注[36]。外科手术中发现膀胱穿孔应积极进行修补。腹膜外膀胱损伤处理原则是充分引流膀胱和耻骨后间隙以及有效抗生素的应用等[37-38]。腹膜内膀胱损伤治疗原则主要是探查并修补损伤，留置腹腔引流并预防应用抗生素治疗[17,39]，在治疗膀胱损伤的同时，应注意检查有无合并尿道损伤。

10. 膀胱内异物　对于膀胱内异物，首先考虑使用膀胱镜取出，若取出失败可行膀胱切开术[40-43]，而对于治疗用的网片，必须通过手术或内镜取出，方式取决于医生经验水平以及网片的位置。

11. 并发症的治疗　膀胱破裂引起的严重并发症多是由于漏诊或尿外渗早期未处理导致广泛的盆腔、

腹腔脓肿形成。盆腔积液或脓肿可通过超声定位穿刺引流，必要时可向脓腔内注射广谱抗生素。膀胱损伤后遗留的膀胱阴道瘘或膀胱直肠瘘，应待患者一般情况好转与局部炎症消退后，采用手术修补膀胱瘘。而术后预防并发症的关键在于保持畅通的膀胱引流[9]。

由于膀胱具有较好的修复能力，对于膀胱损伤

得到及时的诊断与治疗，未出现严重的损伤及并发症的患者，通常预后较好，膀胱损伤患者一般需留置1～2周尿管，拔除尿管前需进行膀胱造影了解膀胱愈合情况，避免尿外渗。

（刘冉录 徐 勇）

第四节 尿道损伤

男性尿道长约18cm，自然状态下呈S形，分为四个部分：前列腺部、膜部、球部、阴茎部（悬垂部）。由于解剖位置和组织结构的差异，各部损伤要求不同的治疗方法，预后也不尽相同。

尿道是泌尿系统最容易损伤的部位，多发生于男性青壮年。男性尿道由生殖膈分为前后两部分（图3-5）。前尿道包括球部和阴茎部，尤以球部损伤较多，主要为会阴部骑跨伤所致（图3-6）。后尿道位于盆腔内，包括前列腺部和膜部，膜部损伤较多见，主要为骨盆骨折引起（图3-7）。病理上可分为挫伤、部分裂伤及大部或完全断裂。尿道损伤早期处理不当会造成尿道狭窄、尿瘘、性功能障碍等相关并发症[44-45]。

一、流行病学

尿道损伤（urethral trauma）约占泌尿生殖道损伤的5%。男性多见，约占97%，主要发生在男性青

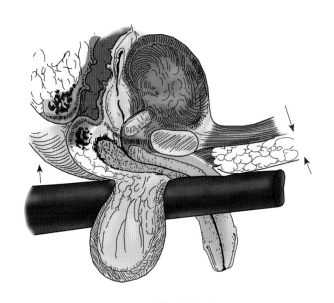

图 3-6 骑跨伤球部损伤图

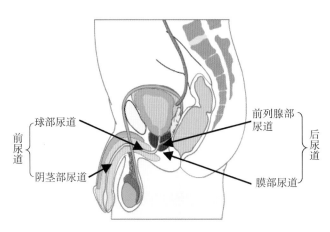

图 3-5 尿道解剖示意图

前列腺部尿道
球部尿道
阴茎部尿道
膜部尿道
前尿道
后尿道

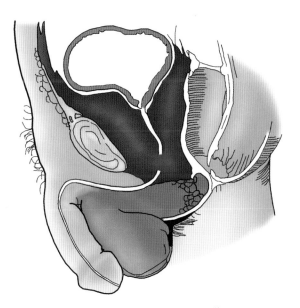

3-7 骨盆骨折 膜部损伤

壮年时期。女性很少，仅占约3%。骨盆骨折的发生率为10/10 000，而骨盆骨折引起的尿道损伤为骨盆骨折的2.5%～10%。据一组尿道损伤及外伤性尿道狭窄138例统计，21～50岁者占67%，体力劳动者占77%，发生于女性仅约3%。

二、病因

不同的尿道部位损伤病因不同。

1. 后尿道损伤　男性后尿道位置相对固定，易受到外力发生损伤。男性后尿道损伤的致伤原因主要为骨盆骨折引起的尿道损伤，其致伤原因有：

（1）钝性损伤：主要为与骨盆骨折有关的尿道损伤（pelvic fracture urethral distraction defect，PFUDD），发生原因包括交通事故、高空坠落、工业事故等，骨盆骨折尿道损伤时要注意有无其他脏器的损伤。

（2）医源性损伤：一般发生于尿道内器械操作或手术后，通常为部分尿道撕裂，近年来随着TURP、前列腺癌根治术等手术的增加，后尿道损伤及狭窄有一定的发生率。

（3）穿通性损伤：枪伤、刀刺伤等。

（4）其他：如性变态、酒醉或精神患者用异物插入尿道或误注入某些化学药物引起尿道损伤。

2. 前尿道损伤　前尿道损伤的致伤原因主要为以下一些类型：

（1）钝性损伤：绝大多数的前尿道损伤是由跌落、打击或交通意外引起。很少伴有骨盆骨折，以骑跨伤较为常见，致伤的原因是会阴部遭到撞击或会阴部撞击到硬物上，将球部尿道挤压在耻骨联合的下缘所致。

（2）医源性损伤：各种经尿道内镜使用不正确，甚至留置气囊（保留）尿管也可导致尿道损伤。

（3）开放性损伤：主要见于枪伤，其次的原因是刺伤和截断伤，偶见于牲畜咬伤及牛角刺伤等。

（4）性交时损伤：一些性交时阴茎海绵体折断伤的患者会伴有尿道海绵体的损伤。发生概率大约是20%。

（5）缺血性损伤：一些使用阴茎夹控制尿失禁的截瘫患者由于阴茎感觉的降低和缺失会引起阴茎和尿道的缺血性损害。

（6）其他：如自行向尿道内插入异物或误注入某些化学药物。

3. 尿道损伤的分类（表3-2、表3-3）

表3-2　Goldman分类

分类	描述
I	后尿道被拉伸但无破裂
II	后尿道位于尿生殖膈上的部分断裂
III	损伤同时累及尿生殖膈上下的前后尿道，两者同时出现部分或完全性断裂
IV	膀胱损伤延伸到后尿道
IVa	后尿道损伤同时伴膀胱底部的损伤
V	部分或完全性的前尿道损伤

表3-3　欧洲泌尿外科协会分类

分类	描述
I	牵拉伤，尿道造影示尿道延长但无造影剂渗出
II	挫伤，尿道口有滴血，尿道造影无造影剂渗出
III	前后尿道部分断裂，在尿道或膀胱附近损伤部位造影剂渗出，但造影剂可进入膀胱
IV	前尿道完全断裂，损伤部位造影剂渗出，无法显示近端尿道和膀胱
V	后尿道完全断裂，损伤部位造影剂渗出，无法显示膀胱
VI	后尿道完全或部分断裂，合并膀胱颈或阴道撕裂伤

三、病理生理

尿道闭合性损伤的致伤原因：因球部尿道位于耻骨联合下方比较固定，高处跌下或摔倒时，会阴部骑跨于硬物上，球部尿道被压榨于硬物与耻骨联合之间，因而易于致伤。由于耻骨前列腺韧带固定于耻骨联合后下方，膜部尿道穿过尿生殖膈并被其固定，当骨盆骨折导致骨盆环前后径增大、左右径变小，或前后径变小、左右径增大时，耻骨前列腺韧带受到急剧牵拉，连同前列腺突然移位，致使前列腺部尿道与膜部尿道交界处撕裂或断裂，或因骨折致尿生殖膈撕裂，致使穿过其中的膜部尿道被撕裂或断裂。

开放性尿道损伤的致伤原因：一般为直接损伤，多见于利器伤或火器伤，偶见于牲畜咬伤及牛角刺伤等，常并发阴茎及会阴部的损伤或缺失，伤情复杂。

医源性损伤：多为器械使用不当或粗暴引起尿

道黏膜或尿道海绵体损伤，术后易合并尿道狭窄。

其他：多为直接损伤或化学药物腐蚀性损伤。

四、病理

尿道损伤可有挫伤、裂伤或完全断裂。尿道挫伤时仅有水肿和出血，可以自愈；尿道裂伤引起尿道周围血肿和尿外渗，愈合后引起瘢痕性尿道狭窄；尿道完全断裂使断端退缩、分离，血肿较大，发生尿潴留，用力排尿则发生尿外渗。前尿道破裂时如阴茎深筋膜完整，尿外渗只局限在阴茎本身，表现为阴茎肿胀。尿道球部损伤时，血液及尿液渗入会阴浅筋膜包绕的会阴浅袋，使会阴、阴囊和阴茎肿胀。有时向上扩展至腹壁，但不会外渗到两侧股部。尿道阴茎部损伤时，如阴茎筋膜完整，血液及尿液渗入局限于阴茎筋膜内，表现为阴茎肿胀；如阴茎筋膜亦破裂，尿外渗范围与尿道球部损伤相同。后尿道破裂时，破裂常在三角韧带以上，尿外渗将向前列腺和膀胱周围、腹膜外和腹膜后扩散。

五、临床表现

大多数患者有生殖器损伤、会阴部外伤、骨盆骨折或医源性损伤等病史，当出现尿道外口出血、尿潴留、尿外渗等临床体征及表现时，应首先考虑尿道损伤。

1. 尿道外口出血　37%～93% 的后尿道损伤和至少 75% 的前尿道损伤患者会有不同程度的尿道外口出血。尽管特异性较差，但仍可作为提示尿道损伤的首要指征。对前后尿道损伤诊断的敏感性分别达 75% 和 98%，尿道出血程度和尿道损伤严重程度不一定一致。

2 阴道口出血　80% 以上的女性患者因骨盆骨折造成尿道损伤可出现阴道口出血。

3. 局部血肿　骑跨伤时常在会阴部、阴囊处出现血肿及皮下瘀斑、肿胀等。

4. 排尿困难或尿潴留　排尿困难程度与尿道损伤程度有关。尿道轻度挫伤的患者可不表现为排尿困难，仅表现为尿痛；尿道严重挫伤或破裂的患者由于局部水肿、疼痛、尿道括约肌痉挛及尿外渗等则可表现为排尿困难或尿潴留；尿道完全断裂的患者由于尿道的连续性被破坏，而膀胱颈部又保持完整时亦可表现为尿潴留。

5. 疼痛　受伤局部可有疼痛及压痛。前尿道损伤者，排尿时疼痛加重并向阴茎头及会阴部放射。后尿道损伤疼痛可放射至肛门周围、耻骨后及下腹部。

6. 尿外渗　尿道破裂或断裂后可发生尿外渗，尿外渗的范围因损伤的部位不同而各异。

（1）阴茎部尿道损伤：局限于 Buck 筋膜内，表现为阴茎肿胀，合并出血时呈紫褐色。Buck 筋膜破裂时尿外渗的范围与球部尿道损伤尿外渗范围相同。

（2）球部尿道损伤：尿外渗进入会阴浅筋膜与尿生殖膈形成的会阴浅袋，并可向下腹部蔓延，表现为阴茎、阴囊、会阴及下腹部肿胀。

（3）膜部尿道损伤：膜部尿道损伤同时合并尿生殖膈下筋膜破裂，尿外渗至会阴浅袋。合并尿生殖膈上破裂，尿外渗至膀胱周围，向上沿腹膜外及腹膜后间隙蔓延，可表现为腹膜刺激症状，合并感染时可出现全身中毒症状。如尿生殖膈上下筋膜完全破裂，尿外渗可以向深浅两个方向蔓延。

（4）前列腺部尿道损伤：尿外渗于膀胱周围，向上可沿腹膜外及腹膜后间隙蔓延。

（5）女性发生严重骨盆骨折时，阴唇肿胀提示可能存在尿道损伤。

7. 休克　严重尿道损伤，特别是骨盆骨折后尿道断裂或合并其他内脏损伤者，常发生休克，其中后尿道损伤合并休克者为 40% 左右。

六、实验室及泌尿外科特殊检查

在诊断尿道损伤时应注意解决以下问题：是否有尿道损伤；确定尿道损伤的部位；确定尿道损伤的程度；有无合并其他脏器损伤等[46]。

（一）体格检查

1. 直肠指诊　对确定尿道损伤的部位、程度及是否合并直肠损伤等方面可提供重要线索，是一项重要的检查。后尿道断裂时前列腺向上移位，有浮动感；如前列腺位置仍较固定，多提示尿道未完全断裂。直肠指诊是直肠损伤重要的筛查手段。检查时手指应沿直肠壁环形触诊一周以发现损伤部位；如指套染血或有血性尿液溢出时，说明直肠有损伤或有尿道、直肠贯通可能。

2. 诊断性导尿　仍有争议，因其可使部分性裂伤成为完全断裂、加重出血，并易造成血肿继发感染。但目前临床仍有使用，因为对于部分性裂伤的患者若一次试插成功则可免于手术。应用诊断性导尿应注意以下几点：①严格无菌条件下选用较软的导尿管轻柔缓慢地插入；②一旦导尿成功，应固定好导尿管并留置，切勿轻率拔出；③如导尿失败，不可反复试插；④如尿道完全断裂，不宜使用。

（二）实验室检查

后尿道损伤常因骨盆骨折引起，易伴有盆腔静脉破裂而引起严重出血，导致出血性休克，应行全血细胞计数、血红蛋白检测等检查，如连续检查发现其指标进行性下降，常提示持续性出血，需及时手术。

试插导尿管成功或手术后留置尿管，早期导出的尿液应做细菌培养，以确定是否已有感染及指导术后抗生素应用。

（三）影像学检查

1.逆行尿道造影　此检查被认为是评估尿道损伤较好的方法。如有骨盆骨折时，应先拍摄平片，了解骨盆骨折情况及是否存在结石等异物。行尿道造影时，取30°斜位摄片。如尿道显影而无造影剂外溢，提示尿道挫伤或轻微裂伤；如尿道显影，造影剂能进入膀胱，并有尿道周围造影剂外溢，提示尿道部分裂伤；如造影剂未进入近端尿道而大量外溢，则提示尿道断裂。

2.超声　在尿道损伤的初期评估中作为常规方法，但在耻骨上膀胱造瘘时可用于确定盆腔血肿和前列腺的位置及引导穿刺。

3.CT 和 MRI　不推荐用于尿道损伤的初期评估，但对观察严重损伤后骨盆变形的解剖情况和相关脏器（膀胱、肾、腹腔内器官等）的损伤程度有重要意义。

（四）内镜检查

在有条件的医院可以考虑对球部尿道损伤的男性患者行尿道镜或软性膀胱镜检查，对尿道部分断裂者可行尿道会师术，使诊断与治疗同时进行。但是在骨盆骨折导致的后尿道损伤的早期不推荐采用，因为它有可能使部分裂伤变为完全断裂，加重损伤或耽误休克的救治。除此之外，软性膀胱镜还有增加感染及出血机会、血块堵塞无法进一步检查等缺点。

女性患者尿道较短，可试行尿道镜检查以判断是否存在尿道损伤及损伤的程度。

（五）合并伤相关检查

对严重创伤致尿道损伤的患者，检查时应注意其他脏器的合并损伤，注意观察患者的生命体征，必要时行腹部及盆腔超声、CT、MRI 等检查以防止漏诊重要脏器损伤而危及患者的生命。

七、治疗

（一）男性后尿道损伤的治疗

1.处理原则　防治休克、引流外渗尿液、预防感染及并发症，争取早期恢复尿道的连续性。

2.治疗方法

（1）注意患者的生命体征，防治休克、感染及处理其他脏器的损伤、骨盆骨折是首要任务。

（2）留置导尿管：损伤不严重可试行放置导尿管，如成功则留置导尿管可以持续引流尿液。已经留置尿管成功，一般至少保留尿管 1~2 周，不能随意拔出。

（3）耻骨上膀胱造瘘术：耻骨上膀胱造瘘是一种简单的减少创伤部位尿液渗出的方法，可以避免尿道操作，减少尿道的进一步损伤。有合并膀胱损伤或膀胱空虚的患者，应行开放性膀胱造瘘术，并检查有无膀胱损伤，一般不在膀胱前耻骨后间隙放置引流，避免增加盆腔血肿感染的可能性，二期尿道成形手术至少应在 3~6 个月后进行。

（4）早期尿道会师术：尿道损伤不严重或者在合并伤需要立即行开放性手术的同时可以进行尿道会师术。其优点是有希望早期恢复尿道的连续性或缩短损伤尿道分离的长度，有利于后期尿道重建时操作容易化，一定程度降低远期尿道狭窄的发生率，并降低后期尿道狭窄的手术难度[47]。但据相关文献的 Meta 分析结果提示，早期普遍实行的对后尿道断端在 48 小时内进行的一期修补，术后性功能丧失和尿失禁分别高达 56% 和 21%，尿道狭窄的发生率约为 49%；延迟处理尿道狭窄，尿道狭窄的发生率高达 97%，而性功能障碍和尿失禁的发生率分别为 19% 和 4%，对于尿失禁，在欧美国家已不主张对后尿道的撕裂伤进行急诊手术修复。在儿童，因尿道较细小不宜行急诊尿道会师术。

手术方法：采用截石位或半卧位，切开膀胱后经膀胱颈向后尿道插入金属探条，再经尿道外口插入金属探条至尿道断裂处，与金属探条尖端会师，并引导金属探条进入膀胱，再在探条引导下留置尿管（图3-8）。

（5）早期尿道端-端吻合术（anastomosis of the posterior urethra）：首先因患者常伴骨盆骨折，不宜摆放手术体位；其次因血肿、水肿使组织结构分辨困难，使得外科手术对位缝合困难，使得尿道狭窄、尿失禁、勃起功能障碍发生率高于二期手术。

（6）延期内镜下尿道会师术：尿道损伤后1周内可经胱造瘘口处膀胱软镜，经膀胱颈到后尿道并置入导丝，再从尿道外口采用膀胱尿道镜寻找导丝，用异物钳将导丝拉出尿道外口，沿导丝留置尿管并牵拉，留置的尿管通常保留4～6周。

（7）开放手术治疗：严重损伤合并有以下情况应立即进行开放性手术治疗：有开放的伤口进行清创、骨折需要处理、合并其他脏器的损伤等，可同时进行尿道损伤的手术治疗。

关于后尿道损伤有一个古老的问题：尿道损伤的后续问题是由最初的尿道损伤所致，还是损伤后的结果所致，或是处理尿道损伤的方式所致？最近的一系列有关尿道损伤病因学研究结果表明，尿道损伤的并发症主要是因为损伤本身所致。现在对于损伤的治疗时机分为三个时段类型：损伤发生后48小时内；损伤发生后2～14天延期处理；损伤发生后3个月或更长时间延期处理。

（二）男性前尿道损伤的处理

1.闭合性前尿道损伤　常见于骑跨伤和阴茎勃起时受到意外的冲击（如性交、跌倒和踢伤等）。

（1）闭合性不完全性尿道断裂：首先可以采用膀胱镜下留置尿管，尿管一般保留1～2周，在尿道部分断裂的患者中，有50%的患者在造瘘后尿道内腔得到了自行修复而无需进一步处理。其次，患者和医疗条件允许的情况下也可急诊行一期尿道端-端吻合术。如膀胱镜下留置尿管失败，患者和医疗条件不允许做尿道端-端吻合术，可行耻骨上膀胱造瘘或开放手术造瘘引流尿液。造瘘或留置尿管数周后待尿道损伤愈合后进行排尿性尿道造影，如果排尿正常且没有尿液外渗就可拔除造瘘管。

（2）闭合性完全性前尿道断裂：可以采用膀胱造瘘或一期手术修复的方法处理。

由于钝性前尿道损伤往往伴有尿道海绵体较重的挫伤，局部血肿明显，这使得在急性期进行手术存在较多困难（例如对需保留组织和需切除组织的鉴别和区分等）。因此，急诊或早期尿道成形术也许并不优于延期手术治疗，该情况下进行简单的耻骨上膀胱造瘘也许更为适宜。前尿道损伤潜在的主要并发症有尿道狭窄和感染。尿液外渗可能会形成脓肿，而感染会顺着筋膜间隙扩散。感染和脓肿最终可能形成尿道皮肤瘘、尿道周围憩室，少数严重的感染会引起坏死性筋膜炎。早期的尿液分流和合理使用抗生素可以降低感染的发生率。

2.开放性前尿道损伤　由于刀刺伤、枪伤和狗咬伤导致的开放性前尿道损伤需要进行急诊手术清创和探查，在手术中对尿道损伤情况进行评估并

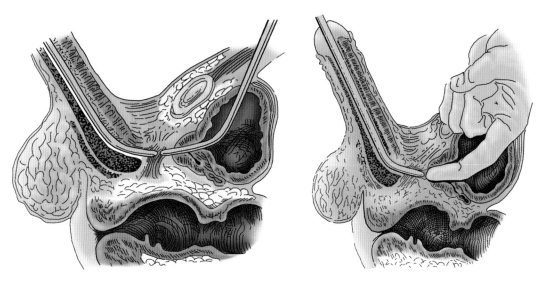

图 3-8　尿道会师术示意图

酌情进行修复，一般情况下修复后的狭窄发生率约15%。如仅行引流尿液，术后尿道狭窄的发生率高达78%。

对于完全性的前尿道断裂，应在对损伤的近、远端尿道稍作游离剖成斜面后进行端-端吻合。对于小的尿道破口可以运用可吸收缝线进行修补。手术时应注意对尿道海绵体的良好缝合以及皮下组织的多层覆盖从而降低术后尿瘘的发生率。清创时应尽量保留尿道海绵体，因为该组织血运丰富，发生坏死的概率较其他组织小。在术后的2~3周可以进行膀胱尿道造影（尿管保留），如果没有尿液外渗就可拔除尿管。如有尿液外渗，应继续保留尿管一周后再次复查造影。

在一些严重的开放性前尿道损伤的患者，急诊清创时有可能发现尿道缺损较长而无法实施一期的吻合术，不应在急诊手术时采用皮瓣或游离移植物来一期进行尿道成形，因为损伤导致的局部血运不良和手术部位的清洁度均不适合进行这类手术，勉强吻合还有可能导致阴茎下弯和勃起疼痛。在局部清创后进行耻骨上膀胱造瘘分流尿液，3个月后行二期尿道修复重建。

（三）女性尿道损伤

1. 病因学　女性尿道损伤明显少于男性，致伤原因主要见于：

（1）车祸、外伤、骨盆骨折：女性骨盆骨折后出现尿道损伤的发生率为0~6%，常伴发阴道撕裂伤以及膀胱肠道损伤等，女童尿道损伤常合并约75%的阴道撕裂与30%的直肠损伤，因骨盆骨折伴尿道损伤的女童约为成人的4倍。

（2）骑跨伤：骑跨伤时尿道被撞击于耻骨联合上，也可造成尿道撕裂伤。

（3）医源性损伤：膀胱膨出的修复、尿道憩室的切除、难产、产钳分娩、尿道内异物插入等致尿道撕裂、部分或完全缺损。

2. 治疗原则　根据损伤原因采用防治休克、引流尿液，预防感染和其他相关并发症，争取早期恢复尿道的连续性。

3. 治疗方法及时机　目前女性尿道损伤外科处理主要有两种方式：①一期手术；②膀胱造瘘术后3~6个月行二期手术。

对骨盆骨折导致尿道断裂，急诊行膀胱造瘘术，若并发阴道直肠损伤，则同期行结肠造口，3~6个月后行二期手术。对于骑跨伤或医源性导致尿道损伤，可急诊行一期手术修补。严重损伤合并有以下情况应立即进行开放手术治疗：有开放伤口需进行清创、骨折需要处理、合并其他脏器损伤等。

有研究报道指出：由于女性尿道损伤早期易被漏诊，对于骨盆骨折的女性患者，常规行膀胱、尿道造影尤为重要。

（四）儿童尿道损伤

儿童尿道损伤多见于男童，以后尿道损伤为主，常发生后尿道完全断裂，伴发贯穿性膀胱颈与括约肌复合体的撕裂伤约为成人的2倍以上。

男童后尿道损伤多在精阜上方，可经耻骨后途径修复尿道。前列腺永久性移位导致阴茎勃起功能障碍较为普遍，当前列腺部尿道发生严重错位与损伤，阴茎勃起功能障碍发生率可达70%。患儿并发后尿道膀胱颈与括约肌损伤则可引起尿失禁，常与并发膀胱颈部损伤、骨盆或阴部神经损伤致括约肌复合体去神经相关。儿童对创伤及出血的耐受性较差，因而具有伤情重、合并伤多及休克发生率高等特点。

儿童尿道损伤的治疗原则同成人，但有以下特点：①尿道损伤择期处理效果更佳。因患儿尿道较细小，不宜行尿道会师术；因导尿或内镜操作所致的医源性尿道损伤可行即刻内镜下会师；合并尿道与直肠损伤者，应先行结肠造口术。②女童尿道损伤常同时累及膀胱颈与阴道，强调争取一期修补吻合，修复尿道和阴道，以防止尿道阴道瘘等远期并发症。若并发阴道直肠损伤则同时行结肠造口，总计约30%的女性患儿需尿流改道或可控性腹壁造口处理。③永久性尿道狭窄，需待患儿大于1岁时修复，若患儿大于1岁，则需待损伤3个月后处理。根据狭窄或闭锁范围及程度，选择予以经尿道内切开或切除狭窄段端端吻合尿道成形术以及黏膜或皮瓣移植尿道成形等处理；女童陈旧性尿道损伤多采用Young-Dees-Leadbetter术。剪裁膀胱三角区做尿道成形、延长尿道及修复尿道阴道瘘，即近端对远端吻合。

儿童后尿道断裂远期并发症与损伤位置相关。阴茎勃起功能障碍与尿失禁等并发症与所选择的初始治疗方式无关，而主要与最初损伤严重程度相关。

对于低龄患儿，可在3个月时采取RGUG（逆行尿道造影）随访。对于能够配合和正确表达的患儿，也可选用尿流率检查与超声残余尿测定随访。

八、并发症

（一）尿道狭窄

1. 后尿道狭窄的处理　尿道损伤后尿道狭窄的处理以 3 ~ 6 个月为宜。根据损伤的程度可选用以下的手术方式：

（1）尿道内切开术：用尿道手术刀（冷刀）或激光切开狭窄处瘢痕，扩大尿道内径后留置导尿管。适用于狭窄段较短（<1cm）、瘢痕不严重的患者。如果 2 次内切开效果不佳，应采用其他的治疗方法。

（2）尿道吻合术：取会阴部切口，切除狭窄段及瘢痕，将尿道两段端端吻合，适用于狭窄段 <2cm 的膜部尿道狭窄。操作时应尽量切除瘢痕并使尿道两断端无张力对合缝合。

（3）尿道拖入术：适用于无法进行尿道吻合的患者，切除狭窄端尿道后，将远端尿道游离，使其适度拖过近端狭窄段，固定于或用牵引线将其通过膀胱固定于腹壁。缺点为可以引起阴茎短缩和勃起时阴茎下曲。

（4）尿道替代成形术：较长段尿道狭窄或闭锁。应用带蒂皮瓣及游离移植物修补缺损的尿道。

1）带蒂皮瓣：常用阴茎、会阴皮肤。皮瓣需要有良好的血液供应，毛发、结石、憩室形成是其并发症。远期尿道再狭窄发生率仍较高。

2）游离移植物：各种自体黏膜、皮肤、组织工程材料（去细胞基质）适合进行长段狭窄的尿道成形重建。

2. 前尿道狭窄的处理　尿道损伤后狭窄的处理时间以伤后 3 个月后较为适宜。

短段的累及尿道海绵体较浅的前尿道狭窄（<1cm），特别是位于球部的尿道狭窄可尝试运用内镜经尿道内切开或尿道扩张治疗。对于致密的累及尿道海绵体较深的前尿道狭窄，或者是内镜经尿道内切开或尿道扩张治疗无效的患者，则需要采用开放的尿道成形手术进行治疗。

对于球部小于 2cm 的尿道狭窄，瘢痕切除吻合术是较为适合的治疗方式，该治疗方式的成功率可高达 95%。而对于阴茎部尿道和长度较长的球部尿道狭窄（>2cm）不推荐采用简单的端 - 端吻合术，因为这样会导致患者勃起的下弯和疼痛，对于该类患者建议采用转移皮瓣或游离移植物的替代尿道成

形术。不建议对于损伤性尿道狭窄患者使用尿道内支架治疗[48]。

（二）尿失禁

尿道损伤后尿失禁的发生率极低，为 5% 左右。主要表现为压力性尿失禁和 / 或完全性尿道关闭功能不全（括约肌缺损性尿失禁）。男性尿道的括约功能在于膀胱颈及尿道外括约肌的完整性，球部及以远尿道损伤不伤及上述组织，不会发生尿失禁。因此，尿道外伤后尿失禁常见于某些严重后尿道损伤病例：①骨盆骨折合并严重、广泛的尿道损伤破坏膀胱颈及尿道外括约肌；②分娩难产：因产程过长，将尿道及膀胱底压迫在胎头与耻骨联合之间，膀胱颈及尿道因缺血坏死而缺损；③医源性尿道括约肌损伤：如前列腺癌根治术后、盆腔脏器根治性切除术后、开放性或者经尿道前列腺切除术后；④冰冻尿道：多次手术后或后尿道广泛损伤后，尿道纤维化等，使尿道关闭功能障碍。

此外，还有一些尿道外伤伴随病变会引起尿失禁的表现，如尿道狭窄或尿潴留所引起的充溢性尿失禁、逼尿肌不稳定、低顺应性膀胱或者局部炎症所引起急迫性尿失禁等。这些症状性尿失禁在针对病因进行治疗后可以得到很好的控制。

1. 诊断　尿道外伤后尿失禁主要通过损伤的病史和临床表现而确诊。

（1）首先应当确定是否有尿失禁：尿失禁的主诉对确定尿失禁的存在十分重要，临床表现主要为不由意志控制的尿液流出。患者病史中常有车祸、外伤、难产和手术等外伤史。

体格检查时，应在不同膀胱容量、不同体位、腹压增加、体力活动下观察，从而确定尿失禁与膀胱容量、体位、腹压等情况的关系。

（2）其次是确定尿道内尿失禁还是尿道外尿失禁：尿道外尿失禁多为持续性尿失禁。但是外伤引起的完全性括约肌关闭不全也表现为持续性尿道内尿失禁，需要引起高度注意。

（3）第三步是确定尿道内尿失禁类型：患者的主诉、症状和体征十分重要。放射、超声等影像学检查是重要的辅助性诊断方法。最重要的诊断方法是进行尿动力学检查，结合临床表现，即可了解尿失禁的机制，按照尿动力学的分类、定义，确诊也就不言而喻了。

1）据检查有无尿潴留体征，排除或诊断为充盈

性尿失禁。

2）据有无强烈的尿意感，排除或诊断为急迫性尿失禁。

3）据咳嗽、奔走时有无漏尿排除或诊断为压力性尿失禁。

4）据有无正常排尿，排除或诊断为完全性尿道关闭功能不全。

（4）第四步是病因学诊断：各种不同类型的尿失禁有不同的病因，病因学诊断是针对病因进行治疗的前提，应按具体病例有选择地进行神经学检查、尿动力学检查、影像学检查（特别是影像尿动力学检查）及肌电图检查，紧密结合病史及体征，得出病因诊断。

2.治疗　应该以恢复患者尿控功能为中心，以增加尿道阻力为主，降低逼尿肌收缩为辅。尿失禁较轻者以内科治疗、物理治疗为主，治疗无效或尿失禁较重者行外科手术治疗。

（1）保守治疗

1）盆底肌训练：持续收缩盆底肌（提肛运动）2~6秒，松弛休息2~6秒，如此反复10~15次，每天训练3~8次，持续8周以上或更长。

2）药物治疗：①选择性α_1受体激动药：米多君、甲氧明等；②M受体拮抗药：托特罗定及琥珀酸索利那新等；③镇静、抗焦虑药：丙咪嗪等。

（2）对于完全性尿道关闭功能不全来说，治疗十分困难，治疗效果不甚理想。不能通过保守治疗恢复尿液控制功能者，可以采用其他控尿措施。

1）阴茎夹：适用于男性完全性尿道关闭功能不全。利用具有弹性的夹子将尿道及阴茎完全夹住，制止尿失禁，定时开放。长期使用可压迫阴茎产生水肿，严重者可诱发尿道溃疡甚至尿瘘。

2）外科手术恢复控尿：

Ⅰ.黏膜下移植物注射治疗：是将移植物（胶原蛋白或泰福龙）注入膀胱颈及近端尿道的黏膜下及肌层中，使尿道张力增加，尿道长度延长，从而达到控制排尿的目的（24.0%治愈，62.0%改善，14.0%无效）。

Ⅱ.球部尿道悬吊术（男性）/经阴道无张力尿道中段悬吊术（女性）：就是用特殊材料将尿道悬吊，增加尿道张力，控制排尿。

Ⅲ.人工尿道括约肌植入术：将人工尿道括约肌植入人体，人为地控制尿液排出，有效率达84%。人工尿道括约肌男女均可应用，但尿道必须完整、无尿瘘、无感染，肾功能减退及无张力膀胱禁忌使用人工尿道括约肌。人工尿道括约肌近期疗效较好（50%~80%），但随时间延长远期并发症逐渐增多，比较常见的为尿道套使尿道缺血纤维化或侵蚀穿破尿道、局部炎症感染和机械故障等。

（3）尿流改道：在上述治疗措施完全失败后方可采用。可根据患者情况采用膀胱造瘘、回肠膀胱术或者可控肠代膀胱等。

（三）尿瘘

尿瘘（urinary fistula）的诊断主要根据损伤的病史和临床表现，并结合影像学检查和内镜检测而确诊。尿瘘的类型和临床表现多样，常见的有尿道阴道瘘、尿道直肠瘘等。

1.尿瘘的主要症状　漏尿指尿液不能控制地从阴道、直肠或皮肤瘘口流出。漏尿量的多少与瘘孔的部位、大小和患者体位有关。外阴及大腿内侧出现皮疹和湿疹；出现泌尿生殖系感染；生育年龄妇女可有继发性闭经或月经稀少，男性可有不育；精神痛苦、孤僻、不合群、严重者出现抑郁症。

2.体检和辅助检查　体检的重点在于会阴部的局部检查，包含妇科检查和尿道膀胱镜等检查，必须详细检查瘘孔的大小、数目、部位以及瘘孔周围有无瘢痕组织，观察尿道的损伤情况和尿道括约肌的功能状况。

（1）亚甲蓝试验：观察阴道内或直肠内有无蓝色液体流出以确定瘘孔部位和数目。

（2）阴道检查：观察阴道内瘘孔的位置和数目，可结合探针探查或亚甲蓝试验。

（3）尿道膀胱镜检：观察膀胱内病变，结合亚甲蓝试验更有利于观察瘘孔情况。

（4）直肠指诊或肛肠镜检查：怀疑尿道直肠瘘时予以推荐，可结合亚甲蓝试验进行。

（5）X线检查：该检查包括静脉尿路造影、肾盂输尿管逆行造影、尿道膀胱顺行或逆行造影。

（6）B超检查：观察泌尿生殖系统和腹部情况，但对尿瘘的诊断价值不大。

（7）CT尿瘘造影：对尿瘘的诊断有帮助。

3.治疗

（1）保守治疗：手术或创伤后不久出现的尿瘘，瘘孔小，可以留置导尿，引流膀胱内尿液，抗感染治疗，瘘孔有可能自然愈合。如果保守治疗失败，应待局部炎症完全消退后3个月再行手术治疗。

（2）手术治疗：保守治疗失败的尿瘘均应手术治疗，一般认为待瘘孔坚硬的瘢痕消退、变软，局部无急性炎症反应时可考虑手术治疗，手术方法应根据病因、尿瘘类型、尿道长度和尿道内外括约肌情况来决定，术前应做好评估，手术方案的制订应个体化处理，首选简单有效的式式。需要重视的是，尿瘘的修复不但包括解剖上的修复，而且还包含功能上的修复。

修补尿瘘手术须遵循的原则：足够的瘘孔周围组织分离，良好的血供，熟练的手术操作，减张缝合瘘孔，瘘口覆盖供血丰富的组织和通畅的尿液引流，结合显微外科技术有利于手术的成功。

1）尿道阴道瘘的手术治疗

Ⅰ.经阴道途径手术：适合尿道阴道瘘能够经阴道途径显露分离及缝合者。经阴道途径手术操作简便、组织损伤小、出血少，术后患者反应轻、恢复快，一旦失败可再次经阴道行修补术。

Ⅱ.经腹阴道联合途径手术：多次修补失败、阴道部分闭锁瘢痕严重时适合该种方法，有利于术中显露、分离和缝合，成功地完成手术。

Ⅲ.其他方法：新近有组织工程新材料的研究报告，这些方法还有待于进一步较大规模临床研究的

评估。

2）尿道直肠瘘的手术治疗：目前尚未形成统一的术式选择，可根据自己的手术经验结合患者的具体情况选择术式，大多数病例术前建议行结肠造瘘。

Ⅰ.立即修补：对于医源性损伤，只要瘘孔小，周围污染较轻，发现时立即修补，手术成功率仍很高，无需结肠造瘘。

Ⅱ.经腹联合会阴途径：大多数医师熟悉该途径，但手术显露较为困难，操作困难，住院时间、手术时间长、腹部并发症多，可出现阳痿和尿失禁。

Ⅲ.经会阴途径：使用较多，可将带蒂阴囊肉膜瓣或股薄肌肌瓣转位间置在两瘘孔之间，手术成功率较高；不足之处在于该方法需经过瘢痕组织，显露不佳，操作较为复杂。

Ⅳ.经括约肌经直肠的后尿道直肠瘘修补术（York Mason 法）：从背侧中线切开肛门括约肌、耻骨直肠肌及肛提肌，显露直肠前壁及瘘孔，直视下分离修补，显露满意，操作简单，手术成功率较高，适合于相对较小并且周围有健康组织的瘘孔。

（张志宏　徐　勇）

第五节　急性尿潴留

急性尿潴留（acute urinary retention, AUR）是泌尿外科最常见的急症之一，指各种原因导致的急性发作的无法排尿，尿液滞留于膀胱内的一种症候群，常伴随由于膀胱内尿液胀满而引起的明显尿意、疼痛和焦虑等症状，临床上常需急诊处理。AUR 可分为诱发性和自发性两种。诱发性 AUR 的常见诱因包括：全身麻醉或区域麻醉、过量液体摄入、膀胱过度充盈、尿路感染、前列腺炎症、饮酒过量、使用拟交感神经药或抗胆碱能神经药等；自发性 AUR 常无明显诱因。

一、流行病学

AUR 的发生率男性患者明显高于女性，为女性患者的 10 倍以上，其在老年男性中的发生比例明显增高，其中 70 ~ 79 岁男性在五年内有 10% 发

生 AUR，80 ~ 89 岁老年男性在五年内有 30% 发生 AUR，而 40 ~ 49 岁男性只有 1.6% 在五年内发生 AUR。研究表明，65% 的男性 AUR 是由前列腺增生引起的，而每年前列腺增生患者中 AUR 发生率为 18/1000[49]。神经性因素为女性 AUR 患者常见的潜在病因。儿童很少发生 AUR，通常是由于感染或手术麻醉引起。

二、病因

引起 AUR 的病因很多，主要包括机械性梗阻和动力性梗阻两大类[50]。

1.机械性梗阻　为 AUR 最常见的致病因素，膀胱颈梗阻性病变如良性前列腺增生、前列腺肿瘤、急性前列腺炎、膀胱颈挛缩及膀胱颈部肿瘤等；骑跨伤或其他原因导致尿道外伤；各种原因引起的尿

道狭窄；血块和尿道结石；少见病因有盆腔肿瘤、妊娠子宫、处女膜闭锁及阴道积血等。

2. 动力性梗阻　指膀胱出口、尿道无器质性梗阻病变，尿潴留是排尿动力障碍所致。最常见的原因是支配膀胱感觉或运动的中枢和外周神经系统病变，如盆腔手术损伤副交感神经分支、脊髓或马尾损伤、肿瘤或糖尿病等；麻醉及手术后，特别是腰椎麻醉和肛管直肠手术后；各种松弛平滑肌的药物如阿托品、溴丙胺太林及山莨菪碱等偶尔引起AUR；此外，AUR也可发生于高热及昏迷的患者等，多发于小儿与老人。

三、病理生理

AUR 的病理生理机制目前尚不完全明确，目前观点认为主要由以下几个因素参与：前列腺间质 / 上皮比例下降，神经递质调控，α 肾上腺素活性异常，前列腺炎及前列腺梗死等[49]。

四、病理

AUR 病理的临床意义多为明确其发病原因的病理学性质，以便明确诊断，如良性前列腺增生、急性前列腺炎、前列腺肿瘤及膀胱颈纤维化等[50]。

五、临床表现

1. 下腹部膀胱区疼痛　AUR 的典型症状，表现为下腹部（耻骨上膀胱区）疼痛，尿意窘迫，欲尿不出，辗转不安等痛苦症状。膀胱区疼痛往往与膀胱充盈程度有关。AUR 初期表现为不能自主排尿，而即随着膀胱逐渐胀满，膀胱区疼痛会逐渐加重，并可伴有会阴及尿道放射痛。

2. 充盈性尿失禁　各种原因所导致尿潴留后，膀胱在极度充盈的情况下，当尿液增加使膀胱内压超过最大尿道压时，有时少量尿液自尿道外口不自主地溢出，但不能减轻下腹疼痛。

六、实验室及泌尿外科特殊检查

1. 局部及泌尿生殖系统检查

（1）视诊：AUR 患者多数可见到下腹部耻骨上膀胱区过度膨隆；部分患者可见到充盈性尿失禁、尿道外口狭窄、出血、肿物及手术瘢痕等。此外，部分男性患者可见到包皮嵌顿、包茎及包皮口狭窄等；女性患者可见到妊娠所致下腹部膨隆、处女膜闭锁及盆腔脏器脱垂等。

（2）触诊：AUR 患者下腹部耻骨上膀胱区可触及胀大的膀胱，除部分神经源性膀胱外，按压可有疼痛加重及尿意增强；阴茎部尿道有结石、尿道瘢痕及肿物的患者触诊多数亦可触及，长期尿潴留患者所致的巨大肾积水，触诊在肋缘下可见增大的肾。

（3）叩诊：AUR 患者耻骨上膀胱区叩诊为浊音，有时甚至可胀至脐水平。

2. 尿常规　尿常规可以了解患者是否有血尿、脓尿、蛋白尿及尿糖等。

3. 直肠指诊　最好在膀胱排空后进行。直肠指诊可了解肛门括约肌张力情况、肛管感觉、骨盆肌随意收缩等，直肠内有无肿瘤或粪块。对男性患者，还可了解是否存在前列腺增生、前列腺癌、前列腺脓肿等。

4. 超声检查　经腹部超声检查可以了解泌尿系统有无积水或扩张、结石、占位性病变等，以及男性患者的前列腺形态、大小、有无异常回声、突入膀胱的程度等。此外，在患者急性尿潴留解除并能自行排尿后，可行 B 超残余尿量测定。尿道超声可了解尿道内有无结石或其他异物梗阻。如可疑泌尿系统其他病变，可能还需进一步做 CT 或 MRI 检查。

5. 其他检查

（1）肾功能：因 AUR 可以引起肾积水、输尿管扩张反流等，严重者可导致肾功能损害，血肌酐升高，怀疑肾功能不全时建议选择此检查。

（2）血糖：糖尿病性周围神经病变可导致糖尿病性膀胱，血糖尤其是空腹血糖检查有助于糖尿病诊断，进而明确 AUR 是否由糖尿病性膀胱引起。

（3）血电解质：低钾血症、低钠血症亦可导致尿潴留，此外，对怀疑有肾功能不全及电解质紊乱者建议选择该项检查。

（4）血清 PSA（前列腺特异抗原）：前列腺癌、前列腺增生、前列腺炎都可能使血清 PSA 升高。此外，急性尿潴留、留置导尿、泌尿系感染、前列腺穿刺、经直肠超声检查、直肠指诊及前列腺按摩等也可以影响血清 PSA 值测定。

（5）尿流率检查：在 AUR 缓解，拔除导尿管后可行该项检查以便明确最大尿流率，该检查在尿量为 150～200ml 时进行较为准确，必要时可重复检查。

（6）尿动力学检查：对于膀胱出口梗阻引起的 AUR 患者，可进行尿动力学检查，以便明确梗阻原因是由于膀胱出口梗阻引起，亦或是膀胱功能异常所致，并可结合其他检查，明确膀胱出口梗阻原因及可能的各种原因所致的神经源性膀胱。

（7）尿道膀胱镜检：对于可疑尿道狭窄、尿道结石或膀胱颈占位性病变时可行该项检查。此外，尿道外伤可在尿道膀胱镜下留置尿管。

（8）尿道造影：怀疑尿道狭窄患者可先做该项检查，以便明确狭窄程度、狭窄部位及狭窄长度。

七、治疗

在临床上，各种原因引起的 AUR 并不少见，一旦发生需要急诊处理，治疗原则是解除病因，尽快恢复患者的正常排尿。针对病因不明或梗阻一时难以解除的患者，可先行尿液引流，以后再行病因治疗。

1. 病因治疗　对于病因明确的患者，根据条件及时解除梗阻，去除病因，恢复患者的排尿功能。如包茎、尿道外口狭窄、包皮嵌顿或尿道结石及其他异物梗阻导致的尿潴留等。

包皮嵌顿可手法复位，如手法复位失败需行包皮背侧切开，包茎患者亦需行包皮背侧切开。尿道外口狭窄闭锁，可行尿道外口切开。尿道结石造成 AUR，前尿道结石可直接经尿道取石或碎石，后尿道结石可行膀胱镜检查将结石推回膀胱，留置导尿管后二期再处理结石（详见第六章膀胱及尿道结石）。膀胱内血块造成的 AUR 可能需在膀胱镜下清理血块后再留置导尿管。尿道断裂所致 AUR 需行尿道吻合术或会师术，也可先行耻骨上膀胱造瘘，二期再处理尿道断裂。麻醉和肛管直肠术后 AUR 在导尿治疗前可先试行针灸治疗，也可穴位注射新斯的明，常选用的穴位有中极、曲骨、阴陵泉、三阴交等[51]。

2. 膀胱减压　对于病因不明或梗阻一时难以解除的 AUR 患者，需急诊先行置管引流尿液，使膀胱减压，然后再做进一步检查以明确病因并进行治疗。AUR 置管应依据创伤程度从小到大的原则选取阶梯式治疗方式，依次为：留置 Foley 导尿管、留置 Coudé 导尿管、耻骨上膀胱造瘘[51-52]。

（1）导尿术：任何病因所致 AUR 均应先行导尿，这是解除 AUR 最简便常用的方法。经尿道留置导尿管应根据患者尿道口大小选取不同型号导尿管，多数成年患者可选用 16Fr 或 18Fr 的导尿管，部分前列腺增生患者可能需要使用较粗的 20～24Fr 导尿管，尿道狭窄患者可选用较细的 12Fr 或 14Fr 导尿管，而有肉眼血尿的患者应选用较粗的三腔导尿管，插入导尿管后进行冲洗以清除膀胱内的血液和血凝块，必要时行膀胱持续冲洗以免膀胱填塞。

经尿道留置 Foley 导尿管操作简便，通常容易成功。如果留置导尿管失败，可先行尝试其他措施，如导尿管内放置导杆、尿道扩张、尿道镜检查或在导丝引导下放置 Foley 导尿管，这些方法可使部分常规导尿失败的患者成功留置 Foley 导尿管。对于尿道狭窄继发 AUR 的患者，可在尿道镜直视下留置导丝通过尿道狭窄段，然后在导丝引导下先以扩张器扩张尿道后，再放置导尿管。放置 Foley 导尿管不成功的患者，可使用质硬且头端成角的 Coudé 导尿管导尿或行耻骨上膀胱造瘘。

导尿术的并发症：膀胱内大量出血及去梗阻后低血压是膀胱快速减压的潜在并发症，因此，应间歇缓慢地放出尿液以减少这些并发症的发生。尿路感染是长期留置导尿管常见的并发症，多数仅表现为无症状性菌尿，但部分患者可发生急性前列腺炎、急性附睾睾丸炎、急性膀胱尿道炎及急性肾盂肾炎等泌尿生殖系统感染，严重者可发生菌血症及脓毒血症。老年、糖尿病、肾功能不全或晚期及长期卧床的患者发生导尿管相关性尿路感染的危险性明显增加。导尿管相关性尿路感染的预防：严格的无菌插管技术，尽量保持收集系统密闭并缩短导尿管留置时间。对急诊导尿患者不推荐常规预防性应用抗生素。导尿的其他并发症包括包皮嵌顿、尿道损伤、尿道狭窄等。

（2）耻骨上膀胱造瘘：经尿道留置导尿管失败的 AUR 患者需急诊行耻骨上膀胱造瘘进行膀胱减压。耻骨上膀胱造瘘包括耻骨上膀胱穿刺造瘘及开放性耻骨上膀胱造瘘两种。对于经尿道留置导尿管失败的 AUR 患者首选在超声引导下行耻骨上膀胱穿刺造瘘，而对于既往有下腹部手术史伴严重瘢痕粘连以及既往有盆腔放疗史伴严重瘢痕粘连等耻骨上膀胱穿刺造瘘禁忌证的 AUR 患者，可行开放性耻骨上膀胱造瘘治疗。

耻骨上膀胱造瘘操作较导尿复杂，可能的并发症主要包括：血尿、输尿管损伤、大血管损伤、造瘘管周围漏尿、感染及脓肿形成等，也可发生严重并发症如肠穿孔及腹膜炎等。但与经尿道留置导尿管相比，耻骨上膀胱穿刺造瘘泌尿系感染发生率相对较低，且不会发生尿道狭窄，另一优点是可以夹管而不需拔管试行排尿，这样就避免了排尿失败后再次置管。

（张昌文　徐　勇）

第六节　肾　绞　痛

肾绞痛（renal colic）是由于各种梗阻因素致肾盂、输尿管平滑肌痉挛所造成的阵发性腰、腹部突发的剧烈疼痛。疼痛可沿输尿管行径放射至同侧腹股沟，还可累及同侧的睾丸或阴唇，持续几分钟甚至数小时不等。发作时常伴有恶心、呕吐、大汗、面色苍白、辗转不安等症状，严重者可导致休克。肾绞痛大多是由结石所致，而且大部分是发生于输尿管的结石，因而所谓的"肾绞痛"其实大多是输尿管绞痛[53]。

一、流行病学

肾绞痛是泌尿外科常见的急症。肾绞痛没有明确的流行病学影响因素，常常和肾结石相关，肾结石病因十分复杂，至今仍不清楚，与全身代谢、泌尿系局部感染和饮食因素有密切关系，很多证据表明高温天气是诱发肾绞痛的"罪魁祸首"，在临床上发现，每逢炎热季节气温骤升时，肾绞痛的发生比冬季明显增加。

二、病因

任何急性梗阻性因素均可引起肾绞痛，其中最常见且最主要的原因是上尿路结石。

1. 上尿路结石　多见于上尿路结石活动并引起梗阻的情况。较小的肾结石移位至输尿管，在排石的过程中结石嵌顿刺激输尿管引起输尿管平滑肌痉挛，肾盂内压增高，从而引发阵发性腰腹部疼痛。

2. 上尿路肿瘤　肾盂或输尿管肿瘤所致的出血或脱落组织，刺激或梗阻输尿管亦可引起肾绞痛。

3. 上尿路感染　肾积脓和肾结核，坏死组织排出时可引起肾绞痛。

4. 其他原因　如输尿管狭窄、先天性输尿管异常及肾下垂等。

三、病理生理

结石引起的急性肾绞痛是由于上尿路结石导致的反应性肌肉收缩所致，发生机制有：①结石在肾盂、输尿管内急促移动或突发嵌顿，导致上尿路急性梗阻，由于管腔内壁张力增加，这些部位的疼痛感受器受到牵拉后引起剧烈疼痛；②输尿管或肾盏壁水肿和平滑肌缺血使炎症递质增加，激活了更多的疼痛感受器，进一步加重了痛感。

当上尿路梗阻持续不缓解时，将会发生一系列病理生理改变。在急性上尿路梗阻模型中，在开始的 1~5h 内，肾盂压力和肾血流量都是增加的，而在随后的 4h 里，肾盂压力仍高但肾血流量却开始衰减。过了这段时间后，肾盂压力和肾血流量都开始衰减。最初的肾血流量增加是由前列腺素介导的，同时，它还可导致利尿，增加肾盂内压力，并且使肾血浆流量在皮质和髓质重新分布。随着血流量的进一步减少，还将影响肾小球滤过率、肾血流量和肾氧化代谢，这些生理生化参数在数小时内下降，并在单侧输尿管闭塞 2h 后达到最低值。因此，当结石造成的梗阻影响到肾功能时，最佳的治疗是通过去除结石、置入输尿管支架或者经皮穿刺肾造瘘来给肾减压，减少肾损伤的风险。

四、病理

肾绞痛多由结石引起。其病理表现可分为：

1. 原发疾病的病理表现　肾结石是多种因素综合作用造成肾的超微结构损害，包括肾小管上皮绒毛的囊性变和脱落、溶酶体活跃、线粒体空泡化和崩解，肾小管管腔内出现基质小体、细胞碎片和电子致密体，形成晶粒状微结石，还包括各种组织的钙化（肾小管的改变、基质的产生和作用、肾钙斑与微结石的形成）。

2. 继发病理表现　肾绞痛发生时常伴有输尿管黏膜水肿，上尿路梗阻所致的肾积水等。

五、临床表现

肾绞痛除了典型的疼痛以外，还有一些其他伴随症状。

1. 疼痛　典型的肾绞痛表现为疼痛剧烈难忍，阵发性发作位于腰部或上腹部，并沿输尿管行径，放射至同侧腹股沟，还可累及睾丸或阴唇。结石位于输尿管中段时，疼痛放射至中下腹部。结石位于输尿管口时，可伴有尿道和龟头部放射痛。

2. 血尿　通常患者都有不同程度的肉眼或镜下血尿，以后者多见。由上尿路急性出血所引起的肾绞痛，通常伴有血块，甚至膀胱填塞。结石引起的疼痛和血尿通常表现为血尿发生在疼痛之后；而上尿路肿瘤引起的疼痛和血尿常表现为疼痛发生在血尿之后。

3. 胃肠道症状　由于输尿管和肠道有共同的神经支配，肾绞痛时可合并恶心、呕吐。

4. 膀胱刺激症状　结石位于输尿管口或合并下尿路感染时，可伴有尿频、尿急和尿痛。

5. 并发症症状　合并感染尤其是急性肾盂肾炎时，可出现全身症状，如畏寒、寒战、发热等；孤立肾患者可合并无尿。

六、实验室及泌尿外科特殊检查

1. 血常规　常伴有白细胞计数增多，合并感染的患者尤其显著。

2. 尿常规　绝大多数患者会出现不同程度的红细胞，合并感染的患者白细胞亦会有不同程度的上升。

3. 影像学检查　结石引起肾绞痛的定性及定位检查主要依赖于影像学检查。由于引起肾绞痛的结石体积较小，既往多采用单一的普通影像学检查，这容易引起漏诊。随着影像技术的发展，尤其是CT的普遍应用和CT成像技术的成熟，使得上尿路结石的诊断率大大提升。

（1）超声检查：超声检查简便、经济、无创，可发现2mm以上尿路平片（KUB平片）不能显示的小结石和X线透光结石。目前在国内，超声检查已

成为诊断肾绞痛的首选筛查方法。其直接证据为可显示结石的特殊声影。且通常在急性肾绞痛发作6小时后，肾集合系统开始出现轻微的扩张，此可作为输尿管急性梗阻的间接证据。超声检查受检查者主观因素及肠内容物等客观因素的影响。

（2）KUB平片：KUB是诊断肾绞痛的常规性检查方法。虽然在理论上90%的泌尿系结石为X线阻光性结石，但由于肾绞痛患者大都存在肠胀气，而且引起肾绞痛的结石体积一般较小，加上可能被骨骼阻挡，实际上急诊KUB的结石检出率远低于此值。因此，当今国外一些急症医学和泌尿外科的学者认为，单用KUB对诊断肾绞痛的价值有限，但阳性者对于冲击波碎石（SWL）和输尿管镜取石的术前定位有帮助，因而仍应作为常规检查手段。

（3）静脉尿路造影（IVU）：IVU曾是诊断肾绞痛的金标准，但其敏感性只有64%，如今已不再是首选诊断方法。近年来国外急诊IVU已被KUB加超声检查所取代。但在某些情况下，仍需要IVU检查：①需进行经皮肾镜、输尿管镜或开放手术治疗；②疑有泌尿系肿瘤；③糖尿病伴发结石性肾绞痛，并被疑为是肾乳头坏死；④腹部平片和超声达不到诊断要求。

（4）非增强CT扫描（non-contrast CT, NCCT）：NCCT可进行连续扫描，非常精确，是诊断上尿路结石最可靠的影像学方法。CT非常灵敏，即使是X线透光的尿酸结石以及小于0.5 mm的微小结石，也能清晰显示。肾绞痛发作后，CT常可显示肾包膜下积液，这是诊断急性肾绞痛的有力佐证。在结石的定性和定位诊断上，CT的灵敏度为94%～100%，特异性为92%～99%，诊断精确度为94%～100%。因此，目前对于急性肾绞痛发作者，国外提倡首选CT检查，而且绝大多数病例都可确诊。

（5）磁共振水成像（MRU）：MRU不能直接显示结石，而且价格高昂，一般不作为肾绞痛的常规检查。因其不存在辐射，故特别适用于诊断孕妇和儿童的急性肾绞痛。

七、治疗

肾绞痛需紧急处理，但处理之前需与其他急腹症仔细鉴别。其治疗包括药物治疗和外科治疗。肾绞痛治疗的目标包括缓解症状，祛除梗阻因素。鉴于上尿路结石是肾绞痛的主要原因，清除结石是治

疗肾绞痛的最终目的。

（一）药物治疗

目前肾绞痛的药物治疗主要包括：镇静、解痉和镇痛。解痉止痛是肾绞痛的处理原则，解除平滑肌痉挛为基础，镇痛药为辅，为尽快达到满意止痛效果多联合用药。在上述保守止痛治疗的同时，可配合静脉输液、抗感染等治疗措施。

1. 镇静　肾绞痛的患者往往伴有精神上的焦虑、烦躁，因此，可适当使用镇静药物以减少患者的焦躁情绪。

常用的镇静药物有地西泮，它具有镇静、催眠、抗焦虑及抗惊厥的作用，同时它又是一种中枢性肌肉松弛药，还有拮抗前列腺素 $F_{2\alpha}$ 的作用，在很大程度上减少了各种反射产生的不良后果。

地西泮用法：使用地西泮 10mg 静脉推注，速度以 5mg/min 为宜，4～6 小时可重复使用。静脉推注地西泮迅速显效，药液推完后 83.3% 的患者有嗜睡症状，需卧床休息。用药后 15min 左右疼痛缓解，但神志清楚，生命体征平稳。肌内注射药物吸收缓慢，难以迅速达到有效浓度，止痛效果不明显。

2. 镇痛

（1）非甾体抗炎药（NSAIDs）：该类药物较为常用。其作用机制为该类药物能够抑制体内前列腺素的生物合成，降低痛觉神经末梢对致痛物质的敏感性，从而起到中等程度的镇痛作用。

常用的药物有：吲哚美辛 25～50mg 口服，缓解后可 25mg 每日 3 次，口服 3 天或吲哚美辛栓 50～100mg 塞肛；双氯芬酸能够减轻输尿管水肿，减轻疼痛复发率，25～50mg 口服或肌内注射[54]；布桂嗪 100mg 肌内注射，镇痛作用中等。曲马朵 50～100mg 肌内注射，为非阿片类中枢性镇痛药，其阵痛强度与哌替啶一致，起效较快，用药后半小时起效，1～2h 产生峰效应，吸收较好，持续时间较长，为 5～6h，用量为 2～3 次 / 日；最大剂量不超过 400mg/d。本品长期应用依赖性小，具有镇咳作用，但不得与单胺氧化酶抑制药（如抗抑郁药异卡波肼、苯已肼、苯环丙胺、吗氯贝胺、托洛沙酮等；抗震颤麻痹药司来吉兰；降压药帕吉林、苯异丙肼；抗结核药异烟肼）等合用，与中枢抑制药（如地西泮等）合用时需减量。

（2）阿片类药物：阿片类药镇痛作用强、起效快、止痛效果确切，但此类药对泌尿系平滑肌有兴奋作用，不应单独使用，宜与平滑肌解痉药联合使用。常用有哌替啶（50～100mg）、吗啡（5～10mg，皮下注射）或氢吗啡酮（1～2mg 皮下、肌内或缓慢静脉推注；或口服 2mg，或栓剂 2～3mg，必要时4～6h 重复用药），副作用有胃肠道反应、药物成瘾、呼吸抑制，同时还有再痛发生率高，需要进一步用药的可能性较大。与抗胆碱能类药联用时，可增加尿潴留的发生率。对良性前列腺增生（BPH）者慎用。

3. 解痉

（1）抗胆碱能类药：此类药物能松弛许多内脏平滑肌，对输尿管平滑肌也有较强的解痉作用。常用阿托品：0.5～1mg 肌内注射或静脉滴注，山莨菪碱注射液：10～15mg 肌内注射或静脉滴注，也可用 20mg 加入 10% 葡萄糖 500ml 静脉滴注。

本类药物为临床最常用，是肾绞痛治疗的基础用药。有口干、面红等不良反应，多能耐受，少部分可致尿潴留，青光眼、前列腺增生患者不宜使用。

（2）钙通道阻滞药：其治疗肾绞痛的机制为通过抑制钙离子进入细胞内使平滑肌收缩力减弱，解除肾、输尿管痉挛；能减弱肾内前列腺素的合成；具有抗交感作用，可降低交感神经的兴奋性。常用硝苯地平 10～20mg 嚼碎后舌下含服，以后根据情况每 4～6h 可重复给药。治疗肾绞痛疗效确切，起效快，给药方便，高血压患者尤为适用，常有头痛、面红及轻微血压下降等不良反应，多能耐受。

（3）黄体酮：黄体酮是一种孕激素，主要作用于 β 受体，使输尿管平滑肌松弛，从而起到解痉止痛的作用，其作用强于阿托品，并且此药还有渗透性利尿作用，使尿量增加，尿流量加大，有利于排出。另一方面，黄体酮能松弛平滑肌，对交感神经活动有抑制作用，减轻肾、输尿管交感传入纤维的痛觉冲动而起到镇痛作用。使用方法为黄体酮 20～40mg 肌内注射，每日 1～2 次。

（4）α 受体阻滞药：盐酸坦索罗辛缓释胶囊。一些临床报道显示，α 受体阻滞药在缓解输尿管平滑肌痉挛、治疗肾绞痛中具有一定的效果。但是，其确切的疗效还有待于更多的临床观察。一般用法：口服，0.2～0.4mg，每日 1 次。

（5）维生素 K 类药物：维生素 K 类药物作为临床常用止血药，尚具有温和而持久的平滑肌松弛作用，可以减轻或阻止肾、输尿管壁细小血管渗血，得到止血和缓解疼痛的目的。常规使用方法为维生

素 K_1 20mg 肌内注射，每日 2 次，或加入 50% 葡萄糖注射液 20ml 中静脉缓注；维生素 K_3 4～8mg 肌内注射，每 8 小时 1 次，或 16mg 加入 10% 葡萄糖注射液 500ml 静脉滴注，每日 1 次。

（6）硫酸镁：静脉应用硫酸镁可从多方面松弛输尿管平滑肌，抑制输尿管平滑肌痉挛，并具有中枢镇静、镇痛作用。常见使用方法为：25% 硫酸镁 20ml+5% 葡萄糖注射液 500ml，以 3～4ml/min（40～60 滴 / 分）滴速输液，2～3h 内滴完，使患者收缩压下降 10～20mg 为宜。每日 1 次，连用 3～5 天。需注意观察心率、呼吸、血压和膝反射，以防呼吸抑制。

（7）硝酸甘油：硝酸甘油是血管扩张药，可以松弛输尿管和肾盂平滑肌而缓解肾绞痛，由于其兼有解痉止痛及排石功效，且起效快、价廉、应用方便、副作用小，适合广大基层医院和家庭治疗应用。常用 0.5mg 舌下含服或 5～10mg 静脉滴入，部分患者有较好的效果。因其具有扩张心、脑血管功能，用药后大多有头昏、直立性低血压，青光眼患者禁用。

（8）甲氧氯普安：甲氧氯普安主要用于各种原因引起的恶心、呕吐，也有安定作用；同时甲氧氯普安对输尿管蠕动有抑制作用，可降低输尿管内压，对治疗肾绞痛有较好效果，特别是对伴有恶心、呕吐者尤为适用。使用方法为甲氧氯普安 10～20mg 肌内注射。

4.其他药物　利多卡因可通过作用于 β_2 肾上腺素受体，引起肾盂、输尿管平滑肌舒张，而起到解痉、扩张输尿管效应，又因其具有局部麻醉作用而产生镇痛、镇痛效应，从而达到缓解肾绞痛的目的，且副作用少。使用方法为利多卡因 100mg+5% 葡萄糖注射液 40ml，静脉推注，然后用利多卡因 200mg+10% 葡萄糖注射液静脉滴注。

（二）外科干预

当疼痛不能被药物缓解或者结石直径大于 6mm 时，应当考虑外科治疗措施[55]。其中包括：

1.体外冲击波碎石（extracorporeal shock wave lithotripsy, ESWL）　通过体外碎石不但能控制肾绞痛，还可以迅速解除梗阻。

（1）适应证：在排除禁忌证情况下全段输尿管结石均可行 ESWL，对直径≤10mm 的上段输尿管结石首选 ESWL，＞10mm 的结石可选择 ESWL、输尿管镜碎石（URS）或经皮肾镜（PNL）；对中下段输尿管结石均可选用 ESWL 或 URS。

（2）禁忌证：妊娠妇女；未纠正的全身出血性疾病；结石以下尿路有梗阻；严重肥胖或骨骼畸形；高危患者如心力衰竭，严重心律失常；未接受治疗的急性尿路感染或泌尿系统活动性结核。

2.输尿管内放置支架，配合 ESWL　当 ESWL 定位困难时，为缓解症状可先于局部麻醉下行输尿管留置支架。另外，结石较大，为防止 ESWL 术后形成"石街"亦可先行留置输尿管支架。

3.输尿管镜碎石取石术　输尿管镜下取石或碎石方法的选择，应根据结石的部位、大小、成分（密度）、合并感染情况、可供使用的仪器设备、泌尿外科医生的技术水平和临床经验以及患者本身的条件和意愿等综合考虑。

（1）适应证：输尿管下段结石；输尿管中段结石；ESWL 失败后的输尿管上段结石；ESWL 后的"石街"；X 线阴性的输尿管结石等。

（2）禁忌证：未纠正的全身出血性疾病；严重心脏疾病和肺功能不全，无法承受手术者；未控制的糖尿病和高血压者；盆腔游走肾或重度肾下垂者；严重肥胖或骨骼畸形；服用阿司匹林、华法林等抗凝药物者，需停药 2 周，复查凝血功能正常才可以进行手术。

4.经皮肾造瘘引流术　适用于结石梗阻合并严重感染的患者，除全身性出血性疾病外，其余无明显绝对禁忌。造瘘管主张用软硬适中，壁薄透明的 PVC 导管，常用 10～14Fr。国外有全套穿刺针、扩张管及造瘘引流袋的产品，为一次性使用，价格较贵。

操作时，可采用局部麻醉下平俯卧位、侧卧位或仰卧位。建议 B 超定位，其优势在于设备费用相对便宜、方便、实时性、无射线辐射及可观察血流等。目标肾盏的选择：穿刺点设在第 12 肋下、第 11 肋间腋后线至肩胛下线之间的范围内。

（齐士勇　徐　勇）

第七节 睾丸扭转

睾丸扭转又称精索扭转，是由精索扭转引起的睾丸缺血性病变，为阴囊急症的常见原因之一，可发生于任何年龄段，以新生儿与青春期为发病高峰，约占90%。分为鞘膜内和鞘膜外两种类型，前者占绝大多数。临床上容易误诊为急性附睾炎或其他疾病，常导致睾丸坏死或不可逆的睾丸萎缩而被切除，是年轻男性失去睾丸最常见原因。

一、流行病学

睾丸扭转可发生于任何年龄，包括出生前和围产期，最常发生于青少年（12~18岁），约占85%，其次是在婴幼儿期，青春期后其发病率缓慢下降。睾丸扭转占儿童期急性阴囊疼痛的25%~35%，青春期阴囊疼痛中有50%~60%是因睾丸扭转引起，也是该年龄段男性丢失睾丸最常见的原因。睾丸扭转以左侧多见，双侧睾丸同时或先后发生扭转者仅2%[56]。

二、病因

1. 发育不良 一般情况下睾丸发生扭转的本质原因是生殖器官的先天畸形，本病可能与解剖畸形或发育不全有关，如睾丸鞘膜囊过分宽大、睾丸系带过长、睾丸引带发育异常、鞘膜过度包绕睾丸或睾丸下降不全等。

2. 外力作用 外阴部的外伤、剧烈运动、天气寒冷使提睾肌痉挛或体位突然改变等亦可引起睾丸过度活动，有时外力不明显，甚至在睡眠中也可以发病，可能系睡眠中迷走神经兴奋、提睾肌随睾丸阴茎勃起而强烈收缩所致。

三、病理生理

睾丸扭转的程度和发病持续的时间与睾丸血液循环障碍以及病理生理改变的严重程度密切相关。家兔睾丸扭转模型显示：使用彩色多普勒超声检查，当睾丸扭转360°时，睾丸血流减少；持续扭转540°时，睾丸血流消失。当睾丸动脉完全闭塞2

小时后，睾丸即开始出现梗死；6小时后，即发生不可逆的缺血、梗死；超过24小时即发生完全性梗死。

在睾丸扭转初期，睾丸的静脉和淋巴回流受阻，但不会影响睾丸动脉的血供。静脉和淋巴的回流受阻可导致患侧睾丸、附睾和周围组织的淤血和水肿。由于压力较低的提睾丛是首当其冲受到影响的血管，因此，在扭转后早期即可出现阴囊水肿。由于静脉血流淤滞，血液从受损的毛细血管床中流出并进入组织，使睾丸、附睾体积变大，组织损伤，引起出血性（静脉性）梗死。静脉性梗死在早期和较低程度的扭转时即可发生。随着扭转时间的延长、精索肿胀程度的加重，睾丸动脉血流逐渐减少直至完全阻断，加之睾丸内小动脉广泛发生栓塞，使得睾丸内压力增加，睾丸出现缺血性（动脉性）梗死，最终将导致患侧睾丸坏死和萎缩[56-57]。

四、病理

睾丸扭转常见病理学表现包括出血和坏死。大体病理表现为：睾丸体积增大，呈暗红色或乌黑色。组织学发现，扭转后睾丸曲细精管内的生精细胞和支持细胞（Sertoli细胞）以及间质细胞（Leydig细胞）均有不同程度的病理改变。

扭转所致的患侧睾丸损伤在成功复位2个月后主要表现为曲细精管内生精上皮层次紊乱、细胞空泡样变性、凝固性坏死、间质增生和淋巴细胞浸润。短时间的扭转即可对曲细精管产生明显的破坏。家兔睾丸扭转模型显示，缺血2小时即可见生精上皮层次紊乱、曲细精管管腔消失、基底膜变性，表明此时血—睾屏障已经受到破坏。持续扭转的睾丸，各种细胞最终均会发生坏死，失去正常的组织结构。扭转超过6小时后，曲细精管即开始出现凝固性坏死，这是缺血性坏死的典型病理改变，进一步说明缺血是造成睾丸扭转后组织形态学损伤的重要原因。钙化灶的形成与血—睾屏障破坏有关。在血管再通的初始阶段，血流速度缓慢，钙盐可以透过受损的血睾屏障堆积于曲细精管内。当扭转时间超过12小时，血管的复通更加困难，睾丸组织和细胞由于缺血而出现大范围梗死。睾丸扭转的病理改变及预后除了与扭转的严重程度密切相关外，还与扭转后睾丸缺血时间的长短有着极为重要的关系。睾丸扭转所导致的缺血是呈阶段性发展的，扭转在 2 小时以内病变多数仅累及静脉血管，动脉受阻轻微；扭转 6 小时以后动脉血管受阻逐渐明显，即使复位后血管再通仍然需要较长时间；当扭转超过 12 小时，动脉受累严重，即使复位，睾丸的组织和细胞也难以存活[57-58]。

五、临床表现

1. 症状　睾丸扭转发病急骤，来势凶猛，患病一侧睾丸和阴囊剧烈疼痛为本病第一个症状，也有患者疼痛呈渐进性，偶有患者仅感觉到轻微疼痛。大部分急性阴囊疼痛的患者之前有过偶发的剧烈、自限性的阴囊疼痛和肿胀病史，这说明之前在扭转过程中可能有间断的扭转与自发性复位交替发生。扭转初起时疼痛还局限在阴囊部位，以后会向下腹和会阴部发展，同时还会伴有呕吐、恶心或发热等症状。鞘膜外扭转或新生儿及小婴儿的睾丸扭转常无明显症状，单侧腹股沟区或者在阴囊高位的包块可能是其唯一的临床表现。

2. 体征　睾丸肿大并上移至阴囊根部，且呈横位，是本病特异性体征。睾丸扭转后由于精索呈麻绳状扭曲、缩短，精索内的血管被阻断，先出现静脉回流受阻，睾丸淤血，继而动脉闭塞，睾丸缺血肿胀，睾丸和附睾界限不清，如不及时治疗，睾丸会发生缺血性坏死，颜色发黑，逐渐萎缩以致功能丧失。Prehn 征阳性，即向上抬举睾丸时疼痛加重。患侧提睾反射消失。透光试验阴性。阴囊内容物常与其壁粘连，并透过皮肤可呈蓝色[58-59]。

六、实验室及泌尿外科特殊检查

睾丸扭转单纯凭借病史及查体很容易发生误诊，当诊断不能明确时，应及时借助影像学检测来协助进行诊断及鉴别诊断。但如果万一不能确诊，可手术探查以策安全。

1. 高频灰阶超声　在临床中，超声检查已被广泛应用于诊断各种睾丸、阴囊疾病。在高频灰阶超声（ 5 ~ 12MHz ）检查时，睾丸扭转时的超声表现根据扭转后持续时间的长短而有所不同，在扭转后初期，超声即可发现扭转的睾丸异常增大，回声尚均匀；其后，随着梗死、出血的发生可能会导致回声和异质性增加；发生梗死后回声则可降低。在漏诊的慢性扭转中，超声显示为一个缩小并且回声稀少的睾丸以及增大和回声增强的附睾。睾丸扭转时，附睾体积增大，回声不均匀，如果伴有出血，可导致回声增加。白膜和睾丸纵隔的回声增强，形成特有的"环岛征"。睾丸鞘膜囊下份回声提示可能有少量液体聚集。作为静脉淤血的表现，阴囊皮肤可出现增厚。在睾丸扭转时，高频灰阶超声大多可以发现对诊断具有特异性的精索结节形成。在彩色多普勒超声检查受限时，精索结节是高频灰阶超声诊断睾丸扭转唯一可靠的征象。

2. 彩色多普勒超声检查　是一种快速、简便、无创伤、无痛苦并可反复进行的检查方法，可灵敏地检测出睾丸血流的变化，诊断准确率高达81% ~ 90%。因精索自身扭转而致睾丸血液循环障碍。检查时，将多普勒超声探头直接放在阴囊上，沿睾丸纵轴移动探头，探测睾丸的血管音，探到血管音为阴性；压迫精索血管，血管音消失为阳性。可两侧对比，当睾丸扭转时，血流减少或消失；睾丸附件扭转时，血流正常或增多。但此方法也有一定的假阴性，常是由于充血水肿或不完全扭转（ 180° 以内 ）时，血流未完全被阻断，动脉尚有微弱搏动，静脉淤血，以及探头位置过高受精索血管搏动所干扰。

3. 睾丸核素显像　该项检查为静脉弹丸式注射示踪剂锝 - 99m 后，用核素成像扫描仪记录快速序列血流相（动脉相）及其后的静态图像，评价双侧睾丸的动脉血流以及血流灌注情况。在睾丸扭转后的急性期，动脉相典型表现为患侧睾丸核素分布减少，在静态图像上则显示患侧阴囊圆形的光子缺损区，即所谓的"牛眼征"。睾丸核素显像诊断睾丸扭转的敏感性为 80% ~ 100%，特异性为 89% ~ 100%。但该检查受"下班时间"不能检查、设备复杂、检查时间长、急诊检查可能会干扰日常工作以及临床医师对核医学技术的接受程度等因素的制约。

4. CT 扫描　CT 扫描较少被用于睾丸扭转的诊断，主要是在彩色多普勒超声不能有效显示双侧睾丸血流状况时有可能为诊断提供依据。CT 对早期睾丸扭转复位后的再灌注损伤具有较高的诊断价值。此外，CT 图像在显示睾丸解剖结构、病变与邻近结构的关系等方面更为直观，尤其是对隐睾扭转的诊断具有价值。在睾丸扭转后早期，CT 平扫除了显示患侧睾丸体积增大、边界欠清、密度不均匀、鞘膜积液外，无其他特殊征象，因此，诊断早期睾丸扭转主要应采用 CT 增强扫描。CT 增强扫描显示，患侧睾丸呈环状强化，强化不均匀，其内存在不规则的无强化低密度区。有学者认为，采用螺旋 CT 多平面重建（MPR）技术可以从任意平面、任意轴向直观、立体地显示双侧睾丸、附睾以及附件的形态和内部细微结构，并能显示睾丸的血管和血供状况，而且还可以进行双侧对比，因此，有助于对睾丸扭转进行诊断和鉴别诊断。但是，CT 阴囊扫描在诊断急性阴囊病变时存在受设备条件的限制、不及时和花费较高的缺点。

5. 核磁共振扫描　采用减法动态对比增强 MRI 可以判断睾丸血流灌注的减少以及出血性坏死，对于诊断睾丸扭转具有一定的临床价值。睾丸扭转时 MRI 的代表性表现包括：增大的精索、附睾血流无增加以及出现一个血流"漩涡池结"。但是，阴囊 MRI 检查在诊断急性阴囊病变时也存在与上述 CT 类似的缺点。

七、治疗

睾丸扭转治疗的目的是力争挽救患侧睾丸，保护生育及内分泌功能。而能否挽救患侧睾丸的关键在于患者从发病到就诊的时间以及医生首诊的确诊率，因此，患者从发病到就诊之间的时间应愈少愈好。一但睾丸扭转的诊断确立，就应该尽快采取措施解除睾丸的血流梗阻，恢复睾丸的血流供应，这对于提高睾丸结构和功能的挽救率具有至关重要的意义。否则即使患侧睾丸的结构得到了保留，也不能保存其生理功能。即使对于诊断有疑问的患者，只要不能排除睾丸扭转的可能性，就应尽早行手术探查，以便明确诊断和给予相应的治疗，避免由于延误诊断而导致丢失睾丸的不利后果。解除睾丸血流梗阻的方法包括手法复位和手术探查、睾丸固定术两种类型。对于因为就诊和 / 或治疗延迟而出现不可逆梗死或者坏死的睾丸则应该施行睾丸切除术[56,59]。

1. 手法复位　手法复位在发病早期是一种迅速、简便、有效的治疗方法。其应在局部精索阻滞麻醉下进行，以便消除或者减轻患者的疼痛，增加患者的配合度，从而有助于提高复位的成功率。在进行手法复位时，患者取仰卧位，医生站在患者的脚侧，根据睾丸绝大多数是由外侧向中线扭转的规律，按照与扭转相反的方向施行手法复位。由于睾丸扭转可能超过 360°，因此，可能需要回旋超过一周以便将睾丸充分复位。但是，如果手法复位使患者疼痛加重，则应将睾丸向相反的方向旋转复位。手法复位成功的标志：睾丸疼痛显著减轻直至消失，睾丸位置下降，精索松弛，且不再自动转回到复位以前的位置。有条件时，可在彩色多普勒超声实时监视下，根据睾丸和附睾解剖关系的变化以及睾丸血供的变化情况进行手法复位。在手法复位成功后，应使用"丁"字带托起阴囊，以便让患侧睾丸充分休息和恢复血供，并预防再次扭转。虽然成功的手法复位可以明确睾丸扭转的诊断，并且可以缓解急性的睾丸疼痛和挽救睾丸，但是依然建议应及时行睾丸固定术，以避免睾丸再次发生扭转。

但是，由于手法复位带有一定的盲目性，并且当睾丸扭转一定时间后经常伴发阴囊水肿、鞘膜积液等并发症，加之患者疼痛剧烈，难以配合，都使得手法复位具体操作的难度增大，成功率不高。再者，如果对扭转的方向和程度判断不明，有时反而可能加重扭转。此外，手法复位后并不能防止扭转的再次复发，因此，即使复位成功亦应择期施行睾丸固定手术，以避免以后复发。

2. 阴囊探查术及睾丸固定术　睾丸扭转治疗的黄金时间为发病后 4～8 小时以内。睾丸扭转超过 12 小时则 50% 失睾，超过 24 小时则 90% 失睾，因此，除非手法复位成功，否则宜尽早行手术治疗。手法复位者不应延误必要的手术探查，因为只有手术探查才能为扭转的睾丸提供确切的诊断和切实的处理。此外，考虑到有误诊的危险，而且误诊的后果可能是丢失睾丸，因此，对于不能明确诊断的病例也应及时行阴囊探查术。在施行阴囊探查术时，做患侧手术从腹股沟韧带上平行斜切口入路，先将睾丸复位，如变暗的睾丸复位后颜色变红，或睾丸已发黑，经热盐水纱布覆盖 10～20 分钟，颜色变红，鞘膜外出血，或睾丸白膜切开有出血，说明病变时间较短，睾丸有活力，应保留睾丸，将其固定在阴囊壁肉膜上；必要时可行术中活组织快速冰冻检查以判断睾丸是否存活。如手术中睾丸颜色没有恢复，则表示已经坏死，应予以切除。

3. 对侧睾丸固定术　对于一侧睾丸发生扭转后对侧睾丸是否需要施行固定手术，目前争议较大。

多数学者认为：由于造成睾丸扭转的解剖异常和诱发因素多为双侧性，对侧睾丸日后也存在发生睾丸扭转的可能性，而且，一旦发生患者将会面临终身无睾症的严峻后果。因此，建议常规对对侧睾丸施行固定手术。尤其是对存在下列情况者亦更考虑行对侧睾丸固定术：①体检时发现对侧精索明显较长者；②对侧提睾肌反射强烈者。对间歇性睾丸扭转的患者应选择性地施行双侧睾丸固定术，否则，这类患者以后始终会处于发生完全性扭转，导致睾丸梗死和丢失的危险之中。

（乔宝民　徐　勇）

主要参考文献

[1] 那彦群, 叶章群, 孙颖浩, 孙光. 中国泌尿外科疾病诊断治疗指南 (2014版), 北京: 人民卫生出版社, 2013: 469-475.

[2] 金讯波. 肾损伤. 吴孟超, 吴在德, 吴肇汉主编.《外科学》(第八版). 北京: 人民卫生出版社, 2013: 540-542.

[3] 杨柒, 袁野, 肖啸, 等. 超选择性肾动脉栓塞治疗肾损伤后再出血原因分析及预防. 重庆医科大学学报. 2014, 39(1): 87-89.

[4] 张文英, 赵雄, 江鹰, 等. 介入栓塞治疗肾损伤出血的临床应用. 吉林医学. 2011, 32(12): 2399.

[5] 周四维. 肾脏创伤. 吴阶平主编. 吴阶平泌尿外科学. 济南: 山东科学技术出版社, 2004: 835-841.

[6] 李逊. 输尿管损伤. 杨勇, 李虹主编.《泌尿外科学》. 北京：人民卫生出版社, 2008: 103-112.

[7] 邬绍文. 输尿管修复与重建. 梅骅, 陈凌武, 高新主编.《泌尿外科手术学》. 北京：人民卫生出版社, 2013: 195-209.

[8] Summerton D J, Djakvic N, Kitrey N D , et al. Guideline on urology trauma, ureteral trauma. European Association of Urology, 2013: 32-33.

[9] 吴阶平.《吴阶平泌尿外科学》. 山东：山东科学技术出版社, 2005. 5.

[10] 周道平, 张龙泳, 巫俊. 膀胱损伤的诊治. 中国厂矿医学, 2006, 19(6): 544.

[11] 曾家元. 医源性膀胱损伤原因分析. 创伤外科杂志, 2002, 4(6): 373.

[12] Obarisiagbon E O, Olagbuji B N, Onuora V C, et al. Iatrogenic urological injuries complicating obstetric and gynaecological procedures. Singapore Med J, 2011, 52(10): 738-741.

[13] Dobrowolski Z F, Lipczynski W, Drewniak T, et al. External and iatrogenic trauma of the urinary bladder: a survey in Poland. BJU Int, 2002, 89(7): 755-756.

[14] 虞小明, 曾明辉, 吴云. 膀胱损伤原因及诊治分析. 中国初级卫生保健, 2005, 19(12): 100.

[15] 孙光, 那彦群, 叶章群, 孙颖浩. 2014中国泌尿外科疾病诊断治疗指南. 2014.

[16] Armenakas N A, Pareek G, Fracchia J A. Iatrogenic bladder perforations: longterm followup of 65 patients. J Am Coll Surg, 2004, 198(1): 78-82.

[17] Gomez R G, Ceballos L, Coburn M, et al. Consensus statement on bladder injuries. BJU Int, 2004, 94(1): 27-32.

[18] Wirth G J, Peter R, Poletti P A, et al. Advances in the management of blunt traumatic bladder rupture: experience with 36 cases. BJU Int, 2010, 106(9): 1344-1349.

[19] Avey G, Blackmore C C, Wessells H, et al. Radiographic and clinical predictors of bladder rupture in blunt trauma patients with pelvic fracture. Acad Radiol, 2006, 13(5): 573-579.

[20] Tonkin J B, Tisdale B E, Jordan G H. Assessment and initial management of urologic trauma. Med Clin North Am, 2011, 95(1): 245-251.

[21] Rodder K, Olianas R, Fisch M. [Bladder injury. Diagnostics and treatment]. Urologe A, 2005, 44(8): 878-882.

[22] 严秋哲. 膀胱及尿道创伤. 中国临床医生, 2005, 33(12): 10-13.

[23] Ramchandani P, Buckler P M. Imaging of genitourinary trauma[J]. AJR Am J Roentgenol, 2009, 192(6): 1514-1523.

[24] Araco F, Gravante G, Piccione E. Bladder erosion after 2 years from cystocele repair with type I polypropylene mesh. Int Urogynecol J Pelvic Floor Dysfunct, 2009, 20(6): 731-733.

[25] Morey A F, Iverson A J, Swan A, et al. Bladder rupture after blunt trauma: guidelines for diagnostic imaging. J Trauma, 2001, 51(4): 683-686.

[26] Antoci J P, Schiff M J. Bladder and urethral injuries in patients with pelvic fractures. J Urol, 1982, 128(1): 25-26.

[27] Shenfeld O Z, Gnessin E. Management of urogenital trauma: state of the art. Curr Opin Urol, 2011, 21(6): 449-454.

[28] 孔凡彬. 闭合性腹膜内型膀胱破裂的CT诊断. 中华放射学杂志, 2000, 34(9): 630.

[29] Elliott S P, Mcaninch J W. Ureteral injuries: external and iatrogenic. Urol Clin North Am, 2006, 33(1): 55-66.

[30] Ogah J, Cody D J, Rogerson L. Minimally invasive synthetic suburethral sling operations for stress urinary incontinence in women: a short version Cochrane review. Neurourol Urodyn, 2011, 30(3): 284-291.

[31] Quagliano P V, Delair S M, Malhotra A K. Diagnosis of blunt bladder injury: A prospective comparative study of computed tomography cystography and conventional retrograde cystography. J Trauma, 2006, 61(2): 410-421, 421-422.

[32] Rafique M. Intravesical foreign bodies: review and current management strategies. Urol J, 2008, 5(4): 223-231.

[33] 刘桂彬, 强万明, 王建宇, 等. 35例创伤性膀胱破裂的诊治. 中华创伤杂志, 2000, 16(9): 527-528.

[34] Deibert C M, Spencer B A. The association between operative repair of bladder injury and improved survival:

results from the National Trauma Data Bank. J Urol, 2011, 186(1): 151-155.

[35] Frenkl T L, Rackley R R, Vasavada S P, et al. Management of iatrogenic foreign bodies of the bladder and urethra following pelvic floor surgery. Neurourol Urodyn, 2008, 27(6): 491-495.

[36] Roupret M, Zigeuner R, Palou J, et al. [European guidelines for the diagnosis and management of upper urinary tract urothelial cell carcinomas: 2011 update. European Association of Urology Guideline Group for urothelial cell carcinoma of the upper urinary tract]. Actas Urol Esp, 2012, 36(1): 2-14.

[37] El H O, Coelho R F, Dall'Oglio M F, et al. Evaluation of the incidence of bladder perforation after transurethral bladder tumor resection in a residency setting. J Endourol, 2009, 23(7): 1183-1186.

[38] Traxer O, Pasqui F, Gattegno B, et al. Technique and complications of transurethral surgery for bladder tumours. BJU Int, 2004, 94(4): 492-496.

[39] Manikandan R, Lynch N, Grills R J. Percutaneous peritoneal drainage for intraperitoneal bladder perforations during transurethral resection of bladder tumors. J Endourol, 2003, 17(10): 945-947.

[40] Golan S, Baniel J, Lask D, et al. Transurethral resection of bladder tumour complicated by perforation requiring open surgical repair - clinical characteristics and oncological outcomes. BJU Int, 2011, 107(7): 1065-1068.

[41] Alperin M, Mantia-Smaldone G, Sagan E R. Conservative management of postoperatively diagnosed cystotomy. Urology, 2009, 73(5): 1117-1163.

[42] Shrotri K N, Shervington J P, Shrotri N C. Laser excision of encrusted intra-vesical tension-free vaginal tape (TVT). Int Urogynecol J, 2010, 21(3): 375-377.

[43] Bekker M D, Bevers R F, Elzevier H W. Transurethral and suprapubic mesh resection after Prolift bladder perforation: a case report. Int Urogynecol J, 2010, 21(10): 1301-1303.

[44] 那彦群,叶章群,孙光, 等. 中国泌尿外科疾病诊断治疗指南.北京：人民卫生出版社, 2011: 323-330.

[45] 那彦群,叶章群,孙颖浩,等. 中国泌尿外科疾病诊断治疗指南.北京：人民卫生出版社, 2014: 483-490.

[46] 王忠新,符伟军,洪宝发.尿道损伤的诊断治疗现状. 现代生物医学进展. 2011, 14(11): 2783-2785.

[47] 吴阶平. 吴阶平泌尿外科学. 山东：山东科学技术出版社, 2004: 849-855.

[48] 王坤杰、杨进、李虹. 尿道损伤. 杨勇、李虹. 泌尿外科学. 北京：人民卫生出版社,2008: 94-102.

[49] 贺大林、王玉杰、王子明,等. 泌尿系统其他疾病诊断治疗指南. 那彦群、叶章群、孙颖浩、孙光. 2014版中国泌尿外科疾病诊断治疗指南.北京：人民卫士出版社, 2014: 602-609.

[50] Hernández Hernández D1, Tesouro RB, Castro-Diaz D. Urinary retention. Urologia, 2013, 80(4): 257-264.

[51] Marshall JR, Haber J, Josephson EB, An evidence-based approach to emergency department management of acute urinary retention, Emerg Med Pract, 2014, 16(1): 1-20.

[52] John M Fitzpatrick , François Desgrandchamps * , Kamel Adjali, et al, Management of acute urinary retention: a worldwide survey of 6074 men with benign prostatic hyperplasia, BJU International, 2012, 109(1): 88-95.

[53] 叶章群、邓耀良、董诚.《泌尿系结石》.北京：人民卫生出版社, 2003: 462.

[54] Laerum E, Ommundsen OE, Grønseth JE, et al. Oral diclofenac in the prophylactic treatment of recurrent renal colic. A double-blind comparison with placebo. Eur Urol, 1995, 28(2): 108-111.

[55] 李汉忠、袁铭. 泌尿外科急症诊断与处理. 北京：中国协和医科大学出版社, 2008: 1-5.

[56] 卢一平.睾丸扭转诊断治疗指南. 王晓峰、朱积川、邓春华. 2013版中国男科疾病诊断治疗指南. 北京：人民卫生出版社, 2013: 292-329.

[57] Karaguzel E, Kadihasanoglu M, Kutlu O. Mechanisms of testicular torsion and potential protective agents. Nat Rev Urol. 2014, 11(7): 391-399.

[58] Sherif Osman, Sadaf F. Zaidi, Bruce E. Lehnert, et al. Core curriculum illustration: testicular torsion. Emergency Radiology, 2014, 21(3): 321-323.

[59] 乔宝民、孙光、王文成、等.睾丸扭转的诊断与治疗. 中华泌尿外科杂志, 2002, V23: 556-558.

第四章

泌尿男生殖系感染

一、概述

泌尿男生殖系感染包括尿路感染（urinary tract infection, UTI）和男性生殖系统感染，是肾、输尿管、膀胱、尿道以及男性前列腺、附睾、睾丸、精囊等泌尿系统各个部位感染的总称。临床上广义的泌尿男生殖系感染是指尿路内有大量微生物繁殖而引起的尿路炎症性疾病，这些微生物包括：细菌（以大肠埃希菌为主）、真菌（以念珠菌为主）、厌氧菌、结核分枝杆菌、沙眼衣原体、解脲支原体、病毒和寄生虫等；狭义的泌尿男生殖系感染通常是指由细菌所致的尿路炎症性疾病。尽管当今抗菌药物研究迅猛发展，品种不断更新换代，UTI 发病机制的研究也不断深入，但其发病率仍居高不下，且不断面临新的挑战[1-4]。

二、分类

尿路感染按感染部位可分为上尿路感染（主要指肾盂肾炎）和下尿路感染（主要指膀胱炎、尿道炎），也可上下泌尿系统同时受累。

按有无临床症状可分为无症状尿路感染和有症状尿路感染。

按两次感染之间的关系可分为孤立或散发感染（isolated or sporadic infection）和复发性感染（recurrent infection）。复发性感染可以进一步分为再感染（reinfection）和细菌持续存在（bacterial persistence），再感染指外界细菌再次侵入泌尿系引起的新的感染；细菌持续存在指复发性感染由存在于泌尿系中的同一细菌（如泌尿系结石或前列腺疾病）再次发作产生，也称为复发（relapse）。

由于泌尿系统和男性生殖系统在解剖上是相通的管道系统，发生感染时临床上常难以明确区分，按感染发生时的尿路状态分类的方法对临床治疗的指导价值更大。可分为以下几类：①单纯性尿路感染（单纯上尿路感染和单纯下尿路感染）；②复杂性尿路感染（包括导管相关的感染等）；③尿脓毒血症；④男性生殖系统感染（前列腺炎、附睾炎、睾丸炎、精囊炎等）。

第一节　上尿路感染及其急诊处理

上尿路感染主要指肾的非特异性感染，其根据不同的感染途径、细菌和病变部位可分为：①肾盂肾炎；②肾乳头坏死；③肾皮质化脓性感染；④肾周围炎及肾周围脓肿；⑤脓肾。其中以肾盂肾炎最为常见。

尿路感染有四种感染途径：①上行感染：较为常见，约95%，细菌从膀胱通过输尿管上行至肾盂，再侵入肾实质。尿道是与外界相通的腔道，健康成

年女性尿道前端 1cm 和男性的前尿道 3～4cm 处都有相当数量的细菌寄居。因尿道及自身防御能力，通常尿道与细菌间保持平衡状态，不引起尿路感染，但当机体抵抗力下降、尿道黏膜有损伤或者细菌毒力较大时，细菌容易逆行侵袭膀胱和肾，造成感染。且由于女性的特殊生理结构，尿道口靠近肛门、阴道，且女性尿道与男性尿道相比更宽而短，极易被粪便及阴道分泌物污染而发生尿路感染；②血行感

染：较为少见，不及10%。细菌由血流到肾小管，从肾小管蔓延到肾盂。血行感染较多见于新生儿或金黄色葡萄球菌感染的患者。细菌从身体内的感染灶（如扁桃体炎、鼻窦炎、龋齿或皮肤感染等）侵入血流，到达肾；③直接感染：较罕见，外伤或邻近肾的脏器有感染时，细菌可直接侵入肾而引起感染；④淋巴道感染：更为少见，甚至该途径是否存在尚存争议。结肠肝曲、下腹部和盆腔器官的淋巴管与肾周围的淋巴管有交通支，当盆腔器官炎症、阑尾炎和结肠炎时，细菌也可从淋巴道感染肾。

肾盂肾炎（pyelonephritis，PN）是指由于细菌感染导致的肾和肾盂的炎症，主要表现为发热、寒战、体温可达39～40℃、疲乏无力、食欲减退、腰痛、肉眼血尿，可有恶心、呕吐等不适。此外，部分慢性患者也可有慢性肾功能不全伴高血压、尿浓缩功能障碍、代谢性酸中毒、高钾血症和肾性失钠等表现，甚至部分患者可无明显症状。女性发病率高于男性。由于感染途径不同，因而病症首发部位会有所不同，部分患者仅有全身症状，而部分患者兼有下尿路感染所致的尿路刺激症状，如尿频、尿急、尿痛等，但无论是否存在尿路刺激症状，肾实质和肾盂均先后发生炎性改变。肾盂肾炎可分为急性肾盂肾炎和慢性肾盂肾炎两种。以往将病程超过半年或1年者称为慢性肾盂肾炎，近年来提出反复或持续的尿路感染后肾盂肾盏有瘢痕形成，静脉肾盂造影见到肾盂肾盏变形、积水、肾外形不光滑，或双肾大小不等才称为慢性肾盂肾炎。慢性肾盂肾炎多因反复或持续的感染导致肾结构和功能受损，并以肾盂肾盏形成瘢痕为重要特征。

脓肾（pyonephrosis）是指肾的严重化脓性感染，肾实质完全被破坏，形成了一个充满脓液的囊袋。它也可分为急性发作型和慢性型，患者多有泌尿系统结构或功能畸形，尤其是上尿路结石引起的继发感染，治疗上应积极处理，否则易继发尿脓毒症，后果严重。

一、急性肾盂肾炎与脓肾

（一）流行病学

尿路感染是威胁人类健康的常见疾病之一，其发病率因性别和年龄的差异而有所不同，从新生婴儿到老年人，尤其好发于各年龄段（尤其是妊娠期）的女性。研究表明，未治疗的无症状细菌尿孕妇，约一半随后出现症状性尿路感染，25%～30%的孕妇有急性肾盂肾炎。而男性发病率较低，较多见于两个特例，如肾移植受者和有泌尿道功能或结构异常者。Fihn估计，约50%的妇女一生中有过至少1次泌尿系感染，而我国的研究资料显示，女性的发病率为2.05%。各种易感因素如女性、泌尿道梗阻、糖尿病、妊娠、外源性操作、留置导尿管、老年性生活、肾移植、血型、人类白细胞抗原、人类免疫缺陷病毒感染等均与尿路感染有密切的关系。脓肾多以上尿路结石引起的尿路梗阻为主要病因，有学者报道，约60.5%的脓肾是由尿路结石引起。

（二）病因

1. 细菌致病的机制　临床常见感染性疾病的致病微生物包括病毒、细菌、真菌和寄生虫四种，其中细菌为原核细胞微生物，革兰氏阳性球菌常见致病菌有金黄色葡萄球菌、溶血性链球菌、粪肠球菌等；革兰氏阳性杆菌常见的致病菌有破伤风梭菌、白喉棒状杆菌、结核分枝杆菌等；革兰氏阴性球菌常见的有淋病奈瑟菌、脑膜炎奈瑟菌等；革兰氏阴性杆菌常见的有大肠埃希菌、铜绿假单胞菌、肺炎克雷伯杆菌等。另外原核细胞微生物还包括了放线菌、螺旋体以及多形性的支原体科支原体属的肺炎支原体、脲原体属的解脲脲原体以及衣原体科衣原体属的沙眼衣原体等。急性肾盂肾炎感染的病原体主要是细菌，其主要来自尿路上行性感染。当患者进行各种经尿道的器械检查或经尿道手术时，细菌可由体外带入，形成上行感染。但最常见的是寄居于会阴部的肠道细菌经尿道、膀胱、输尿管逆行至肾，形成肾盂肾炎。急性肾盂肾炎常为单一的细菌感染，慢性肾盂肾炎多为两种以上细菌混合感染。

脓肾患者感染的病原体以细菌为主，最常见的是大肠埃希菌和变形杆菌等革兰氏阴性杆菌，因其多继发于上尿路结石等尿路梗阻疾病，故其常见病原体与上尿路结石继发的肾盂肾炎细菌谱类似。

2. 其他致病因素　尿路梗阻和尿流不畅是急性肾盂肾炎常见的诱因。尿路梗阻常发生于有先天性异常的患者，如尿道口狭窄、尿道瓣膜、膀胱输尿管反流、肾盂输尿管连接部狭窄、先天性巨输尿管等。泌尿系结石、外伤及炎性尿道狭窄和前列腺增生症等也是产生尿路梗阻的原因。梗阻使尿液不能正常排出，尿路在梗阻以上部位扩张和积液，有利于细菌繁殖，引起肾盂肾炎。临床上较常见到输尿管结石急性发作后继发急性肾盂肾炎。此外，妊娠期女性容易发生肾盂肾炎，这是由于膨大的子宫压迫输尿管，引起尿路梗阻和尿流不畅，同时在妊娠期，因黄体酮水平的升高引起输尿管平滑肌松弛，也可能造成暂时性膀胱输尿管反流，易致急性肾盂肾炎发生。

神经系统病变如脑血管意外、脊髓病变或糖尿病晚期的神经病变所致的膀胱功能障碍，主要为尿潴留，患者无尿意，甚至每日排尿仅 1～2 次，重者有排尿不尽，常需增加腹压以帮助排尿，继发梗阻性肾病。此类神经源性膀胱患者易发生尿路感染。且糖尿病神经源性膀胱患者排尿的反射弧出现异常、膀胱逼尿肌收缩功能低下，故尿路感染的发病率较无糖尿病患者高 2～3 倍，且 80% 以上为肾盂肾炎，严重者可发生急性肾乳头坏死及急性肾衰竭。

尿道插管或泌尿系统器械检查也是导致尿路感染重要诱因之一，其除引起尿路黏膜创伤之外，还可使前尿道的细菌进入膀胱，引起尿路感染。

在年轻女性，单纯性尿路感染最重要的危险因素是性生活活跃或近期有性生活，这是一个独立的危险因素，女性在性生活后容易发生膀胱炎，继而上行性感染引起急性肾盂肾炎。此外，杀精子膜的使用、无症状菌尿、反复发作的尿路感染病史、首次尿路感染的年龄偏低（<15 岁）以及有尿路感染的家族史（直系女性亲属）等也是潜在的危险因素。有多项研究表明，雌激素水平降低是绝经后女性尿路感染的危险因素，因雌激素能促进尿路分泌葡萄糖氨基聚糖（glycosaminoglycans，GAGS），其是尿路上皮细胞表面的一层黏蛋白保护层，所以雌激素水平降低者尿路上皮细胞表面黏蛋白要比正常人少，说明为何青春期前女性和绝经后妇女容易发生肾盂肾炎。其他潜在的危险因素包括：应用避孕药进行节育、性生活后未及时排尿、穿紧身内裤、排便后的卫生习惯、使用盆浴以及非分泌型体质等。对再发性尿路感染，前瞻性研究显示性生活与其并没有必然的联系，而主要取决于年轻时是否发生过尿路感染。

全身各系统疾病如各种慢性肾疾病（特别是糖尿病、低钾血症、止痛药所致的肾损害）、急慢性肾功能不全、慢性呼吸道感染、急慢性肠道感染、重症肝病、晚期肿瘤、长期使用激素的人群，可导致免疫功能低下，易致尿路感染。

脓肾患者多在上尿路结石、肾结核、肾盂肾炎、肾积水等上尿路疾病的基础上，并发化脓性感染，

尿路梗阻是其主要病因。

（三）病理生理

肾盂肾炎最常见的致病菌为革兰氏阴性杆菌，以大肠埃希菌最为常见，其次是变形杆菌和克雷伯菌属。大肠埃希菌具有 O、H、K 三种抗原，具有大量 K 抗原的大肠埃希菌容易引起肾盂肾炎。大肠埃希菌表面的 P 型菌毛是引起肾盂肾炎最重要的毒素因子，病原菌引起尿路感染的先决条件是病原菌必须定居于尿路，通常这些细菌具有黏附于尿路黏膜上皮细胞的能力，不易被尿液冲洗掉。这种黏附能力主要由致病菌的菌毛完成，菌毛的尖端为糖被膜，能产生黏附素，黏附素与上皮细胞相应的黏附素受体相结合。大肠埃希菌 I 型菌毛中的 FimH 亚单位可以与膀胱黏膜上的甘露糖受体结合，使细菌在膀胱内立足，生长繁殖，引发感染，菌毛也可以介导细菌对细胞的入侵。细菌进入膀胱引起膀胱炎后，可影响膀胱输尿管连接处的功能，导致膀胱输尿管反流，促使感染尿液逆流而上。细菌在膀胱壁上形成生物膜，导致对抗菌药物敏感性差、常规细菌培养困难及病程延长和容易复发。细菌致病性与宿主的防御机制有关，尿路梗阻、留置尿管等情况下会削弱宿主的防御机制，更容易导致感染的发生或疾病迁延。

此外，尚有一个因素值得提出。即细菌侵入输尿管后，输尿管的蠕动即受到影响，因为带有 P 型菌毛及抗甘露糖菌毛的细菌常有内毒素，其可抑制输尿管蠕动，于是发生功能性梗阻，这种情况下，即使肾盂内压力并不如机械性梗阻时那么高，也可发生肾盂乳头变形，细菌即可通过肾内逆流而侵入肾小管上皮。用超显微镜观察肾小管，还可见带菌毛的细菌黏附于肾小管细胞膜上，并可见到菌毛的受体。

由于感染类型的差异，其相应致病菌也有所不同，按单纯性和复杂性尿路感染区分，其致病菌特点如下：

1. 急性单纯性肾盂肾炎　病原菌主要为大肠埃希菌（80% 以上），其次为腐生葡萄球菌、变形杆菌、肺炎克雷伯菌属、肠杆菌属、枸橼酸菌属及肠球菌属等。再发性尿路感染的病原菌可为上述任何一种。妊娠期患者的常见病原菌为需氧革兰氏阴性杆菌和溶血葡萄球菌。

2. 急性复杂性肾盂肾炎　患者在尿路感染同时，合并有泌尿系统解剖或功能学异常（如膀胱出

口梗阻、神经源性膀胱、结石和肿瘤等）或者诱发尿路感染的潜在疾病（如膀胱输尿管反流、尿流改道、化疗或放疗、肾功能不全、移植肾、糖尿病、免疫缺陷等）。与非复杂性尿路感染相比具有更广的菌谱，而且细菌更可能耐药（特别是与治疗有关的复杂性尿路感染）。尿培养常见的是大肠埃希菌、变形杆菌、克雷伯菌、假单胞菌、黏质沙雷菌和肠球菌，大部分是肠杆菌科（60%～75%），其中最常见的是大肠埃希菌，特别是首次感染的患者。除存在结石或异质体，葡萄球菌并不常见于复杂性尿路感染（0～11%）。另外，在不同时间、不同医院，菌谱都有可能发生改变。社区和医院获得性复杂性尿路感染患者的病原体多变、抗菌药物耐药的发生率较高，如果潜在疾病没有得到纠正，治疗失败率也较高。

与尿路结石相关的复杂性尿路感染，大肠埃希菌和肠球菌较少见，而变形杆菌和假单胞菌则较常见。88%的鹿角型结石患者在诊断时被发现有尿路感染，其中82%的患者感染上了可产生尿素酶的细菌。尿素酶将尿素分解为二氧化碳和氨。结果使尿氨增加，损伤了氨基多糖（GAG）层，促进了细菌黏附和鸟粪石结晶的形成，后者聚集形成肾结石和导尿管上的硬壳。可产生尿素酶的细菌主要为变形杆菌、普罗威登斯菌、摩根氏菌和棒状杆菌，但克雷伯菌、假单胞菌、沙雷氏菌和葡萄球菌在某种程度上也可产生尿素酶。

上尿路结石继发感染不断加重，未予以治疗，或尿路梗阻无法解除，随着疾病进展，可能发生急性肾盂肾炎，当肾盂肾炎治疗不规范、不彻底或无明显效果时，可能进一步发生肾积脓，即脓肾，且上尿路结石是引起脓肾的主要原因。因此，脓肾患者的细菌谱与尿路结石相关的复杂性尿路感染类似，肾组织遭到严重破坏，肾全部或一部分成为脓性囊袋。

（四）病理

1. 急性肾盂肾炎大体病理　病变可侵犯单侧或双侧肾。肉眼可见肾因组织水肿而增大，肾被膜变薄而透明，或有脓性分泌物浸润，切面上看不清皮质与髓质的分界，可见许多微小的脓肿灶，于1个或几个肾乳头可见大小不一，尖端指向肾乳头，基底伸向肾皮质的楔形炎症病灶。肉眼可见肾盂肾盏扩大、黏膜充血水肿、壁增厚，表面有脓性分泌物，有炎症性或溃疡性病变。

2. 急性肾盂肾炎组织病理　镜下可见肾实质内有因白细胞浸润而形成的弥散性或点状炎症、水肿和小出血区域，肾小管腔中有脓性分泌物，小管上皮细胞肿胀、坏死，当炎症严重时可见肾小管上皮细胞剥落。但肾小球一般较少受到损伤。小的炎症病灶常可完全愈合，而较大的病灶因肾急性炎症时伴有肾血管收缩和局部缺血，受影响较大，故最终可导致肾皮质瘢痕形成，更有甚者可导致肾萎缩及继发性高血压等（图4-1）。

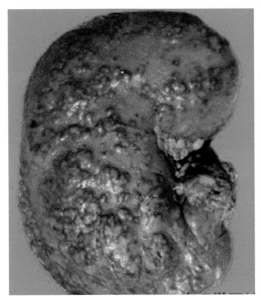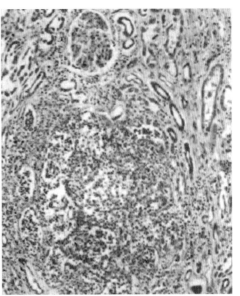

图4-1　急性肾盂肾炎（左侧：大体标本，右侧：镜下表现）

3. 脓肾病理 脓肾是肾实质感染所致广泛性化脓性病变，或尿路梗阻后肾盂肾盏积水、感染而形成的一个积聚脓液的脓腔。脓肾的主要病理变化是由于肾盂内高压的脓液渗入肾实质形成化脓性炎症反应及肾实质脓肿，破坏肾组织，致使肾功能丧失，严重者细菌入血可致全身感染。

（五）临床表现

1. 首发症状 根据患者感染途径不同，其首发症状有所不同。临床上上行性感染所致急性肾盂肾炎较常见，故首发症状以尿路刺激症状较为常见，患者多伴有膀胱炎而出现尿频、尿急、尿痛等表现。而若患者为血行感染所致，则全身症状出现先于尿路刺激症状，患者起病快而急，有畏寒、高热、头部胀痛、恶心、呕吐及腰痛等症状。

2. 局部症状 患者可有尿频、尿急、尿痛等尿路刺激症状，常有耻骨上区不适和腰骶部疼痛，多为单侧，也可为双侧。部分患者可有尿液混浊或血尿，也有因肉眼血尿为主诉而就诊者。肾性血尿的特点为全程血尿，均匀，呈棕色，尿检有较多蛋白质或管型，尤其是红细胞管型多见，红细胞有明显破损、变形，且数量较多。也可见到较多肾小管上皮细胞或肾盂黏膜细胞。当出血量大或有血块堵塞输尿管时，可伴有肾绞痛。若血量大或血块堵塞尿道时，则可发生尿频、尿急、尿道口烧灼感或排尿困难。

3. 全身症状 患者可有急起的畏寒、寒战、高热、体温可达 $39\sim40℃$，患者觉疲乏无力、食欲减退、头部胀痛、恶心、呕吐和腰腹部酸痛，有时临床症状和急性阑尾炎、胆囊炎相似。一般无高血压和氮质血症。

4. 特殊类型患者 临床也可见到完全无症状患者，而尿细菌定量培养菌落计数 $\geq 10^5/ml$，此种情况多见于年轻女性、尿路器械检查后或原有肾疾病者。其发生率随年龄增长而增加，超过 60 岁妇女其发生率可达 $10\%\sim12\%$，其经检查抗体包裹细菌（ACB）证实部分患者是肾盂肾炎。孕妇约有 7% 有无症状细菌尿，若不治疗，其中 $25\%\sim30\%$ 在妊娠后期发生急性肾盂肾炎。此外，自身免疫系统紊乱、免疫力低下、长期不同程度蛋白尿致低蛋白血症、机体营养状况欠佳、使用糖皮质激素等免疫抑制药等临床表现均不典型或无症状，仅表现为轻度排尿不适、夜尿增多、低热、腰背痛、耻骨联合上区疼痛、肾区叩痛等。

5. 体格检查 除一般查体外，应进行全面的泌尿系统体检，男性患者行外生殖器和直肠指诊检查，女性患者行盆腔检查。以尿路刺激症状为首发症状的患者可有耻骨上区压痛，但缺乏特异性。发热、心动过速、肋脊角压痛对肾盂肾炎的诊断特异性高。多数患者肾区叩击痛阳性，常为一侧或双侧，若为输尿管结石或泌尿系操作等继发的肾盂肾炎常为患侧，检查时可见患者表情痛苦，有突然躲闪的表现。以下一个或多个压痛点可有深压痛：肋脊点（脊柱和第 12 肋夹角顶点处）、肋腰点（腰大肌外缘与第 12 肋夹角顶点处）、季肋点（季肋下和锁骨中线交叉处）、上输尿管点（腹直肌外缘平脐水平交点）、中输尿管点（髂间线和耻骨结节的垂直线交叉处）。其中，以肋脊点和上输尿管点压痛对诊断较有意义。

6. 脓肾临床表现 脓肾分两大类型，一类为急性发作型，以上尿路结石等因素为病因或无明显诱因下，出现寒战、高热、全身乏力、恶心、呕吐和腰部疼痛，其临床表现类似急性肾盂肾炎；另一类是慢性型，患者有长期的肾感染病史，或有上尿路结石病史，反复发作腰痛，腰部可扪及肿块，血液中白细胞升高，患者均有不同程度的贫血。

（六）实验室及泌尿外科特殊检查

急性肾盂肾炎的诊断主要依据病史、症状和体征，还需进行以下检查。

1. 尿常规检查 包括尿液理学检查、尿生化检查和尿沉渣检查。现应用最普遍的是尿液的干化学分析仪检查和尿沉渣人工镜检。

（1）尿液的理学检查：尿液外观混浊对诊断症状性菌尿的敏感性为 90.4%，特异性为 66.4%。尿液可有腐败气味。

（2）尿生化检查：尿液生化检查用于诊断尿路感染的敏感性较低，阴性结果对除外尿路感染的特异性较高。

尿液生化检查包含有 $8\sim11$ 项检查，其中与尿路感染相关的常用指标包括：

1）亚硝酸盐（nitrite, NIT）：正常值为阴性。阳性见于大肠埃希菌等革兰氏阴性杆菌引起的尿路感染，尿液中细菌数 $>10^5/ml$ 时多数呈阳性反应，阳性反应程度与尿液中细菌数成正比。应注意尿中有大量淋巴细胞时该结果为阴性。

2）白细胞酯酶（leukocyte esterase, LEU）：正常值为阴性，尿路感染时为阳性，其敏感性为87%，特异性为94.3%。

3）尿蛋白：正常定性为阴性，定量<100mg/d。尿路感染可有蛋白尿，通常<2g/d。

（3）尿沉渣检查：常用方法有尿沉渣显微镜检和尿有形成分分析仪检查。

1）尿沉渣显微镜检：离心尿尿沉渣中白细胞（WBC）1～2个/HP表示非离心尿中WBC数为10个/mm^3（即10个/μL）。配合革兰氏染色可以作为感染的确定性诊断。健康成人离心后尿沉渣中WBC<5个/HP，白细胞计数<20万个/h。有症状的女性患者尿沉渣显微镜检诊断细菌感染的敏感性为60%～100%，特异性为49%～100%。应注意，尿检没有WBC不能除外上尿路感染，同时尿WBC也可见于非感染性肾疾病，因其也包括多种类型细胞，如中性多形核白细胞、嗜酸性粒细胞及淋巴细胞等（中性多形核白细胞常见于尿路感染，包括非特异性尿路感染及泌尿系结核，急性间质性肾炎、急性肾炎及急进性肾炎早期也可出现，但无尿路刺激症状，尿细菌学检查阴性；嗜酸性粒细胞常见于过敏性间质性肾炎，偶见于尿路血吸虫感染、肾小球肾炎、急性前列腺炎等；淋巴细胞常见于肾移植排异反应、丝虫病、淋巴细胞白血病等，也可见于局灶性节段性肾小球硬化及狼疮性肾炎等）。正常情况下尿红细胞数<3个/HP，其阳性对诊断尿路感染缺乏敏感性，但特异性较高。除细胞成分外，管型成分也可鉴别尿路感染，其分为以下几种，透明管型、细胞管型、颗粒管型、蜡样管型、类管型和假管型等。其中白细胞管型常提示肾实质细菌感染，如急性肾盂肾炎；颗粒管型见于肾实质性损伤，如严重肾盂肾炎。

2）尿有形成分分析仪检查：尿有形成分分析仪会自动进行标本的定时、定速离心，留取定量的尿沉渣，在相差显微镜下，数码摄像系统对每个层流经过的标本摄像，计算机进行图像分析，提取尿有形成分特征，运用形态识别软件自动识别和分类尿液有形成分。与普通光学显微镜法相比，具有简便、高效、精确度高等优点。目前的尿有形成分分析仪主要有两大类：①尿有形成分直接镜检影像分析仪；②流式细胞术和电阻抗检测相结合的全自动尿有形成分分析仪。

在严格质量控制的前提下，对尿路感染诊断的敏感性为94.4%～100%，特异性为49.8%～73.4%，可以使38.5%～58.2%的患者免于尿培养检查。临床应结合尿液干化学分析结果进行综合判断以提高尿沉渣检验结果的精确度和可靠性。此方法不能完全替代显微镜检，可作为显微镜检的筛选。

2. 血液检查　血常规检查示血液白细胞计数和分叶核粒细胞比例升高，红细胞沉降率加快。

3. 尿培养　治疗前的中段尿标本培养是诊断尿路感染最可靠的指标。现今并没有一个固定的数值可以用于在任何情况下诊断所有类型的尿路感染，需要根据临床情况具体分析。美国感染疾病学会（IDSA）和欧洲临床微生物学和感染疾病学会（ESCMID）规定的尿路感染细菌培养标准为：急性非复杂性膀胱炎中段尿培养≥10^{3}CFU/ml；急性非复杂性肾盂肾炎中段尿培养≥10^{4}CFU/ml；女性中段尿培养≥10^{5}CFU/ml、男性中段尿培养或女性复杂性尿路感染导尿标本≥10^{4}CFU/ml。此外，根据细菌类型的差异，标准也有所不同，如为球菌，中段尿培养≥200CFU/ml即有诊断意义。但如患者无症状，则要求连续两次培养均≥10^{5}CFU/ml，且两次的菌种相同。

4. B超检查　泌尿系超声作为首选项目，可以发现合并的尿路梗阻、积脓、结石等病变。急性肾盂肾炎时显示肾皮髓质界限不清，并有比正常回声偏低的低回声区。在超声有阳性发现时，计算机断层扫描（computed tomography, CT）是进一步明确病变的有效检查，优于MRI。

5. X线检查　腹部平片（KUB）在急性肾盂肾炎时，因肾周围肿胀，因而可见肾外形不清，且可用于了解上尿路结石和畸形等原发因素。静脉肾盂造影（IVP）可发现肾盏显影延迟和肾盂显影减弱，有时还可见输尿管上段和肾盂轻度扩张，这可能不是梗阻，而是细菌内毒素减弱了肾盂、输尿管平滑肌的蠕动。注意，在急性肾感染期间，应避免行逆行性尿路造影，以免造成炎症扩散。

6. CT扫描　可显示患肾外形肿大，并可见楔形强化降低区，从集合系统向肾包膜发散。此外，可了解上尿路结石和畸形等原发因素。

7. ^{99m}Tc-DMSA肾静态显像　它是近30年来新发展起来的肾盂肾炎的诊断方法，它不受肾功能的影响，而且能早期发现急性肾盂肾炎，并能确定其病变性质、范围和严重程度等，用于指导治疗和进行随访。患有肾盂肾炎的区域可见血流显著减少，放射性分布稀疏。其具有较高敏感性和特异性，分别为91%和99%。急性肾盂肾炎通常显示在正常大小或肿胀的肾中有一个或多个局灶性的DMSA放射性分布稀疏区，多位于肾上极或下极，如炎症病变广泛，还可能有肾小球滤过率的异常。

8. 侵入性检查 根据疾病具体情况可以考虑选择膀胱镜、逆行尿路造影等相关检查，但由于系有创操作，且作用不确切，故应用受到限制。

脓肾的检查项目与上述类似，在结石梗阻的患者中，临床表现存在腰痛和发热（病史较长的患者发热症状常不典型）者，需警惕脓肾的发生。尿液检查有时并不能明确脓肾的诊断，因为仅当尿路不完全梗阻时，尿液常规检查才可能有大量脓细胞出现，尿细菌培养阳性，但如果尿路已发生完全梗阻，则尿液常规检查可以表现正常，尿细菌培养呈阴性。B超检查对于脓肾的诊断较有帮助，表现为肾盂和肾囊内密度不同的低回声相，颇似肾积水，但是图像较模糊，如果脓液较为黏稠，则尿液脓液分层，尿液在上、脓液在下，呈分层现象。B超结合KUB+IVP检查可了解结石梗阻的情况，患肾显影差或不显影。CT检查可表现为肾盂肾盏扩张，水样密度或稍高密度内容物，CT值可＞30Hu，若行增强CT，可见结合系内，含对比剂的尿液在液体上呈分层分布。

（七）鉴别诊断

1. 急性膀胱炎 都可以出现膀胱刺激症状，但急性膀胱炎为下尿路感染，患者全身症状轻，无发热，无腰痛及肾区叩击痛，部分患者可出现下腹部隐痛或胀痛，尿中无白细胞管型，肾小管浓缩及重吸收功能不受影响。

2. 慢性肾盂肾炎 反复发作的尿路感染病史达半年以上，有影像学上肾大小、形态及肾盂肾盏的形态改变。

3. 肾结核 均可有发热等全身症状以及腰痛、尿路刺激症状、脓尿等，但是肾结核患者多有肾外结核病史或病灶存在，膀胱刺激症状显著而持久，尿沉渣涂片可找到抗酸杆菌，尿PCR检查结核阳性，尿细菌培养阴性，尿结核菌培养阳性等。

4. 肾皮质化脓性感染 两者都有全身症状及肾区叩痛，但肾皮质化脓性感染没有膀胱刺激症状，且尿液也不含脓细胞。

5. 肾周围炎或肾周脓肿 在有全身症状的同时，可出现显著地腰大肌刺激症状，出现患侧髋关节屈曲、脊柱侧弯表现，X线摄片可见脊柱向患侧弯曲、腰大肌阴影消失、膈肌抬高、活动受限，但尿液检查则多为阴性。

6. 外科急腹症 急性胰腺炎、急性胆囊炎、急性阑尾炎均可出现发热伴腰腹痛，可通过血淀粉酶、B超、CT等检查以明确，且尿中无脓细胞。

（八）治疗

急性肾盂肾炎治疗的目的是在全身支持治疗的基础上，去除尿路感染的诱因，尽可能去除尿路感染的复杂因素，缓解尿路感染的全身感染中毒症状和泌尿系统局部刺激症状，清除潜伏的感染灶、消灭粪便和阴道菌丛中的致病菌株，预防或治疗可能出现的近期或远期并发症。且由于不同性别、年龄段、生理状况的人群患急性肾盂肾炎的感染途径、预后等均不同，故提倡个体化治疗。对于急性肾盂肾炎的急诊处理，应以欧洲泌尿外科学会（EAU）2013年泌尿系感染指南为基础（具体处理流程见图4-2）。在实际应用过程中，应结合以下个体化治疗原则适当修正以获得最大临床效益。对于脓肾，治疗原则是充分引流，以减少尿路梗阻等复杂因素的影响，至于患肾是否需要切除，则主要视其功能而定。

1. 一般治疗 有发热等感染症状者应卧床休息，鼓励患者多饮水、勤排尿，进食有困难的患者应适当增加静脉补液量。碳酸氢钠1.0 g口服，每日3次，可碱化尿液，减轻膀胱刺激症状，并可增强青霉素等抗生素的疗效，但会降低四环素等的疗效。

2. 女性急性单纯性肾盂肾炎应立即予以敏感抗生素治疗，使尿路及血液达到有效的药物浓度。总的治疗原则如下：

（1）有症状的急性肾盂肾炎，抗生素治疗目的包括：①控制或防止脓毒血症的发生和发展（细菌侵入血流）；②清除入侵的细菌；③防止再发。

（2）疗程分为两个阶段：①立即控制全身性败血症，需要胃肠外给药（静脉或肌内注射）；②在败血症和急性炎症得到控制后，改用口服用药清楚感染的病原菌以防止早期复发。

（3）使用的抗生素应符合如下条件：①致病菌应该至少有99%的可能性对所选用的抗生素敏感；②能够迅速获得有效的血药浓度。静脉用药的优点在于其转运可靠，而不是根本上更需要静脉用药。

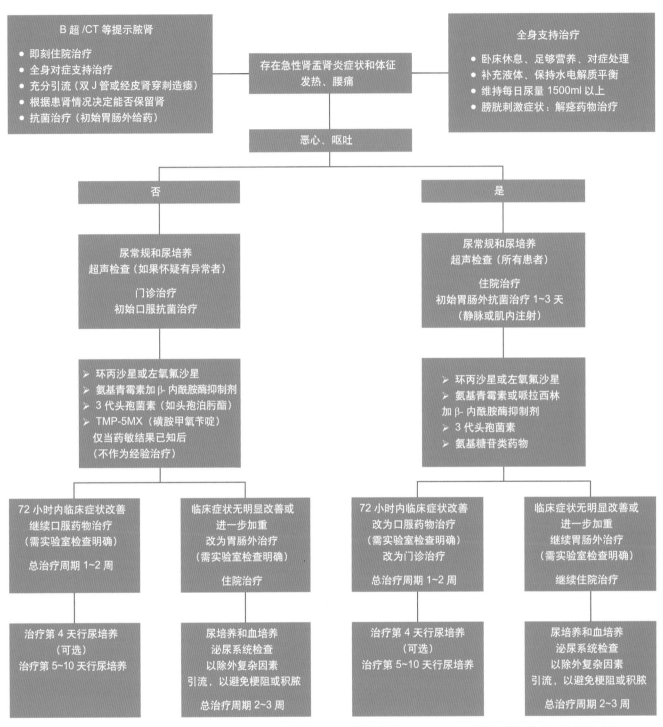

图 4-2　急性肾盂肾炎及脓肾急诊处理流程（参考欧洲泌尿外科学会 EAU 2013 年泌尿系感染指南，略作修改）

中度感染的患者，若无恶心、呕吐，全身一般状况较好的情况下，可选择口服使用一些抗菌谱广、生物利用度好的药物，如喹诺酮类等，甚至可作为整个疗程的用药。迄今为止，仍未证明哪个抗生素有绝对的优越性，但当细菌培养和药物敏感实验的结果尚未知的情况下，一般反对使用氨苄西林、阿莫西林或第一代头孢菌素作为急性肾盂肾炎的初始用

药。对于轻度的急性肾盂肾炎患者，无恶心、呕吐等症状，可以使用抗菌谱和生物利用度均较好的喹诺酮类或磺胺甲噁唑（SMZ）类药物，可选择口服治疗完整个疗程（1～2 周）。

（4）当胃肠外给药治疗，一旦发热消退、症状减轻（常在有效抗生素治疗一般 72 小时之内）达 24 小时，继续胃肠外给药其实并无必要，可选择改为口服治疗（药物选择仍为喹诺酮类或 SMZ 类药物）。有一点需要强调，通过胃肠外途径给药获得病情的初步控制后，改用喹诺酮类或 SMZ 类药物继续口服治疗是急性肾盂肾炎的治疗基本决策。

（5）明确使用什么抗生素作为初始治疗方案至关重要。如可能，尽量行尿沉渣革兰氏染色镜检，了解有无革兰氏阳性球菌的存在，若存在，需使用覆盖肠球菌和较常见的革兰氏阴性杆菌的药物（氨苄西林或万古霉素，加庆大霉素）；如果只有革兰氏阴性杆菌存在，则选择的自由度较大，以上所述的喹诺酮类或 SMZ 类等药物均可选用。而对于病情复杂，既往有急性肾盂肾炎发作病史或有尿道器械检查的急性肾盂肾炎患者，可选用广谱的第三代头孢菌素（如头孢曲松、头孢泊肟酯等）、β- 内酰胺类或其复方制剂（如特治星等）以及亚胺培南 / 西司他汀复方制剂（泰能）等。

3. 妊娠期急性肾盂肾炎 孕妇无症状细菌尿者，若不治疗，其中 25% ～30% 在妊娠后期发生急性肾盂肾炎。故治疗妊娠期尿路感染至关重要。其急性肾盂肾炎治疗原则与一般的急性肾盂肾炎相近，但是在选用药物时要注意药物对胎儿是否有影响以及影响的程度、时期，既要达到治愈疾病的目的，还要最大限度地减少对胎儿的影响。妊娠期可以选用的抗生素包括青霉素类、头孢菌素类（第三代）和大环内酯类；妊娠期慎用的抗生素包括氯霉素类、喹诺酮类和磺胺类；妊娠期禁用的抗生素包括氨基糖苷类、四环素类和红霉素酯化物。

4. 儿童期急性肾盂肾炎 因为婴幼儿尿路感染可以导致肾发育障碍和瘢痕形成，造成永久性的肾实质损害，后果远较成人严重，故儿童尿路感染应行静脉肾盂造影，急性肾盂肾炎儿童患者在退热后改为口服抗生素治疗须持续 1～3 个月，在停止治疗后 7 日要做尿培养，并在 1 年内定期行尿培养。药物选择方面应注意与成人不同的是不能使用喹诺酮类等药物。

5. 男性急性肾盂肾炎 50 岁以下男性较少发生尿路感染，50 岁以后由于前列腺增生等，男性也易发生尿路感染。没有复杂因素的男性急性肾盂肾炎患者的抗菌治疗原则与女性非复杂性肾盂肾炎的治疗原则一致，但是如果男性肾盂肾炎患者存在诸如前列腺增生或前列腺炎等复杂因素时，常规的 1～2 周的抗感染治疗常无法达到根治目的而容易导致极高的复发率，因为许多抗生素不能很好地穿透前列

腺包膜进入前列腺内，前列腺腺体内的结石可以保护细菌使之长期潜伏，增生的前列腺导致尿路梗阻等。故伴有前列腺增生或前列腺炎等复杂因素时，应注意以下治疗特点：

（1）选用较易穿透前列腺包膜的抗生素：如氟喹诺酮类、TMP-SMZ 类、大环内酯类、四环素类等。急性前列腺炎时，氨基糖苷类和头孢菌素类也能渗入炎症性的前列腺组织，故急性期也可选用。

（2）抗生素治疗总疗程 4～6 周，部分患者为了清除尿路感染的病原体甚至需要延长至 12 周。

（3）如果经过长疗程的治疗仍经常发生肾盂肾炎复发，则需根据尿路梗阻、全身情况等决定是否需要进行长疗程低剂量抗菌疗法（呋喃妥因 50mg 每晚口服）；如有手术指征，需决定是否进行外科手术纠正尿路梗阻等。

6. 其他急性肾盂肾炎 其他急性肾盂肾炎在符合一般肾盂肾炎治疗原则的基础上，视具体情况而特殊处理。若因留置导尿管引起急性肾盂肾炎，除必须留置导尿管以外，应尽快拔除导尿管；注意无菌操作，做好日常护理；必须使用无菌的密闭引流系统，且集尿袋放置于膀胱水平之下；若导尿管不通畅，应及时更换。糖尿病患者并发急性肾盂肾炎时，应积极控制血糖，因糖尿病患者不宜随意应用抗生素而增加真菌感染的风险，抗生素使用应遵循药物敏感实验为指导，在进行清洁中段尿培养和药物敏感实验后，立即开始治疗，并予以足量、足疗程治疗。

7. 脓肾的治疗 既往脓肾的治疗以早期切除为主，国内报道，其切除率曾达到 45% ～ 87%。近年来，随着有效抗生素的应用、引流方法的改进、腔内技术的发展，脓肾的切肾比例愈发降低，改为充分引流治疗为主。有学者研究认为，发病时间短、梗阻解除后肾皮质血运改善的结石性脓肾患者保肾治疗是可行的。脓肾的早期诊断和治疗对于防止肾功能的永久性损害和避免败血症十分重要。一旦确诊，应立即引流和抗感染治疗，可采用膀胱镜下或输尿管镜下置双 J 管，若无法留置双 J 管或双 J 管引流不通畅，可选择性经皮肾造瘘，两种引流方式也可同时使用。经皮肾造瘘后，术中应彻底冲洗肾盂肾盏，术后留置双 J 管和肾造瘘管，并且在术后行造瘘管低压冲洗，保持引流通畅，有利于结石及脓苔排出。对于脓肾是否需要切除，这主要视其功能而定。对于肾已严重破坏、功能丧失而健肾功能代偿良好、能耐受手术者，应及早切除患

肾。如果肾功能破坏不严重，则应保留肾（保留肾指征：患侧肾尿液检查尿比重＞1.010、pH＜7.0、肾皮质厚度≥5mm，术中见患肾色泽红润，手感实质弹性较好，经皮肾穿刺造瘘患肾24小时尿量＞300ml）。

（九）预后及患者教育

急性肾盂肾炎虽然发病较急，病情严重，但若处理及时，选用适当的抗菌药物，彻底治疗，则预后良好。有学者研究观察近15年，发现若急性肾盂肾炎由于延误诊断和治疗不彻底，约20%的患者出现患侧肾萎缩或皮质瘢痕形成，有一部分患者反复感染，最终导致慢性肾盂肾炎。

为减少尿路感染的发生而减少急性肾盂肾炎的发生，应做好患者教育，嘱患者足量饮水以冲洗清除细菌；不要憋尿，有尿意即排尿；勤换内裤和卫生巾，使用棉质内裤；女性排便后，从前向后擦肛门；性交前后，男女均应清洗会阴区，性交后立即排尿，冲刷细菌；在性交时充分使用润滑胶，防止阴道干燥；对保留尿管患者，嘱尿道外口并不需要每日涂擦抗菌药软膏和油性润滑剂，必须有足量的液体摄入，液体摄入量应当达到30ml/kg（体重），而每日排尿量应当达到1500～2000ml，目的是稀释尿液，避免导管结痂，保持导管系统的闭合状态，在更换引流袋时，应当仔细洗手，最好用乙醇消毒接口等。

二、慢性肾盂肾炎

（一）流行病学

Meyrier进行一项近15年的临床观察，发现急性肾盂肾炎由于急性感染期间治疗不当或者不彻底，约20%会导致患侧肾萎缩或皮质瘢痕形成而转入慢性肾盂肾炎阶段。有时因为重新感染而引起轻度炎症。慢性肾盂肾炎的特征是肾实质瘢痕形成。尤其是5岁前已患有肾盂肾炎的儿童，若存在细菌尿，不仅会有肾瘢痕形成，而且还会有肾小球滤过率降低。Edwards报道，对75位既往症状性尿路感染和膀胱输尿管反流儿童，进行长期持续使用低剂量的抗生素，发现仅1例出现了新的肾瘢痕，而Lenaghan报道，进行间断性抗菌治疗，有20%的儿童出现新的肾瘢痕形成，66%的儿童出现肾瘢痕增加。因肾瘢痕形成及肾发育不能代偿和逆转，故对于慢性肾盂肾炎的治疗应引起足够重视。

（二）病因

慢性肾盂肾炎常见于女性，有的患者在儿童时期，尤其是5岁前有急性尿路感染病史，当时急性感染期间延误诊断、治疗不当或治疗不彻底，经过治疗，症状消失，但实则仍有"无症状性菌尿"，到成人阶段逐渐发展为慢性肾盂肾炎。与大部分尿路感染一样，大多数慢性肾盂肾炎属上行性感染，有些急性肾盂肾炎治愈后，经泌尿系统器械检查，又发生尿路感染。尿路梗阻继发的尿流不畅和尿液无法完全排空是反复发生感染的原因。膀胱输尿管反流也是引起无症状性菌尿，反复尿路感染的原因。此外，是否具有P血型抗原受体的个体、女性ABH血型群体nonsecretor血型的个体、女性HLA-A3抗原的个体均与尿路感染易感性有关，因此而增加感染机会，造成反复感染，从而造成肾损害。

（三）病理生理

慢性肾盂肾炎主要由细菌感染引起，致病菌主要为革兰氏阴性菌，多数为大肠埃希菌，且多为两种以上细菌的混合感染。大肠埃希菌因P型菌毛而黏附于尿路黏膜后即发生定居、繁殖，继而侵袭组织形成感染。部分患者菌毛受体密度较高，故易造成反复感染。大肠埃希菌的荚膜抗原（K抗原）具有抵抗吞噬细胞和补体破坏的能力，含K抗原量多的大肠埃希菌比量少的更易引起尿路感染。此外，大肠埃希菌溶血素可引起尿路上皮破坏，使细菌更易侵入。男性持续尿路梗阻、儿童的膀胱输尿管反流、妇女的尿液反流和微生物因素（K抗原、溶血素、P菌毛）等都促使尿路感染的持续化和肾盂肾炎的慢性化。若尿路感染迁延不愈，无症状性菌尿持续存在，急性肾盂肾炎治疗不彻底，即导致患侧肾萎缩、皮质瘢痕形成，随后出现慢性肾功能不全伴高血压、尿液浓缩功能障碍、代谢性酸中毒、高钾血症和肾性失钠等表现。

（四）病理

1. 大体病理　根据病程和病情的进展，肾可以正常或者缩小。最常见的形态学改变是粗糙的肾瘢痕或局限性瘢痕形成，覆盖于双侧肾皮质乳头的是瘢痕、肾盏变形。肾包膜苍白，不易剥脱，肾外形因瘢痕收缩而凹凸不平，呈大小不等的结节状，肾漏斗部有瘢痕收缩，肾盏呈钝性扩张，有时在病理检查不易见到，但在静脉肾盂造影时可见到明显的肾盏畸形。肾实质萎缩，皮质与髓质有时分界不清，肾盂黏膜苍白和纤维化形成。

2. 组织病理　新鲜的瘢痕组织表现为不同数目的肾间质单核细胞性炎症、小管萎缩和坏死，陈旧而广泛的瘢痕组织几乎完全由萎缩或扩张的肾小管代替，并被结缔组织分割，且其中残存的血管增粗。早期肾小球可正常，肾小球周围有纤维化改变，晚期肾小球也发生纤维化，肾小管萎缩，管腔内有时可见白细胞和透明管型。叶间动脉和弓状动脉管壁变厚，管腔变窄导致肾瘢痕形成（图4-3）。

（五）临床表现

慢性肾盂肾炎临床表现多种多样，约半数有典型的急性肾盂肾炎发作病史，另一半则起病隐匿或不典型。炎症在静止期时，症状不明显，仅表现为尿道口不适、腰酸、倦怠、疲乏无力、纳差、低热、贫血、体重减轻等非特异性症状，但有持续的细菌尿，但当肾盂肾炎反复急性发作时，可伴有畏寒、发热、膀胱刺激症状和肾区叩击痛等急性肾盂肾炎表现。当慢性肾盂肾炎累及双侧肾脏者，可表现为慢性肾衰竭，患者出现高血压、颜面部水肿、恶心和呕吐等症状。

慢性肾盂肾炎根据临床表现可分为5种类型：反复发作型、长期低热型、高血压型、血尿型和无症状菌尿型。

根据发病及进展过程，可分为2种类型：

1. 慢性活动性肾盂肾炎　肾瘢痕形成和肾功能减退呈进行性变化，常发生于有泌尿系统结构或功能异常的患者，如尿路梗阻、畸形、膀胱输尿管反流患者。如果泌尿系统结构或功能异常不纠正，则可导致严重的肾损害，易进展为慢性萎缩性肾盂肾炎。

2. 慢性非活动性肾盂肾炎　肾瘢痕和肾功能减退呈静止性变化，多数患者曾经发生过急性肾盂肾炎，无明显泌尿系统结构或功能异常或者尿路梗阻、膀胱输尿管反流等因素已经消除，肾内仅遗留无菌性瘢痕。如果既有的组织破坏范围较小，肾功能基本正常，则该类患者很少会出现终末期肾病的高血压、水肿等表现。

（六）实验室及泌尿外科特殊检查

慢性肾盂肾炎的诊断在病史和体格检查的基础上，或者依赖于病理诊断，或者依据于静脉肾盂造影的特异性放射学改变。近年来，^{99m}Tc-DMSA 肾静态显像已被认为是诊断急性肾盂肾炎出现肾改变和慢性肾盂肾炎形成瘢痕的最敏感的方法，不过其不能发现小的病灶，其临床价值尚待进一步研究以明确。对于慢性肾盂肾炎患者，应行全面彻底的检查，以明确：①致病菌；②单侧或双侧感染；③原发病灶或病因；④肾实质损害范围及肾功能损害程度；⑤有无尿路梗阻等复杂因素。具体实验室检查及特

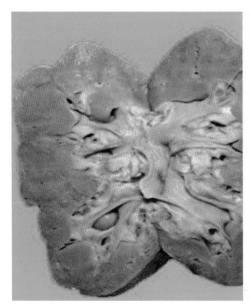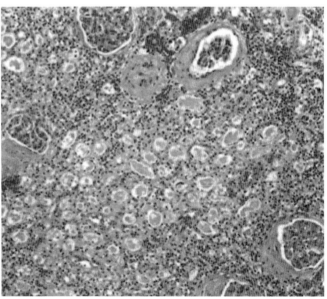

图 4-3　慢性肾盂肾炎（左侧：大体标本，右侧：镜下表现）

殊检查方法可参见"急性肾盂肾炎"章节。以下对慢性肾盂肾炎的特殊表现进行阐述。

1. 尿液检查　应行尿常规和尿液细菌学检查、药物敏感试验。具体方法与诊断标准见"急性肾盂肾炎"部分。

2. 静脉肾盂造影　常规 KUB+IVP 不能显示初期的慢性肾盂肾炎，但可显示进展期的肾实质破坏、瘢痕形成和萎缩等改变。主要表现为：①肾体积缩小；②肾轮廓呈锯齿状、波浪状或犬牙交错状；③肾皮质不规则变薄；④肾盏穹窿部变钝，肾盏呈杵状；⑤肾实质再生组织形成假肿瘤样征象；⑥肾盏变形、扭曲、轮廓不规则以及漏斗部狭窄。

3. B 超检查　肾轮廓不光整，呈分叶状或波浪状，肾实质不规则变薄，肾盏扩张，肾中央区回声扩张，肾皮质纤维化及瘢痕区回声增强。

4. CT 检查　肾体积缩小，轮廓凹凸不平，肾实质不规则变薄，肾窦脂肪低密度区扩大，集合系统扩张。增强扫描，肾实质不均匀性强化，强化程度减弱，瘢痕区无强化。

5. 核素肾图、放射性核素显像　其异常率显著高于 KUB+IVP 和 B 超检查。^{99m}Tc-DMSA 肾静态显像已被认为是诊断慢性肾盂肾炎瘢痕形成的最敏感方法。核素显像可见病变肾内多灶性核素潴留，排空延迟，肾萎缩。

6. 血液检查　患者常有贫血，急性发作是血白细胞升高，静止期时血白细胞正常。

7. 侵入性检查　膀胱镜检可能发现患侧输尿管口有炎症变化。逆行膀胱造影部分患者可见膀胱输尿管反流等。

（七）鉴别诊断

1. 膀胱炎　两者均有反复出现的尿路刺激症状，但反复发作的膀胱炎无肾盂肾盏及肾的形态学改变，肾小管功能也不受影响。

2. 肾结核　肾结核患者多有结核病史或接触史，并有结核中毒症状，尿液检查可见涂片可找到抗酸杆菌，尿结核菌培养阳性，尿普通细菌培养阴性。

3. 慢性肾小球肾炎　慢性肾小球肾炎在无明显水肿、蛋白尿、高血压时，其临床表现和症状轻微的慢性肾盂肾炎较相似，甚至若慢性肾盂肾炎尿蛋白排出量增多，出现水肿等表现时，更易与慢性肾小球肾炎混淆。一般认为，全身水肿，尿液中以中分子以上蛋白为主，含较多蛋白及管型，较少白细胞，肾小球滤过功能受损重于肾小管功能受损，且双侧肾对称性缩小，外形光整，无肾盂肾盏变形者多考虑慢性肾小球肾炎；而病程中以尿路刺激症状为主，尿常规见较多白细胞，蛋白尿以小分子蛋白为主，尿培养阳性，肾小管功能受损较肾小球滤过功能受损更重，双肾大小不一致，外形凹凸不平，肾盂肾盏明显变形者，多考虑慢性肾盂肾炎。肾活检可用于确诊。

（八）治疗

慢性肾盂肾炎多有泌尿系统原发疾病存在，且因有肾功能的受损和长期的尿路感染，故应采用综合治疗。

1. 一般治疗　注意适当休息，加强营养，纠正贫血。鼓励多饮水、勤排尿，膀胱刺激症状明显的可给予碳酸氢钠 1.0g 口服，每日 3 次，以碱化尿液，并给予托特罗定或索利那新等减轻症状。

2. 控制和去除复杂因素　慢性肾盂肾炎多有泌尿系统原发疾病存在，如伴有膀胱输尿管反流或尿路梗阻等，积极去除结石、梗阻、畸形等因素。必要时，需行外科手术治疗。

3. 加强抗菌药物治疗　因患者存在菌尿，故需要达到彻底控制菌尿和反复发作的目的，应针对细菌的耐药性，使用较大剂量敏感的抗生素。而如果有梗阻、反流等结构或功能异常因素而无法解除者，可给予长疗程低剂量的抑菌治疗。具体应遵循以下原则：

（1）仅治疗有症状的细菌尿：因为无症状性菌尿治疗常无效，但是如果无症状菌尿患者需行泌尿系统器械检查或操作，则需提前 3～7 天使用抗生素治疗，以减少并发症；症状较轻的菌尿患者，应以尿细菌培养和药物敏感实验结果为根据选择合适的抗生素，不需急于盲目用药；症状较重的患者，可采用类似急性肾盂肾炎抗生素选择的方法，先经验性选用抗生素后待尿液细菌学检查结果回报后改用合适抗生素治疗。

（2）抗菌药物治疗至少 2～3 周，如不能清除细菌而尿路感染反复发作，可在抗菌药物治疗后继续行长疗程低剂量的抑菌治疗（如呋喃妥因 50mg 睡前口服，有时需维持几个月以上）。治疗过程中需反复行尿液常规及细菌学检查。对于妊娠妇女，在急性肾盂肾炎得到有效控制后，部分患者尚需继续应用抗菌治疗至产后几周。

（3）抗生素选择的原则见"急性肾盂肾炎"部分。

4. 其他治疗 慢性肾盂肾炎患者应用皮质醇和非甾体抗炎药可减轻尿路感染导致的肾皮质瘢痕的产生，但是对于如何具体应用该类药物，尚无明确说法，需进一步研究证实。因患者常伴有高血压，故对于已经出现慢性肾功能不全的患者，应给予低蛋白饮食、降血压、纠正酸中毒、禁用肾毒性药物等保护肾功能的治疗。对于如何阻止或减缓肾间质纤维化的进展，现今研究较多，仍需进一步研究以证实其效果。

（茅善华 丁 强）

第二节 膀胱炎与尿道炎

急性膀胱炎（acute cystitis）是指膀胱的急性细菌感染。在组织病理学上，急性膀胱炎表现为局限于膀胱黏膜层的炎症，患者临床上常表现为尿频、尿急、尿痛，另外有时还可出现血尿、腰痛及下腹痛，大部分病例中无发热及肋脊角区叩痛。临床症状与体征对于感染的定位常不准确。50% 的女性膀胱炎患者在做进一步检查时被证实为"静息性"肾盂肾炎。

细菌尿并不表示存在着尿路感染（urinary tract infection，UTI），必须结合临床实际情况、尿液标本的收集以及尿镜检来判断尿培养结果的意义。尿标本中单株细菌数大于或等于 10^5/ml 并同时伴有尿道症状者应高度怀疑尿道感染。合并有几种细菌感染且定量均大于或等于 10^5/ml，同时出现尿频、尿急、尿痛者可诊断为尿路感染。大于 1/3 的妇女虽有膀胱炎的临床症状，但其清洁中段尿培养的细菌数在 $10^2 \sim 10^5$/ml。这部分患者对抗生素治疗反应较好，原来被归为急性尿道综合征一类，现在则认为其属于膀胱炎的一个亚型。

一、流行病学

膀胱炎是细菌感染的常见类型。在 1 岁以内，男性 UTI 的发生率高于女性。新生儿期细菌尿的发生率约为 1%，这一时期的 UTI 多与菌血症有关。在 1 ~ 5 岁期间，女性 UTI 的发生率上升至 4.5%，而男性降至 0.5%，此时男性患儿的感染多因先天性尿路异常或包皮过长引起。在 0 ~ 5 岁这一期间，1/3 ~ 1/2 的 UTI 与膀胱输尿管反流有关，而这一时期决定了今后是否形成肾瘢痕，该年龄段的细菌尿多无症状（尽管无症状菌尿在学龄期最见）。在美国学龄期女童中，细菌尿的发生率约为 1.2%，大部分病例与肾异常无关，而在学龄期男童中细菌尿十分少见。在生育期女性 UTI 的发生率约为男性的 50 倍，大约为 20%。24 岁到 64 岁女性每年至少发生一次排尿异常（大部分由细菌感染引起）。在生育期后，男性与女性 UTI 的发生率均大幅度增加，并且女性与男性发生率的比例逐渐下降。在美国，UTI 患者每年门诊量约 600 万，但这一统计是不准确的，因为至少有一半 UTI 未经药物干预可自行缓解。

二、病因

细菌性膀胱炎通常是由前尿道或尿路周围皮肤上的细菌侵入膀胱所致。血源性或淋巴道传播途径十分少见，也可为前列腺处感染灶逆行播散至膀胱，偶尔可由肠道感染灶经瘘管散播至膀胱（如克罗恩病），这种病例常特征性地表现为多种微生物感染及气尿。

女性尿道较短，细菌易于入侵，通过挤压可进入膀胱，这可解释尿路感染或细菌尿与性生活的相关性。研究发现在 13 ~ 54 岁的修女中，细菌尿的年发生率为 0.4%，显著低于同年龄组的其他女性（1.6%）。

在导尿过程中细菌也可被带入膀胱，一次导尿可导致 1% 的患者发生 UTI。研究显示导致 UTI 的微生物常定居于阴道或尿道周围，这说明 UTI 常由上行性细菌感染所致。对于尿道结构正常的妇女，感染的发生通常与机械因素（如性交、妊娠）以及细菌的毒力与宿主防御能力间的平衡有关。

复发性尿路感染可分为复燃及再发。总的来说，复燃通常发生在上一次感染治疗结束后 3 周内。有时潜伏在阴道或粪便中的同一细菌所致再感染易被误认为复发。再发占到复发性尿路感染的 80%，是由于细菌的再次入侵所致；复燃通常是由于治疗不彻底或不合理所致。频繁的复发或慢性尿路感染不常见，通常表明存在尿路结构异常或尿路结石。

三、病理生理

95% 的尿路感染是由单一菌株所致。80% 的急性非复杂性尿路感染是由大肠埃希菌所致，其引起尿路感染的多为几个含有 O、H 及 K 抗原的亚群，它们被称做尿道病原性大肠埃希菌。在反复尿路感染的患者中，分离出多种微生物及耐药微生物的概率增加；在住院患者中分离出除大肠埃希菌外的其他微生物的概率也是增加的，这归因于器械操作、导尿管、交叉感染及基础疾病等因素。另外耐药性微生物也较常见，特别多见于接受多种或长疗程抗生素治疗的患者。

过去凝固酶阴性葡萄球菌常被认为是污染所致，但近期研究发现腐生葡萄球菌同样具有致病性。腐生葡萄球菌感染常发生于 16 ～ 25 岁的年轻女性，但也可发生于任何年龄阶段的男性或女性，该种感染常发生于春夏季。

厌氧菌、乳酸杆菌、棒状杆菌、链球菌以及其他葡萄球菌是会阴区及尿道远端分离出的主要微生物，但它们很少引起 UTI，是尿培养中常见的污染菌。在某些系统感染性疾病中，也可出现尿液中存在细菌（如钩端螺旋体病、沙门菌菌血症）及肾继发性感染，但这些情况都十分少见。腺病毒在儿童中可引起流行性出血性膀胱炎，尤其在男性患儿。其他病毒很少引起急性膀胱炎。

与类便中分离出的非致病性大肠埃希菌相比，致尿路感染的大肠埃希菌有着特异性的致病因素，包括对阴道、尿路上皮细胞的黏附能力强，对抗生素耐药，产生溶血素、溶细胞素，K 荚膜抗原滴度增高等。微生物的黏附能力是致病性的重要决定因素，黏附是由微生物表面特殊的配体所介导，这些配体通常为菌毛与伞，在电镜下可见其像一发丝样物从细菌胞体伸出。大部分肠道细菌有 I 型菌伞，它能与阴道、尿道上皮细胞表面甘露醇糖基化蛋白结合，这种结合可被 α- 甲基甘露醇完全抑制，被称为甘露醇敏感型（MS）。I 型菌伞介导的

结合在膀胱感染的发生中尤为重要。致上尿路感染的大肠埃希菌还表达其他的黏附介质，其黏附过程不能被甘露醇抑制，故称为甘露醇抵抗型（MR）。80% ～ 90% 表达 MR 黏附介质的大肠埃希菌能识别人红细胞及尿道上皮细胞表面的糖脂受体，其最小识别单位是糖鞘脂上的二糖结构 α-D- 吡喃半乳糖 -（1-4）-β- 吡喃半乳糖 [α-gal（1-4）-β-gal]。这一结构是 P 群红细胞表面抗原的重要组成部分，因而这一菌毛被命名为 P 菌毛。不能识别这二糖结构的 MR 黏附介质被命名为 X- 特异群。

总之，尿路结构正常的女性及儿童尿道周围的细菌进入膀胱是否能继续生长繁殖，主要决定于其与黏膜上皮细胞的黏附及对宿主防御能力，其他的细菌毒力因素决定其能否上行感染，这其中 P 菌毛被认为十分关键，它参与介导细菌与肾盂及集合系统上皮细胞的黏附。

在女性中，细菌侵入膀胱较常见，但并不代表感染发生。上导尿管可引起细菌侵入膀胱，但在非卧床的患者中仅 1% 发生感染。多种因素参与了感染的防御过程。尿液蓄积及排泄过程中，稀释及冲刷作用非常重要，但在正常的尿液流速下，这些因素不足以清除感染源。在酸性、高尿素浓度、高渗透压的尿液中，可抑制多种微生物的生长。在妊娠妇女中，UTI 的发生率增高部分归咎于尿液 pH 值及渗透压的改变。Stamey 发现在男性尿液中细菌生长不如其在女性尿液中生长得好，可能是因为前列腺液对细菌生长有抑制作用。尿道黏液中含有 Tamm-Horsfall 蛋白，这一蛋白中有大量的甘露醇残基，可与尿道细菌表面的 MS 黏附介质相结合，从而形成防御感染的生理屏障。膀胱黏膜本身可对抗细菌的黏附，这一特性可能与其表面的多糖分子有关。上述机体防御能力可以防御少量细菌入侵，甚至是大量细菌或黏附力较强的细菌入侵，但当尿路有异物存在如结石或尿路结构异常时，它们可为细菌提供庇护所，即使应用抗生素也难以将它们清除。最近的一项研究报道了宿主天然的防御能力在膀胱炎炎症反应过程中的作用。大肠埃希菌与黏膜上皮细胞的黏附启动了 IL-6 与 IL-8 的分泌，从而趋化多形核白细胞及巨噬细胞移动到感染灶清除细菌。尿液可抑制多形核中性粒细胞的吞噬功能还包括其趋化、聚集及杀伤能力。膀胱炎的部分症状是由炎症反应引起的，与肾盂肾炎不同，膀胱炎很少出现全身反应。

四、临床表现

婴幼儿 UTI 的症状常无特异性，发热、食欲缺乏、呕吐是常见的症状，偶尔出现腹部不适。在儿童不明原因发热的病例中，必须排除尿路感染，婴儿期以后，排尿异常的经典症状如尿急、尿痛较常见。

成人膀胱炎主要表现为频繁地排尿但每次量较少，夜尿也较常见，并通常有下腹部坠胀的不适感。1/3 的患者出现尿液混浊或肉眼血尿。上述症状可以是突然发生的，大部分病例在给予抗菌治疗后可较快缓解，然而有部分患者可在 1～2 天后发展为上尿路感染，其临床表现包括发热、寒战、呕吐、腰腹痛及血尿。但研究表明，细菌定位与临床症状体征的相关度较低。

在出现排尿异常的男性患者中，尿道炎较膀胱炎更常见。在老年患者中，UTI 常无症状，并且在老年人群中尿频、尿急、夜尿、排尿不连续的原因有多种，在出现无法解释的发热、尿频、排尿间断或下腹不适的老年患者中，尿培养的细菌阈值应较普通人群低。在神经源性膀胱或膀胱置管的患者中，当发生 UTI 时常无膀胱刺激症状，通常表现出肾盂肾炎的症状以及无法解释的发热及菌血症。其他一些微生物也可引起急性尿道综合征，但关于这一方面还存在争论。这些微生物包括人型支原体、解脲脲原体、一系列厌氧菌、微嗜氧菌等。15% 的排尿困难女性患者常无明确病因，这些患者尿液中无细菌生长，也无脓尿，并且有部分患者症状常常反复发作，天气变冷、过敏、应激、焦虑、创伤、尿道周围腺体的萎缩都是可能的原因。手术治疗改善尿动力学，雌激素支持治疗等均被推荐使用，但没有一项方案被认为是持续有效的。

五、实验室检查

在可疑 UTI 病例中，清洁中段尿镜检及细菌培养是主要的实验室检查。无尿路感染的人群尿白细胞排泄数量小于 40 万个 / 小时，而 95% 有症状的 UTI 患者其白细胞排泄率大于该标准。用血细胞计数仪检测未离心新鲜尿中白细胞计数是一较简单且可重复度高的方法，当其计数大于 10 个 /ml 时被认为是异常表现。膀胱炎的女性患者当其中段尿培养病原菌计数 $\geqslant 10^2$/ml 时，大部分尿白细胞计数 $\geqslant 6$ 个 /ml。若清洁中段尿培养菌落计数 $< 10^2$/ml，但出现白细胞尿，多提示存在淋病奈瑟菌或衣原体感染。虽然在膀胱炎患者中偶尔可出现镜下或肉眼血尿，但在淋病奈瑟菌和衣原体感染中极其罕见。当症状性 UTI 患者出现白细胞管型时应考虑诊断为肾盂肾炎。

(一)快速诊断法

1.葡萄糖氧化实验　在正常情况下，尿液里含有葡萄糖，但如果有细菌存在，糖会被分解代谢，因此在细菌尿中检测不到葡萄糖。这一方法有 2 个缺点：①尿液在膀胱内应至少停留 4h，以使细菌有充分的时间消耗糖；②当存在异常糖尿（如糖尿病、妊娠）时，该办法不可取。

2.过氧化氢酶实验　大部分尿路病原菌可产生过氧化氢酶，如果在感染的尿液标本中加入过氧化氢，就可见氧气泡释放。但这一方法对于诊断细菌尿不可靠，这是因为血液成分中可含有过氧化氢酶，所以这一方法假阳性率很高。

3.亚硝酸盐实验　正常尿液中存在硝酸盐，细菌能将其分解形成亚硝酸盐。亚硝酸盐实验是一种较简单快速检测细菌尿的方法，临床上常采用浸试条法，当其变为粉红色时为阳性表现。这一方法主要的缺陷是敏感性差，尿液在膀胱内停留 4h 以上，以使硝酸盐得到充分降解，另外有些微生物如酵母菌、肠道球菌不能分解硝酸盐；再者尿胆原、维生素 C 及尿液低 pH 值可致假阳性结果。

4.白细胞酯酶实验　比色法检测白细胞酯酶的活性可用于判断尿液中有无白细胞存在，该方法可检测到 25～50 个 /ml 水平以上的白细胞尿，其与亚硝酸盐法合用（L-N 检测）时，敏感性为 70%～95%，特异性为 65 %～85%。

(二)细菌尿的自动检测法

1.光比色度法　这一方法的敏感度与细菌的生长速率及孵育时间直接相关，一般要求孵育时间在 1～13h，对于生长较缓慢的细菌（如假单胞菌），假阴性率较高。通过选择性的液体介质该方法还可用于对致病微生物进行分类及进一步的药敏试验。

2.生物荧光试验　生物荧光试验是一种快速检测法，该方法不依赖于细菌的生长，因此较光比色度法耗时短得多。荧光法是基于虫荧光素 / 虫荧光酶系统，它能将细胞 ATP 的能量转化为光。该方法的敏感度与光比色度法类似，但其特异性较差，假阳性率大于 15%。

3.滤过法 这是一种快速的诊断方法（Bac-T-Screen），它仅需 2 分钟，尿液通过过滤、染色，最后进行比色定量，其敏感性为 85%～98%，特异性为 40%～60%。另外这一方法能用于白细胞尿的检测，因此，对于伴有白细胞尿但细菌计数在 10^2/ml～10^4/ml 的患者尤有应用价值。

（三）尿液培养

传统的细菌定量法是将一定容积（0.01ml 或 0.001ml）的尿液接种到琼脂平板上，并在 37℃下孵育 24h，然后计数细菌菌落数。另外浸泡平板法较精确但耗时长，它是将平板先浸泡于尿液中，然后再孵育。接种法较简单可用于门诊患者的诊断。

早在 20 世纪 50 年代，Kass 提出在诊断无症状细菌尿及肾盂肾炎时，尿液细菌定量培养十分必要，并将 10^5/ml 作为在诊断上述两类疾病时区别真性细菌尿与污染的阈值界限。尽管 Kass 提出这一阈值时并未考虑到下尿路感染，但许多临床医生仍将它作为膀胱炎的诊断标准，O'Grady 发现 40% 的妇女虽有膀胱炎症状，但其清洁中段尿培养细菌计数 < 10^5/ml，这一人群与典型膀胱炎患者（细菌计数 ≥ 10^5/ml）在年龄、婚姻状态、临床表现、尿道周围细菌定居情况、细菌种类、血清型、细菌毒力因素、对抗生素的反应等方面均相似，这提示两者有着相似的发病机制。大约 20% 的再发性 UTI 女性患者细菌计数 < 10^5/ml，在一项前瞻性研究中，女性急性尿道综合征患者，约 50% 最终发展为真性细菌尿。

六、治疗

（一）总原则

1.无症状细菌尿 儿童无症状细菌尿应给予积极治疗，由此引出一个问题：儿童应在哪些阶段参与细菌尿的筛查？关于这个问题目前尚无肯定的回答，若至学龄前后才给予筛查，则膀胱输尿管反流的病程过长，易导致肾瘢痕的形成。

除孕妇外，没有令人信服的证据表明治疗成年人无症状细菌尿是有益的。妊娠期细菌尿可致急性肾盂肾炎发生的危险性明显增加并危害妊娠过程。故孕妇应筛查细菌尿，若有异常应及时治疗。老年人无症状细菌尿通常无需治疗，具体原因不详。住院患者伴有细菌尿者死亡率较无细菌尿者高，这可能是因为重症患者上导尿管的概率较高。

2.症状性细菌尿 所有有症状的感染均应予以抗菌药物治疗，其给药原则与其他感染的治疗相似，即低毒性、经济以及足够疗程以清除感染 [5-7]。抗菌药物的抗菌谱应该覆盖所有可能的致病菌但又不破坏正常的肠道菌群及会阴菌群。非复杂性下尿路感染治疗是否成功主要与尿液中抗菌药物的浓度有关，而与血浆及组织中的药物浓度关系不大，有些抗菌药物能成功地治愈膀胱炎（如呋喃妥因及萘啶酸），虽其血浆及组织的药物浓度不能达到杀菌标准，但在尿液中的浓度都非常高。许多抗菌药在尿液中的浓度高于其他体液中的浓度，并且可以超过某些"抵抗性"微生物的最小抑菌浓度与最小杀菌浓度，这可以解释我们在临床上发现某些微生物对抗菌药物似乎是抵抗的，但该药物却可治愈这些微生物所致的膀胱炎。

其他一些非特异的辅助治疗被推荐作为抗菌治疗的补充。UTI 患者常被建议尽可能多喝水，它可以稀释和冲刷尚未黏附的细菌，从而减少尿液中细菌数目可暂时减轻症状。在某些病例中，大量的液体负荷（7000ml/d）可消除感染，但更多见的情况是，当尿流量减少时，细菌计数重新升高，症状再次出现。增加尿流量可引起其他不利的一面，如尿液的酸化程度降低，尿液中抗菌药物浓度降低及梗阻、反流加重等。有些非特异性治疗可减轻膀胱区不适感及排尿困难，如枸橼酸钾、非那吡啶，但其在膀胱炎的处理中作用不大。对于无尿路感染病史的妇女若反应出现排尿困难，非那吡啶偶尔可起到一定的作用。

3.非复杂性膀胱炎的抗菌治疗 现女性患者多在尿培养及药敏结果回报前即开始经验性治疗，经验性用药的原则常为：低毒、良好的耐受性、高抗菌活性及低廉的价格 [4-5]。最近美国感染性疾病协会公布了以循证医学为基础的治疗指南，主要针对与磺胺、氨苄西林、阿莫西林、呋喃妥因、甲氧苄啶-磺胺异噁唑、诺氟沙星等进行了经验收集研究。

（二）治疗药物

1.磺胺 磺胺类药物可通过肾被迅速清除，过去常常用于膀胱炎门诊患者的治疗。70%～95% 的大肠埃希菌、腐生葡萄球菌、奇异变形杆菌对磺胺治疗有效。不同的克雷伯菌株对磺胺敏感性各异，而肠道球菌均对磺胺耐药。磺胺药对沙眼衣原体感染是有效的。尽管磺胺类药物对大部分致病菌疗效较佳、耐受性好、价廉，但随着现在越来越多的广谱抗生素面市及大肠埃希菌对其耐药的发生率增高，该药物逐渐被淘汰。

2.氨苄西林与阿莫西林　氨苄西林与阿莫西林对主要的尿路感染致病菌均有效，但最近几年，社区获得性大肠埃希菌感染对氨苄西林耐药的比例逐渐增加，现在许多社区这一比例已超过30%。另外，至少一半的腐生葡萄球菌及几乎所有的克雷伯杆菌对氨苄西林耐药，包括其他的氨苄西林相关的抗生素，如阿莫西林、氨环己青霉素、酞氨西林等。

3.克拉维酸与阿莫西林　克拉维酸是第一代β-内酰胺酶抑制剂，这类药物的结构与青霉素类似，但无内源性的抗菌活性。克拉维酸能抑制葡萄球菌和革兰氏阴性细菌酶的活性。克拉维酸钾盐-阿莫西林复合物对一系列产β-内酰胺酶的耐阿莫西林菌在体内、体外均有很好的抗菌活性。克拉维酸与阿莫西林的药代动力学相似，口服克拉维酸后大约40%以原形从尿液中排泄。

4.呋喃妥因　呋喃妥因对于引起急性膀胱炎的致病菌大部分有效，呋喃妥因的抗菌活性仅限于泌尿道，这是因为它在组织中的浓度低于最小抑菌浓度，而在尿液中的浓度可达到杀菌水平。轻中度的胃肠不适较常见，但呕吐很少发生（4%）。尽管呋喃妥因用于治疗急性膀胱炎已多年，但大部分致病菌仍对其敏感。

5.甲氧苄啶-磺胺异噁唑　甲氧苄啶-磺胺异噁唑是由甲氧苄啶与磺胺异噁唑按1:5的比例混合而成的复合制剂。尽管这一复合物被证实在抗菌过程中有协同作用，但关于磺胺成分是否在UTI治疗及预防中是必要的还不清楚。因为单一的甲氧苄啶这一成分具有等同的疗效。但是磺胺成分能有效地对抗沙眼衣原体，因此在排尿异常的门诊女性患者经验治疗中是很有价值的。在妊娠早期应避免使用甲氧苄啶，因其为叶酸的拮抗剂，理论上可致胎儿畸形，但在人类尚无相关证据。目前由于致UTI大肠埃希菌对其耐药率增加从而限制了它的使用。

6.氟喹诺酮　随着抗菌药物的开发，新一代的喹诺酮制剂（尤其是诺氟沙星、环丙沙星、左氟沙星）是治疗UTI的理想制剂。它们有着更宽的抗菌谱，并较少致耐药菌株的形成。另外它们在尿液中有着较高的浓度，能大部分尿路感染病原菌，并对会阴、阴道正常菌群的影响较小。口服该类药物能很好地吸收且耐受性较好，临床经验表明新一代的喹诺酮制剂治疗膀胱炎是高度有效的。

（三）治疗疗程

1.非复杂性膀胱炎　在以前的治疗方案中，对于非复杂性UTI 7~14日疗程是非常有效的，但其费用较高，毒性相对增加。现有证据表明较短的疗程是值得推荐的，其理由如下：①大部分膀胱炎仅为表层黏膜感染；②患者通常在症状好转后自行停药，最后同样也得到治愈；③膀胱的冲刷程序，这包括抗菌药物一次性地灌注入膀胱，可使90%的局限于膀胱的感染得到治愈；④一次性给予抗菌药物后，其在膀胱内的有效治疗浓度可持续24~48h。

单剂量疗法具有简便、价廉、高依从性、副作用少、对正常菌群影响小等优势，其缺点主要为对上尿路感染无效，不易清除阴道及尿道周围定居的大肠埃希菌而较早发生再感染。

另外氨苄西林与甲氧苄啶-磺胺异噁唑的生物效应也十分不同，前者可清除阴道菌群中的微需氧菌及厌氧菌，这可导致肠道革兰氏阴性菌的定居繁殖，而后者及三代喹诺酮类药物对阴道正常菌群影响较小。所以氨苄西林治疗方案的离再发率与其易致会阴区肠道球菌定居繁殖有关。

但最近更多的研究表明3日疗程可降低治疗失败率，但仍保留单剂量疗法的各种优点（如价廉、低毒性、高依从性等）。所以现对于非复杂性膀胱炎多推荐使用3日疗程，当有复杂因素存在时则应采用7~10日疗程。

2.无症状细菌尿　儿童及孕妇无症状细菌尿（>10^5/ml）应给予治疗。通过重复培养和检测血肌酐，若为阴性则无需进一步处理；若肌酐清除率>1.5mg/dl则需进一步排查；若为阳性，则须合理应用抗生素3天，2周后复查尿培养，若仍为阳性，则对于小于70岁的患者继续治疗2周，若培养仍为阳性，则须进一步行泌尿系统评估并行6周治疗。3日疗法是有效的，但应随访以确保致病菌被彻底清除。老年人无症状菌尿较常见，但其似乎为一良性状态，没有治疗的必要。其他人群的无症状菌尿也无需予以治疗。

3.急性排尿异常　急性排尿异常和尿频的女性患者，仔细询问病史及尿液镜检是处理的中心环节。女性排尿困难、尿频的诊断与治疗须首先了解病史中是否具有阴道分泌物增多、异味、尿道口刺痛、尿急等症状，对此应行阴道镜、阴道 pH 值等检查以排除阴道炎；对于存在外阴破溃、刺痛的患者应行盆腔检查和聚合酶链反应以排除排除疱疹病毒感染；对于无明显妇科病变的患者，若 2 次间隔 24h 尿检正常，则仅需对症处理；若出现白细胞尿合并细菌尿，则采用 3 日疗法；对于存在复杂性因素的采用 14 日疗法；对于仅有白细胞尿而无细菌尿，若存在尿急、耻骨上疼痛等症状，则可疑 UTI 并采用 3 日疗程；对治疗后尿培养阳性患者，则采用 7 日疗法；对阴性但仍有症状患者，则采用四环素或多西环素 7 日疗程；而白细胞尿不合并细菌尿的患者，若无尿急、耻骨上疼痛等急性症状，则可疑性传播疾病（STD）；若尿培养阴性而盆腔检查、淋球菌或沙眼衣原体等阳性时，则同样行四环素或多西环素 7 日疗程。对于有 UTI 症状或同时伴有白细胞尿的女性患者，给予 3 日抗菌治疗。将患者对治疗的反应而不是尿培养作为诊断的标准，似乎为更有效、更经济的方法。该方法花费小且使症状缓解得更快。若患者出现发热、腰痛、肋脊角叩痛等上尿路感染的征象时，疗程应延长。另外短程疗法仅适于女性及儿童非复杂性尿路感染，对于男性及尿路异常者不推荐使用该方法。

4. 复发性感染　复发常由未意识到的上尿路感染（女性）、前列腺炎（男性）或尿路结构异常（如结石、憩室）所致。若患者在疗程结束后 1～7 日复发，那么接下来应给予 14 日疗法。甲氧苄啶 - 磺胺异噁唑或氟诺喹酮被认为是最有效的治疗用药。若 14 日疗程后又再次复发，此时应作进一步检查以排除是否存在潜在的尿路结构异常，同时给予 6 周疗程（在 2 周疗程无效时，6 周疗程可能是有效的）。

5. 再发性感染　许多妇女出现周期性发作的膀胱炎，但极少一部分患者发作次数频繁以致需抗菌药物预防性治疗。这类患者可分为尿道结构或功能异常者（易发生肾盂肾炎）与静脉肾盂造影结构正常者（感染通常限于下尿路），且以后一类为多见。一部分患者的再发性感染与性交、阴道隔膜的使用有关，但大部分患者的易感因素不十分清楚。再次感染的危险性在治疗疗程刚结束时是最大的，随着妇女无感染期的延长，这种危险逐渐减小。

一些简单的方法，如性交后排尿、换用其他的避孕工具（不使用阴道隔膜），这对于因性活动所致的再发性感染可能是有效的。三种抗菌方案可推荐使用：①持续低剂量预防治疗；②自身控制短疗程

治疗；③性交后单剂量预防治疗。

关于甲氧苄啶加用磺胺异噁唑或单独使用呋喃妥因的疗效已被广泛证实是高度有效的。长期使用甲氧苄啶—磺胺异噁唑时，患者对其耐受性好，疗效甚佳副作用非常少见，且多在疗程的头几个星期发生。另外该药物很少导致耐药菌株的出现，再次使用时疗效不会减弱。

治疗方案的选择主要取决于导致再发性感染的易感因素、每年发生感染的次数及患者的选择。总体来说，对于每年发生感染次数在 3 次或 3 次以上的女性患者推荐使用持续性预防治疗；发作次数在 2～3 次的女性患者可采用患者自身控制单剂量治疗；而对于性活动所致再发性尿路感染的患者可给予性交后预防治疗。使用甲氧苄啶 - 磺胺异噁唑进行预防性治疗或患者自身控制单剂量治疗的费用相当。关于何时可停止预防性治疗，现尚无相关指南，通常预防治疗的疗程为 6 个月。在停止预防性治疗后，大部分女性其 UTI 的发生率又恢复到从前。若预防治疗期间出现细菌尿（$>10^5$/ml）或症状性感染，则应立即使用抗菌药物而不是预防性药物，并根据药敏调整治疗方案。

6. 妊娠：妊娠妇女中无症状细菌尿的发生率为 4%～7%，细菌尿的发生率与年龄、社会地位、经济水平相关。妊娠早期无症状细菌尿是导致妊娠中后期发生肾盂肾炎的主要危险因素之一，所以对于在妊娠早期发生的细菌尿应给予积极的治疗。若早期细菌尿未得到积极治疗，则有约 1/3 的患者可发展为上尿路感染，如果能在妊娠早期筛查及治疗无症状细菌尿，则 75% 的急性肾盂肾炎是可以预防的。预防孕妇的急性肾盂肾炎的同时也避免了胎儿、新生儿发生相关疾病。

几种生理因素导致妊娠妇女易发生尿路感染，雌激素和孕激素可引起膀胱、肾盂的扩张，在妊娠后期膀胱的容积可扩大到正常时的 2 倍，并被增大的子宫压迫变形，这些变化可在产后 2 个月左右恢复正常。对于妊娠早期曾发生过无症状菌尿的妇女，即使得到了合理的治疗，她们在产后也易发生细菌尿，对于这些妇女，治疗妊娠期无症状菌尿似乎并不影响她们长期病程。

在妊娠期首次体检时应筛查细菌尿，若发现有意义细菌尿时，应予及时治疗。磺胺嘧啶、呋喃妥因、氨苄西林、头孢呋辛与萘啶酸被认为是妊娠早期较安全的用药。磺胺嘧啶在分娩前避免使用，因

其理论上有引起新生儿核黄疸的危险。甲氧苄啶是二氢叶酸还原酶的抑制剂，通常不被推荐用于妊娠妇女，因为在动物实验中发现高剂量时对胎儿有毒性，然而目前尚无证据表明其在人类妊娠过程中可致胎儿畸形或其他副作用。许多研究证明，呋喃妥因在妊娠期是安全的，呋喃妥因可引起 G6PD 缺乏的孕妇与胎儿贫血以及凝血功能异常。氯喹在妊娠期是被禁止使用的。对于妊娠妇女细菌尿阴性的，只需常规产前检查，妊娠后期重复筛查即可；而对于阳性的患者，经复查确认并存在症状的，应检查血肌酐并给予呋喃妥因 5 日或其他合理抗生素，若无复发则每月复查 1 次；若再发，则给予氨苄西林或呋喃妥因 2 周，若再发，则继续 6 周疗程并预防性治疗直至分娩。

在妊娠妇女中关于单剂量疗法疗效的研究不多。对于无症状菌尿或非复杂下尿路感染的孕妇，选用呋喃妥因治疗 7 日是合理的方案。但这些患者应在治疗结束后随访 2 周，并每月复查 1 次。其目的是早期发现并治疗无症状菌尿，防止其发展为急性肾盂肾炎。

7. 儿童　新生儿尿路感染多为医源感染所致，在新生儿病房内护理的婴儿其尿路感染的发生率是在家中护理婴儿的 3 倍。UTI 是儿童发热常见病因，在膀胱输尿管反流的儿童中，UTI 可致进行性肾损害，早期发现并治疗再发性感染可减少肾瘢痕的形成。在婴幼儿期 UTI 常表现为发热、腹痛、抽搐或其他非特异的症状和体征。在年长一些的学龄前儿童中，其症状与体征常与尿道受刺激相关（如尿频、尿痛、血尿、尿急、发热和经常遗尿）。无症状尿感常见于小女孩，并可危及发育中的肾，这些出现无症状菌尿的小女孩通常存在着膀胱、输尿管反流及肾皮质瘢痕形成，这是反流性肾病的主要表现。

一旦怀疑存在 UTI，应立即留取尿液标本培养，并在培养结果回报前即开始经验性治疗。同成年人一样，白细胞尿是 UTI 最具价值的指征之一，并以大肠埃希菌感染的可能性为大。首次治疗的药物首选磺胺异噁唑或甲氧苄啶，首次疗程应为 7～10 日，单剂量或短疗程治疗在非复杂性下尿路感染中是有效的。

对于有 UTI 病史的儿童，入院后均应行膀胱、肾超声检查。对于再次发生 UTI 的女孩，所有的男性患儿及伴有膀胱增大、肾异常、高血压、氮质血症的患儿均应行进一步检查，这包括常规血液生化分析、尿道 B 超、腹部平片及后续的静脉肾盂造影、排尿期膀胱尿道镜。在某些情况下，儿科医师会建议行膀胱镜检查。

（冯陈陈　姜昊文）

第三节　前列腺炎

一、概述

前列腺炎（prostatitis）是指前列腺在病原体和（或）某些非感染因素作用下患者出现以骨盆区疼痛或不适、排尿异常为主的临床症候群，是一种常见的疾病。该定义中强调了前列腺炎的主要临床症状，包括三个方面：下尿路症状，炎症和前列腺受累，由于患者发病原因复杂多样，个体因素相差较大，故而上述临床症状的出现程度也各不相同。

前列腺炎的发病原因目前尚未完全清楚，越来越多的研究表明该病并不是单一的疾病，而是具有各自独特形式的综合性疾病或综合征。不同类型的前列腺炎有其自身的病因、临床症状、对治疗的反应和转归。急性前列腺炎的发病机制为细菌急性感染后导致的炎症，而慢性前列腺炎病因较为复杂，为了避免误导和不准确的情况发生，近年来慢性前列腺炎概念的使用频率在逐渐缩小，取而代之是涵盖范围更为广阔的慢性盆腔疼痛综合征（chronic pelvic pain syndrome，CPPS）。这种概念上的转变有助于更多的学者们明确不同类型的前列腺炎诊治方面的异同点[8-11]。

二、分类方法

根据前列腺炎的发病原因、临床表现、病理学等特征可以将其分为不同的类型，目前主要有以下几种分类方法。

1. 传统的分类方法　1968 年 Meares 和 Stamey 的尿"四杯法"可以将前列腺炎分为四类。该方法是第一个规范化的将前列腺炎分类的方法。具体为先洗净、消毒阴茎头和包皮，将无菌试管直接放在尿道口收集尿液。收集最初排出的 10ml 尿流（voided bladder one，VB1）；继续排尿 100~200ml，用无菌试管收集中段尿 10ml（voided bladder two，VB2）；由医生进行前列腺按摩，收集自尿道口流出的前列腺按摩液（expressed prostatic secretion，EPS）；收集按摩以后首先排出的 10ml 尿液（voided bladder three，VB3）。将收集的 4 份标本分别进行显微镜下观察和细菌培养。根据结果可分为急性细菌性前列腺炎（acute bacterial prostatitis，ABP）、慢性细菌性前列腺炎（chronic bacterial prostatitis，CBP）、慢性非细菌性前列腺炎（chronic nonbacterial prostatitis，CNP）和前列腺痛（prostatodynia，PD）（表 4-1）。

急性细菌性前列腺炎多由于细菌感染引起，主要是大肠埃希菌，该病起病急，病程短，患者的临床症状严重，前列腺镜检白细胞阳性，细菌培养阳性。慢性细菌性前列腺炎同样是由细菌引起，相对来说起病较慢、病程较长且严重程度一般，镜检时白细胞和培养均呈阳性。慢性非细菌性前列腺炎一般可能是由支原体、衣原体等非典型病原体感染引起，病程长、症状一般不严重，镜检时可见白细胞，细菌培养阴性。前列腺痛的病因不清病程长，一般也不严重，镜检和培养均呈阴性。

在该分类方法之前，前列腺炎的诊断一直处于较为混乱的状态。该方法出现之后沿用了许多年，然而在应用过程中发现了该方法存在许多缺陷。该方法按照细菌学来分类，体现了当时以感染作为主要病因的认识。然而随着对前列腺炎认识逐渐加深，发现诱发因素绝不止于感染那么简单，且患者临床症状复杂多变，存在明显个体差异，同一患者可表现出令人困惑的许多症状，不能准确判断属于哪一种类型；而同一种类型的患者所表现的症状又不尽相同。由于存在分类不够精确的问题，从而影响了

对该病的诊断和治疗，特别是对前列腺痛的诊断。

2. 美国国立卫生研究院（National Institutes of Health，NIH）分类法　1995 年 NIH 提出了一种新的分类方法：

Ⅰ型（Category Ⅰ）前列腺炎为急性的尿路感染，主要是革兰氏阴性菌，患者可有较严重的临床感染症状，血液和尿液中白细胞升高，血液和（或）尿液中病原菌培养阳性。该型相当于 Meares-Stamey 的"四杯法"分类中的急性细菌性前列腺炎（ABP）。

Ⅱ型（Category Ⅱ）前列腺炎占前列腺炎中的 5%~8%，相当于传统分类中的慢性细菌性前列腺炎（CBP），主要临床症状是前列腺反复发作的感染，前列腺中有病原菌。

Ⅲ型（Category Ⅲ）前列腺炎又称慢性非细菌性前列腺炎 / 慢性骨盆疼痛综合征（chronic pelvic pain syndrome，CPPS），为前列腺炎中最常见的类型，占 90%~95%，相当于传统分类中的慢性非细菌性前列腺炎和前列腺痛。该型又分为Ⅲ A 和Ⅲ B 两个亚型，都表现为骨盆区域疼痛或者不适至少 3 个月以上，可伴随各种排尿异常和性生活方面的症状，无尿路感染病史，实验室检查不能证实感染的存在。Ⅲ A 型患者的精液、前列腺按摩液或前列腺按摩后首次流出的尿液（VB3）中白细胞阳性，而Ⅲ B 型为阴性。

Ⅳ型（Category Ⅳ）前列腺炎是无症状的炎症性前列腺炎（asymptomatic inflammatory prostatitis，AIP）。该型患者没有主观症状，往往是在前列腺的相关检查，比如组织活检、精液、前列腺按摩后尿液（VB3）中偶然发现存在炎症的证据才下的诊断。部分患者是因为发现血清前列腺特异抗原（prostate specific antigen，PSA）水平升高，在做前列腺组织活检排除前列腺癌时发现了炎症的存在，或者因为不育检查精液时发现了白细胞水平的升高。各型前列腺炎临床特点（表 4-2）。

表 4-1　Meares 和 Stamey 的前列腺炎分类方法

类型	病因	病程	严重程度	前列腺镜检（白细胞）	细菌培养
ABP	细菌	短	重	阳性	阳性
CBP	细菌	长	一般	阳性	阳性
CNP	可能为支原体、衣原体等非典型病原体	长	一般	阳性	阴性
PD	不清	长	一般	阴性	阴性

注：表来自《现代前列腺病学》顾方六

表 4-2　NIH 分类各型前列腺炎的临床特点

前列腺类型	尿路感染病史	前列腺液白细胞	前列腺液细菌培养	抗生素治疗反应
I	有	+	+	有
II	有	+	+	有
ⅢA	无	+	−	常无效
ⅢB	无	−	−	无
IV	无	+	+/-	+/-

注：表摘自《前列腺炎》第二版郭应禄

NIH 的四种类型和传统分类方法相比较表面上似乎相差不大，但实际上它改变了以往对前列腺炎的单一认识，并在流行病学、病因学、病理学和治疗方法上有了许多重大突破。例如，慢性非细菌性前列腺炎和前列腺痛的区分在本质上没有什么重大意义，有时在临床上也很难区分，并且两种前列腺炎的治疗方法上大致相同，故而有学者提出将它们统归于 Ⅲ 型前列腺炎或 CPPS，并将此概念扩大，这样可以帮助临床医生和学者厘清诊治思路。

国际前列腺炎合作网络（ international prostatitis collaborative network，IPCN ）对该分类方法进行了 3 年的临床应用后，认为该方法较传统的分类方法有很大的进步，在临床应用中有一定的指导意义。然而 NIH 分类法依然有其缺陷，例如能够引起慢性前列腺炎的病原体存在很多，单纯用细菌的有无来界定是否属于 Ⅱ 型前列腺炎存在着不妥之处，如果是支原体、衣原体或病毒联合感染，此时应该属于哪一种前列腺炎呢？诸如此类的问题在临床诊疗过程中经常存在，故而该分类方法还有待完善。

3. 内毒素浓度分类法　尚处于研究阶段，其主要结果是细菌内毒素浓度在慢性前列腺炎和 Ⅲ A 型前列腺炎患者的 EPS 和 VB3 中明显增加，而 Ⅲ B 型前列腺炎患者的 EPS 和 VB3 的内毒素浓度与对照组相比无统计学意义，故而推测尽管 Ⅲ A 型前列腺炎患者的细菌培养是阴性的，但是其病因和发病机制和慢性细菌性前列腺炎有一定的类同，与革兰氏阴性细菌感染存在一定联系，并且可以推测 Ⅲ A 型前列腺炎和 Ⅲ B 型前列腺炎是明显不同的疾病。

4. 其他分类方法　包括依据病程分为急性和慢性，依据病原学分类，依据病理学分类，依据细胞因子分类等。目前临床上主要应用 NIH 分类法。

三、流行病学

前列腺炎的流行病学调查资料目前还相对缺乏，且很多都是外国学者做的小规模调查，并且调查的人群有相当一部分是从临床医生诊治的患者中筛选出来。由于前列腺炎并不是一种致死性疾病，其症状有时难以描述或者患者不愿提及，故而没有主观求医欲望，研究人员的设计和方法尚不成熟等，种种原因导致调查出的数据和分析结果往往会低估前列腺炎的发病率和患病率。下面列举一些国内外学者研究的成果以供学习交流。

临床发病率：前列腺炎占泌尿外科门诊患者的 8%～25%，夏同礼等对 447 例急性猝死成人尸检前列腺标本，诊断前列腺炎占 24.3%。Rizzo 前瞻性调查 70 名泌尿外科医师诊治的 8503 例门诊患者，其中前列腺炎占 12.8%。Schatteman 等研究一组 238 例 PSA 增高或直肠指诊异常病例，其前列腺全部存在不同程度的炎症。国际健康中心的健康统计表明 1977—1978 年前列腺炎发病率为 25%，有 35%～50% 的男性在其一生中的某个时候会受到前列腺炎的影响。

社区发病率：Robertson 等在研究 Olmsted 县 2115 例社区男性健康状态发现，前列腺炎的发病率达到 11%。Mehik 等对芬兰 2500 名年龄在 20～59 岁的男性进行调查，发现成年男性一生中前列腺炎（目前以及以往有前列腺炎症状）的发病率在 14.2%。Collins 等通过对 31 681 名社区男性前列腺流行病学调查，发现自我报告有前列腺炎病史的高达 16%，高于其他各项指标。这表明有前列腺炎样症状的人群普遍认为自己是不健康的或是亚健康的，认为自已需要得到专业的治疗。

前列腺炎发生的影响因素：目前主要有以下几项研究。①年龄因素：前列腺炎可以发生于任何年龄段，但主要发生在成年男性，20～50 岁是高发年龄段，70 岁以后又出现疾病发生率的增高。美国一项调查显示年龄≥65 岁的社区男性前列腺炎的发病率高达 25%。②季节性：研究表明，冷暖刺激对前列腺都具有一定的影响，国内外的调查研究均支持此观点。③疾病因素：国外一项调查显示，前列腺炎患者中近 20% 时常担心自己会得前列腺癌，然而研究表明，还没有证据能够证明前列腺炎与前列腺癌有相关性。良性前列腺增生症（benign prostatic hyperplasia，BPH）在老年男性中有较高的发病率，调查发现 BPH 与前列腺炎有显著相关性。Pavone 等（2002）研究表明前列腺炎患者中有 14.69% 患有精索静脉曲张（varicocele）。④性刺激：一些学者研究发现，前列腺炎易于发生在已婚成年男性身上，而单身或无性伴侣男性则较少患有前列腺炎。另一些学者持反对观点，他们认为，射精可以减少前列腺液的堆积而造成前列腺充血水肿，在某种意义上来说，这本身就是一种治疗方法。故而性刺激是否是前列腺炎的发病因素还有待商榷。⑤职业因素：赵广明等（1999）调查发现汽车司机是全部职业中最易发生慢性前列腺炎的，占全部职业的 28.9%。⑥其他因素：主要包括了收入情况、文化教育水平、饮食习惯、生活方式、遗传因素等。例如收入低下，教育程度低下，不良饮食习惯和生活方式（吸烟、酗酒、熬夜、久坐、辛辣食物、憋尿等）都与慢性前列腺炎有一定的关联。另外还有许多不确定的因素，比如不同国家地区、免疫、文化、习俗等都有可能成为前列腺炎的影响因素，还有待进一步研究探讨。

Ⅰ型前列腺炎较少见，资料显示约占门诊患者的 1/5000。Ⅱ型发病率较Ⅰ型稍高，Krieger 认为细菌性前列腺炎占前列腺炎总数的 5%～10%。Ⅲ型是临床上最多见的类型，Ghobish 报道细菌性前列腺炎占 14%，慢性非细菌性前列腺炎占 19%，67% 为前列腺痛。Ⅳ型没有主观症状，多因为其他检查而被诊断出来。王尉等筛选了无症状的男性体检 242 例，其中Ⅳ型前列腺炎约为 34.3%。可见实际上Ⅳ型发病率并不低，只是因为缺乏主观症状而临床上易忽视其存在。

四、Ⅰ型前列腺炎

（一）病因与发病机制

Ⅰ型前列腺炎相较于其他类型的前列腺炎来说，病原体感染前列腺组织是其主要发病原因。

常见的病原体主要包括细菌、真菌、支原体、衣原体、放线菌、病毒及寄生虫等，细菌是主要病原体。引起泌尿系统感染常见的细菌为大肠埃希菌、沙门菌、变形杆菌、克雷伯菌属、假单胞菌等革兰氏阴性杆菌，其中大肠埃希菌是临床上引起急性细菌性前列腺炎的主要病原菌。其他致病菌还包括金黄色葡萄球菌、淋病奈瑟菌、乙型溶血性链球菌、结核分枝杆菌等。一些条件致病菌在人体抗力下降或细菌异位时也可以引起急性感染，如表皮葡萄球菌、腐生葡萄球菌、粪肠球菌、屎肠球菌、乳杆菌等。此外有些情况下，沙眼衣原体在感染前列腺时也会出现较为显著的临床症状，引发急性前列腺炎。其他病原体也可单独或者联合引起较严重的感染，绝大多数为单一病原菌感染。

泌尿系统感染的一种很重要的途径是经尿道逆行感染，研究表明前列腺炎患者存在前列腺内尿液反流（intraprostatic urinary reflux，IPUR），反流的尿液可将细菌或者其他尿液中化学物质带入前列腺，从而引起感染或非细菌性炎症。前列腺包绕着尿道的前列腺部，腺体开口于射精管口的两侧，在男性生殖系统其他器官感染存在下，精液中的病原体可以停留在前列腺开口处，并引起感染。另外，在身体其他部位存在感染情况下，若细菌入血，导致菌血症或者脓毒血症，细菌就可循血液侵入前列腺引发前列腺的感染。值得注意的一点是直肠下段的痔静脉与泌尿生殖静脉之间有数条细小的交通支，所以肛门周围感染也可通过交通支蔓延至前列腺。

（二）病理学

急性前列腺炎的大体标本很难见到，其病理改变主要为前列腺间质组织肿胀、充血、腺泡增大，腺腔内及周围可见多量多形核白细胞浸润，腺管内有坏死物，间质内有不同程度巨噬细胞、淋巴细胞、浆细胞的浸润。病变严重或治疗不及时可发展成前列腺脓肿，脓肿区域的前列腺组织多已坏死消失形成脓腔，周围有大量脓细胞浸润，病程较长时可见到脓肿周围纤维包绕肉芽组织增生机化，逐渐发展成慢性前列腺脓肿。

（三）临床表现

1.全身症状 患者可出现全身感染中毒症状，如高热、寒战、肌肉关节疼痛、全身不适，同时伴有恶心、呕吐、厌食、乏力等。如细菌量较多、毒力强、免疫力降低时，可出现菌血症或脓毒血症，此时患者出现寒战高热或低热，全身皮肤黏膜可能出现红斑或猩红热样疹，胃肠道不适或肠麻痹等。

2.局部症状 急性前列腺炎时表现为尿路感染的症状，包括类似膀胱刺激征的症状即尿急、尿频、尿痛。前列腺处于盆腔内，与盆腔内周围的器官、组织联系较为紧密，故而会出现下腹部、会阴区、尿道、盆腔、肛周等部位的疼痛，特别是会阴与尿道区域，有时疼痛剧烈，成为患者前来就诊的原因。感染严重时，前列腺极度充血肿胀会阻塞尿道，造成排尿困难或急性尿潴留，体检时可触及耻骨上膨隆的膀胱。前列腺感染严重出血时会造成 EPS 或精液呈现咖啡色、暗红色或鲜红色，尿液潜血阳性。在前列腺脓肿形成后，直肠指检会触及肿大的前列腺，局部温度升高，触痛明显，有波动感，此时禁忌前列腺按摩。脓肿破溃后，脓液或浑浊液体可从尿道口排出，疼痛症状及排尿症状稍缓解。急性前列腺炎期间，患者可能出现性功能异常，性欲低下，性交和射精时出现剧烈疼痛，性生活质量下降，对患者的身心及家庭带来较大影响。

（四）实验室及泌尿外科特殊检查

1.直肠指诊（digital rectal exam，DRE） 是直肠及前列腺疾病进行临床诊断时必不可少的检查。急性前列腺炎患者的在做前列腺触诊时有剧烈疼痛感，可触及肿胀、质地较硬的前列腺，且局部温度较高。脓肿形成后可有波动感。此时禁忌前列腺按摩，因为普通尿液培养即可获得细菌培养结果，按摩前列腺会带来剧痛且可能导致菌血症。

2.尿常规 急性前列腺炎患者尿常规检查可发现大量脓细胞，严重者可见镜下血尿，同时可见细菌，此时应做尿培养。

3.尿培养 查中段尿（VB2）染色镜检同时做细菌的分离培养和药敏试验，以便查清引起感染的细菌类型，指导临床选取敏感的抗生素针对性治疗。

4.血常规 急性前列腺炎患者血液中可见白细胞总数升高，以中性粒细胞最为显著。

5.血培养 在使用抗生素之前，应留取血标本做细菌培养与药敏试验，结合尿液分析结果进一步确定病原体类型。

6.血清 PSA 前列腺特异抗原（PSA）几乎都被分泌到精液中，只有极少量渗漏入血液。急性前列腺炎时，由于炎症破坏了前列腺的生理屏障，使得 PSA 进入血液中的含量较无炎症时高得多，故而血清 PSA 水平可以用来辅助诊断前列腺炎。需要注意的是能引起 PSA 升高的原因还有很多，如前列腺癌、前列腺按摩、前列腺穿刺、器械操作等，故而需要鉴别。

7.B 超 患者出现尿潴留或需要膀胱引流时，可行耻骨上膀胱超声检查，以了解膀胱情况。当临床上规范治疗急性前列腺炎患者 36 小时后，无明显改善，需借助经直肠前列腺超声扫描（transrectal ultrasound，TRUS）以了解前列腺的病变情况，同时可以观察精囊、射精管的情况，在前列腺脓肿穿刺引流时也需经直肠超声引导。

（五）治疗

来院就诊的 I 型前列腺炎患者常常有会阴部剧烈疼痛、排尿困难、寒战、发热、呕吐、厌食等症状，接诊医师在了解病情时应注意判断患者病情轻重，对于不伴有尿潴留、无脓肿的轻症患者可以在门诊或者急诊接受治疗；相反，病情危急的患者应立即安排入院治疗，尽快解除患者痛苦。

1.一般治疗 嘱患者卧床休息，避免体力劳动，保持大便通畅（对于老年或便秘患者可适当用药），观察患者皮肤湿度及弹性后可适当补液，并给予解热镇痛药物。疾病期间告知患者不要吸烟、饮酒、食用辛辣刺激食物或影响抗菌药物吸收的食物。在膀胱颈及前列腺平滑肌上存在着丰富的 α 肾上腺素受体（α-AR），可以应用 α 受体阻滞药解除膀胱颈及前列腺尿道部的痉挛，从而促进膀胱的排空，减少尿液反流，缓解患者痛苦，α 受体阻滞药可作为基础药物给予前列腺炎患者。若发生尿潴留，应行耻骨上膀胱穿刺抽吸导尿，若同时伴有良性前列腺增生（BPH），宜采取膀胱穿刺造口引流尿液。若应用抗生素 36 小时无改善，应考虑存在前列腺脓肿，此时通过 B 超、CT 或 MRI 确定脓肿的位置、大小，患者病情允许下尽快安排脓肿切开引流。

2.抗菌治疗 I 型前列腺炎患者在确诊之后应

立即使用抗生素，在未明确致病菌种类之前可结合当地临床上尿路常见致病菌种类，经验性地通过静脉给予大剂量抗生素，如青霉素类、头孢类、大环内酯类、磺胺类、喹诺酮类、氨基糖苷类、糖肽类等。正常情况下，由于前列腺的生理屏障作用，抗生素很难在前列腺内达到有效浓度，但是炎症的存在使得大部分抗生素都可进入前列腺组织达到杀菌浓度。在获得细菌培养及药敏结果后，应改用敏感抗生素继续治疗。急性期过后尽早改为口服给药，疗程需要达到4~6周，以避免复燃、菌群失调或耐药性的产生。Ⅰ型前列腺炎预后一般较好，但有部分患者可转为Ⅱ型前列腺炎。

五、Ⅱ型前列腺炎

（一）病因与发病机制

该型患者多为性欲旺盛的青壮年，研究表明，病原体感染也是Ⅱ型前列腺炎的主要病因。与Ⅰ型前列腺炎有所不同的是，机体的抵抗力较强或细菌的毒力较弱，Ⅱ型前列腺炎的病原菌以葡萄球菌、肠球菌及棒状杆菌属等革兰氏阳性菌多见，其次为大肠埃希菌、克雷伯菌属等。Ⅰ型前列腺炎若不规范治疗或治疗不彻底会转为Ⅱ型前列腺炎。

前列腺内尿液反流（IPUR）和前列腺结石可能是病原体持续存在和感染复发的重要原因。慢性前列腺炎患者尿道高压易造成尿液反流，IPUR会将尿道内存在的病菌带入前列腺内引发感染。前列腺内结石的存在使其周围的环境成为微生物增殖的场所，结石不清除可使感染迁延不愈；男性尿道在功能异常时，其内经常会滞留前列腺液、精液、尿液，这些成分的存在都会为病菌的繁殖创造条件。临床上一些操作如导尿、经尿道内镜治疗、尿道扩张等会将尿道内正常菌群带入后尿道致前列腺感染，过于粗暴的前列腺按摩也会引起慢性前列腺炎。另外过于频繁的性活动、食用辛辣食物、人体处于应激状态等情况下会使前列腺内血流丰富，尿道黏膜充血导致抵抗力下降，病原菌易于入侵引起感染。

（二）病理学

慢性细菌性前列腺炎病变组织中可见以淋巴细胞和单核细胞浸润为主的非特异性炎症伴有不同程度纤维组织增生。炎症附近的前列腺组织有不同程度的萎缩、坏死或者钙化。有时可见腺管呈囊状扩张，其内有较多淀粉样小体和分泌物。慢性炎症常常伴随着结缔组织增生和纤维化，后尿道常被累及，部分平滑肌被结缔组织所取代成为临床上排尿不畅的部分原因。

（三）临床表现

1.尿路感染　Ⅱ型前列腺炎常表现为反复发作的下尿路感染，症状时轻时重，表现多种多样，多见尿频、尿急、尿痛、尿不尽，也可见尿等待、尿道疼痛、尿道口"滴白"，还可能出现排尿困难等情况。因病原菌反复感染，药物难以清除，故而前列腺炎症状反复发作，病程持久者可牵连周围器官组织（如精囊、后尿道及膀胱等）发生感染。感染较严重时，慢性前列腺炎急性发作，后尿道黏膜充血肿胀，可因肌肉收缩牵拉致使破裂出血，表现为镜下或肉眼血尿，此时需注意与泌尿系结石、肿瘤的鉴别诊断。急性发作，未及时治疗或不规范治疗可演变为前列腺脓肿。

2.内毒素血症　常见于革兰氏阴性杆菌感染所致，机体抵抗力下降，细菌在前列腺内增殖、死亡，细菌裂解后其内毒素被周围毛细血管或淋巴管收集入血液，形成内毒素血症，经过循环到达身体各个部位。内毒素血症可引起一系列病理生理改变如发热反应，促使血管活性物质释放，引起白细胞和血小板减少，经C3旁路或经典途径激活补体，直接或间接损害肝，激活白三烯、前列腺素、巨噬细胞、单核细胞及内皮细胞活性。另外对前列腺按摩时手法粗暴过度挤压也会导致病原菌入血引起发热反应。

3.疼痛　慢性前列腺炎的疼痛是其主要症状，并成为患者来院诊疗的主要原因。患者长期忍受疼痛，并显著降低患者的生活质量，其来源可能是肛周、耻骨上下区、阴茎头、阴囊周围、下腹部大腿内侧等，疼痛可能是酸胀痛、剧痛、坠胀痛或不能准确表达的不适感，并由此产生许多不良情绪如焦虑、抑郁，患者易在多次诊疗都不能缓解后对本病逐渐丧失信心。

4.神经-精神异常及其他　慢性前列腺炎患者在长期疼痛下很容易产生不良情绪，调查表明许多前列腺患者均有不同程度的心理障碍和心身疾病。前列腺炎的病程、临床症状、检查及化验的结果等对患者的影响远高于普通人，甚至有患者将治愈慢性前列腺炎作为人生的主要目标。主要的精神症状包括紧张、焦虑、烦躁不安、担心患上更严重的疾病如前列腺癌,对周围人也变得多疑和敏感。长期的精神刺激会导致身体长期处于应激状态下,激活下丘脑 - 垂体 - 肾上腺皮质轴(hypothalamo-pituitary-adrenal gland axis,HPA),产生不必要的皮质激素,后者会导致血压升高,内分泌紊乱等症状。另外,前列腺炎对部分患者的性生活有较大影响,表现为性欲降低,勃起功能障碍(erectile dysfunction,ED),一方面担心前列腺炎,另一方面担心伴侣,致使精神心理负担加重,造成恶性循环。

(四)客观评价

慢性前列腺炎的诊断和疗效判定在不同的国家地区,不尽相同,导致多年来各地医生都使用自己的标准来进行临床实践,这使得很多研究没办法统一开展。为了解决这一问题,美国国立卫生研究院提出并制订了慢性前列腺炎临床症状的客观评价标准(NIH-chronic prostatitis symptom index,NIH-CPSI),用以量化患者的症状和疗效,并有利于研究的开展。该标准主要包括了三方面:疼痛、排尿异常以及对生活的影响。

1.疼痛或不适症状评分

ⅰ 最近 1 周内,下述部位有过疼痛或不适吗?
　　A、肛门和阴囊之间即会阴部
　　B、睾丸
　　C、阴茎头部(与排尿无关)
　　D、腰部以下,耻骨上或膀胱区
　　　　( )1 是 ( )0 否

ⅱ 最近 1 周,是否有过下述症状?
　　A、排尿时有尿道烧灼感或疼痛
　　B、在射精或性交期间有疼痛或不适
　　　　( )1 是 ( )0 否

ⅲ 最近 1 周是否总感觉上述部位疼痛或者不适?
　　( )0.A、从不
　　( )1.B、少数几次
　　( )2.C、有时
　　( )3.D、多数时候
　　( )4.E、几乎总是
　　( )5.F、总是

ⅳ 请你描述最近 1 周中平均疼痛或不适感觉的程度

0	1	2	3	4	5	6	7	8	9	10

注:0 表示不疼,2 ~ 9 疼痛程度依次增大,10 表示最严重的疼痛

2.排尿症状评分

ⅴ 最近 1 周,排尿后是否有尿不尽感?
　　( )0.A、从不
　　( )1.B、5 次中少于 1 次
　　( )2.C、少于一半时间
　　( )3.D、大约一半时间
　　( )4.E、超过一半时间
　　( )5.F、几乎总是

ⅵ 最近 1 周,是否在排尿 2 小时内有又想要排尿?
　　( )0.A、从不
　　( )1.B、5 次中少于 1 次
　　( )2.C、少于一半时间
　　( )3.D、大约一半时间
　　( )4.E、超过一半时间
　　( )5.F、几乎总是

3.症状的影响

ⅶ 最近 1 周,是否因为这些症状而妨碍你做事情?
　　( )0.A、没有
　　( )1.B、仅有一点
　　( )2.C、有时候
　　( )3.D、许多时候

ⅷ 最近 1 周,是否总是想到你的症状?
　　( )0.A、没有
　　( )1.B、仅有一点
　　( )2.C、有时候
　　( )3.D、许多时候

4.生活质量

ⅸ 如果你今后的生活中将会伴随着这一周内出现的症状,你感觉如何?
　　( )0.A、快乐
　　( )1.B、高兴
　　( )2.C、比较满意
　　( )3.D、一般
　　( )4.E、大多时候不满意
　　( )5.F、不高兴
　　( )6.E、难受

注:积分评定与报告:
(1)疼痛 ⅰA+ⅰB+ⅰC+ⅰD+ⅱA+ⅱB+ⅲ+ⅳ=
(2)尿路症状 ⅴ+ⅵ=
(3)生活质量影响 ⅶ+ⅷ+ⅸ=
(4)合计:0 ~ 43 分

（5）积分报告：

①上述 3 项积分分别报告，其中疼痛 0～21 分，尿路症状 0～10 分，生活质量影响 0～12 分。各项分数越高则症状越严重。

②疼痛＋尿路症状合并报告，轻症 0～9 分，中等程度 10～18 分，严重者 19～31 分。

③报告总积分，总积分在 1～14 者为轻症，15～29 为中等程度，30～43 为严重患者，总积分越高，患者病情越严重。

（五）实验室与泌尿外科特殊检查

1.直肠指诊（DRE） 通过直肠指诊可以了解前列腺的大小、形态、硬度、局部温度等情况，给医师直观的前列腺病变情况，故而体检时不可忽略 DRE。

2.前列腺按摩液（expressed prostatic secretion，EPS） EPS 常规检查通常采用湿涂片法和血细胞计数板法镜检，后者具有更好的精确度。正常前列腺液外观呈乳白色稀薄液体，白细胞 <10 个 /HP，无脓细胞，偶见红细胞，卵磷脂小体几乎布满视野，呈均匀分布，并可见到少量精子及淀粉样颗粒。卵磷脂小体为精子的营养物质，当炎症存在时，巨噬细胞大量吞噬卵磷脂，致使其显著减少并成堆分布，当炎症恢复后卵磷脂也可恢复。Ⅱ型前列腺炎患者的 EPS 肉眼呈微黄、灰白浑浊液体，镜下可见大量白细胞（>10 个 /HP）、红细胞、巨噬细胞的胞浆内吞噬脂质，卵磷脂小体显著减少，此时具有诊断意义。需要注意的是Ⅲ A 型前列腺炎的 EPS 表现与此类似，故而不能据此鉴别两者。

3.尿常规 镜检可见红细胞、白细胞或脓细胞，部分患者也可没有异常表现，这与患者是否服用抗生素、排尿间隔等因素影响。

4.细菌定位诊断 标准用"四杯法"加尿道拭子涂片可较准确地诊断，即获得 VB1、VB2、EPS 和 VB3，通常 VB1 和 VB2 的白细胞阳性率较低，炎症前列腺经过按摩后获得 EPS 和 VB3 呈强阳性，此时具有诊断意义。但是"四杯法"由于费时、耗力，故而临床上多用"两杯法（pre and post massage 2-glass test，PPMT）"取代"四杯法"来做诊断，即比较前列腺液按摩前和按摩后的尿液中白细胞，后者白细胞强阳性或高于前者即可确诊。有研究资料表明，"两杯法"与"四杯法"的诊断结果具有较好的一致性，故而目前许多学者和临床医生较倾向于"两杯

法"（表 4-3）。镜检后留取标本做细菌培养与药敏试验，结合其他指标综合诊断。细菌培养阳性是鉴别Ⅱ型前列腺炎和Ⅲ A 型前列腺炎的要点。

表 4-3 "四杯法"与"两杯法"诊断结果分析

"四杯法"诊断前列腺炎结果分析

类型	标本	VB1	VB2	EPS	VB3
Ⅱ型	WBC	−	+/-	+	+
	细菌培养	−	+/-	+	+
ⅢA型	WBC	−	−	+	+
	细菌培养				
ⅢB型	WBC				
	细菌培养				

"两杯法"诊断前列腺炎结果分析

类型	标本	按摩前尿液	按摩后尿液
Ⅱ型	WBC	+/-	+
	细菌培养	+/-	+
ⅢA型	WBC	−	+
	细菌培养	−	−
ⅢB型	WBC	−	−
	细菌培养	−	−

5.尿流动力学检查 慢性前列腺患者可存在尿流率降低，功能性尿路梗阻，膀胱功能降低，膀胱逼尿肌 - 尿道括约肌功能失调等尿流动力学改变。

6.血常规与血清 PSA Ⅱ型前列腺炎患者的血常规可没有任何异常，若发生内毒素血症或菌血症时可见白细胞升高；血清 PSA 有部分患者可升高，不具有特异性，因而血液检查需要结合病情酌情选用。

7.影像学检查 B 超可观察前列腺大小形态、有无脓肿，同时观察精囊与输精管情况，测定残余尿；CT 与 MRI 可清晰地观察前列腺与周围器官的解剖关系有无异常，有无结石钙化。

8.膀胱 - 尿道镜检查 此项检查带有侵袭性不推荐常规使用，主要适应证为难以确诊的前列腺炎合并排尿困难或有血尿患者，用来排除器质性病变。

9.前列腺组织活检 由于慢性前列腺炎病变常常局限在某一部位，故而不易被穿刺到，即使穿刺出来有炎症表现，对于前列腺炎的分型也并没有很大帮助，故而不推荐常规使用，旨在排除前列腺癌。

（六）治疗

Ⅱ型前列腺炎的治疗主要在于应用抗生素控制前列腺内的感染，尽可能地将细菌抑制清除。由于病程较长，一般采用以口服为主的综合疗法，肌肉或静脉给药途径十分不方便，并且与口服相比疗效并没有很大差异。抗生素的选择问题上一般遵循细菌培养与药敏结果来决定，但培养结果由于污染或已应用抗生素等原因常常不准确，并且不同药物抗菌谱不同，且渗透进入前列腺的浓度也不尽相同，另外还需要考虑患者的身体情况与个人经济状况，结合医师经验综合选用。所以具备脂溶性高、容易通过前列腺包膜、血清蛋白结合少、弱碱性、价格较便宜、抗菌谱较广等优点的药物为治疗慢性细菌性前列腺炎的理想药物。氟喹诺酮类（如环丙沙星、左氧氟沙星、洛美沙星和莫西沙星等）为泌尿系感染的常用药物，为慢性细菌性前列腺炎的一线药物。磺胺类药物如复方磺胺甲噁唑（SMZco）易于通过前列腺包膜达到有效浓度，是临床上的常用药物。疗程一般 4～6 周，也有学者建议延长用药到 6 个月，但治愈率并没有显著提高。慢性细菌性前列腺炎难治愈的一个重要原因在于细菌往往局限在前列腺的腺泡内，周围环境改变使得药物难以完全渗入，所以要求所有抗生素都应该按疗程持续服用，间歇服用或过早停药均可能导致复发。对于疗效不好的患者可给予连续低剂量抗生素抑菌疗法，常选用 SMZco 睡前服药可使得药物在膀胱尿液中存留较长时间。

在应用抗生素的同时，可以同时应用缓解症状的药物以改善患者生活质量。α 受体阻滞药（如多沙唑嗪）可以松弛膀胱颈和前列腺平滑肌改善排尿症状和疼痛；M 受体拮抗药（如托特罗定）可以松弛尿道括约肌，减少前列腺内尿液反流；还可酌情选用非甾体抗炎药（nonsteroidal antiinflammatory drugs, NSAIDs）和植物制剂。在应用许多药物后都难以改善症状时，前列腺按摩可能有较好的效果，通过按摩可以促进前列腺液的排出，对药物治疗起到良好的辅助作用。

对于顽固性慢性细菌性前列腺炎药物治疗无效且符合适应证时可以考虑手术治疗。手术适应证为病原体存在于前列腺腺管淀粉样小体内，前列腺钙化继发感染，精囊感染蔓延至前列腺合并射精管开口梗阻，反复细菌培养均发现同种细菌而患者对敏感抗生素有禁忌证。

六、Ⅲ型前列腺炎

（一）病因与发病机制

Ⅲ型前列腺炎是临床上最多见、最复杂的前列腺炎类型，目前其病因还未阐明，学者们提出了许多病因假说，近几年专家们比较倾向于前列腺炎不是单一因素的作用而导致的疾病，因为任何单一器官或机制均不能解释如此复杂的临床表现，如果仅仅把前列腺炎看做是局限于前列腺的疾病，也许永远不能真正了解前列腺炎的病因。

1. 病原体感染　虽然细菌感染属于Ⅱ型前列腺炎，但不排除因各种原因未能检测出隐藏的细菌感染，如检测手段有限、厌氧菌感染、细菌 L 型感染、纳米细菌（nanobacteria）感染等情况就会被误认为细菌阴性而诊断为ⅢA 型前列腺炎。有资料证明本型前列腺炎患者局部原核生物 DNA 检出率可高达 77%。在长时间应用抗生素后，可能引起菌群失调，导致真菌引起的前列腺炎，如白念珠菌、酵母菌、新生隐球菌、黄曲霉菌等。解脲支原体和人型支原体也可能会引起前列腺的显性感染，表现为慢性前列腺炎。另外寄生虫、病毒、滴虫、结核分枝杆菌等也会成为慢性前列腺炎的致病因素，但缺乏证据，至今尚无统一意见。病原体感染途径可经过尿道逆行感染、经输精管感染、经交通静脉血行感染等。

2. 免疫学异常　慢性前列腺炎可能与自身免疫相关，前列腺特异性抗原（PSA）可作为自身性的抗原物质被免疫系统识别并攻击。细菌感染可能作为启动免疫反应的条件，体液免疫方面表现出增强的前列腺局部反应，免疫抑制因子可明显降低。细胞因子和免疫细胞也参与了免疫过程，例如慢性非细菌性前列腺炎患者 EPS 中 IL-1β、TNF-α、IL-6、IL-8、IL-10 升高，这些细胞因子均有趋化免疫细胞和免疫调节的作用。应用免疫抑制药对前列腺炎有效也证明了确实存在免疫紊乱的情况。

3. 膀胱尿道功能失调　正常情况下膀胱逼尿肌、前列腺平滑肌、尿道括约肌等肌群在神经系统组织下协调有序的收缩舒张完成排尿功能。当其中一项或几项出现病理改变时，肌群功能失调导致尿道内压增高、残余尿增多、前列腺内尿液反流，这可能是"化学性膀胱炎"和非细菌性前列腺炎的病因。

4. 精神心理因素　该因素在慢性非细菌性前列腺炎的发病机制中起到越来越重要的作用。研究表明该因素可能是前列腺炎发病的原因，也可能是患者长期忍受前列腺炎痛苦造成的结果，两者之间的关系目前还未完全阐明。长期的高压力生活和不健康的生活习惯对成年男性造成巨大的心理压力，表现在自主神经功能紊乱，盆部肌肉协调功能受限，进而影响排尿功能，诱发非细菌性泌尿系炎症及疼痛。

5. 神经内分泌因素　慢性盆腔疼痛综合征（CPPS）患者常常在前列腺以外的区域出现疼痛，类似于内脏器官的牵涉性痛，故而推测，前列腺炎有神经内分泌机制的影响，前列腺炎产生刺激，通过传入神经进入脊髓，使其发生慢性功能性改变，进而释放具有免疫反应性的 P 物质（substance P，SP）、去甲肾上腺素、降钙素基因相关肽等物质，作用于膀胱、尿道及盆底肌群，使它们功能发生紊乱，产生排尿障碍、肌肉疲劳疼痛。

6. 盆底静脉性疾病　前列腺炎患者绝大多数存在着前列腺静脉扩张，并可能伴随有精索静脉曲张、痔，患者大多经常处于久坐缺乏运动的状态，致使盆腔静脉充血，前已述及直肠下静脉的痔静脉与泌尿生殖静脉丛之间有数条小的交通支，故而若盆腔内某一器官发生感染，病原体即可沿着静脉累及周围器官，所以近年来提出"盆腔静脉性疾病一体化"的概念，希望能从整体的角度对前列腺炎的治疗提供帮助。

7. 氧化应激作用　这可能成为前列腺炎发病的一个独立机制，研究发现，前列腺炎患者氧化自由基的产生、利用和清除的平衡被打破，抗氧化的物质如一氧化氮、丙二醛、维生素 C、维生素 E、超氧化物歧化酶（superoxide dismutase，SOD）等浓度降低，氧自由基对组织产生损伤，临床上经验性应用抗氧化剂取得的较好效果为此提供理论依据，但其机制还有待进一步研究。

8. 其他因素　慢性非细菌性前列腺炎病因除以上外还可能包括物理化学刺激、不良的生活习惯、微量元素缺乏、遗传易感性等。

（二）病理学

本型病理学改变因病因不同可有不同的表现，概括来说前列腺腺腔扩张，组织间有少量淋巴细胞和浆细胞浸润，腺体间组织水肿，腺腔内红白细胞

并无明显增加。

（三）临床表现

Ⅲ型前列腺炎两个亚型的临床表现与Ⅱ型前列腺炎十分相像，大都表现为排尿异常和下腹区、盆区、会阴区疼痛，仅靠体格检查常不能区分。

1. 排尿异常　主要表现为尿频、尿急、尿痛、尿不尽和尿无力，严重者可出现尿潴留、肉眼血尿等。症状不稳定，用药物可以部分缓解，若合并细菌感染则症状加重。

2. 疼痛不适　这是Ⅲ型前列腺炎的主要症状，也是大多数患者来院就诊的主要原因。患者常常描述下腹部、耻骨上下区、腰骶部、肛周、腹股沟区、阴茎头、阴囊、睾丸和大腿内侧中的一处或几处有坠胀痛、酸胀感、剧痛或无法清楚表达的不适。患者长期带痛生活，由此产生紧张、焦虑、敏感、神经质等不良情绪。疼痛来源可能是前列腺本身病变，可能是盆底肌肉痉挛，还可能是牵涉性痛。因患者对疼痛的敏感性和耐受性不同，所描述的疼痛程度可能与实际器官组织病变程度不相一致。疼痛给患者带来的影响是广泛而巨大的，对患者的体能、情感与社会功能都带来伤害，甚至会产生自杀倾向。

3. 神经 - 精神系统功能受损　慢性前列腺炎患者均有不同程度的情感障碍和社会心理异常，患者生活质量显著下降。患者在长期的前列腺炎折磨下逐渐丧失治疗的信心，产生许多不良情绪，时而感到焦虑、烦躁，时而感到忧郁、孤独，患者与周围人的交流渐少，担心自己患了不治之症，对身体的任何变化都十分敏感。患者与妻子的性生活质量不高，外国学者统计 17% 的患者存在婚姻危机（4%的患者认为慢性前列腺炎直接导致了离婚）。患者对排尿不畅、说不清的疼痛感毫无办法，致使时常失眠、恐惧，患者的体力和精神都不如从前。有资料表明 CPPS 患者相比糖尿病患者和慢性心力衰竭患者其精神受损更为严重。

4. 参照上述 NIH-CPSI，Ⅲ型前列腺炎患者的评分多数较高，患者表示对生活不满意，甚至可怕。前列腺炎给他们的生活带来巨大困扰，特别对年轻的患者生活质量影响较大。

5. 其他症状　个别患者并无前列腺炎常见症状而是出现肠道症状，如大便稀、排便困难或是其他大便异常。经常首诊于消化内科，经多方查探后在前列腺液内发现升高的白细胞才确诊为前列腺炎。

究其原因可能是肿大的前列腺对直肠压迫或是炎症直接蔓延至直肠导致大便改变。

6. ⅢA 前列腺炎与ⅢB 型前列腺炎的鉴别，前者为非细菌性慢性前列腺，临床症状与Ⅱ型极为相似，只能通过 EPS 和尿液中细菌培养结果阴性来确诊，但也可能检出其他病原体，如支原体、衣原体病毒等。ⅢB 型相当于前列腺痛（PD），各项检查均未发现有任何感染或炎症的证据，主要症状是疼痛。

（四）实验室和泌尿外科特殊检查

1. 直肠指诊（DRE） 可以给医师比较直观的感觉，检查时注意前列腺大小、硬度、局部温度、有无结节、中央沟是否消失，并询问患者有无触痛。

2. 前列腺按摩液（EPS）检查 ⅢA 型前列腺炎（慢性非细菌性前列腺炎）的 EPS 内可见大量白细胞，成团或聚集分布，卵磷脂小体减少，含脂质的巨噬细胞增多。感染造成的前列腺炎可以在 EPS 中查到病原微生物，如酵母菌、阴道毛滴虫和阿米巴原虫等。

3. 尿常规 尿常规和尿沉渣镜检是排除尿路感染、诊断前列腺炎的辅助方法。Ⅲ型前列腺炎患者尿常规可无明显异常，或有少量的红白细胞，有时可以见到真菌性、滴虫性病原体。

4. 细菌学检查 用"四杯法"或"两杯法"行病原体定位试验，检查结果分析见上述表格。Ⅱ型特点在于按摩后细菌培养常常为阳性，ⅢA 型与ⅢB型区别在于后者无白细胞增多现象，即无任何炎症反应的证据。

5. 其他病原体检测 对于ⅢA 型前列腺炎可能存在其他病原体感染，故而结合临床和其他检查选用特殊方法检测病原体。真菌的检测主要采用直接染色涂片镜检。其他病原体主要包括人型支原体、解脲支原体、沙眼衣原体、病毒检测，应用特殊培养法、药敏试验、免疫法、聚合酶链反应（polymerase chain reaction，PCR）等。由于部分方法费时、检测费用较贵、技术水平有限等，不推荐常规使用。

6. 血清 PSA 检测 主要用来排除前列腺癌，对于 PSA 持续升高而前列腺组织反复活检只有炎症表现的患者，基本可以排除前列腺癌的存在。

7. 尿流动力学 可以发现尿流率的改变，借助侵入性尿动力学检查可见膀胱出口梗阻，逼尿肌、尿道括约肌等功能失调。

8. B 超 可见患者的前列腺回声不均，存在结石或者钙化，静脉扩张等。同时可以了解患者肾、膀胱、精囊、射精管等其他器官的基本情况。但是B 超提供的影像学表现缺乏特异性，且不能对前列腺炎进行分型，诊断价值有限。

9. CT 和 MRI 对于盆腔内占位性病变的诊断具有独到的优势，在诊断前列腺癌与良性前列腺增生中应用较多，对于前列腺形态学上的改变可以较为敏感地发现。另外盆腔内的结石与钙化也可以清晰地显示出来，对精囊和射精管的病变也具有价值。CPPS 患者经其他检查和相关治疗无效下可应用放射诊断学发现潜在疾病。

10. 前列腺活检 不推荐常规使用，慢性前列腺各个分型病理学无显著差异。只有在怀疑前列腺癌时考虑穿刺活检以明确诊断。

11. 小结 Ⅱ型和Ⅲ型前列腺炎诊断建议如下（表 4-4）：

表 4-4　Ⅱ型和Ⅲ型前列腺炎的诊断建议

■ 必需项目

　病史

　体格检查（包括直肠指诊）

　尿常规检查

　前列腺按摩液常规检查

■ 推荐项目

　NIH-CPSI

　下尿路病原体定位检查："四杯法"或"两杯法"

■ 可选择项目

• 实验室检查

　精液常规及病原体培养

　尿细胞学

　PSA

• 器械检查

　尿流率

　侵入性尿动力学检查（包括压力-流率测定或影像尿动力学）

　尿道膀胱镜

• 影像学检查

　经腹或经直肠B 超（包括残余尿测定）

　CT

　MRI

• 前列腺穿刺活检

（五）治疗

1. 一般治疗 嘱患者改善生活习惯，适当锻炼、劳逸结合，禁酒、避免憋尿和食用辛辣刺激性食物。保持大便通畅，使生活有规律。

2. 药物治疗

（1）抗生素：对于ⅢA型前列腺炎，抗生素治疗大都基于医师的临床经验，患者前列腺内可能存在普通培养方法不能检测出的病原体，故而推荐使用氟喹诺酮类药物2~4周，治疗反馈有效时可继续应用至4~6周，但不宜长期服用，因其可能造成耐药性增高、菌群失调。怀疑有支原体、衣原体感染时可口服大环内酯类药物，效果较好。而对于ⅢB型前列腺炎一般不使用抗生素。

（2）α受体阻滞药：为前列腺炎的基础药物，对于慢性前列腺炎有改善症状的作用，临床试验表明症状的显著缓解需要至少12周后才会显现，故而要坚持服用。哌唑嗪可用于起始治疗，价格低廉、疗效确切，但副反应如直立性低血压的发生较多；特拉唑嗪为α_1受体阻滞药，简单方便，疗效较好，适合于一般前列腺炎患者；经济条件较好的患者可以选用对α_1受体具有较高亲和力的盐酸坦索罗辛或多沙唑嗪控释片。α受体阻滞药与抗生素或抗胆碱能药物合用与单用任何一种药物相比，可能会给患者带来更多益处。

（3）镇痛药：对于以疼痛为主要症状的患者来说，镇痛药的使用可以帮助患者改善生活质量。目前镇痛药用于泌尿系统的研究资料非常少，非甾体抗炎药（NSAIDs）用于慢性前列腺炎对于有明确炎症的患者是有效的，但应用时需注意患者的胃肠道情况，临床对照研究证实塞来昔布对改善ⅢA型前列腺炎患者的疼痛等症状有效。阿片类药物具有非常好的止痛效果，但其可能成瘾，故而非必须情况下不得使用。另外镇静催眠药物如地西泮（安定）对于精神高度紧张、烦躁不安、失眠多梦的患者可能有较好的效果。

（4）植物药：因其副反应小、易于接受、效果较好、药理作用广泛等优点而被医师和患者所接受，有资料证明应用植物制剂可以缓解患者疼痛及排尿症状，明显改善患者生活质量。目前上市的植物制剂主要有普适泰（舍尼通）、戊聚糖多硫酸钠（pentosan polysulfate，PPS）、槲皮酮（quercetin，

Prosta-Q）、沙巴棕及其浸膏等，用量依患者病情而定，疗程较长。

（5）M受体拮抗药：主要作用于膀胱逼尿肌、尿道括约肌、前列腺上的M受体，使膀胱松弛、尿道内压降低、减轻前列腺充血水肿，改善临床症状。有研究用酒石酸托特罗定治疗膀胱过度活动症取得较好效果。

（6）其他药物：包括激素治疗、中医中药治疗、抗抑郁治疗和安慰剂治疗。

3. 其他治疗

（1）前列腺按摩：是慢性前列腺炎的经典治疗方法，疗效确切，患者易于接受。通过按摩可以促使前列腺内分泌物排出体外，解除小腺管梗阻和小脓肿，配合药物治疗可缩短疗程并提高疗效。操作时注意手法，动作粗暴和过于轻柔均不能达到治疗目的。

（2）热疗：通过物理方法在前列腺局部造成热环境，可以促进血液循环，加强代谢，增强白细胞活性，缓解周围肌肉的痉挛和疲劳，研究表明对尿动力学参数的改善较为明显，但未婚未育者禁用。

（3）针灸和电刺激：对于ⅢB型前列腺炎患者药物治疗无效时可试用该方法，小样本资料表明经过治疗可使NIH-CPSI评分下降。该方法可能具有改善局部微循环，缓解盆底肌肉痉挛的作用。

（4）另外电化学治疗、电磁疗法、锌离子导入、毫米波等新疗法目前还在研究中，未得到临床证实。

4. 手术治疗 对于症状十分严重，其他治疗均无效的患者可以考虑手术治疗，在此之前必须与患者及家属反复认真地交代病情，使其充分了解手术切除前列腺的利弊关系，充分尊重患者意见，并签署知情同意书。

（六）慢性盆腔疼痛综合征的雪花假说

近几年国外学者提出了基于慢性盆腔疼痛综合征（CPPS）发病机制雪花假说（snowflake hypothesis，图4-4）。

雪花假说中的UPOINT分别指泌尿系统症状（urinary）、社会心理症状（psychosocial）、器官（前列腺和/或膀胱）特异症状（organ specific）、感染症状（infection）、神经系统或全身症状（neurologic/systemic）、骨骼肌触痛症状（tenderness of skeletal muscles）。下表中给出了每一型的临床表现和推荐

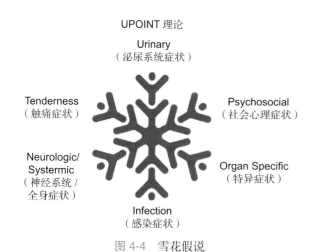

UPOINT 理论
Urinary
（泌尿系统症状）

Tenderness
（触痛症状）

Psychosocial
（社会心理症状）

Neurologic/
Systermic
（神经系统/
全身症状）

Organ Specific
（特异症状）

Infection
（感染症状）

图 4-4　雪花假说

治疗方案（表 4-5）。

UPOINT 的提出是近几年来在 CPPS 领域的最重要的进展，以往临床医师对于患者的治疗是基于经验治疗和对症治疗，目标是治愈，这样大多数治疗都以失败而告终。而 UPOINT 是基于患者的临床表型（如具有 P、O、T 因子阳性）给予常规治疗和个性化治疗，其实用性和有效性在一些临床研究中得到了初步验证，而且其追求的是减轻患者症状、改善生活质量而非治愈。随着以后的研究，将 UPOINT 理论不断完善可能使得慢性前列腺炎的治疗方案得到长足的进展。

七、Ⅳ型前列腺炎

Ⅳ型前列腺炎为 NIH 分类中新增加的前列腺炎类型，其病因与机制尚不清楚，可能与Ⅲ型前列腺炎部分病因相同，患者无临床症状，仅在做其他检查时（EPS、精液检查、前列腺组织活检、前列腺切除病理检查）发现前列腺炎症的证据。一般无需治疗，如患者合并血清 PSA 升高或不育症等，应注意鉴别诊断并进行相应治疗。

表 4-5　UPOINT 分型及治疗方案选择

UPOINT分型	推荐治疗选择
■ 泌尿系统症状（urinary） NIH-CPSI评分尿路症状＞4分，排尿梗阻、尿频、尿急、夜尿症状，残余尿＞100ml	M受体阻滞药 α受体阻滞药
■ 社会心理症状（psychosocial） 沮丧、焦虑、抑郁	寻求心理咨询 认知疗法 抗焦虑抗抑郁药
■ 器官（前列腺和/或膀胱）特异症状（organ specific） 前列腺触痛、前列腺液白细胞增多、血精、前列腺内广泛钙化	α受体阻滞药 5α-还原酶抑制药 植物制剂 前列腺按摩
■ 感染症状（infection） 前列腺液培养有革兰氏阴性菌、肠球菌 抗生素经验性治疗有效 除外Ⅰ型Ⅱ型前列腺炎	敏感抗生素
■ 神经系统或全身症状（neurologic/systemic） 中枢神经病、盆腔以外疼痛、肠易激综合征、肌纤维痛、慢性疲劳综合征	神经调节剂和镇静止痛等对症治疗
■ 骨骼肌触痛症状（tenderness of skeletal muscles） 盆部、会阴腹部肌肉痉挛或触发点触痛	全身和盆部物理疗法 康复疗法 健身

（侯俊垚　徐　罡）

第四节　睾丸附睾感染

睾丸炎（orchitis）及附睾炎（epididymitis）主要根据发病及进展过程，可分为急性及慢性感染。附睾感染多为急性感染，通常可引起单侧的附睾疼痛及肿胀，在某些情况下，睾丸也会累及，此时成为附睾-睾丸炎。反之，睾丸的感染（特别是病毒性感染）也常常累及同侧附睾。约15%的急性附睾炎患者最终发展成为慢性感染，累及睾丸的慢性附睾感染最终会导致睾丸的萎缩，进而导致生精功能的破坏[12-13]。

急性附睾炎常见于中青年，病程约为4周，此病可引起附睾组织增生闭塞以及累及睾丸引起睾丸萎缩，从而造成不育。而附睾结核感染则常继发于全身结核感染，其中初发者70%为单侧病变，若病程超过1年未接受抗结核治疗，则双侧累及者达到75%，并可累及睾丸。

一、流行病学

最常见的睾丸炎的类型为腮腺炎性睾丸炎，在小儿的腮腺炎患者中，有20%～30%继发睾丸炎。如果高度怀疑患者为腮腺炎性睾丸炎，此时应该注意采集相关病史并检测血清IgM抗体。而另一种称为原发性慢性睾丸炎的疾病为一种肉芽肿性疾病，病因不明确，目前为止，全世界仅报道了约100例。

附睾炎多急性发作，常常累及单侧。在年轻患者中，急性附睾炎通常与性生活情况及配偶是否有泌尿生殖系感染等情况相关，因此续注重患者及配偶的基本情况的采集。在35岁以下的性活跃的年轻人中，附睾炎最主要的病原体通过性接触传播。而在老年人群中，引起附睾炎的主要病原体通常为泌尿道常见病原体。

睾丸炎及附睾炎目前缺乏较为详实的流行病学资料。

二、病因

（一）睾丸炎

常规病原体的睾丸炎临床较少见，多继发于体内其他部位感染。常见致病菌为金黄色葡萄球菌、链球菌、大肠埃希菌和铜绿假单胞菌。而更常见的为腮腺炎性睾丸炎。主要病因分为以下几类：

急性化脓性睾丸炎多继发于化脓性细菌性败血症，感染途径包括血行感染、淋巴传播和直接感染，常见病原体为金黄色葡萄球菌、链球菌、大肠埃希菌及铜绿假单胞菌。近年来，在性活跃的患者中，淋病奈瑟菌导致的急性淋球菌性睾丸附睾炎的比例明显增加。

局灶性睾丸炎为睾丸的局部感染，由于约10%的睾丸肿瘤患者存在类似局灶性睾丸炎的症状及体征，因而在临床上应重点鉴别。

急性腮腺炎性睾丸炎为最常见，病理学改变为精曲小管的生精上皮受到不可逆性损害，因而可使睾丸萎缩，从而丧失生育能力。

梅毒性睾丸炎，多见于有梅毒感染史，且未接受正规治疗的患者。此时，睾丸组织被感染破坏后形成团块状纤维组织和坏死样改变。

睾丸结核，常常由附睾结核直接蔓延或经由淋巴途径感染，极少血行感染（详见"第五节：泌尿系结核"）。

布鲁杆菌性睾丸炎，除牧区等布鲁杆菌感染流行地区外，较为罕见，可通过问诊家畜接触史及血清学检查以明确。

（二）附睾炎

一般病原体引起的附睾炎多继发于下尿路感染，常见病原体为大肠埃希菌、变形杆菌、葡萄球菌、链球菌等，对于35岁以下的年轻性活跃男性，应特别注意衣原体和淋病奈瑟菌感染。结核性附睾炎常见于有全身结核播散的患者（详见"第五节：泌尿系结核"）。

三、病理生理

（一）睾丸炎

睾丸感染时，病原体直接破坏睾丸各类细胞，导致特别是生精细胞死亡，炎症控制后可出现睾丸纤维增生、睾丸萎缩、生精功能下降等情况，因而可在一定程度上影响患者的生精能力。

(二)附睾炎

附睾炎症多从附睾尾部开始，逐渐蔓延至附睾体部及头部，进而侵及睾丸，此时引起附睾-睾丸炎。随着炎症发展，可出现附睾脓肿、纤维化，可导致附睾管腔阻塞，因而单纯的附睾炎引起的不育多为阻塞性。部分患者由于急性感染较轻，未引起重视，从而转归为慢性附睾炎，此时通常伴随慢性精囊炎的发生。

感染途径主要可由于尿道炎、前列腺炎、精囊炎等逆行感染所致，偶尔因为医源性检查如膀胱镜检等诱发。对于接受了前列腺电切或剜除患者，由于射精管的开放，排尿时部分含有细菌的尿液逆行至射精管，亦可诱发附睾炎。

四、病理

(一)睾丸炎

阴囊明显肿大，阴囊壁红肿，鞘膜脏层可见明显充血水肿，鞘膜腔内产生浆液性液体。睾丸实质肿胀明显，切面呈现局灶性坏死，镜下可见多形核白细胞浸润，精曲小管上皮细胞破坏溶解。有时可有局部脓肿形成。

(二)附睾炎

附睾感染时附睾肿胀，尾部小管上皮水肿、脱屑，官腔充满脓性渗出物。炎症经间质蔓延至附睾体及附睾头部，发展成为微小脓肿，微小脓肿进一步融合，波及整个附睾，感染如未得到控制，则脓肿破溃。炎症愈合后，多伴随瘢痕组织形成。慢性附睾炎者，附睾尾部、输精管上均出现不规则炎性结节。

五、临床表现

(一)睾丸炎

急性睾丸炎多发病急，患者常出现寒战、高热、患侧睾丸肿大、疼痛、质地硬、疼痛明显，并向腹股沟放射，阴囊皮肤发红，可伴有全身酸痛不适、恶心、呕吐。睾丸炎症严重时形成脓肿，按之存在波动感，破溃后可有脓液流出。慢性睾丸炎起病慢，睾丸逐渐肿大，质地坚硬，表面光滑，睾丸坠胀，有轻度触痛。

(二)附睾炎

急性附睾炎起病急，多有阴囊部为坠胀、肿痛，可放射至腹股沟及下腹部，影响日常生活。全身症状可有发热、寒战等。局部触痛较明显。附睾炎的疼痛及局部肿胀的症状通常起于附睾尾部，如不及时控制可累及全部附睾及部分睾丸组织。此时，还能触及质地坚硬肿胀的精索，因此，在有上述主诉的情况下，应该首先排除睾丸扭转导致的精索肿胀的情况后，再考虑可能存在的附睾感染。

六、实验室及泌尿外科特殊检查

(一)睾丸炎

1.病史采集　急性睾丸炎患者的病史中通常有阴囊及睾丸的突然疼痛。

2.体格检查　阴囊部常有肿胀，睾丸可出现明显的压痛，质地较硬，在附睾无法触及时，难以鉴别是否合并附睾炎，局灶性的感染体征可表现为睾丸局部肿块，因此可与睾丸肿瘤混淆。透光试验阴性。

3.实验室检查　非特异性病原体感染时血液检查常提示白细胞计数增高，中性粒细胞比例增高。而尿常规检查多为阴性，逆行感染（即附睾蔓延而来的）的尿常规检查结果常表现为典型尿路感染改变。在使用抗生素前应采集尿液标本进行细菌学培养基药敏实验。

4.影像学等辅助检查　睾丸炎时，B超可提示睾丸体积增大，回声低且杂乱，利用彩色多普勒超声检查时，睾丸炎累及的睾丸血流增加，通过此特点可与睾丸肿瘤鉴别。CT检查可见患侧睾丸体积增大，脓肿形成时可见边界清晰的低密度影。

(二)附睾炎

1.病史采集　对于急性附睾炎，应详细询问是否存在泌尿系统感染史。对于年轻的性活跃男性应注意询问不洁性生活史，是否存在尿道分泌物，以此来判断是否存在衣原体或淋球菌性附睾炎。对于中老年男性，需要特别询问有无前列腺增生、尿潴留史，此类患者易发生尿路感染，病原体多为大肠埃希菌。近期接受医源性操作的患者应考虑医源性感染可能，尤其需排除铜绿假单胞菌感染。

2. 体格检查　患侧阴囊多有红肿，可触及明显附睾肿大伴触痛，精索可有不同程度的肿胀伴触痛。淋球菌性感染需注意是否存在尿道分泌物。

3. 实验室检查　尿常规及尿道拭子涂片染色可用于鉴别是否为淋病奈瑟菌感染。简单的中段尿单兰氏染色可辅助诊断大肠埃希菌或铜绿假单胞菌的诊断。国内有实施对附睾穿刺抽吸液进行培养来确定病因，该法目前欧美已较少应用。

4. 影像学等辅助检查　B超可见附睾水肿、充血，常提示附睾肿大、回声变低、内部回声不均匀，彩色多普勒超声可见附睾血流增多。附睾脓肿形成者，可出现无血流信号的液性暗区。左侧附睾炎症患者有时可因为重度精索静脉曲张导致，B超可探及明显曲张静脉。

七、治疗

（一）睾丸炎

1. 一般治疗　卧床休息，局部热敷，抬高睾丸可减轻不适。辅助热疗等物理治疗亦能缓解局部症状。

2. 药物治疗　对于睾丸炎的药物治疗，循证医学证据较少。普遍认为氟喹诺酮类药物为首选的经验治疗药物，应在细菌培养及药敏结果的指导下调整用药。另外，国内有应用1%普鲁卡因20ml加入抗生素进行精索封闭（隔日，共2周），以缓解疼痛，此方法在欧美指南上均未推荐。

3. 手术治疗　对于有脓肿形成的睾丸炎，应早期切开减压，可缓解疼痛症状及减少睾丸萎缩的发生率，可配合敞开引流，局部持续冲洗。对于年龄较大、病变较严重的结核性睾丸炎，或睾丸结核与恶性肿瘤难以鉴别的患者，可行手术切除。手术治疗除脓肿切开外，均应慎用于年轻男性。

（二）附睾炎

1. 一般治疗　急性附睾炎时，应建议患者卧床休息、抬高阴囊，局部使用冷敷，必要时可使用镇痛药物。

2. 药物治疗　对于年轻的性活跃男性，应考虑使用可以覆盖针对衣原体感染的抗生素，对于老年男性可采用主要针对革兰氏阴性杆菌等尿道感染常见菌的抗生素。由于氟喹诺酮类药物有针对此两者的抗菌活性，因而可作为首选药物进行经验性治疗。如确诊为衣原体感染，则建议更换为多西环素200mg/d治疗（或大环内酯类），疗程至少为2周。衣原体感染及淋球菌感染的患者均应要求其配偶一同接受治疗，否则有复发可能。

3. 手术治疗　对有脓肿形成的患者需行脓肿切开引流术，反复发作病例且无生育要求者可行附睾切除术。

八、预后

（一）睾丸炎

腮腺炎性睾丸炎及一般病原体睾丸炎经过正规治疗后预后较好，但相当一部分患者由于存在睾丸的不可逆损伤，可导致炎症控制后的睾丸纤维增生、睾丸萎缩、生精功能下降等情况，因而有相当高的比率在疾病痊愈后出现不育，应在收治时充分告知患者及家属。

（二）附睾炎

由于附睾感染会导致附睾及输精管上皮坏死伴纤维化，部分患者纤维化严重可导致输精管闭塞，从而导致少精、无精（双侧炎症时）的发生。故需充分告知患者及家属在疾病痊愈后出现不育的可能性。

（那　溶　姜昊文）

第五节 泌尿系结核

结核病（tuberculosis，TB）是全世界传染病中引起死亡的最常见疾病。每年大约有 900 万新发病例，2 万人死亡，其中约 95% 的病例发生在发展中国家。由于流动人口的增加，人类免疫缺陷病毒（human immunodeficiency virus，HIV）的流行和结核分枝杆菌耐药菌株的出现，结核病的发生率再次出现了上升趋势。据报道在新增加的结核病中肺外结核相对增加，而肺结核相对减少[14-17]。

一、肾结核

（一）流行病学

泌尿生殖系结核（genito-urinary TB，GUTB）是最常见的肺外结核之一，其发病率为 14%~41%。GUTB 是由 Wildbolz 在 1937 年命名的，是一种世界性疾病，其在发展中国家更具破坏力。在世界范围内，15% 的结核病患者同时合并 HIV 感染。在艾滋病流行地区，多达 75% 的患者患有 GUTB。因此，HIV 阳性的患者应进行结核病检测，初诊肺结核患者应评估 HIV 感染。事实上，伴随艾滋病患者生存率的提高，可以预期 GUTB 发病率也会增加。GUTB 好发于 20~40 岁的成年人，在儿童、50~60 岁人群中发病报道相对较少。其发病的平均年龄为 40.7 岁（范围为 5~90 岁），这可能是由于其有很长的潜伏期（5~40 年）。在泌尿生殖系统中，肾、前列腺和精囊往往是 GUTB 的好发器官，其他器官，包括附睾及膀胱，则主要是从其他原发灶通过泌尿生殖道传染。

（二）病因

GUTB 是一种继发于全身其他器官的结核，尤其是继发于肺结核的结核病变。原发病灶的结核分枝杆菌经血液途径可到达身体各个器官主要包括：肾结核、输尿管结核、膀胱结核、尿道结核、男生殖系结核（主要发生在前列腺、精囊、附睾，偶可发生于睾丸和阴茎）。GUTB 的感染途径为：①血行播散；②尿路感染；③淋巴感染；④直接蔓延。其中血行散播是肾结核的主要感染方式。

（三）病理生理

肾结核（tuberculosis of the kindey）是由其他部位的结核病灶播散而继发的肾结核病变，约 90% 为单侧性病变，10% 为双侧性病变。发病者中 20~40 岁占 70.9%~83.1%。结核分枝杆菌主要经血液播散到达肾，经淋巴管和邻近器官的直接蔓延很少，然后再由肾蔓延到输尿管、膀胱、尿道及生殖系统。因此，患者几乎同时患有肾、输尿管及膀胱结核。肾结核根据病变可分以下类型：①结节型肾结核；②溃疡空洞型肾结核；③纤维钙化型肾结核。如全肾钙化，输尿管完全闭合，膀胱的继发结核亦自行愈合，称为"肾自截"（autonephrectomy）。

（四）病理

肾实质的髓质部分通常是始发部位。在肾上、下极的发病率高于其他部位。结核分枝杆菌在肾单位中增殖，主要局限于 Henle 狭窄段，从而在肾锥体中形成新的感染源，整个过程同时伴随皮质肉芽肿扩大和合并。肾乳头病变和空化经常形成海绵窦病变，从而侵蚀入肾盂系统。广泛肾乳头坏死形成的空腔可以进一步破坏邻近的肾实质或通过断裂延伸到集合系统。甚至可能形成一个肿块，这是由于大规模破坏和肉芽肿的聚集形成，或者这些肉芽肿液化后聚结并形成空腔。肉芽肿组织可以引起皮质醇异常升高引发高钙血症，虽然钙化在疾病的早期阶段不常见，但几乎所有终末期肾结核都有钙化。在免疫抑制的个体，肉芽肿形成可能相对不明显，干酪样坏死形成不太常见。

（五）临床表现

1. 膀胱刺激症状　尿频、尿急、尿痛等。

2. 血尿和/或脓尿　多为终末血尿，50% 的患者为镜下血尿，可见大量的脓细胞，严重者尿呈米汤样，尿液呈酸性，蛋白阳性。

3. 局部症状　少数患者当肾破坏严重引起结核性肾积脓或肾周围炎时，可出现腰酸、腰痛，肾区可触及肿大的肾并有压痛。

4. 全身症状　多不明显，只有当肾结核破坏严重，肾积脓或合并其他器官结核时方出现低热、盗汗、乏力、消瘦等全身症状。部分肾结核患者可有高血压。

5. 双侧病变晚期，可影响肾功能而出现尿毒症症状。

6. 肾结核患者可合并有肺结核、骨关节结核、淋巴结核、腹膜结核等，男性患者常合并附睾结核、阴囊寒性脓肿、窦道等。

7. 肾结核的晚期并发症对侧肾积水、膀胱挛缩、结核性膀胱自发破裂、结核性膀胱阴道瘘和直肠瘘。

（六）实验室及泌尿外科特殊检查

1. 尿沉渣涂片找结核分枝杆菌检查对肾结核的诊断具有决定意义，最好连续 3～5 次。普通细菌培养阴性。结核分枝杆菌培养阳性率较高（约为 90%），但培养时间较长，需要 4～8 周或更长。应用聚合酶链反应（PCR）和核酸杂交技术，阳性率为 90%，且快捷、方便。

2. 红细胞沉降率升高。

3. 血清学检查　应用 ELISA 法检测抗结核抗体，敏感性和特异性均可达 90% 左右。

4. 膀胱镜检查　能在直视下观察膀胱黏膜充血或结核结节、溃疡，严重者黏膜广泛充血，结构不清，可取活组织检查。晚期膀胱容量过小，不宜作此检查。

5. 肾功能不全　肾结核引起的肾功能不全的总体发病率是 24%，主要有三种机制：①肾实质感染引起闭塞性动脉内膜炎导致广泛的营养不良性钙化或继发性肾淀粉样变，引起肾功能损害。②结核病变引起的多种狭窄引发的梗阻性萎缩。③结核性间质性肾炎破坏肾实质。这是培养阴性的肾结核的一种表现形式，唯一的线索可能是 B 超肾回声增强以及其他脏器的结核病迹象，其确诊通常是通过组织病理学／细针穿刺细胞学检查。

6. B 超　B 超常用于展示各种异常形态的结核肾，其在肾结核的诊断敏感性方面不如静脉尿路造影（intravenous urography，IVU）和 CT，主要是因为其对尿路上皮细微的变化及肾等回声实质团块的敏感性较差，同时超声对钙化的灵敏度相对较低，因此无法评估肾功能及界定肾周蔓延的程度。肾结核超声图像特征包括实质团块、虫蚀、尿路上皮增厚和钙化等。

7. 泌尿系平片　可见肾、输尿管钙化影。

8. 静脉尿路造影（IVU）　其典型的表现为肾盏破坏，边缘模糊不整如虫蛀状，严重时形成空洞；如病变纤维化狭窄或完全堵塞时，可见空洞充盈不全或肾盏完全不显影；局限性结核脓肿可使肾盏、肾盂变形或出现压迹；输尿管结核溃疡和狭窄，表现为输尿管僵直、虫蛀样边缘、管腔狭窄呈串珠状；如全肾广泛破坏时，IVU 由于肾功能低下或完全丧失，表现为不显影。

9. 逆行性尿路造影　能显示多数空洞性破坏阴影。

10. CT 检查　在肾结核的诊断、评估其肾功能以及腹部其他器官受累的损失严重程度方面是非常有用的。特别是目前可用的多排螺旋 CT 扫描仪提供的 CT 尿路造影（CTU）。除非极早期变化，在一般情况下，CT 可显示病理解剖的更多细节，其轴位图像进行审查的可用性优于逆行肾盂造影。CT 不需要肠道准备，不论肾功能如何均可直视肾实质。此外，CT 可评估疾病的肾外扩散。CT 可以确定肾结核中常见的肾瘢痕、肿块及尿路上皮增厚等。CT 还可以在输尿管口不能识别或因过紧不能插管情况下替代逆行性尿路造影。CT 的缺点为无法识别结核病非常早期的变化如小的实质肉芽肿（3mm 大小），微小的尿路上皮增厚和细微乳头坏死。

11. MRI 检查　在肾形态和输尿管行径的显示方面具有明显优势。MRI 特别是可以对儿童或怀孕等不能接受辐射和碘过敏的患者进行检查。非对比 MRI 在肾功能衰竭患者尤为有用。当 CT 和／或超声模棱两可时 MRI 可进一步了解病变。MR 尿路造影（MRU）对于了解整个泌尿系的病变作用较大，其可以与 MRI 相结合来综合评价泌尿系病变情况。MRU 可以显示输尿管的全部，对于确认输尿管狭窄是有用的。

（七）治疗

1. 一般治疗　加强营养，注意休息。

2. 药物治疗　疗程一般为 2 年，抗结核药物主要分为三类：第一类为利福平（RFP）、异烟肼（INH）、吡嗪酰胺（PZA）和链霉素（SM）、力克肺疾（对氨基水杨酸异烟肼片）等，全为杀菌剂；第二类药物为乙胺丁醇、乙硫异烟胺和环丝氨酸等；第三类包括卡那霉素和氨硫脲。后两类药物均为抑菌剂，且不良反应大，仅在第一线药物耐药时应用。

利福平：每日用量 600～900mg，分 1～2 次空腹服用。与其他抗结核药物无交叉抗药性，同异烟肼或乙胺丁醇合用，可相互增强作用。

异烟肼：一般用药剂量以每日 300mg，一次顿服为宜。此剂量很少引起不良反应，故可长期服用。服用异烟肼时应加服维生素 B_6 5～10mg 可防止副作用的发生。

吡嗪酰胺：与利福平、异烟肼合用可缩短疗程。常用剂量每天 1.5～2.0g。

链霉素：剂量每日 1.0g，肌内注射。与其他抗结核药物联合应用时，每周注射 2 次。

乙胺丁醇：一般的用量为每日 600mg，分三次或一次口服。

卡那霉素：只有在不可用链霉素或结核分枝杆菌已耐药时方可考虑应用。

药物治疗期间，应每隔 3 个月定期复查尿常规、连续 3 次晨尿找抗酸杆菌以及静脉尿路造影检查，观察疗效。

3. 病肾的手术治疗　手术前后均需配合抗结核药物治疗，肾切除前需用药物治疗 1 个月，至少 2 周以上；保留肾组织的手术，术前需三联药物治疗 3～6 个月。术后应继续先三联数月后改两联药物治疗 1 年以上。

（1）一侧肾功能由于结核病变而严重破坏或大部分功能丧失，而对侧肾功能良好可做病肾切除。

（2）局限性结核钙化病灶，抗结核治疗无效或钙化病灶扩大者可做肾部分切除术。这种手术复杂、易发生并发症，近年已很少应用。

（3）对于个别范围不大的闭合性肾结核空洞而长期不愈者，可做肾结核病灶清除术。近年来，可在 X 线或 B 超指导下穿刺排脓，代替病灶清除术。

（4）结核病变有狭窄，致引流不畅，可在狭窄部位行整形手术，如肾盂、输尿管狭窄整形术。

4. 肾结核晚期并发症的手术治疗

（1）肾结核继发对侧肾积水。如无膀胱挛缩，轻者可经膀胱镜行输尿管扩张术；狭窄重时可作输尿管口切开或输尿管再植术。

（2）膀胱挛缩，行肠膀胱扩大术。尿道狭窄则行尿流改道术（如输尿管造口术或膀胱造口术）。

（3）结核灶膀胱自发性破裂。修补膀胱穿孔，并行膀胱造瘘术。

二、输尿管结核

（一）流行病学
大约 50% 的泌尿系结核伴有输尿管结核。

（二）病因
输尿管结核（tuberculosis of the ureter）由肾结核蔓延而来。

（三）病理生理
早期输尿管结核可以完全恢复。也可进一步发展形成纤维化和肉芽组织使管壁增厚、管腔狭窄和闭塞。结核性输尿管狭窄最常见于第三生理狭窄处，肾盂和输尿管连接处及输尿管中段较少见。多处狭窄段的融合可导致一长段的不规则狭窄。

（四）病理
输尿管结核的病理为结核性输尿管炎，可引起输尿管黏膜破坏、溃疡形成。

（五）临床表现
1. 尿频、尿急、尿痛症状进行性加重，伴血尿、脓尿。
2. 红细胞沉降率增快，尿液有大量红细胞、白细胞，有时可找到结核分枝杆菌。
3. 患侧胀痛，肾增大有触痛。

（六）实验室及泌尿外科特殊检查
1. 膀胱镜检查　可见膀胱黏膜充血或结核性结节，以输尿管口周围明显。
2. 静脉尿路造影（IVU）　早期输尿管结核主要表现为输尿管扩张，粗细不一，边缘不规则，失去自然形态，有时呈串珠状。晚期表现为挛缩而僵直，可有条状钙化。重度输尿管狭窄可造成患侧肾及输尿管不显影，逆行造影可显示输尿管病变情况。
3. CT　只有大范围的连续扫描，才能显示输尿管中段和远端的狭窄，否则只能显示肾盂及输尿管的扩张。对近端输尿管狭窄，CT 在显示肾结核的同时，常能显示输尿管管壁增厚和管腔缩小。CT 还可以显示输尿管管壁的钙化并与输尿管结石鉴别。

4. MRI 水成像　可以很好地显示扩张的输尿管及输尿管狭窄处，在一定程度上能代替传统的 IVU。

（七）治疗

1. 抗结核药物治疗　是最主要的措施，具体同肾结核药物治疗方法。

2. 手术治疗　术前、术后均应用抗结核药物，原则同肾结核，具体手术方法为：

（1）病变段切除，输尿管 - 肾盂或输尿管 - 膀胱吻合。

（2）长段输尿管狭窄肾功能良好时，可行输尿管全长切除＋回肠代输尿管术。

（3）长段输尿管狭窄患肾功能差或已自截，应行肾、输尿管全长切除。

三、膀胱结核

（一）流行病学

结核性膀胱自发破裂在自发性膀胱破裂中占首位。发病年龄多数在 15～25 岁。

（二）病因

泌尿系结核大多继发于肺结核，主要侵犯肾引起肾结核，但往往蔓延至膀胱时才出现典型的临床症状即尿频、尿急、血尿或脓尿，可伴有低热、体重减轻、乏力和贫血等。

（三）病理生理

结核病变导致输尿管口狭窄、闭合不全引起对侧肾积水。膀胱破裂的原因主要由于膀胱结核的病变常累及膀胱全层，如有下尿路梗阻及腹内压突然增高的因素，即可引起破裂，几乎均属腹膜内型。破裂的部位多在膀胱顶部或后壁。这可能与该部缺乏周围组织的支持，并为膀胱膨胀时最薄弱点有关。破裂的大小可从针孔至杯口不等。

（四）病理

膀胱结核（tuberculosis of the bladder）早期改变不明显，仅为黏膜充血、水肿，病灶首先出现在患侧输尿管口周围，然后向他处扩散，累及整个膀胱。继之干酪坏死形成溃疡，侵及肌层，肌层纤维化可造成膀胱挛缩。

（五）临床表现

除尿频外，多伴有尿痛、脓尿、血尿等，经抗结核治疗后可以好转。而膀胱挛缩的症状除尿频及尿失禁外，常无尿痛、脓尿、血尿等，经抗结核治疗后症状不能好转，有时由于膀胱病变的进一步纤维化，症状反而加重。

（六）实验室及泌尿外科特殊检查

1. 尿液检查　尿常规可见较多脓细胞、红细胞。炎症性痉挛时，脓尿及血尿的程度与尿频基本一致，而膀胱挛缩时尿频虽显著，但尿内炎性细胞并不多。尿找抗酸杆菌常阳性，PCR 技术可提高检查阳性率且快速。

2. 膀胱镜检查　见膀胱黏膜充血、水肿；结核结节或溃疡形成；并可见膀胱容量变小，活检可证实为结核。

3. 膀胱造影　炎症性痉挛在注入造影剂时感疼痛，膀胱形状可正常，或呈折叠状且有膀胱颈部痉挛；而膀胱挛缩患者注入造影剂时不痛，仅有胀感，膀胱甚小呈圆形，边缘不光滑，不呈折叠状，重者膀胱颈部张开，后尿道扩张。必要时可用鞍麻（蛛网膜下隙阻滞麻醉）进行鉴别；炎症性痉挛在鞍麻后膀胱容量可扩大，而膀胱挛缩则仍不能扩大。

4. 结核性膀胱自发破裂时有突发腹痛，腹穿可见黄色尿液，膀胱造影有助于诊断。

5. 晚期有贫血、水肿、肾功能不全等表现，IVU 检查可见肾输尿管结核表现及膀胱容量变小。

（七）治疗

1. 结核性膀胱炎应抗结核治疗，用药方法及疗程同肾结核。

2. 结核性膀胱挛缩（容量＜50ml）的治疗常需手术。如尿道无狭窄，病情充许，应采用乙状结肠扩大膀胱术，经远期随访，效果良好。如有尿道狭窄则应选择尿流改道手术。如由于病情严重，不能耐受较大手术时，可采用永久性肾造口术或输尿管皮肤造口术。

3. 结核性膀胱自发破裂患者手术治疗的早晚，对预后有决定性意义，因此，在休克纠正后应及早施行手术，修补膀胱穿孔，并作膀胱造瘘术。术后配合全身抗结核治疗。以后再根据肾结核的情况作进一步治疗。

四、尿道结核

（一）流行病学

尿道结核（tuberculosis of the urethra）在泌尿系结核中是比较少见的，占肺外结核的 10%～14%。

（二）病因

尿道结核的病因主要是由于结核分枝杆菌从上尿路及膀胱通过泌尿生殖系通道散播而来。

（三）病理生理

尿道结核较少见，主要发生在男性，多伴有严重的肾结核、前列腺结核和精囊结核。结核性尿道狭窄，尤其是多发性狭窄，可使肾、膀胱、生殖系结核恶化。

（四）病理

尿道结核病理变化和其他器官相同，为淋巴细胞浸润，并有上皮样细胞及巨细胞集聚。此种病变可硬化愈合，亦可发生中央坏死，其周围为多形核白细胞所浸润。

（五）临床表现

1. 尿频、尿痛、尿道流血或血尿。
2. 排尿困难 尿线变细、尿射程缩短和排尿无力。
3. 会阴部扪到粗、硬呈索条状的尿道或形成尿道瘘。

（六）实验室及泌尿外科特殊检查

1. 尿道造影可显示尿道狭窄部位、长度及是否为多处狭窄。
2. 尿道分泌物直接涂片找到结核分枝杆菌有助于诊断。
3. 经尿道活检，组织学检查可确诊。
4. 生殖系检查，常可扪及前列腺、精囊、附睾尾有质硬结节，并可发现输精管有串珠样结节。

（七）治疗

1. 首先行抗结核药物治疗，由于尿道结核多继发于泌尿生殖系结核，因此应首先处理肾结核、前列腺结核、附睾结核，这样尿道结核才能逐渐愈合。

2. 尿道狭窄范围局限者，可将狭窄瘢痕切除对端吻合或尿道镜窥视下行尿道内切开术。
3. 不能进行尿道扩张或扩张效果不好的患者行膀胱造瘘。
4. 长段尿道狭窄治疗有困难者有时需作尿流改道术。

五、阴茎结核

（一）流行病学

在泌尿生殖系结核中，阴茎结核（tuberculosis of the penis）是很罕见的疾病，发病率不足 1%。

（二）病因

阴茎结核的发病原因主要是由于原发灶通过血行播散、淋巴感染或直接迁延而来。

（三）病理生理

阴茎结核疹是由结核分枝杆菌所致的一种皮肤结核，感染自体内结核分枝杆菌血行播散，是丘疹坏死性结核疹的一型。生于龟头或包皮处，为丘疹或小结节，多数坏死，破溃形成溃疡，愈后留萎缩性瘢痕，部分损害自行消失。

（四）病理

阴茎结核疹自丘疹或小结节形成至破溃约20天，自溃疡形成至愈合则需 2 个月，病程慢性，反复分批发作，迁延数年，无自觉症状，好发于青年，常伴其他结核。严重的尿道结核也可波及阴茎。

（五）临床表现

阴茎头上硬结，暗红色、较硬、不痛、破溃后形成慢性溃疡，其底部有干酪坏死组织及肉芽组织，溃疡长期不愈。

（六）实验室及泌尿外科特殊检查

1. 取溃疡分泌物直接涂片或结核菌培养可找到结核分枝杆菌。
2. 局部活检，病理检查可确诊。
3. 注意泌尿男生殖系其他部位结核的诊断。

（七）治疗

1. 寻找体内其他结核灶，首先处理肾结核、前列腺结核、附睾结核。

2. 抗结核药物治疗。

3. 阴茎结核在行抗结核药物治疗无效时，可行病变局部切除术。

六、男生殖系统结核

（一）流行病学

泌尿男生殖系统结核（male genital tuberculosis）中最多见的是肾结核，男生殖系结核大多继发于肾结核，主要发生在前列腺、精囊、附睾，偶可发生于睾丸和阴茎。肾结核的病变愈严重，并发男性生殖系结核的可能性愈高。由于附睾结核常有临床表现，故易早期被患者或医生发现，而前列腺及精囊结核较为隐蔽，较难发现。泌尿系结核并发男生殖系结核约占 32.2% ~ 58.2%；尸检资料显示 63% 的患者往往前列腺、精囊和附睾三者均有感染。

（二）病因

结核分枝杆菌进入生殖系的途径有两个：①经尿路下行至后尿道，通过前列腺和射精管口进入前列腺和精道；②从较远病灶经血行途径到达前列腺、睾丸和附睾。所以，男生殖系统结核常先侵犯前列腺和精囊，再经过输精管到达附睾和睾丸。

（三）病理生理

男性生殖道结核可导致不育。这种感染可涉及任何部分生殖道包括睾丸、附睾、输精管、精囊、前列腺和射精管。由于继发感染，炎症和疤痕造成精道阻塞，从引起正常的解剖结构的畸变，往往造成不育。

（四）病理

病理主要表现为炎症细胞浸润同时伴随干酪样坏死及钙化。

（五）临床表现

1. 病史　有泌尿系或其他部位结核病史。

2. 前列腺及精囊结核可出现血精及精液减少。行直肠指检前列腺及精囊亦可触及硬结。

3. 附睾结核可触及附睾尾部肿物，质较坚硬，不痛或微痛，与皮肤粘连，可形成经久不愈的窦道。

4. 输精管结核可扪及串珠状结节。

5. 不育　由于双输精管或附睾结核引起精道梗阻所致。精液常规示无精子，精液量减少。

（六）实验室及泌尿外科特殊检查

1. 前列腺液和精液查到结核分枝杆菌有助于诊断，阴性者不能排除本病。

2. 尿道镜检查　可见到前列腺管口扩张和结核结节。

3. 当前列腺硬结的性质不易鉴别究竟是结核、增生或肿瘤时，可经会阴或直肠行前列腺穿刺活检。

4. X 线检查　IVU 可了解尿路结核情况，前列腺区可见钙化，精道造影可见有虫蚀样模糊不清或干酪样脓肿形成，晚期可见输精管闭塞致精道不显影。

（七）治疗

1. 前列腺结核　治疗和全身结核病的治疗方法相同，必须包括全身治疗和抗痨药物治疗。采用以异烟肼、利福平、乙胺丁醇等为主的两种或三种药物联合应用。一般经验认为，疗程为 12 个月。

治愈标准是尿液或前列腺液结核菌涂片和培养均为阴性，泌尿生殖系统结核症状及体征全部消失。

2. 附睾结核

（1）非手术治疗：附睾结核肿块 <0.5cm 者伴前列腺、精囊结核可用抗结核药物治疗。

（2）手术治疗：病变范围较大的附睾结核或有窦道形成，须行附睾切除术，同时用抗结核药物治疗。靠近附睾的睾丸被侵犯时，可将附睾和部分睾丸切除，并应尽量多保留睾丸组织。

（丁冠雄　丁　强）

主要参考文献

[1] M. Grabe, T.E. Bjerklund-Johansen, H. Botto, et al. Guidelines on urological infections, European association of Urology, 2013.

[2] 卢根生, 潘进洪. 泌尿生殖系统感染性疾病的诊断与治疗. 江正辉总主编. 上海：第二军医大学出版社, 2006: 1-19.

[3] 刘建社, 杨晓, 姜华军. 泌尿系感染循证治疗学. 湖北：武汉大学出版社. 2010: 41-56.

[4] 那彦群, 叶章群, 孙颖浩等. 2014版中国泌尿外科疾病诊断治疗指南. 北京: 人民卫生出版社. 2014: 424-434.

[5] Mody L, Juthani-Mehta M. Urinary tract infections in older women: a clinical review. JAMA. 2014, 26, 311(8): 844-54.

[6] Beerepoot MA, Geerlings SE, van Haarst EP, van Charante NM, ter Riet G.Nonantibiotic prophylaxis for recurrent urinary tract infections: a systematic review and meta-analysis of randomized controlled trials. J Urol. 2013, 190(6): 1981-9.

[7] 周蓉, 张芸, 沈菊英, 等. 尿路感染病原菌分布及抗菌药物耐药性. 中华医院感染学杂志, 2007,17(3), 344-346.

[8] 那彦群, 叶章群, 孙颖浩, 等. 2014版中国泌尿外科疾病诊断治疗指南, 人民卫生出版社, 2013.

[9] Engeler D S, Baranowski A P, Dinis-Oliveira P, et al. The 2013 EAU guidelines on chronic pelvic pain: is management of chronic pelvic pain a habit, a philosophy, or a science? 10 years of development. Eur Urol, 2013,64(3): 431-439.

[10] 郭应禄,李宏军. 前列腺炎. 北京: 人民军医出版社, 2007.

[11] 顾方六. 现代前列腺病学. 北京: 人民军医出版社, 2002.

[12] M. Grabe, T.E. Bjerklund-Johansen, H. Botto, et al. Epididymitis and orchitis. EAU guidelines for urological infections. 2013.

[13] 张炜.睾丸、附睾、输精管炎症.那彦群, 郭震华.实用泌尿外科学.北京: 人民卫生出版社, 2009: 550-556.

[14] Merchant S, Bharati A, Merchant N. Tuberculosis of the genitourinary system-Urinary tract tuberculosis: Renal tuberculosis-Part I. Indian J Radiol Imaging, 2013, 23(1): 46-63.

[15] Merchant S, Bharati A, Merchant N. Tuberculosis of the genitourinary system-Urinary tract tuberculosis: Renal tuberculosis-Part II. Indian J Radiol Imaging, 2013, 23(1): 64-77.

[16] Gupta N, Mandal AK, Singh SK. Tuberculosis of the prostate and urethra: A review. Indian J Urol, 2008 , 24(3): 388-91.

[17] Kumar R. Reproductive tract tuberculosis and male infertility. Indian J Urol, 2008, 24(3): 392-5.

第五章

膀胱炎症性疾病

第一节 膀胱疼痛综合征 / 间质性膀胱炎

一、定义

指憋尿时膀胱区有不适、压迫甚至疼痛，同时伴有与之相关的尿频、尿急以及夜尿次数增多等以储尿期为主的下尿路症状，并经详尽检查除外慢性炎症的膀胱局部其他病变。目前多以膀胱疼痛综合征（bladder pain syndrome，BPS）来定义此病[1]，但间质性膀胱炎（interstitial cystitis，IC）仍保留作为疾病诊断，给予经膀胱镜检查除外其他疾病并行活检证实仅为慢性炎症的患者。

二、流行病学

由于近40年来有关BPS/IC的诊断标准多次变化，有关BPS/IC的流行病学研究也产生很大差异。根据最新的定义，女性6530/10万，男性4200/10万，远远高于20世纪70年代的该病发生率（10.6/10万，女：男 =10:1）[2]。危险因素分析显示其与过敏、自体免疫疾病、肠刺激综合征、盆底疼痛、子宫内膜异位、咖啡因、饮酒、过度憋尿等有一定的相关性[3]。

三、病因

总体而言病因不清。目前的研究多提示可能为多病因疾病。最为广泛接受的理论是黏膜功能障碍学说，即膀胱黏膜受损，血尿屏障被破坏，尿液渗入黏膜下而引起一系列化学性或免疫性炎症反应。可抑制黏膜生长的抗增殖因子（APF）在间质性膀胱炎患者尿中浓度明显升高，不但进一步证实了黏膜功能障碍学说，也为间质性膀胱炎的诊断提供了一

种生物学标记[4]。其他与病因相关的理论还包括与炎症相关的肥大细胞学说，神经炎症学说和缺氧学说等。这些学说的提出均基于某些研究所发现的现象，或是BPS/IC发展的相关病理生理变化阶段，或可能提示了该病的多病因性。

四、病理生理

尽管BPS/IC的病因尚不清楚，但众多研究逐渐阐明了该病的病理生理改变过程，对此有助于理解目前各种药物治疗该病的靶点（图5-1）。

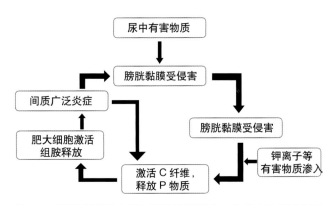

图 5-1 膀胱疼痛综合征 / 间质性膀胱炎：炎症产生和发展的病理生理改变示意图

从病因角度看，目前有关膀胱黏膜破坏或炎症最终产生的原因并不清楚，但研究发现一旦因各种原因导致膀胱黏膜功能受损（或血尿屏障破坏），对于某些患者而言，黏膜破坏 - 渗入 - 炎症 - 黏膜破坏 - 渗入即可进入一种恶性循环。自黏膜破坏开始，导

致炎症的主要原因多与尿液钾离子等有害物质通过通透性减低的黏膜渗入有关。渗入的有害物质可激活包括 C 纤维在内的一系列神经 - 炎症反应，如形成神经 - 神经介质释放 - 肥大细胞激活 - 炎症黏膜破坏等恶性循环式炎症反应。最终可因长期炎症反应，导致膀胱肌层纤维化而失去储尿功能。目前临床所应用的治疗药物，或多或少试图在不同的环节阻断这些恶性循环反应。

五、病理

BPS/IC 病理并无特异表现，多为非特异性慢性炎症为主要特征（图 5-2）。BPS/IC 病理的临床意义在于除外膀胱黏膜其他疾病，如原位癌、结核、嗜酸性膀胱炎等可能引起疼痛性慢性炎症改变的疾病。

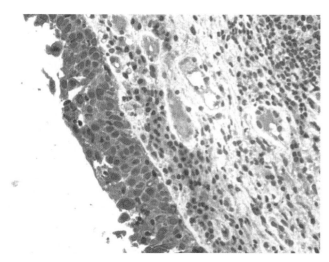

图 5-2　BPS/IC 患者膀胱壁病理：可见尿路上皮破损，黏膜下及浅肌层存在广泛的炎症细胞浸润。注：资料来自首都医科大学北京朝阳医院病理室（HE，40 倍）

六、临床表现

1. 膀胱疼痛　是 BPS/IC 的典型症状，轻者表现为膀胱区不适或压迫感，重者则为下腹部（膀胱区）疼痛。疼痛往往与膀胱充盈有关，即随着膀胱逐渐胀满，下腹区（膀胱区）疼痛会逐渐加重，排尿后疼痛可明显缓解。患者因迫切缓解疼痛而频繁排尿，夜间排尿次数也因此而增加。在疾病晚期，尤其是合并盆底肌痉挛者，患者会主诉疼痛变为持续存在，阴道、会阴和肛周均有疼痛，排尿后并不一定能缓解。

2. 尿急、尿频和夜尿次数增多　BPS/IC 患者"尿急"主诉并非尿急症，即无突然发生的急迫排尿感。多为因憋尿增多导致下腹部不适所致的、逐渐增强的强烈排尿需求，但多能忍住而不至于尿失禁。对于主诉尿频者，一定要询问促使患者频繁排尿的原因，BPS/IC 患者多因憋尿不适或疼痛而频繁排尿。典型的病例均有夜尿次数增多，除非症状极轻者。

3. IC 问卷表评估　由于 PBS/IC 的症状有一组症状组成，并非单一症状表现，同时每个患者的主要症状表现可能不同，因此，需要一综合性症状评估问卷表来评估比较症状的轻重。这类评估表也常作为流行病学调查的诊断标准，但在临床实践中应作为确诊后评估症状轻重或疗效差异的工具。获得 WHO 推荐的评估表有 3 种：①排尿日记：BPS/IC 的排尿日记可以根据该疾病的特点加以修改，不但记录每次排尿时间、每次排尿量、每次饮水时间及每次饮水量等，还可同时记录每次排尿前是否存在憋尿痛，疼痛的严重程度和疼痛部位，或记录压迫感以及憋尿不适的情况。② O'Leary-Sant 症状及问题评分[5]：该问卷表分为症状部分及问题部分，各由 4 个问题组成，与其他问卷表不同的是该问卷表不但关注了尿频、尿急的严重程度，也重点关注了疼痛、压迫感或不适的严重程度，并关注了这些症状对生活质量的影响。经过多年的研究和应用，该问卷表已逐渐获得认可和普及。③ WHO 还推荐采用通用的疼痛评估表评估 BPS/IC 的疼痛严重程度。该表设计简单但有效，将疼痛从无到极度疼痛分为 0 ~ 10 分，由患者根据疼痛的感觉自行打分。以上 3 种问卷表尽管为非诊断性检查，在 BPS/IC 的临床研究中应为主要的疗效评估手段，否则研究结果难以比较，也不易被国际学界所接受。

4. 血尿　BPS/IC 过度憋尿时常会出现镜下血尿，需做进一步检查以除外尿路其他疾病。

有典型的症状还不足以诊断 PBS/IC，需要除外其他器质性疾病。NIDDK 颁布的间质性膀胱炎诊断标准中列举了多数需要甄别的相关疾病，仍对临床有指导意义[6]。

七、实验室及泌尿外科特殊检查

1. 尿常规　少数严重患者可见少量镜下血尿。对于白细胞增多者应做尿培养以除外泌尿系感染。

2. 尿培养　以除外泌尿系感染，但感染的存在并不能完全除外其他疾病，原则上如尿培养阳性，应先控制感染后再做进一步评估。

3. 细胞学检查 细胞学检查不但能初步除外原位癌的可能性，对于尿液中细胞分析，了解有无中性粒细胞和嗜酸细胞也可判断有关感染或嗜酸性膀胱炎的可能性。

4. 尿找结核菌 以除外泌尿系结核。在结核流行区或有结核接触史者尤为重要。

5. 影像学检查

（1）超声检查：泌尿系统一般筛选性排他性检查，除外结石、结核、肿瘤、膀胱异物或结石等任何可能引起下尿路症状的疾病。

（2）静脉肾盂造影：除起到一般筛选性排他性检查外，通过观察膀胱形态，能在最为自然或生理状态下了解膀胱是否存在纤维化迹象。如正常膀胱多为半月形，而纤维化膀胱多为球形。出现膀胱纤维化迹象提示 BPS/IC 晚期，药物治疗疗效会明显降低，出现上尿路损害的概率会明显升高。

如可疑泌尿系统其他病变，可能还需进一步做 CT 或 MRI 检查。

6. 尿动力学检查 如患者主诉有排尿困难应行尿流率 + 残余尿量检查，如尿流率偏低或静脉肾盂造影提示有膀胱纤维化迹象，应行膀胱测压及压力流率分析。通常一般无需尿动力学检查。

7. 麻醉下水扩张加膀胱黏膜随机活检[7] BPS/IC 患者由于膀胱黏膜下和肌层存在广泛炎症而使得组织变得脆弱，在一定张力下可出现黏膜下组织和小血管破裂，形成黏膜下广泛出血点，即所谓的"红斑症"或称"肾小球样出血"（图 5-3）。

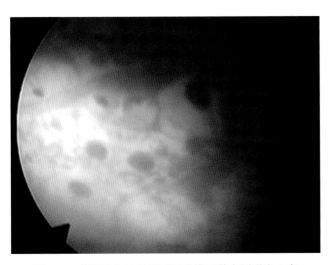

图 5-3 麻醉下水扩张后可见黏膜下散在圆形出血点

麻醉下水扩张具体操作如下：冲洗液生理盐水并置于耻骨联合上方 80cm（即保持膀胱内压力达 80cmH$_2$O），经尿道和膀胱镜持续灌注，直至灌注管小壶的液体成滴沥状，并保持 1 ~ 3 分钟；放净膀胱冲洗液后进行膀胱各壁的观察，3 个壁以上各壁出血点超过 10 个即判断为阳性。对于女性检查时需经阴道压迫阴道前壁以防止膀胱压达到 80cmH$_2$O 之前出现经尿道逸尿现象[7]。

尽管麻醉下水扩张后多数患者会出现膀胱疼痛暂时缓解现象，但一般 3 个月左右会复发，因而不建议将麻醉下水扩张作为治疗手段而频繁实施。

BPS/IC 患者因本身膀胱疼痛症状而难以耐受膀胱镜检查，因此，建议在麻醉下水扩张前后行膀胱黏膜随机活检。对于 60 岁以上女性或治疗效果差，或一般男性均应性膀胱黏膜随机活检以除外膀胱黏膜局部病变，尤其是原位癌[8]。但对于 60 岁以下女性或初次诊断 BPS/IC 患者，尿细胞学检查即可达到目的。

八、治疗

1. 行为治疗 内容包括 BPS/IC 基础知识普及、饮食注意事项（低钾饮食）、轻者建议采用逐步延期排尿以减轻膀胱感觉敏感性和延长排尿失禁；对于重症者应让其了解炎症产生和消除的缓慢过程，坚持用药和规范用药，对治疗要有信心等。

2. 抗感染治疗 包括：① 最常用的药物为阿米替林，为抗 H$_1$ 受体阻滞药。每次 1 片（25mg），每天 2 次[9]。对于疼痛严重者，类固醇激素有一定疗效，如泼尼松 5mg，每天 1 次。② 其他抗炎口服药物有开瑞坦（抗 H$_1$ 受体阻滞药）和泰胃美（抗 H$_2$ 受体阻滞药）等，这两种药物与阿米替利不同，因无明显的抗胆碱能作用而不影响排尿，但抗炎作用不如阿米替林[10]；③ 二甲亚砜（DMSO）：膀胱灌注用药，有良好的抗炎和止痛作用[11]。

3. 膀胱黏膜保护药物 口服药物有戊聚多糖（爱泌罗），长期服用到膀胱黏膜表面形成保护膜而达到防止尿液有害物质渗入和缓解炎症及减轻症状作用。每次 100mg，每天 3 次[12]。透明质酸钠膀胱灌注也是通过在膀胱黏膜表面形成保护膜而达到减轻炎症和缓解症状的作用，与戊聚多糖比较，有起效快及疗效更佳的优点，缺点为需膀胱灌注或易引发泌尿系感染[13]。

4. 神经阻滞药物　主要为膀胱灌注辣椒辣素或仙人掌毒素（resiniferatoxin，RTX）。通过阻滞 C 纤维，抑制 P 物质释放，减轻炎症反应及缓解疼痛。与透明质酸钠膀胱灌注比较，有起效快的优点，但膀胱灌注后会出现暂时性疼痛加重，灌注前给局部麻醉药能有效缓解此类疼痛[14]。

5. 肉毒素 -A 膀胱壁注射　100IU 肉毒素 -A 分 30 点（每点 0.5ml）经膀胱镜膀胱壁注射，注射深度 0.5cm 左右。作用机制为阻滞 C 纤维缓解疼痛，缺点为可能会造成逼尿肌收缩力减低而出现排尿困难[15]。

6. 神经调节术治疗　需经 S₃ 孔植入电极，通过植入皮下的刺激器长期刺激 S_3 神经，不但能抑制 C 纤维激活引起的疼痛，也因能降低尿液中抗增殖因子（APF）及提高 HB-EGF 水平有利于膀胱黏膜的修复[16-17]。由于价格昂贵而作为二线治疗。

7. 外手手术　常用的术式有肠道膀胱扩大术和膀胱全切尿流改道术。有关手术指征目前并无共识，患者症状严重，保守治疗无效时，或膀胱出现纤维化而可能影响到上尿路功能时可以采取手术治疗[18]。肠道膀胱扩大术后多能保留正常排尿功能，但少数患者术后需自家导尿，与膀胱全切比较，该术式保留了患者生理储尿或多数患者生理排尿功能，但大约 20% 患者术后仍有膀胱区不适、疼痛或尿频和排尿困难症状；膀胱切除后患者疼痛症状基本消失，因膀胱已切除，不存在尿频、尿急，但尿流改道后会改变患者的生活方式而影响生活质量，需知情告知，与患者充分协商后一同作出该手术的决定。

（杨　勇）

第二节　嗜酸性膀胱炎

嗜酸性膀胱炎（eosinophilic cystitis）是一种罕见疾病[19]，患者多以下尿路刺激性症状为表现而严重影响患者的生活质量，晚期可因长期炎症导致膀胱纤维化或输尿管末端梗阻而损伤上尿路功能。该病也是临床上初诊患者最易误诊的疾病之一，该章节就嗜酸性膀胱炎的病因、发病机制、临床表现、诊断和处理做简要介绍。

一、嗜酸性膀胱炎的病因、发病机制及病理生理

（一）病因[20]

嗜酸性膀胱炎的病因并非完全了解，但从嗜酸性膀胱炎膀胱黏膜活检病理看，大量嗜酸粒细胞的浸润或许提示该病可能与过敏有关。临床中也发现膀胱癌 TURBT 术后膀胱化疗药物灌注[21]或 BCG 灌注引起嗜酸性膀胱炎的个案报道[22]。但仅少数患者出现血清 IgE 升高，提示嗜酸性膀胱炎的发生多数与膀胱局部对某物质过敏有关，也不除外全身过敏反应的一种膀胱局部病变[23]。

（二）发病机制

很少有关于嗜酸性膀胱炎发病机制的研究报道。

目前认为主要是过敏导致血液 IgE 升高，IgE 与许多抗体结合而激活肥大细胞脱颗粒现象，或者这类免疫过敏反应直接来自于膀胱的局部刺激，以上变化有较强的嗜酸粒细胞趋化作用，导致膀胱局部嗜酸粒细胞明显增多。嗜酸粒细胞内含有大量各种的酶，有强烈的吞噬和杀菌作用，继而导致嗜酸粒细胞浸润区域产生较强并长期存在的慢性炎症反应。

（三）病理生理

正如膀胱其他炎症性病变一样，长期炎症存在对膀胱黏膜及膀胱壁组织产生极大的影响。长期炎症的刺激，不但导致膀胱疼痛神经（通常为无鞘神经纤维 C 纤维）增加，从而带来尿频、憋尿时不适甚至疼痛等刺激性症状，也可导致膀胱及输尿管末端纤维化而造成上尿路积水，严重影响肾功能[24]。

二、临床表现

1. 症状及体征　患者多主诉为尿频、尿急和膀胱疼痛，该病的临床症状与间质性膀胱炎极其相似。追问病史，患者常有过敏、膀胱灌注治疗或寄生虫感染史，但也有相当一部分患者并无明确的相关过敏病史。晚期可因膀胱纤维化出现肾积水、肾功能

损害相关症状。通常并无明显的阳性体征，严重者下腹部有轻压痛。有肾积水时患肾可能会有叩击痛。

2. 实验室检查

（1）尿常规：多数患者尿常规有少量红白细胞，少数患者表现为脓尿，尿常规也可无症状。尿培养多为阴性。

（2）尿细胞学：常可找到嗜酸性粒细胞。尿细胞学也可除外尿路上皮癌。

（3）血常规：部分患者可有嗜酸性粒细胞增多症。

（4）血清免疫学指标：部分患者 IgE 可能升高。

3. 超声　可见膀胱壁增厚现象，严重者可能出现膀胱黏膜局部隆起。

4. 静脉肾盂造影　主要了解膀胱外形是否僵硬等提示膀胱纤维化的征象，同时也可了解有无因膀胱纤维化或输尿管末端纤维化所致的上尿路积水及输尿管梗阻等。

5. CT 扫描　常显示膀胱壁异常增厚，能了解上尿路情况，也可除外泌尿系其他可能引起类似症状的疾病，如泌尿系结核、输尿管肾盂肿瘤及肾实质肿物等。

6. 膀胱镜检查　在除外膀胱以外泌尿系器质性膀胱后，膀胱镜检查应是嗜酸性膀胱炎的诊断性检查。膀胱镜检查常显示膀胱黏膜因扩张而出血，黏膜弥漫性隆起。最终诊断需要行膀胱黏膜随机活检。典型的嗜酸性膀胱炎病理表现为黏膜下层及浅肌层大量嗜酸粒细胞浸润。膀胱黏膜随机活检也是除外膀胱内其他器质性疾病的重要手段，如可除外有无膀胱原位癌及膀胱结核等。

三、诊断

除患者有相关的刺激性症状外，嗜酸性膀胱炎的最终诊断为膀胱黏膜随机活检的病理诊断。病理主要表现为膀胱黏膜下及肌层出现以嗜酸粒细胞广泛浸润为特征的慢性炎症。

四、治疗

嗜酸性膀胱炎的治疗原则包括三个方面：① 过敏原的确定；② 抗炎治疗；③ 并发症的处理。

1. 过敏原的确定　从发病机制来看，嗜酸性膀胱炎应存在过敏原，这是导致其发病的原因。有些患者有明确的过敏原，如膀胱癌术后灌注 BCG 或某种化疗药物出现的嗜酸性膀胱炎，或有些患儿有明确的寄生虫感染病史。对于无明确过敏原的患者，通常需要行皮肤过敏试验确定可能存在的过敏原。但对于多数无明确过敏原史的患者，皮肤试验多难以发现确切的过敏原，或为不可避免的来自环境的过敏原。在进一步治疗之前，避免过敏原或减少过敏刺激是嗜酸性膀胱炎治疗的基础。

2. 抗感染治疗　在移除过敏原（如停止可能过敏的膀胱灌注药物或清除寄生虫）后，抗感染治疗是缓解嗜酸性膀胱炎的主要治疗手段。由于该病为少见疾病，目前多为零星个案报道，有关抗感染治疗并无统一共识。常用的药物有类固醇激素（如泼尼松）、抗过敏药物（阿米替林或开瑞坦）、抗哮喘类药物（如孟鲁司特钠）、和免疫抑制剂（如环孢素）等。如患者有嗜酸粒细胞增多症者，外周血嗜酸粒细胞水平可以作为评价疗效的指标，有效的治疗通常会伴随外周血嗜酸性粒细胞增多症的缓解，而外周血嗜酸粒细胞再次升高，通常提示嗜酸性膀胱炎的复发。有些患者血 IgE 升高时，该指标也可作为疗效指标随访。但最主要的疗效指标是患者下尿路症状的改善。由于膀胱黏膜活检是一种有创的检查，并不建议作为定期随访的指标，但嗜酸性膀胱炎长期存在时，每 1~2 年行膀胱黏膜活检有助于及早发现或继发于原膀胱癌或继发于长期炎症所致的膀胱原位癌。

3. 并发症的处理　合并泌尿系感染需根据药敏试验选择敏感抗生素治疗；嗜酸性膀胱炎严重者可出现膀胱内肉芽肿改变，甚至出现黏膜溃疡，对这类患者进行经尿道电灼或电切有助于症状的尽早缓解；晚期严重者可出现膀胱纤维化，不但产生严重的下尿路症状，也可造成上尿路积水而导致肾功能损害，此时需要根据膀胱储尿功能情况决定是否行肠道膀胱扩大术或膀胱全切尿流改道术。

（杨　勇）

第三节　放射性膀胱炎

放射性膀胱炎特指因放疗后膀胱输尿管受损引起的一系列疾病，放射性膀胱炎常因宫颈癌放疗所致。其他一些放射形式也可引起放射性膀胱炎，如骨髓移植前放疗等，只是更为广泛的放疗引起的不仅仅是膀胱输尿管下段的损害。无论是膀胱、输尿管下段或直肠都是比较固定的盆腔器官。因此，盆腔肿瘤术后放射治疗时会伤及这些器官而引起一系列与放射损伤相关的病理和生理改变，也由此引起一系列临床症状和相应器官受损后功能丧失所致的症状和后果，对这些放射损伤的了解有助于医生或者患者更好地评估放疗对疾病带来的益处和相关危险。本节将主要讨论放射治疗所致的泌尿系损伤问题。

一、膀胱放射损伤的病理生理学

膀胱放射损伤后病理改变分为急性期、亚急性期和慢性期[25]。急性期和亚急性期的病理改变见于放疗后 3~6 个月。镜下表现为尿路上皮脱落、不典型增生和嗜酸性细胞浸润等（图 5-4）。临床主要症状有尿频、尿急和排尿疼痛。大约 7.7% 的患者会出现血尿。慢性期病理改变多于放疗后 6 个月逐渐出现，主要病理表现为因血管内皮损伤导致慢性缺血和纤维化，放疗对平滑肌细胞的直接损害也会导致或加重膀胱的纤维化（图 5-5）。严重者出现膀胱壁的逐渐破损而导致膀胱阴道瘘（因阴道壁也同时损伤）。从病理生理角度看，膀胱收缩功能逐渐丧失，膀胱纤维化导致膀胱顺应性减低，储尿功能亦逐渐丧失而导致膀胱储尿期压力过高，严重者出现上尿路积水。

放射性膀胱炎导致肾积水的原因并非仅仅与膀胱本身病变有关。由于受累下段输尿管也同样出现类似的病理生理改变，输尿管也常出现慢性炎症和逐渐纤维化的过程，多数患者晚期会出现输尿管狭窄，这种长段输尿管狭窄并加之放疗损伤的组织难以愈合，使得临床处理极为困难，最终往往以输尿管皮肤造口来解决输尿管梗阻的问题。

二、诊断

对于有盆腔放疗史的患者，无论放疗后多少年，只要出现尿频、尿急甚至血尿，在详尽的泌尿系检查除外其他器质性疾病后，均应高度怀疑放射性膀

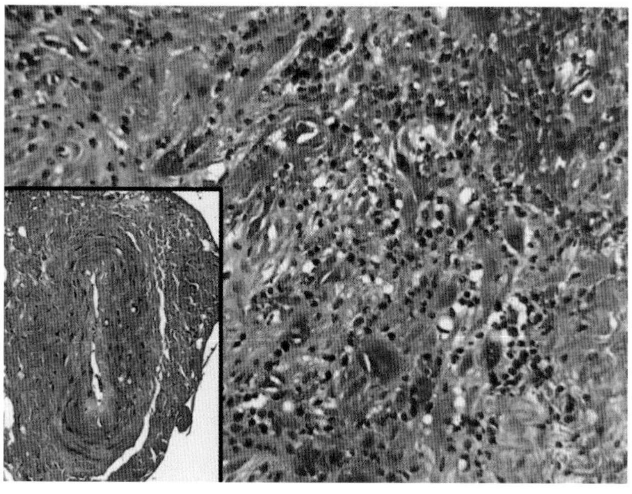

图 5-4　膀胱放射损伤切面，可见急慢性炎症细胞浸润，血管肌内膜增厚。基质细胞排列紊乱。（摘自：Pavlidakey P, MacLennan G. Radiation Cystitis. J. Urol. 2009;182:1172-3.）

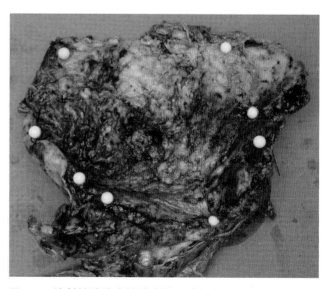

图 5-5　放射性膀胱炎膀胱挛缩切除标本，见膀胱壁均为纤维化，无正常肌纤维结构。（摘自：Pavlidakey P, MacLennan G. Radiation Cystitis. J. Urol. 2009;182:1172-3.）

胱炎。

三、治疗

(一)急性期治疗

急性期最严重的症状是血尿,因此,急性放射性膀胱炎也是出血性膀胱炎的其中一种类型。此时治疗多以膀胱灌注各种止血抗炎的药物为主。临床上常有的药物有:①膀胱灌注1%的铝溶液,以每小时250ml的速度进行膀胱冲洗。其作用机制有促使细胞表面蛋白沉淀以减少黏膜的通透性,还有减轻炎症、水肿和渗出的作用[26]。②膀胱甲醛灌注,多用于放射性膀胱炎出血严重时。由于该药物膀胱灌注会引起膀胱明显的纤维化和全身中毒症状,目前已基本弃用[27]。

(二)亚急性及慢性期治疗

1. 保守治疗　高压氧治疗应作为放射性膀胱炎的首选治疗,其作用机制为刺激放射损伤组织的新生血管形成[28]。膀胱黏膜保护剂是近年来研究较多的一种治疗手段,其中包括膀胱灌注透明质酸钠[29]和口服多聚戊聚糖钠(爱泌罗)[30]。这两种药物不但有膀胱黏膜保护作用,使其免受尿液侵蚀而减轻炎症,亦有直接抗炎作用。无论是缓解症状还是减轻膀胱黏膜破损从而减少出血,均可取得良好的临床疗效。其他有很多药物治疗因样本量小,临床并未获得推广。

2. 手术干预治疗　多用于急性大出血或晚期膀胱纤维化的缓解。对于膀胱大出血者,如患者循环系统稳定,有出血性休克迹象时应采取非常措施进行止血。常用方法有膀胱内大气囊填塞、双侧髂内动脉栓塞、甚至可行急诊膀胱切除术加尿流改道术。

对于慢性期患者,如膀胱出现明显的纤维化,甚至因储尿期压力过高时也可考虑尿流改道术,此时膀胱可旷置,或同时切除膀胱,以免因旷置膀胱所致慢性炎症仍引起下腹疼痛。至于采用何种尿流改道术式需慎重考虑,术中应根据探查肠道和输尿管放射损伤情况而定。很多情况下输尿管放射损伤严重,有明显的纤维化,此时不宜行回肠膀胱术,否则定期输尿管扩张较为困难,此种情况下通常建议输尿管皮肤造口术。

(杨　勇)

第四节　化学性膀胱炎

一、化学性膀胱炎的定义

化学性膀胱炎(chemical cystitis)是比较广义的疾病定义,由于不同的化学药物和不同的用药途径,引起膀胱化学性炎症的机制也不完全相同,治疗措施也各异。因此,本文将着重介绍环磷酰胺出血性膀胱炎、膀胱灌注化疗相关膀胱炎及膀胱灌注BCG相关膀胱炎。

二、环磷酰胺相关膀胱炎

有关环磷酰胺相关膀胱炎主要表现为膀胱黏膜脱落和出血,又称环磷酰胺出血性膀胱炎,尽管主要与烷化类化疗药如环磷酰胺系统化疗有关,但其他化疗药物也可能引起出血性膀胱炎(如白消安,即busulfan),因此,目前更多采用化疗相关出血性膀胱炎来描述这类疾病。

(一)病因及发病机制

直接病因与环磷酰胺静脉化疗及白消安口服化疗有关。有文献报道化疗相关的出血性膀胱炎发生率为12%~41%,随着剂量不同,发生率明显升高[31]。如环磷酰胺静脉化疗与白消安口服联合治疗,出血性膀胱炎的发生率高达47%。因此,有关化疗相关的出血性膀胱炎已成为临床肿瘤治疗中常需面对的严重并发症。

有关环磷酰胺导致严重化学性膀胱炎的机制目前已基本明确。环磷酰胺入血后经肝代谢分解,其代谢产物之一丙烯醛经肾排至膀胱内,引起膀胱黏膜及黏膜下广泛的炎症反应。典型的病理表现为黏膜下水肿、中性粒细胞浸润、出血及坏死。膀胱镜下可见大片坏死脱落的黏膜及出血。近年的研究发现炎症可激活 NF-κB 通路，明显上调前炎症介质如肿瘤坏死因子 -α，白细胞介素 -1β 及 Ⅱ 型环氧化酶等，明显加重了膀胱的炎症反应，使得 NF-κB 通路成为可能治疗此类膀胱炎症的治疗靶点[32]。

(二)临床表现

有因肿瘤及自体免疫疾病而使用烷化类化疗药者。血尿可轻可重，严重者伴血块，甚至因血块造成尿潴留。出血严重者甚至出现失血性休克表现[33]。常伴有严重的尿频、尿急。

(三)诊断与鉴别诊断

有相关病史的患者一旦出现血尿和严重的尿频、尿急就应高度怀疑出血性膀胱炎，但也应与严重的细菌性膀胱炎、膀胱结石、良性前列腺增生出血、服用阿司匹林及香豆素所致的出血等疾病相鉴别。

1.一线检查　腹部平片可除外尿路结石，尿培养可除外细菌性膀胱炎，了解血细胞比容，了解失血的严重程度，凝血功能检查可除外凝血机制障碍所致的出血。

2.膀胱镜检查　环磷酰胺出血性膀胱炎一般较为严重，因此通常在麻醉下行膀胱炎检查，首先应经膀胱镜将膀胱内血块冲洗干净，仔细观察除外膀胱肿瘤等可能引起严重出血的其他原因。若有明显出血点应行电灼术以止血。膀胱镜检查后应留置三腔尿管持续膀胱冲洗。

(四)环磷酰胺相关膀胱炎的预防

对于采用烷化类化疗药物者应着重于预防。预防措施包括：① 化疗前及化疗期间应充分经静脉输液水化[34]；② 美司钠 (Mesna) 静脉滴注，常用剂量为化疗药的 20%，分三次于化疗同时、化疗后 4h、8h 滴注；③ 膀胱留置尿管，生理盐水持续冲洗[35]。

(五)环磷酰胺相关膀胱炎治疗

1.一线治疗　轻度血尿患者着重于诊断与鉴别诊断，并不需要特殊处理。对于明显血尿 (尤其出现血块)者，首先应清除膀胱内血块，同时留置三腔尿管持续冲洗。如果血尿持续存在或出现大量血块导致尿管引流不畅，应行膀胱镜检查，清除血块并电灼出血部位。

2.二线治疗　膀胱灌注 1% 的明矾曾经是治疗膀胱内各种原因引起出血的有效手段，又称为"化学性电灼"。但明矾吸收易引起脑病，尤其是肾功能不全者发生率更高，甚至可造成惊厥或死亡[36]，目前已很少应用。膀胱灌注 1% 的甲醛也能有效治疗膀胱内大出血[37]。但由于甲醛可导致黏膜纤维化，反流至输尿管易造成输尿管狭窄，有膀胱输尿管反流者应禁用。避免采用更高浓度的甲醛，否则低顺应性膀胱的危险性明显升高。

3.三线治疗　三线治疗主要为外科手术治疗，目前是控制大出血并挽救生命。可以根据术中患者生命体征情况，适当选择双侧髂内动脉结扎术 (或术前先行双侧髂内动脉栓塞术以观疗效)，或膀胱大部切除术及肠道膀胱扩大术，或膀胱全切尿流改道术。

三、膀胱化疗药灌注治疗相关化学性膀胱炎

浅表性膀胱肿瘤经尿道膀胱肿瘤切除术 (TUR-BT)后，膀胱灌注化疗药物以减少或延缓膀胱肿瘤复发是目前的标准术后治疗。膀胱灌注的化疗药物均为细胞毒性药物，对膀胱上皮细胞有一定的损害作用，这也是这类治疗延缓或减少膀胱肿瘤发生的主要机制。但是膀胱黏膜的破坏会引起一系列的膀胱炎症反应而产生严重的下尿路症状。有资料显示，膀胱灌注化疗后患者出现尿频尿急及膀胱疼痛症状的发生率高达 56%[38]，严重者甚至会造成膀胱纤维化。

有关膀胱灌注化疗后出现以刺激性症状为主的下尿路症状是否可诊断为化学性膀胱炎目前并无定论，但从该症状产生的机制、膀胱黏膜的炎症表现和预后看，应该为化学性膀胱炎的一种。在获得诊断之前应该行尿常规和尿培养检查以除外因膀胱灌注操作可能造成的泌尿系感染。

膀胱化疗药灌注相关的化学性膀胱炎一旦获得诊断，需要根据患者的耐受程度和膀胱肿瘤治疗的需要以决定进一步治疗。对于症状严重者，建议暂停膀胱灌注，多数患者症状得以逐渐缓解。对于灌注期间出现因化学性膀胱炎而明显影响生活质量者，建议口服阿米替林，该药物因有抗组胺和抗胆碱能的作用，能够有效控制因化学炎症所致的膀胱感觉过敏和因此诱发的膀胱过度活动症。

由于此类患者炎症的产生不但与化疗药物渗入

有关，也与膀胱黏膜破坏导致尿液渗入引起炎症有关。膀胱黏膜保护也成为缓解此类患者症状的手段。如在膀胱灌注化疗期间采取膀胱灌注透明质酸钠能有效缓解化学性膀胱炎所致的刺激性症状[39]。

（杨　勇）

第五节　氯胺酮膀胱炎

氯胺酮作为一种非巴比妥类麻醉药在 20 世纪 80 年代即在临床广泛使用，而作为一种慢性疼痛治疗止痛药也得到疼痛科医生的广泛认可。但随着俗称为 K 粉的氯胺酮作为一种兴奋剂在街头泛滥时，由于吸食的剂量过大并长期滥用，逐渐出现有关氯胺酮所致尿频尿急和尿痛的报道，俗称"氯胺酮膀胱"，最初的报道来自加拿大多伦多大学圣·米希尔医院，报道了 9 例出现严重下尿路症状的氯胺酮滥用患者，根据当时的膀胱镜检查而称之为"氯胺酮相关溃疡性膀胱炎"[40]。

一、流行病学

由于该病的发生与药物滥用有关，临床上作为麻醉药或癌症晚期疼痛患者的镇痛并无此并发症，而在药物滥用人群中调查该病的发生率比较困难，鲜有类似的资料。近年美国学者曾在互联网进行一项下尿路症状（LUT）与氯胺酮相关性的调查，结果显示 18 800 名受调查者中，18.7% 曾经服用过氯胺酮，5.8% 为近 6 个月内至少服用过一次以上氯胺酮；服用氯胺酮者尿频、尿急等下尿路症状发生率为 30%，明显高于未服氯胺酮者（24%），而其中下尿路症状中尿急是最为常见也是两组间差异最大的症状[41]。英国一项研究调查显示，经常吸食氯胺酮药物滥用者 26.6% 有明显的下尿路症状，而 51% 的吸食者停止滥用后症状得以缓解[42]。尽管以上流调规模不是很大，但也可以看出氯胺酮吸食者中下尿路症状的发生率并不低，而下尿路症状的产生多与过度吸食氯胺酮有关。

二、发病机制及病理生理改变

氯胺酮相关膀胱炎的发病机制并不清楚，由于氯胺酮原型及代谢产物去甲氯胺酮均从尿中排出，多数学者推测与氯胺酮对尿路上皮的破坏有直接相关性，而多数症状并非很重的患者停用氯胺酮后症状能得以缓解也证明此观点。

氯胺酮相关膀胱炎的病理生理改变是一种典型的膀胱炎症性疾病的发生发展过程。如膀胱黏膜破坏，黏膜下甚至基层存在以慢性炎症为特征的膀胱炎症改变。肾积水多与膀胱纤维化导致膀胱输尿管反流有关。从 CT 中可以看出膀胱壁明显增厚的现象[40]（图 5-6）。对输尿管也有一定的破坏作用，有证据显示因炎症所致输尿管也出现阶段性狭窄[43]，输尿管的破坏可明显加重上尿路的损害，并使得治疗变得更为困难。

三、临床表现、诊断和鉴别诊断

首先有明确的氯胺酮滥用病史。临床主要症状为尿频、尿急、憋尿及排尿后疼痛，一般无明显排尿困难。严重者常有肉眼血尿。尿常规常表现为红细胞、白细胞增多，但多次尿细菌学检查并无阳性发现。以上症状常随吸食氯胺酮的剂量有关，即吸

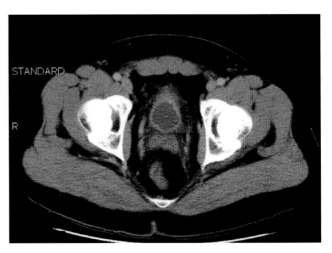

图 5-6　盆腔 CT 可见膀胱壁明显增厚，提示膀胱壁出现纤维化迹象（摘自：Shahani R, Streutker C, Dickson B, Stewart RJ. Ketamine-associated ulcerative cystitis: a new clinical entity. Urology. 2007, 69（5）:810-2.）

食量大者症状加重，而减量或停止吸食后症状常有好转。出现膀胱纤维化的患者症状变为持续存在，即使停止吸食数月仍有明显的症状，提示膀胱破坏已到了不可逆的纤维化阶段。

临床诊断需要做详尽的检查以除外其他局部病理病变所致的尿频、尿急、尿痛等症状。首先应多次行尿细菌学检查以除外泌尿系感染，尤其女性患者应做此鉴别。男性应与前列腺炎进行鉴别。还应行尿细胞学检查和尿找结核菌检查以除外广泛原位癌所致的膀胱疼痛和泌尿系结核。

超声检查可了解上尿路情况，或膀胱壁的厚度。静脉肾盂造影或 CT 三维成像也有其临床价值，能了解上尿路和膀胱的现状。

膀胱镜检查及膀胱黏膜活检是重要的排他性检查。由于患者憋尿时膀胱疼痛严重，故建议在麻醉下行膀胱镜检查和黏膜活检。而膀胱镜检查的主要目的应是膀胱黏膜随机活检，以除外膀胱结核、嗜酸性膀胱炎和广泛原位癌等特异性病变。黏膜活检的病理通常为慢性非特异性炎症，此点与间质性膀胱炎类似。

从临床表现和活检病理分析，氯胺酮相关膀胱炎与间质性膀胱炎极为类似，鉴别的要点在于氯胺酮膀胱炎患者通常有氯胺酮滥用史，因相同的病理生理机制使得两者的治疗并无多大差异。

四、治疗

由于目前对氯胺酮引起膀胱炎症性破坏的确切机制并不清楚，因此目前多数治疗仅限于抗炎措施，以减轻膀胱炎症和纤维化，但治疗的首要条件是患者应停用吸食氯胺酮。采用的治疗手段大多与膀胱疼痛综合征/间质性膀胱炎相同，如膀胱灌注西施泰（无菌透明质酸钠液）以保护膀胱黏膜，口服阿米替林等抗组胺药物以减轻膀胱炎症和缓解疼痛和尿频，对于以尿急症为主要症状者在抗炎的基础上可口服托特罗定等抗胆碱能药物。所以以上药物治疗均有相关的小样本报道，但目前尚无临床随机对照研究。

2010 年，我国深圳学者报道了 25 例对氯胺酮膀胱炎纤维化患者采用乙状结肠扩大术治疗的疗效，不但明显改善了肾积水，患者尿频、尿急和尿痛的症状也有很大改观[43]。但采用膀胱扩大术治疗存在一些尚未解决的问题，首先是患者输尿管是否存在病变，应如何处理；其次是目前的结果为短期疗效，长期疗效还有待于随访。

（杨　勇）

主要参考文献

[1] van de Merwe JP, Nordling J, Bouchelouche P, Bouchelouche K, Cervigni M, Daha LK, Elneil S, Fall M, Hohlbrugger G, Irwin P, Mortensen S, van Ophoven A, Osborne JL, Peeker R, Richter B, Riedl C, Sairanen J, Tinzl M, Wyndaele JJ. Diagnostic criteria, classification, and nomenclature for painful bladder syndrome/interstitial cystitis: an ESSIC proposal. Eur Urol, 2008, 53(1): 60-7.

[2] Berry SH, Elliott MN, Suttorp M, Bogart LM, Stoto MA, Eggers P, Nyberg L, Clemens JQ. Prevalence of symptoms of bladder pain syndrome/interstitial cystitis among adult females in the United States. J Urol, 2011, 186(2): 540-4.

[3] Li GZ, Zhang N, Du P, Yang Y, Wu SL, Xiao YX, Jin R, Liu L, Shen H, Dai Y. Risk factors for interstitial cystitis/ painful bladder syndrome in patients with lower urinary tract symptoms: a Chinese multi-center study. Chin Med J (Engl), 2010, 123(20): 2842-6.

[4] Keay S, Zhang CO, Trifillis AL, Hise MK, Hebel JR, Jacobs SC, Warren JW. Decreased 3H-thymidine incorporation by human bladder epithelial cells following exposure to urine from interstitial cystitis patients. J Urol, 1996, 156(6): 2073-8.

[5] O'Leary MP, Sant GR, Fowler FJ Jr, Whitmore KE, Spolarich-Kroll J. The interstitial cystitis symptom index and problem index. Urology, 1997, 49(5A Suppl): 58-63.

[6] Gillenwater JY, Wein AJ. Summary of the National Institute of Arthritis, Diabetes, Digestive and Kidney Diseases Workshop on Interstitial Cystitis, National Institutes of Health, Bethesda, Maryland, August 28-29, 1987. J Urol, 1988, 140(1): 203-6.

[7] Philip M. Hanno. Bladder Pain Syndrome (Interstitial Cystitis)and Related Disorders. In: Compbell-Walsh Urology. Edited By Alan J. Wein,Louis R. Kavoussi, Alan W. Partin, Andrew C. Novick, Craig A. Peters. Philadelphia, Elsevier Slounder. Chaptor 12, 358-401

[8] Hudson MA, Herr HW. Carcinoma in situ of the bladder. J Urol, 1995, 153(3 Pt 1): 564-72.

[9] Foster HE Jr, Hanno PM, Nickel JC, et al. Effect of amitriptyline on symptoms in treatment naïve patients with interstitial cystitis/painful bladder syndrome. J Urol, 2010, 183(5): 1853-8.

[10] 善辉, 张宁, 刘科, 吴栗阳, 杨勇. 间质性膀胱炎发生前后膀胱组织组胺受体变化的动物实验研究. 中华泌尿外科杂志. 2010, 31: 335-337.

[11] Parkin J, Shea C, Sant GR. Intravesical dimethyl sulfoxide

(DMSO)for interstitial cystitis--a practical approach. Urology, 1997, 49(5A Suppl): 105-7.

[12] Metts JF. Interstitial Cystitis: Urgency and Frequency Syndrome. Am Fam Physician, 2001, 64: 1199-1206.

[13] Morales A, Emerson L, Nickel JC, Lundie M. Intravesical hyaluronic acid in the treatment of refractory interstitial cystitis. J Urol, 1996 , 156(1): 45-8.

[14] Willis WD Jr. The role of TRPV1 receptors in pain evoked by noxious thermal and chemical stimuli. Exp Brain Res, 2009 , 196(1): 5-11.

[15] Giannantoni A, Porena M, Costantini E, Zucchi A, Mearini L, Mearini E. Botulinum A toxin intravesical injection in patients with painful bladder syndrome: 1-year followup. J Urol, 2008 , 179(3): 1031-4.

[16] Chai TC, Zhang C, Warren JW, Keay S. Percutaneous sacral third nerve root neurostimulation improves symptoms and normalizes urinary HB-EGF levels and antiproliferative activity in patients with interstitial cystitis. Urology, 2000 , 55(5): 643-6.

[17] Al-zahrani AA, Elzayat EA, Gajewski JB. Long-term outcome and surgical interventions after sacral neuromodulation implant for lower urinary tract symptoms: 14-year experience at 1 center. J Urol, 2011, 185(3): 981-6.

[18] Hanno PM, Burks DA, Clemens JQ, et al. AUA guideline for the diagnosis and treatment of interstitial cystitis/bladder pain syndrome. J Urol, 2011 , 185(6): 2162-70.

[19] Itano NM, Malek RS. Eosinophilic cystitis in adults. J Urol, 2001, 165(3): 805-7.

[20] Sterrett S, Morton J, Perry D, Donovan J. Eosinophilic cystitis: successful long-term treatment with montelukast sodium. Urology, 2006 , 67(2): 423.e19-423.e21.

[21] Caso J, Qin D, Sexton WJ. Eosinophilic cystitis following immediate post-resection intravesical instillation of mitomycin-C. Can J Urol, 2010 , 17(3): 5223-5.

[22] Hidoussi A, Slama A, Jaidane M, Zakhama W, Youssef A, Ben Sorba N, Mosbah AF. Eosinophilic cystitis induced by bacillus Calmette-Guerin (BCG)intravesical instillation. Urology, 2007, 70(3): 591.e9-10.

[23] Matsuura H, Sakurai M, Arima K. Recurrent eosinophilic cystitis with peripheral eosinophilia and hyperimmunoglobulinemia E. Urol Int, 2003, 70(4): 327-9.

[24] Kayigil O, Ozbaği T, Cakar S, Metin A. Contracted bladder secondary to eosinophilic cystitis. Int Urol Nephrol, 2001, 33(2): 341-2.

[25] Pavlidakey P, MacLennan G. Radiation Cystitis. J. Urol, 2009, 182: 1172-3.

[26] Ostroff EB, Chenault OW. Alum irrigation for the control of massive bladder hemorrhage. J Urol, 1982, 128: 929-30.

[27] Choong M, Walkden R, Kirby. The management of intractable haematuria. BJU, 2000, 86: 951-9.

[28] Mathews R, Rajan N, Josefson L, et al. Hiperbaric Oxygen Therapy for irradiation induced hemorrhagic cystitis. J Urol,

1999, 161: 435-7.

[29] Sommariva ML, Sandri SD, Ceriani V. Efficacy of sodium hyaluronate in the management of chemical and radiation cystitis. Minerva Urol Nefrol, 2010, 62(2): 145-50.

[30] Sandhu S, Goldstraw M, Woodhouse C. The management of haemorrhagic cystitis with sodium pentosan polysulphate. BJU, 2004, 94: 845-7.

[31] Monach PA, Arnold LM, Merkel PA. Incidence and prevention of bladder toxicity from cyclophosphamide in the treatment of rheumatic diseases: a data-driven review. Arthritis Rheum, 2010, 62(1): 9-21.

[32] Hahn NM. Learning to control cyclophosphamide induced cystitis. J Urol, 2009, 181(5): 1987-8.

[33] Chong KT and Corman JM: Hemorrhagic cystitis. In: Urological Emergencies. Edited by H Wessells and JW McAninch. Totowa, New Jersey: Humana Press, 2005: 201–212.

[34] Monach PA, Arnold LM, Merkel PA. Incidence and prevention of bladder toxicity from cyclophosphamide in the treatment of rheumatic diseases: a data-driven review. Arthritis Rheum, 2010, 62(1): 9-21.

[35] Turkeri LN, Lum LG, Uberti JP, Abella E, Momin F, Karanes C, Sensenbrenner LL, Haas GP. Prevention of hemorrhagic cystitis following allogeneic bone marrow transplant preparative regimens with cyclophosphamide and busulfan: role of continuous bladder irrigation. J Urol, 1995, 153(3 Pt 1): 637-40.

[36] Murphy CP, Cox RL, Harden EA, Stevens DA, Heye MM, Herzig RH. Encephalopathy and seizures induced by intravesical alum irrigations. Bone Marrow Transplant, 1992, 10(4): 383-5.

[37] Sarnak MJ, Long J, King AJ. Intravesicular formaldehyde instillation and renal complications. Clin Nephrol, 1999 , 51(2): 122-5.

[38] Koya MP, Simon MA, Soloway MS. Complications of intravesical therapy for urothelial cancer of the bladder. J Urol, 2006, 175(6): 2004-10.

[39] Sommariva ML, Sandri SD, Ceriani V. Efficacy of sodium hyaluronate in the management of chemical and radiation cystitis. Minerva Urol Nefrol, 2010, 62(2): 145-50.

[40] Shahani R, Streutker C, Dickson B, Stewart RJ. Ketamine-associated ulcerative cystitis: a new clinical entity. Urology, 2007, 69(5): 810-2.

[41] Pal R, Balt S, Erowid E, Erowid F, Baggott MJ, Mendelson J, Galloway GP. Drug Alcohol Depend, 2013, doi: pii: S0376-8716(13)00042-2.

[42] Winstock AR, Mitcheson L, Gillatt DA, Cottrell AM. The prevalence and natural history of urinary symptoms among recreational ketamine users. BJU Int, 2012, 110(11): 1762-6.

[43] 方烈奎, 张泽键, 杨江根,等. 乙状结肠膀胱扩大成形术治疗氯胺酮所致膀胱挛缩. 中华泌尿外科杂志, 2010, 31(7): 471-474.

第六章

尿 石 症

第一节 概 述

尿石症（urolithiasis）是泌尿系最常见的疾病之一，它是由于各种病理因素内因和外因相互作用而在泌尿系统中形成的结石病。根据泌尿系结石所在的尿路部位不同，一般将泌尿系结石分为上尿路结石和下尿路结石两大类，上尿路结石包括肾结石和输尿管结石，下尿路结石主要是指膀胱结石和尿道结石。由于技术水平和设备的限制，以往在临床工作中治疗泌尿系结石主要采用开放取石的方法，如肾盂切开取石、肾实质切开取石、输尿管切开取石、膀胱切开取石、肾部分切除和肾切除等手术。但到了 20 世纪后期，随着诊疗水平的提高，尿石症发病机制的各种基础研究及临床治疗技术的巨大进步，目前在治疗泌尿系结石的方法上有了更多的选择，如体外冲击波碎石（extracorporeal shock wave lithotripsy, ESWL）、经皮肾镜碎石（percutaneous nephrolithotripsy, PNL）、输尿管镜碎石（ureterorenoscope lithotripsy, URL）和腹腔镜手术取石（laparoscope lithotomy）等，一些难治、复杂的尿石症也可以通过现代新技术治疗手段加以解决，只有少数患者仍需要进行传统的开放手术治疗。众所周知，防病重于治病，对于泌尿外科医生，预防泌尿系结石的复发，最大程度地保护患者的肾功能，并从尿石症的病因上加以重视和预防，才能真正有效地防止尿石症复发。

一、流行病学

目前尿路结石发病率正处于上升阶段。欧美国家的流行病学资料显示，约 10% 的人在其一生中至少发生 1 次泌尿系结石，其发病率为 100/10 万 ~400/10 万。作为世界三大结石高发区之一，我国的泌尿系结石发病率也有增加趋势。我国泌尿系结石的发病率为 1%~5%，南方高达 5%~10%，其中肾结石在 5 年内约有 1/3 的患者会复发，而 10 年复发率约为 50%。年新发病率为 150/10 万 ~200/10 万，其中又有将近 25% 的患者需要住院治疗。

尿路结石的形成除了与高盐、高蛋白饮食有关外，还与缺乏活动的生活方式有关。最新研究显示，心血管疾病的危险因素亦可提高患尿石症的风险。相反，在发展中国家尿石症多由感染引起，这可能与较低的医疗卫生水平以及普遍的营养不良等因素有关。早年在我国某些边远贫困地区，由于新生儿长期缺乏生长所需的蛋白质，造成营养不良性酸中毒，这样就容易因尿酸盐沉积形成膀胱结石。但随着我国经济的发展和生活水平的提高，小儿的膀胱结石已成为罕见疾病。

结石的好发年龄一般为 30~50 岁，男女比为 2:1~3:1。据报道，男性尿中代谢产物高于女性，且雄性激素可增加草酸钙结晶的形成，而雌性激素可增加柠檬酸的含量，这些因素都可能与男性结石发病率较高有密切关系。尿石症的发病在分布上具有明显的地域性，如我国的东南部地区，其发病率较高，这可能与当地的气候、水质及生活习惯有关。尿石症的发病与人们的生活水平也有一定的关系。在贫困地区，由于生活用水品质低下、营养不良，易发生膀胱结石，以年幼患儿居多，成分以尿酸盐居多；而在富裕地区，社会经济水平较高，营养过剩，肾结石则增多，结石成分以草酸钙为主，尤其是在大城市经济发达的地区更为突出，这主要是与进食高蛋白、高热量和低纤维素饮食有关。

另外，尿石症的患病年龄正有年轻化的趋势。据估计，青少年过早使用抗生素，可以导致肠道菌群失调，从而增加了患尿石症的风险。而长期大量的快餐饮食则可能是导致年轻人较容易患尿酸结石的重要原因之一。

二、病因

影响结石形成的因素很多，如性别、年龄、种族、遗传、职业因素、饮食习惯、营养以及环境因素等，均可以对泌尿系结石的形成产生影响。由于尿石症是各种病理因素内因和外因相互作用的结果，所以结石的病因一般可分为个体因素和环境因素两大类。个体因素主要是指各种机体代谢异常、尿路梗阻、感染和异物等；环境因素主要是指气候、饮食习惯和药物等因素。

（一）个体因素

1. 代谢异常　尿路结石大多是由人体代谢产物构成，不同成分的结石可以反映体内相应成分的代谢异常。尿液内常见的成石成分主要包括钙、草酸、尿酸和胱氨酸等，任何生理因素的紊乱引起这些成石物质在尿液高度过饱和或其结晶抑制因子缺乏时，都有可能导致泌尿系结石的形成和促进结石的生长。

（1）草酸钙结石：临床上最多见的是草酸钙结石，多数草酸钙结石可能系多基因遗传性疾病。基因通过调控钙、草酸和枸橼酸的代谢来影响结石形成。导致草酸钙结石形成的直接原因主要有以下四种：

1）高钙尿症：有 30%～60% 的草酸钙结石都是由高钙尿所导致的，其主要原因包括：人体肠道吸收钙的能力异常增加，使 24 小时尿钙排泄增加；肾小管对钙离子的重吸收功能受损而导致的肾漏钙；甲状旁腺功能亢进引起骨骼脱钙，致使钙从肾的滤出增加。

2）高草酸尿症：泌尿系结石中有 60%～80% 为草酸钙结石，最重要的成石原因是高草酸尿症，且尿草酸增加比尿钙增加的成石风险大 15 倍左右。尿中 80% 的草酸是体内肝合成的终末代谢产物，另约 20% 的草酸则源于食物。临床上一般将高草酸尿症分为三种：第一种为原发性高草酸尿症，是一种极罕见的常染色体隐性遗传病，临床表现为难以治愈的复发性草酸钙结石和进行性肾功能不全，一般根据发病机制的不同可分为Ⅰ型和Ⅱ型。Ⅰ型原发性高草酸尿症是由于过氧化物酶体内的丙氨酸 - 乙醛酸转氨酶缺乏，使得乙醛酸代谢障碍，从而导致乙醇酸和草酸生成增多；Ⅱ型原发性高草酸尿症主要是由于 D- 甘油酸脱氢酶缺乏，使得羟丙酮酸聚集，继之转化成 L- 甘油酸和草酸，从而导致尿草酸排泄增多。第二种为继发性高草酸尿症，常见于有明显的慢性肠病史、脂肪痢及短肠综合征的患者，由于草酸不能充分和肠道内的钙离子相结合，从而导致游离草酸的吸收增加，从而导致尿液中草酸的排泄量增多。但临床上最为常见的高草酸尿现象明显有别于上述两种高草酸尿症，患者往往仅表现为 24 小时尿草酸轻度、持续性升高至 45～100mg（正常值 10～40mg），有一定的家族遗传性，但目前找不到明确的致病原因，称之为特发性高草酸尿症（idiopathic hyperoxaluria）。该病有一定的家族遗传性，研究表明其发生可能与 3～4 个独立主导基因的变异有关。

3）高尿酸尿症：约有 15% 的草酸钙结石是由高尿酸尿症所致，其机制是尿酸钠晶体与草酸钙晶体的晶核相似，尿酸钠可通过异质成核促使草酸钙结晶形成，而且也可使草酸钙结晶在尿酸钠结晶上定向生长。

4）低枸橼酸尿症：枸橼酸是人体正常尿液中含量最丰富的有机酸，它能有效抑制尿液中草酸钙结晶的生长和聚集。因此，低枸橼酸尿症是促进草酸钙结石形成的重要危险因素之一。研究发现低枸橼酸尿症与钠离子 / 二羧酸协同转运蛋白（NaDC$_1$）及维生素 D 受体（VDR）基因位点多态性有关，但具体发病机制不明。

（2）磷酸钙结石：纯磷酸钙结石临床上比较少见，主要发生于肾小管酸中毒。而肾小管酸中毒多系常染色体显性遗传，有时也可继发于海绵肾等疾病。成石的原因在于肾的酸化功能减弱，从而致使尿 pH 值升高，磷酸钙在碱性环境下较易发生沉淀和析出晶体而形成磷酸钙结石。

（3）尿酸结石：尿酸是机体内嘌呤代谢的最终产物。在正常情况下，尿酸主要是经过肾排出体外。尿液中尿酸溶解度下降及过饱和化是尿酸结石形成的前提。导致尿酸溶解度下降的主要原因是尿 pH 值下降、尿酸量增加以及尿量减少。尿酸结石的常见病因包括：原发性痛风、先天性代谢紊乱、慢性腹泻及某些肾脏病变等。

（4）胱氨酸结石：临床上较为少见，胱氨酸尿症是其发病的唯一原因。由于肾小管对胱氨酸重吸收减少，从而导致尿中胱氨酸浓度增加，当胱氨酸的浓度超过其溶解度时就会发生沉淀，并形成结晶或胱氨酸结石。

2. 局部因素　尿路梗阻、感染和异物是诱发泌尿系结石的主要局部因素，而梗阻、感染和结石这三大因素可以相互促进、互为因果，从而导致并促进结石的发生。

（1）尿路梗阻：肾、输尿管、膀胱、尿道任何解剖部位的梗阻都可能会导致尿路结石的形成。尿路梗阻可引起近端尿路扩张和尿液滞留，随着尿液水分被不断吸收，尿液发生浓缩而使成石物质过饱和；尿路梗阻还可使结石近端尿路的尿流动力发生改变，在局部产生涡流现象，促使成石物质发生沉淀；梗阻部位妨碍结石排出，使其体积不断增大，最终形成临床结石。尿路梗阻性疾病包括机械性梗阻和非机械性梗阻两大类。其中机械性梗阻的原因有：前列腺增生、尿道狭窄、先天性肾盂输尿管重复畸形、马蹄肾及肾旋转不良、输尿管狭窄和输尿管口膨出等。非机械性梗阻的原因包括：神经源性膀胱、膀胱输尿管反流和先天性巨输尿管等。

（2）尿路感染：尿路感染引起的结石称为"感染石"。它的主要成分是磷酸铵镁和碳酸磷灰石。最常见的病原菌是变形杆菌，这种具有解脲酶的细菌能将尿素分解为氨和二氧化碳。氨水合成氢氧化铵之后，尿 pH 值升高达 7.2 时，铵与尿中的镁和磷酸根结合，形成磷酸铵镁。同样在碱性尿液中，钙和磷酸根化合成磷灰石，并与来自尿素的二氧化碳结合成碳酸磷灰石。当这些成石物质过饱和时，结晶也将迅速形成。

（3）尿路异物：异物一般是置入尿路的各种导管、内支架或手术丝线等。异物可作为核心诱发尿液中各种成石物质的沉淀和附着。

（二）环境因素

1. 气候　气候可直接或间接诱发结石形成。在热带和亚热带以及其他地区的夏季，结石的发生率较高。其首要原因是气温高、湿度大，人体通过出汗和呼吸丢失的水分大为增加，结果导致尿液浓缩，使成石物质浓度增高。其次是由于日照时间长，人体合成的 1,25- 双羟基维生素 D_3 增加，促进了肠道对钙的吸收，尿钙的排泄也随之增高。

2. 饮食

（1）水分：水分摄入不足可致尿液浓缩，一般情况下，当尿量 < 1000ml/d，结晶形成的概率明显增加；尿量 < 500ml/d，结石形成的概率增加。

（2）蛋白质：在西方发达国家，草酸钙和尿酸结石越来越多，原因在于大量的富含食盐和蛋白质的饮食，尤其是动物蛋白的大量摄入。大量食入动物蛋白可增加尿净酸负荷，从而减弱肾远曲小管对钙的重吸收，引起高钙尿。蛋白富含嘌呤，摄入过多会使尿中尿酸排泄增加，形成尿酸结石，而且高尿酸尿还会诱发草酸钙结晶沉淀。

（3）钙：摄钙过量可致高钙尿。

（4）钠：摄钠过多也会导致高钙尿，钠与钙同在肾远曲小管排泄，且呈正相关。

（5）镁：是一种结晶抑制因子，能够直接减缓磷酸钙结晶的生长和聚集，并能与尿中的游离草酸结合成可溶性草酸镁，间接降低尿中草酸钙饱和度。

（6）维生素：维生素 A 在尿石症患者的血清中往往较低；维生素 B_6 是乙醛酸转变为甘氨酸的辅酶，缺乏时草酸合成增加。

3. 药物　药物引起的肾结石占所有结石的 1% ~ 2%，分为两大类：一类为尿液浓度高而溶解度比较低的药物，包括氨苯蝶啶（triamterene）、治疗 HIV 感染的药物（如茚地那韦，indinavir）、硅酸镁和磺胺类药物等，这些药物本身就是结石的成分。另一类为能够诱发结石形成的药物，包括乙酰唑胺、维生素 D、维生素 C 和皮质激素等，这些药物在代谢的过程中导致了其他成分结石的形成。抗生素会导致肠道菌群失调，使肠道吸收更多的草酸，从而加重肾的排泄负担。此外，还有一些药物会直接导致结石成分在尿中的集聚。大量维生素 C 会在肝内代谢成草酸而导致高草酸尿。维生素 D 类似物会加速钙的代谢，从而导致高钙尿。尿中碱性物质如碳酸氢盐和碱性柠檬酸盐会加速抗结石的柠檬酸盐往尿中排泄，从而起到抗结石作用。但这不适用于感染性结石，因为碱性环境有利于细菌生长，从而加速感染性结石的形成。不同的利尿药对结石的形成产生不同的影响。襻利尿药可能通过增加尿钙和改变 pH 值而引起肾钙化，噻嗪类利尿药可增加尿酸排泄而引起尿酸盐结石，但是会减少钙离子的排泄而避免草酸钙结晶及草酸钙结石的产生。

三、发病机制

尿石的形成机制尚未完全明确。目前认为，尿石的形成与尿液的过饱和、尿液中抑制因子的缺乏、结石促进因素及基质的增多等有关，而尿液中的结石成分过饱和是结石形成的前提条件。

在结石成分的过饱和溶液中存在着同质晶核形成过程。在这个过程中，大量的晶体短时间内即可聚集成核，之后同种成分的晶体不断聚集在晶核表面就形成了结石。尿酸盐结石和胱氨酸结石的形成就符合这种模式。而感染性结石和含钙结石的形成则遵循异质成核的过程。当结石成分处于亚过饱和状态时，结晶过程则不能自动发生，而是要依赖于其他物质形成的晶核或者细胞碎片。这个过程不仅需要尿液中结石成分处于过饱和状态，还需要有晶体与细胞相互作用的参与。

结石成分在尿液中的饱和程度取决于其自由离子的浓度，这与尿液 pH 值有很大关系，且不同物质受 pH 值的影响不同。比如随着 pH 值升高，磷酸盐的溶解度会下降。相反，尿酸、黄嘌呤和胱氨酸在酸性环境中溶解度下降。

尿液酸化可由氨的形成减少、酸性物质交换以及药物引起。尿液的中和或者碱化与甲状旁腺功能亢进、肾小管酸中毒、低磷酸盐尿、尿路感染、活动减少、饮食（柑橘、富含碳酸氢盐的矿泉水）以及药物（氯化铵、L- 甲硫氨酸、碱式柠檬酸盐、乙酰唑胺、利尿药）有关。尿中含有结晶不一定就是尿路结石，健康人中亦可出现。关键因素在于促进结石形成的物质（钙、磷酸盐、草酸盐、尿酸、氨和胱氨酸）与抑制结石形成的物质（柠檬酸盐、镁）之间的平衡。当前者增多或者后者减少时，结晶过程就会通过晶体沉积逐渐演变为结石形成（图 6-1）。

四、病理生理

尿石症病理主要包括结石一般特性及原发性、继发性的病理改变。

（一）尿石成分及其性质

尿石成分主要有草酸盐、磷酸盐、尿酸盐、胱氨酸等；其次为基质，基质含 65% 的氨基己糖和 10% 的结合水。一般草酸钙或草酸钙磷酸钙混合结石呈桑葚状，质地较硬；磷酸镁铵和磷酸钙混合结石呈鹿角形，表面粗糙；尿酸结石表面光滑，结构致密；胱氨酸结石表面光滑为土黄色，蜡样外观，可呈鹿角形。结石对 X 线的吸收程度决定了结石在 X 线上的致密度，从高到低依次为草酸钙、磷酸钙、磷酸镁铵、胱氨酸和尿酸。尿结石密度与软组织阴影相近，透 X 线者，称为"阴性结石"，如尿酸结石、胱氨酸结石和磷酸镁铵结石。不透 X 线者，称为"阳性结石"，如草酸钙结石和磷酸钙结石等。

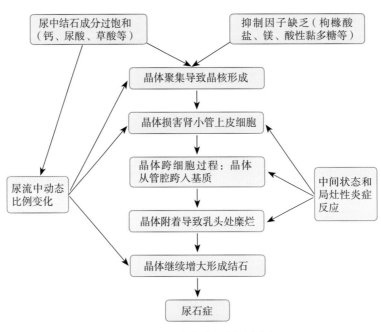

图 6-1　尿石症发病机制示意图

（二）原发性病理改变

大量的实验室研究及动物实验观察证实，泌尿系结石在形成过程中会发生超微结构的变化，如肾小管在形成晶体前，上皮细胞微绒毛会大量脱落，肾小球近曲小管上皮细胞顶侧有胞浆膜性膨起，突向管腔形成巨大的泡状结构。这些细胞碎片和含钙高的电子密度物质沉积于梗阻的管腔内，将促进早期微石的形成。肾乳头部容易形成钙化斑，常有明显的钙沉积和晶体簇团。钙化斑一旦暴露于尿中，将成为结石形成的物质基础。

（三）继发性病理改变

结石的继发性病理改变与结石的形态、大小、活动度和所在部位等关系密切，主要表现为局部损害、梗阻和感染。一般来说输尿管管腔较细，结石对黏膜的机械性损害比肾结石严重。膀胱结石除局部损害外，也可能造成膀胱和上尿路的梗阻性病变。

1. 局部机械性损害　肾盏、肾盂的结石可引起黏膜上皮细胞脱落、溃疡形成、多核白细胞和圆细胞浸润以及间杂纤维化。输尿管的管腔较小，结石刺激引起输尿管痉挛，如结石表面粗糙和有尖棱角，将造成黏膜较重损伤，可导致局部水肿、充血、上皮脱落、糜烂或坏死。黏膜溃烂时损及小血管，可引起血尿。极少数嵌顿的结石引起局部组织的坏死甚至穿孔，发生尿外渗。

2. 尿路梗阻　由于结石部位不同，引起梗阻的程度和扩张积水的范围也不同。肾结石引起的梗阻往往是不完全梗阻。有时较小的输尿管结石也可因堵塞管腔而造成严重梗阻。局限于肾盏的结石可发生肾盏积水，结石堵塞于肾输尿管连接部或输尿管可引起肾积水。膀胱结石在排尿时堵塞于膀胱出口或嵌顿于膀胱颈和后尿道，造成排尿困难，使膀胱逼尿肌发生代偿性肥厚，形成小梁或憩室。

3. 感染　结石使尿液淤滞易发生感染。感染可加速结石的增长和肾实质的损害。肾内的炎性病变包括肾盂肾炎、肾实质脓肿、肾积脓及肾周围炎。一般肾结石引起的感染为肾盂肾炎，有积水的感染可发展成肾积脓，两者都可并发肾周围炎。结石引起尿路梗阻易并发感染，细菌分解尿素产生氨，使尿液呈碱性，磷酸盐沉积而导致结石体积的增大。增大的结石可加重对黏膜的机械性刺激和损害，加

重尿路梗阻和尿液淤滞，更增加了感染的机会。如此恶性循环，最终会引起严重的上尿路积水，肾实质破坏，加速肾功能减退或丧失。

4. 上皮病变　肾盂和肾盏内结石，特别是伴有感染时，对上皮组织刺激而产生各种病变，如移行上皮增生、鳞状上皮化生、乳头样增生及息肉样变。长期结石的刺激还有可能导致鳞状上皮癌的发生，故对病程时间长的肾和膀胱结石的患者，应警惕并发鳞癌的可能。

五、泌尿系结石的分类

泌尿系结石的分类可根据结石位置、影像学特点、病因和化学组成成分的不同而进行分类。

根据位置可分为肾结石、输尿管结石、膀胱结石、尿道结石。肾结石包括肾实质结石、肾乳头结石、肾盏结石、肾盂结石等（可以占据部分肾盂，也可以是全部，如鹿角结石）；根据影像学特点可分为阴性结石和阳性结石；根据病因可分为感染性结石、先天性代谢性结石和药物性结石等；根据结石化学组成成分的不同可分为草酸盐结石、磷酸盐结石、尿酸和尿酸盐结石、胱氨酸结石、黄嘌呤结石等（表6-1）。

（一）草酸钙结石

大约70%的成人尿路结石中含有草酸钙。其中60%～70%被称为特发性草酸钙结石。特发性草酸钙结石患者中的31%～61%有高尿钙，26%～67%有高草酸尿，15%～46%有高尿酸尿，7%～23%有低镁尿，5%～29%有低柠檬酸尿。许多特发性尿路结石患者都有这种尿液改变。相比较而言，草酸钙结石在儿童尿石症中只占48%，其中14%为特发性，34%由严重的代谢缺陷或其他儿科疾病引起。在过去的30年里，含草酸钙的结石在全世界范围内有所增加，尤其是在西方发达国家。除了高盐高蛋白饮食外，工作压力较大以及抗生素的广泛应用也有一定影响。

（二）磷酸钙结石

磷酸钙结石是一种异质结石，约50%的结石中都含有磷酸钙，4.8%为单纯性碳磷灰石，1.5%为单纯性二水磷酸氢钙结石。碳磷灰石主要存在于偏碱性（pH＞6.8）的高钙低柠檬酸的尿液中，多发生

表 6-1　泌尿系结石分类

根据	分类			疾病
病因	代谢性结石	草酸代谢异常	原发性高草酸尿症	Ⅰ型高草酸尿症
				Ⅱ型高草酸尿症
			肠源性高草酸尿症	
			继发性高草酸尿症	
		钙代谢异常	高血钙性高钙尿症	原发性甲状旁腺功能亢进
				维生素D中毒
				结节病
				恶性肿瘤
				皮质醇症
				制动综合征
			正常血钙性高钙尿症	远端肾小管性酸中毒
				饮食性高钙尿症
				特发性高钙尿症：吸收性、重吸收性、肾性和肾漏磷性
		胱氨酸代谢异常	胱氨酸尿症	
		尿酸代谢异常	嘌呤形成增加	焦磷酸-磷酸核糖合成酶亢进
			嘌呤形成失调	焦磷酸-磷酸核糖酰胺转移酶缺乏
			嘌呤再利用障碍	次黄嘌呤-鸟嘌呤磷酸核糖转移酶缺乏
		枸橼酸代谢异常	低枸橼酸尿症	
	感染性结石			
	药物性结石	磺胺类、乙酰唑胺、乳-碱综合征、茚地那韦等		
	特发性结石			
晶体成分	含钙结石	草酸钙		
		磷酸钙/碳酸磷灰石		
		碳酸钙		
	非含钙结石	胱氨酸结石		
		黄嘌呤结石		
		尿酸/尿酸盐结石		
		磷酸镁胺结石	分解尿素酶的细菌	
		基质结石/纤维素结石		
部位	上尿路结石	肾结石	肾集合管结石	海绵肾畸形
			肾盏（肾盏憩室）结石	
			肾盂结石	
			鹿角形结石	完全性和不完全性
		输尿管结石	输尿管上段结石	
			输尿管中段结石	
			输尿管下段结石	
	下尿路结石	膀胱结石		
		尿道结石	前尿道结石	
			后尿道结石	
X线	阳性结石	不透过X线，腹部X线尿路平片（KUB）显影的结石		
	阴性结石	透过X线，腹部X线尿路平片（KUB）不显影的结石		

在肾小管酸中毒或尿路感染患者中。二水磷酸氢钙结石则主要存在于 pH 值为 6.5～6.8 的高钙高磷酸盐的尿液中，pH 值大于 6.8 时其可以转变为碳磷灰石。

(三)感染性结石

包括磷酸铵镁结石，所占比例为 4%～9%，以及在特殊环境条件下的尿酸铵结石，大约占 0.5%。女性患病率为男性的 3～5 倍，这主要是因为女性尿道比较短，对细菌的屏障作用较弱。健康人尿中不含有磷酸铵镁结石。脲酶阳性细菌感染会将尿素裂解为氨和碳酸氢盐，尿液碱化，磷酸铵镁和磷酸钙达到过饱和状态。碳磷灰石与磷酸铵镁结石常结合在一起。同时，高尿酸排泄会增加尿酸铵的产生。以往观点认为最常见的尿路感染细菌大肠埃希菌不含有脲酶，但现在研究显示 5% 的大肠埃希菌可以产生脲酶。感染性结石在发达国家少见，这与尿路感染较早的诊断和治疗有关。

(四)尿酸结石和尿酸盐结石

尿酸结石占所有结石的 15%，其患病率与地域和传统习惯有关。和草酸钙结石类似，尿酸结石属于富贵病，它与高动物蛋白和高嘌呤摄入有关。

(五)胱氨酸结石

胱氨酸结石占所有结石的 1%～2%，它与一种常染色体隐性遗传的肠道和肾转运功能障碍有关，这种障碍导致双碱基氨基酸 - 胱氨酸、鸟氨酸、赖氨酸、精氨酸等在肾小管没有得到充分的重吸收。由于胱氨酸在尿中溶解度很低，它很快就会结晶形成结石。

(六)2,8- 二羟基腺嘌呤结石

这种结石非常少见，原因是一种腺嘌呤磷酸核糖转移酶缺乏的常染色体隐性遗传病，由此导致 2,8-二羟基腺嘌呤的形成增加，而其在尿中溶解度较低，所以容易形成结石。

(七)黄嘌呤结石

病理生理基础是一种黄嘌呤氧化酶缺乏的常染色体隐性遗传病，由此导致黄嘌呤排泄增加，其特殊表现是尿中黄嘌呤增多而血中尿酸降低。这种结石也非常罕见。在使用别嘌呤醇的患者中偶尔也会出现这种结石。只在低黄嘌呤 - 鸟嘌呤 - 磷酸转移酶完全缺乏或者骨髓增殖障碍（白血病、淋巴瘤）的患者中可以见到。

六、尿石症的诊断方法

尿石症的诊断除了影像学检查和实验室检查外，还应该包括详细的病史、临床表现、既往尿石症发病史、家族史等。为明确病因，患者职业、饮食、服药史、系统病史也应详细询问。

(一)影像学检查

1. B 超　超声检查具有简便、经济、无创伤的优点，可以发现 2mm 以上 X 线阳性及阴性结石。超声检查除了能发现结石本身，还可以了解结石以上尿路的积水和扩张的程度，从而间接了解肾实质和集合系统的情况。对膀胱结石，超声检查能够同时观察膀胱和前列腺，寻找结石形成的诱因和并发症。但是，由于受肠道内容物的影响，超声检查诊断输尿管中下段结石的敏感性较低。超声可作为泌尿系结石的常规检查方法，尤其是在急诊肾绞痛时可作为其首选的检查手段。

2. 尿路平片　又称 KUB 平片，可以发现 90% 以上的 X 线阳性结石，能够大致确定尿路结石的具体位置、形态、大小和结石的数量，并且初步提示结石可能的化学性质。因此，KUB 平片可以作为结石检查的常规方法。在尿路平片上，不同成分的结石显影程度依次为：草酸钙、磷酸钙和磷酸镁铵、胱氨酸、含尿酸盐结石。单纯性尿酸结石和黄嘌呤结石能够透过 X 线（X 线阴性），胱氨酸结石的密度低，后者在尿路平片上的显影比较淡。

3. 静脉尿路造影（IVU）　静脉尿路造影应该在尿路平片的基础上进行，其价值在于了解尿路的解剖，确定结石在尿路的位置，发现尿路平片上不能显示的 X 线阴性结石，鉴别平片上可疑的钙化灶。此外，还可以了解分侧肾的功能，确定肾积水程度。在一侧肾功能严重受损或者使用普通剂量造影剂而肾不显影的情况下，采用加大造影剂剂量（双剂量或大剂量）或者延迟拍片的方法往往可以达到肾显影的目的。肾绞痛发作时，由于急性尿路梗阻往往会导致尿路不显影或显影不良，因此会给结石的诊断带来困难。

4. CT 扫描　CT 检查与 KUB 平片相比，其

分辨率较高，它可发现 1mm 的小结石，并解决了 KUB 平片成像的组织重叠问题，且不易受肠道内气体干扰，不受结石成分、肾功能和呼吸运动的影响，而且螺旋 CT 能够同时对所获得的图像进行二维或三维重建，将横切面图像转换成类似 IVU 图像，可以清楚地显示包括阴性结石在内的结石的形态和大小。此外，还可以通过结石的 CT 值来初步判断结石的成分，通过增强 CT 显示肾积水的程度和肾实质的厚度，同时还能评估肾炎症情况。螺旋 CT 进行三维重建可以更准确地估计出结石体积，术前准确判断结石负荷（stone burden），从而对治疗方法的选择提供重要的参考价值。由于 CT 检查不需要做肠道准备，不受肾功能限制，检查所需时间短，对结石的显示非常敏感，可以明确梗阻部位及梗阻原因，对肾绞痛患者的病因诊断具有重要意义。所以，对肾绞痛患者，可首选 CT 平扫，再依据 CT 结果适当选择其他影像学检查，以提高诊断准确率。研究显示，以前采用的单层螺旋 CT 诊断结石的敏感性和特异性分别可达到 96% ~ 100% 和 92% ~ 100%，对于微小结石会漏诊。多层图像质量优于单层 CT 相同扫描层厚的图像，16 层螺旋 CT 行 5mm 层厚扫描相当于直接薄层 0.625mm 扫描效果，对结石诊断特异性及敏感性接近 100%。

5. CT 增强 + 三维重建（CTU） CTU 是将螺旋 CT 扫描与 IVU 检查相结合的一种检查方法，可以准确判断结石的有无、大小、多少、部位及梗阻、积水情况。对于合并有肾结石且需要同时治疗的患者可行 CTU 检查以评估肾情况，可作为 IVU 的替代检查，目前国外开展较多，但 CTU 的价格较昂贵，并且较 IVU 需要接受更高的放射剂量。

6. 逆行或经皮肾穿刺造影 属于有创的检查方法，不作为常规检查手段，仅在静脉尿路造影不显影或显影不良以及怀疑是 X 线阴性结石、需要作进一步的鉴别诊断时应用。

7. 磁共振水成像（MRU） 磁共振对尿路结石的诊断效果极差，因而一般不用于结石的检查。但是，磁共振水成像（MRU）能够了解上尿路梗阻的情况，而且不需要造影剂即可获得与静脉尿路造影同样的效果，不受肾功能改变的影响。因此，对于不适合做静脉尿路造影的患者（如造影剂过敏、严重肾功能损害、儿童和孕妇等）可考虑采用。

8. 放射性核素 放射性核素检查不能直接显示泌尿系结石，但是，它可以显示泌尿系统的形态，提供肾血流灌注、肾功能及尿路梗阻情况等信息，因而对手术方案的选择以及手术疗效的评价具有一定价值。此外，肾动态显影还可以用于评估体外冲击波碎石对肾功能的影响情况。

（二）实验室检查

1. 尿常规 尿液标本必须是禁食的清晨新鲜尿，分析内容包括尿 pH 值、白细胞、菌尿检测、尿液培养等，其他方法不能排除胱氨酸尿症时行尿胱氨酸检查。试图从感染性结石中根除细菌几乎是不可能的，患者通常表现为菌尿或脓尿。所有准备行取石手术的患者都必须行菌尿的检查，对于病情并不复杂的病例，进行试纸法筛查是行之有效的，部分存在泌尿系感染的患者则需作尿细菌培养。脲酶阳性细菌的感染与碱性尿、镜检发现细菌、白细胞和"同型异构形"晶体密切相关。尿培养鉴定产生脲酶的细菌及抗生素敏感测试是指导术前治疗必不可少的。如果尿细菌培养阴性，但高度怀疑磷酸铵镁结石，应考虑非典型微生物如解脲支原体、解脲棒杆菌或真菌的感染。

尿常规常见红细胞，少量白细胞常提示炎症，不一定是感染，尿结晶形态可提示结石成分类型，尿 pH 值常因结石成分差异而不同。尿细菌培养可明确病原菌类型，结合大量脓尿出现，有助于明确尿路感染，药敏实验可为指导抗生素应用提供参考。

2. 血液检查 结石梗阻伴感染的患者，血常规可见白细胞升高。血生化中肌酐、尿素氮和电解质检测也是评估肾功能和代谢的重要指标。血清肌酐的升高提示肾功能下降，通常是由于结石长期造成引流系统的梗阻、或者反复发生的肾盂肾炎最终导致肾实质的破坏所致。

检测人血白蛋白及血钙可矫正白蛋白结合钙对血钙浓度的影响，亦可直接测定离子钙浓度。测定血清/血浆钙有助于甲状旁腺功能亢进（HPT）或其他与高钙血症有关疾病的诊断。若血钙浓度高（>2.6mmol/L），则应测定甲状旁腺激素水平，以确诊或排除甲状旁腺功能亢进。检测血尿酸可供考虑尿酸/尿酸盐结石时作选择分析，高尿酸血症患者的 X 线阴性结石应考虑尿酸结石。

3. 结石分析 是确定结石性质的方法，适合评估复发风险较高的结石。任何首次患结石的患者均应进行结石成分分析。结石成分分析首选红外光谱分析（IRS 或 X 射线衍射分析，也可用偏振光显微镜分析结石成分。

4. 24 小时尿液分析 对于结石反复复发、有肾内残石和特别危险因素的复杂性肾结石患者，可选择 24 小时尿液分析，包括尿钙、草酸、枸橼酸、尿酸、镁、磷酸、尿素、钠、钾、肌酐及尿量等。测定镁和磷酸可估算草酸钙和磷酸钙离子活度积，测定尿素、磷酸盐、钠及钾可评估患者的饮食习惯。禁食晨尿 pH 值 >5.8 时可考虑为完全性或不完全性肾小管酸中毒，应同时作酸负荷试验，并且进行血液 pH 值、钾、碳酸氢盐和氯化物测定。

七、结石治疗的处理原则

1. 双侧上尿路结石的处理原则 双侧上尿路同时存在结石约占结石患者的 15%，传统的治疗方法一般是对两侧结石进行分期手术治疗，随着体外碎石、腔内碎石设备的更新与泌尿外科微创技术的进步，对于部分一般状况较好、结石清除相对容易的上尿路结石患者，可以同期微创手术治疗双侧上尿路结石。

双侧上尿路结石的治疗原则为：①双侧输尿管结石，如果总肾功能正常或处于肾功能不全代偿期，血肌酐值 <178.0μmol/L，先处理梗阻严重一侧的结石；如果总肾功能较差，处于氮质血症或尿毒症期，先治疗肾功能较好一侧的结石，条件允许，可同时行对侧经皮肾穿刺造瘘，或同时处理双侧结石。②双侧输尿管结石的客观情况相似，先处理主观症状较重或技术上容易处理的一侧结石。③一侧输尿管结石，另一侧肾结石，先处理输尿管结石，处理过程中建议参考总肾功能、分肾功能与患者一般情况。④双侧肾结石，一般先治疗容易处理且安全的一侧，如果肾功能处于氮质血症或尿毒症期，梗阻严重，建议先行经皮肾穿刺造瘘，待肾功能与患者一般情况改善后再处理结石。⑤孤立肾上尿路结石或双侧上尿路结石致急性梗阻性无尿，只要患者情况许可，应及时外科处理，如不能耐受手术，应积极试行输尿管逆行插管或经皮肾穿刺造瘘术，待患者一般情况好转后再选择适当的治疗方法。⑥对于肾功能处于尿毒症期，并有水、电解质和酸碱平衡紊乱的患者，建议先行血液透析，尽快纠正其内环境的紊乱，并同时行输尿管逆行插管或经皮肾穿刺造瘘术，引流肾脏，待病情稳定后再处理结石。

2. 合并尿路感染的结石处理原则 由于结石使尿液淤滞易并发感染，同时结石作为异物促进感染的发生，感染可加速结石的增长和肾实质的损害，两者形成恶性循环，对肾功能造成严重破坏，在未去除结石之前感染不易控制，严重者可并发菌血症或脓毒血症，甚至危及生命。

所有结石患者都必须进行菌尿检查，必要时行尿培养。当菌尿试验阳性，或者尿培养提示细菌生长，或者怀疑细菌感染时，在取石之前应该使用抗生素治疗，对于梗阻表现明显、集合系统有感染的结石患者，需进行置入输尿管支架管或经皮肾穿刺造瘘术等处理。

上尿路结石梗阻并发感染、尤其是急性炎症期的患者不宜碎石，否则易发生炎症扩散甚至出现脓毒血症，必须先控制感染，而此类患者单用抗生素治疗又难以奏效，此时亦不易行输尿管镜取石。通过经皮肾微穿刺造瘘及时行梗阻以上尿路引流可减轻炎症，使感染易于控制，避免感染及梗阻造成肾功能的进一步损害。经皮肾微穿刺造瘘术的应用扩大了体外冲击波碎石及腔镜取石的适应证，可减少并发症，提高成功率，两者合并应用是上尿路结石梗阻伴感染的理想治疗方法。

结石并发尿路真菌感染是临床治疗的难点，常见于广谱抗生素使用时间过长，出现尿路真菌感染时，应积极应用敏感的抗真菌药物。但是，全身应用抗真菌药物毒副作用大，可能加重肾功能的损害，采用局部灌注抗真菌药治疗上尿路结石并发真菌感染是控制真菌感染的好方法。

3. 结石残留的处理 结石残留常见于 ESWL 术后，也可见于 PNL、URS 术以及复杂性肾结石开放取石术后，最多见于下组肾盏。结石不论大小，经 ESWL 治疗后都有可能形成残石碎片。结石残留的直径不超过 4mm，定义为残余碎片，大于或者等于 5mm 的结石则称为残余结石。

残石碎片可导致血尿、疼痛、感染、输尿管梗阻及肾积水等并发症的发生。无症状的肾残余结石增加了结石复发的风险，残石可以为新结石的形成提供核心。感染性结石的患者在进行治疗后，如伴有结石残留，则结石复发的可能性更大。对于无症状残留的结石不能自行排出的患者，应该依据结石情况进行相应的处理。有症状的患者，应积极解除结石梗阻，妥善处理可能出现的问题；同时应采取必要的治疗措施以消除症状。有残余碎片或残余结石的患者应定期随访以确定其致病因素，并进行适当的预防。

临床无意义残石（clinically insignificant residual fragments，CIRF）是指治疗后结石残余物直径≤4mm，无尿路感染或者其他任何症状者。长期随访研究表明，随着时间延长，CIRF可逐渐增大，导致结石复发。因此，对于CIRF应尽早使用体位的改变等方式进行排石。若CIRF未能通过上述方法排出时，需尽早针对结石病因进行预防，对有结石高危因素的患者尤为重要。

八、尿路结石的预防和随访

（一）尿路结石的预防

1. 含钙尿路结石的预防　由于目前对各种预防含钙结石复发的治疗措施仍然存在着一定的争议，而且，患者往往需要长期甚至终生接受治疗，因此，充分地认识各种预防措施的利弊是最重要的。对于任何一种预防性措施来说，不仅需要其临床效果确切，同时，还要求它简单易行，而且没有副作用。否则，患者将难以遵从治疗。

含钙尿路结石患者的预防措施应该从改变生活习惯和调整饮食结构开始，保持合适的体重指数、适当的体力活动、保持营养平衡和增加富含枸橼酸的水果摄入是预防结石复发的重要措施。只有在改变生活习惯和调整饮食结构无效时，再考虑采用药物治疗（表6-2、表6-3）。

表6-2　一般结石预防措施

增大排尿量（饮水预防）	饮水量：2.5～3.0L/d 节律性饮水 中性饮料 排尿量：2.0～2.5L/d 尿浓度＜1.010kg/L
饮食	适量* 高纤维素 多蔬菜 钙摄取量：1000～1200mg/d** 盐摄取量：4～5g/d 蛋白摄取量：0.8～1.0g/（kg·d）***
降低风险因素	BMI为18～25（适用于成人，对儿童不适用） 缓解压力 适当的身体活动 平衡的高排尿量

注*不需要过量的维生素化合物摄入
**吸收性高钙尿的患者达8mmol/d以上者推荐其他标准
***对于儿童来说蛋白质需要量与年龄有关并且个体间有区别

（1）增加液体的摄入：增加液体的摄入能增加尿量，从而降低尿路结石成分的过饱和状态，预防结石的复发。推荐每天的液体摄入量在2.5～3.0L以上，使每天的尿量保持在2.0～2.5L以上。建议尿石症患者在家中自行测量尿的比重，使尿比重低于1.010为宜，以达到并维持可靠的尿液稀释度。

关于饮水的种类，一般认为以草酸含量少的非奶制品液体为宜。饮用硬水是否会增加含钙结石的形成，目前仍然存在不同的看法。应避免过多饮用咖啡因、红茶、葡萄汁、苹果汁和可口可乐。推荐

表6-3　草酸钙结石的特异性预防

结石类型	危险因素	代谢治疗或者二级预防适应证	特异性治疗或预防方法	未经二级预防的复发率
草酸钙结石	高钙尿	钙排泄量5～8mmol/d	碱性枸橼酸或者碳酸氢钠	30%～40%
		钙排泄量＞8mmol/d	氢氯噻嗪	
	低枸橼酸尿	枸橼酸排泄量＜2.5mmol/d	碱性枸橼酸	
	高草酸尿	草酸排泄量＞0.5mmol/d	钙 镁	
	高草酸尿	原发性高草酸尿症	维生素B6 镁 碱性枸橼酸 正常的钙摄取量	
	高尿酸尿	尿酸排泄量＞4mmol/d高尿酸尿和血高尿酸＞380μmol	碱性枸橼酸或者碳酸氢钠加别嘌呤醇	
	低镁尿	镁排泄量＜3.0mmol/d	镁：肾功能不全时禁忌使用	

多喝橙汁、酸果蔓汁和柠檬水。

（2）饮食调节：维持饮食营养的综合平衡，强调避免其中某一种营养成分的过度摄入。

1）饮食钙的含量：饮食钙的含量低于 800mg（20mmol/d）就会引起体内的负钙平衡。低钙饮食虽然能够降低尿钙的排泄，但是可能会导致骨质疏松和增加尿液草酸的排泄。摄入正常钙质含量的饮食、限制动物蛋白和钠盐的摄入比传统的低钙饮食具有更好的预防结石复发的作用。正常范围或者适当程度的高钙饮食对于预防尿路含钙结石的复发具有临床价值。但是，含钙饮食以外的补钙对于结石的预防可能不利，因为不加控制的高钙饮食会增加尿液的过饱和水平。通过药物补钙来预防含钙结石的复发仅适用于肠源性高草酸尿症，口服 200～400mg 枸橼酸钙在抑制尿液草酸排泄的同时，可以增加尿液枸橼酸的排泄。

建议多食用乳制品（牛奶、干酪、酸乳酪等）、豆腐和小鱼等食品。

2）限制饮食中草酸的摄入：虽然仅有 10%～15% 的尿液草酸来源于饮食，但是，大量摄入富含草酸的食物后，尿液中的草酸排泄量会明显增加。草酸钙结石患者尤其是高草酸尿症的患者应该避免摄入诸如甘蓝、杏仁、花生、甜菜、欧芹、菠菜、大黄、红茶和可可粉等富含草酸的食物。其中，菠菜中草酸的含量是最高的，草酸钙结石患者更应该注意忌食菠菜。

低钙饮食会促进肠道对草酸盐的吸收，增加尿液草酸盐的排泄。补钙对于减少肠道草酸盐的吸收是有利的，然而，仅适用于肠源性高草酸尿症患者。

3）限制钠盐的摄入：高钠饮食会增加尿钙的排泄，每天钠的摄入量应少于 2g。

4）限制蛋白质的过量摄入：低碳水化合物和高动物蛋白饮食与含钙结石的形成有关。高蛋白质饮食引起尿钙和尿草酸盐排泄增多的同时，使尿的枸橼酸排泄减少，并降低尿的 pH 值，是诱发尿路含钙结石形成的重要危险因素之一。

推荐摄入营养平衡的饮食，保持三餐营养的均衡性非常重要。避免过量摄入动物蛋白质，每天动物蛋白质的摄入量应限制在 0.8～1.0g/（kg·d）。其中，复发性结石患者每天的蛋白质摄入量不应该超过 80g。

5）减轻体重：研究表明，超重是尿路结石形成的至关重要的因素之一。推荐尿路结石患者的体重指数（body mass index，BMI）维持在 11～18 之间。

6）增加水果和蔬菜的摄入：饮食中水果和蔬菜的摄入可以稀释尿液中的成石危险因子，但并不影响尿钾和尿枸橼酸的浓度。因此，增加水果和蔬菜的摄入可以预防低枸橼酸尿症患者的结石复发。

7）增加粗粮及纤维素饮食：米麸可以减少尿钙的排泄，降低尿路结石的复发率，但要避免诸如麦麸等富含草酸的纤维素食物。

8）减少维生素 C 的摄入：维生素 C 经过自然转化后能够生成草酸。服用维生素 C 后尿草酸的排泄会显著增加，形成草酸钙结晶的危险程度也相应增加。尽管目前还没有资料表明大剂量的维生素 C 摄入与草酸钙结石的复发有关，但是，建议复发性草酸钙结石患者避免摄入大剂量的维生素 C。推荐他们每天维生素 C 的摄入不要超过 1.0g。

9）限制高嘌呤饮食：伴高尿酸尿症的草酸钙结石患者应避免高嘌呤饮食，推荐每天食物中嘌呤的摄入量少于 500mg。富含嘌呤的食物有：动物的内脏（肝及肾）、家禽皮、带皮的鲱鱼、沙丁鱼、凤尾鱼等。

（3）药物预防性治疗：用于含钙结石预防性治疗的药物虽然种类很多，但是，目前疗效较为肯定的只有碱性枸橼酸盐、噻嗪类利尿药和别嘌呤醇。

1）噻嗪类利尿药：噻嗪类利尿药（如苯氟噻、三氯噻唑、双氢克尿噻和吲达帕胺等）可以降低尿钙正常患者的尿钙水平，降低尿液草酸盐的排泄水平，抑制钙的肠道吸收。另外，噻嗪类药物可以抑制骨质吸收，增加骨细胞的更新，防止伴高钙尿症结石患者发生骨质疏松现象。因此，噻嗪类利尿药的主要作用是减轻高钙尿症，适用于伴高钙尿症的含钙结石患者。常用剂量为双氢克尿噻 25mg，每日 2 次，或者三氯噻唑 4mg/d。

噻嗪类利尿药的主要副作用是低钾血症和低枸橼酸尿症，与枸橼酸钾一起应用可以减轻副作用，并且可以增强预防结石复发的作用。部分患者长期应用后可能会出现低血压、疲倦和勃起障碍，应该注意用药后发生低镁血症和低镁尿症的可能性。

2）正磷酸盐：正磷酸盐能够降低 1,25（OH）$_2$-D 的合成，主要作用是减少钙的排泄并增加磷酸盐及尿枸橼酸的排泄，可以抑制结石的形成。其中，中性正磷酸盐的效果比酸性正磷酸盐好。

正磷酸盐主要应用于伴有高钙尿症的尿路含钙结石患者，但是，目前还缺乏足够的证据来证明其治疗的有效性。因此，临床上可选择性地应用于某些尿路结石患者，不作为预防性治疗的首选药物。

3）磷酸纤维素：磷酸纤维素和磷酸纤维钠可以通过与钙结合形成复合物而抑制肠道对钙的吸收，从而降低尿钙的排泄。主要适用于伴吸收性高钙尿症的结石患者，但临床效果还不肯定。由于用药后可能会出现高草酸尿症和低镁尿症，因此，目前不推荐将磷酸纤维素用于预防结石复发的治疗。

4）碱性枸橼酸盐：碱性枸橼酸盐能够增加尿枸橼酸的排泄，降低尿液草酸钙、磷酸钙和尿酸盐的过饱和度，提高对结晶聚集和生长的抑制能力，能有效地减少含钙结石的复发。

临床上用于预防含钙结石复发的碱性枸橼酸盐种类包括枸橼酸氢钾钠、枸橼酸钾、枸橼酸钠、枸橼酸钾钠和枸橼酸钾镁等制剂。枸橼酸钾和枸橼酸钠都具有良好的治疗效果，但是，钠盐能够促进尿钙排泄，单纯应用枸橼酸钠盐时，降低尿钙的作用会有所减弱。临床研究也表明，枸橼酸钾盐的碱化尿液效果比钠盐好，而且钾离子不会增加尿钙的排泄。因此，枸橼酸钾预防结石复发的作用比枸橼酸钠强。枸橼酸氢钾钠具有便于服用、口感较好等优点，患者依从性较高。

尽管碱性枸橼酸盐最适用于伴低枸橼酸尿症的结石患者，但是，目前认为其适应证可能可以扩大至所有类型的含钙结石患者。常用剂量为枸橼酸氢钾钠1~2g，每日3次，枸橼酸钾1~2g或者枸橼酸钾钠3g，每日2~3次。

碱性枸橼酸盐的主要副作用是腹泻，患者服用后依从性较差。

5）别嘌呤醇：别嘌呤醇可以减少尿酸盐的产生，降低血清尿酸盐的浓度，减少尿液尿酸盐的排泄。此外，别嘌呤醇还可以减少尿液草酸盐的排泄。

推荐别嘌呤醇用于预防尿酸结石和伴高尿酸尿症的草酸钙结石患者，用法为100mg，每日3次；或者300mg，每日1次。

6）镁剂：镁通过与草酸盐结合而降低草酸钙的过饱和度，从而抑制含钙尿路结石的形成。补充镁剂在促进尿镁增加的同时，可以增加尿枸橼酸的含量，并提高尿的pH值。因此，镁剂能有效地降低草酸钙结石的复发。适用于伴有低镁尿症或不伴有低镁尿症的草酸钙结石患者。

由于含钙结石患者伴低镁尿症者并不多（<4%），因此，除枸橼酸盐以外，不建议将其他的

镁盐单独用于预防含钙尿路结石复发的治疗。

7）葡胺聚糖：葡胺聚糖可以抑制草酸钙结石的生长，适用于复发性草酸钙结石的治疗，但目前还缺乏关于合成的或半合成的葡胺聚糖应用于预防含钙尿路结石复发的依据。

8）维生素 B_6：维生素 B_6 是体内草酸代谢过程中的辅酶之一，体内维生素缺乏可以引起草酸的排泄增多。大剂量的维生素 B_6（300~500mg/d）对于原发性高草酸尿症患者有治疗作用。维生素 B_6 主要用于轻度高草酸尿症和原发性高草酸尿症患者。

9）中草药：目前认为对含钙结石具有一定预防作用的中草药包括泽泻、胖大海、金钱草、玉米须及芭蕉芯等。但是，尚缺乏临床疗效观察的报道。

2. 尿酸结石的预防　预防尿酸结石的关键在于增加尿量、提高尿液的 pH 值和减少尿酸的形成和排泄3个环节（表6-4）。

（1）大量饮水：使每天的尿量保持在2.0L以上。

（2）碱化尿液：使尿的 pH 值维持在6.5~6.8之间，可以给予枸橼酸氢钾钠1~2g，每日3次，枸橼酸钾2~3g或者枸橼酸钾钠3~6g，每日2~3次，或者碳酸氢钠1.0g，每日3次。

（3）减少尿酸的形成：血中或尿中的酸增高者，口服别嘌呤醇300mg/d。叶酸比别嘌呤醇能够更有效地抑制黄嘌呤氧化酶活性，推荐口服叶酸5mg/d。

3. 感染结石的预防　推荐低钙、低磷饮食。氢氧化铝或碳酸铝凝胶可与小肠内的磷离子结合形成不溶的磷酸铝，从而降低肠道对磷的吸收和尿磷的排泄量（表6-5）。

对于由尿素酶细菌感染导致的磷酸镁胺和碳酸磷灰石结石，应尽可能用手术方法清除结石。

推荐根据药物敏感试验使用抗生素治疗感染。强调抗感染治疗需要足够的用药疗程。在抗生素疗法的起始阶段，抗生素的剂量相对较大（治疗量），通过1~2周的治疗，使尿液达到无菌状态，之后可将药物剂量减半（维持量）并维持3个月。要注意每月进行细菌培养，如又发现细菌或患者有尿路感染症状，将药物恢复至治疗量以更好地控制感染。

酸化尿液能够提高磷酸盐的溶解度，可以用氯化铵1g，每日2~3次或蛋氨酸500mg，每日2~3次。

严重感染的患者，应该使用尿酶抑制剂。推荐使用乙酰羟肟酸和羟基脲等，建议乙酰羟肟酸的首剂为250mg，每日2次，服用3~4周，如果患者能

表6-4 尿酸和尿酸盐结石的特异性治疗

结石成分	危险因素	代谢治疗或者二级预防适应证	特异性治疗或预防措施	未经二级预防的复发率
尿酸	尿pH值持续≤6.0	碱化尿液可增加尿酸溶解度 预防：尿目标pH值为6.2~6.8 紧急溶石治疗：尿目标pH值为7.0~7.2	碱性枸橼酸或碳酸氢钠	50%~70%
	高尿酸尿	尿酸排泄量>4mmol/d	别嘌呤醇	
		高尿酸尿和高尿酸血症>380μmol	别嘌呤醇	
尿酸铵	可分解尿液成分细菌的尿路感染	尿路感染 尿pH值始终>6.5	根据实验室检查结果行抗感染治疗 L-甲硫氨酸 尿目标pH值为5.8~6.2	接近100%
	高尿酸尿	尿酸排泄量>4mmol/d	别嘌呤醇	
		高尿酸尿和高尿酸血症>380μmol	别嘌呤醇	

表6-5 感染性结石的特异性预防

结石类型	危险因素	代谢治疗或者二级预防适应证	特异性治疗或预防措施	未经二级预防的复发率
感染性结石	可分解尿液成分细菌的尿路感染	尿路感染 尿pH值>7.0	根据检查结果行抗生素治疗 L-甲硫氨酸 尿液目标pH值5.8~6.2	接近100%
		磷酸排泄量>35mmol/d	饮食调整	

耐受，可将剂量增加250mg，每日3次。

4. 胱氨酸结石的预防　注意大量饮水以增加胱氨酸的溶解度，保证每天的尿量在3L以上，即饮水量至少要达到150ml/h。

碱化尿液，使尿的pH值达到7.5以上。可以服枸橼酸氢钾钠1~2g，每日3次。

宜多摄入以蔬菜及谷物为主的低蛋白饮食，避免过多食用富含蛋氨酸的食物（大豆、小麦、鱼、肉、豆类和蘑菇等），低蛋白质饮食可减少胱氨酸的排泄。

限制钠盐的摄入，推荐钠盐的摄入量限制在2g/d以下。

尿液胱氨酸的排泄高于3mmol/d时，应用硫普罗宁（α-巯基丙酰甘氨酸）250~2000mg/d或者卡托普利75~150mg/d（表6-6）。

5. 其他少见结石的预防

（1）药物结石的预防

1）含钙药物结石的预防：补钙和补充维生素D（Vit D）引起的结石与尿钙的排泄增加有关，补充大剂量的维生素C（Vit C）可能会促进尿液草酸的排泄。因此，含钙药物结石的预防主要是减少尿钙和尿草酸的排泄，降低尿液钙盐和草酸盐的饱和度。

表6-6 胱氨酸结石的特异性治疗

结石成分	危险因素	代谢治疗或者二级预防适应证	特异性治疗或预防措施	未经二级预防的复发率
胱氨酸	依赖pH值的极低溶解度的胱氨酸	碱化尿液以增大胱氨酸的溶解度 尿最佳pH值为7.5~8.5	尿液稀释 日饮水量3.5~4L 碱性枸橼酸：根据尿pH值 碳酸氢钠：根据尿pH值	70%~100%
		胱氨酸排泄量<3.0~3.5mmol/d	维生素C	
		胱氨酸排泄量>3.0~3.5mmol/d	硫普罗宁：注意药效锐减现象	

2）非含钙药物结石的预防：预防茚地那韦结石的最好方法是充分饮水，每日进水量达到 3L 以上，可以防止药物晶体的析出。酸化尿液使尿 pH 值在 5.5 以下，可能有利于药物晶体的溶解。

氨苯蝶啶、乙酰唑胺、磺胺类药物结石的预防方法是大量饮水以稀释尿液，适当应用碱性药物来提高尿液的 pH 值，从而增加药物结晶的溶解度。

（2）嘌呤结石的预防：嘌呤结石（主要包括 2,8-二羟腺嘌呤结石和黄嘌呤结石）的预防上应该采取低嘌呤饮食；别嘌呤醇能够抑制黄嘌呤氧化酶，可减少 2,8- 二羟腺嘌呤的排泄，从而起防止结石发生的作用。理论上说，碱化尿液可以促进 2,8- 二羟腺嘌呤结石溶解。但是，企图通过药物来把尿液 pH 值提高至 9.0 以上，在临床上是极其困难的。因此，碱化尿液的实际应用价值并不大。

（二）尿路结石的随访

1. 尿路结石临床治疗后的随访　尿路结石临床治疗的目的是最大限度地去除结石、控制尿路感染和保护肾功能。因此，无石率、远期并发症的发生情况和肾功能的恢复情况是临床随访复查的主要项目。

（1）无石率：定期（1 周、1 个月、3 个月、半年）复查 X 线片、B 超或者 CT 扫描，并与术前对比，可以确认各种治疗方法的无石率。尿路结石临床治疗后总的无石率以 PNL 最高，开放性手术次之，联合治疗再次，而 ESWL 最低。

（2）远期并发症：不同的治疗方法可能出现的并发症种类不一样，其中，PNL 的远期并发症主要是肾功能丧失、肾周积液、复发性尿路感染、集合系统狭窄、输尿管狭窄和结石复发等；联合治疗的远期并发症主要是肾功能丧失、复发性尿路感染、残石生长和结石复发等；单纯 ESWL 的远期并发症包括肾功能丧失和结石复发等；开放性手术的远期并发症有漏尿、输尿管梗阻、肾萎缩、结石复发和反复发作的尿路感染等。术后注意定期复查有利于尽早发现并发症的存在。

（3）肾功能：术后 3 个月至半年复查排泄性尿路造影，以了解肾功能的恢复情况。

2. 尿路结石预防性治疗后的随访　尿路结石患者大致可以分为不复杂和相对复杂两类。第一类包括初发结石而结石已排出的患者以及轻度复发性结石患者，第二类包括病情复杂、结石频繁复发、经治疗后肾仍有残留结石或者有明显诱发结石复发的危险因素存在的患者。其中，第一类患者不需要随访，第二类患者应该进行随访。

（叶章群　陈志强　夏　丁）

第二节　肾　结　石

按结石所处具体解剖部位划分肾结石可分为肾盂结石和肾盏结石（肾上、中、下盏结石）。充满肾盂及部分或全部肾盏的分枝状结石因形似鹿角故命名为鹿角形结石。

一、临床表现

（一）疼痛

肾区、腰部、胁腹部疼痛有时伴输尿管行径疼痛。疼痛程度取决于结石大小和所在位置，大结石活动度小、痛感轻，表现为钝痛、隐痛或无痛；小结石活动度大，常引起绞痛。肾绞痛通常为肾集合系统或输尿管受牵张所致，表现为突发性剧烈难忍疼痛，发作时患者经常频繁变换体位以试图缓解疼痛，可伴恶心、呕吐。肾盏结石由于间歇引起梗阻会出现周期性疼痛，表现为腰背部、胁腹部钝痛，大量饮水后可加重。一般 >1cm 的肾盂结石会导致肾盂输尿管连接部梗阻，在肾区引起严重疼痛，通常为持续性且难以忍受，无梗阻的部分鹿角形结石或完全鹿角形结石少有胁腹部或腰背部痛。

（二）血尿

镜下或肉眼血尿，前者多见，有时活动后镜下血尿是唯一症状。患侧肾盂输尿管连接部完全梗阻时也可无血尿。

（三）感染

部分肾结石可并发尿路感染或本身即感染性结

石，一般有尿频、尿急、尿痛症状，引起急性肾盂肾炎或脓肾时会出现畏寒、发热、寒战等全身症状。梗阻性肾盂肾炎的首发症状包括感染、败血症、少尿或无尿。临床表现为全身状况不佳，在败血症时甚至有意识障碍，由于炎性介质诱导的尿败血症体检时会出现血压下降、腹部膨隆及少量肠鸣音亢进，肾区有叩击痛，也经常会仅仅出现弥漫性腹痛或不明原因的腰痛。常伴有发热、恶心、呕吐。在儿童肾结石中，尿路感染可能是主要表现。

（四）排石

少数患者发觉自行排出沙砾样小结石。

二、诊断

问诊初次疼痛发作情况十分重要，需确认疼痛的性质、特点、放射部位、诱因，是否伴恶心、呕吐、排石和血尿，应该与急腹症进行全面鉴别。当患者腰痛和血尿出现时应首先考虑上尿路结石，尤其是典型肾绞痛表现时，如有排石史可进一步定性诊断。既往尿石病史或家族史亦有相当的诊断价值。为明确病因，患者职业、饮食、服药史、系统病史也应详细询问。

（一）体格检查

肾结石患侧肾区压痛、叩击痛。重度肾积水时可在上腹部扪及包块。在临床上发现肾绞痛患者时需加强体检排除其他急腹症病因。

（二）实验室检查

1. 尿液检查　通常在尿沉渣检查中会发现少量红细胞，25% 的患者会有大量红细胞。尿常规多为白细胞尿。尿沉渣中有亚硝酸盐或者细菌出现时应行尿培养并做药敏试验，这有利于指导抗生素的应用。浑浊尿、脓尿、发热和寒战表示伴发感染。巨大的肾鹿角型结石通常只表现为浑浊尿或者发热，并可能完全无疼痛。

2. 血液检查　通常无明显改变，白细胞升高、C 反应蛋白（CRP）升高多表示伴发有尿路感染。尿素氮和肌酐通常无改变、伴有梗阻时升高。当出现尿毒症时可有贫血。肾绞痛发作时血常规中白细胞可轻度升高，通常为机体应激反应。

3. 结石分析　为确定结石性质的方法，适合评估复发风险较高的结石。

（三）影像学检查

1. B 超　肾结石筛查的重要手段，结石显示为高回声伴声影，除显示结石（可发现透 X 线结石）外，还可发现结石引起的肾积水、肾萎缩、肾血供改变。

2. 腹部平片（KUB）　是确认肾结石的常规检查，在 X 线片上显示为高密度影。关于结石体积、数目、形状以腹部平片为准。由于受肠道内容物和肾周骨骼干扰可能漏诊，因而不能仅凭 KUB 否定结石存在。尿酸结石、黄嘌呤结石等透 X 线结石在 KUB 上不能显示。

3. CT 平扫　非增强薄层 CT 平扫能发现微小的、任何成分的结石，有助于鉴别透光的结石以及了解有无肾畸形。一般不作为肾结石的首选影像检查。

4. 静脉尿路造影　可评价肾结石大小、位置及其肾结构和功能，敏感性和特异性不及 CT。对于透 X 线结石可显示为充盈缺损影像。对于肾功能不全患者、造影剂过敏患者不适用。

5. 逆行肾盂造影　一种基于 IVU 的有创性影像学检查，造影前需在膀胱镜下行输尿管插管术。仅用于以下情况：碘过敏无法行 IVU；IVU 显影不佳而影响诊断；结石远端尿路梗阻可疑；经输尿管导管注入空气作为对比剂，通过提高影像反差显示 X 线透光结石。

6. 放射性核素肾显像　评价治疗前后受损肾的功能变化情况，明确双侧尿路梗阻患者功能较好的肾。不作为一线检查。

三、鉴别诊断

1. 胆绞痛　主要位于右季肋部，可放射至右肩部，常伴有黄疸、尿黄、粪白。一般无血尿。

2. 妇科疾病（卵巢囊肿蒂扭转、输卵管异位妊娠）　常表现为腹痛，下腹部压痛、肌张力增高、道格拉斯点压痛以及腹膜炎的表现。

3. 阑尾炎　表现为腹壁张力增高、反跳痛、白细胞升高和体温升高。患者会静止卧床以缓解疼痛。而结石患者多烦躁不安，常要持续改变体位来缓解疼痛，皮肤苍白、湿冷、肾区叩痛，输尿管走行的腹部投影区有压痛，肠胀气、呕吐、睾丸痛和尿急等，可能还会出现微量血尿。不过阑尾炎患者尿中也会出现个别红细胞。超声检查有利于鉴别尿路结石和阑尾炎。

4. 带状疱疹　表现为游走性侧腹壁疼痛，这类似于结石绞痛的表现。当没有明显的泌尿系统影像学改变以及尿液检查时就应考虑带状疱疹。

5. 其他肾疾病　如慢性肾盂肾炎、肾肿瘤、泌尿系统结核、糖尿病导致的肾乳头坏死等也可因为细胞碎屑在输尿管的凝集和排泄而引起绞痛。借助于尿液检查、CT、超声、尿培养和实验室化学检查可以区分这些疾病。

6. 某些胸部和腹部疾病　此类疾病也会产生类似绞痛的疼痛。包括心肌梗死、子宫内膜异位症、宫外孕、腰肌脓肿、中毒、嗜铬细胞瘤、消化性溃疡和胰腺炎等。

四、治疗

肾结石患者必须实施个体化防治方案，主要目的是解除梗阻、保护肾功能、缓解症状。直径 <0.4cm 光滑小结石多可自行排出。

（一）保守对症治疗

适应证：直径 <0.6cm 的表面光滑结石；尿路无梗阻；结石未引起尿路完全梗阻，停留于局部少于 2 周；纯尿酸或胱氨酸结石；经皮肾镜、输尿管软镜碎石术后以及 ESWL 术后的辅助治疗。排石方法包括一般方法、中医中药、溶石疗法和中西医结合等方法。建议排石治疗 1~2 个月。

可采取的方法包括：每日饮水 2000~3000ml 的水化疗法、适度运动、双氯芬酸钠栓剂纳肛、α 受体阻滞药或钙离子通道拮抗药为主的药物排石治疗、中医治疗。溶石治疗推荐应用于尿酸结石和胱氨酸结石。对于尿酸结石，口服别嘌呤醇，根据血、尿的尿酸值调整药量；口服枸橼酸氢钾钠或碳酸氢钠片，以碱化尿液维持尿液 pH 值在 6.5~6.8。对于胱氨酸结石，可口服枸橼酸氢钾钠或碳酸氢钠片，以碱化尿液，维持尿液 pH 值在 7.0 以上。治疗无效者，应用青霉胺，注意药物副作用。

（二）体外冲击波碎石术

最佳适应证为 0.5~2cm 的肾结石。禁忌证：妊娠妇女、远端尿路梗阻、凝血功能异常、严重心律失常、急性尿路感染、血肌酐 >265μmol/L、严重

骨骼畸形和肥胖难以定位、肠道异位等。原理：在 B 超或 X 线定位下冲击波波源发出聚焦冲击波以非接触方式从体外传至体内击碎结石，一般连续发射冲击波直至结石逐渐解体粉碎成细砂，随尿液排出体外。

ESWL 的疗效除了与结石的大小有关外，还与结石的位置、化学成分以及解剖异常有关。

1. 结石大小　结石越大，需要再次治疗的可能性就越大。直径小于 20mm 的肾结石应首选 ESWL 治疗；直径大于 20mm 的结石和鹿角形结石可采用经皮肾镜取石术（PNL）或联合应用 ESWL。若单用 ESWL 治疗，建议于 ESWL 前插入双 J 管，防止"石街"形成阻塞输尿管。

2. 结石位置　肾盂结石容易粉碎，肾中盏和肾上盏结石的疗效较下盏结石好。对于下盏漏斗部与肾盂之间的夹角为锐角、漏斗部长度较长和漏斗部宽度较窄者，ESWL 后结石的清除不利。

3. 结石成分　磷酸铵镁和二水草酸钙结石容易粉碎，尿酸结石可配合溶石疗法进行 ESWL，一水草酸钙和胱氨酸结石较难粉碎。

4. 解剖异常　马蹄肾、异位肾和移植肾结石等肾集合系统的畸形会影响结石碎片的排出，可以采取辅助的排石治疗措施。

5. ESWL 治疗次数和治疗间隔时间　推荐 ESWL 治疗次数不超过 3~5 次（具体情况依据所使用的碎石机而定），否则，应该选择经皮肾镜取石术。治疗的间隔时间目前无确定的标准，但多数学者通过研究肾损伤后修复的时间，认为间隔的时间以 10~14 天为宜。

6. 禁忌证　目前认为只有妊娠为绝对禁忌证。其他禁忌证包括：未纠正的凝血功能障碍；严重的心肺疾病；结石远端解剖性梗阻；未获控制的尿路感染；严重的糖尿病；传染病活动期，如结核、肝炎等；严重的骨骼畸形或重度肥胖，影响结石定位。

7. 常见并发症及其处理　ESWL 常见的并发症主要包括石街、残石再生长、肾绞痛、感染、肾损伤、心血管并发症及消化系统并发症等。

（1）石街形成：石街多为输尿管石街，为大量碎石在输尿管堆积没有及时排出而形成，ESWL 后石街的形成概率为 4%~7%，如果结石 >2cm，石街的发生率上升至 5%~10%，而对于鹿角形结石，其石街的发生率更是高达 40%。石街形成与结石大小、位置以及能量的设置有关，但最主要的因素是

结石的大小。石街的处理重在预防，关键在于严格掌握ESWL适应证。对于无症状或无并发症的石街，可以采取保守治疗。但是当出现梗阻、感染或肾功能受损时，必须立即行相应处理，再次行ESWL或经皮肾穿刺造瘘术通常是最有效的，对于复杂的病例也可行URS甚至开放手术治疗。

（2）残石再生长：一般把ESWL后直径不超过4mm的结石残余物定义为残余碎片，把大于或等于5mm的结石则称为残余结石。残石碎片的形成与结石成分、大小、位置、数量、肾的形态、碎石冲击波的频率及能量有关。残石碎片可导致血尿、疼痛、感染、输尿管梗阻及肾积水等并发症的发生。ESWL患者残余碎片再生长的概率为21%～59%，其中40%以上会出现临床症状并可能需要进一步处理。对有症状的残余结石患者，应积极解除梗阻，合理处理可能出现的并发症；同时采取必要的治疗措施以消除症状。对于无症状残余结石不能自行排出的患者，处理原则及手段与同类型原发结石相同。对粉碎的下盏结石，予以利尿、倒立以及机械振动治疗有利于结石的排出。对下组肾盏存在结石或碎片且功能丧失的患者，下极肾部分切除术可以作为治疗选择之一。对于上、中组肾盏的结石，可采用输尿管软镜直接碎石。

（3）肾绞痛：ESWL后肾绞痛一般不重，用镇痛药物治疗均可缓解。一般镇痛药物难以缓解的肾绞痛通常是由于石街及其导致的梗阻所引起，必要时可再行ESWL治疗。当肾绞痛保守治疗无效者，梗阻合并感染较重者，应及时解决梗阻，如输尿管支架放置术、输尿管镜碎石术、经皮肾造瘘术等。

（4）感染：ESWL后菌尿的发生率为7.7%～23.5%，而菌血症的发生率可以高达14%。合理使用抗菌药物是治疗ESWL后泌尿系感染的有效手段。如果ESWL治疗前尿细菌培养阳性或存在泌尿系梗阻，败血症的概率将增加，严重时可导致感染性休克，甚至危及生命，必须及时进行治疗，如应用广谱抗生素进行抗感染治疗，待尿液培养及药敏试验结果出来后再改用敏感抗生素，及时进行尿液引流，可先逆行插入输尿管支架管引流尿液，如逆行插入输尿管支架管失败，或者引流效果不佳，可行经皮肾穿刺置管引流。

（5）肾损伤：肾损伤是ESWL较为严重的并发症，损伤之后形成的瘢痕可导致永久性肾单位损失，并可导致一系列长期的不良影响。肾损伤主要表现为肾实质损伤及包膜下血肿、肾盂破裂、肾单位永久性损失、弥漫性纤维化、瘢痕、完全性肾乳头坏死，甚至不可逆的急性肾功能衰竭。治疗时降低冲击波的次数、频率及能量不仅可以有效地减少肾损伤，同时还可以提高无石率。大多数的肾包膜下、肾周血肿患者都可以采取保守治疗。少数文献报道，对于血肿较大的患者，行超声引导下穿刺引流或可减轻患者症状，加快血肿吸收和愈合。对于严重肾裂伤伴肾包膜下血肿，保守治疗效果欠佳时，可考虑行选择性动脉栓塞或急诊手术清除血肿，同时缝合肾破裂口。对于肾破裂严重的患者必要时行肾部分切除或肾切除术。ESWL后尿外渗患者，积极解除梗阻、充分引流尿液是治疗的关键。对于尿外渗较重的患者，必要时行肾周积液或尿性囊肿穿刺引流，同时行抗感染治疗。

（三）经皮肾镜碎石

主要用于处理复杂肾结石，如>2cm的肾结石、鹿角形结石、多发性肾结石、ESWL难以粉碎及治疗失败的结石、有症状的肾盏或憩室内结石。

1. 适应证

（1）所有需开放手术干预的肾结石，包括完全性和不完全性鹿角形结石、≥2cm的肾结石、有症状的肾盏或憩室内结石、体外冲击波难以粉碎及治疗失败的结石。

（2）输尿管上段L_4以上、梗阻较重或长径>1.5cm的大结石；或因息肉包裹及输尿管迂曲、ESWL无效或输尿管置镜失败的输尿管结石。

（3）特殊类型的肾结石，包括小儿肾结石梗阻明显、肥胖患者的肾结石、肾结石合并肾盂输尿管连接部梗阻或输尿管狭窄、孤立肾合并结石梗阻、马蹄肾并结石梗阻、移植肾合并结石梗阻以及无积水的肾结石等。

2. 禁忌证

一般禁忌证包括：未纠正的全身出血性疾病、严重心脏疾病和肺功能不全、无法承受手术者及未控制的糖尿病和高血压者。服用阿司匹林、华法林等抗凝药物者，需停药1～2周，复查凝血功能正常才可以进行手术。

其他禁忌证包括：

（1）盆腔游走肾或重度肾下垂者。

（2）未接受治疗的急性尿路感染或伴有肾结核。

（3）结石体积巨大，估计一定次数的PNL无法取净的鹿角形结石；鹿角形结石合并需要治疗而估计无法通过经皮肾镜有效纠正的肾脏解剖畸形者。

（4）肾后型结肠。

（5）潜在有肾肿瘤患者。

（6）妊娠。

（7）脊柱严重后凸或侧弯畸形、极肥胖或不能耐受俯卧位者，但可以采用仰卧、侧卧或仰卧斜位等体位进行手术。

3. 治疗方案和原则

（1）PNL 应在有条件的医院施行，推荐首选微造瘘 PNL，并在术中由有经验的医生根据具体的情况采用大小不同的通道和不同类型的器械进行手术。

（2）开展手术早期宜选择简单病例，如：单发肾盂结石合并中度以上肾积水，患者体形中等偏瘦，没有其他伴随疾病。

（3）复杂或体积过大的肾结石手术难度较大，应由经验丰富的医生诊治，不排除开放手术处理（方法参照肾开放性手术）。

（4）合并肾功能不全者或肾积脓先行经皮肾穿刺造瘘引流，待肾功能改善及感染控制后再二期取石。

（5）全鹿角形肾结石可分期多次多通道取石，但手术次数不宜过多（一般单侧取石≤3次），每次手术时间不宜过长，需视患者耐受程度而定。多次 PNL 后仍有直径＞0.4cm 的残石，可联合应用 ESWL。

4. 常见并发症及其处理　主要的并发症是出血、感染及肾周脏器损伤。如果术中出血较多，则需停止操作，并放置肾造瘘管，择期行二期手术。当肾造瘘管夹闭后，静脉出血大多可以停止。临床上持续的、大量的出血一般都是由于动脉性损伤所致，往往需行血管造影继而进行超选择性栓塞。若出血凶险难以控制，应及时改开放手术，以便探查止血，必要时切除患肾。迟发性大出血多数是由于肾实质动静脉瘘或假性动脉瘤所致，血管介入超选择性肾动脉栓塞是有效的处理方法。

有部分术后患者会出现尿源性脓毒症。尿脓毒症即由于尿路感染引起的脓毒症。当尿路感染出现临床感染症状并且伴有全身炎症反应征象（发热或体温降低、白细胞升高或降低、心动过速、呼吸急促）时即可诊断为尿脓毒症。尿脓毒症主要是革兰氏阴性菌引起，但近年真菌引起的比率逐渐上升。

尿脓毒症是尿路感染从菌尿到感染性休克这个连续性临床过程中的一个阶段。尿脓毒症的诊断，需行病史采集、生命体征以及泌尿生殖系统检查，还需行尿常规、微生物标本的培养及药敏试验和血液检查，必要时可行影像学检查。有研究表明，经皮肾镜手术前口服一周环丙沙星抗生素有利于减少术后发生尿脓毒症，但是也有文献表明：对于没有感染证据的患者，没有充分证据表明何种抗生素具有更多优势。术前清洁中段尿的培养和（或）尿液涂片染色，可以获得病原学种类，肾盂尿培养能够更加准确地预测术后尿脓毒症的发生情况，特别是对大结石和需要多通道碎石的患者。

尿脓毒症的危险因素包括：慢性功能不全、贫血、性别及既往尿路感染病史、解剖异常、结石复杂情况、手术时间等。另有研究表明，高达20%的患者死于感染中毒引起的多器官功能衰竭。与存活组患者相比，死亡组中患者平均年龄偏大、经历更频繁的手术、距离感染肾切除时间长、血化验中具有更高的 C 反应蛋白以及更低的血小板计数。

尿脓毒症的早期诊断及治疗对阻止疾病的进展和降低死亡率起着关键的作用。对尿脓毒症患者需要监测血压、心率、呼吸、氧饱和度、中心静脉压和尿量等。治疗包含以下4个基本方面：①支持治疗，稳定血压和维持呼吸通畅，必要时可机械通气。维持水、电解质平衡是治疗尿脓毒症患者的重要一部分。②早期合理地应用抗生素，能显著提高存活率。抗生素的经验性治疗需采用广谱抗生素，随后根据细菌培养结果进行调整。③控制合并因素，如果合并因素与治疗有关，应该马上控制和（或）去除这些因素。④某些特殊治疗如对脑垂体 - 肾上腺皮质轴功能相对不足的患者应用氢化可的松是有益的，但对剂量的多少尚有争议。应用胰岛素严密控制血糖，也能降低死亡率。

（四）输尿管镜碎石取石术

逆行输尿管镜（retrograde intrarenal surgery, RIRS）治疗肾结石以输尿管软镜为主，其损伤介于 ESWL 和 PNL 两者之间。随着输尿管镜和激光技术的发展，逆行输尿管软镜配合钬激光治疗肾结石（＜2cm）和肾盏憩室结石取得了良好的效果。

近年来，随着输尿管镜设备和技术的不断发展，应用逆行输尿管软镜和钬激光技术进行肾内碎石，成为目前肾结石治疗的一种新方法。由于该技术利用泌尿道的自然腔道，无需建立其他创伤性通道，创伤小、恢复快、疗效好（优于 ESWL），临床应用前景广阔。然而，对于鹿角形结石，RIRS 多需要分期进行，且无石率较 PNL 低，只限于有丰富操作经验的临床医生使用，但不作为首选治疗方法。

1. 适应证　一般包括 ESWL 定位困难的、X 线阴性肾结石＜2cm；ESWL 术后残留的肾下盏结石；嵌顿性肾下盏结石，ESWL 治疗的效果不好；极度肥胖、严重脊柱畸形，建立 PNL 通道困难；结石坚硬（如一水草酸钙结石、胱氨酸结石等），不适合利用 ESWL 治疗；伴盏颈狭窄的肾盏憩室内结石。

2. 禁忌证　一般包括不能控制的全身出血性疾病；严重的心肺功能不全，无法耐受手术；未控制的泌尿道感染；严重尿道狭窄，腔内手术无法解决；严重髋关节畸形，截石位困难。

3. 常见并发症及其处理　输尿管输送鞘置入过程中，可出现输尿管损伤甚至断裂等并发症。必要时可术前置入双 J 管扩张 1～2 周。输尿管输送鞘置入时未达肾盂，结石负荷过大，手术时间过长，均可导致肾盂内压过高，从而引起机体水吸收增加，合并感染时极易导致尿源性脓毒症的发生。

（五）开放性手术

近年来，随着体外冲击波碎石和腔内泌尿外科技术的发展，特别是经皮肾镜碎石取石术和输尿管镜碎石取石术的应用，使肾结石的治疗取得了突破性的进展，开放性手术在肾结石治疗中的运用已经显著减少。在一些结石治疗中心，肾结石病例中开放手术仅占 1%～5.4%。但是，开放性手术取石在某些情况下仍具有极其重要的临床应用价值。

1. 适应证　ESWL、URS 和（或）PNL 作为肾结石治疗方式存在禁忌证；ESWL、PNL、URS 手术治疗失败，或上述治疗方式出现并发症需开放手术处理；存在同时需要开放手术处理的疾病，例如肾内集合系统解剖异常、漏斗部狭窄、肾盂输尿管交界处梗阻或狭窄、肾下垂伴旋转不良等。

2. 可供选择的手术方式　单纯性肾盂或肾窦内肾盂切开取石术；肾盂肾实质联合切开取石术；无萎缩性肾实质切开取石术；放射状肾实质切开取石术；肾部分切除术和全切除术。

（六）腹腔镜手术

与开放手术适应证相同，如果需要开放手术，应该首先考虑腹腔镜手术。

（七）溶石治疗

溶石治疗是通过化学的方法溶解结石或结石碎片，以达到完全清除结石的目的，是一种有效的辅助治疗方式，常作为体外冲击波碎石、经皮肾镜碎石取石、输尿管镜碎石取石及开放手术取石后的辅助治疗。特别是对某些部分或完全性鹿角形结石的病例，化学溶石与取石手术联合治疗是一种可行的治疗选择。此外，口服药物治疗尿酸结石也是一项很有效的方法。

经皮化学溶石时至少应该有两个肾造瘘管，目的是在对肾集合系统进行灌注时，避免和减少溶石液体流入膀胱和肾内压力升高所产生的危害。对于结石比较大的病例，在溶石治疗时应留置输尿管双 J 管。

1. 感染性结石　由磷酸镁铵和碳酸磷灰石组成，能被 10% 的肾溶石酸素（pH 值为 3.5～4 的酸性溶液）及 Suby 液所溶解。具体的方法是在有效的抗生素治疗同时，溶石液从一根肾造瘘管流入，从另一根肾造瘘管流出。溶石时间的长短取决于结石的负荷，完全性鹿角形结石往往需要比较长的时间才能被溶解。冲击波碎石后结石的表面积增加或者形成结石残渣，增加了结石和溶石化学液的接触面积，有利于结石的溶解。该疗法的最大优点是不需麻醉即可实施。因此，也可作为某些高危病例或者不宜施行麻醉和手术的病例的一种治疗选择。

口服药物溶石的方案：①短期或长期的抗生素治疗；②使用氯化铵 1g，2～3 次/日，或者甲硫氨酸 500mg，2～3 次/日，以酸化尿液；③对于严重感染者，使用尿酶抑制剂，例如乙酰羟肟酸和羟基脲等；建议乙酰羟肟酸的首剂为 250mg，2 次/日，服用 3～4 周，如果患者能耐受，则可将剂量增加到 250mg，3 次/日。

2. 胱氨酸结石　胱氨酸在碱性环境中可溶解。应多饮水、保持每日尿量在 3000ml 以上，特别注意保持夜间尿量要多。口服枸橼酸氢钾钠或碳酸氢钠片碱化尿液，维持尿液 pH 值在 7.0 以上。尿液胱氨酸的排泄高于 3mmol/d 时，可应用硫普罗宁（α-巯基丙酰甘氨酸）或者卡托普利。经皮化学溶石可使用 0.3 mol/L 或 0.6mol/L 的三羟甲氨基甲烷（THAM）液，这些溶液的 pH 值在 8.5～9.0。另一种药物为乙酰半胱氨酸，这两种药物可以联合使用。经皮化学溶石可以与其他取石方法联合应用。

3. 尿酸结石 经皮化学溶石可使用 THAM 液。口服药物溶石要求大量摄入液体、口服别嘌呤醇及使用碱性药物以提高尿液的 pH 值。推荐口服药物溶解尿酸结石的方案：①大量饮水使 24 小时尿量至少达到 2000 ~ 2500ml 以上；②口服别嘌呤醇 300mg，2 ~ 3 次 / 日，以减少尿液尿酸的排泄，24 小时尿酸排泄的总量应低于 4mmol；③使用枸橼酸氢钾钠 2 ~ 3mmol，3 次 / 日，或者枸橼酸钾 6 ~ 10mmol，2、3 次 / 日，或者枸橼酸钾钠 9 ~ 18mmol，2 ~ 3 次 / 日，以碱化尿液，使尿液的 pH 值达到 6.8 ~ 7.2。

（八）特殊类型肾结石的治疗

随着体外冲击波碎石术（ESWL）和腔内泌尿外科技术（输尿管镜、经皮肾取石术）的发展，开放手术取石的适应证明显减少。多中心研究认为，需要外科治疗的泌尿系结石中仅 1% ~ 5.4% 的病例选择开放性手术治疗。但在某些情况下，开放手术取石仍是必要的，因为这些患者的结石在肾集合系统中的位置非常棘手。这就需要泌尿外科医生具有肾开放取石术及输尿管切开取石术的技术及经验。当泌尿系结石的临床治疗拥有多种外科治疗方案可供选择时，对于特殊的病例到底是否采用微创手术抑或开放性手术治疗，则不可避免地存在着争议。

1. 鹿角形肾结石 鹿角形肾结石是指充满肾盂和至少 1 个肾盏的结石。部分性鹿角形结石仅仅填充部分集合系统，而完全性鹿角形结石则填充整个肾集合系统。新发的鹿角形肾结石都应该积极地治疗，患者必须被告知积极治疗的益处与相关风险。在大多数情况下，PNL 应作为首选的治疗手段；若采用联合治疗，PNL 则是大多数能最终解决问题的治疗方法；单用 ESWL 或开放手术不应作为一线的治疗方法。若肾解剖正常，体积小的鹿角形肾结石可考虑单用 ESWL 治疗，碎石前应先保证充分引流；若结石无法通过合理次数的微创技术处理，可考虑采用开放手术。

鹿角形肾结石以单通道的经皮肾取石术有时无法清除所有结石，可以建立第二、第三条微创经皮肾通道，进行多通道碎石取石术。多通道的建立时间，通常在第一通道变为成熟通道的基础上才可以进行，一般在一期手术后 5 ~ 7 天。操作熟练和手术顺利者，可一期进行多通道穿刺取石。由于第二、第三通道仅扩张至 14 ~ 18Fr，因此，损伤和出血的

危险较小，安全性较高。多通道形成后可加快取石的速度，提高对鹿角形肾结石的清除能力。

完全性鹿角形肾结石可分期多次取石，对巨大的结石可采用多通道取石，但手术的次数不宜过多（一般单侧取石 ≤ 3 次），每次手术的时间不宜过长。必要时需视患者的耐受程度和医生的经验，联合应用 ESWL 辅助或"三明治"方法治疗。

若无很好的条件和经验开展 PNL，鹿角形结石可采用开放性手术治疗（方法参照肾开放性手术）。可以选择的手术包括扩大的肾盂肾盏切开取石术、无萎缩性肾实质切开取石术、复杂的放射状肾实质切开术和低温下的各种改良肾手术。利用腔内 B 超扫描和多普勒超声确定结石或者扩张肾盏周围的无血管肾实质区，在此区域行多重放射状肾实质切开治疗体积较大的鹿角状结石能够减少肾功能的损害。

2. 马蹄肾肾结石 马蹄肾的两肾下极多在脊柱前方融合成峡部，输尿管与肾盂高位连接，伴有肾旋转不良，各组肾盏朝向背侧。因肾位置较正常低，肾上极更靠后外侧，故穿刺时多从背部经肾上盏或中盏入路。

由于输尿管上段在峡部前侧位跨越行走并与肾盂连接，UPJ 处成坡状，肾盏漏斗部狭长，造成术后残石很难自行排出，尤其是肾下盏结石，所以手术中应尽量清除所有结石，必要时进行多通道碎石取石术。如果 UPJ 的高位连接未造成明显的功能性梗阻，一般可不予处理。

马蹄肾结石可依照前面所提到的一般结石的处理原则进行治疗。需要强调的是，患者通常根据肾在体表的投影，取俯卧位行 ESWL 治疗（即冲击波从前腹进入体内）。

3. 孤立肾肾结石 孤立肾患者由于代偿性肾增大，肾皮质厚，在经皮肾手术中，穿刺、扩张时容易出血，微创经皮肾造瘘只需将皮质肾通道扩张至 14 ~ 18Fr，对肾皮质的损伤减少、出血的概率较低，分二期手术较安全。

手术的关键在于解除梗阻，改善肾功能，采用合理的通道大小和取石次数。对于难以取净的残石可术后结合 ESWL 治疗。每次治疗后必须监测肾功能的变化，治疗间隔的时间适当延长。

若无很好的条件和经验开展 PNL，也可采用开放性手术治疗。相对于非孤立肾而言，其手术的风险较大。

4. 移植肾肾结石 移植肾为孤立功能肾，患者

长期服用免疫抑制药，抵抗力低下，合并肾结石时应采取创伤小、效果确切的治疗方法。推荐肾移植伴肾结石的患者采用 ESWL 和 PNL 治疗。由于移植肾位于髂窝，位置表浅，经皮肾穿刺容易成功。

移植肾及输尿管均处于去神经状态，因此，可以在局部麻醉 + 静脉镇痛下进行手术。一般来说，患者采用仰卧位。但是如果合并输尿管狭窄，则采用截石位。

移植肾的输尿管膀胱吻合口多位于膀胱顶侧壁，输尿管逆行插管不易成功。术中可先 B 超定位，穿刺成功后注入造影剂，然后在 X 线定位下穿刺目标肾盏。

手术时间不宜过长，出血明显时应待二期手术取石。

5. 肾盏憩室结石　肾盏憩室结石可采用 ESWL、PNL（如可能）或逆行输尿管软镜来处理。后腹腔镜手术也可用于治疗肾盏憩室结石。如果肾集合系统和憩室之间的连接部相对狭窄，即使碎石效果较好，结石仍有可能停留在原处而无法排出。

也可以采用经皮微创的方法直接穿刺肾盏憩室，必要时 X 线协助监测，术中经预置的导管逆行注入亚甲蓝帮助寻找狭小的漏斗部开口，取石后予以切开扩张狭小的漏斗部，放置一根 6Fr 双 J 管越过肾盏憩室漏斗部切开重建处进入肾盂及输尿管，并留置 30 天。

朝向腹侧的肾盏憩室可以经腹腔镜下切除，去除结石和憩室。

6. 盆腔肾肾结石　对于肾位于盆腔的患者，推荐使用 ESWL 治疗。PNL 的难度大，一般不宜采用，必要时可采取开放手术或腹腔镜手术。

7. 海绵肾结石　海绵肾表现为肾髓质集合管的囊状扩张，形成的结石一般位于肾乳头的近端，结石细小呈放射状分布。经皮肾取石术难以处理此类结石，而且极易损伤肾乳头，日后形成的瘢痕会造成集合管的梗阻。较大的结石或结石排至肾盂或肾盏引起梗阻时，可采用 ESWL、URL 或 PNL 治疗。

口服枸橼酸制剂及维生素 B_6、增加液体的摄入以抑制结石的生长。

8. 小儿肾结石　儿童肾结石的发病率为 1%~3%，其发生与代谢异常和泌尿系统畸形有关，极易复发。儿童肾鹿角形结石较少见。儿童输尿管较成人短、弹性和可膨胀性好，自发性排石和 ESWL 后的排石能力较成人强且不易引起梗阻及石街，身体容积小，冲击波易于传递且能量衰减少，结石形成时间较短、结构疏松及脆性较高，更易于粉碎。ESWL 具有安全、近乎无创、高效和并发症较少等优点，已经成为儿童绝大多数上尿路结石的首选治疗方法。

因小儿的代偿能力较强，排石能力较成人强，单纯碎石的指征较成人稍宽。若结石较大而梗阻不严重，应先置双 J 管后碎石；如碎石效果不佳或结石梗阻严重，则可采取微创经皮肾取石解决。一般情况下不宜双侧同时碎石或经皮取石。

9. 过度肥胖患者　对于过度肥胖的患者，患者皮肤至结石的距离过大，ESWL 定位困难，因而不易成功，推荐选用 PNL 或开放手术。标准经皮肾取石术使用的肾镜太短，不适合这类患者的手术操作，过去曾被认为是手术的禁忌证。但是，微创经皮肾取石术由于使用了长而纤细的窥镜，只需在扩张通道时使用加长的工作鞘。

肥胖患者对俯卧位耐受差，易发生通气障碍，体位可采用患侧垫高 45° 的斜仰卧位，患者相对更易耐受手术。必要时可采取气管插管全身麻醉或二期手术，二期取石可在局部麻醉 + 静脉镇痛下进行。

由于皮肤到肾通道较长，留置的肾造瘘管术后容易脱出，可以放置 14～16Fr 的末端开口的气囊导尿管，气囊内注水 3～5ml，向外轻轻牵引后皮肤缝线固定。X 线透视下注入造影剂，确保气囊位于肾盏内。

（陈志强　叶章群　夏　丁）

第三节　输尿管结石

输尿管结石是肾结石在排出过程中，受阻在输尿管的狭窄处所形成的，如果受阻时间长则会在停留处长大。原发输尿管结石很少见。

一、输尿管结石的分类

（一）解剖学分段

输尿管有三个生理狭窄。第一个狭窄位于肾盂与输尿管的移行处；第二个狭窄位于输尿管跨髂血管处；第三个狭窄在进入膀胱壁内处，此三个狭窄是尿路结石容易嵌顿处。依此三个狭窄，可将输尿管分为腹段、盆段和膀胱段。腹段自肾盂输尿管交界处，到跨越髂动脉处；盆段自髂动脉到膀胱壁；膀胱段自膀胱壁内斜行至膀胱黏膜、输尿管开口。

（二）影像学分段

为了便于影像学上输尿管结石位置的描述，通常也将输尿管分为三段。第一段即上段输尿管，从肾盂输尿管连接处到骶髂关节的上缘；第二段即中段输尿管，从骶髂关节上缘到骶髂关节下缘；第三段即下段输尿管，从骶髂关节下缘处开始穿过盆腔，终于膀胱。

近年来，为了强调了各种微创治疗方法的适应证，国内有人提出输尿管三段四分法的新概念：即在原有的分段方法基础上，将输尿管上段再分上段上：UPJ 至 L_4 椎体横突；上段下：L_4 椎体横突至骶髂关节上缘以上；中段：骶髂关节上下缘之间；下段：骶髂关节下缘以下。输尿管三段四分法这一概念的提出，有助于输尿管结石临床治疗手段的选择。

（三）输尿管结石的大小

目前而言对输尿管结石大小的分类尚没有统一的标准。输尿管结石的大小是制订治疗方案时的重要参考依据之一，因此有必要将结石大小分类，并依据结石的大小选择适当的治疗手段，以达到最大的治疗效果和最小的治疗损伤。本指南将输尿管结石分为三类：直径 <5mm 的结石、直径为 5~10mm 的结石以及直径 >10mm 的结石。

二、临床表现

（一）疼痛

输尿管结石可引起肾绞痛（renal colic），典型表现为腰部或上腹部突发的剧烈难忍的疼痛，阵发性发作，疼痛沿输尿管行径放射至同侧下腹部，上中段结石伴有恶心和呕吐；下段结石引起的疼痛位于下腹部并向同侧腹股沟、阴囊或大阴唇放射；结石处在输尿管膀胱连接处可表现为耻骨上区绞痛伴有膀胱刺激征，并向尿道和阴茎头部放射。疼痛是结石在输尿管内移动，使得输尿管释放前列腺素，从而引起绞痛。在疼痛发作间歇期，可无任何症状。

（二）血尿

90% 的患者有肉眼或镜下血尿，其中肉眼血尿者仅占 10%。有时活动后镜下血尿为患者的唯一临床表现。如果结石引起尿路完全性梗阻或固定不动，则可能没有血尿。

（三）膀胱刺激征

结石伴感染或结石处于输尿管膀胱连接处，可有尿频、尿急和尿痛。

（四）并发症表现

输尿管结石继发急性肾盂肾炎或肾积脓并非少见，典型表现为高热，严重者表现为感染性休克症状，如低血压。双侧输尿管结石引起双侧尿路完全性梗阻或孤独肾的输尿管结石引起完全性梗阻，可出现无尿。

（五）排石

患者有时可自我觉察到结石排出。

三、诊断

（一）病史和体征

出现与活动有关的疼痛和血尿，特别是典型的肾绞痛，应首先考虑输尿管结石。询问病史，确定疼痛发作及放射部位、结石诱发原因（如饮酒）、有无结石史、家族史及月经史等。体检的阳性体征一般有患侧肾区叩击痛、输尿管行走区深压痛，但无腹膜刺激症状。体检时需排除其他引起腹部疼痛的疾病。

（二）实验室检查

尿常规检查中红细胞增多是诊断输尿管结石的重要证据。尿中白细胞增多提示炎症，肾绞痛发作期多有结晶尿。尿细菌培养阳性结果结合药敏可为选择抗生素提供依据。血常规检查白细胞明显升高往往出现在较严重的输尿管梗阻合并感染的患者，这样的患者因为梗阻造成肾盂压力增高，细菌大量入血，造成严重感染甚至感染性休克。血肌酐及尿素氮水平检查往往提示肾功能损害。

（三）影像学检查

1. 超声 超声检查简便、经济、无创伤，可以发现 2mm 以上的输尿管结石（包括阴性结石），了解结石的位置和大小、集合系统的扩张程度、肾皮质厚度等，为治疗方法的选择提供参考。因此可以作为输尿管结石的常规检查方法。对肾绞痛、碘造影剂过敏、妊娠合并结石、无尿、慢性肾功能不全等不能行静脉尿路造影或 CT 增强检查者，可首选超声检查。由于腹腔脏器的干扰，超声诊断输尿管中下段结石或较小的上段结石敏感性较低，对于 >5mm 的上尿路结石，超声诊断的敏感性为 96%，特异性接近 100%，而对于所有部位的结石，其敏感性和特异性分别为 78% 和 31%。此时，需结合病史或其他检查方法以明确诊断。经直肠或阴道的腔内超声检查诊断输尿管下段结石的敏感性和特异性几乎达到 100%。

2. CT 平扫 CT 检查分辨率比 KUB 高，可发现 1mm 以上的结石，解决了 KUB 成像的组织重叠问题，不易受肠道内气体干扰，不受结石成分、肾功能和呼吸运动的影响，而且螺旋 CT 能够同时对所获得的图像进行二维或三维重建，将横切面图像转换成类似 IVU 图像，可以清楚地显示包括阴性结石在内的结石的形态和大小。输尿管阴性结石在 CT 上的主要表现为：①高密度影；②结石以上输尿管扩张积水；③较小结石（直径 <0.6cm）可见输尿管

结石周围有轮缘征出现。此外，还可以通过结石的 CT 值来初步判断结石的成分，通过增强 CT 显示肾积水的程度和肾实质的厚度，同时还能评估肾的炎症情况。螺旋 CT 进行三维重建可以更准确地估计出结石体积，术前准确判断结石负荷（stone burden），为治疗方法的选择提供重要的依据。由于 CT 检查不需要做肠道准备，不受肾功能限制，检查所需时间短，对结石的显示非常敏感，可以明确梗阻部位及梗阻原因，对肾绞痛患者的病因诊断具有重要意义。所以，对肾绞痛患者，首选 CT 平扫，再依据 CT 结果适当选择其他影像学检查，以提高诊断准确率。研究显示，以前采用的单层螺旋 CT 诊断结石的敏感性和特异性分别可达 96% 和 92%，对于微小的结石容易出现漏诊。多层图像质量优于单层 CT 相同扫描层厚的图像，16 层螺旋 CT 行 5mm 层厚扫描相当于直接薄层 0.625mm 扫描效果，对结石诊断特异性及敏感性接近 100%。国外文献中提出了 CTKUB（unenhanced CT of the kidneys, ureters and bladder）的概念，即全泌尿系 CT 平扫，国外一些医疗机构已经开始用 CT 代替传统的 KUB 和 IVU 作为诊断泌尿系结石的标准，CTKUB 可作为输尿管结石的首选确诊方法。

3. 腹部平片 90% 以上的输尿管结石可以在 KUB 上显影。通过 KUB 检查，可以大致确定结石的位置、形态、大小和数量。根据结石在平片上的密度，可以初步判定结石的成分。各种成分的结石在平片上的显影程度依次为：草酸钙结石、磷酸钙和磷酸镁铵结石、胱氨酸结石、尿酸盐结石；单纯尿酸结石和基质结石能透过 X 线，不能在 KUB 上显示，称为透光结石或阴性结石。但是，临床上单一成分的结石很少见，多数是以某一种成分为主的混合型结石。因此，在 KUB 上结石的密度并不一定呈均匀一致。

肠道内容、软组织钙化、结石 X 线阻光性差以及患者过度肥胖等因素，常常会影响 KUB 对输尿管诊断的准确性，文献报道，KUB 对泌尿系结石敏感性和特异性分别为 44%～77% 和 80%～87%，明显低于 CT。因此，如果有条件应选用 CT 检查确诊输尿管结石。但是 KUB 有助于 X 线阳性或者阴性结石的鉴别。

KUB 上的高密度影有时需与腹腔内的一些钙化影如胆囊结石、肠系膜淋巴结钙化、静脉石等相鉴

别，此时可加行侧位片、IVU 或者 CT 检查。

4. 静脉尿路造影 IVU　一般应结合 KUB 检查进行分析，可以了解尿路的解剖结构，进一步明确结石在输尿管的位置、结石引起的尿路梗阻情况以及对肾功能的影响。此外，IVU 还可以发现 KUB 上不能显示的阴性结石，并能与腹腔内的钙化影相鉴别。常规剂量显影不良时，可行大剂量造影剂 IVU 检查以了解患侧肾功能情况，对治疗方法的选择有一定的参考价值。

5. CT 增强 + 三维重建（CTU）　CTU 是将螺旋 CT 扫描与 IVU 检查相结合的一种检查方法，可以准确判断结石的有无、大小、多少、部位及梗阻、积水情况。对于输尿管结石合并有肾结石并且需要同时治疗的患者，可行 CTU 检查评估肾脏情况，可以作为 IVU 的替代检查。由于造影剂的存在会影响结石的观察，因此，一般情况下不应该把 CT 增强作为常规检查。此外，CTU 的价格比较高，并且比 IVU 需要接受更高的放射剂量。

6. 逆行肾盂造影（RGP）　属于有创检查且不能了解肾功能情况，不作为常规检查方法，仅用于不宜行 IVU 或 IVU 显影不满意者。其优点是显影清楚，不受肾功能的影响，可以显示 X 线不显影的阴性结石，了解结石的位置及其引起的尿路梗阻程度，排除结石下方输尿管梗阻和狭窄。

7. 磁共振尿路成像（MRU）　由于成像原理及空间分辨率的限制，MRU 难以直接显示结石，一般不用于输尿管结石的检查。但是，由于 MRU 不受肾功能改变的影响，不需造影剂即可获得与 IVU 类似的图像，能够了解输尿管结石所引起的尿路梗阻情况。因此，对孕妇、严重肾功能损害或对造影剂过敏等不适合行 X 线检查（IVU 或 CT）的患者可考虑采用。

8. 输尿管镜检查　有创检查，且常需在麻醉下进行，非常规检查方法。仅在以上方法检查不能确诊的情况下采用，如发现结石可以行一期碎石或取石。输尿管镜技术可以用于诊断妊娠期输尿管结石，与超声检查比较，输尿管镜技术对输尿管结石诊断准确率可达 100%，同时可避免 X 线对胎儿可能造成的辐射危害。

9. 放射性核素检查　放射性核素检查不能直接显示输尿管结石，但是可以提供肾血流灌注、肾功能及尿路梗阻情况等信息，对治疗方法的选择和疗效评估具有一定的价值。

四、治疗

（一）肾绞痛的治疗

1. 药物治疗　输尿管结石引起肾绞痛是泌尿外科的常见急症，需紧急处理，应用药物前注意与其他急腹症仔细鉴别。目前缓解肾绞痛的药物较多，各地可以根据自身条件和经验灵活地应用药物。

（1）非甾体类镇痛抗炎药物：常用药物有双氯芬酸钠（扶他林）和吲哚美辛（消炎痛）等，它们能够抑制体内前列腺素的生物合成，降低痛觉神经末梢对致痛物质的敏感性，具有中等程度的镇痛作用。双氯芬酸钠还能够减轻输尿管水肿，减少疼痛复发率，常用方法为 50mg 肌内注射。吲哚美辛也可以直接作用于输尿管，用法为 25mg 口服，或者吲哚美辛栓剂 100mg 肛塞。双氯芬酸钠会影响肾功能不良患者肾小球滤过率，但对肾功能正常者不会产生影响。

（2）阿片类镇痛药：为阿片受体激动药，作用于中枢神经系统的阿片受体，能缓解疼痛感，具有较强的镇痛和镇静作用，常用药物有氢吗啡酮（5～10mg，肌内注射）、哌替啶（50～100mg，肌内注射）、布桂嗪（50～100mg，肌内注射）和曲马朵（100mg，肌内注射）等。阿片类药物在治疗肾绞痛时不应单独使用，一般需要配合阿托品、654-2 等解痉类药物一起使用。

（3）解痉药：①M 胆碱能受体阻断药，常用药物有硫酸阿托品和 654-2，可以松弛输尿管平滑肌，缓解痉挛。通常剂量为 20mg，肌内注射；②黄体酮可以抑制平滑肌的收缩而缓解痉挛，对止痛和排石有一定的疗效；③α 受体阻滞药（坦索罗辛），近期国内外的一些临床报道显示，α 受体阻滞药在缓解输尿管平滑肌痉挛，治疗肾绞痛中具有一定的效果。但是其确切疗效还有待于更多的临床观察。

对首次发作的肾绞痛治疗应该从非甾体抗炎药开始，如果疼痛持续，可换用其他药物。

当预计输尿管结石有自行排出的可能时，可给予双氯芬酸钠片剂或栓剂 50mg，2～3 次／日，用药 3～10 日。

此外，针灸刺激肾俞、京门、三阴交或阿是穴也有解痉止痛的效果。

2. 外科治疗　当疼痛不能被药物缓解或结石直径大于 6mm 时，应考虑采取外科治疗措施。其中包括：

（1）体外冲击波碎石治疗，将 ESWL 作急症处置的措施，通过碎石不但能控制肾绞痛，而且还可以迅速解除梗阻。

（2）输尿管内放置支架，还可以配合 ESWL 治疗。

（3）经输尿管镜碎石取石术。

（4）经皮肾造瘘引流术，特别适用于结石梗阻合并严重感染的肾绞痛病例。

治疗过程中注意有无合并感染，有无双侧梗阻或孤立肾梗阻造成的少尿，如果出现这些情况需要积极的外科治疗，以尽快解除梗阻。

（二）输尿管结石的排石治疗

1. 排石治疗的适应证

（1）2013 年欧洲泌尿协会（EAU）建议直径 0.5～1.0cm 的结石可以作为药物治疗的初选指征，国内的多数意见认为药物治疗时结石的直径以 0.6cm 左右为宜。

（2）结石表面光滑，无明显嵌顿或梗阻，停留于局部少于 2 周。

（3）结石以下输尿管无梗阻。

2. 经皮肾镜、输尿管镜碎石术后及 ESWL 后的辅助排石治疗的方法

（1）一般治疗方法：①饮水：适量多饮水，保持每日尿量 2000ml 以上。②适当运动。

（2）常用药物：①α 受体阻滞药：坦索罗辛是高选择性 α_1 受体阻滞药，能松弛输尿管下段平滑肌，促进结石排出，缩短排石时间。其他非高选择性的 α 受体阻滞药在输尿管结石排石过程中使用时，可能会发生的药物副作用更多。②碱性枸橼酸盐：包括枸橼酸钾、枸橼酸钠、枸橼酸钾钠和枸橼酸钾镁等，可以用于包括草酸钙成分在内的各种结石，尤其是推荐用于尿酸结石和胱氨酸结石的溶石治疗，其中，溶解尿酸结石时需要维持尿液 pH 值在 6.5～6.8，溶解胱氨酸结石维持尿液 pH 值在 7.0 以上。③别嘌呤醇：用于尿酸结石和高尿酸尿症草酸钙结石。

（3）中医中药：中医药治疗遵循"祛邪不伤正，扶正不留邪，祛石在先、扶正善后、标本兼顾"的原则。常见四个证型：①湿热下注，②气滞血瘀，③肾气亏虚，④肾阴亏虚。治则以清热利湿通淋为主，根据兼证的不同，辅以理气、活血化瘀等药物。临床使用应随症加减，灵活运用。①中成药：尿石通等常用的中成药分别具有清热利湿、通淋排石的

功效，临床上可以酌情使用。②汤剂：常用的经典方有八正散、石苇散等，另有如增液排石汤、通淋化石汤、金鸡化瘀排石汤、消瘀化石合剂等经验方剂有一定的排石效果。

一般来说，单纯排石治疗的疗程以维持在 1～2 个月以内为宜。

（三）体外冲击波碎石术

随着 ESWL 技术的广泛应用及治疗经验的积累，已证实 ESWL 对输尿管结石的治疗是非常有效的。由于不需麻醉且并发症发生率较低，即使有诸如 URS 和 PNL 等先进的腔镜技术，ESWL 仍是治疗输尿管结石的主要方法。ESWL 治疗输尿管结石的成功率与碎石机的类型、结石的大小、成分、被组织包裹的程度有关。不同部位输尿管结石处理的难易程度不同，排石率也有差异。文献资料显示输尿管近段、中段和远段结石行 ESWL 治疗后的结石清除率分别为 82%、73% 和 74%。

1. 适应证 在排除禁忌证情况下全段输尿管结石均可行 ESWL，对直径 <10mm 的上段输尿管结石首选 ESWL，>10mm 的结石可选择 URS（逆行或顺行）或 ESWL，对结石 >15mm、结石停留时间长（>2 个月），由于该类输尿管结石嵌顿时间长，肾积水严重或合并输尿管狭窄及其他病变，ESWL 治疗效果差，应视位置不同，采用 URS 或 PNL；对直径 <10mm 的下段输尿管结石首选 ESWL 或 URS，>10mm 的结石可首选 URS；对中段输尿管结石可选择 ESWL 或 URS。

2. 禁忌证 妊娠；未纠正的出血性疾病；未控制的尿路感染；严重肥胖或骨骼畸形影响结石定位；结石附近有动脉瘤；结石以下尿路有梗阻。

3. 输尿管支架的放置 大多数输尿管结石原位碎石治疗即可获得满意疗效，由于 ESWL 前放置输尿管支架会降低输尿管的蠕动，并不改善结石的清除率，患者还可能出现尿频、尿急、排尿困难等症状，因此，一般不主张 ESWL 时放置输尿管支架。但是，对于孤立肾输尿管结石患者，插管可避免发生急性输尿管梗阻。此外，输尿管插管有利于对阴性结石的 X 线定位和溶石治疗。

4. 治疗次数和治疗间隔 每次治疗的次数与碎石机的类型和冲击波能量有关，由于输尿管结石在尿路管腔内往往处于相对嵌顿的状态，周围缺少一个有利于结石粉碎的水环境，与同等大小的肾结石

相比，其粉碎的难度较大。因此，ESWL 治疗输尿管结石通常需要较高的冲击波能量和更多的冲击次数。关于治疗的间隔时间目前无确定的标准，但多数的学者通过研究组织损伤的修复时间后，认为间隔的时间以 10～14 天为宜。经过 2～3 次的治疗无效时，可改行 URS 或 PNL 治疗。

5. 不同碎石机的特点　按定位系统可以将目前用于临床治疗的碎石机分为超声定位、X 线定位及 X 线超声双定位碎石机；目前碎石机的冲击波源有液电式、电磁式和压电晶体式三种，其中以液电式和电磁式冲击波源为主。超声定位碎石机的优点是对于阳性和阴性结石均可显示，无 X 线损害问题，设备简单，费用低。缺点是图像质量不如 X 线机直观，常常达不到满意的显像，特别是在结石周围没有积水时，输尿管中下段结石很难观测，对操作者的技术要求高。适用于肾、输尿管上段、输尿管壁间部、膀胱结石及阴性结石。X 线定位碎石机的优点是对绝大多数结石显影清晰，可清楚显示输尿管全长的结石，可观察结石的粉碎情况。缺点是对于阴性结石无法看到，患者接受一定量的 X 线照射，需要防护设备，费用较高。X 线和超声双定位碎石机具有上述两种方式的优缺点，可以弥补各自的不足，有利于结石的定位，减少 X 线对人体的伤害。

（四）输尿管镜碎石术

输尿管镜有硬性、半硬性和软性三类。硬性和半硬性输尿管镜多适用于远段输尿管结石的碎石和取石，软性输尿管镜多适用于近段输尿管结石或肾结石的碎石和取石。

1. 适应证　输尿管下段结石；输尿管中段结石；ESWL 失败后的输尿管上段结石；ESWL 后的"石街"；结石并发可疑的尿路上皮肿瘤；X 线阴性的输尿管结石；停留时间长的嵌顿性结石而 ESWL 困难者。

2. 禁忌证　不能控制的全身出血性疾病；严重的心肺功能不全，无法耐受手术；未控制的泌尿道感染；严重尿路狭窄，腔内手术无法解决；严重髋关节畸形，截石位困难。

输尿管镜手术时，可利用注射器人工注水或者灌注泵灌洗保持视野清晰，需注意液体的压力和流量，尽量保持在低压条件下手术。若术中发现尿液浑浊或为脓液，因尽量缩短手术时间或者直接放置双 J 管引流、结束手术，待二期手术。

3. 防止结石移位的方法　结石上移是输尿管镜碎石的常见问题。结石上移的程度取决于术中灌注压力、梗阻近端的输尿管扩张程度、用于碎石的能量类型和结石的嵌顿位置及程度等因素的综合影响。其中，弹道碎石和液电碎石引起结石上移的可能性明显大于激光碎石和超声碎石。结石越小、近端输尿管及肾盂扩张越明显越易移位。为此会增加手术的费用、残石再梗阻及感染等风险的机会。必要时可使用套石篮或结石封堵器阻止结石向近端移位。

4. 输尿管镜碎石术的常见并发症

（1）术中并发症

1）输尿管黏膜撕脱：为最严重并发症之一。多由于输尿管狭窄但进/退鞘或者进/退镜暴力所致。需要开放手术治疗（自体肾移植、输尿管膀胱吻合术或肠代输尿管术等）。

2）输尿管、肾盂穿孔：X 线监视下能降低进镜和放置软镜输送鞘引起的穿孔发生率。若穿孔后出血影响视野导致手术无法进行，往往需要终止手术。小的穿孔放置双 J 管引流，2～4 周可自愈。如穿孔严重应进行手术修补。

（2）术后并发症

1）尿脓毒症以及感染性休克：术前需要行尿培养及药敏检查，规范抗感染治疗后再行输尿管镜手术；术中避免高压灌洗；一旦发现为脓肾，则应及早置管引流结束手术。术后监测生命体征并积极抗感染，必要时抗休克治疗。

2）输尿管狭窄：输尿管黏膜损伤、假道形成或者穿孔等均可导致输尿管狭窄。术中尽量避免医源性损伤。发生狭窄往往需要行球囊扩张、狭窄段内切开或狭窄段切除手术治疗。

（五）经皮肾镜碎石取石术

绝大部分输尿管结石能够通过 ESWL 或者输尿管镜取石术治疗，但这两种方式的成功率均极大程度上取决于结石远端输尿管的通畅与否，输尿管狭窄、扭曲均影响治疗效果。考虑到顺行经皮肾途径下，输尿管镜多数仅能到达 L_4～L_5 水平，因此输尿管中下段结石不考虑行 PNL 治疗。除尿酸结石首选溶石治疗以外，其他成分的输尿管上段结石在治疗选择上，依次考虑 SWL、输尿管镜（硬镜或软镜）取石术、PNL。输尿管上段结石引起上尿路梗阻，输尿管上段以及集合系统扩张积水，有利于经皮肾穿刺，PNL 治疗的成功率高。有报道 PNL 治疗输尿管上段结石的结石清除率为 90%～100%，尤其是对于直径 1cm 以上的嵌顿性输尿管上段结石，PNL 治疗的成功率明显高于 ESWL 和 URL。

1. 适应证　输尿管上段结石；ESWL 无效或输尿管镜逆行失败的输尿管上段结石，包括尿流改道患者；结石长径在 1.0cm 以上。息肉包裹、梗阻较重、合并肾结石、肾盂输尿管连接部梗阻（UPJO）等需要顺行经皮穿刺肾造瘘（PCN）一并处理者。

2. 禁忌证　未纠正的全身出血性疾病；严重心脏疾病或肺功能不全，无法耐受手术者；未控制的糖尿病或高血压病；结石近端输尿管扭曲严重者；服用抗凝药物者，需要停药 2 周，复查凝血功能正常者才能安排手术。

（六）腹腔镜和开放手术

大多数输尿管结石可以通过排石治疗、体外冲击波碎石术、输尿管镜碎石取石术和经皮肾镜碎石取石术获得满意疗效，开放手术和腹腔镜手术一般不作为首选方案。腹腔镜手术与开放手术适应证相同，如果需要开放手术，应该首先考虑腹腔镜手术。国外的资料表明，目前腹腔镜输尿管切开取石术占所有结石手术的 1.1% 左右。

1. 适应证　ESWL、URSL 和 PNL 取石失败的输尿管结石；合并输尿管或邻近组织其他病变需要同时处理；长径大于 1.5cm，需行多次 ESWL 或输尿管镜治疗，或输尿管扭曲估计 ESWL 或输尿管镜治疗比较困难。

2. 手术途径的选择

（1）腹腔镜手术：可以经腹腔也可以经腹膜后途径，经腹腔可以处理上中下各段输尿管结石，经腹膜后途径主要处理中上段输尿管结石。可以选择单孔腹腔镜和机器人辅助腹腔镜手术。

（2）开放手术：输尿管上段手术一般采用腰部斜切口，也可以选择经腰大肌直切口；输尿管中段病变一般采用腹部斜切口；下段一般采用下腹部斜切口、下腹部腹直肌旁切口或腹部正中切口。

3. 并发症及其处理

（1）尿漏：引流后多数能自行停止，如漏尿量大、时间长，应注意输尿管支架管是否通畅，必要时调整支架管位置。如支架管拔除后出现持续腹痛或腰痛，多为尿漏所致，应尽快施行输尿管插管引流。

（2）输尿管狭窄：术后出现输尿管狭窄可定期作输尿管气囊扩张术或输尿管端端吻合术。

（3）出血及脏器损伤：术中辨清解剖结构，尽量避免脏器损伤，认真止血。

（七）特殊类型输尿管结石的治疗

1. 妊娠合并输尿管结石　妊娠期输尿管结石的发生率约为 0.52%，占上尿路结石的 2/3。其中，4.32% 的患者孕前有尿路结石病史。74% 的结石成分为磷酸钙，26% 为草酸钙。

妊娠输尿管结石大多发生在妊娠中晚期（妊娠 28～36 周），双侧、左侧、右侧结石发生率依次为 23.46%、35.19%、41.36%，结石位输尿管中上段者约占 58%，在输尿管下段者约占 42%。

妊娠期输尿管结石的临床症状主要是患侧腰腹部疼痛（72.22%）伴恶心、呕吐（25.31%）、肉眼或镜下血尿（1.85%）。

选择诊断输尿管结石的方法必须同时考虑对孕妇及胎儿安全性的影响。大多数研究证实，超声检查仍是诊断输尿管结石的一线检查方法。由于放射线（CT、IVU 等）对胎儿发育存在较明确的损害作用，不建议作为妊娠期泌尿系结石常规诊断技术。磁共振尿路成像技术（MRU）对妊娠合并尿路结石具有较高的诊断准确率，到目前为止，尚未发现电磁波对胎儿发育确切的损害依据。因此，MRU 可作为明确妊娠合并输尿管结石的首选检查方法。

大多数症状性妊娠输尿管结石患者通过解痉、镇痛、抗感染治疗可得到缓解，70%～80% 的结石可以自行排出体外，而需要外科干预治疗的病例仅为 10% 左右。外科干预治疗妊娠合并输尿管结石的指征是：较难控制的肾绞痛、持续发热和疼痛造成子宫收缩诱发先兆流产等。由于外科干预对妊娠期妇女与胎儿存在的潜在危害性尚不十分清楚，因此多数的专家认为，妊娠期输尿管结石的治疗以保守治疗更适合。对于保守治疗效果不满意的患者，选择输尿管双 J 管置入引流，可以有效地解除输尿管梗阻，迅速地缓解肾绞痛，因此可以作为保守治疗失败后外科干预治疗的首选治疗方法。经输尿管镜取石技术（弹道碎石、钬激光碎石）可作为妊娠症状性输尿管结石的备选治疗方案。到目前为止，大多数的研究表明，使用输尿管镜技术治疗妊娠合并输尿管结石是安全有效的，较少发生与产科、泌尿外科相关的并发症。其原因可能与妊娠期输尿管存在生理性扩张，在进行输尿管镜操作时，一般不需要行输尿管被动扩张有关。输尿管镜技术可适用于妊娠任何时期、任何部位的输尿管结石治疗，单次取石成功率可达91%，总的结石清除率约为89%，输尿管损伤、尿路感染、流产等病例报道较少见。术后留置输尿管导管至少72小时，有利于缓解输尿管结石梗阻所至疼痛、发热等症状。

对于病情较复杂的妊娠期输尿管结石患者，采取输尿管置管引流或经皮穿刺肾造瘘引流是比较稳妥的治疗方法。但是，放置输尿管双J管引流需要反复更换导管，可能导致尿路继发性感染或结石形成。因此，当梗阻因素解除、感染控制后应尽早拔除双J管。ESWL、PNL和开放手术较少在妊娠合并输尿管结石处理中使用。约30%的患者因保守治疗失败或结石梗阻而并发严重感染、急性肾衰竭而最终需要手术治疗。妊娠合并结石不宜进行ESWL、PNL治疗。但亦有报道对妊娠合并结石患者进行手术，包括经皮肾穿刺造瘘术、置入双J管或输尿管支架、脓肾切除术、肾盂输尿管切开取石术、输尿管镜取石或碎石甚至经皮肾镜取石术。但是，如果术中出现并发症则极难处理，一般不提倡创伤较大的治疗方法。

2. 儿童输尿管结石　小儿输尿管结石的典型症状是腰腹部疼痛，可伴有血尿，约56%的患儿可表现为再发性腹痛或腰痛，14%的患儿可见肉眼血尿，20%的患儿因尿路感染就医，尿急、尿失禁亦是小儿尿路结石的常见症状。结石移动时，婴幼儿可表现为哭吵不安、呕吐、面色苍白、出冷汗等；年长儿可表现为上腹部疼痛、胃区不适、腰背部胀痛、会阴部疼痛等。有些患儿可能长期无明确症状，常以尿路感染、肾积水、肾功能障碍而就医。

超声检查是小儿泌尿系结石最重要的检查手段，对于直径大于3mm的尿路结石，超声诊断准确率可达98%。尿酸结石在常规X线平片不显影，在排泄性尿路造影或逆行尿路造影上显示为负影。无增强螺旋CT是诊断小儿输尿管结石的首选检查方法，可检出直径大于2mm的尿酸结石。小儿尿路结石较少考虑采取侵入性检查手段。

直径小于3mm的小儿远端输尿管结石大多数可自行排出体外，4mm或更大的远端输尿管结石可能需要腔镜治疗。体外冲击波碎石已成为小儿上尿路结石微创治疗的首选方法。输尿管镜和体外冲击波碎石对直径在4~15mm的输尿管结石治愈率较高。随着医学科技的不断发展与成熟，微创技术已成为治疗小儿泌尿系结石的主要治疗手段，开放手术往往是在需要同时修复上尿路畸形时才被采用。

（1）体外冲击波碎石（ESWL）：体外冲击波碎石治疗小儿输尿管结石的主要问题是冲击波可致小儿局部疼痛，术中可考虑采取麻醉或镇痛。输尿管大结石（结石大于10mm）单次SWL成功率约为80%，术后结石总体清除率为86%，并发症发生率10%，碎石失败率为13.5%。与肾结石SWL相比，输尿管结石可能需要更高的冲击波能量，但总体碎石次数少于肾结石。结石排出率与结石大小密切相关。儿童身体组织薄，含水丰富，冲击波易传导，能量衰减少，加之结石形成时间比较短，结构疏松，易碎裂，故治疗电压、冲击波次数可降低。儿童输尿管弹性好加之活动量大，排石较成人快。

（2）输尿管镜技术（URL）：多数患儿需要行输尿管扩张，单次治疗结石清除率为80%左右，中下段输尿管结石清除率可达100%。约有10%的患儿需要行二次治疗，造成治疗失败的主要原因是结石移位。并发症发生率为9%~11%，早期并发症主要是血尿、肾绞痛，严重并发症是输尿管黏膜撕脱、输尿管穿孔、尿外渗和输尿管狭窄。根据小儿年龄与输尿管大小，术后多主张放置5F双J管或3~5Fr输尿管导管引流，目前适合小儿使用的输尿管镜有6.9/7.2Fr硬性输尿管镜与5Fr软性输尿管镜，对于年龄较大小儿，也可采用8.0/9.8Fr输尿管镜。

（3）经皮肾镜取石术（PNL）：经皮肾穿刺取石术一般多应用于较大的肾结石（结石大于20mm）或鹿角形结石的治疗，较少用于治疗小儿输尿管结石。对于结石大于25mm，输尿管镜取石失败又拒绝开放手术、保留有肾造瘘管的输尿管残余结石患者，PNL是可以选择的治疗方法。对于输尿管结石较大，ESWL、URS技术治疗失败，或没有钬激光、腔镜技术不熟练的单位，采取腹腔镜技术或开放手术取石仍是一种治疗选择。

3. 肾移植术后输尿管结石　移植肾输尿管结石与普通泌尿系结石不但有相同的成石因素，也有其特有的原因。虽然移植肾结石可能来自于供肾，但是，多数的移植肾结石是移植后重新形成的。肾移植患者的下列自身因素有利于促进结石的形成：①移植肾多位于髂窝，输尿管行程扭曲，或受到邻近肠管、精索压迫，膀胱吻合口狭窄及应用不可吸收缝线等，均可导致结石形成。②受者原有成石因素的影响。因结石导致肾衰竭而行肾移植的患者，术后移植肾发生结石的概率高，术后发生结石的年限也短，复发率高。③肾移植术后免疫抑制状态下反复尿路感染增加结石形成的机会。④术后药物影响。环孢素A 可以导致高尿酸血症；呋塞米的大量应用可抑制尿酸排出，引起高尿酸血症；皮质激素的应用增加骨骼钙的再吸收，导致高尿钙症的发生。以上这些因素均加大结石形成的概率。

由于移植肾处于去神经的状态，移植肾结石患者常缺乏肾绞痛、放射痛等典型的临床症状，因此临床诊断较为困难。患者多于常规超声检查或因发热、感染、血尿和肾功能减退就诊时被诊断。患者突然出现尿少、无尿或血尿、血肌酐增高，伴或不伴肾区不适感，但血压、体温正常的情况下，应考虑输尿管结石梗阻的可能性。由于移植肾输尿管结石多以尿酸结石为主，因此，常规的 X 线检查通常难以诊断，彩色多普勒超声检查可作为首选的检查。

移植肾输尿管结石需要与急性排斥反应相鉴别，临床表现和辅助检查可帮助鉴别。一般来说，急性排斥时使用利尿药后尿量增加，而尿路结石形成时常对利尿药无反应。

移植肾属于孤立性功能肾，其结石的处理原则与孤立肾输尿管结石的处理相似，总的要求是尽快解除梗阻、恢复肾功能。手术要求侵袭性小、对肾功能的影响小。由于移植肾和正常肾的位置、角度和活动性都有很大差别，因而其手术的难度和风险均较大。免疫抑制状态下的肾移植患者抗感染能力较差，且免疫抑制药会影响伤口的愈合，故多不提倡开放手术治疗。如患者手术条件差，可先在超声引导下行移植肾造瘘术，留置造瘘管，二期行 ESWL 或经造瘘管取石术。

一般直径小于 5mm 的结石可选择保守治疗。可以口服排石药物，同时大量饮水，治疗合并的泌尿系感染，纠正机体的代谢异常，结石多可自行排出。

对直径小于 1.5cm 的结石，ESWL 是合理的治疗方法。ESWL 多采用俯卧位，一般冲击波治疗工作电压不高于 17kV、冲击次数不超过 2000 次，两间隔期应大于 7 天。术前可留置输尿管支架管以防止石街的发生，治疗前后应该常规应用抗生素预防感染。

许多学者认为 PNL、mPNL 是治疗移植肾尿路结石的首选方法。由于移植肾位于髂窝，通道的建立宜采用仰卧位，穿刺点经过移植肾的前盏进入，建议术前行 CT 检查排除肠管的干扰，找到合适的穿刺点。术中为使输尿管硬镜尽可能到达移植肾输尿管远端，经皮肾穿刺径路应选择中盏入路。由于移植肾周围的疤痕较多，通道的扩张可能会比较困难。对于一些硬镜无法处理的输尿管远端结石可结合软镜处理。应注意移植早期血小板的功能障碍，移植肾轴线的变化均会增加出血的风险。

经皮顺行输尿管镜取石治疗成功率高，但技术要求较高且创伤较大，逆行输尿管镜治疗可减少并发症。但逆行输尿管镜进镜比较困难，且由于移植肾输尿管位于膀胱的顶部，管腔的视野角度不理想，在处理移植肾上尿路结石的作用有限，对于有经验的医师可作为一个选择。患者采取头低下肢过伸截石位，在膀胱镜下利用腔内灌注泵的帮助有利于找到移植输尿管口。

4. 尿流改道后输尿管结石 继发性尿路结石是尿流改道术后常见的远期并发症之一，据报道，尿流改道术后储尿囊结石的发生率高达 32.5%。其中，上尿路结石的发生率为 22.5%。新膀胱建立后，原来的解剖结构和协同关系不复存在。新膀胱的收缩主要由腹腔内压和本身收缩来代替，可控膀胱则依赖间歇性导尿引流来完成排尿，容易引起感染和尿潴留。大多学者认为肠代膀胱肠腺黏液的分泌、储尿囊过度扩张所引起的尿液潴留、长期的间歇自家导尿和反复的尿路感染是继发储尿囊结石形成的主要原因。此外，尿流改道术后引起的代谢变化（如尿钙排出增加、尿 pH 值的改变、高草酸尿等）、尿液反流、输尿管吻合口狭窄等都容易促使上尿路结石的形成。

尿流改道术后继发的输尿管结石与普通输尿管结石的处理原则一致。但由于尿流改道术后存在组织粘连、输尿管走行等解剖结构改变以及患者健康状况欠佳等因素，使尿流改道继发尿路结石的临床处理较为棘手。开放手术治疗对储尿囊的破坏较大，容易影响储尿囊的容积，术后恢复慢且并发症较多，现已很少采用。目前大多临床医生主张尽可能选择损伤小、疗效确切的微创治疗方法，以避免对可控输出道或重建膀胱颈控尿机制的破坏。

在排除结石远端尿路无梗阻性病变的前提下，对小于 1.5cm 的尿流改道后输尿管结石可行 ESWL 治疗。在 X 线定位尿路造影协助下，输尿管阴性结石也可采用 ESWL 治疗。应注意的是，由于膀胱输尿管吻合口往往存在着狭窄、留置支架管困难等原因，ESWL 术后的排石率并不高。

随着腔内碎石技术的不断完善，大多数学者都主张应用经皮肾镜等微创的方法处理尿流改道术后继发的输尿管结石。由于尿流改道术后输尿管开口位置的改变，经输出道逆行插管很难成功，难以实施人工肾盂积水和注入造影剂，借助 C 臂 X 线机进行经皮肾穿刺无法准确定位。因此，大多情况下宜采用超声定位进行。许多报道表明，微通道经皮肾穿刺下输尿管软镜结合钬激光碎石术是治疗尿流改道术后的输尿管结石患者的一种安全有效的方法。术中如发现输尿管吻合口狭窄，可同时行腔内手术处理。

由于解剖结构异常，一般逆行输尿管镜进镜成功率不高，其关键在于找到输尿管再植的开口。输尿管镜进镜后在保持视野清晰的情况下冲水尽可能维持最低压力，钬激光设定功率在小于 $1.0J/8 \sim 10Hz$，避免结石移位反入肾盂。

5. 孤立肾输尿管结石　急性肾后性肾衰竭是泌尿外科危重症之一，孤立肾的肾后性急性肾衰竭临床上并非少见，输尿管结石是其常见的原因。彻底解除梗阻是抢救肾功能的有效措施。急诊处理旨在减轻或解除梗阻症状、防治感染、恢复和最大限度地保存肾功能。

（1）孤立肾输尿管结石的诊断：超声检查可作为首选，在阴性结石、肾积水及肾形态判断上具有优势；CT 平扫对全泌尿系统结石都能够准确诊断；KUB 能够诊断 3mm 以上的 X 线阳性结石，可以初步了解结石的形态及位置；因肾衰竭影响肾小球滤过率，一般不选择 IVU 检查；输尿管逆行插管造影也是有效手段，但因对患者存在创伤，易导致逆行感染，仅在其他方法无法施行或不能明确诊断时选择性应用。

（2）孤立肾输尿管结石的治疗原则：大约 89% 的急性梗阻性肾功能损害是可逆的，通常梗阻时间的长短是影响肾功能恢复程度首当重要的因素。有资料证实，发病 36 小时内解除梗阻，肾小球滤过率和肾小管功能有望全部恢复；梗阻 2 周以上，可恢复率为 $45\% \sim 50\%$，$3 \sim 4$ 周则仅为 $15\% \sim 30\%$；梗阻超过 6 周，肾功能则很难恢复。因此，孤立肾输尿管结石的治疗原则是争取在最短的时间内解除梗阻因素，以利于肾功能的恢复。早期诊断、早期处理是治疗孤立肾上尿路结石并发急性肾衰竭的基本原则。

孤立肾肾功能代偿能力差，需尽可能采取简单、对机体损害小而又快速的治疗方法。治疗方法上有多种选择，如逆行插管、经皮肾穿刺引流、输尿管镜、体外碎石和开放手术，但在选择上需因人而异，结合患者实际情况，如逆行插管往往因息肉、炎症粘连等原因而失败；经皮肾穿刺在积水较重时成功率高，如积水不重则穿刺不易成功。开放手术取石可以取得良好效果，但创伤大，孤立肾合并急性肾衰竭的患者病情重，进展快，增加手术危险性和并发症。

由于孤立肾输尿管结石导致急性梗阻性肾衰竭，急诊手术本身对患者是一种创伤，可导致尿毒症的进一步加重，麻醉风险亦较大，对病情较重者，可以选择先行血液透析。

对于肾积水明显者，经皮肾穿刺造瘘可短时间解除梗阻，因而可以选择，待肾功能恢复后再行治疗。

（3）孤立肾输尿管结石的治疗方法：孤立肾输尿管结石的治疗，一方面是积极引流尿液，恢复肾功能；另一方面去除结石，解除梗阻。临床上引流尿液常用的方法有：膀胱镜逆行插管引流、经皮肾穿造瘘、开放手术；去除结石的方法有：体外冲击波碎石、输尿镜碎石、经皮肾镜碎石、后腹腔镜手术取石和开放手术取石。

1）体外冲击波碎石：临床症状如肾绞痛、血尿及急性无尿、少尿病史，以及影像检查肾实质有无萎缩、肾积水情况和患者全身状况是判断行 ESWL 的重要参考依据。如果结石在输尿管停留时间过长，结石过大或肾功能很差，则不宜行 ESWL 治疗。

2）输尿管镜技术：输尿管结石引起的孤立肾急性肾衰竭中多数结石小，落入输尿管时间不长，嵌顿时间短，几乎无肉芽组织包裹，应用输尿管镜技术治疗具有较高的成功率，应作为首选治疗方法。

孤立肾输尿管结石行 URL 的手术适应证：患者一般情况良好，可耐受手术；结石位于输尿管中下段或位置相对较低的上段，小于 1.5cm，手术时间不超过 1 小时；输尿管多段结石；SWL 定位困难或治疗失败者。

输尿管结石致孤立肾急性肾衰竭的患者一般情况差，尿外渗、输尿管内压高、感染等容易导致输尿管水肿，易出血，术中操作时视野不佳，进镜、插管时输尿管易损伤。因此，术者须有熟练的操作技术，尽量缩短手术时间，减少并发症的发生。不宜为彻底取净结石而反复进出镜，以解除梗阻为最主要目的，如遇结石活动性大碎石困难时应果断上推入肾盂，留置双 J 管，待肾功能改善后进一步处理。

3）经皮肾镜碎石术：经皮肾镜取石术既可以处理输尿管上段结石，同时可以处理肾盂、输尿管腔内的疾病。对于各种原因无法行输尿管镜取石术或治疗失败的输尿管上段结石，可考虑经皮肾镜取石术。如果患者的肾功能严重受损，一般情况较差，选择 PNL 应该慎重。

4）后腹腔镜取石术：肾外型肾盂结石及中上段较大较硬或嵌顿时间长的输尿管结石，同时需处理输尿管腔外疾病是后腹腔镜取石术的指征。

后腹腔镜手术只需暴露输尿管上段或肾盂，对肾组织及肾血管的影响较小，而且术中不需灌注，不增加肾内压力，减少感染扩散的概率，对合并有感染的孤独肾输尿管结石更有治疗意义。对孤立肾合并输尿管上段结石患者，特别是无积水或轻度积水患者可以采用后腹腔镜取石治疗。

5）开放手术：国内外研究资料表明，对泌尿系结石的处理开放手术已不再作为一种常规治疗方法，98% 的尿石症可采用微创技术治疗。但是，对于孤立肾输尿管结石的患者来说，开放手术具有能够迅速解除梗阻、尽早挽救肾功能的优点，目前仍然是临床可以选择应用的治疗方法。

五、随访

1. 随访目的 管路结石治疗的目的是最大限度地去除结石、控制尿路感染和并发症、保护肾功能并预防其复发。因此，残余结石物、并发症的发生情况、肾功能的恢复情况和预防性治疗后的代谢性监测是输尿管结石治疗效果随访的主要项目。

2. 随访方法 输尿管结石治疗后应该定期复查 X 线、超声检查或者 CT 扫描，了解结石是否完全排出、患肾功能是否恢复。

3. 随访过程中主要问题的处理

（1）残石碎片：输尿管结石治疗后的残余结石碎片应该在一定的时间内完全排出，否则，停留在输尿管内容易引发输尿管黏膜炎症、水肿甚至息肉形成而再次导致输尿管梗阻甚至继发性输尿管狭窄的发生。如果患者无临床症状，直径小于 4~5mm 的残石碎片可以进行合理的随访，而对于直径大于 6~7mm 的残石碎片可以继续选择体外冲击波碎石、输尿管镜碎石术、经皮肾镜碎石术治疗或腹腔镜治疗。

（2）输尿管狭窄：输尿管黏膜损伤、假道形成或者穿孔、输尿管结石嵌顿伴息肉形成、多次 ESWL 致输尿管黏膜破坏等是输尿管狭窄的主要危险因素。一般治疗后 3 个月，通过临床表现、X 线片（造影）、超声或者 CT 等可确定输尿管狭窄。输尿管狭窄可留置双 J 管、输尿管镜直视下气囊扩张术、输尿管狭窄内切开、狭窄段切除端-端吻合术、输尿管膀胱再植术或手术切除瘢痕等治疗。

（夏 丁 杨 欢 叶章群）

第四节 膀胱结石

原发性膀胱结石（primary vesical calculi）较少见，多发于男孩，与低蛋白、低磷酸盐饮食有关；少数发生在成人，可能与机体脱水和钙代谢异常有关。继发性膀胱结石（secondary vesical calculi）常见于良性前列腺增生、膀胱憩室、神经源性膀胱、尿道狭窄、膀胱内异物和感染，以及肾、输尿管结石排入膀胱。

一、临床表现

典型症状为排尿突然中断，疼痛向会阴部和阴茎头部放射，伴排尿困难、终末血尿、尿频和尿急。若结石持续嵌顿于膀胱颈可发生急性尿潴留。男孩在发病时常用手牵拉或揉搓阴茎，跑跳或改变体位，以排出尿液及缓解疼痛。

二、诊断

根据典型症状可以初步诊断，但是应从治疗角度对结石的病因做出完整评估。

（一）实验室检查

尿常规检查可见红细胞，如合并感染，可见白细胞，尿培养可有细菌生长。

（二）B 超检查

结石在膀胱内呈高回声伴声影，其位置随体外改变而变化，还可以同时发现膀胱憩室、良性前列腺增生等病变。

（三）X 线检查

大多数膀胱结石是 X 线阳性结石，可以在 KUB 上显影。

（四）膀胱镜检查

膀胱镜检查是最可靠的诊断方法，能直接见到结石，并可发现膀胱病变。

三、治疗

膀胱结石治疗原则：一是取出结石；二是纠正形成结石的原因。膀胱结石外科治疗的方法包括内腔镜手术、开放性手术和 ESWL。

1.腔内治疗　经尿道膀胱结石的腔内治疗方法是目前治疗膀胱结石的主要方法，可以同时处理下尿路梗阻病变，例如尿道狭窄、前列腺增生等。

（1）经尿道激光碎石术：激光碎石是目前治疗膀胱结石有效的方法，目前使用较多的是钬激光碎石。钬激光还能同时治疗引起结石的其他疾病，如前列腺增生、尿道狭窄等。

（2）经尿道气压弹道碎石术：气压弹道设备相对较便宜，泌尿外科医生容易掌握。气压弹道碎石时结石在膀胱内易活动，较大的结石碎石时间相对比较长，碎石后需要用冲洗器冲洗干净或用取石钳将结石碎片取出膀胱。

（3）经尿道机械碎石术：膀胱镜直视下用碎石钳将结石抓住并用机械力将结石钳碎。经尿道机械碎石治疗适用于 2cm 左右的膀胱结石。

（4）经尿道膀胱超声碎石术和经尿道液电碎石术：由于碎石效果不如激光碎石和气压弹道碎石术，目前已经较少使用。

2.儿童膀胱结石多为原发性结石，可选择 ESWL；成人原发性膀胱结石较小，也可以采用 ESWL。

3.膀胱结石的开放手术治疗　耻骨上膀胱切开取石手术不应作为膀胱结石的首选治疗方法，仅适用于需要同时处理膀胱内其他病变的病例使用。

开放手术治疗的相对适应证：①较复杂的儿童膀胱结石；②巨大结石；③严重的前列腺增生或尿道狭窄者；④膀胱憩室内结石；⑤膀胱内围绕异物形成的大结石；⑥同时合并需开放手术的膀胱肿瘤。

合并严重内科疾病的膀胱结石患者，可以先行导尿或耻骨上膀胱穿刺造瘘，待内科疾病好转后再行腔内或开放取石手术。耻骨上膀胱切开取石手术不应作为膀胱结石的首选治疗方法，仅适用于需要同时处理膀胱内其他病变的病例使用。

（杨　欢　夏　丁　叶章群）

第五节　尿道结石

尿道结石（urethral calculi）绝大多数来自肾和膀胱，极少数是因尿道狭窄、尿道憩室及异物存在等因素在尿道内形成。尿道结石比较少见，多以男性为主。常见于膀胱结石排出时停留嵌顿于尿道，好发部位为前列腺部尿道、球部尿道、舟状窝及尿道外口。少数为发生于尿道狭窄处、尿道憩室中的原发性尿道结石。

一、临床表现

典型症状表现为会阴部剧烈疼痛后出现急性排尿困难，点滴状排尿伴血尿和尿痛，重者出现急性尿潴留。

二、诊断

男性前尿道结石在阴茎和会阴部可以扪及，后尿道结石经直肠指检可以触及。女性尿道结石可经阴道前壁触及。B 超和 X 线检查可以明确诊断。金属尿道探条检查可以感觉到与结石的摩擦感。

三、治疗

（一）经尿道口直接取出

对于大部分前尿道结石，可以向尿道内注入无菌石蜡油，用手轻轻推挤或者用镊子将结石直接钳夹出，必要时切开尿道口。

（二）将结石推入膀胱后取出

对于后尿道结石，可以用金属尿道探条轻轻推入膀胱，再按膀胱结石处理。

（三）原位腔内治疗

适用于以上两种方法不能处理的尿道结石。目前使用较多的是腔内镜下钬激光或气压弹道碎石，在钬激光碎石的同时还可以气化切除尿道中的疤痕组织，解除尿道狭窄。

（四）开放手术

已经极少采用。仅适用于尿道完全闭锁或有尿道憩室需同时切除的患者。

（叶章群　陈志强　夏　丁）

主要参考文献

[1] 那彦群, 叶章群, 孙颖浩, 等. 中国泌尿外科疾病诊断治疗指南.2014版.北京：人民卫生出版社, 2013: 129-214.

[2] Tiselius HG, Ackermann D, Alken P, et al. Guidelines on Urolithiasis. In: EAU guidelines. EAU, 2006, 5-6.

[3] 叶章群, 邓耀良, 董诚. 泌尿系结石. 北京: 人民卫生出版社, 2003.

[4] 代海涛, 陈志强. 草酸、草酸钙晶体-上皮细胞相互作用与肾结石. 国际泌尿系统杂志, 2006, 26(2): 254-257.

[5] Ye Z, Yang H, Li H,et al.A multicentre, prospective, randomized trial: comparative efficacy of tamsulosin and nifedipine in medical expulsive therapy for distal ureteric stones with renal colic.BJU Int, 2011,108(2): 276-9.

[6] 陈孝平. 外科学(供8年制及7年制临床医学等专业用).第2版.北京：人民卫生出版社, 2011: 830-842.

[7] Berger I, Wildhofen S, Lee A,et al.Emergency nephrectomy due to severe urosepsis: a retrospective, multicentre analysis of 65 cases.BJU Int. 2009, 104: 386-390.

[8] Mandal S, Sankhwar S N, Singh M K, et al. Comparison of extracorporeal shock wave lithotripsy for inferior caliceal calculus between children and adults: a retrospective analysis--why do results vary?. Urology,2012,80(6): 1209-1213.

[9] Seitz C, Desai M, Hacker A, et al. Incidence, prevention, and management of complications following percutaneous nephrolitholapaxy. Eur Urol, 2012, 61(1): 146-158.

[10] Takazawa R, Kitayama S, Tsujii T. Successful outcome of flexible ureteroscopy with holmium laser lithotripsy for renal stones 2 cm or greater. Int J Urol, 2012, 19(3): 264-267.

第七章

泌尿系肿瘤

第一节 肾上腺肿瘤

肾上腺组织解剖学分为肾上腺皮质和肾上腺髓质，根据组织来源的不同，2004 年世界卫生组织（WHO）将肾上腺肿瘤分为肾上腺皮质肿瘤、肾上腺髓质肿瘤、肾上腺外副神经节瘤、其他肾上腺肿瘤以及肾上腺继发性肿瘤等[1]（表 7-1）。按内分泌功能状态可分为功能性和非功能性，其中多个内分泌器官受累者称为多发性内分泌肿瘤综合征。

表 7-1　WHO 肾上腺肿瘤组织学分类

肾上腺皮质肿瘤	肾上腺皮质腺瘤
	肾上腺皮质癌
肾上腺髓质肿瘤	良性嗜铬细胞瘤
	恶性嗜铬细胞瘤
	混合性嗜铬细胞瘤/副神经节瘤
肾上腺外副神经节瘤	交感神经性
	副交感神经性
其他肾上腺肿瘤	腺瘤样瘤
	性索-间质肿瘤
	软组织和生殖细胞肿瘤
	髓脂肪瘤
	畸胎瘤
	神经鞘瘤
	节细胞神经瘤
	血管肉瘤
肾上腺继发性肿瘤	转移癌

根据肾上腺肿瘤的临床病理、内分泌功能和 WHO 的组织学分类，本节主要阐述肾上腺皮质肿瘤（原发性醛固酮增多症、皮质醇增多症、肾上腺癌）、肾上腺髓质肿瘤（肾上腺嗜铬细胞瘤/副神经节瘤）等。

一、原发性醛固酮增多症

原发性醛固酮增多症（primary hyperaldosteronism，PHA）是指肾上腺皮质分泌过量的醛固酮激素，引起以高血压、低血钾、低血浆肾素活性（plasma renin activity，PRA）、高醛固酮水平和碱中毒为主要表现的临床综合征，简称原醛症。1955 年由 Jerome Conn 首次描述，又称 Conn 综合征。

（一）流行病学

高血压患者中 PHA 占 5%～12%，平均 10% 左右，是继发性高血压最常见的病因。PHA 患病率与高血压严重程度成正比，顽固性高血压者 PHA 的发生率可达到 17%～20%[2-3]。高血压伴睡眠呼吸暂停患者甚至可高达到 33.9%。发病年龄高峰为 30～50 岁，女性多于男性。

（二）病因

PHA 病因不明，部分病例呈家族性发病，与遗传有关。家族性醛固酮增多症可分为Ⅰ型、Ⅱ型和Ⅲ型。Ⅰ型即糖皮质激素可抑制性醛固酮增多症（glucocorticoid-remediable aldosteronism，GRA），是一种罕见的常染色体显性遗传病。肾上腺皮质细胞内基因结构异常，皮质醇合成酶的 5'-ACTH 反应启动子调节区（CYP11B1）与 3'-醛固酮合成酶（CYP11B2）的编码融合（CYP11B1/CYP11B2），产生两种酶的混合体，表达球状带和束状带，醛固酮的分泌受 ACTH（促肾上腺皮质激素）的调节，而非肾素-血管紧张素系统[4]。Ⅱ型病因机制尚不完全清楚，可能与多个染色体位点异常改变如7p22有关。Ⅲ型为内向整流型钾离子通道亚家族成员5（KCNJ5）变异导致细胞 K^+/Na^+ 通道选择性降低，减少 Na^+ 内流，促进 Ca^{2+} 内流，增加醛固酮的分泌[5]。

（三）病理生理

醛固酮的主要生理作用是潴钠排钾，肾上腺皮质增生或腺瘤时，分泌过量的醛固酮作用于肾远曲小管，Na^+–K^+ 交换增加，产生低血钾和钠水潴留，小动脉壁钠、水增多，管腔变窄等，导致高血压。醛固酮增多使肾小管重吸收钠增多，排泄钾增多，导致高尿钾和碱中毒。除肾上腺的病理改变外，肾可因长期缺钾引起近曲小管、远曲小管和集合管上皮细胞变性，严重者散在性肾小管坏死，肾小管浓缩功能重度紊乱。常继发肾盂肾炎，可有肾小球透明变性。长期高血压可致肾小动脉硬化。慢性失钾致肌细胞蜕变，横纹消失。

（四）病理及分类

根据病因的不同，PHA主要分为6种类型[6]。

1. 肾上腺皮质腺瘤　临床表现典型，所谓Conn综合征者，即是此种病理类型。占原醛症的40%～50%。大多为单个肿瘤，单侧占90%，双侧约10%。肿瘤呈圆形、橘黄色，一般较小，仅1～2cm。70%的腺瘤见于女性。

2. 分泌醛固酮的肾上腺皮质腺癌　约占1%，肿瘤除分泌醛固酮外，还可分泌其他皮质激素，如醛固酮合成的前身物、糖皮质激素及性激素等。肿瘤直径较大，常大于5cm，形态不规则，病灶密度不均匀，多有坏死、钙化灶，多有包膜外的浸润，发展快，预后较差。

3. 特发性醛固酮增多症　被认为是最常见的临床亚型，占60%左右。症状多不典型，病理为双侧肾上腺球状带弥漫性或结节性增生，结节无包膜。病因不明。手术效果差。国内原醛症的病因、分类、发病情况与国外报道有较大差别，以腺瘤居多，增生型少。

4. 单侧肾上腺增生　占1%～2%。具有典型的原醛症表现，患者的内分泌改变与腺瘤相似。病理多为单侧或以一侧肾上腺结节性增生为主。其症状的严重程度介于腺瘤和特发性醛固酮增多症之间。单侧肾上腺全切术后，高血压和低血钾可长期缓解。

5. 异位分泌醛固酮的肿瘤　罕见，可发生在肾癌（肾内肾上腺残余组织）、卵巢癌（如畸胎瘤）或其他异位肾上腺组织。

6. 家族性醛固酮增多症　分为Ⅰ型、Ⅱ型和Ⅲ型。病理为双侧肾上腺皮质增生。Ⅰ型高血压常规降压药无效，但糖皮质激素可维持血压和血钾正常。Ⅱ型不同于Ⅰ型，糖皮质激素治疗无效，肾上腺切除可治愈或显著缓解高血压。

（五）临床表现

1. 高血压　大多数患者表现为缓慢发展的良性过程，血压逐渐升高，多数为中度至重度高血压，有的患者舒张压可高达120～150mmHg以上，用一般降压药常无明显疗效。头晕、头痛、乏力、视物模糊等是高血压常见症状。病程长者，可出现心、脑、肾损害的表现。

2. 低血钾、高尿钾　以往认为低血钾是原醛症诊断的必要条件，但研究发现仅50%的原醛腺瘤和17%的特发性醛固酮增多症患者的血钾水平<3.5mmol/L。血钾正常、高血压是大部分原醛症患者的早期症状，低血钾是疾病发展到一定阶段的表现。低钾血症临床上可表现为一系列症状，如肌无力、周期性肌麻痹、心肌损害、心室肥大、心律失常、心电图改变等。长期低血钾还可致肾小管空泡变性，尿浓缩功能差，患者可有多尿、口渴，夜尿量大于日尿量，严重者可出现肾功能损害。

3. 其他　醛固酮增多使肾排钙、镁、氢离子增加，细胞外液碱中毒，游离钙减少，患者可出现手足抽搐、肢端麻木等。低血钾抑制胰岛素分泌，约半数人可发生葡萄糖耐量低，甚至可出现糖尿病。原醛症患者虽有钠潴留，血容量增多，但由于有"盐皮质激素逃逸"作用而无水肿。此外，原醛症患者心脑血管病变的发生率和死亡率高于相同程度的原发性高血压[7]。

（六）实验室及泌尿外科特殊检查

1. 血电解质　典型患者可见低血钾，严重者可小于2mmol/L。但早期患者血钾可正常。可有低钙、低镁。部分患者血糖增高。

2. 肾功能　病史长的晚期患者可有肾功能受损，血肌酐、尿素氮升高。

3. 血浆肾素活性、血管紧张素、醛固酮　PHA患者同时存在高醛固酮和被抑制的肾素。但多种因素可影响血醛固酮的测定，单纯测定醛固酮和肾素不能反映患者的真实情况，可能使部分患者漏诊。目前以血醛固酮与肾素活性比值(aldosterone/renin activity ratio，ARR)，即PAC(ng/dl) / PRA[ng/(ml·h)]用以筛查 PHA，如 ARR＞25，高度提示原醛症的可能。血浆醛固酮＞15ng/dl，肾素活性＞0.2 ng/(ml·h)，计算 ARR 有意义。但是 ARR 筛查阳性者，仅 50%～70% 被最终诊断为 PHA，即有一定假阳性，需进行确诊试验。

4. 药物试验　药物试验的目的在于确诊 PHA，主要有 4 种[6]：氟氢可的松抑制试验、口服钠负荷试验、生理盐水滴注试验、卡托普利抑制试验。试验前需纠正低血钾至大于 3mmol/L。试验的原理在于评价钠盐负荷或血管紧张素转化酶抑制药后对醛固酮分泌的抑制作用，非自主分泌醛固酮者，醛固酮分泌降低，而 PHA 者则否。4 种试验敏感性和特异性均在 90% 以上，应根据经济花费、患者的状况和依从性、实验室条件和地区经验等因素任选一种。前 3 种试验因钠盐负荷有充血性心力衰竭的风险，禁用于未控制的严重高血压、心功能不全、肾功能不全等患者。卡托普利抑制试验因其不易出现充血性心力衰竭，尤其适合有心、肾疾病而限制钠盐摄入者。

地塞米松抑制试验：如为糖皮质激素可控制的原醛症患者，经服用地塞米松 2mg/d，3 周后，血钾、血压及血醛固酮水平可恢复至正常值。特发性醛固酮增多症及肾上腺醛固酮腺瘤则仅有一过性被抑制，且不能降至正常水平。

5. 心电图　有低血钾的心电图表现。

6. 影像学检查

（1）CT 扫描：首选的定位检查方法。醛固酮腺瘤一般为 1～2 cm 或更小，低密度或等密度，强化不明显，CT 值低于分泌皮质醇的腺瘤和嗜铬细胞瘤。大于 3～4 cm 者可能为醛固酮癌。CT 测量肾上腺各肢的厚度可用来鉴别特发性醛固酮增多症，厚度大于 5mm，应考虑之。

（2）MRI：不比 CT 优越，不应作为首选方法。

（3）超声检查：因其敏感性差，临床常见怀疑 PHA，使用超声检查未见肾上腺肿物否定诊断导致漏诊而延误。不建议采用超声进行定位。

（4）肾上腺核素碘化胆固醇扫描：^{131}I-6β 碘甲基 -19 去甲胆固醇注入患者体内后，肾上腺皮质腺瘤能比正常组织摄取较多的放射性标记物而显示一侧浓集，而增生的肾上腺组织摄取量正常。皮质癌则不显示。^{131}I- 胆固醇扫描也是一种定位诊断方法。但目前少用，除非当其他方法不能诊断时。

（5）肾上腺静脉取血（ adrenal vein sample，AVS ）：用于分侧定位两侧肾上腺的醛固酮优势分泌，为手术定位提供依据。皮质醇校正的醛固酮比值高低两侧之比＞4，确定为单侧优势分泌，手术效果将良好。用于难以确定左右两侧病变时。

（七）治疗

根据 PHA 的病因类型选择治疗方式。

1. 手术治疗　主要适用于肾上腺醛固酮瘤、单侧肾上腺增生、分泌醛固酮肾上腺皮质癌或异位肿瘤。对于药物副作用不能耐受的、需长期药物治疗的特发性醛固酮增多症也可考虑手术治疗，切除增生明显侧或双侧肾上腺全切，但疗效差。

除肾上腺皮质癌或高度怀疑肾上腺皮质癌应采用开放手术行根治性肾上腺肿瘤切除术以外，经腹腔或腹膜后腔腹腔镜的手术方式已成为 PHA 治疗的标准手术方式，当然也要考虑术者单位的经验和技术条件。腺瘤型 PHA 行腹腔镜肾上腺肿瘤切除术，尽量保留正常肾上腺组织，但对于少见的多发腺瘤或多发结节者应行患侧肾上腺全切。单侧肾上腺增生型 PHA 应行醛固酮优势分泌侧腹腔镜肾上腺全切。

术前除全身状态评估外，术前应控制高血压、纠正低血钾和碱中毒。给予醛固酮竞争性拮抗药——螺内酯，剂量一般予 120～240mg/d。如果低血钾严重，应口服或静脉补钾纠正之。注意监控患者血压和血钾的变化。如用药 1 周后血压控制不满意，可加用其他降压药物如血管紧张素转化酶抑制药或钙通道阻滞药。肾功能不全者，螺内酯酌减或改为其他降压药物，术前 1 天应停用螺内酯，以防止术后高血钾。

2. 药物治疗　适用于术前准备、特发性 PHA 或糖皮质激素可控制的 PHA、具有手术禁忌证的腺瘤型 PHA、不能手术的肾上腺皮质癌等。常用药物有：

（1）螺内酯：它与醛固酮有类似的化学结构，两者在肾远曲小管和集合管的皮质段部位的细胞质膜受体水平上发生直接的竞争性拮抗作用。螺内酯干扰醛固酮对上述部位 Na^+ 重吸收的促进作用，增加 Na^+ 和 Cl^- 的排出而利尿，抑制 Na^+-K^+ 交换，钾的排出减少而提高血钾水平。主要副作用多因其与孕激素受体、雄激素受体结合有关，如痛性男性乳腺发育、阴茎勃起功能障碍、性欲减退和女性月经不调等。

（2）依普利酮：高选择性醛固酮受体拮抗药。与雄激素受体和黄体酮受体的亲和力分别为螺内酯的 0.1% 和 1%，性相关副作用的发生率显著降低，用于不能耐受螺内酯者。

（3）氨苯蝶啶及阿米洛利：保钾排钠利尿药，作用部位同螺内酯，一般不单独使用，常在螺内酯疗效欠佳时合用。

（4）糖皮质激素：用于 GRA。初始剂量，地塞米松 0.125 ~ 0.25mg/d，或泼尼松 2.5 ~ 5mg/d，能维持正常血压、血钾和 ACTH 水平的最小剂量即可。

（5）其他药物：如卡托普利、钙通道阻滞药等。

二、皮质醇增多症

皮质醇增多症（hypercortisolism）是由多种病因导致肾上腺皮质分泌过量糖皮质激素（主要是皮质醇）而引起的一系列临床症状和体征。1912 年，Harvey Cushing 首先描述本症，故又称之为库欣综合征（Cushing's syndrome，CS）。库欣病是专指因垂体病变使 ACTH 过量分泌所致的皮质醇症，其内涵有别于一般概念的库欣综合征，不能混淆。

（一）流行病学

CS 的年发病率为 2/100 万 ~ 5/100 万，在高血压人群中占 0.5% ~ 1%；在 Ⅱ 型糖尿病的肥胖患者、血糖控制不佳且合并高血压者，其发病率可达 2% ~ 5%[8]，高发年龄为 20 ~ 40 岁，女性多于男性。

（二）病因及分类

CS 可分为外源性（医源性）和内源性，其中医源性 CS 最常见，本文主要讨论后者。内源性 CS，主要分两种类型：促肾上腺皮质激素（corticotropin，ACTH）依赖性和非依赖性。还有一类称为假性 CS。ACTH 依赖性 CS 占 80% ~ 85%，其中 70% ~ 80% 是垂体分泌过多的 ACTH 所致，即库欣病，20% 是异位 ACTH 综合征，还有罕见的异位促肾上腺皮质激素释放激素（CRH）综合征。ACTH 非依赖性 CS 一般是单侧肾上腺肿瘤造成的，大部分为肾上腺皮质腺瘤，少数是肾上腺皮质癌，其他有原发性双侧肾上腺皮质增生如 ACTH-非依赖性肾上腺大结节增生

（adrenocorticotropin–independent macronodular adrenal hyperplasia，AIMAH ）、原发性色素沉着性结节性肾上腺皮质病（primary pigmented nodular adrenocortical disease，PPNAD ）等，部分病例与遗传有关。

（三）病理生理

多种不同原因引起肾上腺皮质增生或肿瘤，分泌过量皮质醇，而致脂肪代谢和分布异常，向心性肥胖、高脂血症；蛋白质合成代谢下降，分解代谢加速，负氮平衡，导致皮肤、肌肉改变；糖异生增加，对葡萄糖的摄取和利用减少等物质和电解质代谢异常。过量皮质醇因其具有弱的盐皮质激素作用而致钠水潴留，同时皮质醇增强肾素-血管紧张素-醛固酮系统活性，抑制血管扩张，增强血管系统对儿茶酚胺的敏感性等综合作用导致高血压。

（四）病理

1. ACTH 依赖性皮质醇症

（1）库欣病：垂体过多 ACTH 使双侧肾上腺皮质弥漫性增生（束状带为主）和过量皮质醇分泌，但 20% ~ 40% 可为肾上腺结节状增生，双侧肾上腺平均重 12 ~ 24g。其病因和发病机制不是单一的，主要包括以下几种：

1）垂体 ACTH 分泌腺瘤：肿瘤自主分泌 ACTH，刺激双侧肾上腺皮质增生并继发分泌过量的皮质醇。占皮质醇症患者总数的 75% ~ 80%。微腺瘤 80% 以上直径≤5mm、有向垂体外邻近组织局部浸润的倾向性，极个别的垂体 ACTH 瘤为恶性腺癌，可向其他部位转移。

2）垂体 ACTH 细胞增生：发病率为 0 ~ 14%，病因不明。增生可呈弥漫性、簇状或形成多个小结节。

3）鞍内神经节细胞瘤：分泌 CRH 和 ACTH，称 CRH 综合征，罕见。

（2）异位 ACTH 综合征：占 10% ~ 20%。系由垂体以外的肿瘤，如小细胞肺癌、胰岛肿瘤、胸腺瘤、支气管类癌、肠道类癌等，肿瘤分泌 ACTH，刺激肾上腺皮质增生而分泌大量皮质醇。异位 ACTH 综合征的肾上腺皮质的病理改变和库欣病相同，但增生程度更明显，双侧重量平均 20 ~ 30g。异位 ACTH 分泌瘤可有显性和隐性两种，前者瘤体大，容易被发现，但恶性程度高；后者瘤体小，恶性程度低，难以被发现。

（3）异位 CRH 综合征：肿瘤异位分泌 CRH，罕见。

2. ACTH 非依赖性皮质醇症

（1）肾上腺皮质腺瘤或腺癌：肿瘤自主性分泌过量皮质醇。肾上腺皮质腺瘤和腺癌的发病比例，在国外两者相仿，而在国内，腺瘤的发病率显著高于腺癌。北京协和医院近 30 年来收治肾上腺皮质腺瘤 370 余例，仅收治肾上腺皮质癌 40 余例。肾上腺皮质腺瘤一般为单个，较小，多数直径在 2～4cm，重 10～40g，左右侧发病大致相等，偶有双侧腺瘤。肾上腺皮质腺癌的体积较大，重量多超过 100g，可早期出现肺（71%）、淋巴结（68%）、肝（42%）、骨（26%）等转移。癌组织除分泌皮质醇外，还分泌一定数量的肾上腺雄激素。不论是腺瘤或是腺癌，由于都自主分泌皮质醇，因而可反馈性地抑制下丘脑的 CRH 及垂体的 ACTH 分泌，肿瘤以外的肾上腺组织，包括对侧肾上腺，均呈萎缩状态。

（2）ACTH- 非依赖肾上腺皮质大结节样增生（ACTH-independent macronodular adrenocortical hyperplasia，AIMAH）：是 CS 的一种罕见的病因类型。原因不明，可能与异位受体表达有关。近年报道本病呈家族性发病，可能与遗传有关。双侧病变，多个结节融合在一起，一般大于腺瘤。结节直径 0.5～5cm，单侧肾上腺重 8～92g。结节切面金黄，无色素沉着，主要由透明细胞和致密细胞组成。

（3）原发性色素沉着性结节性肾上腺皮质病（primary pigmented nodular adrenocortical disease，PPNAD）：罕见。PPNAD 可单独存在，也可以伴随多发肿瘤综合征，即 Carney 综合征（斑点皮肤色素沉着、心脏和皮肤黏液瘤和不同的内分泌肿瘤）；后者为常染色体显性遗传，50% 以上存在 PRKAR1A 基因异常。病理标本的特点是肾上腺大小形态基本正常，呈弥漫性多发结节改变，结节直径 0.1～0.4cm，切面灰黑色。单侧肾上腺平均重 5.2g。结节主要由束状带样细胞和类似网状带样细胞组成，两种细胞均有不同程度的色素沉着。结节间细胞萎缩。

（4）纤维性骨营养不良综合征（McCune-Albright syndrome）：罕见，北京协和医院仅见 1 例。由于 GNAS1 基因合子后激活突变导致细胞内 cAMP 堆积，依赖 cAMP 的作用的受体（如 ACTH、TSH、LH、FSH 受体）被激活，导致肾上腺或多个内分泌腺体功能亢进。常于出生后几周发病。

（5）异位肾上腺肿瘤：肾上腺在胚胎发育过程中，偶可有少数肾上腺皮质散落在迁移途中（肾上腺至睾丸或外阴水平），如发展为肿瘤，其临床表现与肾上腺皮质肿瘤相同。

（6）类库欣综合征：长期应用糖皮质激素或酒精饮料及抑郁症也可引起类似皮质醇症的临床表现，亦称假性库欣综合征。

（五）临床表现

本症多见于 20～50 岁，女性多于男性，为 2:1～3:1。由于长期的、过多的皮质醇作用，引起机体蛋白质、脂肪、糖、电解质等代谢紊乱，并干扰多种其他肾上腺皮质的过量分泌，典型病例表现如下 [7,9]：

1. 脂肪代谢障碍与向心性肥胖　过量皮质醇引起脂肪代谢异常和脂肪分布异常，使脂肪主要堆积于腹部、面部、后颈部、锁骨上窝等，体貌外观呈现为所谓悬垂腹、满月脸、水牛背和锁骨上窝脂肪垫等，四肢由于脂肪及肌肉萎缩显得相对细小，造成本症的特征性体征——向心性肥胖。少数患者表现为均匀性肥胖。

2. 蛋白质代谢障碍表现　皮质醇促使蛋白质合成下降、分解代谢加速，机体长期处于负氮平衡状态。表现为皮肤菲薄、毛细血管脆性增加而易出现瘀点和瘀斑，而皮肤宽大紫纹亦为本病特异性的体征，多分布在下腹部、臀部、股部、腋前部等，呈中央宽，两端细，火焰状。肌肉萎缩无力、骨质疏松，患者多诉腰背痛、四肢乏力、行动迟缓、上楼有困难。经 X 线摄片后常发现有病理性胸椎、腰椎压缩性骨折或肋骨骨折。患者伤口不易愈合。

3. 糖代谢障碍　高皮质醇血症促进糖原异生增加，脂肪细胞和肌肉细胞对胰岛素的敏感性下降，约 50% 患者可有糖代谢紊乱，葡萄糖耐量降低，约 20% 的患者表现为显性糖尿病。

4. 高血压及电解质紊乱　皮质醇具有明显的潴钠排钾作用，同时由于皮质酮和去氧皮质酮等弱盐皮质激素的分泌也增加，导致钠水潴留、血容量增加，血压升高。血钾多偏低，轻度碱中毒，而库欣综合征伴有严重的、难以纠正的低血钾和碱中毒可见于异位 ACTH 综合征，应予警惕。下肢水肿或眼睑、结膜水肿常见。高皮质醇血症影响小肠对钙的吸收，并移出骨钙，使大量钙离子进入血液后从尿中排出，因而患者血钙虽在正常低限或低于正常，但尿钙排量增加，并易患尿石症。

5. 性腺功能紊乱　高皮质醇血症不仅可直接影响性腺功能，还可抑制下丘脑促性腺激素释放激素的分泌。女性患者多有月经减少、不规则或停经、不育，性欲低下，乳腺萎缩，阴蒂增大。如有明显男性化者多系肾上腺皮质癌。男性患者有性欲减退、勃起功能障碍及睾丸萎缩等。由于存在不同程度的雄性激素分泌增加，痤疮、多毛较为常见。

6. 生长发育障碍　过量皮质醇抑制生长激素的分泌，对性腺也有抑制作用，造成少年儿童患者生长停滞、青春期延迟、身材矮小。

7. 精神症状　情绪不稳定，表现为急躁、抑郁、淡漠和沉默寡言，个别病例可出现幻觉、幻想、狂躁或精神分裂症样的表现。

8. 易感染　皮质醇症患者的免疫功能低下，常易合并各种细菌或真菌感染，病情发展较其他患者快而危重，如不及时采取治疗措施，有致命的危险，特别是重症库欣病和异位 ACTH 综合征患者合并肺部感染者。

（六）实验室及泌尿外科特殊检查

1. 一般血生化检查　可有高血脂、低血钾、低钙、高血糖、糖耐量试验异常等。

2. 尿液检查　可有尿钙升高，合并尿路感染者可有尿白细胞升高。

3. 定性实验室检查

（1）24 小时尿游离皮质醇（24h-UFC）：24h-UFC 的敏感性为 79%，特异性为 74%，总准确率为 71%。24h-UFC 在正常范围内，尚不能排除 CS。24h-UFC 高于正常上限的 5 倍，无需其他检查即可确诊。

（2）皮质醇节律及深夜血浆皮质醇：皮质醇节律消失，深夜血浆皮质醇 < 50nmol/L（1.8mg/dl）可排除皮质醇症。

（3）唾液皮质醇：深夜唾液 > 4nmol/L（145ng/dl）为异常。

（4）小剂量地塞米松抑制试验（LDDST）：用于定性确诊皮质醇症。主要有两种方法，过夜 -1mg-LDDST 和 48h-2mg-LDDST。过夜 -1mg-LDDST 是一个简单的门诊试验，为 23 点一次性口服 1mg 地塞米松，测定次晨 8 点至 9 点测定血浆皮质醇浓度。用药后血浆皮质醇 < 50nmol/L（1.8μg/dl）为完全抑制，多可排除皮质醇症。如果 LDDST 不能完

全抑制，诊断皮质醇症的敏感性高达 95% ~ 98%，特异性为 80%。48h-2mg-LDDST 为服用地塞米松，0.5mg/ 次，每 6 小时 1 次，连服 8 次。在最后一次服药后 6 小时，测定血浆皮质醇。皮质醇浓度小于 50nmol/L 可以排除 CS。也可以应用服药前 1 天和服药后第 2 天的 24-UFC 为观察指标。48 小时地塞米松抑制试验较过夜地塞米松抑制试验繁琐，但特异性较高。

4. 病因分型实验室检查

（1）血浆 ACTH：ACTH < 1.1pmol/L（5pg/ml），提示为 ACTH 非依赖性 CS（肾上腺来源）。持续 ACTH > 3.3pmol/L（15pg/ml），提示为 ACTH 依赖性 CS（来源垂体或异位 ACTH）。其中异位 ACTH 综合征患者血浆 ACTH 水平一般均 > 100pg/ml。肿瘤恶性程度低，进展缓慢的隐匿性肿瘤引起的异位 ACTH 综合征患者 ACTH 水平仅略高于正常，与库欣病很难鉴别。约 50% 的库欣病患者血 ACTH 在正常高限。

（2）大剂量地塞米松抑制试验（HDDST）：80% ~ 90% 的库欣病可被抑制；肾上腺皮质肿瘤不被抑制；异位 ACTH 综合征者，除支气管类癌外均不被抑制。但也有人认为其价值不大。

也分为两种实验方法，48h-8mg-HDDST 和过夜 -8mg-HDDST，方法均同 LDDST。但地塞米松剂量增大，用法为 2mg/ 次，每 6 小时 1 次，连服 8 次。过夜法为 23 点一次性口服 8mg。以服药后第 2 天的皮质醇下降达到对照日的 50% 以下为可被抑制的标准。

（3）CRH 刺激试验：对于库欣病诊断的敏感度为 86%。如同时 HDDST 被抑制，诊断库欣病的特异性为 98%。

（4）岩下窦静脉插管分段取血（BIPSS）测 ACTH：用于 CRH 兴奋试验和 HDDST 检查结果不一致，用于鉴别库欣病与异位 ACTH 综合征。

5. 影像学定位检查

（1）垂体 MRI：应用于 ACTH 依赖性 CS。库欣病中垂体微腺瘤（直径 < 10mm）占 90% 以上，但约 40% 鞍区 MRI 正常，扰相梯度序列 MRI 增加鞍区肿瘤发现率。

（2）肾上腺 CT/MRI：用于 ACTH 非依赖性 CS。CT 对肾上腺的分辨率最高。分泌皮质醇的肾上腺良性肿瘤通常直径为 2 ~ 4cm，双侧分泌皮质醇的肾上腺肿瘤罕见。95% 的高功能良性腺瘤含有丰富的脂类，一般平扫 CT 值 ≤ 10Hu，有增强效应。

MRI 可提示细胞内脂肪存在与否，有利于良性腺瘤的诊断。肿瘤周围的肾上腺和对侧的肾上腺组织可以正常或萎缩。

（3）胸腹部 CT/MRI：用于垂体影像正常、CRH 兴奋试验无反应和 HDDST 无抑制的 ACTH 依赖性 CS。查找异位内分泌肿瘤。

（4）奥曲肽显像或 PET：有利于发现异位 ACTH 综合征。

（七）治疗

1. 肾上腺原发肿瘤　分泌皮质醇的肾上腺腺瘤行腹腔镜肾上腺肿瘤切除术，可治愈，建议保留正常肾上腺组织。肾上腺皮质癌首选根治性切除，对于出现远处转移者也应尽量切除肿瘤及转移病灶，术后辅以药物治疗或放疗。米托坦（mitotane）为目前最有效的药物，主要作用于肾上腺皮质束状带和网状带细胞线粒体，诱导其变性坏死。有效率为 35%，但多为短暂的部分缓解，偶有完全缓解长期生存者。

肾上腺皮质肿瘤自主分泌大量皮质醇，使下丘脑 - 垂体 - 肾上腺轴处于严重的抑制状态，致肿瘤以外的同侧和对侧的正常肾上腺都处于萎缩状态，故术前、术中、术后均应补充皮质激素，以防肿瘤摘除后出现急性肾上腺危象。无需补充 ACTH。

对于 AIMAH 和 PPNAD，均罕见，尚无规范的治疗标准。国外曾建议双侧肾上腺全切，但是需皮质激素的终身替代。二者均为良性病变，但治疗目的在于控制皮质醇症，因此也可行保留肾上腺的手术方式。近年文献有报道单侧肾上腺切除术后效果良好，但北京协和医院的经验是症状容易复发，可行单侧肾上腺全切，对侧肾上腺次全切除术。保留的肾上腺增生组织存在症状复发和二次手术风险，但可避免激素的终身依赖。

2. 垂体性皮质醇症　经鼻蝶窦垂体瘤切除术为库欣病治疗的首选方法。该术创伤小，并发症少，可最大限度地保留垂体功能，手术后能得到临床和生化方面的缓解。初始缓解率 60%~80%，长期完全缓解率 50%~60%，复发率 20%，垂体激素缺乏发生率达 50%。

垂体放疗为库欣病的二线治疗，用于垂体肿瘤手术无效或复发，并且不能再次手术者。缓解率达 83%。

肾上腺切除术曾是治疗垂体性皮质醇症、双侧肾上腺皮质增生病例的经典方法，现一般将其作为治疗 ACTH 依赖性皮质醇症的最后手段。国外报道都采用双侧肾上腺全切除术，术后终身皮质激素替代。术后有 15%~20% 发生 Nelson 综合征。国内一般采用一侧肾上腺全切除，另一侧肾上腺次全切除。

3. 异位 ACTH 综合征　手术切除异位分泌 ACTH 的肿瘤是治疗的首选方法。如肿瘤较大、进展快或有转移者，也应尽量手术切除病灶，对不能切除的转移病灶应行放射治疗或化学药物治疗。对于肿瘤无法切除或隐匿性异位 ACTH 综合征难以发现原发病灶，其症状严重甚至危及生命，而患者尚可耐受肾上腺手术者，可行双侧肾上腺全切除术，以迅速缓解高皮质醇血症。

4. 药物治疗　药物仅是辅助治疗，用于下列情况：手术前准备、存在手术/放疗禁忌证或其他治疗失败或不愿手术者、隐匿性异位 ACTH 综合征、姑息性治疗。药物分为两类，作用于肾上腺水平的肾上腺阻断药物和作用于垂体水平神经调节药物。前者主要包括美替拉酮（甲吡酮）、酮康唑、氨鲁米特、密妥坦和依托咪酯等，后者主要包括溴隐亭、罗格列酮、奥曲肽、卡麦角林等抑制 ACTH 合成。

三、肾上腺皮质癌

肾上腺皮质癌（adrenocortical carcinoma，ACC）是肾上腺皮质细胞的恶性上皮性肿瘤。

（一）流行病学

临床罕见，年发病率为 1/100 万~2/100 万。占恶性肿瘤的 0.02%，癌症死因的 0.1%~0.2%。20%~40% 的 ACC 在初次诊断时已出现转移。儿童 ACC 的发病率约为 0.3/100 万，但巴西南部例外，为 3.4/100 万~4.2/100 万，几乎 10 倍于全球发病水平。可能与特异的 TP53 基因的 10 号外显子 R377H 突变有关。发病年龄呈一个双峰线：患者年龄集中分布于小于 5 岁和 50 岁左右两个阶段，女性约占 59%，略多于男性。双侧者 2%~10%。儿童 ACC 病程发展快，恶性程度高，预后不良。

（二）病因

ACC 病因不明，可能与抑癌基因如 TP53、MEN-1、P57^{Kip2}、H19 等的失活以及原癌基因（Gas、Ras 等）、生长因子 IGF-2 的过度表达有关。ACC 绝大多数为散发性，极少数与家族性遗传相关，如 Li-Fraumeni 综合征、Beckwith-Wiedeman 综合征、多发性内分泌肿瘤综合征 1 型、家族性腺瘤性息肉病、神经纤维瘤病 1 型等。

（三）病理生理

50%～79% 的 ACC 具有内分泌功能，其中混合分泌皮质醇和雄激素者多见，引起库欣综合征相关病理生理改变。雄激素增多致男性性早熟、女性男性化表现。罕见有分泌雌激素可致女性化，分泌醛固酮致原发性醛固酮增多症的病理生理改变。

男性化肾上腺肿瘤可以分为两种类型：分泌脱氢表雄酮（DHEA）、硫酸脱氢表雄酮（DHEA-S）的肿瘤和分泌睾酮的肿瘤。分泌 DHEA、DHEA-S 的肿瘤细胞表达低活性的 CYP11B1，CYP21A2，3β- 羟类固醇脱氢酶（3β-HSD），皮质醇合成障碍，肿瘤分泌大量前体物质，DHEA、DHEA-S 和雄烯二酮增加。男性化症状在于外周血循环中 DHEA 和雄烯二酮被转化为睾酮和脱氢表雄酮。分泌睾酮肿瘤细胞具有 3β-HSD 和 17β- 羟类固醇脱氢酶（17β-HSD），肿瘤细胞可以自己分泌睾酮。

女性化肾上腺肿瘤是因能够分泌睾酮的肾上腺肿瘤细胞如果同时高表达 CYP19 基因，则可由睾酮和雄烯二酮转化产生雌酮和雌二醇，导致女性化。

（四）病理及分期

95% 的 ACC 直径＞5cm（平均 10cm），多伴有出血、坏死，肿瘤重量多在 250～1000g。约 40% 在诊断时已远处转移。最常见为肺、肝、腹膜后淋巴结和骨，并可经肾静脉和下腔静脉形成瘤栓。局部复发不是绝对恶性的标准，因为良性肾上腺良性肿瘤术中包膜破裂也可局部种植、生长和明显浸润。肿瘤体积越大，恶性的可能越大，特别是直径＞6cm 者。

病理上也缺乏统一的肾上腺皮质癌诊断标准。比较多采用改良的 Weiss 提出的 9 项标准[10]：①核异型大小；②核分裂指数≥5/50HP；③不典型核分裂；④透明细胞占全部细胞的比例≤25%；⑤肿瘤细胞呈弥漫性分布；⑥肿瘤坏死；⑦静脉侵犯；⑧窦状样结构浸润；⑨包膜浸润。该系统将 9 个组织学标准各赋值 1 分，分数大于 3 分则被分类为恶性。其中核分裂数目、病理性核分裂象、血管或包膜侵犯以及坏死等是典型的病理组织学恶性指标。尽管这些组织学标准被接受，ACC 的诊断仍然很困难。

预后与肿瘤核分裂指数和浸润的关系最为密切。

肿瘤的临床分期目前常采用 2004 年 UICC（国际抗癌联盟）的肾上腺皮质肿瘤的 TNM 分期系统（见表 7-2）。

表 7-2　肾上腺皮质癌的 TNM 分期

分期	标准
原发肿瘤（T）	
T_1	肿瘤局限，直径≤5 cm
T_2	肿瘤局限，直径＞5 cm
T_3	任何大小肿瘤，局部浸润，但不累及邻近器官
T_4	任何大小肿瘤，累及邻近器官
淋巴结（N）	
N_0	无区域淋巴结转移
N_1	区域淋巴结转移
远处转移（M）	
M_0	无远处转移
M_1	远处转移

（五）临床表现

ACC 可分为分泌功能正常和分泌功能异常两大类。其临床表现取决于肿瘤的功能状态和体积大小。50%～79% 的 ACC 具有内分泌功能，其中混合分泌皮质醇和雄激素的库欣综合征伴女性男性化最常见，占 35%～40%，单纯库欣综合征约 30%。库欣患者表现为向心性肥胖、高血压、低血钾、皮肤菲薄、紫纹、肌肉萎缩无力、骨质疏松甚至病理性骨折等，女性可有月经紊乱或停经、多毛、胡须等。

单纯男性化约见于 20%，由于肿瘤分泌过量雄性激素所致。成年女性表现为痤疮、多毛、乳房萎缩、月经异常和声音低沉等。儿童 ACC 约 90% 具分泌功能，绝大多数为雄激素，可出现生长迅速，男童阴茎发育并呈半勃起状态，女童阴蒂肥大；阴毛提前出现，浓密；骨龄加速，骨骺提前融合。女性化约 10%，由于肿瘤分泌过量雌激素所致。男性表现为睾丸萎缩、性欲下降甚至勃起功能障碍，乳房发育增大等。女童可出现假性性早熟如乳房发育、溢乳、阴道不规则流血等。分泌醛固酮的 ACC 罕见（2%），主要表现为高血压、低血钾。其他尚有罕见报道异位分泌胰岛素及甲状旁腺激素引起低血糖和甲状旁腺功能亢进症者。对于混合分泌多种激素的肾上腺皮质肿瘤，应高度怀疑肾上腺皮质癌的可能。

非功能性 ACC 不分泌相关皮质激素，临床不表现肾上腺皮质功能亢进的症状和体征，起病隐匿，多与肿瘤局部进展有关：腹部胀痛、食欲缺乏、恶心、低热和消瘦等，约 50% 可触及腹部肿块，当然这些症状也可出现于功能性 ACC。部分患者没有症状，因肾上腺偶发瘤就诊。

晚期患者可出现远处转移症状，其中 22%～50% 的非功能性 ACC 可能以转移症状为主要表现就诊。常见转移部位为肺、肝、消化道等，其他尚可见于骨、脑、眼、肾和阴道等。

（六）实验室及泌尿外科特殊检查

1. 一般生化检查　可有高血脂、低血钾、低钙、高血糖、糖耐量试验异常等。

2. 内分泌检查　应包括肾上腺皮质激素的测定、儿茶酚胺及代谢产物的测定，以明确肿瘤的功能状态，并与嗜铬细胞瘤鉴别。

（1）血皮质醇及代谢产物：分泌皮质醇的 ACC 患者，血皮质醇升高，皮质醇节律消失、24 小时尿游离皮质醇水平升高，24 小时尿 17- 羟类固醇和 17- 酮类固醇水平升高。

（2）地塞米松抑制试验：有库欣综合征表现者应行地塞米松抑制试验。小剂量地塞米松抑制试验不被抑制提示皮质醇增多症存在。

（3）血浆 ACTH：有助于区分 ACTH 依赖性与非依赖性皮质醇症。

（4）血浆肾素、血管紧张素Ⅱ、醛固酮水平测定，判断肾上腺皮质球状带功能有无受累。

（5）性激素：雌酮、雌二醇、雌三醇、雄激素、雄烯二酮、脱氢表雄酮、FSH（促卵泡激素）、LH（黄体生成素）等。伴有性征异常者上述激素往往异常。

（6）儿茶酚胺：24 小时尿儿茶酚胺，血尿甲氧基肾上腺素及甲氧基去甲肾上腺素的测定主要用于嗜铬细胞瘤的鉴别。ACC 患者血尿儿茶酚胺及其代谢产物均不升高。

3. 影像学检查的目的在于肿瘤的定位、判断来源及良恶性、评估有无远处转移等。

（1）彩色多普勒超声检查：简便经济，为肾上腺肿瘤的初筛检查方法。ACC 表现为肾上腺区体积较大，一般大于 5cm，形态不规则，呈分叶状的低回声团块，也可呈混合回声，可有液化坏死，肿瘤内部及周边血流丰富。

（2）X 线检查：胸部 X 线检查可评估有无转移，但不敏感，现多以 CT 代替之。骨质疏松或病理性骨折是 ACC 皮质醇症常见并发症，主要见于肋骨和胸腰椎。

（3）CT 检查：是 ACC 首选影像检查。特点是肿瘤体积大，可有钙化，边界不清、不规则，密度不均匀，不均一强化，可见坏死区。邻近组织如肝、脾、下腔静脉受压或浸润表现。

（4）MRI 检查：ACC 表现为肿瘤信号不均匀，T1WI 与肝信号相似，T2WI 信号明显高于肝，稍低于腹膜后脂肪。延迟的轻度强化。除上述特点外，MRI 的优点在于判断肿瘤与周围脏器及血管的关系。

（5）PET-CT（正电子发射计算机断层显像）：主要用于良恶性的鉴别并发现有无远处转移，ACC 患者肿瘤的 FDG 摄取率显著增高。但价格昂贵是其缺点。

（6）经皮穿刺组织细胞学检查：不常规采用，可能种植转移，并且获取组织少，诊断困难，特别是对高分化肾上腺皮质癌与肾上腺皮质腺瘤鉴别困难。但怀疑肾上腺转移瘤者可考虑穿刺活检。

（七）治疗

手术是治疗 ACC 最有效的方法。对于未经手术的 ACC 平均生存时间为 3～9 个月，手术治疗的患者平均生存时间 13～28 个月。手术指征包括：①临床分期为Ⅰ～Ⅲ期者。②临床分期为Ⅳ期者，如原发肿瘤及转移灶可完全切除者，也应手术；不能完全切除者，姑息的减瘤手术对于控制皮质醇分泌症状，为其他治疗手段创造条件方面也有积极意义，但预后差。③复发和转移者：即使完全切除，仍有50% 的患者复发和转移，再次积极手术，能够延长生存时间。④要考虑患者的全身状态，对于年轻患者，手术应该更加积极，而对于年老患者及全身状态不佳者，手术应慎重。

目前最有效的药物是米托坦，主要作用于肾上腺皮质束状带和网状带细胞线粒体，诱导其变性坏死。适用于晚期肿瘤无法手术或术后有残留病灶或有转移病灶的患者（Ⅱ～Ⅳ期）。有效率约 35%，多为短暂的部分缓解，但偶有完全缓解长期生存者。治疗可致肾上腺皮质功能不足，需监测临床症状及 ACTH / UFC / 电解质，调整皮质激素替代治疗的激素剂量。

细胞毒药物如 EDP/M 方案（顺铂、依托泊苷、多柔比星、密妥坦）和 Sz/M 方案（链尿霉素、密妥坦）治疗晚期 ACC，部分缓解率约 50%。有研究认为 ACC 肿瘤细胞可表达多药耐药基因 MDR21 导致 P2 糖蛋白分泌，加速细胞毒药物失效。米托坦能干扰 MDR21 和 P2 的功能，拮抗其耐药作用。因此联合应用可能提高疗效。

手术完全切除肿瘤后也应给予辅助治疗，因为术后 5 年内无病生存者只占 30% 左右。但尚无统一的辅助治疗方案。① ACC 放疗的有效性仍然证据不足，可能仅在骨转移姑息治疗和高风险局部复发的患者中有一定作用，放疗建议在术后的 3 个月之内进行。对于晚期骨转移患者，放疗能缓解疼痛。② 射频热消融治疗适用于无法手术的皮质腺癌或其多发转移病灶，可使肿瘤凝固坏死，对于小于 5cm 的肿瘤，射频消融能使 67% 的肿瘤完全消融，缓解局部症状，延长患者生存时间。③介入栓塞肿瘤供血动脉，能使肿瘤体积明显缩小，分泌功能降低，缓解原发病灶引起的局部症状，提高晚期患者的生活质量。

四、肾上腺嗜铬细胞瘤/副神经节瘤

嗜铬细胞瘤（pheochromocytoma, PHEO）是指发生于嗜铬细胞的肿瘤，多数来源于肾上腺髓质，也可来源于交感神经和副交感神经节（肾上腺外）。目前倾向于将传统概念的肾上腺外或异位嗜铬细胞瘤统称为副神经节瘤（paraganglioma, PGL），而嗜铬细胞瘤特指肾上腺嗜铬细胞瘤。

（一）流行病学

PHEO 年发病率为 3/100 万 ~ 4/100 万，也有人认为其发病率更高，为 2/100 万 ~ 8/100 万，高血压患者中发生率为 0.1% ~ 0.6%，但尸检发生率可达 0.1% ~ 0.95%。这表明多数 PHEO 被漏诊，有报道漏诊率可达 75%，当然也可能相当一部分患者可能终身没有症状。目前约 25% 的嗜铬细胞瘤系影像学偶然发现，占肾上腺偶发瘤的 4% ~ 5%。男女发病率无明显差别，可以发生于任何年龄，多见于 40 ~ 50 岁。PGL 占全部嗜铬细胞瘤的 15% ~ 24%。

（二）病因

病因尚不明，可能与遗传有关。目前研究约 10 种以上基因与 PHEO/PGL 有关，约 50% 的 PHEO/

PGL 与基因突变有关。肿瘤多为散发，也可家族性发病，如冯·希佩尔·林道病（Von Hippel-Lindau Disease，VHL）、多发内分泌肿瘤 - Ⅱ 型（multiple endocrine neoplasm - Ⅱ）、神经纤维瘤病 - Ⅰ 型（neurofibromatosis - Ⅰ）、家族性嗜铬细胞瘤 - 副神经节瘤综合征（pheochromocytoma-paraganglioma syndrome, PHEO-PGL）等。上述 4 种综合征除 PHEO 或 PGL 外，还有其他系统表现，分别由 VHL 基因、RET 基因、NF-1 基因和 SDHx 基因突变所致。其中琥珀酸脱氢酶复合体亚单位（succinate dehydrogenase complex subunit, SDHx）基因突变的 PHEO-PGL 综合征目前发现三型：PGL1、PGL3、PGL4，分别由 SDHD、SDHC 和 SDHB 突变所致，SDHB 突变者恶变率可达 31% ~ 71%[11]。SDHx 基因尚与胃肠道间质瘤相关。SDHAF2 也可致病[12]。其他最近报道 TMEM127 和 MAX 基因也与嗜铬细胞瘤有关[13-14]。

（三）病理生理

PHEO/PGL 主要分泌儿茶酚胺（catecholamine, CA），包括去甲肾上腺素（norepinephrine, NE）、肾上腺素（epinephrine, E）、多巴胺（dopamine, DA）。能合成和释放 CA 的组织有肾上腺髓质、交感神经末梢和中枢神经系统。肾上腺髓质分泌的 CA 中 70% 是肾上腺素，30% 为去甲肾上腺素，而交感神经末梢主要释放去甲肾上腺素。在中枢神经系统中，以去甲肾上腺素和多巴胺为主。

正常情况下，肾上腺髓质嗜铬细胞瘤以钙依赖的"胞吐"方式分泌儿茶酚胺，去甲肾上腺素可通过激活 α_2 受体和抑制酪氨酸脱氢酶反馈抑制 CA 的合成和分泌。PHEO 可能以简单的弥散作用分泌，因为肿瘤合成的大量儿茶酚胺超出囊泡的存储能力。

肾上腺素和去甲肾上腺素在神经组织内经单胺氧化酶代谢为香草基扁桃酸（VMA），多巴胺代谢为高草香酸。循环中的儿茶酚胺主要经羧基 -O- 甲基转移酶，将肾上腺素和去甲肾上腺素分别转化为甲基福林（metanephrine, MN）和甲基去甲福林（normetanephrine, NMN）。代谢产物均经尿液排泄。

儿茶酚胺与靶细胞细胞膜上的特异受体结合后发挥作用。肾上腺素能受体有 α 和 β 两类，β 受体又分为 β_1 和 β_2 两个亚型。α 受体的激活主要使动脉收缩；β_1 受体的激活主要使心率增快；β_2 受体的激活使动脉扩张，支气管平滑肌扩张，胃肠蠕动加快。

去甲肾上腺素对 α 受体的激活作用较强，而对 β₂ 受体的激活作用较弱。肾上腺素与去甲肾上腺素的作用不完全相同，有时甚至相反。

儿茶酚胺、交感神经系统以及 α、β 受体下调和敏感性的降低等多种因素参与维持嗜铬细胞瘤血流动力学变化。PHEO/PGL 还可分泌其他激素或多肽如 ACTH、血管活性肠肽（VIP）、神经肽 Y、心钠素（ANF）、生长激素释放因子、生长抑素、甲状旁腺素相关肽而引起不同的病理生理和临床表现。

（四）病理

嗜铬细胞来源于神经嵴，属 APUD 系统。嗜铬组织主要分布于肾上腺髓质、交感神经链、副交感神经节等。PHEO/PGL 主要分布于肾上腺（80%～90%），而 9%～23% 分布于肾上腺外，最常见于肾门部腹主动脉和下腔静脉之间、肠系膜下动脉和腹主动脉分叉之间的祖克坎德尔体（Zuckerkandl bodies）等腹主动脉旁，其次为盆腔，再次为头颈和胸腔纵隔。95% 以上的 PGL 位于腹部和盆腔。PHEO 多为单侧，但遗传性者常为双侧、多发，如 MEN-II 相关者 50%～80% 为双侧。15%～24% 可多发。

典型嗜铬细胞瘤直径大小为 3～5cm，但也可大于 10cm，平均重量 40～100g，小者不足 5g，大者甚至超过 3500g，伴高血压的患者肿瘤平均 100g。肿瘤切面灰白至棕色，可见出血、变性、囊性变或钙化等。显微镜下典型的肿瘤细胞可与正常的嗜铬细胞相似，有的比正常嗜铬细胞大 2～4 倍，胞浆丰富，呈细颗粒状或空泡状，嗜碱性至双嗜性。细胞及核的多形性明显，胞核大，伴明显的核仁。除大的多角细胞外，还可见小圆细胞。排列呈巢状（zellballen 巢）或梁状或两种结构的混合。瘤细胞常有一定的核异型性和核内包涵体。

恶性 PHEO 在组织形态学上与良性者相似，在病理形态学上难以区分。恶性嗜铬细胞瘤（malignant pheochromocytoma）的诊断标准是在没有嗜铬细胞的区域出现转移灶，如骨、淋巴结、肝、肺等。局部浸润和肿瘤细胞分化程度等病理特征均不能用于区分嗜铬细胞瘤的良恶性。恶性副神经节瘤发生率为 30%～40%，肾上腺恶性嗜铬细胞瘤约 10%。

（五）临床表现

PHEO 表现各异，主要取决于肿瘤释放儿茶酚胺的多少以及个体对儿茶酚胺的敏感性。高血压是嗜铬细胞瘤最常见的临床症状，发生率为 80%～90%，其中 50%～60% 为持续性，40%～50% 为发作性，10%～20% 可出现体位性低血压，5% 血压正常，而伴有典型的发作性头痛、心悸、多汗三联征的发生率为 50% 以上。发作频率可每日 3～4 次，也可数月 1 次，持续数分钟或数天。由于儿茶酚胺的作用或合并遗传相关综合征，患者可同时伴有其他系统表现。

1. 心血管系统　除高血压外尚可有以下表现。

（1）高血压危象：发作性高血压为 PHEO 的典型症状，诱因可为体位变化、运动、进食、情绪波动、排尿、妊娠和分娩、直接刺激肿瘤等，也可由于某些药物（麻醉药、三环类抗抑郁药、组胺、造影剂等），这些因素可刺激肿瘤迅速释放大量儿茶酚胺，使血压短期内骤升，血压甚至可达 260/120mmHg 以上，同时可伴剧烈头痛、恶心、呕吐、视力模糊、抽搐等，可并发急性心肌梗死、急性心功能衰竭、高血压脑病、脑血管意外等。高血压危象也可由于未予 α 受体阻滞药而单用 β 受体阻滞药诱发。

（2）低血压和休克：体位性低血压的发生率为 10%～20%。少数患者有严重的低血压甚至休克，多出现于发作性高血压之后或某些药物如甲氧氯普胺、地塞米松等。可伴昏厥，2% 的患者可以此为主要表现。低血压原因不明，低血容量、外周血管对儿茶酚胺敏感性降低、肿瘤分泌儿茶酚胺的类型和比例（肾上腺素为主兴奋 β 受体扩张血管）、心脏收缩功能受损等可能与之相关。

（3）心律失常：由于大量儿茶酚胺对 β 受体的刺激可出现多种心律失常，以窦性心动过速为常见。当心律失常呈发作性并伴有大汗、高血压、焦虑、苍白等表现时，应考虑 PHEO/PGL 可能。

（4）儿茶酚胺介导的心肌炎和心肌病：儿茶酚胺介导的冠状动脉痉挛、心动过速致心肌缺血及儿茶酚胺及代谢产物的直接毒性作用等可能引起无菌性心肌炎和心肌病，主要是扩张型心肌病，也有报道梗阻性肥厚型心肌病及近期发现的 Takotsubo 心肌病等。表现为急性心力衰竭和肺水肿。但这种心肌病为可逆性，予以适当的药物治疗或切除肿瘤后可恢复。

（5）心肌缺血和心肌梗死：可表现为胸痛、心动过速、大汗和焦虑等，心电图及心肌酶可提供相关证据，但患者同时还有儿茶酚胺增多等其他表现如严重高血压、大汗、苍白等。

2. 呼吸系统 急性肺水肿有时可作为首诊因素出现，或因麻醉、手术或药物等诱发。多为心源性，也可因儿茶酚胺致肺毛细血管压及其通透性增加、肺内中性粒细胞的聚集等非心源性因素引起。

3. 神经系统 脑血管意外可见于发作性高血压期间，特别是高血压危象。脑出血较常见，尚有蛛网膜下腔出血的报道。PHEO/PGL 也可表现为脑缺血性改变，主要由于高血压脑病、脑血管痉挛、发作后低血压休克、儿茶酚胺心肌病或心肌梗死引起的血栓形成等因素[15]。临床表现为头痛、恶心、呕吐、神志改变和偏瘫等。如果年轻人出现上述症状并无明确原因者应考虑本病可能。

4. 消化系统 多种原因可致急腹症的发生，包括以下方面：

（1）肿瘤破裂：可引起剧烈腹痛、呕吐，由于突然大量的儿茶酚胺的释放，多同时伴有高血压危象、低血压、休克、多器官功能衰竭等。

（2）消化道穿孔：儿茶酚胺的刺激使肠系膜血管痉挛，肠管缺血、坏死，出现消化道出血、穿孔和腹膜炎。

（3）便秘、麻痹性肠梗阻：儿茶酚胺抑制肠蠕动、平滑肌松弛，导致便秘、腹胀、肠梗阻和巨结肠。

（4）腹泻：由于肿瘤分泌血管活性肠肽等致肠分泌增加，严重的腹泻可引起脱水、酸中毒和低血钾等。

（5）急性胆囊炎、胰腺炎：胆囊收缩力减弱、胆汁及胰液排泄障碍所致。

5. 泌尿系统 由于长期高血压及儿茶酚胺的作用，使肾血管痉挛、肾梗死、肾血管病变、肾功能受损，晚期可有慢性肾衰竭。罕见情况有报道以急性肾衰竭为主诉者，乃因横纹肌溶解所致。

膀胱 PGL 主要表现为排尿时高血压发作或血尿。

6. 内分泌系统 家族性 PHEO/PGL 尚可同时或先后发生相应临床综合征的症状和体征，比如MEN-2（甲状腺髓样癌、甲状旁腺功能亢进症、多发黏膜神经瘤）、VHL 病（视网膜和中枢神经系统血管网状细胞瘤、肾囊肿或肾细胞癌、胰腺囊肿或肿瘤、附睾囊腺瘤）、NF-1［皮肤多发神经纤维瘤、色斑、虹膜结节（lisch 结节）］、家族性 PHEO-PGL 综合征（头颈部副交感神经副神经节瘤、嗜铬细胞瘤、交感神经副神经节瘤）。肿瘤分泌 ACTH 或皮质醇者

还可表现为库欣综合征。

7. 其他 部分患者可有糖尿病、糖耐量减低、电解质紊乱、低血钾等代谢紊乱，也有表现为发热、白细胞增加等类似感染性疾病者。尚有患者因高血压眼底视网膜病变、出血、渗出、视盘水肿、视神经萎缩、视力下降甚至失明就诊者。另外，约25%的 PHEO/PGL 是偶然检查发现的。

（六）实验室及泌尿外科特殊检查

1. 一般血生化检查 血常规可见红细胞压积升高，提示血液浓缩。可有高血糖、糖耐量试验异常等。

2. 内分泌检查 血浆和尿液 CA 及其代谢产物的生化检测仍是目前定性诊断的主要方法。嗜铬细胞瘤的 CA 呈"间歇性"分泌入血，直接检测 CA 易出现假阴性，但 CA 在 PHEO/PGL 细胞内的代谢呈持续性，近年研究发现 E 或 NE 在嗜铬细胞内经儿茶酚胺 - 氧 - 转甲基酶分别代谢为甲基福林（metanephrine，MN）和甲基去甲福林（normetanephrine，NMN）而持续释放入血，诊断敏感性优于 CA 的测定。

（1）24 小时尿 CA：包括 E、NE、DA，仍是国内目前临床上的主要生化检查手段，敏感性84%，特异性81%，假阴性率14%。检查结果阴性而临床高度可疑者建议重复多次和 / 或高血压发作时留尿测定，阴性不排除诊断。

（2）24 小时尿 3- 甲氧基 -4- 羟基 - 扁桃酸（urinary vanillylmandelic acid，VMA）：VMA 是去甲肾上腺素和肾上腺素的代谢终产物，正常值＜35μmol/24h。虽然特异性高达95%，但敏感性低，为46% ~ 67%，假阴性率高，为41%。不宜单独用于初筛，联合儿茶酚胺可能提高诊断准确率。

（3）血和尿的甲氧基肾上腺素（metanephrines，MNs）：是 CA 的甲氧基代谢产物，主要包括NMN、MN，多巴胺的甲氧基产物是甲氧酪胺（methoxytyramine）。血浆和尿的 MNs 的诊断敏感性优于 CA 的测定。血浆游离 MNs 敏感性和特异性高，敏感性为97% ~99%，特异性为82% ~96%，假阴性率仅1.4%，适于高危人群的筛查和监测，阴性者见于小肿瘤或仅分泌多巴胺者。尿总 MNs 可能预测恶性 PHEO/PGL 手术后的肿瘤负荷。

（4）嗜铬粒蛋白 A（chromogranin A，CgA）：一种酸溶性蛋白，与 NE 一同在交感神经末梢颗粒

中合成、贮存和释放。良恶性、功能性与非功能性 PHEO/PGL 者 CgA 均有表达分泌，但显著升高者提示恶性可能。CgA 的诊断敏感性可达 83% ～ 86%，特异性 96% ～ 98%（肌酐清除率＞80ml/min）。

（5）药物试验：胰高糖素激发试验，组胺、酪胺、甲氧氯普胺等药物的激发试验，可乐定抑制实验和酚妥拉明抑制试验等因副作用大，多已摒弃或少用。

3.影像学检查　包括解剖影像学和功能影像学。

（1）超声检查：超声诊断 PHEO 的敏感性为 83% ～ 89%，但特异性差，仅约 60%。易受胃肠道气体等影响，对腹部多发 PGL 的显示不佳。由于其价廉、无辐射、便捷等原因，可选择用于孕妇、婴幼儿以及颈部 PGL。

典型的声像学表现为肾上腺区圆形或椭圆形肿物，形态规则，界限清晰，瘤体周围包绕有回声增强带。内部回声可为中等回声、高回声、低回声或无回声，均质或不均，因常伴有出血、坏死等而表现不同，甚至可为厚壁多房囊性结构等。

（2）CT 扫描：CT 平扫＋增强为首选的影像学检查方法。敏感性分别为 93% ～ 100% 和 90%，特异性为 70%。扫描范围应包括腹部和盆腔，目的在于检出肾上腺和 / 或肾上腺外多发病变；如为阴性，扫描胸部和头颈。

典型表现为卵圆形边界清楚的软组织密度肿物，多位于肾上腺或腹膜后下腔静脉与腹主动脉之间肾门至祖克坎德尔体水平，平扫 CT 值类似于肝或肌肉，大于 10Hu（40 ～ 50Hu），显著增强是其特点，提示血供极其丰富。肿瘤多大于 3cm，甚至 20cm 以上，但也可 1 ～ 2cm，小的肿瘤密度多均匀，而体积较大者则不均。大多数（96%）具有低密度坏死或囊性变区。有文献报道造影剂可能诱发高血压发作，扫描时需注意。

（3）MRI 扫描：MRI 的敏感性和特异性与 CT 相仿，但价格略贵，扫描时间略长。但其无放射性和造影剂过敏之虞，适于孕妇、儿童及对 CT 造影剂过敏者。MRI 显示肿瘤与周围组织如血管的关系优于 CT。

T1WI 低信号、T2WI 高信号、迅速持久的显著强化为其典型表现，T1WI 信号等于或低于肝、肾、肌肉等，如有出血可为高信号；丰富的血供和高密度的毛细血管网使其 T2WI 呈现特征性的"电灯泡"样高信号，高于肝、肾甚至脂肪。

（4）间碘苄胍（metaiodobenzylguanidine，MIBG）显像：MIBG 是合成的去甲肾上腺素类似物，可通过去甲肾上腺素能转运系统进入交感 - 肾上腺髓质组织细胞的囊泡，^{131}I 或 ^{123}I 标记的 MIBG 可使摄取组织显影，正常情况下心肌、脾、肝、肾盂 - 输尿管 - 膀胱、肺、腮腺等交感神经分布丰富的组织器官显影。^{131}I-MIBG 和 ^{123}I-MIBG 可同时对嗜铬细胞瘤进行解剖和功能的双重定位，二者特异性均达 95% ～ 100%，敏感性分别为 77% ～ 90% 和 83% ～ 100%。但对 PGL 和恶性 PCC 敏感性较低（71% 和 56%）。假阳性罕见于肾上腺皮质癌和某些感染性疾病如放线菌病；假阴性见于某些药物影响（如三环类抗抑郁药、钙拮抗药、可卡因等）和肿瘤坏死。

（5）生长抑素受体（somatostatin receptor）显像：生长抑素受体为 G 蛋白偶联的跨膜蛋白，有 5 种亚型。1、2、5 型广泛表达于不同的神经内分泌肿瘤，其中 73% 的 PHEO/PGL 亦有表达（主要是 2 和 4 型）。奥曲肽为生长抑素类似物，与生长抑素受体的亲和性依次为 2、5、3 型，对 1、4 型受体没有亲和性。^{111}In-DTPA- 奥曲肽和 ^{123}I- 酪氨酸 3- 奥曲肽显像敏感性不及 MIBG，但对恶性 / 转移性病灶的敏感性优于 MIBG（87% 与 57%）。

（6）PET 显像：与 MIBG 和 ^{111}In-DTPA- 奥曲肽显像相比，PET 的辐射性低，空间分辨率好为其优点。^{18}F-FDG-PET、^{11}C- 对羟基麻黄碱 -PET、^{11}C- 肾上腺素 -PET、^{18}F-DOPA-PET 和 ^{18}F-DA-PET 均有报道用于 PHEO/PGL 的功能定位诊断。^{18}F-FDG-PET 探测转移病灶优于 MIBG，但特异性差。^{18}F-DA-PET，敏感性和特异性达 100%，但只有是少数中心 DA 标记底物。

4. 遗传性综合征的诊断和基因筛查　大约 50% 的 PHEO/PGL 患者有遗传因素参与。遗传性综合征和基因筛查的意义在于主动监测肿瘤复发或多发、及早发现其他受累系统病变、监测无症状的亲属以早期发现肿瘤以及致命性肿瘤的预防如 RET 突变患儿的甲状腺预防性切除。

下列情况应考虑遗传疾病，采用基因测序等方法探测致病基因突变：① PHEO/PGL 家族史者；②双侧、多发或肾上腺外 PHEO；③年轻患者（＜20 岁）；④患者及其亲属具有其他系统病变：脑、眼、耳、甲状腺、甲状旁腺、肾、颈部、胰腺、附睾和皮肤。

（七）治疗

手术切除是 PHEO/PGL 的基本治疗方法。良性者多可治愈；恶性者，手术也是首选，应尽可能切除肿瘤，辅以放射性核素治疗或放化疗等。对不能切除者需要长期给予 α 和 β 肾上腺素受体阻滞药治疗，控制高血压。

1. 术前药物准备　嗜铬细胞瘤术前充分的准备是手术成功的关键，可使手术死亡率低于 3%。术前药物准备的目标在于阻断过量儿茶酚胺的作用，维持正常血压、心率/心律，改善心脏和其他脏器的功能；纠正有效血容量不足；防止手术、麻醉诱发儿茶酚胺的大量释放所致的血压剧烈波动，减少急性心力衰竭、肺水肿等严重并发症的发生。

（1）α 肾上腺素受体阻滞药：酚苄明是最常用的长效非选择性 α 受体阻滞药，初始剂量 10mg/d，据血压调整剂量，逐渐递增；直至血压控制。副作用主要是体位性低血压和心动过速。也可选用哌唑嗪、特拉唑嗪、多沙唑嗪等，均为选择性突触后 $α_1$ 受体阻滞药。压宁定（乌拉地尔）具有中枢和外周双重作用，可阻断突触后 $α_1$ 受体，和外周 $α_2$ 受体，以前者为主。此外它还可阻断中枢 5-羟色胺受体，降低延髓血管调节中枢的交感反馈作用，降低血压，对心率无明显影响。

（2）β 肾上腺素受体阻滞药：服用 α 受体阻滞剂后，β 肾上腺素相对增强而引起心动过速或心律失常。β 肾上腺素受体阻滞药可阻断心肌 β 受体，减慢心率和心输出量，降低血压。但其应用并非常规，仅当 CA 或 α 受体阻滞药介导的心动过速（>100～120 次/分）或室上性心律失常时需加用 β 受体阻滞药。但 β 受体阻滞药必须在 α 受体阻滞药使用 2～3 日后，因单用前者可阻断肾上腺素兴奋 $β_2$ 受体扩张血管的作用而可能诱发高血压危象、心肌梗死、肺水肿等致命的并发症。以选择性 $β_1$ 受体阻滞药如阿替洛尔、美托洛尔等为佳，使心率控制在 <90 次/分。

（3）钙离子通道阻滞药：阻滞细胞钙离子内流，能抑制嗜铬细胞瘤释放儿茶酚胺。钙拮抗药还能够阻断 NE 介导的钙离子内流入血管平滑肌细胞内，直接扩张外周小动脉和冠状动脉，降低血压、增加冠状动脉血流灌注，预防和改善心肌受损及心律失常，其疗效几乎与 α 受体阻滞药相当，但不会引起直立性低血压。用于单用 α 受体阻滞药血压控制不满意者、α 受体阻滞药严重副作用患者不能耐受者、血压正常或仅间歇升高以免后者引起低血压或直立性低血压者。

（4）其他：如血管紧张素转化酶抑制药。

（5）术前药物准备的时间和标准：至少 10～14 天，发作频繁者需 4～6 周。无症状发作、血压稳定（120/80mmHg 左右或稍高）、心率 <80～100 次/分、体重呈增加趋势、红细胞压积 <45% 以及四肢末端发凉感消失或有温暖感、甲床红润等表明准备充分。

2. 手术治疗　手术切除是嗜铬细胞瘤最有效的治疗方法。手术的基本原则是：完整的肿瘤切除，避免肿瘤破裂、溢出、残留。根据肿瘤的大小、部位、与血管的关系、局部有无浸润以及术者的经验等选择开放手术和腹腔镜手术。单侧散发的 PHEO 建议肾上腺切除。双侧、家族性或具有遗传背景者建议保留部分正常肾上腺组织。

3. 术后处理　由于嗜铬细胞瘤所致恶性高血压对心血管功能的损害，对过量负荷及低血容量代偿能力差。ICU 监护 24～48 小时，持续的心电图、动脉压、中心静脉压等监测，及时发现并处理可能的心血管和代谢相关并发症。CA 水平的下降及应激，术后高血压、低血压、低血糖较常见，应常规适量扩容和 5% 葡萄糖液补充，维持正平衡。

4. 放射性核素治疗及外放射治疗　恶性 PHEO/PGL 无法手术切除或多发转移者，以及术后有残留病灶者，可考虑放射性核素治疗，但前提是 MIBG 或生长抑素受体显像阳性。目的在于缓解 CA 过度分泌和病灶转移产生的症状，如高血压、骨转移造成的疼痛等，提高生活质量，延长生存。最常用的药物是 ^{131}I-MIBG。放射性核素治疗的主要副作用是骨髓抑制、不育、其他恶性肿瘤机会增加等。外放射治疗仅用于无法手术切除的肿瘤和缓解骨转移所致疼痛，但可能加重高血压。

5. 化疗及靶向治疗　对于 MIBG 和生长抑素受体表达阴性以及转移性 PHEO/PGL 迅速进展者，应首先考虑化疗，常用 CVD 方案（环磷酰胺、长春新碱、氮烯唑胺），有效率约 50%，但多于 2 年内复发，对症状缓解有益，但对于长期生存可能并无帮助。最近有文献报道抗血管生成靶向药物舒尼替尼（sunitinib）对恶性 PHEO/PGL 有效，这也可能是将来治疗的新方向 [16-18]。

（李汉忠　张学斌）

第二节　肾实质肿瘤

一般认为，肾实质肿瘤在全身肿瘤的发病中并不占有显著位置，如最常见的肾实质恶性肿瘤肾细胞癌仅占成人全部恶性肿瘤的 2%～3%。然而就泌尿男生殖系而言，肾实质肿瘤却是常见的，根据来自全国肿瘤登记中心的报告，2008 年，肾肿瘤的发病率在男性排在第十位，女性排在第十三位。但在泌尿系统中，肾肿瘤排在男性的第三位，而女性则排在第一位。需要注意的是，肾癌在泌尿系所有肿瘤中是最致命的，流行病学资料显示，超过 40% 的肾癌患者死于该病，而前列腺癌和膀胱癌的病死率仅为 20%。值得关注的是，近年来随着影像学技术的发展和健康体检的普及，不但肾细胞癌的发病率在快速增长，肾实质良性肿瘤的临床发病率也在逐年增高。有研究发现，在临床上发现的小于 4cm 的肾实性肿瘤中，20% 左右是良性肿瘤。

一、肾实质良性肿瘤

（一）血管平滑肌脂肪瘤

血管平滑肌脂肪瘤（angiomyolipoma，AML）占肾肿瘤的不到 10%，人群中的尸检发病率为 0.3%，B 超体检发病率为 0.13%。此肿瘤为一种良性肿瘤，由厚壁动脉瘤样血管、平滑肌和多少不等的成熟脂肪组织构成，过去也被称为肾错构瘤。

AML 多数为散发病例，但也可与常染色体显性遗传性结节性硬化症（TSC）相关。20%～30% 的 AML 发生于 TSC 患者，而约有 50% 的 TSC 患者合并出现 AML。典型的 TSC 相关性 AML 常发生于年轻患者（平均年龄为 30 岁），男女比例为 1:2，呈多发、累及双侧，并具有临床症状。

与肾细胞癌类似，目前多数 AML 为体检发现。腹膜后大出血，又称为 Wunderlich 综合征，是 AML 的严重并发症之一，发生率约为 10%，具有较高的风险，治疗不及时甚至可能导致死亡。所幸 AML 是唯一可经影像学检查确诊的肾良性肿瘤。肿瘤在薄层平扫 CT 中出现小于 -20Hu 的脂肪密度成分是 AML 的特征表现。肿瘤中含有小于 -20Hu 密度成分大于 20 像素或小于 -30Hu 密度成分大于 5 像素即

可诊断为 AML，其阳性预测率可达 100%。超声影像上则表现为一个边界清晰、高回声伴声影的肿物。对于诊断较困难的也可使用 MR，肿瘤在压脂像中的特征性表现可以提示 AML 诊断。尽管有肾细胞癌中含有脂肪的报道，但这些极为罕见的病例中绝大多数同时存在钙化，而在 AML 中则几乎见不到钙化现象。需要指出的是，约 14% 的 AML 是乏脂肪的，诊断较为困难，这样的肿瘤在 CT 上表现为平扫高密度，增强后强化均一、持续时间较长的特点。虽然这样的特征并不具有特异性，但可疑者可行穿刺活检。粗针穿刺活检诊断 AML 的准确性较高。

对于散发性 AML 的治疗应当个体化，尤其应当评价其出血的风险。公认的观点是，AML 自发破裂出血的风险随肿瘤的增大而增加，多数文献将 4cm 作为临界值。一般的，对于 4cm 以下无症状的小体积肿瘤，可以行积极观察治疗，每 6～12 个月进行影像学评价其生长速率及是否需要积极干预。对于小肿瘤，一旦其大小稳定后可以适当延长影像学检查时间间隔，每 1～2 年一次即可。对于体积较大的肿瘤则需要手术干预，尤其是患者存在临床症状时，其他因素如年龄、基础合并疾病也要考虑在内。育龄期女性或因其他因素行影像学监测有困难的患者也可考虑更加积极的处理。治疗宜选择保留肾单位的手段。AML 行肾部分切除术或肿瘤剜除术均为可靠且可行的治疗手段，对于肿瘤较大患者也能很好地保留肾功能。有文献报道选择性肾动脉栓塞是更好的治疗手段，多数患者远期预后良好。但有些患者可出现症状复发或再次出血，使其需要接受手术或再次栓塞治疗。对于急性或可能有生命危险的出血患者如进行手术探查，多数需要行肾切除术，所以此时最佳的首选治疗是选择性肾动脉栓塞术。射频消融术和冷冻消融术都可被用于治疗 AML，但术后随访时间尚短，且不能准确定义何为治疗有效，术后随访间隔也不明确，但对于肿瘤多发 TSC 患者或不宜接受栓塞治疗的老年患者，消融治疗仍不失为选择。

TSC 患者发生的 AML 通常为双侧多发，其肿瘤生长较快，每年可达 20%，与单发、散发的肿瘤每年

5% 的生长速率截然不同，而且几乎均无法施行保留肾单位的治疗。近来的研究发现，TSC 相关性 AML 源自 TSC 失活导致的 mTOR 异常活化，导致细胞过度增殖和血管形成增加，最终形成肿瘤。mTOR 蛋白是调控 TSC 肿瘤生长的关键环节，因而 mTOR 抑制剂成为 TSC 潜在的治疗药物。临床研究结果发现，接受 mTOR 抑制剂治疗的患者中 95% 出现病灶缩减，并且 92% 的患者在服药 12 个月后肿瘤仍未出现进展，而安慰剂对照组只有 25%。在国外，mTOR 抑制剂已被正式批准用于 TSC 相关的肾 AML 的治疗，但其远期治疗效果，尚有待进一步的观察。

（二）嗜酸细胞瘤

肾嗜酸细胞瘤是较为常见的肾良性肿瘤，占所有肾肿瘤的 3%~7%。该类肿瘤过去曾经被认为是恶性肿瘤，但临床上鲜有周围组织浸润或远处转移的报告，后被正式认可为一独立的病理类型。大体上，肿瘤呈红褐色或棕黄色，并由一层假包膜与周围组织明确分界，中心可见星状瘢痕。显微镜下可见圆形或多边形细胞呈巢状排列，这些细胞由于含有丰富的线粒体呈现出均一的强嗜酸性。但组织学上，鉴别嗜酸细胞瘤和具有嗜酸细胞特点的透明细胞癌及嫌色细胞癌有时是较为困难的。临床上，肾脏嗜酸细胞瘤与肾细胞癌极难鉴别，两种肿瘤的发病年龄相近，男女比例相似，发病时肿瘤大小类似，甚至生长速率也类似。其 CT 表现为一可强化的肾占位病变，术前常被误诊为肾细胞癌。血管造影时出现的轮辐状供血动脉以及 CT 上可见的星状瘢痕都提示嗜酸细胞瘤的可能，但这两种现象本身预测价值并不高。粗针穿刺和针吸细胞学在组织学上的作用有限，由于难以鉴别 RCC 亚型和嗜酸细胞瘤，故假阴性率和无诊断意义组织出现率较高。而运用了免疫组化后的粗针穿刺加针吸细胞学可使诊断准确性得到很大提高。但需要注意的是，有报道显示肾细胞癌并发嗜酸细胞瘤的比例可高达 32%，故当出现多发的肾肿瘤时，应当考虑是否同时存在 RCC 和嗜酸细胞瘤。对于疑诊肾嗜酸细胞瘤的患者，根据临床特征以及诊断的可靠性，治疗方式考虑积极观察、射频消融、腹腔镜或开放肾部分切除术或根治性肾切除术。如果疑诊嗜酸细胞瘤患者需手术治疗，鉴于肿瘤为良性且极少复发，推荐选择肾部分切除术。由于术中快速冰冻病理检查对于鉴别嗜酸性肾细胞癌和嗜酸细胞瘤的敏感性不够，因此不做

推荐。尽管有使用射频消融进行治疗的报道，但其治疗成功率并不高，远期疗效并不明确，并使得患者不得不进行长期的影像学随访，故在可以接受肾部分手术治疗的患者中不宜进行此种实验性治疗。对于年老、基础情况较差的患者一般选取积极观察，而对于身体情况较好的年轻患者宜选用手术切除肿瘤。

（三）肾皮质腺瘤

肾皮质腺瘤来源于皮质，实性，具有良性病程，发病率随年龄增长而增加，男性发病率高于女性。组织学上，肾皮质腺瘤为体积小、边界清的肿瘤，内部含有均质嗜碱性或嗜酸性细胞，细胞核及细胞质表现为良性，病变呈管状乳头或单纯乳头样排列。有研究结果提示其可能与乳头状肾细胞癌的发生相关，并认为其可能是乳头状肾细胞癌的癌前病变。绝大多数肾腺瘤由于无临床症状且体积微小（<1cm），所以并无需治疗。实际上，肿瘤的大小被用于在病理上鉴别肾腺瘤和恶性肿瘤。肾皮质腺瘤在诊断上仍存在争议。也有观点认为，所有的肾上皮来源肿瘤都存在潜在恶性风险，故应当进行治疗。

（四）后肾腺瘤

少见的肾良性肿瘤，平均直径为 5.5cm，最大者可达 15cm；却呈现出良性的临床病程。少数患者可出现红细胞增多症，并且有报道发现高钙血症也与可与这类肿瘤相关。显微镜下，该类肿瘤呈现为在非细胞基质背景下，由非常小的强嗜碱性上皮细胞形成的小腺泡，有时也可形成管状或乳头状结构。影像学上，这些肿瘤可能出现周围或中心钙化，在增强 CT 中表现为乏血管肿瘤，在超声上表现为高回声。临床上部分患者出现腰痛、肉眼血尿或可扪及的肿块。鉴于这类疾病较为少见，缺乏预测性较高的临床及影像学诊断标准，后肾腺瘤仍然主要依赖病理诊断。如果影像学诊断提示疑诊后肾腺瘤，则可行经皮穿刺活检 + 针吸细胞学检查，可有助于诊断的建立。术前诊断明确的病例支持行保留肾单位的手术或严密观察，但在后一种情况下多数患者由于不能除外恶性肿瘤仍需要手术治疗。

（五）肾素瘤

肾素瘤为肾良性肿瘤，来源于肾球旁细胞器，

临床罕有，多见于 30～50 岁的女性患者。组织学上可见成团的多角形或梭形细胞，细胞边界清楚、胞浆强嗜酸性，可有轻微异形。免疫染色可见特征性的Ⅷ因子和Ⅷ相关抗原强阳性，证实其来源于上皮细胞。临床症状多为肾素过度分泌引起，包括高血压、低血钾，以及与之相关的烦渴、多尿、肌痛和头痛。影像学表现为直径小于 3cm 的实性少血管肾肿瘤。治疗选择保留肾单位手术切除，切除后患者血液中肾素水平迅速下降，血压恢复正常，其他症状得到缓解。

二、肾细胞癌

（一）流行病学

肾癌约占成人恶性肿瘤的 2%～3%，是泌尿系肿瘤中最为致命的肿瘤，30%～40% 的患者最终会死于肾癌。总体来讲，肾癌发病率为每年 3/10 万～12/10 万。在流行病学上，肾癌发病率具有明显的地区、性别、种族以及年龄上的差异。根据 Parkin 等的统计，在世界范围内，各国家或地区肾癌的发病率存在巨大差异，发达国家比发展中国家肾癌发病率平均高 10~15 倍，城市人口肾癌发病率高于农村人口。此外，肾癌的发病率亦有性别及种族差异。男性肾癌发病率高于女性，男女发病率之比为 3∶2。肾癌发病主要集中于老年人群，中位发病年龄约 65 岁。根据我国学者报告的 23 家医院泌尿外科 2007 年 8 月至 2008 年 10 月间连续收治的 2030 例新发肾癌患者临床资料，男女之比约为 2.1∶1。患病最小年龄为 2 岁，最大年龄为 93 岁，平均年龄为 54.54 岁，41～70 岁是肾癌高发年龄，占总患者人数的 74.3%。

从世界各国报告的数据分析，肾癌的发病率均以每年 2%～4% 的速率递增，具体原因不详，一般认为主要可能与断层成像技术的广泛普及有关，当前超过 50% 的肾癌患者通过体检或偶然的影像学检查而发现。在上面提到的国内 2030 例连续新发肾癌患者中，62.7% 是通过体检发现并最终确诊的。但另一方面，许多学者也认为，由于环境因素、饮食因素及生活习惯的改变，如烟草的消耗量增加、暴露于其他致癌因素等，造成了肾癌发病的增加。

虽然各个年龄段均可发生肾癌，但儿童期肾癌确实非常少见，其占肾全部肿瘤的 2.3%～6.3%，绝大部分肾癌为散发性肾癌，2%～3% 为遗传性肾癌。

我国各地区肾癌的发病率及死亡率差异也较大，据全国肿瘤防治研究办公室和卫生部卫生统计信息中心统计我国试点市、县 1988—2009 年肿瘤发病及死亡资料显示：① 1998—1992 年、1993—1997 年、1998—2002 年 3 个时间段及 2009 年肾恶性肿瘤的发病率分别为 4.26/10 万、5.40/10 万、6.63/10 万、5.75/10 万。我国肾癌发病率总体上仍处于较低水平，但我国肾癌的发病率、死亡率以及治疗后的生存率具有逐年增高的趋势，以发病率的增高最明显，死亡率增加较缓慢，治疗后生存率稍有提高。②男性发病率、死亡率明显高于女性，男女比例约为 2∶1；③发病年龄可见于各年龄段，高发年龄为 50～70 岁。

（二）病因学

当前，吸烟是被广泛接受的居于首位的与肾癌相关的环境风险因素，但其风险比仅为 1.4～2.5，并不像其广泛的接受度那样引人注目。各种形式的烟草使用均牵涉其中，并且发病风险随累积剂量的增加而增加。相对风险与烟龄的长短直接相关，并且在戒烟后出现下降。吸食烟草所致肿瘤占男性肾癌患者的 20%～30%，约占女性患者的 10%～20%。

肥胖是另一个当前被接受的肾癌风险因素，体重指数（body mass index，BMI）每增加 1 个单位，相对风险增加 1.07。肥胖人群的增加可能与肾癌发病率的增加相关，在美国，预计有 40% 的肾癌患者与肥胖相关。肥胖与肾癌发病之间潜在的机制可能为：脂质过氧化导致 DNA 加合物形成，使胰岛素样生长因子 1 表达增加，进而循环雌激素水平增加，导致动脉性肾硬化和局部炎症反应，最终导致肾癌的发生。

高血压被认为是肾细胞癌的第三位风险因子。当然，利尿剂和其他抗高血压药物的使用也可能牵涉其中，但是充分的流行病学证据提示高血压才是肾癌发病风险增加的因素，而非针对高血压所采用的药物治疗。高血压导致肾癌的可能机制为：高血压导致的肾脏损伤和炎症反应，及肾小管代谢性和功能性改变可能会增加肾脏对致癌物的易感性。

获得性肾囊性疾病（acquired renal cystic disease，ARCD）主要发生于终末期肾病（end-stage renal disease，ESRD）患者，特别是长期接受血液透析的患者。据文献报道，该人群肾细胞癌发病率是普通人群的 3～6 倍。因此，ARCD 是一个确定的肾细胞癌发病的风险因素，而且，透析时间较长的患者其肾癌发病率更高。对于肾增生性囊肿和肾腺瘤是否会发生恶性转变仍然存在争议。ESRD 患者的肾癌与经典的肾细胞癌存在 2 个不同的特征：① ESRD 患者的 RCC 发病年龄更为年轻；②男性与女性的发病率之比较普通人群更高。一些研究者报道，ARCD 患者在接受肾移植后肾囊性病变发生会减少，但 RCC 的发病风险并不会降低。

家族性肾癌占 RCC 的 2%～3%，RCC 患者一级亲属的发病风险会增加 2 倍，遗传因素对于 RCC 易感性的影响已得到广泛的数据支持。遗传性改变会显著增加散发性肾癌的发病风险，例如：缺氧诱导因子 2α（hypoxia-inducible factor 2 alpha, HIF-2α）的基因发生改变。除了上述低外显性的易感性改变，还有一小部分 RCC 患者遵循孟德尔遗传法则。每种 RCC 的病理学亚型都有其对应的家族综合征，并有其特定的基因改变，具体请参阅后面内容。

虽然还有大量的潜在发病因素在动物模型中被证实，但是其与人肾细胞癌发病的因果联系并未得到充分确证，这些因素包括：病毒、铅化合物和芳香烃类化合物等。

（三）病理

大部分 RCC 表现为被假包膜包裹的圆形或卵圆形肿物。剖开标本，可看到被纤维组织、坏死或出血区域分隔的黄色或棕褐色肿瘤组织。在 10%～25% 的肿瘤内可伴有囊性变，提示其预后优于完全实性的肿瘤。此外，10%～20% 的肿瘤中存在线样或斑块样钙化。局部侵犯对于 RCC 并非罕见，约 20% 的 RCC 存在肾周脂肪、肾被膜、肾窦或集合系统的侵犯。RCC 另一个独特的表现为静脉系统易于受累，约 10% 的 RCC 患者存在静脉侵犯，静脉瘤栓可以自肾静脉分支延续至下腔静脉，甚至达到右心房水平。大部散发性肾癌为单侧单发，双侧同时性或异时性肾癌只占散发性肾癌的 2%～4%。多中心性发病占 RCC 的 10%～20%，其在乳头状肾细胞癌和家族性肾癌中更为常见。卫星灶通常很小，术前影像学检查、术中超声或直视下检查很难发现，是保留肾单位手术后局部复发的主要因素。

1. 组织学分级　Fuhrman 分级是目前使用范围最广、接受度最高的分级系统。这个系统主要是根据肿瘤细胞的细胞核和核仁的形状和大小来进行分（表 7-3）。

表 7-3　肾细胞癌的核 Fuhrman 分级标准

Fuhrman 分级	细胞核	核仁
Ⅰ级	核圆且大小一致，核膜规则，核直径≈10μm	无核仁
Ⅱ级	核膜稍有不规则，核直径≈15μm	小核仁（物镜40倍镜下可见）
Ⅲ级	核膜非常不规则，核直径≈20μm	明显（物镜10倍镜下可见）
Ⅳ级	形态异常的多叶核，染色质成团，核直径≥20μm	非常明显

2. 组织学分类　根据最新的 2004 年世界卫生组织的肿瘤分类，肾细胞癌包括以下 10 种类型：透明细胞肾细胞癌，多囊性肾细胞癌，乳头状肾细胞癌（Ⅰ型、Ⅱ型），嫌色细胞肾细胞癌，集合管癌（又称 Bellini 集合管癌），髓样癌，XP11.2 染色体异位相关性肾细胞癌，神经母细胞瘤治疗后的肾细胞癌，黏液管状及梭形细胞癌，未能分类的肾细胞癌。

国内的一项研究统计我国多中心的完整资料 1802 例患者的临床结果显示（按照 1997 年诊断标准），透明细胞癌占 84.5%、乳头状肾细胞癌占 5.4%、嫌色细胞癌占 3.2%、集合管癌占 0.2%、其他类型 5.7%、未分类肾细胞癌占 1%。

■ 肾透明细胞癌（clear cell renal cell carcinoma, ccRCC）

ccRCC 是肾最常见的恶性肿瘤。任何大小含有透明细胞成分的肾肿瘤都应考虑为恶性，这一点在 2004 年 WHO 肾肿瘤分型中得到强调。大多数 ccRCC 为单发的皮质肿瘤，双侧肾发病率相当。多中心性发病约占 4%，而双侧肿瘤占 0.5%～3%。典型的 ccRCC 剖面呈金黄色，肿瘤可伴有出血、坏死、囊性变、钙化、肉瘤样分化等。在 1998 年 WHO 肾肿瘤分型中，颗粒细胞癌曾经作为 RCC 一个独立的类型提出；当前，由于其基因和临床表现与 ccRCC 并无差异，所以被归入 ccRCC 类型。

■ 乳头状肾细胞癌（papillary renal cell carcinoma, pRCC）

pRCC 是肾细胞癌中第二位常见的肿瘤，在终末期肾病的患者中更为常见；国外报道其占肾癌的 10%～15%，而国内的报道中其所占比例较低，约占 5%。显微镜检可以发现，大部分肿瘤含有由嗜酸或嗜碱细胞排列而成的乳头样或小管样结构。pRCC的一个独特特征是多中心性发病，其所占比例高达40%。根据细胞遗传学特点、免疫染色特征和基因表达的差异，pRCC 可以分为两种类型。Ⅰ型 pRCC 更为常见，由胞浆较少的嗜碱性细胞构成；Ⅱ型作为更具侵袭性的变型由含有丰富胞浆的嗜酸性细胞构成。

■ 嫌色细胞癌（chromophobe renal cell carcinoma, chRCC）

chRCC 是 RCC 一个独特的病理类型，其起源于集合管的皮质部分。占 RCC 的 3%～5%。典型的肿瘤细胞表现为相对透明的呈精细网格样分布的胞浆，镜下表现与植物细胞外观相似。此外，亦可见嗜酸性胞浆的瘤细胞，瘤细胞核的核周空晕是此型的特征之一，并可见双核细胞；Hale 胶体铁染色示肿瘤细胞质呈弥漫阳性。大部分关于 chRCC 临床行为的研究都提示局限性 chRCC 较 ccRCC 预后更好，但如果肿瘤存在肉瘤样分化和转移则预后很差。

■ Bellini 集合管癌

Bellini 集合管癌是一种相对罕见的肾细胞癌病理亚型，在 RCC 中所占比例不足 1%。根据文献报道，患者发病年龄较早，主要集中于 30～50 岁。大多数患者就诊时已经存在临床症状，肾静脉、下腔静脉受累者占 14%～33%，超过 50% 的患者已经发生远处转移。肿瘤大体标本所见：肿瘤发生于肾中央，切面实性，灰白色，与正常实质界限不清，无假包膜。镜下肿瘤表现为由扩张小管和乳头样结构构成的混合体，并被覆单层立方上皮细胞，常形成鹅卵石样外观。文献报道的大部分肿瘤为高级别（Fuhrman 3 或 4 级）、晚期肿瘤，对肾癌的常规治疗方式基本无效。

■ 肾髓质癌

肾髓质癌是一种生长迅速的罕见的肾肿瘤，通常被认为是高度侵袭性集合管癌的一种变体。患者几乎均伴有镰状细胞遗传性状，好发于年轻的美国黑人，平均发病年龄 22 岁。多数患者就诊时已为局部晚期并伴有远处转移。大多数患者对治疗无反应，并在数周或数月内死于该病。在病理特征上，该病与集合管癌具有很多类似的特征，所以一些学者认为该病是集合管癌的一个亚型，或至少是与集合管癌密切相关的一种肿瘤。

■ Xp11.2 易位/TFE3 基因融合相关性肾癌

该病理亚型因存在染色体 Xp11.2 的不同易位，均产生 TFE3 基因融合而成为肾细胞癌的一种独立亚型。该病主要发生于儿童和年轻人。肿瘤呈黄褐色，常伴有出血、坏死。其组织形态学表现为由透明细胞构成的乳头状结构，同时可见嗜酸性颗粒胞浆，细胞排列成巢样，免疫组化中 TFE3 和 CD10 阳性。因为该类肿瘤定义中包含 Xp11.2 染色体易位，从而导致 TFE3 基因融合，所以细胞遗传学改变对于诊断至关重要。

■ 黏液样、小管状和梭形细胞癌

该病好发于女性患者，平均发病年龄为 53 岁，常为低级别肿瘤。在组织形态学上其特征性表现为同时具有黏液样小管状结构和梭形细胞成分，镜下可见紧密堆积的小管状结构，黏蛋白间质及梭形细胞成分位于其间并将其分隔。其起源于肾单位远端。可表达高分子量和低分子量角蛋白，但不表达 CD10。

■ 未分类肾细胞癌

未分类肾癌在 RCC 患者中所占比例不足 3%，其定义为：根据病理特征认为肿瘤属于肾细胞癌，但经过仔细分析仍无法判断其病理亚型的肾癌。大部分肿瘤分化很差，在生物学行为上具有很高侵袭性，且预后极差。在此类肿瘤中，主要为 RCC 伴有广泛肉瘤样分化和无可资鉴别上皮成分的肿瘤。但是随着分子诊断学技术的进步，尤其是基因表达特征的检测，这部分患者可能得到进一步分类而归入其他类型肾细胞癌。

除了上述的肾细胞癌类型外，几个新的肿瘤类型也陆续被提出来，包括小管囊性癌（tubulocystic carcinoma，以前叫低级别集合管癌），甲状腺滤泡样肾细胞癌，t（6,11）染色体异位相关性肾细胞癌，透明细胞乳头状肾细胞癌（clear cell papillary renal cell carcinoma），黑色素性 XP11.2 染色异位相关性肾癌（melanotic XP11.2 translocation renal cancer）。

（四）临床表现

肾位于腹膜后间隙，被腹腔内脏器和腰背肌肉所包绕，因此肾癌往往缺乏早期临床表现。由于非侵袭性的影像学检查技术被广泛应用于各种非特异性症状的评估，当前超过 50% 的肾癌被偶然发现。肾癌的症状按产生机制可分为肿瘤局部进展、出血所致症状、副肿瘤综合征和转移灶相关症状。血尿、腰痛和腹部肿块曾被称为"肾癌三联征"，其均是病变发展到较晚期的症状，现在临床上已经非常少见。

实际上，大多数患者仅表现出三联征中的一项或两项症状，三项都有者约占 10%。肾细胞癌可能会出现多种副瘤综合征，以往称之为"肾癌的肾外表现"，临床上容易与其他全身性疾病相混淆，但这些症状常常是导致患者前来就诊的原因。另外，由于肾癌的因转移灶症状前来就诊而被发现是确诊为肾癌的情况也并非少见。

1. 肿瘤局部进展所致症状

（1）血尿：血尿是肾细胞癌最常见的临床症状之一，系由肿瘤侵犯肾盂或肾盏黏膜而引起，通常为间歇性全程无痛肉眼血尿。有时会有条状血块，血块堵塞输尿管时可引起肾绞痛。

（2）疼痛：肾癌引起的疼痛多发生在腰部，性质多为钝痛，除由于肿瘤生长牵张肾被膜外，还可由于肿瘤侵犯周围脏器或腰肌所造成，后一种疼痛往往较重而且持久。血尿严重形成血块引起输尿管梗阻时可发生肾绞痛。

（3）腹部包块：肾癌生长较大时可在腹部触及包块，瘦长体型者更易出现。所触及的包块可以是肿瘤本身，也可能是被肿瘤推移的肾下极。如果包块固定不动，说明肿瘤已侵犯肾周围的脏器结构。

（4）肾周血肿：自发性肾周出血是肾癌一个非常少见但又非常重要的临床表现，由于受到肾周血肿的干扰，肾肿瘤容易发生漏诊。根据文献报道，在原因不明的肾周血肿患者中，超过 50% 存在隐匿的肾肿瘤，最常见的为血管平滑肌脂肪瘤和肾细胞癌。

（5）精索静脉曲张和下肢水肿：精索静脉曲张平卧后不能缓解者，提示肾癌合并肾静脉或下腔静脉瘤栓，或肿瘤巨大压迫生殖血管致静脉回流不畅。下腔静脉受累，侧支循环形成较差者，可有明显的下肢水肿。

2. 副瘤综合征　肾除了是一个重要的代谢器官外，还是一个内分泌器官，在正常情况下可以合成并分泌前列腺素、1,25- 二羟维生素 D3、肾素和红细胞生成素等多种物质，由此造成了肾癌多种多样的全身性症状：红细胞沉降率加快、发热、高血压、高血钙、红细胞增多症、肝功能异常、贫血、体重下降、血清碱性磷酸酶升高、淀粉样变及神经病变等。这些症状除高血钙外，其余很难用常规的治疗方法消除，然而在切除原发灶后，指标多能恢复正常。

3. 转移灶相关症状　20% ~35% 的肾癌患者在就诊时即已发生了转移，另有 6% ~15% 患者是因肿瘤转移灶的症状而前来就诊。肾癌最常见的转移部位为淋巴结、肺、肝、骨等，但全身各部位都可发生转移。肾癌的一个重要特点即转移的不确定性和不可预测性。部分肾癌转移发生较早，在原发灶很小时就可出现转移，甚至转移灶症状很严重，而原发灶症状很轻微；而分化较好的 T_{1a} 患者在术后十余年出现肿瘤转移也并非罕见。肺转移可以引起咳嗽和肺不张，骨转移可以导致骨痛，脑转移可以引起神志障碍和定位体征，淋巴结转移可以引起颈部肿块，等等。

（五）诊断

■ 影像学及经皮穿刺活检

肾癌的临床诊断主要依靠影像学检查，确诊则需依靠病理学检查。

1. 影像学检查　静脉肾盂造影（IVP）曾经是泌尿外科使用最为广泛的影像学检查手段，其可以通过肾轮廓改变、钙化、或组织密度改变（直接征象）来发现肿瘤；或通过集合系统形态改变（肿瘤压迫集合系统导致的间接征象）来判断肾肿瘤的存在。但是其敏感性和特异性均较差，对于小的肾肿瘤易于漏诊。

超声由于其具有非侵袭性、精确和廉价的特点，当前广泛应用于肾肿瘤的筛查。超声检查可以准确地鉴别囊性与实性肿瘤，并且可以对单纯性肾囊肿确立诊断。肾实质内的等回声或低回声实性占位是超声诊断肾癌的直接征象。但应注意，肾癌的 B 超声像图没有特异性，尤其对肿瘤的直径小于 2cm，或声像图表现不典型者，诊断有一定的困难。近年来开展的肾超声造影可以在一定程度上提高准确率。

肾 CT 薄层扫描是肾占位最为重要的影像学检查手段，尤其是增强 CT 对于肿物性质的判断尤为重要，并且能够提供详细的解剖学细节，了解病变的范围及邻近器官有无受累，有助于术前手术方案的制订，其准确性较高，可与术中所见基本符合。平扫时，肾癌病灶的密度略低于肾实质，但很接近，有时呈现为等密度，因此平扫时容易遗漏较小的肿瘤病灶。注射造影剂后，由于大部分肾癌为透明细胞癌，属于富血供肿瘤，典型表现为"快进快出"，动脉期肿瘤迅速强化，而后强化程度迅速减退，与正常肾实质的强化形成差异，通过对比，病灶得以显示。总体来讲，肿瘤性质及血供丰富程度不同，强化程度也不同；如果没有可靠地排除诊断依据，任何肾实性占位在注射造影剂后增强的 CT 值超过 15Hu，都不能除外 RCC。肿瘤内存在 CT 负值区域（低于 -20Hu）提示含有脂肪，可以诊断为血管平滑肌脂肪瘤（AML）。

MRI 对肾癌诊断的敏感度及准确性与 CT 相仿，主要应用于因对含碘造影剂过敏而无法行增强 CT 检查的患者。此外，MRI 在显示肾静脉或下腔静脉瘤栓、周围器官或软组织侵犯及少脂肪性 AML 诊断等方面优于 CT，对于此类患者可选择增强 MRI 检查。但是需要注意，增强 MRI 使用钆做为造影剂可能会引起一个并不常见但后果可能很严重的并发症，即肾源性系统性纤维化（nephrogenic systemic fibrosis, NSF），特别是肾功能不全的患者其发生率会更高。

肾癌患者就诊时有 20% ~ 35% 已发生转移，因此在进行根治性肾切除术前，必须除外转移灶的存在。①胸部 X 线片：用于除外肺转移灶。当怀疑有阳性结节时，应做胸部 CT 进一步明确诊断，对于转移风险高的患者也可直接行 CT 检查。②全身同位素骨扫描：当患者的血清碱性磷酸酶水平增高、血钙增高或有骨痛时，提示可能存在骨转移，应做全身同位素骨扫描检查以明确。③脑部 CT 或 MRI：当患者有神经系统症状或定位体征时，需做脑部 CT 或 MRI 以除外脑转移。

PET-CT 的诊断价值尚有待证实。

2.经皮肾肿瘤穿刺活检　经皮穿刺活检是除手术切除之外获取肿瘤组织或细胞的有效途径，包括细针针吸细胞学检查（fine needle biopsy，FNB）和空心针穿刺活检（core needle biopsy，CNB）。其目的是希望通过微创的方式获取肿物的良恶性、病理类型、细胞分级等信息，以判断预后并指导治疗。传统观点认为，穿刺活检的假阴性率过高，所以无法在临床常规应用。过去曾有文献报道，其假阴性率高达 18%。但新的研究结果认为，肿物定位不准才是导致假阴性率高的主要原因，如排除肿瘤定位问题，穿刺活检的假阴性率在 2001 年之前为 4%，而在 2001 年之后为 1%，穿刺活检的总体准确性超过 80%，并且对于大部分患者是安全有效的。临床显著地肾周血肿和气胸发生率很低（<1%），而针道转移则更为罕见。基于其较高的安全性和可靠性，经皮穿刺活检被越来越多地纳入泌尿外科医生的临

床决策，尤其是对于存在多种治疗选择的患者。但需要指出的是，穿刺活检样本并不能像手术标本一样提供完整详细的病理信息，如肿瘤的分期、细胞分级，对于不同病理亚型间的鉴别有时也存在混淆。此外，在接受肿瘤穿刺活检的患者中，大部分未接受手术治疗，故无法判断穿刺病理与手术病理的一致性问题。所以，肾肿瘤穿刺活检在泌尿外科的常规应用仍然存在争议，仍然需要进一步累积数据来证实其有效性。目前，穿刺活检主要应用于影像学检查诊断不清的肾肿物和无法手术但需要获得病理来指导治疗、判断预后的患者。

（六）分期 （表 7-4）

表 7-4　2010 年 AJCC 肾癌的 TNM 分期

分期		判断标准
原发肿瘤（T）		
T_X		原发肿瘤无法评估
T_0		无原发肿瘤证据
T_1		肿瘤局限于肾，最大径 ≤ 7cm
	T_{1a}	肿瘤最大径 ≤ 4cm
	T_{1b}	4cm < 肿瘤最大径 ≤ 7cm
T_2		肿瘤局限于肾，最大径 > 7cm
	T_{2a}	7cm < 肿瘤最大径 ≤ 10cm
	T_{2b}	肿瘤最大径 > 10cm
T_3		肿瘤侵及大静脉或肾周围组织，但未累及同侧肾上腺，也未超过肾周筋膜
	T_{3a}	肿瘤侵及肾静脉或肾静脉分支的肾段静脉（含肌层的静脉）或侵犯肾周围脂肪和/或肾窦脂肪（肾盂旁脂肪），但是未超过肾周筋膜
	T_{3b}	肿瘤侵及横膈以下的下腔静脉
	T_{3c}	肿瘤侵及横膈以上的下腔静脉或侵犯下腔静脉壁
T_4		肿瘤突破肾周筋膜，包括直接侵犯同侧肾上腺
区域淋巴结（N）		
N_X		区域淋巴结无法评估
N_0		没有区域淋巴结转移
N_1		区域淋巴结转移
远处转移（M）		
M_0		无远处转移
M_1		有远处转移

（七）治疗

综合影像学检查结果评价临床分期（clinical stage grouping，cTNM 分期），根据 cTNM 分期初步制订治疗方案。依据术后组织学确定的侵袭范围进行病理分期（pathological stage grouping，pTNM）评价，如 pTNM 与 cTNM 分期有偏差，按 pTNM 分期结果修订术后治疗方案。迄今为止，手术治疗仍然是唯一可以治愈肾癌的方法。1966 年 Robson 提出的根治性肾切除术曾经被公认是标准的外科治疗方案，其手术切除范围包括患侧肾、肾周围脂肪囊及肾周筋膜、同侧肾上腺和区域淋巴结。到 20 世纪后期，一系列的临床研究证明，对于局限性肾癌，切除同侧肾上腺和进行区域淋巴结清扫并不能延长患者的总生存（overall survival，OS）和癌症特异生存（cancer specific survival，CSS），但切除患肾、肾周脂肪囊及肾周筋膜仍然被认为是标准的肾癌根治性切除术式。

随着常规健康体检的普遍开展及影像学技术的进步，目前临床上发现的肾癌越来越多属于无症状的小肿瘤，这与 Robson 时代因"肾癌三联征"发现的大肾癌有着很大的不同。2004 年《新英格兰医学杂志》上发表的两项研究结果让泌尿外科医生认识到，切除一侧肾所造成的患者的肾功能损害可能会影响其总生存。在一项针对 1 120 295 例慢性肾病患者（CKD）进行的随访观察研究中发现，虽然所有这部分患者的肾功能不全都没有达到需要透析或肾移植的程度，但随着 eGFR 的下降，其发生死亡、心血管事件和住院治疗的风险上升。而在另一项研究中，来自 14 527 例心肌梗死患者的数据显示，即使是存在轻度的肾功能损害，也是心肌梗死患者发生死亡、再次心肌梗死、充血性心力衰竭、脑卒中和心脏复苏的重要危险因素。因此如何在治疗肾癌的同时最大可能保存患者的肾功能越来越受到关注。另外，对肾癌自然进程的研究也发现，有相当部分的小肾癌在不受治疗干预的情况下生长缓慢，发生转移的比例也较低。而新的局部治疗方法，如冷冻、微波及射频等能量消融技术，也在缓慢地取得进展。上述这些变化影响着临床治疗决策的制订。根据患者的具体情况和医生的技术能力合理选择治疗方法正在成为共识。

1.局限性肾癌的治疗　局限性肾癌是指临床分期为 T_1 和 T_2 的肿瘤。随着断层成像技术在临床实践中的广泛应用，其在肾细胞癌中所占的比例不断上升，在国内学者报告的 2030 例肾癌中，64% 为 T_1 期，23% 为 T_2 期。随着时间的推移和数据的积累，原来一些颇具争议的治疗方式如今已变为标准治疗，如：肾部分切除术。我们有理由相信，会有越来越多的治疗方式和理念最终被加入肾癌治疗的备选库，使我们在面对肾癌时有更加丰富的选择。当前对于 T_1 期肿瘤可选择的治疗方式包括：根治性肾切除术、肾部分切除术、能量消融治疗及主动监督随访。

（1）根治性肾切除术（radical nephrectomy，RN）：虽然肿瘤生物学和遗传性的发展日新月异，但外科手术仍然是可能治愈肾癌的最为重要的手段。当前，出于对后期慢性肾疾病（chronic kidney disease，CKD）的担忧，对于较小肿瘤常采用肾部分切除术；但对于肿瘤较大或肿瘤位置不佳的患者，RN 才是一个更为安全可靠的选择。对于 RN 的担忧主要来自术后 CKD 发生率增加，而 CKD 与心血管事件发生率增高有关，进而可能导致患者死亡率增加。根据 Memorial Sloan-Kettering Cancer Center 的报道，3 级 CKD（eGFR<60ml/min/1.73m^2）发生率在 RN 和 PN 组分别为 65% 和 20%，而 3 级以上 CKD 发生率则分别为 36% 和 5%。但是对于 CKD 的发生是否最终影响了患者的总体生存（overall survival，OS）仍然存在争议，而且绝大部分文献为回顾性研究，尚待前瞻性的随机对照研究来证实。经典的根治性肾切除手术范围包括：肾、肾周脂肪、Gerota 筋膜、同侧肾上腺、自膈肌脚至腹主动脉分叉的淋巴结；当前许多观念已经发生改变。而 RN 的技术手段包括开放手术、腹腔镜手术和机器人手术，长期的预后数据提示腹腔镜手术与开放手术的肿瘤无复发生存率（cancer-free survival，CFS）相当。淋巴清扫（lymph node dissection，LND）能够提供肿瘤分期信息，但并不能使患者生存获益。在欧洲癌症研究治疗组织（EORTC）的一项三期临床试验中，对根治性肾切除 + 完全淋巴结清扫与单纯根治性肾切除患者的预后进行了比较，两组在 OS、疾病进展时间和 PFS 上无显著差异。当前大多数指南推荐对于 CT 或术中触及的肿大淋巴结进行清扫，以获得充分的分期信息。对于肾上极巨大肿瘤或术前 CT 提示肾上腺异常的患者，可以考虑切除同侧肾上腺，并无必要常规性切除。

（2）肾部分切除术（partial nephrectomy，PN）：也称"保留肾单位手术（nephron sparing surgery，

NSS）"，是指只将肿瘤从肾上切除而保留大部分的正常肾组织。相比较于 RN，NSS 在手术难度和术中、术后并发症的发生风险上，均高于 RN。最初 PN 只应用于解剖性或功能性孤立肾、双侧肾同时发生肿瘤的患者，以最大限度避免术后透析。随着越来越多低分期、小的肾肿瘤被发现，肾血管处理和预防缺血性肾损伤经验的累积，对 PN 患者肿瘤学预后的认识，以及对 RN 术后 CKD 的担忧，激励着临床学家将这一术式应用于更多的患者。而一系回顾性研究的结果也表明，NSS 确实获得了与 RN 相同的控瘤效果。Weight 回顾性研究了 1975—2002 年 216 例 5cm 以下肾癌的 NSS 疗效，中位随访 64 月，共发生 29 例（13.4%）死亡，但其中仅有 4 例（1.8%）是死于肾癌，另有 12 例（5.6%）出现肿瘤复发，5 年及 10 年的 CSS 分别为 97.8% 和 95.8%。而在另项研究中，单中心自 1973 年以来有 118 例 T_{1a} 期肾癌行 NSS，中位随访 8.5 年后发现，远处转移和局部复发分别为 4% 和 3.9%，5 年、10 年和 15 年的 CSS 分别为 97.3%、96.4% 和 96.4%。而来自 SEER-9 的数据显示，1988—2004 年间记录的 T_{1a} 期肾癌中，1622 例（22.3%）接受了 NSS，而 RN 则有 5658 例（77.7%），1988—1991 年间有 7.1% 的病例行 NSS，2002—2004 年上升到 35.9%，NSS 与 RN 的 5 年癌症特异死亡率分别为 1.8% 和 2.5%，$P=0.5$。在一项 Meta 分析中，共纳入 1541 例 T_1 期肾癌的 NSS 病例，中位随访时间 6.6~7.8 年，10 年 OS 为 77.2%，T_{1a} 和 T_{1b} 期病变的无转移生存率分别为 95.2% 和 90%，高龄、合并内科疾患及孤立肾肾癌是独立的死亡危险因子。而 Mayo 报告的 1984—2009 年间有 91 例 7cm（T_2 期）以上肾癌的 NSS 结果发现，5 年与 10 年的 OS、CSS 及 PFS 分别达到 88% 与 64%、97% 与 83% 及 91% 与 78%。

虽然有大量研究结果支持 NSS 在保存肾功能和生存方面的优势，但 NSS 是否能够获得生存优势还需要高等级的证据支持。遗憾的是到目前为止，仅有一项直接比较 NSS 与 RN 的随机对照研究，这就是 EORTC30904 研究。在这项开始于 1992 年的研究中，原本计划入组 1300 例患有 5cm 以下肾肿瘤而对侧肾正常的病例，随机接受 RN 或 NSS，在发生 368 例终点事件后进行最终分析。但最终由于入组缓慢，入组 541 例后于 2003 年提前关闭，中位随访 9.3 年后有 117 例死亡事件发生。10 年 OS 分别为 81.1% 和 75.7%，$P=0.032$，当将非肾细胞癌病例剔除后，10 年 OS 分别为 79.4% 和 75.2%，$P=0.072$。在所有死亡事件中，只有 12 例系死于肾癌，4 例在 RN 组，8 例在 NSS 组。随访期间有 21 例进展，9 例为 RN 术后，12 例 NSS 术后。该 RCT 的结论为，RN 和 NSS 都有出色的控瘤结果；从全部病例看，NSS 在 OS 方面不如 RN 似乎存在显著性差异，但如果单独对肾癌患者进行比较，则这种差异不再具有显著性；由于因肾癌而死亡和进展的例数都太少，不足以对任何造成 OS 差异的可能性进行解释。

虽然 EORTC30904 研究得出的有关 OS 的比较结果与预期不尽相同，而研究者在对结果的解读时也非常小心翼翼，但有许多学者诟病该项研究不够严谨，如入组例数远未达到最初设计、入组时间过长、违背随机方案的例数较多、多达 50 个的参与中心难以保证手术的规范等。虽然有上述缺憾，但有学者认为今后也不可能再开展类似的 RCT 了，因为如果再设计一个对小肾癌进行 RN 的临床研究组从伦理方面已经无法获得批准了。所以正如 Houston 所说的那样：选择根治性肾切除还是肾部分切除，肾功能方面的争论已尘埃落定，生存方面的疑问仍存。

当前，PN 的适应证已经扩大至对侧肾正常的 T_{1a} 和 T_{1b} 期肿瘤；大多数指南推荐：对于 T_1 期肿瘤，只要技术上可行，都应行保留肾单位的手术。由于遗传性肾癌的双侧、多中心发病及反复复发特点，所以也是 PN 的适应证。PN 的目标包括：尽可能多地保留肾单位，以及最大限度地降低局部复发率且尽量缩短肾缺血时间（控制于 30 分钟内）。PN 术后局部复发率为 3%~5%，只要最终病理证实切缘阴性，则切缘正常肾组织厚度并非一个影响复发的关键因素；这一点对于肿瘤位于肾门且需要保留肾的患者尤为重要。PN 术后的局部复发大多数距离原发肿瘤的瘤床有一定距离，很可能是肿瘤的多中心性导致。根据文献报道，残余的功能性肾单位至少要超过一侧肾的 20% 才能避免终末期肾衰竭的发生，但需要注意的是并非保留的肾都会成为功能性肾单位，而且术前患者的肾可能并非完全正常。由于 PN 术后肾体积缩小，残余的肾组织会受到超滤损伤，这会造成远期的肾功能损害，这对于孤立肾患者尤为重要。这种超滤性肾损伤患者最先表现为蛋白尿，所以 PN 术后应定期监测，血管紧张素转化酶抑制药（ACEI）类药物和低蛋白饮食可以改善此类患者的远期肾功能。实现 PN 的技术手段包括开放手术、腹腔镜手术和机器人手术，在有限的随访时间内，三者的肿瘤学预后相似。

（3）肾癌的冷冻及射频消融治疗（cryotherapy & radio frequency ablation，RFA）：冷冻与射频消融治疗可以选择性用于特定的局限性肾癌患者，主要是高龄或伴有严重并发症不适于接受传统手术治疗的患者，也适用于肾部分切除术后局部复发的患者和遗传性肾癌患者。其可以通过经皮途径或腹腔镜途径施行，具有创伤小、并发症少的优点。对于小于3cm的肿瘤，冷冻与射频消融在技术可行性和并发症发生率方面相当，而在肿瘤控制方面RFA要略优于冷冻消融。二者的长期治疗效果尚未明确，但是一些文献报道中，其短期局部复发率要高于外科手术治疗。在一项包含8818例偶发性肾癌患者的回顾性研究中，Whitson等发现消融治疗组的肿瘤特异性死亡风险约是NSS组的2倍（HR 1.9，CI:1.1~3.3，P=0.02），消融治疗组和NSS组的5年疾病特异性生存率（DSS）分别为98.3%和96.6%；在该研究中，消融治疗组和NSS组的样本量分别为1114和7704例，但中位随访时间过短，分别为1.6和2.8年。在另一项最短随访时间为5年的单中心回顾性研究中，RFA组的OS、CSS、DFS略低于PN组，但二者无显著差异。作者认为，对于特定的人群，RFA是T_{1a}肿瘤的有效治疗方式，肿瘤控制效果不逊于PN；但该研究只有37例患者，数量太少，统计检验的可靠性值得商榷。在另一项对比机器人肾部分切除术（RPN）和腹腔镜冷冻消融术（LCA）治疗小肾肿瘤的回顾性研究中，共有436例患者入组，RPN组与LCA组患者数分别为210和226例，中位随访时间分别为4.8和44.5个月。LCA组在手术时间、失血量、住院时间和并发症发生率方面具有优势，但其局部复发率达到10%，而RPN组为0。但二者的随访时间相差太多，也无法排除选择性偏倚。在一项对SEER数据库进行回顾分析的研究中，接受温度消融技术（TA）的患者在CSS和OS方面与PN、RN无显著差异，该研究包含578例TA患者。综上所述，关于冷冻和射频消融治疗的研究大部分为回顾性，通常样本量不是很大，而且随访时间都非常短，所以仍需前瞻性随机对照研究来进一步评估其肿瘤学预后。当前，应避免盲目扩大其适应证。

（4）主动监督随访（active surveillance，AS）：对于高龄和合并疾病较多的患者，由于手术风险极高，患者不能或不愿接受创伤性治疗，所以通常对偶发性无症状的小肿瘤采用密切随访的策略。根据大部分文献报道，大部分肿瘤生长较慢，中位生长速度一般小于0.5cm/年，而且仅1%左右的患者存在转移灶；肿瘤的生长速度与肿瘤的良恶性无显著地相关性。所以，对于小的、界限清晰的、有增强的、均一的肾实性肿瘤，可以采用AS策略，每6个月或1年复查CT或MRI。但AS策略仅适用于高龄、身体状况差等经过严格选择的患者，对于年轻或身体健康状况较好的患者，以及肿瘤较大（>3cm或4cm）、边界不清、质地不均一的实性肿瘤患者，AS并不适用。

2.局部进展性肾癌的治疗　局部进展性肾癌是指伴有区域淋巴结转移或（和）肾静脉瘤栓或（和）下腔静脉瘤栓或（和）肿瘤侵及肾周脂肪组织或（和）肾窦脂肪组织（但未超过肾周筋膜），无远处转移的肾癌。对于局部进展性肾癌一般主张采取根治性肾切除手术进行治疗。

肾细胞癌患者有发生淋巴结转移的危险为20%。对于根治性肾切除术时是否需要进行区域淋巴结清扫同样存在争议，但毋庸置疑的是，区域淋巴结阳性患者的预后明显要差。进行区域淋巴结清扫可能带来的益处包括：准确的疾病分期、降低切缘阳性的可能、治愈转移仅限于区域淋巴结的患者。然而有意思的是，无论进行淋巴结清扫与否，肾癌术后的局部复发率都是很低的：Itano报告1737例根治性肾切除术后的局部复发率是1.8%，Rassweiler报告的数据是2.2%，UCLA的经验是2.8%，NSS术后是小于3%。区域淋巴结清扫能否带来生存期优势同样存在争议，不同的回顾性研究结果得到的结果不尽相同。EORTC进行了一项前瞻性的随机对照研究，共入组772例临床局限性病变患者，5年时的研究结果显示，进行淋巴结清扫组的疾病进展率及生存率都与未进行清扫组的无显著性差别。值得注意的是，对于既有淋巴结转移又有远处转移的患者，在切除肾时进行淋巴结清扫的预后明显优于未进行淋巴结清扫者，而且淋巴结转移的负荷越大者，预后越差。这也部分地解释了为什么转移淋巴结很少对免疫治疗起效。总而言之，目前没有公认的淋巴结清扫的标准：对于局限性病变而言，淋巴结清扫并不能降低局部复发的危险，也不能改善生存率；但对于有淋巴结转移的患者，清扫术可能延长生存期。

肾细胞癌的一个特点即容易侵犯静脉系统形成静脉瘤栓，占全部肾癌病例的4%~10%。一些特殊的病例，瘤栓可以沿着下腔静脉进入右心房。瘤栓累及静脉系统的程度与预后密切相关，瘤栓范围越局限预后越好。虽然瘤栓进入下腔静脉会使完整切除肿瘤的难度显著增加，但外科手术也是这部分患者现实中实现疾病治愈的唯一希望，肾根治性切除联合下腔静脉取瘤栓可以使45%～70%的患者实现治愈。下肢水肿、右侧精索静脉曲张且平卧后无缓解、蛋白尿、肺栓塞、右心房肿物及患肾无功能，这些均提示可能存在静脉系统瘤栓。肾癌静脉瘤栓可以分为四级：Ⅰ级：瘤栓局限于肾静脉开口以内；Ⅱ级：瘤栓进入下腔静脉，上界未超过肝脏下缘；Ⅲ级：瘤栓累及肝后下腔静脉，但上缘在横膈水平以下；Ⅳ级：瘤栓累及横膈以上下腔静脉。MRI可精确判断有无瘤栓及瘤栓的累及范围，最近的证据提示多螺旋增强CT也能够提供相同的信息，但大多数中心还是倾向于使用MRI。术前高质量的影像学检查极其重要，因为通过影像学检查提供的信息来制订手术方案。检查日期应尽量靠近手术日期，否则随着时间推移瘤栓可能会继续增长，导致手术方案的巨大改变。对于Ⅰ、Ⅱ级瘤栓，大部分可以通过阻断瘤栓上下缘下腔静脉、对侧肾静脉、腰静脉后，剖开静脉壁取出。而对于Ⅲ、Ⅳ级瘤栓，往往需要静脉转流或体外循环，甚至低温心脏停搏支持下完成手术。

Gerota筋膜是RCC局部扩张的天然屏障，大部分肿瘤局限于该筋膜内，T_4期肿瘤仅占RCC的2%左右。肿瘤直接累及肝非常罕见，其发生率远低于肝转移。十二指肠和胰腺受累也非常少见，一旦发生则提示预后不佳。在术前影像判断有周围器官受侵的患者中，只有不到40%得到病理证实。在新的TNM分期中，肿瘤直接侵犯肾上腺被划入T_4期，可能会使T_4期肿瘤所占比例有所增加。如果肿瘤侵犯后腹壁、神经根或椎体旁肌肉则会导致疼痛症状。对于这部分患者，外科手术同样是唯一一种可能使肿瘤得到治愈的治疗方式，手术目标是将患侧肾及受侵犯器官整块切除。术后大部分患者经历肿瘤复发，预后不佳，5年总生存率不到5%。

RN术后局部复发并不常见，占RCC患者的2%～4%，复发灶可位于肾窝、同侧肾上腺或同侧腹膜后淋巴结。局部分期较晚、淋巴结阳性和较差的病理特征是局部复发的风险因素。大部分局部复发的患者也同时存在远处转移，只有约40%的患者为孤立性局部复发。对于孤立复发灶应考虑手术切除，可以使30%～40%的患者长期无瘤生存。由于

自然组织间隙的破坏和临近器官受侵在腹部复发患者中比较普遍，所以完整切除复发灶手术难度很高，通常需要连同临近器官整块切除，术后并发症发生率高。对于位置合适的肿瘤，也可以考虑能量消融治疗。

当前，大部分关于局部进展期肾癌的术后辅助治疗都得到了阴性的结果，另外还有一些新型分子靶向药物的临床试验正在进行中，所以对于这部分患者并没有标准的术后辅助治疗。但是，鉴于局部进展期肾癌的高复发率，建议患者参加临床试验是一个合理的选择。

3.转移性肾癌的治疗　约1/3的新发肾癌患者可能存在同期的肿瘤远处转移，并且有20%～40%原本为局限性肾癌的患者在进行手术后会出现远处转移。转移性肾癌患者最终大多死于肿瘤进展，其十年生存率不到5%。远处转移患者占肾癌相关死亡病例中的绝大部分。随着研究人员对于肾癌发生过程中相关基因及分子的逐步认识，开发出一系列能够调节甚至逆转肿瘤发生的药物。这些新型药物为转移性肾癌，尤其是透明细胞癌的初始治疗提供了更多的选择，使晚期肾癌的治疗效果获得明显的提高。与此同时，对于手术及细胞因子在治疗特定转移性肾透明细胞癌患者中的作用也不应忽视。

转移性肾癌患者预后较差，多死于肿瘤进展。研究发现，一些临床特征可能与患者的预后相关。初发肿瘤与出现远处转移的间隔时间越长、远处转移部位越少的患者，其远期预后相对较好。然而对于一般状况较差、存在淋巴结或肝转移的患者而言，其预期生存时间较短。Motzer等通过多因素研究发现，一般状况较差（Karnofsky评分小于80）、乳酸脱氢酶（LDH）水平升高（大于正常值上限1.5倍）、贫血（血红蛋白水平低于正常值下限）、高钙血症（大于10g/dl）、未行肾原发肿瘤切除等因素是远期预后的独立危险因素。依据以上五点危险因素，可以对患者预后进行危险度分层（表7-5），协助患者远期预后判断并指导治疗策略选择。

表7-5　转移性肾癌患者预后危险度分层

危险度分组	预后危险因素（n）	中位总体生存期（OS）
低危	0	20月
中危	1～2	10月
高危	3～5	4月

（1）外科治疗

1）肿瘤原发病灶切除：在细胞因子治疗时代，研究者对系统性治疗前减瘤手术的作用进行了大量研究。对转移性肾癌患者而言，单独的肾原发病灶切除对远期预后无明显改善。早期通过部分回顾性研究发现，减瘤手术联合后续细胞因子治疗可能有益于提高患者系统性治疗的反应率并改善预后。一项来自于美国国家癌症研究所的研究显示，195 名转移性肾癌患者接受肾癌原发灶切除及后续大剂量 IL-2 治疗，IL-2 治疗总体反应率为 18%。然而，通过此项研究发现尽管绝大部分患者接受了原发灶手术治疗，但仅 55%（107/195）患者接受了后续 IL-2 治疗。术后早期肿瘤进展、围术期并发症等是影响患者接受后续系统性治疗的主要原因。因此，对于联合肾癌原发灶切除及后续细胞因子治疗而言，仔细的患者筛选尤为重要。

支持减瘤手术治疗的最有力证据来自于两项 III 期随机对照试验（SWOG 和 EORTC 试验）。SWOG 8949 试验中，241 名转移性肾癌患者被随机分为两组。一组患者初始即接受 IFN-α-2b 治疗，另一组先接受减瘤手术然后进行干扰素系统治疗。尽管两组患者在干扰素治疗反应率方面无显著差异，手术联合干扰素治疗组患者总体生存率（OS）得到显著提高（中位 OS 11.1 月与单一干扰素组 8.1 月，$P=0.05$）。EORTC 试验也获得了相似的研究结论。这些研究证实了对于经过仔细筛选的转移性肾癌患者，采用联合减瘤手术及系统性细胞因子治疗的有效性。

目前，关于转移性肾癌患者接受原发病灶切除联合后续靶向药物治疗（VEGF 或 mTOR 通路抑制剂等）的研究正在进行当中。减瘤手术对于后续靶向药物治疗的辅助作用尚不明确。

2）转移灶切除：目前，绝大部分转移性肾癌患者即使在接受系统性治疗后，仍不能获得治愈或长期疾病缓解。但是有报道显示，对于有限的转移病灶进行手术切除，可以延长无瘤生存时间及总体生存率。然而这一结论尚缺乏有力的前瞻性随机对照试验以证实，现有的结论大多来自回顾性研究。

在大部分研究中，单发的肺部转移灶为最常见的能达到治愈目的可切除转移病灶。据研究结果显示，对于存在有限转移病灶并可完整切除的患者而言，其五年总体生存率可达 35%～50%。另有研究发现，转移灶完整切除相较于不完整切除，患者总体生存率更高（5 年 OS 44% 与 14%）。更多研究显示，单发转移病灶、年龄小于 60 岁、无瘤生存时间大于 1 年、肺转移、转移灶小于 4cm 等因素可能是预后的有利因素。尽管缺乏有力证据支持，单发转移病灶的切除仍是较为合理且被广泛接受的治疗选择。

3）缓解性手术：减瘤手术可用于减轻疼痛、减少出血、控制癌旁综合征（如高钙血症、红细胞增多症、继发性血小板增多症、高血压等）等缓解性治疗目的。然而，上述所提到的疼痛、化验指标异常等通常可通过药物治疗获得有效控制，而出血症状也可通过栓塞等介入治疗手段进行控制。因此，纯粹的缓解性手术的应用仍不十分广泛。另外，转移灶切除可被用于预防相关致死、致残并发症的发生，而非达到治愈目的，例如单发脑转移灶及椎体转移灶切除等。应用于这一目的时，手术治疗多与放射治疗、系统治疗等联合应用。

（2）免疫治疗：早期有报道显示，对于转移性肾癌患者，完整切除原发病灶后转移病灶可自行缩小，这最早为免疫系统在肾癌患者体内的作用提供了证据。这一现象被认为与 T 或 B 淋巴细胞介导的抗肿瘤免疫反应相关。尽管这一免疫反应十分少见并且通常为暂时性，其中潜在的免疫反应机制仍然在很大程度上推动了肾癌免疫治疗研究的进展。早期的研究探索了免疫介质，如细胞因子等，在患者非特异性免疫反应中的作用。随后，学者们还研究了一系列免疫治疗途径，如同种异体免疫治疗、肿瘤疫苗、T 细胞功能调节等。绝大多数免疫治疗手段均针对肾透明细胞癌，其对于非透明细胞型肾癌的确切作用仍有待探索。

1）干扰素（interferons，IFN）：干扰素是一组具有不同生物学功能的蛋白质，包括免疫调节功能。IFN-α 是最早被研究的肾癌免疫细胞因子之一。多项研究发现，患者对于 IFN-α 的总体反应率为 10%-15%。但是长期随访资料的缺乏，反映出干扰素治疗的免疫反应多非持续性（小于 2%）。有多项实验研究了干扰素用药剂量、方案及途径问题，但并未得出具有显著优势的用药方案。随后的一系列前瞻性随机对照试验证实了 IFN-α 在肾癌治疗中的有效性。一项 III 期临床试验入组了 335 名肾癌患者，随机接受 IFN-α 或甲羟孕酮治疗。研究结果证实，IFN-α 治疗组反应率更高（14% 与 2%）、总体生存时间更长（中位生存时间 8.5 个月与 6 个月，HR 0.72，$P=0.017$）。在靶向治疗时代之前，IFN 是一种较为广泛应用的治疗转移性肾癌药无。但目前国外多数指南已将其排除出一线治疗选择。

2）白细胞介素 -2（interleukin-2，IL-2）：20 世纪 80 年代初期，有研究发现 IL-2 在治疗肾癌中的作用。经证实，IL-2 用于肾细胞癌治疗的反应率为 15%～20%。据报道，7%～9% 接受大剂量 IL-2 治疗的患者可达到转移病灶完全缓解，并且通过长期随访发现超过 60% 患者未出现治疗后复发。在此基础上，1992 年，IL-2 通过美国 FDA 批准被应用于转移性肾癌的治疗。需要注意的是大剂量 IL-2 治疗的副作用限制了其广泛应用。常见的用药反应包括血管渗漏综合征、低血压、第三间隙液体潴留、呼吸衰竭以及多器官功能损害等。

3）同种异体造血干细胞移植：同种异体造血干细胞移植可以使患者获得来自于健康且 HLA 相容供者的免疫系统及造血系统。这一疗法的原理基于移植物所产生的抗肿瘤免疫反应，已被应用于多种血液系统恶性肿瘤，并达到了治愈目的。

随后，有研究者开始探索造血干细胞移植在转移性肾癌患者治疗中的应用。初步研究数据显示，造血干细胞移植治疗可缩小肾癌转移病灶，从而可能改善患者远期预后。对于造血干细胞移植治疗无反应的患者，其总体生存时间小于 6 个月。然而，对于治疗呈部分反应的患者，中位总体生存时间可达 2.5 年。第一位接受造血干细胞移植治疗的转移性肾癌患者，获得完全缓解至今已超过 10 年时间。造血干细胞移植治疗的副反应主要与化疗、机会性感染、移植物抗宿主反应（GVHD）等相关。进行造血干细胞移植治疗的患者选择十分重要，造血干细胞移植用于肾癌治疗仍处于临床试验阶段，研究者们正在试图进一步降低其毒副作用并提高抗肿瘤效果，以期获得更加广泛的应用。

（3）分子靶向治疗：1971 年，Folkman 教授提出了肿瘤新生血管学说，指出肿瘤的生长需要有新生血管的支持，而抑制肿瘤的新生血管就可以抑制肿瘤的生长，从而开创了一条治疗肿瘤的新途径。对肾癌发生病因的分子生物学研究发现，多数 RCC 会发生 VHL 基因（属抑癌基因）的失活，造成缺氧引导因子 -1α 蛋白的聚集，进而引起下游的血管内皮生长因子（VEGF）、血小板衍生生长因子（PDGF）和内皮生长因子（EGF）的表达增高。VEGF 与受体结合后激活稳定血管的信号系统并促进肿瘤细胞的增殖，PDGF 与受体结合后激活血管生长的信号系统

并促进肿瘤细胞的增殖，EGF 与受体结合后则激活了肿瘤生长的信号系，进而导致肿瘤新生血管形成和肿瘤细胞增殖。

分子靶向药物针对肿瘤发生的信号通路上的一个或多个环节进行阻断，起到治疗肿瘤的作用。和传统的化疗药物相比，分子靶向药物治疗的针对性更强，对正常组织细胞的影响更小，是目前肿瘤治疗的热点。而新的药物筛选技术的出现，极大地加快了这类药物的开发。目前 FDA 已经批准了 7 个针对 RCC 的分子靶向药物用于临床，而更多新的药物临床前、临床研究正在进行中，为晚期肾癌的治疗带来极大的进展。

1）舒尼替尼是一种多靶点酪氨酸激酶抑制剂，作用靶点包括 VEGFR1、VEGFR2、VEGFR3、PDGFR-α、PDGFR-β、c-KIT、Flt3、CSF-1R 和 RET。初期的实验研究发现，舒尼替尼同时具有抗肿瘤新生血管形成和抑制肿瘤细胞增殖的双重作用。在针对舒尼替尼临床应用安全性和有效性研究的国际多中心 III 期试验中，共有 750 例既往未进行过治疗的转移性透明细胞癌患者入组，随机接受舒尼替尼或 IFN-α 治疗，获得的中位疾病无进展生存期（PFS）分别为 11 个月和 5 个月，客观反应率分别为 31% 和 6%，统计学分析均显示有显著性差异。服用舒尼替尼组患者中发生严重不良事件（3、4 级不良反应，即需要减量、停药）的情况处于可接受范围，包括：中性粒细胞减少（12%）、血小板减少（8%）、血淀粉酶升高（5%）、腹泻（5%）、手足皮肤反应（5%）和高血压（8%）。而后续发表的有关患者总生存期的结果表明，接受舒尼替尼治疗患者的总生存期明显优于对照组，分别为 26.4 个月和 21.81 个月。

舒尼替尼在中国是第二个被批准临床用于晚期 RCC 治疗的靶向药物，虽然大型临床研究的结果尚未得出，但部分单中心的临床研究结果显示出相似的疗效及安全性，PFS11 个月客观反应率 17.4%～55%，疾病控制率均超过 83%。需要注意的是，国内研究结果显示国人应用舒尼替尼后发生血液学毒性的比例较高，主要表现在发生 3～4 级中性粒细胞减少和血小板减少的情况均超过 20%。而西方学者研究报告中显示的心脏毒性，如射血分数降低，则在国内研究中出现较少。国内研究显示的舒尼替尼在安全性方面的特点，与韩国及日本学者报告的情况相似。

2）索拉菲尼是一种能够抑制细胞内多种丝氨酸/苏氨酸激酶Raf异构体及其他酪氨酸激酶受体包括 VEGFR1、VEGFR2、VEGFR3、PDGFRβ、Flt3和c-KIT的小分子激酶抑制剂。在一项Ⅲ期临床研究中，共有905例细胞因子治疗失败后的晚期RCC患者入组，随机接受索拉菲尼或安慰剂。结果显示，与安慰剂相比，索拉菲尼显著延长了患者中位PFS（24周与12周）和总生存期（19.3个月与14.3个月）。进入索拉菲尼治疗组的患者在生存时间方面有30%的提高。这项Ⅲ期临床研究在安全性方面也显示出患者索拉菲尼具有良好的耐受性，出现的3级以上不良反应方面主要有手足皮肤反应（5%）、乏力（2%）和高血压（1%）。

索拉菲尼是第一个在国内获得治疗晚期RCC适应证的分子靶向药物。多中心研究报告显示出优于国外报告的良好的临床疗效和满意的安全性。总客观缓解率为19.4%，疾病控制率为77.4%，中位PFS为9.6个月，1年无进展生存率41.9%，1年生存率73.6%。

由于国人应用索拉菲尼在安全性方面的出色表现，为获得更高疗效，国内不同单位相继开展了索拉菲尼增量研究和索拉菲尼联合干扰素研究。在一项有16例转移性肾透明细胞癌患者参加的研究中，将服用索拉菲尼的剂量从标准的800 mg/d逐渐增量至1200mg/d或1600 mg/d，直至不能耐受或病情进展。结果在16例患者中获得客观有效（完全缓解加部分缓解）7例，临床受益（完全缓解加部分缓解加病灶稳定）13例。但研究中严重不良反应（≥3级）的发生率也相应增加，主要表现为手足皮肤反应（25%）、黏膜炎（19%）、腹泻（19%）、高血压（12%）和骨髓抑制（12%），经剂量下调和一般对症治疗后短期内症状可消失或减轻到1~2级。在另一项有17例晚期肾癌患者参加的索拉菲尼联合干扰素α-2b治疗的研究中，患者加用干扰素3 MU/次，每周5次，连续3~4个月，休息2个月。客观反应率29%（5/17），疾病控制率（完全缓解加部分缓解加稳定）88%（15/17）。发生3级不良反应有腹泻4例，黏膜炎2例，乏力2例，皮疹1例，手足皮肤反应1例。中性粒细胞减少11例（65%），血小板下降5例，贫血5例。转氨酶升高者4例。这些研究结果表明，虽然疗效有进一步的提高，但严重不良反应的发生率也随之上升。因此建议，只有在标准剂量索拉菲尼没有效果的情况下再考虑加量或联合干扰素治疗。

3）贝伐单抗是一种重组抗血管内皮生长因子-A（VEGF-A）单克隆抗体，能够结合并中和人体循环中的VEGF-A。在Ⅲ期临床试验（AVOREN）中，共有649例患者接受了随机分组，分别进行贝伐单抗联合IFN-α与安慰剂联合IFN-α的不同治疗。结果显示贝伐单抗联合IFN-α治疗组较安慰剂联合IFN-α治疗组显著改善了患者PFS（10.2个月与5.4个月）和客观缓解率（30.6%与12.4%）。总生存期也有改善趋势。相对于原先预期的各种单药的不良反应，联合用药未发现新的不良反应，最常见的3级以上不良反应包括乏力（12%）、虚弱（10%）、蛋白尿（7%）、中性粒细胞减少（4%）、高血压（3%）、出血（3%）、流感样反应（3%）、厌食（3%）、抑郁（3%）和贫血（3%）。目前，贝伐单抗已经在国内获准临床应用，但并未获得治疗晚期肾癌的适应证。

4）帕唑帕尼是一种口服的血管生成抑制剂，作用在VEGFR-1、VEGFR-2、VEGFR-3、PDGFR-α、PDGFR-β和c-KIT等多个靶点。在一项有435例晚期RCC患者入组的Ⅲ期临床研究中，帕唑帕尼与安慰剂以2:1的比例随机分组，帕唑帕尼组总的PFS是9.2个月，而安慰剂组为4.2个月。分层分析发现，在之前未接受过治疗的233例患者中，帕唑帕尼组的PFS是11.1个月，对照组只有2.8个月。帕唑帕尼组总的客观反应率为30%，安慰剂组为3%。上述所有结果均有统计学显著性差异。常见的不良反应包括腹泻（52%）、高血压（40%）、头发颜色改变、恶心（26%）、食欲缺乏（22%）、呕吐（21%）、疲乏（19%）、虚弱（14%）、腹痛（11%）和头痛（10%）。与舒尼替尼和索拉菲尼不同的是，在服用帕唑帕尼的患者中，肝毒性的发生率较高，分别有30%和21%的患者发生3级丙氨酸转氨酶升高和天冬氨酸转氨酶升高，提示在应用这种药物时需严密观察肝功能的情况。

5）阿昔替尼也是一种口服的多靶点酪氨酸激酶抑制剂，选择性抑制VEGFR-1、VEGFR-2和VEGFR-3。在一项Ⅱ期临床研究中入组了52例细胞因子治疗失败的转移性RCC患者。2例获得完全缓解，21例获得部分缓解。客观缓解率为44%。中位疾病进展时间（TTP）为15.7个月，中位OS为30个月。阿西替尼在转移性肾癌二线治疗中的疗效已在一项国际多中心Ⅲ期临床研究中得到证实：接受阿西替尼二线治疗的疾病无进展生存期为 6.7 个月，客观缓解率为 19%。严重不良反应包括高血压、手足皮肤反应、疲乏和腹泻。

6）替西罗莫司是一种哺乳动物雷帕霉素靶点（mTOR）蛋白的特异性抑制剂。mTOR 通过下调或上调包括 HIF-1 在内的多种蛋白来调节细胞的营养、细胞生长以及血管形成，替西罗莫司与细胞内多种蛋白结合，包括 FKBP-12，抑制了 mTOR 信号通路，导致细胞增殖和血管生成的下调。替西罗莫司被建议用于预后较差的晚期 RCC 患者。值得关注的是，在国内和日本的研究中都有替西罗莫司导致严重肺间质纤维化的病例出现。

7）依维莫斯也是一种口服的 mTOR 抑制剂。在一项国际多中心、双盲随机对照 III 期临床研究中，410 例舒尼替尼或索拉非尼治疗失败后的转移性 RCC 患者以 2:1 比例随机接受依维莫斯或安慰剂治疗。两组结果相比较，依维莫斯组的中位 PFS 为 4.9 个月，明显优于安慰剂组的 1.9 个月，$P<0.0001$。服用依维莫斯治疗后最常见的严重不良反应是感染（10%）、呼吸困难（7%）和乏力（5%）。根据此项研究结果，依维莫斯被推荐用于酪氨酸激酶抑制剂治疗失败后的转移性肾癌患者。

（八）预后 （表 7-6、表 7-7）

三、遗传性肾癌

大部分肾癌为散发性肾癌，吸烟、肥胖、高血压、化学暴露、终末期肾病是已知的与肾癌相关的环境风险因素。而遗传性肾癌则发病率较低，只占肾细胞癌患者的 3%～5%。虽然其发病率低，但它对于我们关于肾癌生物学知识体系的影响却极其深远，具有重要的临床及科研意义。

自 20 世纪 90 年代以来，肾癌的分子遗传学领域不断取得重要进展，多种新的家族性肾癌综合征被我们所认识，与之相关的癌基因和抑癌基因也相继被鉴别出来。而且，这种基因改变无论对遗传性肾癌还是散发性肾癌都具有重要的影响和意义。这些进步，使我们能够比以往更加清晰地认识不同肾癌病理类型间的本质区别，从而推动了肾癌病理分

表 7-7　TNM 分期与 5 年生存率

TNM分期	5年生存率（%）
$T_{1a}N_0M_0$	90～100
$T_{1b}N_0M_0$	80～90
$T_{2a}N_0M_0$	65～80
$T_{2b}N_0M_0$	50～70
$T_{3a}N_0M_0$	40～70
$T_{3b}N_0M_0$	30～50
$T_{3c}N_0M_0$	20～40
$T_4N_0M_0$	0～30
$T_xN_1M_0$	0～20
$T_xN_xM_1$	0～10

表 7-6　肾癌预后相关因素

解剖因素	临床因素	病理因素	分子生物学因素
肿瘤大小	体能状况	核分级	缺氧诱导因子
静脉侵犯	全身症状	病理类型	共刺激分子
邻近器官侵犯	有无症状	肉瘤样变	细胞周期调节因子
肾上腺侵犯	贫血	坏死	黏附分子
淋巴结转移	高钙血症	血管侵犯	Ki67等其他因子
远处转移	乳酸脱氢酶升高	肾周或肾窦脂肪侵犯	
转移灶负荷	红细胞沉降率增高	集合系统侵犯	
	C反应蛋白增高	手术切缘状况	
	血小板增多		
	碱性磷酸酶增高		

型的改进。其对于治疗领域的影响也是革命性的，基于对 VHL 基因的深刻认识，以 VEGF 和 PDGF 为靶点的靶向药物已广范应用于临床，使大量转移性肾癌患者从中获益。

不同于散发性肾癌，遗传性肾癌通常表现为多发肿瘤、双侧发病，而且发病年龄早。通过对肾癌遗传易感性进行诊断，我们可以对这些家系中的成员进行肿瘤筛查，从而实现早期诊断、早期治疗。我们当前所广泛采用的一些治疗方式，也往往首先在这部分患者中进行初步验证，在得到确定的疗效后，再推广到包括散发性肾癌患者的整个肾癌人群，使广大患者受益，如：保留肾单位手术、经皮射频消融或冷冻治疗、靶向治疗等。所以，高度重视遗传性肾癌的研究不仅具有现实意义，对于未来肾癌治疗的发展创新也具有重要意义。

（一）Von Hippel-Lindau 病

德国眼科医生 Eugene Von Hippel 首先对该病的视网膜血管瘤进行了报道，而瑞典病理学家 Arven Lindau 则首先对发生于小脑的血管网状细胞瘤进行了描述。Arven Lindau 还进一步对这种遗传性综合征进行了定义，除了上述 2 个器官的病变，其临床表现还包括多个其他系统的病变，鉴于二者的贡献，该遗传性综合征被命名为 Von Hippel-Lindau 综合征（Von Hippel-Lindau syndrome）。1988 年研究人员将 VHL 病的基因定位于 3 号染色体短臂，1993 年 VHL 基因被进一步鉴别并定位于 3p25-26，基因测序也成功实现。

Von Hippel-Lindau（VHL）病是肾透明细胞癌的家族遗传类型，是一种相对少见的常染色体显性遗传的多系统肿瘤综合征，人群发病率约为 1/36 000，是遗传性肾癌中最为常见的类型。在 65 岁时，该病的外显率超过 90%。其临床表现包括一系列良性和恶性的肿瘤性病变。

VHL 病的临床表现丰富多样，涉及多个器官系统，如肾细胞癌、嗜铬细胞瘤、视网膜血管瘤及小脑、脑干、脊髓的血管网状细胞瘤等。这些肿瘤都属于富血管性肿瘤，都存在一定的并发症发生率，而这些并发症是能够通过对病变的早期诊断及正确处理进行预防的。该病的临床表现还包括：肾和胰腺的囊肿、内耳肿瘤和附睾的乳头状囊腺瘤。此外，有文献报 VHL 病患者的胰腺内分泌肿瘤发病率会增加。VHL 病患者的肾透明细胞癌发生率约为 24% ~45%，如果将肾囊肿合并透明细胞癌计算在内则高达 60% ~70%。随着中枢神经系统病变处理技术水平的提高，肾细胞癌已经成为 VHL 病患者死亡的最常见原因。

根据患者临床表现的不同，VHL 病可以分为两种类型：不伴有嗜铬细胞瘤的为 1 型，而伴有嗜铬细胞瘤的为 2 型；2 型又可以进一步细分为三个亚型：2A、2B 和 2C。2A 表现为嗜铬细胞瘤和中枢神经系统血管网状细胞瘤，但无肾细胞癌；2B 表现为嗜铬细胞瘤、中枢神经系统血管网状细胞瘤和肾细胞癌；2C 则只表现为嗜铬细胞瘤。1 型占 VHL 患者的 75%，2 型相对较少，每种临床表型的基因型改变不尽相同。

VHL 病的诊断主要基于临床表现（表 7-8）。当然，理论上来讲该病最准确的诊断方式为基因检测，包括全基因测序和基因重排分析，几乎拥有 100% 的敏感性和特异性。基因检测发现，大概 80% 的患者其父母存在 VHL 基因突变，而 20% 的患者其 VHL 突变为新发。推荐具有 VHL 家族史和 VHL 病临床表现的患者进行基因检测，以鉴别致病突变的类型，从而进一步确定疾病亚型。而疾病亚型信息和详细的家族史有助于 VHL 病的筛查及随访。对于一些没有家族史的复杂病例，基因检测可以帮助确诊。而存在 VHL 突变的家系，其成员可以通过基因检测早期诊断，实现早期治疗，预防并发症的发生。

表 7-8　VHL 病的临床诊断原则

患者有VHL病家族史
至少拥有下列一项主要表现：
中枢神经系统或视网膜血管网状细胞瘤
嗜铬细胞瘤
肾透明细胞瘤
患者无VHL病家族史
至少拥有两项主要表现：
2处或以上的血管网状细胞瘤
1处血管网状细胞瘤和1处内脏肿瘤（不包括附睾囊腺瘤和肾囊肿）

（二）遗传性乳头状肾癌

遗传性乳头状肾癌（HPRC）是一种罕见的常染色体显性遗传性综合征，具有较高的外显率。根据文献报道，HPRC 患者在 80 岁时，其发生肾细胞癌的可能性高达 90%。该病发病率目前尚不清楚。与

VHL 病不同，该病患者通常发病较晚，典型发病年龄为 50~70 岁，但也有早期发病的报道。HPRC 的肿瘤类型为 I 型乳头状肾细胞癌，而非 II 型。与 VHL 病不同，除肾脏以外，该病一般不会累及其他系统。CT 检查为首选，因为其对肾脏小的、乏血供病变具有最高的敏感性。c-MET 原癌基因的激活是该病的病因。

与 VHL 病累及多器官、多系统不同，乳头状肾癌是 HPRC 的唯一表型。HPRC 为双侧肾发病，病灶极多以致不计其数。病灶大小不一，小者只能在显微镜下观察，而大者可以大到产生临床症状。根据文献报道，HPRC 患者的一侧肾可以发生 1100~3400 个肿瘤。这些肿瘤通常为 I 型乳头状肾细胞癌，并且具有较低的分级（Fuhrman1~2 级）。虽然大部分患者的肿瘤与散发性乳头状肾细胞癌相比侵袭性较低，但在小部分患者中其仍可发生转移并致命。由于大部分病变非常小且为乏血供肿物，所以影像学评估较为困难。推荐 CT 作为 HPRC 患者的筛查方式。

该病发病率极低，而且在已经诊断患者中发现携带基因突变的可能性也较低，使得该病的遗传咨询具有很高的挑战性。对于 CT 检查发现双侧肾多发乏血供肿瘤且经病理证实为 I 型乳头状肾细胞癌者，可进行基因检测确定致病原因；这有利于对其家庭成员的早期诊断及随访筛查。对于有阳性家族史的患者，应该进行 c-MET 基因检测，但是阴性的检测结果并不能排除患者对于该病的遗传易感性。

（三）Birt-Hogg-Dubé 综合征

1977 年，Birt、Hogg 和 Dubé 首先对一种遗传性皮肤病变进行了报道，这种疾病以多发性纤维毛囊瘤、毛盘状瘤和软垂疣为特征，该组病例年龄均大于 25 岁。BHD 综合征（Birt-Hogg-Dubé syndrome）是一种常染色体显性遗传性疾病，罹患 BHD 综合征的患者非常容易发生上述皮肤病损、肾肿瘤及自发性气胸。由于文献中所报道的 BHD 综合征家系非常少，所以其确切发病率尚不清楚。FLCN（BHD）基因突变是导致该病发生的原因。

25%~35% 的 BHD 综合征患者会发生肾肿瘤，其发病年龄跨度非常大，平均发病年龄为 50 岁。BHD 综合征的肾癌通常为多发，且双侧发病。与其他遗传性肾癌不同，BHD 相关性肾癌通常具有一种以上的病理类型。嫌色细胞癌（chRCC）和混合性

嗜酸瘤细胞肾癌是最常见的病理类型，分别占 23% 和 67%，后者是 chRCC 和嗜酸细胞瘤的混合类型。BHD 综合征除并发上述两种最常见的肿瘤类型外。

作为经典的 BHD 综合征的原发临床表现，皮肤病变的外显率高达 75%~90%。其通常发生于 20 岁之后，临床表现为鼻部、颊部和颈部，偶尔为躯干和耳后皮肤的多发丘疹样病变，常为白色，圆顶形，大小为 1~3mm。

超过 90% 的患者在 60 岁以后会出现无症状的肺囊肿和肺大泡，而 30% 的患者会发生自发性气胸。

BHD 综合征的诊断过去曾定义为存在 5~10 处纤维毛囊瘤，并且至少一处经病理证实。但是随着新 BHD 家系的不断发现，临床变异率和外显率数据的不断累积，皮肤病变当前已非 BHD 综合征诊断的必要条件。新的诊断原则确立于临床表现和 DNA 检测的基础之上，但是其有效性仍需前瞻性研究证实（表 7-9）。

表 7-9　Birt-Hogg-Dubé 综合征的诊断原则

主要原则
■ 至少 5 处纤维毛囊瘤或毛盘状瘤，至少 1 处获得病理诊断，成年发病
■ FLCN 基因种系突变
次要原则
■ 多发肺囊肿：无其他诱因的双侧肺基底段病变，伴或不伴自发性气胸
■ 肾癌：早期发病（年龄<50 岁）或双侧、多发病灶或病理为嫌色细胞癌与嗜酸细胞癌肾癌混合型
■ 一级亲属患有 BHD 综合征
患者至少需满足 1 项主要原则或 2 项次要原则才能确立诊断

（四）遗传性平滑肌瘤病和肾细胞癌

2001 年，Launonen 及其同事报道了一种新的遗传性肾癌综合征，即遗传性平滑肌瘤病和肾细胞癌（hereditary leiomyomatosis and renal cell cancer, HLRCC）患者通常表现为皮肤、子宫的平滑肌瘤和肾的 2 型乳头状肾细胞癌（PRCC），是一种常染色体显性遗传性疾病。

肾细胞癌约发生于 20% 的 HLRCC 患者，且发病年龄早，平均年龄为 36~39 岁。与其他的遗传性肾癌相比，该病典型表现为单侧肾脏发病，且常为单发病灶，但绝大多数患者具有较高的细胞学分级（Fuhrman 3~4）。

皮肤平滑肌瘤通常发生于 20~40 岁的年轻患

者，表现躯干及四肢的棕红色或与肤色相同的丘疹或结节，通常成簇分布，大小 0.5 ~ 2cm，按压或低温时可有痛感。

在 MCUL 患者，子宫平滑肌瘤的发生率超过 90%。患者多具有月经过多、盆腔疼痛的病史，通常在 30 岁以内就需要接受子宫切除术。诊断

通过该病家族病史，结合典型临床表现及肾肿瘤病理特征可诊断该病。可通过 FH 基因检测进一步确定诊断。

（五）其他类型的遗传性肾肿瘤

1. 结节性硬化症（tuberous sclerosis complex，TSC） 该病是一种遗传性皮肤及神经系统疾病，其以多个器官系统的错构瘤形成为特征。TSC 发病率为 1/6 000 ~ 1/10 000。在 70% 的患者中，该病由自发的种系突变所致；而在剩余的 30% 患者中，该病由常染色体显性遗传而来，虽然其表现型存在差异，但外显率几乎为 100%。该病由 TSC1 或 TSC2 基因失活或突变导致，其蛋白产物可抑制 mTOR 下游信号通路。

50% ~ 80% 的 TSC 患者会发生肾病变，这些病变包括：血管平滑肌脂肪瘤（AML）、囊肿、嗜酸细胞瘤和肾细胞癌。血管平滑肌脂肪瘤是最常见的肾病变，在 10 岁以上的患者中，75% ~ 80% 存在 AML。而只有 1% ~ 4% 的 TSC 患者合并 RCC。但其发病年龄低，平均年龄为 28 岁左右。与 TSC 相关的肾癌主要为透明细胞癌，但也有关于 chRCC、pRCC 和嗜酸细胞瘤的报道。

2. 遗传性甲状旁腺功能亢进 - 下颌肿瘤综合征（HPT-JT） 该病为一种罕见的常染色体显性遗传性疾病，该病以甲状旁腺腺瘤所致的原发性甲状旁腺功能亢进为特征，同时合并多发性下颌骨纤维瘤。在约 15% 的患者中，腺体功能的亢进由甲状旁腺癌引起。与 HPT-JT 相关的肾表现（约 15% 的患者）包括：多囊肾、肾错构瘤、晚发性肾母细胞瘤、肾皮质腺瘤和肾细胞癌。该病因 HRPT2 基因突变所致。

3. SDHB 相关的遗传性副神经节瘤 / 嗜铬细胞瘤 该病属常染色体显性遗传，可导致患者副神经节瘤和嗜铬细胞瘤的发病风险显著增高。该病以三羧酸循环中琥珀酸脱氢酶的四个亚基中的三个发生种系突变为特征。肾肿瘤属于该病的副神经节外表现，包括 ccRCC、chRCC 和嗜酸细胞瘤。与 BHD 综合征类似，SDHB 相关的嗜铬细胞瘤可与不同类型的肾细胞癌合并出现。在散发性肾癌中，并未发现与之对应的体细胞突变。

4. 家族性透明细胞癌 该病定义为 2 个或 2 个以上的家族成员患有肾透明细胞癌，但患者并未患有 VHL 病或 3 号染色体异位相关的 ccRCC 遗传易感性综合征。根据文献报道，大约有 70 个家系罹患该病。这些家庭可能反映了肿瘤的多基因遗传机制，该病相关致病基因尚不清楚，仍然需要进一步研究。

5. 3 号染色体易位相关性肾癌 3 号染色体易位是遗传性 ccRCC 的一个罕见病因。根据文献报道，共有 13 种与 ccRCC 遗传易感性相关的不同易位方式。通过定位克隆可以发现一些可能与 ccRCC 相关的基因，包括：FHIT、TRC8、DIRC1、DIRC2、DIRC3、HSPBAP1、LSAMP、RASSF5 、KCNIP4、和 FBXW7。一些与 ccRCC 致癌基因无关的基因也被发现，这部分患者对于 ccRCC 的易感性可能是因为 3 号染色体不稳定或易位所致基因表达的远期改变所致。

四、肾母细胞瘤

肾母细胞瘤（Wilms' tumor）又称 Wilms 瘤，是儿童期第二位常见的腹膜后恶性肿瘤，也是儿童最常见的肾原发肿瘤。肾母细胞瘤主要发生于幼儿和学龄前儿童（1 ~ 4 岁），平均发病年龄为 3.5 岁。而成人肾母细胞瘤则非常罕见，发病率约为 0.2‰，约占肾肿瘤的 0.5%。有 1% ~ 2% 的 Wilms 瘤患儿具有家族史。大约 20% 的 Wilms 瘤患者可检测出 16 号染色体长臂缺失，故可推断 16q 上存在影响 Wilms 瘤的基因。而 WT1 是一个经典的抑癌基因，其两个拷贝的全部缺失或突变会导致 Wilms 瘤。

Wilms 瘤具有显著的组织学多样性。肿瘤常常压迫周围正常肾组织而形成一个含有受压萎缩肾组织的假包膜。肿瘤的质地与组织学成分相关，多数质软而脆，含有坏死和出血灶。这与术中容易出现肿瘤破裂一致。多数 Wilms 瘤为单中心生长，但 12% 为多中心的单侧肿瘤。除了在正常发育的肾中出现的不同种类细胞之外，肿瘤中还会出现骨骼肌、软骨以及鳞状上皮组织。

超过 90% 的患儿因发现腹部光滑包块就诊，多在体检时发现。腹痛（约 40%）、肉眼血尿（25%）和发热并不常发生；也偶有因肿瘤破裂出血而引起的后腹膜腔血肿也可导致急腹症。肿瘤对邻近组织的侵犯和压迫也可导致不特异症状出现。肿瘤侵入

肾静脉或下腔静脉可能导致静脉曲张、肝静脉阻塞所致肝大、腹水和充血性心力衰竭。不足 10% 患有腔静脉或心房瘤栓的患者出现上述症状。由于血浆肾素水平升高所致的高血压较为常见，约占 25%。查体时应当注意是否存在 Wilms 瘤的伴随疾病，如无虹膜症、偏侧肥大和生殖泌尿系异常。

腹部包块患儿通常首选 B 超检查，它能够帮助判断分辨患儿的肾包块是否为实性。CT 和 MRI 能够更好地判断肿瘤的范围，但其分期价值尚待证实，因为现有的影像学技术对肿瘤的肾外侵犯的辨别较为困难。影像学检查的另一个作用是术前确定患者对侧肾功能是否良好。另外需要注意的是，由于儿童时期所有的肾实性肿瘤均具有相似的影像学表现，术前影像学检查并不能得到准确的组织学诊断，以下儿童 Wilms 瘤分期标准（表 7-10）。

表 7-10 儿童 Wilms 瘤分期标准

分期	
Ⅰ期	单侧肿瘤局限于肾并且被完整切除。肾包膜完整，肿瘤切除前无破裂。无肾窦侵犯，无肿瘤残余。术前未经穿刺活检。淋巴结阴性。
Ⅱ期	单侧肿瘤浸润至肾外（肾窦脂肪侵犯或浸透肾被膜），但被完整切除。肾窦侵犯或肾外血管出现瘤栓。淋巴结阴性。
Ⅲ期	非血源性肿瘤残余腹腔中：淋巴结受累（胸腔或其他腹外淋巴结受累的为Ⅳ期）、肿瘤溢出、腹膜种植、切缘阳性、肿瘤未完全切除、肿瘤非整块切除。
Ⅳ期	血源性转移至肺、肝、骨、脑等器官以及腹盆腔以外的淋巴结，同时应诊断肿瘤的局部分期。
Ⅴ期	诊断时即出现双肾肿瘤。

在过去的 30 年内，放疗、化疗与手术联合应用的综合治疗使儿童肾母细胞瘤的预后得到显著改善，其治愈率超过 80%。大多数患儿的初始治疗是经腹根治性肾切除术。手术中需要确定肿瘤范围，需通过全腹腔探查来明确肿瘤是否存在局域侵犯、肝转移、淋巴结转移或腹膜种植。由于约 6% 的 Wilms 瘤存在下腔静脉瘤栓，因此在结扎肾静脉前应当触及肾静脉和 IVC 以明确是否存在静脉瘤栓。对可疑的淋巴结应进行活检以进行局部分期，但腹膜后淋巴结清扫术不是常规推荐治疗。在手术过程中需要特别注意轻柔操作，防止肿瘤溢出，完整切除肿瘤。有研究结果证实，肿瘤局部复发的危险因素包括术中肿瘤溢出、不良的病理特征、未能完整切除肿瘤以及未行淋巴结活检。最常见的手术并发症出血和肠梗阻。

早在 1960 年就有研究发现，长春新碱（VCR）和阿霉素（AMD）对治疗 Wilms 瘤有效，而联合使用 VCR 和 AMD 比使用任意一种单药治疗 Wilms 瘤都更有效。Ⅰ ~ Ⅱ 期患者术后可接受 18 周 AMD+VCR 联合化疗而不需放疗。加用多柔比星（DOX）能够提高Ⅲ ~ Ⅳ期患者的生存率，并且避免了Ⅰ期患者术后进行局部放疗。如果患者存在淋巴结阳性或肿瘤弥散生长的特点，表明术后复发风险高，还需要进行术后辅助放疗。另外还有研究报道，术前进行了新辅助化疗的患者术后并发症率降低。术前化疗的指征包括：准备接受肾部分切除术（双侧 Wilms 瘤）、评价为不可切除的肿瘤、术前存在肝静脉上 IVC 瘤栓。在后两种情形中，直接手术的并发症出现风险较高，具体见 Wilms 瘤的标准化疗方案（表 7-11）。

Wilms 瘤偶见于成人，成人肾母细胞瘤的中位发病年龄为 33 岁，范围为 15 ~ 85 岁，男女患者比例相当。成人肾母细胞瘤最常见的症状为血尿、腰痛，其中 70% 的患者存在血尿。成人肾母细胞瘤很难在术前获得诊断，由于其极低的发病率，甚至很少被纳入肾肿瘤的鉴别诊断，所以手术或肿瘤穿刺活检来获取组织进行病理检查就显得至关重要。针吸穿刺活检不但可以成功诊断成人肾母细胞瘤，而且还能够对肿瘤组织进行了基因分析，并为化疗方案的制订提供指导。虽然综合治疗使儿童肾母细胞瘤的预后得到显著改善，但成人肾母细胞瘤的预后

表 7-11 Wilms 瘤的标准化疗方案

方案名称	方案描述
EE-4A 方案	术后行长春新碱，放线菌素D × 18周
DD-4A 方案	肾根治术后或活检+肾根治后行长春新碱，放线菌素D，多柔比星 × 24周
Ⅰ方案	术后长春新碱，多柔比星，环磷酰胺，依托泊苷 × 24周

则没有这么乐观。较早的文献提示，成人肾母细胞瘤是恶性度较高的肿瘤，总生存率仅为 18%~27%。有学者认为导致成人预后差的原因之一是患者就诊时临床分期较高，超过 50% 的成人患者就诊时的临床分期在 Ⅲ 期和 Ⅳ 期。另外也有研究显示，即使与儿童患者同一分期比较，成人患者的预后也较差。在其他一些研究中，同样证实较差的病理类型、肿瘤分期、是否手术及是否放疗均是影响预后的重要风险因素。鉴于成人 Wilms 瘤较差的预后，现临床多推荐采用更加具有侵袭性的治疗方式，即手术、放疗、化疗联合治疗。结果表明，应用儿童肾母细胞瘤治疗方案对成人患者进行治疗可以获得好的预后，Ⅰ 期和 Ⅱ 期患者的 3 年生存率可以达到 80%。但由于成人 Wilms 瘤的发病率极低，治疗效果主要见于个案报告，所以尚无法进行临床试验并给出最佳的标准治疗方案。

（何志嵩）

第三节　上尿路尿路上皮肿瘤

上尿路肿瘤中以恶性肿瘤为主，其中尿路上皮（移行上皮）细胞癌占 90%，鳞癌、腺癌和未分化癌较少见。因此，通常所说的上尿路尿路上皮肿瘤往往是指肾盂或输尿管尿路上皮癌。上尿路尿路上皮癌（upper tract urothelial carcinomas，UTUCs）是指发生在肾盂及输尿管尿路上皮的恶性肿瘤。与常见的膀胱尿路上皮癌相比，虽然二者具有相似的生物学特征，但 UTUCs 也表现出与其不同的特性，如发病率相对较低、不易诊断、治疗方式不同、早期易发生浸润转移、预后较差等[19]。

一、流行病学

各地报道的上尿路肿瘤（肾盂、输尿管）发病率差别较大，具有明显的年龄、性别、种族、地理差异。肾盂、输尿管肿瘤多见于 40~70 岁，极少发生在 40 岁之前，平均发病年龄为 55 岁，男性发病率是女性的 2 倍，非洲裔美国人是白种人的 2 倍。在美国，上尿路肿瘤占肾肿瘤的 5%~7%，占尿路上皮肿瘤的 5%，而东欧巴尔干地区发病率较高，占肾肿瘤的 40%，这可能与当地流行的巴尔干肾病有关。在我国，肾盂癌约占肾肿瘤的 25%，肾盂、输尿管肿瘤的发病比例约为 2:1.4，输尿管肿瘤的发病率低可能与尿液在输尿管内停留时间较短有关。

上尿路肿瘤与膀胱肿瘤关系密切，有 20%~50% 的上尿路肿瘤在诊断时并发膀胱肿瘤。部分上尿路肿瘤会在根治术 1~2 年出现膀胱复发，中位复发时间为 5~15 个月，最长可达 14 年。膀胱复发的危险因素包括：性别、年龄、肿瘤位置、手术方式、远端输尿管处理方式、肿瘤分期、有无膀胱肿瘤病史、有无淋巴结转移以及是否伴发原位癌等。

二、病因及危险因素

肾盂、输尿管癌的病因尚未完全明了，但由于上、下尿路器官的组织学结构相似，故与膀胱癌相关的病因及危险因素也可能与 UTUCs 相关。

1. 吸烟　和膀胱癌相似，吸烟是引发上尿路肿瘤的主要危险因素，其危险度随吸烟时间和数量的增加而增加。据报道，吸烟者的患病率是非吸烟者的 3 倍，长期吸烟者（>45 年）的患病率是非吸烟者的 7.2 倍；每天吸烟数量小于 20 支的相对危险度为 2.4，数量大于 40 支的相对危险度为 4.8，并且吸烟者更倾向于发生恶性程度更高的输尿管肿瘤。尽管吸烟与 UTUCs 之间的关系已被临床研究证实，但致癌物是如何到达上尿路、如何发挥致癌作用、通过怎样的分子调控机制发挥作用等问题目前尚不清楚。

2. 职业暴露因素　目前认为，与 UTUCs 相关的高危职业为化工、石油、塑料、燃料、橡胶、纺织等行业，相关的致癌剂包括苯胺、2-萘胺、联苯胺、醛类化合物、燃烧煤所产生的气体和粉尘等。一般来说，这些致癌剂的致癌潜伏期通常较长（10 年以上），但随着暴露强度增大、致癌剂量的积累增加，其潜伏期可能大大缩短。

3. 遗传因素　研究发现，50%~70% 的 UTUCs 常常伴有染色体异常，如 9p、9q 缺失；在进展期浸润性肿瘤中，常有 17p 缺失及 TP53 突变。微卫星不稳定和错配修复基因突变可能与 UTUCs 有关，这是由于错配修复基因（如 MLH1、MSH2、MSH6、PMS2）突变引起的对 UTUCs 的遗传易感性所致。一些家族性疾病也常以上尿路肿瘤为临床表现，如林奇（Lynch）综合征，又称遗传性非息肉病性结直肠癌，是一种常染色体显性遗传病，约占所有结直肠癌的 5%～15%，分为Ⅰ型（无肠外肿瘤）和Ⅱ型（有肠外肿瘤），其中Ⅱ型中上尿路肿瘤的发病率增加。

4. 巴尔干（Balkan）肾病　巴尔干肾病（Balkan nephropathy）是一种慢性间质性肾炎，能导致肾功能减退，居住在多瑙河流域的居民易患此病，包括南斯拉夫、罗马尼亚、保加利亚、希腊等在内的国家较常见，目前认为这种独特的疾病可能因当地居民长期暴露在马兜铃酸环境当中有关，并且当地也有食用马兜铃属植物种子的习惯，因此又称为"中草药肾病"或"马兜铃酸肾病"。巴尔干肾病的另一个显著特征是患者罹患上尿路肿瘤的概率明显增加，肿瘤多为双侧，但分化较好、生长较缓慢，具有家族性特点。

5. 其他　可能的危险因素还包括尿路结石、长期饮用茶和咖啡、长期服用止痛药、尿毒症长期透析等，尚需要确切的流行病学资料和临床研究证实。

三、病理类型

上尿路肿瘤中以恶性肿瘤居首位，尿路上皮癌占 90%，鳞癌、腺癌、未分化癌少见。良性肿瘤中以乳头状瘤占首位[19]（表 7-12）。

表 7-12　上尿路尿路上皮肿瘤的组织学类型

良性
尿路上皮乳头状瘤
内翻性乳头状瘤
低度恶性潜能的尿路上皮乳头状瘤
息肉
恶性
尿路上皮癌
鳞状细胞癌
腺癌
未分化癌
小细胞癌
大细胞神经内分泌癌
淋巴上皮瘤样癌
巨细胞癌
转移性癌

1. 尿路上皮癌　是肾盂、输尿管肿瘤最常见的组织学类型，占上尿路肿瘤的 90%，与吸烟关系密切。多数在管腔内呈乳头状或菜花状生长，导致管腔堵塞，继发输尿管上段或肾盂积水。按其生长方式可分为非乳头状原位癌、乳头状非浸润癌、乳头状浸润癌和平坦型浸润癌。

2. 鳞状细胞癌　占上尿路肿瘤的 0.7%～7%，常与慢性炎症、结石反复刺激有关。显微镜下多数肾盂、输尿管鳞状上皮癌为中等分化或分化好的肿瘤，多数可见角化珠和细胞间桥。

3. 腺癌　占上尿路肿瘤的 1%，发生输尿管者比发生肾盂者更少，常为肠型、黏液型或印戒细胞型混合存在。肿瘤一般呈结节状，由高柱状黏液分泌细胞组成，有时为印戒细胞癌，多可侵犯肾实质，易发生远处转移。

四、临床分期、分级

UTUCs 预后较差，部分患者在诊断时已出现远处转移，肿瘤的分期、分级是 UTUCs 最重要的预后指标。目前常用的分期系统是美国癌症联合会（AJCC）2002 年提出的 TNM 分期（表 7-13）。关

表 7-13　上尿路尿路上皮肿瘤 TNM 分期（AJCC）

原发肿瘤（T）	
T_X	原发肿瘤不能评估
T_0	无原发肿瘤证据
T_{is}	原位癌
T_a	乳头状无浸润癌
T_1	肿瘤侵犯黏膜上皮下结缔组织
T_2	肿瘤侵犯肌层
T_3	肿瘤侵犯肌层达输尿管周围脂肪（输尿管癌）；肿瘤侵犯肌层达肾盂周围脂肪或肾实质（肾盂癌）
T_4	肿瘤侵犯邻近器官或经过肾达肾周脂肪
区域淋巴结（N）	
N_X	区域淋巴结不能评估
N_0	无区域淋巴结转移
N_1	单个淋巴结转移，淋巴结最大径≤2cm
N_2	单个淋巴结转移，淋巴结最大径＞2cm，但≤5cm或多个淋巴结转移，最大径≤5cm
N_3	单个淋巴结转移，淋巴结最大径＞5cm
远处转移（M）	
M_X	不能评估远处转移
M_0	无远处转移
M_1	有远处转移

于 UTUCs 恶性程度分级，可采用 1973 年 WHO 分类，即根据肿瘤细胞分化程度分为分化良好（Ⅰ级）、中度分化（Ⅱ级）、分化不良（Ⅲ级）。2004 年提出了 WHO/ISUP 分级法，分为低度恶性潜能的乳头状瘤（papillary urothelial neoplasm of low malignant potential, PUNLMP）、低级别乳头状尿路上皮癌、高级别乳头状尿路上皮癌。PUNLMP 为尿路上皮乳头状肿瘤，其细胞形态正常，结构规则整齐，没有或者轻微的核异型性，无恶性肿瘤的生物学特征，此类病变大多数不发展为癌，预后好、复发率低，但不完全属于良性病变，仍有复发的可能，故有必要单独分出这一肿瘤类型。

五、临床表现

1. 血尿　肾盂、输尿管肿瘤通常以肉眼血尿为首发症状，多表现为间歇性、无痛性、全程肉眼血尿。部分患者可由于短时间内出血量较多，而在输尿管内形成条索状或蚯蚓状血块。血尿的严重程度与肿瘤的恶性程度无关。

2. 疼痛　部分患者表现为进行性腰部不适、胀痛，多为钝痛，主要原因是肿瘤堵塞导致尿路梗阻而继发肾盂积水或肿瘤体积增大。血凝块或肿瘤细胞团脱落通过输尿管时也可引起肾绞痛。

3. 尿路刺激症状　少数输尿管下段肿瘤患者因肿瘤浸润膀胱三角区，可出现尿路刺激症状。偶尔由于上尿路肿瘤同时伴发膀胱肿瘤，此类患者易漏诊。

4. 全身症状或晚期症状　晚期肿瘤患者可出现发热、贫血、骨痛、肾功能不全、下肢水肿和体重下降等恶病质表现。

5. 约 15% 的患者就诊时无任何症状，可为体检时发现。

六、辅助检查

（一）影像学检查

1. 超声检查　是对初诊患者最常用、最适宜的检查方法，可发现上尿路肿瘤以及肾盂、输尿管积水，鉴别结石与软组织病变。肾盂肿瘤表现为正常的肾窦强回声内出现实质性肿块回声，回声低于肾实质，当肿瘤继发肾盂、肾盏积水时，则在扩张的肾盂腔内看到低回声软组织团块。输尿管肿瘤表现为输尿管腔内实质性占位，梗阻上方输尿管、肾盂扩张积水，但超声对输尿管中、下段小肿瘤的诊断价值有限。采用彩色多普勒超声有助于发现肿瘤内不规则分布的异常血流信号，从而提高诊断的准确性。

2. 静脉尿路造影（IVU）和逆行肾盂造影　尿路造影是诊断肾盂或输尿管肿瘤的基本检查方法之一。肾盂或输尿管内见不规则充盈缺损是上尿路肿瘤的典型表现，但应注意与血块相鉴别。此外，输尿管肿瘤大部分表现为梗阻以上尿路扩张积水，呈"鸟嘴样"改变。由于肿瘤可引起肾盂或输尿管内梗阻，导致患侧肾功能严重受损，使患侧肾及输尿管不能显影，因此，在排泄性尿路造影检查显影不良时应配合逆行性上尿路造影。但应注意的是，为了防止造影剂掩盖充盈缺损，在行逆行肾盂造影时应将造影剂稀释至 1/3～1/2 浓度。逆行肾盂造影是通过膀胱镜将导管插入输尿管及肾盂，再注入造影剂使上尿路显影的检查方法，具有一定的创伤性，且不能同时显示双侧尿路。其优点在于：①不受患者肾功能好坏以及是否对含碘造影剂过敏的影响，肾盂及输尿管内显影更清晰，尤其是排泄性造影显影不良时；②在进行膀胱镜检查时，可以同时检查膀胱内有无肿瘤、患侧输尿管口有无喷血，如果输尿管肿瘤向下从输尿管口突入膀胱也可被发现；③可以收集患侧肾盂或输尿管中的尿液做尿脱落细胞学检查，提高诊断效率。

3. 计算机断层扫描（CT）及 CT 尿路造影（CTU）　CT 扫描，特别是多层螺旋 CT 扫描具有高分辨力，常用于肾盂、输尿管肿瘤的诊断和分期，增强扫描能清楚地显示病变部位、大小、数目、浸润范围、邻近脏器受累和是否远处转移，对肾盂肿瘤的诊断正确率可达 90% 以上。肾盂、输尿管癌典型 CT 表现为肾盂或输尿管壁不均匀增厚，内有异常软组织肿块，增强后肿块强化不明显，可伴有肾盂或输尿管积水，可伴有肾或输尿管周围浸润和腹膜后淋巴结肿大。CTU 是一种新的 CT 成像技术，经血管注射造影剂，采用重建的方式清晰显示泌尿系统的三维立体图像，图像可以任意方向旋转观察，使肾盂、输尿管病变的定位更加准确。一定程度上说，CTU 已经取代尿路造影，成为上尿路肿瘤的首选检查方法。

4. 磁共振成像（MRI）及磁共振尿路造影（MRU）　与 CT 扫描相比，MRI 具有优良的软组织对比度以及多轴位扫描方式的优势，能提供更多的病变细节，尤其是 MRU 对肾盂输尿管肿瘤导致的尿路梗阻部位、程度的判断具有高度敏感性和准确性，更有利于诊断肾盂、输尿管癌，是对常规尿路造影技术的补充。肾盂肿瘤的 MRI 表现为肾盂肾盏内的低信号充盈缺损，周围环绕高信号的肾窦脂肪，而肾盂内缺损常为偏心性，肾盂肿瘤侵犯肾实质在 MRI 上难以确定，故很难与肾细胞癌鉴别。另外，对于无肾盂或输尿管积水的患者，MRU 对病变的显示较差，且由于其价格昂贵，因此 MRI 检查常作为上尿路肿瘤的补充检查手段，还不能在临床上常规使用，研究表明其诊断价值并不优于 CT 检查。

（二）输尿管镜检查

输尿管镜是泌尿外科常用的诊疗工具，包括输尿管硬镜和软镜[20]。硬性输尿管镜操作较容易、视野范围大、方向性强，但观察肾盂、肾盏受限；软性输尿管镜能够观察肾盂、肾盏，但操作较复杂、视野范围小、方向性差。通过输尿管镜可大致了解整个泌尿系腔道内的情况，如有无伴发膀胱肿瘤或输尿管肿瘤脱入膀胱、输尿管口有无喷血，更重要的是能直接观察输尿管腔内情况，必要时行病灶活检，明确病理诊断。输尿管镜下大体可见：肿瘤在肾盂或输尿管壁上呈菜花状或绒毛状，多为单发窄基底，突向管腔内，可伴有活动性出血。输尿管镜的适应证包括：影像学发现的上尿路充盈缺损；原因不明的输尿管梗阻或积水；来源于上尿路不明原因的血尿；尿脱落细胞学阳性需排除上尿路肿瘤。由于输尿管镜检查需要在麻醉下进行，在操作过程中有输尿管穿孔、肿瘤播散转移等风险，因此输尿管镜通常是在常规影像学检查不能解释血尿原因或需活检明确诊断时应用。

（三）尿脱落细胞学检查

尿脱落细胞学检查是尿路上皮癌诊断和术后随访的主要方法之一，具有简单、无创等优点，其诊断特异性可达 85%～100%，但敏感性较差，为 13%～75%。对早期定性诊断具有重要意义，但无法确定病变部位，采用输尿管插管收集肾盂尿液进行脱落细胞检查有助于提高诊断效率。其局限性包括：①该方法具有一定的主观性，且对检查人员要求较高，检查者的技术差异会直接影响结果的准确性；②尿标本中细胞数量少、不典型或退行性变、泌尿系感染、结石以及膀胱灌注治疗等均可导致尿

脱落细胞学诊断困难或假阳性结果；③尿脱落细胞学检查对低级别尿路上皮癌的诊断效果不佳，其原因一方面是由于肿瘤细胞分化较好，其特征与正常细胞相似，不易鉴别。另一方面由于肿瘤细胞之间连接相对紧密，没有足够的细胞脱落到尿中用于检测。而对于分级高的尿路上皮癌，特别是原位癌，敏感性和特异性相对较高[21]。

（四）荧光原位杂交技术

荧光原位杂交技术（fluorescence in situ hybridization, FISH）是近年发展起来的一种非侵袭性分子细胞遗传技术，其原理是利用生物素等荧光物质标记的单核苷酸为探针，以碱基互补配对为原则，与待检材料中未知的单核苷酸进行特异性的结合而形成一杂交双链，通过特定的荧光设备检测，从而对待测标本中的染色体进行定性、定位分析。目前发现的尿路上皮癌常见的遗传学改变包括 9 号染色体部分（p21 位点）或全部丢失，3、7、17 号染色体的非整倍性改变。研究表明，FISH 的敏感性明显高于脱落细胞学，但二者的特异性相似，FISH 技术已成为诊断尿路上皮细胞癌最有效的方法之一。此外，FISH 的另一个优点是不受卡介苗的影响，在使用卡介苗治疗膀胱肿瘤后行 FISH 检查其结果不受影响，有利于治疗后随访。

（五）尿液肿瘤标记物

目前肿瘤标记物的研究主要集中在膀胱癌领域，对上尿路肿瘤标记物的报道较少，但 UTUCs 与膀胱癌的组织来源和生物学行为相似，因此膀胱肿瘤标记物也有应用于 UTUCs 的前景。美国食品和药品管理局（FDA）已经批准用于膀胱癌检测的标记物包括：膀胱肿瘤抗原（BTA）、尿核基质蛋白 22（NMP22）、纤维素和纤维蛋白降解产物（FDP）、免疫细胞荧光技术（ImmunoCyt）。其他标记物在基础和临床研究中也显示出较高的敏感性和特异性，如端粒酶、存活素（survivin）、微卫星序列分析等，但尚需大宗研究予以证实。

七、诊断和鉴别诊断

结合患者症状、影像学检查、输尿管镜检查，尤其是组织病理诊断结果，可做出 UTUCs 诊断。值得注意的是，需警惕尿路上皮肿瘤时间、空间多中

心性的特点，要注意排除对侧泌尿系统和下尿路有无合并肿瘤存在，同时还要与输尿管良性肿瘤、输尿管狭窄、输尿管内血凝块、膀胱癌等疾病鉴别。

（一）输尿管良性肿瘤

输尿管原发性良性肿瘤较少见，占输尿管肿瘤的 8%～10%，多见于年轻人，好发于输尿管中上段，其中纤维上皮性息肉约占 25%。临床表现主要有患侧肾区疼痛、肉眼或镜下血尿，偶有输尿管息肉自尿道外口脱出者，若合并重度肾积水可触及包块。泌尿系超声能发现肾积水，但无法明确病变性质。IVU 可见充盈缺损，边界较清楚、光滑。输尿管镜下良性病变大多呈灰白色，表面光滑，柱状或分枝状，有狭长的蒂，少见滋养血管，必要时行病理活检明确诊断。

（二）输尿管狭窄

输尿管狭窄的原因较多，如先天性肾盂输尿管连接部狭窄（UPJO）、炎症、手术损伤等，部分患者有明确的外伤、手术史，但均可表现为肾积水伴腰部胀痛。非肿瘤引起的输尿管狭窄无血尿史，IVU 表现为输尿管单纯狭窄而无充盈缺损，反复尿脱落细胞检查阴性。

（三）输尿管内血凝块

输尿管内血凝块在 IVU 上也表现为充盈缺损，但血凝块于增强 CT 上无强化效应，形态、位置可变，出血停止后复查可消失。输尿管镜可明确出血原因。

（四）膀胱癌

下段输尿管癌可突入膀胱，而输尿管口周围的膀胱癌可遮盖输尿管口，由于二者治疗方式不同，需仔细鉴别。膀胱镜、IVU 可显示瘤蒂、瘤体的位置。

八、治疗

对于 UTUCs，目前采取以手术治疗为主的综合治疗，必要时给予辅助放化疗。

（一）根治性手术

UTUCs 具有多发、易复发的特点，经典的

UTUCs 根治术是开放根治性肾输尿管全切除术，要求完整切除患侧肾、输尿管全长及部分膀胱，经典的开放手术能完全、彻底切除肿瘤组织，避免肿瘤细胞种植。但对于高级别（G_2、G_3）和高分期（T_3、T_4）肿瘤，即使积极手术治疗，预后也较差。开放性手术有多种方式，包括：①双切口：经腰部切口行肾输尿管大部切除后，再取下腹部切口切除远端输尿管，可采用经膀胱或膀胱外的输尿管口及其周围膀胱壁的袖状切除，双切口能在直视下切除足够的膀胱壁，并能直视下缝合膀胱壁切口，但对患者创伤大，手术和麻醉时间长，术后并发症多；②单切口：先经尿道切除膀胱壁段输尿管，再取腰部切口行肾及输尿管全切除。用电切镜切除末端输尿管是一种安全、有效的操作，不会增加膀胱癌的发生率。

近年来，腹腔镜肾输尿管全长切除术已成为处理 UTUCs 的一种安全、微创的治疗方法，具有创伤小、恢复快、术后并发症少等特点，其在 5 年生存率、肿瘤控制等方面与开放手术相当。目前，腹腔镜下 UTUCs 根治术可选择经腹腔或经腹膜后途径，我国以经腹膜后为主，因为泌尿外科医生更熟悉该解剖区域，而且经腹膜后可直接暴露肾动静脉，不干扰腹膜腔，术后恢复进食时间短，其次整个手术范围均不进入腹腔也减少了肿瘤污染腹腔的可能。腹腔镜下 UTUCs 根治术的术式主要有三种：①后腹腔镜联合下腹部开放切口 UTUCs 根治术：在后腹腔镜下行根治性肾切除，再行下腹部小切口处理输尿管下段及膀胱，即经典的根治性 UTUCs 切除，将传统的开放术式完全复制于腹腔镜手术，此种术式的优势在于避免了腰部的长手术切口，减少创伤；②后腹腔镜联合电切镜 UTUCs 根治术：利用电切镜针状电极距输尿管口 0.5cm 切穿膀胱，并将输尿管壁间段尽量推出膀胱，然后行后腹腔镜肾切除术，再将肾及输尿管由腰部扩大切口取出，膀胱内保留导尿管，膀胱切口让其自愈，但此法有尿漏的可能，同时肿瘤种植的风险相应增加；③完全腹腔镜下 UTUCs 根治术：该术式采用经腹腔途径，完全在腹腔镜下完成根治性肾切除、输尿管全段、膀胱壁的袖状切除，膀胱切口旷置或镜下缝合。具有以下优点：经腹腔操作空间大，解剖标志清晰；完全经腹腔途径完成肾、输尿管全长切除及膀胱袖状切除，术中无需改变患者体位及再行切口处理输尿管下段、膀胱；经腹入路完全腹腔镜的手术在封闭状态下切

除肾和输尿管，降低了肿瘤种植的风险。缺点在于需完全游离结肠韧带，破坏了腹腔的正常结构及环境，增加了腹腔器官相关并发症。

随着机器人辅助腹腔镜下根治性肾输尿管全切除术、单孔腹膜镜（laparoendoscopic single-site，LESS）根治性肾输尿管全切除术、经阴道 NOTES（natural orifice transluminal endoscopic surgery）辅助腹腔镜下根治性肾输尿管全切除术等新兴手术技术的出现，UTUCs 根治术将继续向更小创伤、更佳美容效果等方面改进，但其能否较传统腹腔镜或开放手术取得更好的获益仍需要进一步研究来证实，其手术的临床治疗效果尚需大样本、中远期随访研究进一步证实。

（二）保守性手术

对于孤立肾、双侧 UTUCs、肾功能不全的患者，应争取尽可能保留该侧肾和输尿管（如输尿管膀胱部分切除术、输尿管膀胱再植术、输尿管肿瘤切除端端吻合术等），不宜选用根治性手术。中下段输尿管癌相对于上段输尿管癌及肾盂癌，病灶多孤立，体积小，分级分期相对低，近年来倾向于采用保留肾术式。对于高分期、高分级的患者，由于保肾手术使复发的风险增加，因此采取保肾手术还是根治性手术，尚有一定的争议，保肾手术需根据患者年龄、病情、肾功能及个人意愿等情况综合考虑。术后为预防肿瘤复发，应定期复查、密切随访，膀胱灌注化疗可有效降低 UTUCs 术后膀胱癌的发生率。保守性手术治疗术后肿瘤复发率主要取决于病程长短、肿瘤大小及病理分级。

（三）腔内治疗

随着微创设备和技术的进步，通过输尿管镜或经皮肾镜途径局部切除或烧灼肿瘤的保肾方法逐步得到发展，肿瘤腔内治疗既达到了肿瘤控制，又保存了肾及尿路的完整性，成为部分 UTUCs 的重要治疗方式。UTUCs 腔内治疗的适应证主要包括：孤立肾、双侧 UTUCs、慢性肾功能不全、有严重并发症不能耐受开放手术者。随着对 UTUCs 认识的深入，UTUCs 的腔内治疗适应证得到扩大，对早期诊断的低分期、低级别的肿瘤也可行保留肾手术，研究表明，腔内治疗和根治术治疗后的 5 年生存率相当，腔内治疗已成为根治性手术的重要补充手段。对于具备腔内治疗指征的 UTUCs，应根据肿瘤

的大小、部位、数目选择具体的治疗方式。对于直径≤1.5cm 的低级别肿瘤宜采用输尿管镜；直径＞1.5cm 的肾盂肿瘤以及输尿管镜不能到达的近端肿瘤宜采用经皮肾镜，术后留置造瘘管便于局部辅助灌注治疗。此外，位于肾下盏的肿瘤，由于输尿管镜难以到达，亦需采用经皮肾镜处理，但经皮肾穿刺路径应避开肿瘤所在的肾盏，避免肿瘤经穿刺通道种植转移。

无论是经输尿管镜还是经皮肾镜，都可采用激光或电切的方式切除肿瘤。钬激光由于穿透性局限，故安全性较高，但深层病变较难处理；钕激光穿透性好，但易损伤输尿管导致输尿管狭窄。电切可以保证病灶切除的完整性，但切除过深易导致输尿管穿孔。一般来说，输尿管镜切除 UTUCs 的并发症发生率为 8%～13%，包括术中输尿管穿孔（1%～4%）和术后输尿管狭窄（4.9%～3.6%），但绝大多数可通过放置输尿管支架管或球囊扩张处理；经皮肾镜治疗的并发症发生率稍高于输尿管镜，出血是常见并发症，其他少见的并发症包括肾盂输尿管交界处狭窄、邻近器官的损伤、穿刺通道肿瘤种植等。

与荧光膀胱镜相似，荧光输尿管镜的出现对早期发现肿瘤、精确处理肿瘤提供了技术条件。Somani 等初步报道了荧光输尿管镜在诊治 UTUSc 中的价值[21]，研究发现肿瘤在荧光视野下显示为红色荧光，与正常尿路上皮的蓝色荧光形成鲜明对比，对荧光显示红色而普通输尿管镜下未见明显异常的区域行病理活检，术后证实为尿路上皮癌。然而，患者检查前需口服荧光剂，费用较高，同时荧光剂可能给患者带来不良反应，如恶心、呕吐、皮肤过敏、肝功能损害等。窄带光成像（NBI）输尿管镜检查无需注射荧光剂，通过滤光器将普通白光过滤为窄带的蓝光、绿光和红光，增强 UTUCs 和正常尿路黏膜的对比度，Traxer 等认为与普通输尿管镜相比，NBI 输尿管镜可提高 22.7% 的肿瘤检出率[20]。这些新技术能发现传统输尿管镜难以发现的微小病灶和原位癌，对减少肿瘤的遗漏有较大的临床意义，从而降低术后肿瘤残余。

（四）灌注治疗

根治性、保守性或腔内手术联合顺行或逆行灌注化疗是治疗 UTUCs 的一种有效方法，可以明显改善肿瘤预后。UTUCs 术后预防膀胱肿瘤复发的药物包括卡介苗（BCG）、丝裂霉素 C、表柔比星、吡柔

比星、羟喜树碱和塞替派等，其中最常用、疗效最确切的是 BCG 和丝裂霉素 C。灌注方法：①经皮肾镜切除肿瘤后，留置肾盂造瘘管，直至灌注疗程结束，灌注时患者取头低脚高位，经肾盂造瘘管缓慢滴注化疗药物，灌注时间因药物而异；②输尿管镜切除肿瘤后，留置双 J 管对抗输尿管的抗逆流机制，利用膀胱输尿管反流行肾盂输尿管灌注，在灌注时亦嘱患者头低脚高位，其药物及疗程参考膀胱灌注方案。

（五）化疗

尿路上皮癌属于化疗敏感性肿瘤，对于局部晚期和转移性肿瘤患者，全身联合化疗是有效的治疗手段之一，但目前尚无统一、公认的化疗方案。临床上常用的治疗方案包括新辅助化疗（neoadjuvant chemotherapy）和辅助化疗（adjuvant chemotherapy）。新辅助化疗是在局部性治疗（手术或放疗）前给予的全身化疗，通过术前新辅助化疗，可有效缩小肿瘤体积、降低肿瘤分期、增加手术切除率、降低手术并发症，同时可消除潜在的微转移灶，为手术治疗完整切除病灶创造条件。此外，新辅助化疗可预测肿瘤对化疗方案的敏感性，从而为术后辅助化疗方案的选择提供依据。辅助化疗是对肿瘤进行手术或放疗后而进行的全身化疗，它能消灭残存的微小转移病灶，减少肿瘤复发和转移的机会，提高治愈率。辅助化疗主要针对 T_2、T_3 期术后淋巴结阳性、T_4 期术后、手术无法切除、远处转移的患者。

目前 UTUCs 的化疗方案与膀胱尿路上皮癌类似，单一化疗药物的治疗效果不能令人满意，单一用药有效的药物有顺铂、卡铂、甲氨蝶呤、多柔比星、环磷酰胺、异环磷酰胺和紫杉醇等，临床上多采用以铂类为基础的联合化疗方案。常用的方案包括 MVAC 方案（methotrexate：甲氨蝶呤，vinblastine：长春碱，doxorubicin：多柔比星，cisplatin：顺铂）和 GC 方案（gemcitabine：吉西他滨，cisplatin：顺铂）。MVAC 方案是传统上尿路上皮癌标准的一线治疗方案，虽然其疗效明显优于单一药物化疗，但治疗相关的毒副反应较大，主要为骨髓抑制、黏膜炎、恶心、呕吐、脱发、肾功能损害等，治疗相关死亡率高达 3%。

吉西他滨是一种新的阿糖胞苷类抗癌药，通过在细胞内转变成磷酸化代谢物发挥细胞毒作用，能够嵌入 S 期细胞的 DNA 序列中，干扰 DNA 的合成过程，导致细胞死亡。GC 方案与 MVAC 方案在疾病无进展时间、总生存时间等方面均相近，但前者毒性反应及化疗相关死亡率明显低于后者，患者更易耐受，具有更优的风险效益比，这为晚期尿路上皮癌患者提供了新的治疗选择，目前已成为临床最常用的标准一线治疗方案。

九、预后和随访

UTUCs 的预后与肿瘤的分期、分级密切相关，肿瘤分期、分级越高，预后越差。研究表明，肾盂癌 5 年特异性生存率为 37%～69.4%，高于输尿管癌，这可能是由于输尿管肌层相对较薄，肿瘤早期可浸透肌层，更易侵犯周围组织发生转移，而肾实质可以作为屏障来延缓肾盂肿瘤的扩散。输尿管癌预后较差还可能与输尿管周围有较丰富的淋巴组织、易早期发生淋巴转移有关。与 UTUCs 预后相关的因素较多，近年多个研究对此进行了回顾性调查。Shimamoto 等认为患者年龄（≥67 岁）、肿瘤直径（≥3cm）是 UTUCs 术后膀胱复发的独立危险因素，而肿瘤高分级（G_3）、淋巴管侵犯是术后发生远处转移的独立危险因素。此外，远端输尿管处理方式（经膀胱、膀胱外、内镜）、手术方式（开放、腹腔镜）、既往膀胱癌病史、肿瘤高分期、合并原位癌、淋巴结受侵也可能是 UTUCs 术后膀胱复发的重要危险因素[22]。Ito 等分析患者术前资料后，发现输尿管癌术后泌尿系统外复发的危险因素包括：尿细胞学（阳性）、肿瘤分期（≥T_3）、肿瘤长度（≥3cm）、GFR（<60ml/min/1.73m²）[23]。UTUCs 最常见的远处转移部位为肺、肝、骨，研究表明原发肿瘤的位置与肿瘤转移的方式、部位相关，输尿管中、下段肿瘤的盆腔局部复发率较高，肾盂肿瘤更容易发生肺转移，但肿瘤位置不会影响预后[24-25]。

EAU 关于 UTUCs 的诊治指南推荐的随访方案如下：根治性手术：① T_a～T_1 期肿瘤术后 3 个月行膀胱镜检，之后每年 1 次，当出现症状时行胸部 X 线片、CT 及骨扫描；② T_2 及以上肿瘤术后 3 个月行膀胱镜检，之后每年 1 次，共 5 年；每 6 个月行胸部 X 线及 CT 检查，共 2 年；2 年后每年行 1 次上述检查。保守性手术：①术后 1～3 个月，行 IVP 和尿细胞学检查，半年后复查；之后每年 1 次，共 5 年；②术后 3 个月及 1 年行膀胱镜检、输尿管镜检、尿细胞学及上尿路细胞学检查；之后每年 1 次，共 5 年（可选择性使用 IVP）；③对于原位癌，术后每 3 个月行 1 次膀胱镜检、输尿管镜检、尿细胞学及上尿路细胞学检查；两年后，每 6 个月行 1 次上述检查，共 5 年；④对有症状患者行胸部 X 线、CT 及骨扫描。

（魏　强　杨　璐　柳良仁）

第四节　下尿路尿路上皮肿瘤

一、膀胱尿路上皮肿瘤

膀胱尿路上皮肿瘤分为良性、恶性肿瘤，常见的良性膀胱尿路上皮肿瘤有：上皮化生、黏膜白斑、乳头状瘤、肾源性腺瘤、膀胱囊肿、腺性膀胱炎等。这里我们重点掌握恶性膀胱尿路上皮肿瘤的相关知识（流行病学、病因、病理、诊断和治疗）。

（一）流行病学

膀胱癌是最常见的泌尿系肿瘤之一。在世界范围内，膀胱癌发病率居恶性肿瘤的第 11 位，在男性排名第 7 位，女性排在第 10 位之后[26]。在欧美，膀胱癌发病率位居男性恶性肿瘤的第 4 位，位列前列腺癌、肺癌和结肠癌之后，在女性恶性肿瘤亦排在第 10 位以后[27]。在我国，男性膀胱癌发病率位居全身恶性肿瘤的第 7 位，女性排在第十位以后，发病率远低于西方国家。2009 年全国肿瘤登记地区膀胱癌的发病率为 6.61/10 万，中国人口标准化率为 3.03/10 万[28]。

1. 性别及城乡差异　男性膀胱癌的发病率（11.41/10 万）是女性的（3.51/10 万）3.3 倍。无论男性或女性，各年龄别发病率均为城市高于农村，城市是农村的 2 倍以上。2009 年中国膀胱癌死亡率水平在全国肿瘤登记处合计为 2.60/10 万。按性别统计，男、女性膀胱癌的死亡率分别为 3.75/10 万和 1.24/10 万，男女之比为 2.97:1。城市地区膀胱癌死亡率（2.81/10 万）明显高于农村地区（1.50/10 万）[28]。对于分期相同的膀胱癌，女性的预后比男性差。男性膀胱癌发病率高于女性不能完全解释为吸烟习惯和职业因素，性激素可能是导致这一结果的重要原因，目前有研究认为女性分娩对膀胱癌可能存在一定保护作用。

2. 年龄　膀胱癌可发生在任何年龄，甚至儿童也可能发生。膀胱癌的发病率在 45 岁前处于较低水平，自 45 岁开始逐渐升高。膀胱癌死亡率在 60 岁之前处于较低水平，自 60 岁组逐渐增高，85 岁以上组死亡率最高。中国相对于其他国家而言，膀胱癌发病水平中等。但近 10 年间，不论是男性还是女性，也不论城市或农村，膀胱癌发病率均呈现逐年增长趋势[28]。

3. 种族、地域　种族对膀胱癌发病的影响迄今还没有确定。美国黑人膀胱癌发病危险率为美国白人的一半，但是其总体生存率却更差，而美国白人发病率高于美国黑人，仅局限于非肌层浸润性肿瘤，而肌层浸润性膀胱癌的发病危险率却相似[29]。

不同人群的膀胱癌组织类型不同，在美国、中国及大多数国家中以移行细胞癌为主，占膀胱癌的 90% 以上，而非洲国家则以血吸虫感染所致的鳞状细胞癌为主，如在埃及，鳞状细胞癌约占膀胱癌的 75%。

■ 要点

（1）膀胱癌是我国常见泌尿系肿瘤，男性发病率高于女性，相同分期肿瘤女性预后较男性差。

（2）膀胱癌可发生于任何年龄，45 岁前发病率低，发病率在 45 岁后随着年龄的增长而增加；60 岁前死亡率处于较低水平，60 岁后死亡率随着年龄增长而增加。

（3）膀胱癌城市发病率高于农村。

（二）病因及危险因素

膀胱癌病因目前并未十分清楚，膀胱癌的发生为基因异常与环境因素共同参与的复杂、多因素、多步骤的病理变化过程。

吸烟及长期接触工业化学产品是目前明确的膀胱癌发病危险因素。

吸烟是目前最为肯定的膀胱癌致病危险因素，30%~50% 的膀胱癌由吸烟引起，吸烟可使膀胱癌的危险率增加 2~4 倍，其危险率与吸烟强度和时间成正比。长期接触工业化学产品是另一较明确的危险因素，膀胱癌的致癌物质大部分为芳香胺类。其他可能致癌的化学物质有食物中的亚硝酸盐，中药成分中的马兜铃酸等。职业因素是最早获知的膀胱癌致病危险因素，约20%的膀胱癌是由职业因素引起的，如从事纺织、染料制造、橡胶化学以及药物制剂、杀虫剂、油漆、皮革、铝或钢的生产行业[30]。柴油机废气累积也可增加膀胱癌的发生危险。有学者研究认为商业人士和行政人员、男性电工和电子业工人有患膀胱癌的倾向；清洁工和助理职业对患膀胱癌有保护作用。

其他可能的致病因素还包括慢性感染（细菌、血吸虫及HPV感染等）、残余尿及长期异物刺激（留置导尿管、结石）、使用化疗药物环磷酰胺（潜伏期6~13年）、滥用含有非那西汀的止痛药（10年以上）、近期及远期的盆腔放疗史、长期饮用砷含量高的水和氯消毒水、咖啡、人造甜味剂及染发。另外膀胱癌还可能和遗传有关，有家族史者发生膀胱癌的危险性明显增加，遗传性视网膜母细胞瘤患者的膀胱癌发生率也明显增高。其中慢性尿路感染与鳞状细胞癌和腺癌的发生关系密切，如鳞状细胞癌患者往往有结石或慢性感染病史。

另外有研究显示，饮酒、大量摄入脂肪、胆固醇、油煎食物和红肉或摄入较多的豆类食品、苏打水也是膀胱癌的危险因素，但均未得到确切证实。

膀胱癌中多种肿瘤癌基因诱导、抑癌基因的失活，对于肿瘤的发生发展至关重要，如癌基因P21、RAS，抑癌基因TP53、RB，编码生长因子或其受体基因的过表达也在肿瘤的生长发展过程中起着重要的作用。

■ 要点

（1）膀胱癌发病由内在基因改变与外界环境因素共同作用导致。

（2）吸烟及长期接触工业化学产品是目前明确的膀胱癌发病的危险因素。

（3）反复炎症或异物刺激常导致鳞状细胞癌的出现。

（4）膀胱癌的分子水平发病机制尚未完全明确，多种癌基因的诱导、抑癌基因的失活与肿瘤发展密切相关。

（三）组织病理

1. 膀胱癌的组织学类型　膀胱癌包括移行细胞癌、鳞状细胞癌和腺癌，其次还有较少见的小细胞癌、混合型癌、癌肉瘤及转移性癌等。其中，膀胱移行细胞癌最为常见，占膀胱癌的90%以上[31]；膀胱鳞状细胞癌比较少见，占膀胱癌的3%~7%，膀胱鳞癌的患者多有结石或反复炎症刺激病史。膀胱腺癌更为少见，占膀胱癌的比例＜2%，膀胱腺癌是膀胱外翻患者最常见的癌。

2. 膀胱癌的组织学分级　膀胱癌的分级与膀胱癌的复发和侵袭行为密切相关。膀胱肿瘤的恶性程度以分级（Grade）表示。关于膀胱癌的分级，目前普遍采用WHO分级法（WHO 1973[32]，WHO 2004）。

（1）WHO 1973分级法：1973年的膀胱癌组织学分级法根据癌细胞的分化程度分为高分化、中分化和低分化3级，分别用Grade 1、2、3或Grade Ⅰ、Ⅱ、Ⅲ表示（表7-14）。

表7-14　WHO 1973膀胱尿路上皮癌恶性程度分级系统

乳头状瘤	
尿路上皮癌	1级，分化良好
尿路上皮癌	2级，中度分化
尿路上皮癌	3级，分化不良

（2）WHO 2004分级法：1998年WHO和国际泌尿病理协会（international society of urological pathology, ISUP）提出了非浸润性尿路上皮（移行细胞）癌新分类法，2004年WHO正式公布了这一新的分级法[33]。此分级法将尿路上皮肿瘤分为低度恶性潜能尿路上皮乳头状肿瘤（papillary urothelial neoplasm of low malignant potential, PUNLMP）、低分级和高分级尿路上皮癌（表7-15）（www.pathology.jhu.edu/bladder上可以查到各级膀胱肿瘤的详细描述）。低度恶性潜能尿路上皮乳头状肿瘤的定义为尿路上皮乳头状肿瘤，其细胞形态正常，无恶性肿瘤的细胞学特征。虽然，此种尿路上皮肿瘤进展的风险很小，但不完全属于良性病变，仍有复发的可能。WHO 1973和WHO 2004分级法是两个不同的

表7-15　WHO 2004膀胱尿路上皮癌恶性程度分级系统

乳头状瘤
低度恶性潜能尿路上皮乳头状瘤（PUNLMP）
乳头状尿路上皮癌，低级别
乳头状尿路上皮癌，高级别

分类系统，二者之间不能逐一对应（表7-16）。新的 WHO 2004 分级法是否优于 WHO 1973 分级法还需要更多的临床试验验证。目前存在同时使用 WHO 1973，WHO 2004 分级标准的情况，为了统一膀胱肿瘤的分级标准，更好地反映肿瘤的危险倾向，建议使用 WHO 2004 分级法。

表 7-16　WHO 2004 和 WHO1973 分级法的对比

WHO 1973	WHO 2004
1级	PUNLMP
2级	低级别
3级	高级别

3. 膀胱癌的分期　膀胱癌的分期指肿瘤浸润深度及转移情况，是判断膀胱肿瘤预后的最有价值的指标之一。目前普遍采用国际抗癌联盟（Union Internationale Contre le Cancer, UICC）的 2009 年第 7 版 TNM 分期法（表7-17）。

表 7-17　2009 年膀胱癌 TNM 分期

T	（原发肿瘤）
T_x	原发肿瘤无法评估
T_0	无原发肿瘤证据
T_a	非浸润性乳头状癌
T_{is}	原位癌（扁平癌）
T_1	肿瘤侵入上皮下结缔组织
T_2	肿瘤侵犯肌层
T_{2a}	肿瘤侵犯浅肌层（内1/2）
T_{2b}	肿瘤侵犯深肌层（外1/2）
T_3	肿瘤侵犯膀胱周围组织
T_{3a}	显微镜下发现肿瘤侵犯膀胱周围组织
T_{3b}	肉眼可见肿瘤侵犯膀胱周围组织（膀胱外肿块）
T_4	肿瘤侵犯以下任一器官或组织，如前列腺、精囊、子宫、阴道、盆壁和腹壁
T_{4a}	肿瘤侵犯前列腺、精囊、子宫或阴道
T_{4b}	肿瘤侵犯盆壁或腹壁
N	（区域淋巴结）
N_x	区域淋巴结无法评估
N_0	无区域淋巴结转移
N_1	真骨盆区（髂内、闭孔、髂外、骶前）单个淋巴结转移
N_2	真骨盆区（髂内、闭孔、髂外、骶前）多个淋巴结转移
N_3	髂总淋巴结转移
M	（远处转移）
M_x	远处转移无法评估
M_0	无远处转移
M_1	远处转移

膀胱癌可分为非肌层浸润性膀胱癌（Tis、Ta、T_1）和肌层浸润性膀胱癌（T_2 以上）。原位癌（Tis）虽然也属于非肌层浸润性膀胱癌，但一般分化差，向肌层浸润性进展的概率较高，属于高度恶性的肿瘤。因此，应将原位癌与 T_a、T_1 期膀胱癌加以区别。区分肌层浸润性膀胱癌和非肌层浸润性膀胱癌对于膀胱癌的治疗有着重要意义。

（四）临床表现

血尿是膀胱癌最常见的症状，对于全程无痛性肉眼血尿的患者，应高度警惕尿路上皮肿瘤的可能性。但应注意：血尿的程度与肿瘤的分级分期、大小、形状、数目没有相关性。

此外，膀胱癌还可表现为尿频、尿急、尿痛即膀胱刺激症状和盆腔疼痛症状。出现此类症状，多提示肿瘤为浸润性原位癌、肌层浸润性膀胱癌或肿瘤位于三角区。

其他症状还有输尿管梗阻所致腰肋部疼痛、盆腔包块、尿潴留。有的患者就诊时即表现为体重减轻、肾功能不全、腹痛或骨痛，均为晚期症状。

体格检查对于膀胱癌的诊断价值有限，尤其是 T_a、T_1 期肿瘤。体检触及盆腔包块是局部进展性肿瘤的证据。此外体检还包括经直肠、经阴道指检和麻醉下腹部双合诊等。

（五）实验室及泌尿外科特殊检查

1. 影像学检查　对于影像学检查的选择，没有固定方法，原则上应该用廉价、低创伤、简便的方法尽量全面了解肿瘤的位置、大小、数目、分级分期，同时明确上尿路情况有无并发上尿路尿路上皮癌的存在。

（1）超声检查：随着超声相关设备的发展，以及超声检查膀胱和上泌尿道的影像水平不断提高，且无创伤性，超声作为一线检查方法在诊断泌尿系统疾病方面应用越来越广泛。

超声检查可通过三种途径（经腹、经直肠和经尿道）进行。经腹部超声诊断膀胱癌的敏感性为 63% ~ 98%，特异性为 99%[34]。可以同时检查肾、输尿管和腹部其他脏器。经直肠超声更利于显示膀胱三角区、膀胱颈和前列腺较清楚。经尿道膀胱内超声检查需要麻醉，但影像清晰，分期准确性较高。国外报道经尿道膀胱内超声判定肿瘤分期并与病理分期相比，结果显示非肌层浸润性肿瘤准确率为 94%～100%，肌层浸润性肿瘤准确率为 63%～96.8%[35]。和其他影像学检查一样，超声检查无法诊断膀胱原位癌。目前国内多数单位采取的是经腹部 B 超，相对简便易行，侵入性低。

彩色多普勒超声检查可以显示肿瘤基底部血流信号，但膀胱肿瘤血流征象对术前肿瘤分期、分级帮助不大。

B 超常用来作为初筛手段，同时评估上尿路情况。若 B 超发现异常提示应进一步行膀胱镜检查。B 超下膀胱肿瘤表现为膀胱壁高回声或中回声，表现为肿块声像，肿物带蒂者可在尿液中飘动，但肿物不随体位变化而明显移动（图 7-1）。膀胱壁的连续性受到破坏多提示膀胱肿瘤侵犯肌层。

（2）泌尿系统平片和静脉尿路造影（KUB + IVU）：泌尿系统平片及静脉尿路造影检查一直被视为膀胱癌患者的常规检查，以期发现并存的上尿路

肿瘤。但初步诊断时此项检查的必要性目前受到质疑，因为其获得的重要信息量较少。一组 793 例膀胱肿瘤患者上尿路肿瘤发生率仅有 1.1%（9 例），而 IVU 只对 6 例做出诊断。

对于怀疑有 T_1 高级别肿瘤（该类肿瘤可致上尿路肿瘤发生率增加 7%）、浸润性膀胱肿瘤或膀胱肿瘤并发肾盂、输尿管肿瘤以及有肾积水征象时仍有其应用价值。需注意，对于总肾功能严重受损、碘剂过敏、妊娠、全身衰竭的患者，为静脉尿路造影的禁忌证。

（3）计算机断层成像（computed tomography, CT）：CT 在诊断膀胱肿瘤和评估膀胱癌浸润范围（特别是显示膀胱外肿瘤浸润）方面有一定价值。

近年来，多排（64～128 排）螺旋 CT 分辨率大大提高，可以发现 1～5mm 大小的肿瘤，尽管如此，CT 仍然无法发现原位癌。同时，CT 不能很好地了解输尿管情况，不能准确区分非肌层浸润膀胱癌（T_a、T_1）和 T_2 期膀胱癌，不能区分肿大淋巴结是转移还是炎症，既往有肿瘤切除史者可因局部炎症反应所致的假象而造成分期过高。研究表明，浸润性膀胱肿瘤患者行 CT 检查，诊断准确率只有 54.9%，39% 分期偏低，6.1% 偏高[36]。但患者若存在尿道狭窄或膀胱有活动性出血不能进行膀胱镜检查，CT 仍有其优越性（图 7-2）。

CTU（CT 泌尿系成像）可替代传统 IVU 检查，可提供更多的检查信息，而缺点是更多的射线暴露量。

CT 仿真膀胱镜不能完全替代膀胱镜，但有其应用价值，是膀胱镜禁忌患者的替代和补充方法，

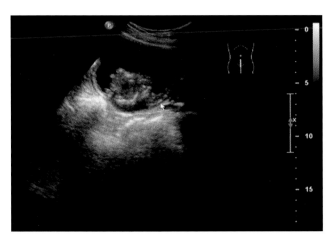

图 7-1　B 超检查提示膀胱肿瘤

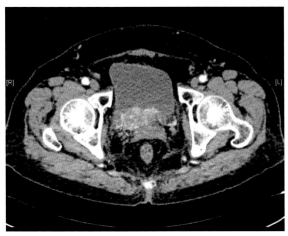
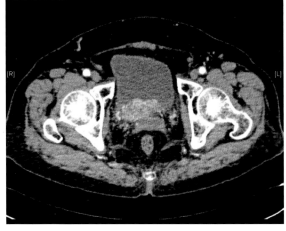

图 7-2　CT 提示膀胱癌

但临床实用性还有待于进一步评估。行 CT 仿真膀胱镜时，一种方法是将尿液引出，用气体充盈膀胱，扫描后将所获数据进行三维重建。另一种方法是经静脉或经膀胱注入造影剂进行对比。采用 CT 仿真膀胱镜检查准确率为 88%，对＞5mm 的肿块能准确识别，并可以显示小至 2mm 的黏膜异常。

国内一项研究对膀胱癌患者行螺旋 CT 多平面重组（MPR）、三维（3D）重建和 CT 仿真膀胱镜（CTVC）成像，结果显示 CT 对肿瘤术前分期准确率为 87.7%，轴位图像能较好显示浸润深度。MPR 可更直观观察肿瘤起源、向周围侵犯情况及其与输尿管的关系。3D 和 CTVC 能清楚显示肿瘤大体形态及其与输尿管开口的关系。

如果膀胱镜发现肿瘤为广基无蒂、恶性度高、有肌层浸润的可能时可行 CT 检查，以了解肿瘤的浸润范围。

（4）磁共振成像（magnetic resonance imaging, MRI）：MRI 检查膀胱，T1 加权像尿液呈极低信号，膀胱壁为低至中度信号，而膀胱周围脂肪为高信号。T1 加权像有助于检查扩散至邻近脂肪的肿瘤、淋巴结转移以及骨转移情况，甚至可评价除前列腺以外的邻近器官受侵犯情况。T2 加权像尿液呈高信号，正常逼尿肌呈低信号，而大多数膀胱肿瘤为中等信号。低信号的逼尿肌出现中断现象提示肌层浸润。因此，MRI 有助于肿瘤分期。动态增强 MRI 在显示是否有尿路上皮癌存在以及肌层浸润深度方面准确性高于 CT 或非增强 MRI。由于膀胱肿瘤的平均表观弥散系数（ADC）较周围组织低，弥散加权成像（DWI）可能在评估肿瘤侵犯周围组织中有价值（图 7-3）。

在分期方面，MRI 优于 CT。钆增强 MRI 对膀胱癌分期准确率为 62%，32% 出现分期过高，但在鉴别肿瘤是否浸润肌层以及是否局限于膀胱方面准确率可达 85% 和 82%。应用增强剂行 MRI 检查也可发现正常大小淋巴结有无转移征象。例如，应用超顺磁性的氧化铁纳米颗粒作为增强剂可鉴别淋巴结有无转移：良性增大的淋巴结可吞噬铁剂，在 T2 加权像上信号强度降低，而淋巴结转移则无此征象。

鉴于高能量 MRI 以及钆剂等造影剂应用时间较短，其安全性和优越性都需要进一步评价。对造影剂过敏或肾功能不全的患者可行 MRU（磁共振水成像），有助于了解上尿路情况。

对于 MR 仿真膀胱镜和 CT 仿真膀胱镜一样，其在临床的实用性也有待进一步评估。MR 组织分辨性高，对于分期、淋巴结评估优于 CT。MRU 有利于评估了解上尿路情况。在检测有无骨转移时 MRI 敏感性远高于 CT，甚至高于核素骨扫描。

（5）骨扫描（bone scan）：主要用于检查有无骨转移病灶以明确肿瘤分期，在浸润性肿瘤患者出现骨痛或碱性磷酸酶增高时，或拟行根治性膀胱切除的患者怀疑有骨转移时，可选择使用。

（6）胸部检查：术前应常规作胸部 X 线检查，了解有无肺部转移。对肺部转移最敏感的检查方法是胸部 CT。

（7）正电子发射 - 计算机断层扫描显像（positron emission tomography-computed tomography, PET-CT）：一般不作为常规诊断方法，因示踪剂 FDG（氟脱氧葡萄糖）经肾排泄入膀胱显影会影响对已经摄取示踪剂肿瘤的判断。

目前已有使用新型示踪剂（如胆碱、蛋氨酸、乙酸）的报道，[11]C- 胆碱和 [11]C- 乙酸均不经泌尿系统排泄，因此有效地避免了对膀胱肿瘤显像的干扰。

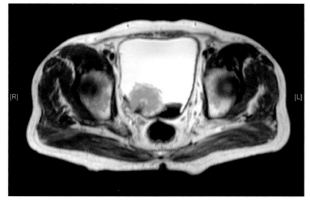
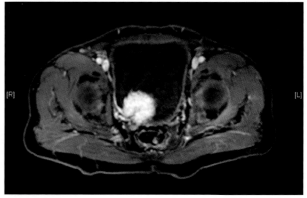

图 7-3　MRI 提示膀胱癌

对比研究以及 Meta 分析显示，PET/CT 诊断淋巴结转移的准确率优于 CT 和 MRI。因此，PET/CT 在术前淋巴结转移以及软组织肿块的鉴别尤其是术后随访方面有一定优势，可选择性使用。由于显像机制不同，在骨转移瘤诊断方面 PET/CT 尚不能取代 MRI 和核素骨扫描。

各种膀胱癌影像学检查的优缺点对比（表7-18）。

2. 尿脱落细胞学检查及肿瘤标记物 尿细胞学检查是膀胱癌诊断和术后随诊的主要方法之一。但其检验结果依赖病理医生水平、存在观察偏倚、同时在低级别肿瘤敏感性较低。尿标本的采集一般是通过自然排尿，也可以通过膀胱冲洗，这样能得到更多的癌细胞，利于提高诊断率。尿标本应尽量采用新鲜尿液，但晨起第一次尿由于细胞溶解率高而不适合进行尿细胞学检查。尿细胞学阳性意味着泌尿道的任何部分，包括肾盏、肾盂、输尿管、膀胱和尿道，存在尿路上皮癌的可能。

流式细胞分析技术也可应用于尿细胞学检查，且相对简便客观，其原理是应用 DNA 特异性的荧光剂将尿液中脱落细胞染色质染色，应用计算机自动测量染色体数量。由于肿瘤细胞的增殖分裂旺盛，呈现多倍体的情况。一般来说，二倍体代表低度恶性肿瘤，三到四倍体为高度恶性肿瘤，而四倍体及以上则代表恶性程度更高，预后更差。与细胞病理学类似，尿液中脱落肿瘤细胞数量也影响流式细胞分析结果。因此，诊断膀胱癌的敏感性和特异性也和肿瘤分化程度和分期相关。

为了提高无创检测膀胱癌的水平，尿膀胱癌标志物的研究受到了很大的关注，美国 FDA 已经批准将 BTAstat、BTAtrak、NMP22、ImmunoCyt 和尿荧光原位杂交技术（FISH）用于膀胱癌的检测。膀胱肿瘤抗原（bladder tumor antigen，BTA）检测是通过便携式免疫分析（BTA-stat）或实验室 ELISA（BTA-trak）检测尿液中的补体 H 相关蛋白水平达到诊断的目的。二者在敏感性上均优于尿细胞学检查（24% ~ 89% 及 51% ~ 79%），然而特异性较低，在炎症及感染患者中有着较高的阳性率，目前仅应用于随访。NMP22 是与有丝分裂相关的一种核基质蛋白，在尿路上皮恶性肿瘤中高表达。在一项前瞻性研究中，Grossman 等人通过对 668 例膀胱癌患者的研究发现 NMP22 检测与膀胱镜检相结合较应用单纯膀胱镜检对膀胱癌的诊断敏感性要高。然而，NMP22 检测的特异性并不令人满意（40% ~ 90%），且同样有着较高的假阳性率。

ImmunoCyt 检测有较高的特异性及敏感性（62% ~ 79% 及 63% ~ 85%），但其特异性仍不及尿细胞学。由于其高成本、对器械的要求及对检验医生水平要求较高也限制了其推广。目前它仅用于尿细胞学检测之外的辅助检测。FISH 通过原位杂交的方法检查染色体拷贝数的变化及 9p21 的缺失突变。有研究表明，FISH 检测有着较高的敏感性（69% ~ 96%）及特异性（65% ~ 96%）。然而，该检测需要荧光显微镜才能完成检测，且对检验医生水平要求较高（表 7-19）。

此外，此外尚在研究阶段的各种分子标记物较多亦存在着各种不足，如检测 FGFR3 突变的方法用于诊断膀胱癌，其敏感性可达 62%。然而，FGFR3 突变仅发生在 10% ~ 20% 的肌层侵润性膀胱癌。有研究报道尿液中透明质酸（hyaluronic acid，HA）

表 7-18 膀胱癌影像学检查对比

检查项目	优点	缺点	建议
B超	无放射性、简便,可同时了解上尿路情况	肿瘤分期不准确	常规初步筛检、复查,适用于对造影剂过敏者
KUB+IVP	便于了解上尿路情况	射线暴露量较多	T1高级别肿瘤、浸润性膀胱肿瘤、膀胱肿瘤并发肾盂、输尿管肿瘤或有肾积水征象时
CT	鉴别肿瘤与血块、可以发现较小肿瘤（1 ~ 5mm）	无法明确了解输尿管情况及淋巴结情况,无法准确分期	对评价膀胱肿瘤浸润方位有一定价值,用于肌层浸润性膀胱癌患者
MR	对于肿瘤分级分期准确（尤其是弥散加权成像）,骨转移诊断准确率高	价格较昂贵	用于肌层浸润性膀胱癌患者

表 7-19　尿脱落细胞学检查及无创肿瘤标记物

标记物	特异性	敏感性	不足
尿细胞学	85%~100%	13%~75%	依赖病理医生水平、观察偏倚、低级别肿瘤敏感性低
NMP-22	40%~90%	50%~85%	感染、结石出现假阳性
BTA-stat	52%~93%	24%~89%	假阳性率高，目前仅应用于随访
BTA-trak	48%~95%	51%~79%	假阳性率高，目前仅应用于随访 要求特殊实验室器械
FISH	65%~96%	69%~96%	特殊器械、成本高、对检验医生水平要求高
ImmunoCyt	63%~85%	62%~79%	对于高级别、分期肿瘤敏感性不足、需要荧光显微镜

检测用于膀胱癌诊断的敏感性及特异性分别可达92%和93%，然而，HA及HAase的检测在低级别膀胱癌中的特异性并不如尿细胞学。尿液中端粒酶检测的方法主要有端粒酶重复序列分析（telomeric repeat amplification protocol，TRAPassay）及端粒酶反转录酶活性检测（human telomerase reverse transcriptase，hTERT）两种，前者通过聚合酶链式反应（polymerase chain reaction，PCR）检测端粒的重复序列，后者主要检测端粒酶反转录酶。一项前瞻性随机对照研究应用TRAP assay检测膀胱癌，敏感性可达93.5%，特异性达77.4%。此外与膀胱癌发生发展相关信号传导通路中的各种因子如Bcl-2、p53、hTERT、细胞周期蛋白等，均有被考虑作为膀胱癌诊断指标，近年来也有检测尿液RNA和DNA标志物的报道。

但由于其诊断的准确性与尿细胞学相比没有明显优势，或没有足够的临床前瞻性研究支持，或该指标经济学价值不高，目前尿肿瘤标记物没有没有一个足以取代膀胱镜检查。

3. 内镜检查

（1）膀胱镜检查和活检：膀胱镜检查和活检是诊断膀胱癌最可靠的方法。通过膀胱镜检查可以明确膀胱肿瘤的数目、大小、形态（乳头状的或广基的）、部位以及周围膀胱黏膜的异常情况，同时可以对肿瘤和可疑病变进行活检以明确病理诊断。如有条件，建议使用软性膀胱镜检查，相比于硬性膀胱镜，该方法损伤小、视野无盲区、患者相对舒适，尤其对于男性患者。白光膀胱镜观察不易发现的病变有条件可行荧光膀胱镜或窄谱成像膀胱镜进一步增加敏感性。

膀胱肿瘤可以是多灶性的，多表现为菜花样、乳头样，非肌层浸润性膀胱癌可以伴有原位癌或发育不良，有些表现为类似炎症的淡红色绒毛样的黏膜改变，也可以表现为完全正常膀胱黏膜（图7-4）。

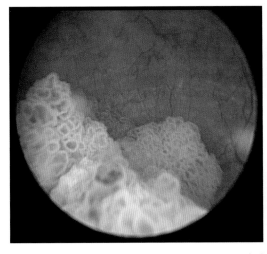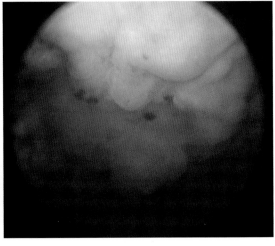

图 7-4　膀胱镜下膀胱癌表现

膀胱镜检原则：①膀胱肿瘤通常是多灶性、多样性，膀胱镜应明确膀胱肿瘤的数目、大小、形态（乳头状或广基）、部位以及周围膀胱黏膜的异常情况，同时可以对肿瘤和可疑病变进行活检以明确病理诊断。②不建议对非肌层浸润性膀胱癌的正常膀胱黏膜实行常规的随机活检或选择性活检。③选择性活检：尿脱落细胞学阳性或膀胱黏膜表现异常时可考虑行选择性活检。④随机活检：在尿细胞学检查阳性而膀胱黏膜表现为正常、怀疑有原位癌存在时可采取随机活检。⑤尿道活检：原位癌、多发性癌或者肿瘤位于膀胱三角区或颈部时，并发前列腺部尿道癌的危险性增加，建议行前列腺部尿道活检、尿细胞学阳性、尿道黏膜异常时也推荐行尿道活检。

1）荧光膀胱镜（fluorescence cystoscopy）：荧光膀胱镜检查是通过向膀胱内灌注光敏剂，如 5- 氨基酮戊酸（5-ALA）、hexaminolaevulinate（HAL）或 Hypericin，产生的荧光物质能高选择地积累在新生的膀胱黏膜组织中，在激光激发下病灶部位显示为红色荧光，与正常膀胱黏膜的蓝色荧光形成鲜明对比，能够发现普通膀胱镜难以发现的小肿瘤或原位癌，检出率可以提高 14% ~ 25%[38]。吡柔比星也可以作为一种荧光染色剂，在荧光下可提高对膀胱内微小病变和扁平病变尤其是原位癌的检出率。在怀疑有膀胱原位癌或尿细胞学检查阳性而普通膀胱镜检查正常时，应该考虑使用荧光膀胱镜做进一步检查。但在荧光膀胱镜引导下行膀胱肿瘤电切术，能够否降低肿瘤的术后复发率仍未有定论。对肿瘤的进展率和患者生存率的影响还有待于做进一步的

临床观察。荧光膀胱镜的缺点是诊膀胱癌的特异性相对不高，炎症、近期膀胱肿瘤电切术和膀胱灌注治疗会导致假阳性结果（图 7-5）。

2）窄谱光成像（NBI）膀胱镜：窄谱光成像（narrow band imaging，NBI）的原理是通过滤光器过滤掉普通内镜氙灯光源所发出红、蓝、绿中的宽带光谱，选择 415nm、540nm 的窄带光。其显示黏膜表面微细结构和黏膜下血管较传统的白光模式内镜清楚，立体感更强，有助于微小病灶的早期发现与诊断。文献报道白光和 NBI 膀胱镜对膀胱肿瘤诊断的敏感性、特异性和准确率分别为 77.7% 和 92.9%、82.7% 和 73.5%、79.3% 和 86.7%，两者对膀胱原位癌诊断的敏感性、特异性和准确率分别为 68.3% 和 87.8%、82.9% 和 77.1%、75% 和 82.9%。当同时使用两者进行检查时，仅能通过 NBI 发现而不能通过白光发现的肿瘤占 17.1%，反之仅占 1.9%。有 42% 尿细胞学阳性而白光膀胱镜检阴性患者在接受 NBI 膀胱镜检查时发现膀胱肿瘤。

在 NBI 指示下进行膀胱肿瘤电切手术，与白光下电切术相比，能够降低至少 10% 的术后 1 年复发率。

（2）诊断性经尿道电切术（transurethral resection，TUR）：如果影像学检查发现膀胱内有肿瘤样病变，可以省略膀胱镜检查，直接行诊断性 TUR，这样可以达到两个目的，一是切除肿瘤，二是明确肿瘤的病理诊断和分级、分期，为进一步治疗以及判断预后提供依据。

■ 诊断性 TUR 要点

1）如果肿瘤较小，可以将肿瘤与其基底的部分

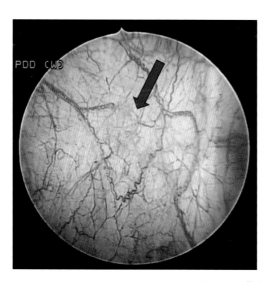
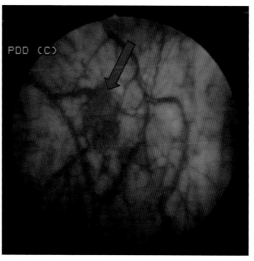

图 7-5 荧光膀胱镜检查

膀胱壁一起切除送病理检查；如果肿瘤较大，则行分步骤切除，先将肿瘤的突起部分切除，然后切除肿瘤的基底部分，基底部分应包含膀胱壁肌层，最后切除肿瘤的周边区域，将这三部分标本分别送病理检查。TUR 时尽量避免烧灼，以减少对标本组织的破坏。

2）关于随机活检：不建议对非肌层浸润性膀胱癌的正常膀胱黏膜进行常规的随机活检或选择性活检，因为发现原位癌的可能性很低（小于 2%），特别是对于低危的膀胱癌。但当尿脱落细胞学检查阳性或膀胱黏膜表现异常时，建议行选择性活检（selected biopsy），以明确诊断和了解肿瘤范围。在尿细胞学检查阳性而膀胱黏膜表现为正常、怀疑有原位癌存在时，应考虑行随机活检。如果膀胱肿瘤为原位癌、多发性癌或者肿瘤位于膀胱三角区或颈部时，并发前列腺部尿道癌的危险性增加，建议行尿道前列腺部活检，此外，尿细胞学阳性或尿道前列腺部黏膜表现异常时，也应行该部位的活检。

（六）诊断

综上，膀胱癌的诊断综合了症状、体征、影像学、脱落细胞或肿瘤标记物、膀胱镜或诊断性经尿道电切术，而膀胱癌分期是否为肌层浸润性膀胱癌或是否存在原位癌决定着膀胱癌下一步的治疗方案。图 7-6 中提供了诊疗思路。

（七）非肌层浸润性膀胱癌的治疗及随访

膀胱癌的治疗可根据膀胱癌为肌层浸润性或非肌层浸润性的分期情况行具体的治疗方案。

对于非肌层浸润性膀胱癌（non muscle-invasive bladder cancer，NMIBC），既往称为表浅性膀胱癌（superficial bladder cancer），占初发膀胱肿瘤的 70%，其中 T_a 占 70%、T_1 占 20%、T_{is} 占 10%[39]。T_a 和 T_1 分期虽然都属于非肌层浸润性膀胱癌，但两者的生物学特性有显著不同，由于固有层内血管和淋巴管丰富，故 T_1 期肿瘤较容易发生扩散。

影响 NMIBC 复发和进展的危险因素有：肿瘤的数量、大小、分期、分级、复发的频率以及是否存在原位癌（carcinoma in situ，CIS）。与复发相关的主要危险因素为肿瘤的数量（≥8 个）和复发的频率（>1 次 / 年），与进展相关的主要危险因素为肿瘤的分期（T_1）、分级（G_3 或高级别尿路上皮癌）和存在 CIS。根据复发风险及预后的不同，NMIBC 可分为三组（表 7-20）。根据以上因素引进 EORTC 评分系统，也可推算出患者复发及进展的风险，以便指导患者的治疗及随访。

1. 手术治疗

（1）经尿道膀胱肿瘤切除术（transurethral resection of bladder tumor, TURBT）：既是非肌层浸润性膀胱癌的重要诊断方法，同时也是主要的治疗

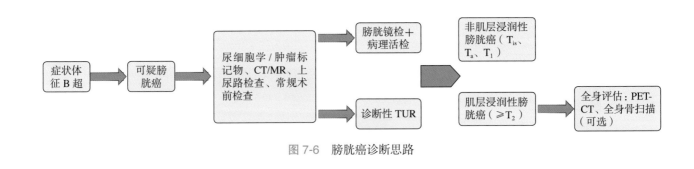

图 7-6 膀胱癌诊断思路

表 7-20 NMIBC 分组

低危 NMIBC	原发、单发、T_aG_1（低级别尿路上皮癌）、直径<3cm，没有 CIS。（注：必须同时具备以上条件才是低危非肌层浸润性膀胱癌）
中危 NMIBC	所有不包含在低危和高危分类中的 NMIBC
高危 NMIBC	以下任何一项：①T_1 期肿瘤；②高级别尿路上皮癌；③CIS；④同时满足：多发、复发和直径>3cm 的 T_a 低级别尿路上皮癌

手段。膀胱肿瘤的确切病理分级、分期都需要根据首次 TURBT 后的病理结果确定。

经尿道膀胱肿瘤切除术有两个目的：一是切除肉眼可见的全部肿瘤，二是切除组织进行病理分级和分期。TURBT 术应将肿瘤完全切除直至露出正常的膀胱壁肌层。肿瘤切除后，建议进行基底部组织活检，便于病理分期和下一步治疗方案的确定。

对于怀疑有多发性肿瘤、原位癌或高级别肿瘤的患者，如尿细胞学阳性或膀胱活检为高级别肿瘤，推荐采用荧光引导下的电切。

激光手术可以凝固，也可以汽化，其疗效及复发率与经尿道手术相近。但术前需进行肿瘤活检以便进行病理诊断。2μm 连续激光的能量被组织中的水分完全吸收而达到汽化切割作用，可用于准确地汽化切割膀胱壁各层，不影响肿瘤病理分期，已有报道用于治疗非肌层浸润性膀胱癌。已经应用于临床的激光还包括钬激光，国内也有利用绿激光治疗非肌层浸润性膀胱癌的报道。

TURBT 手术过程中，当肿瘤位于两侧壁输尿管口附近时，易发生闭孔反射，进而易出现膀胱穿孔，为减少该并发症的发生，术中处理两侧壁肿物时若符合以下情况者建议行二次 TURBT：①首次 TURBT 不充分；②首次电切标本中没有肌层组织，TaG$_1$（低级别）肿瘤和单纯原位癌除外；③T$_1$ 期肿瘤；④高级别尿路上皮肿瘤（G$_3$），单纯原位癌除外。

根据现有研究，推荐术后 2~6 周行二次电切[40]，手术中对原肿瘤部位需要再次电切至基底。

（2）其他治疗选择

1）光动力学治疗：光动力学治疗（photodynamic therapy，PDT）是利用膀胱镜将激光与光敏剂相结合的治疗方法。肿瘤细胞摄取光敏剂后，在激光作用下产生单态氧，使肿瘤细胞变性坏死。膀胱原位癌、控制膀胱肿瘤出血、肿瘤多次复发、不能耐受手术治疗等情况可以选择此疗法。TURBT 术后复发和 BCG 灌注治疗失败患者也可选用光动力学治疗。

临床常用膀胱内灌注 5-氨基乙酰丙酸（5-amino-levulinic acid，5-ALA）、氨基酮戊酸己酯（hexamino-levulinate，HAL），疗效有待多中心大样本的临床结果证实。

2）膀胱部分切除术：由于绝大部分非肌层浸润性膀胱肿瘤可通过 TURBT 切除，而且膀胱部分切除术后，肿瘤复发率高和高级别肿瘤进展率高，因此，除了极少数患者如孤立的、低级别的膀胱憩室内肿瘤外，不宜选择膀胱部分切除术。

3）根治性膀胱切除术：对于卡介苗（BCG）治疗失败的患者，强烈推荐行根治性膀胱切除术。

以下一些高危情况可考虑行根治性膀胱切除术：多发复发高级别肿瘤；高级别 T$_1$ 期肿瘤；高级别肿瘤合并有 CIS。有研究表明延期手术可降低疾病特异性生存率[41]。对于上述高危患者选择即刻根治性膀胱切除还是 TURBT+BCG 膀胱灌注，应将两种方案的益处和弊端告知患者，与患者沟通讨论后决定。

2.术后辅助治疗　非肌层浸润性膀胱癌 TURBT 术后有很高的术后复发率，小部分患者甚至会进展为肌层浸润性膀胱癌。原位癌单纯 TURBT 手术并不能解决术后高复发率和疾病进展的问题。因此，推荐所有非肌层浸润性膀胱癌患者进行术后辅助性膀胱灌注治疗，包括膀胱灌注化疗和膀胱灌注免疫治疗。

（1）膀胱灌注化疗

1）灌注时机及方案

①术后即刻膀胱灌注化疗：TURBT 术后即刻膀胱灌注化疗能显著降低非肌层浸润性膀胱癌的复发率，其原理是术后即刻灌注化疗能够杀灭术中播散的肿瘤细胞和创面残留的肿瘤细胞，为了预防肿瘤细胞种植，应在术后 24 小时内完成膀胱灌注化疗。推荐术后尽早灌注化疗，如能在手术室或复苏室内完成效果最佳。所有非肌层浸润性膀胱癌均推荐行术后即刻膀胱灌注化疗，但当存在 TURBT 术中膀胱穿孔或术后严重肉眼血尿时，不建议使用。低危非肌层浸润性膀胱癌术后即刻灌注化疗后，复发几率很低，不推荐维持膀胱灌注化疗；中危、高危非肌层浸润性膀胱癌则需要后续膀胱灌注化疗或免疫治疗。

②术后早期和维持膀胱灌注化疗：中危和高危非肌层浸润性膀胱癌在术后即刻膀胱灌注化疗后，均应当接受后续治疗。维持膀胱灌注化疗能够降低肿瘤的复发率，但不能预防肿瘤进展。因此，中危非肌层浸润性膀胱癌推荐术后维持膀胱灌注化疗，也可选择 BCG 灌注免疫治疗；高危非肌层浸润性膀胱癌建议术后 BCG 灌注免疫治疗，也可选择术后维持膀胱灌注化疗。目前，没有证据表明任何一种术后维持灌注化疗方案明显优于其他，但均不推荐 1 年以上的膀胱灌注化疗。建议灌注方案应包括：早期灌注（诱导灌注）：术后 4~8 周，每周 1 次膀胱

灌注；之后维持灌注：每月 1 次，维持 6~12 个月。

2）灌注药物的选择：常用灌注化疗药物包括吡柔比星（常用剂量为每次 30~50mg）、表柔比星（常用剂量为每次 50~80mg）、多柔比星（常用剂量为每次 30~50mg）、羟喜树碱（常用剂量为每次 10~20mg）、丝裂霉素（常用剂量为每次 20~60mg）。吉西他滨也可用于膀胱灌注化疗。膀胱灌注化疗的效果与尿液 pH 值、化疗药物的浓度相关，其中化疗药物浓度比药物剂量更为重要。化疗药物应通过导尿管注入膀胱，并保留 0.5~2 小时（保留时间请参照具体药物说明书）。膀胱灌注前应避免大量饮水，灌注时根据药物说明选择合适的溶剂。膀胱灌注化疗的副作用主要是化学性膀胱炎和血尿，严重程度与灌注剂量和频率相关，多数副作用在停止灌注后可自行改善。

（2）免疫治疗：通过膀胱内灌注免疫制剂，诱导机体局部免疫反应，使膀胱壁内和尿液中细胞因子表达增加、粒细胞和单核细胞聚集，以预防膀胱肿瘤复发、控制肿瘤进展。主要包括卡介苗（BCG）膀胱灌注治疗，其他还包括干扰素、匙孔虫戚血蓝蛋白等。

卡介苗（Bacillus Calmette-Guérin, BCG）：BCG 膀胱灌注免疫治疗的绝对适应证包括高危非肌层浸润性膀胱癌和膀胱原位癌，相对适应证是中危非肌层浸润性膀胱癌，而低危非肌层浸润性膀胱癌不推荐 BCG 灌注治疗。BCG 通过诱发局部免疫反应达到治疗效果，确切作用机制尚不清楚，细胞介导的细胞毒效应可能起重要作用。与单纯 TUR 手术或 TUR 联合术后膀胱灌注化疗相比，TUR 联合术后 BCG 膀胱灌注免疫治疗能预防非肌层浸润性膀胱癌术后复发，并能明显降低中危、高危肿瘤进展的风险[42]。因此，对于高危非肌层浸润性膀胱癌，推荐 BCG 膀胱灌注免疫治疗。对中危非肌层浸润性膀胱癌，可选择膀胱灌注化疗或免疫治疗。通常情况下推荐使用膀胱灌注化疗，部分患者可选择 BCG 灌注治疗。BCG 膀胱灌注并不改变低危膀胱癌的疾病进程，并且副作用发生率较高，不推荐使用 BCG 膀胱灌注免疫治疗。

BCG 膀胱灌注免疫治疗的最佳疗程目前尚无定论。由于术后膀胱有开放创面，即刻灌注易引起严重的副作用，因此，禁止术后即刻灌注，通常在术后 2 周时开始。BCG 治疗一般采用 6 周灌注诱导免疫应答，再加 3 周的灌注强化以维持良好的免疫反应。BCG 需要维持灌注 1 年以上方能得到临床获益，维持灌注治疗的方案很多，从 18 周 10 次灌注到 3 年 27 次灌注不等，但没有证据表明任何一种方案明显优于其他方案。

BCG 膀胱灌注免疫治疗的最佳剂量目前同样尚无定论，BCG 灌注治疗的标准剂量为 81~150mg，治疗高危非肌层浸润性膀胱尿路上皮癌时，推荐采用标准剂量。多发膀胱肿瘤时，标准剂量 BCG 治疗效果更好。对于中危非肌层浸润性膀胱癌，建议使用 1/3 标准剂量，其疗效与全剂量相同，副作用明显减少，但严重的全身毒性反应发生率并没有明显降低。使用 1/6 标准剂量影响治疗效果，不推荐应用。

BCG 膀胱灌注治疗的副作用主要包括膀胱刺激症状、血尿和全身流感样症状，少见的副作用包括结核性败血症、前列腺炎、附睾睾丸炎、肝炎等。全身 BCG 反应和过敏反应罕见。膀胱有开放创面或有明显肉眼血尿时，不建议进行 BCG 灌注。

3. 膀胱原位癌的治疗　膀胱原位癌（CIS）虽然属于非肌层浸润性膀胱癌，但通常分化差，属于高度恶性肿瘤，发生肌层浸润的概率明显高于 T_a、T_1 期膀胱癌。CIS 较少单独存在，常与 T_a、T_1 期膀胱癌或肌层浸润性膀胱癌同时存在，并且是预后不佳（复发、进展）的危险因素。CIS 的治疗方案包括 TURBT 术 + 术后辅助膀胱灌注治疗和根治性膀胱切除术。BCG 膀胱灌注免疫治疗的完全缓解率达到 72%~93%，明显高于膀胱灌注化疗（48%），并明显降低疾病复发率和进展概率。BCG 治疗期间，每 3~4 个月需定期复查膀胱镜和尿脱落细胞学检查，若治疗 9 个月时未达到完全缓解、或发生肿瘤复发、进展，推荐行根治性膀胱切除术。当 CIS 合并有肌层浸润性膀胱癌时，治疗方案参照肌层浸润性膀胱癌，推荐行根治性膀胱全切除术。约 63% 的患者 CIS 病变会累及膀胱外（前列腺部尿道和上尿路），其预后较单纯膀胱 CIS 差。当 CIS 累及前列腺部尿道上皮时，可选择前列腺电切 +BCG 灌注治疗；CIS 累及上尿路的治疗方案详见肾盂输尿管肿瘤的治疗。

4. 随访　在非肌层浸润性膀胱癌的随访中，膀胱镜检查目前仍然是金标准，检查过程中一旦发现异常均应该行活检及病理检查。超声学、尿脱落细胞学、IVU 等检查也有一定的价值，但均不能完全代替膀胱镜检查的地位和作用。

推荐所有非肌层浸润性膀胱癌患者在术后 3 个

月时进行第一次膀胱镜检查，但如果存在手术切除不完全、肿瘤发展迅速可适当提前，以后的随访根据膀胱癌复发和进展的危险程度决定。高危患者推荐前 2 年每 3 个月行一次膀胱镜检查，第 3 年开始每 6 个月 1 次，第 5 年开始每年 1 次直到终身；低危患者如第 1 次膀胱镜检查阴性，建议术后 1 年时行第 2 次膀胱镜检查，之后每年 1 次直到第 5 年；中危患者随访方案介于两者之间，依据患者个体预后因素和一般情况决定。随访过程中，一旦出现复发，治疗后的随访方案按上述方案重新开始。

■ 要点

（1）TURBT 术是非肌层浸润性膀胱尿路上皮癌的主要治疗手段。

（2）可采用荧光膀胱镜或 NBI 膀胱镜，以提高 CIS 或微小病灶诊断率。

（3）经尿道激光手术可作为 NMIBC 的一种治疗选择。

（4）对低危非肌层浸润性膀胱尿路上皮癌，术后可只进行单剂即刻膀胱灌注化疗。

（5）对中、高危非肌层浸润性膀胱尿路上皮癌，术后单剂即刻膀胱灌注化疗后，应进行后续疗药物或 BCG 维持灌注治疗。

（6）对高危非肌层浸润性膀胱尿路上皮癌，首选 BCG 膀胱灌注治疗（至少维持 1 年）。

（7）膀胱灌注治疗无效的非肌层浸润性膀胱尿路上皮癌（如肿瘤进展、肿瘤多次复发、CIS 和 T_1G_3（高级别）肿瘤经 TURBT 及膀胱灌注治疗无效等）建议行根治性膀胱切除术。

（8）首次电切肿瘤切除不完全、标本内无肌层、高级别肿瘤、T_1 期肿瘤，建议术后 2 ~ 6 周再次行 TURBT。

（八）肌层浸润性膀胱癌的治疗及随访

肌层浸润性膀胱癌的治疗以全膀胱切除 + 尿流改道与放化疗的综合治疗为基础。放化疗的应用主要取决于肿瘤的 TNM 分期。

1. 根治性膀胱切除术　根治性膀胱切除术同时行盆腔淋巴结清扫术，是肌层浸润性膀胱癌的标准治疗，是提高浸润性膀胱癌患者生存率、避免局部复发和远处转移的有效治疗方法。该手术需要根据肿瘤的病理类型、分期、分级、肿瘤发生部位、有无累及邻近器官等情况，结合患者的全身状况进行选择。

（1）根治性膀胱切除术的指征：① T_2 ~ T_{4a}，$N_{0~x}$，M_0 浸润性膀胱癌；②高危非肌层浸润性膀胱癌 T_1G_3（高级别）肿瘤；③ BCG 治疗无效的 Tis；④反复复发的非肌层浸润性膀胱癌；⑤ TUR 和膀胱灌注治疗无法控制的广泛乳头状病变及膀胱非尿路上皮癌等。

挽救性膀胱全切除术的指征包括：①非手术治疗无效、保留膀胱治疗后肿瘤复发；②除外有严重并发症（心、肺、肝、脑和肾等疾病）不能耐受手术者。

（2）根治性膀胱切除术的手术范围：经典的根治性膀胱切除术的手术范围包括膀胱及周围脂肪组织、输尿管远端，并行盆腔淋巴结清扫术；男性应包括前列腺、精囊，女性应包括子宫、部分阴道前壁、附件。

如果肿瘤侵犯尿道、女性膀胱颈部或男性前列腺部，或术中冰冻发现切缘阳性，则需行全尿道切除。

适当保留功能的术式：

对于性功能要求高的年龄较轻男性患者，保留神经血管束可以使部分患者保留性功能。对于选择原位新膀胱作为尿流改道方式的患者，尽可能保留支配尿道的自主神经可以改善术后尿控。女性如肿瘤没有侵犯阴道前壁可尽量保留，绝经期前的女性如卵巢未受侵犯可以保留。这些保留功能的术式可在器官局限性肿瘤患者中应用但术中应以保持肿瘤根治效果为前提，术后需接受严密随访，患者的长期转归有待进一步证实[43]。

（3）淋巴结清扫的范围：目前主要淋巴结清扫术式有标准淋巴结清扫和扩大淋巴结清扫两种。

标准淋巴结清扫的范围：髂总血管分叉处（近端），生殖股神经（外侧），旋髂静脉和 Cloquet 淋巴结（远端），髂内血管（后侧），包括闭孔、两侧坐骨前和骶骨前淋巴结。

扩大淋巴结清扫在标准淋巴结清扫的基础上向上扩展至主动脉分叉处，甚至可以扩展至肠系膜下动脉水平，包括髂总血管、腹主动脉远端及下腔静脉周围淋巴脂肪组织。淋巴结清扫术应与根治性膀胱切除术同期进行，应清除双侧清扫范围内的所有淋巴脂肪组织。

近年的研究发现 92% 的膀胱淋巴引流位于输尿管跨越髂血管平面以下，因此，对于大部分患者，推荐行标准盆腔淋巴结清扫。对于术前或术中怀疑淋巴结转移者应考虑扩大淋巴结清扫。有学者认为扩大淋巴结清扫对患者有益，可以提高病理分期的准确性以及提高术后的5年生存率。淋巴结清扫范围可根据肿瘤范围、病理类型、浸润深度和患者情况决定。

（4）根治性膀胱切除术的手术方式：目前根治性膀胱切除术的方式可以分为开放手术和腹腔镜手术两种，腹腔镜手术包括常规腹腔镜手术和机器人辅助腹腔镜手术。目前腹腔镜手术的可行性、围术期治疗效果已经得到证实。与开放手术相比，腹腔镜手术对术者的操作技巧要求较高、手术时间较长，总体并发症、术后切缘阳性率以及淋巴结清扫效果等结果与开放手术相近，但具有失血量少、术后疼痛较轻、恢复较快的特点。机器人辅助腹腔镜根治性膀胱切除术可以使手术更精细和迅速。单孔腹腔镜手术的可行性已得到证实，但手术难度极大，手术耗时长，手术器械及技术上还有待于进一步完善[44]。

2.尿流改道术　膀胱切除术后尿流改道方式的选择方式较多，应根据患者的具体情况，如年龄、伴随疾病、预期寿命、盆腔手术及放疗史等，并结合患者的要求及术者经验慎重选择。医生术前应与患者充分沟通，告知患者尿流改道的各种手术方式及其优缺点，由患者决定尿流改道方式。保护肾功能、提高患者生活质量是治疗的最终目标。神经衰弱、精神病、预期寿命短、肝或肾功能受损的患者不宜采用复杂性尿流改道术。

随着腹腔镜技术的普及，腹腔镜手术和机器人辅助的腹腔镜手术也已应用于多种尿流改道术。现多采用在腹腔镜下行膀胱切除术后通过小切口在腹腔外行尿流改道术。国内外有报道完全腹腔镜下同时完成根治性膀胱切除及尿流改道术，但目前病例数少，临床资料尚不充分，目前的技术条件下是否有必要完全在腹腔镜下完成尿流改道仍存在争议[45]。腹腔镜下尿流改道方式选择原则与开放性手术基本相同。

目前主要有以下几种尿流改道术式：

（1）原位新膀胱术（orthotopic neobladder）：原位新膀胱术由于患者不需要腹壁造口，有较高的生活质量。可用于男性和女性患者。首选末段回肠去管化制作的回肠新膀胱，如Studer膀胱、M形回肠膀胱等。有报道显示去带乙状结肠新膀胱亦取得较好疗效，升结肠、盲肠、胃应用相对较少。该手术方式的缺点是手术方式复杂，术后可发生肠道相关并发症，如肠瘘、肠梗阻等，且术后可能出现尿

失禁和排尿困难，部分患者需要长期导尿或间歇性自我导尿。根据报道，22%的患者术后出现各种并发症，远期并发症包括日间及夜间尿失禁（分别为8%～10%，20%～30%）、输尿管肠道吻合口狭窄（3%～18%）、尿潴留（4%～12%）、代谢性疾病和维生素B_{12}缺乏病等。保留神经血管束的膀胱切除方式可以改善术后尿控。另一缺点是存在尿道肿瘤复发的风险，尿道肿瘤复发率为1.5%～7%，如膀胱内存在多发原位癌或侵犯前列腺尿道则复发率高达35%。建议术前男性患者行尿道前列腺部可疑组织活检，女性行膀胱颈活检，或者术中行冷冻切片检查，术后应定期行尿道镜检和尿脱落细胞学检查。

采用原位新膀胱作为尿流改道方式应满足以下条件：①尿道无损伤、肿瘤侵犯，和外括约肌功能良好；②术中尿道切缘肿瘤阴性；③肾功能良好可保证电解质平衡及废物排泄；④肠道无明显病变；术前膀胱尿道镜检查明确肿瘤侵犯尿道、膀胱多发原位癌、盆腔淋巴结转移、估计肿瘤不能根治、术后盆腔局部复发可能性大、高剂量术前放疗、复杂的尿道狭窄以及生活不能自理者为原位新膀胱术的禁忌证，女性患者肿瘤侵犯膀胱颈、阴道前壁亦为手术禁忌。存在膈肌裂孔疝、腹壁疝、盆底肌松弛和子宫脱垂等影响腹压的病变时应慎重选择，必要时同时处理该病变。

（2）回肠通道术（ileal conduit）：回肠通道术是一种经典的简单、安全、有效的不可控尿流改道的术式，是不可控尿流改道的首选术式，也是最常用的尿流改道方式之一。其主要缺点是需腹壁造口、终身佩戴集尿袋。术后早期并发症可达48%，包括尿路感染、肾盂肾炎、输尿管回肠吻合口漏或狭窄。长期随访结果表明，主要远期并发症是造口相关并发症（24%）、上尿路的功能和形态学上的改变（30%）。随着随访时间的增加并发症相应增加，5年并发症为45%，15年并发症达94%，后组患者上尿路的改变和尿石形成发生率分别达50%和38%。各种形式的肠道尿流改道中，回肠通道术的晚期并发症要少于可控贮尿囊或原位新膀胱。伴有短肠综合征、小肠炎性疾病、回肠受到广泛射线照射的患者不适于此术式。

对于无法采用回肠的患者，可采用结肠通道术（colon conduit）作为替代术式。横结肠膀胱术可用于曾进行过盆腔放疗或输尿管过短的患者。

（3）输尿管皮肤造口术（cutaneous ureterostomy ）：输尿管皮肤造口术是一种简单、安全的术式，适用于预期寿命短、有远处转移、姑息性膀胱全切、肠道疾患无法利用肠管进行尿流改道或全身状态不能耐受手术的患者。由于输尿管直径小，皮肤造口狭窄发生率较高。尿流改道相关的并发症发生率方面，输尿管皮肤造口术要明显低于回、结肠通道术。但是输尿管皮肤造口术后出现造口狭窄和逆行泌尿系感染的风险比回肠通道术高。

（4）其他尿流改道方法

1）经皮可控尿流改道术（continent cutaneous urinary diversion）：经皮可控尿流改道术，是20世纪80年代兴起的一种术式，以Kock Pouch和Indiana Pouch为代表，由肠道去管重建的低压贮尿囊，抗反流输尿管吻合和可控尿的腹壁造口组成，患者术后需间歇性自行插管导尿。由于该术式并发症发生率高，目前已趋于淘汰。

2）利用肛门控尿术式：利用肛门括约肌控制尿液的术式包括：①尿粪合流术，如输尿管乙状结肠吻合术；②尿粪分流术，如直肠膀胱术（直肠膀胱、结肠腹壁造口术）。输尿管乙状结肠吻合术由于易出现逆行感染、高氯性酸中毒、肾功能受损和恶变等并发症，现已很少用，但这种术式的改良（如Mainz Ⅱ式）可以减少并发症的发生，所以还被一些治疗中心选择应用[46]。

无论采用何种尿流改道方式，患者术后应定期复查，了解是否存在上尿路梗阻、感染以及结石情况，及时治疗以保护肾功能。接受原位新膀胱手术的患者需要更密切的随访。膀胱切除术后尿流改道的常见术式比较（表7-21）。

3.保留膀胱的综合治疗 对于身体条件不能耐受根治性膀胱切除术，或不愿接受根治性膀胱切除术的肌层浸润性膀胱癌患者，可以考虑行保留膀胱的综合治疗。鉴于肌层浸润性膀胱癌较高的淋巴结转移比例，考虑施行保留膀胱治疗的患者需经过细致选择，对肿瘤性质、浸润深度进行综合评估，正确选择保留膀胱的手术方式，并辅以术后化学治疗和放射治疗，且术后需进行密切随访，必要时行挽救性膀胱切除术。

肌层浸润性膀胱癌保留膀胱的手术方式有两种：经尿道膀胱肿瘤切除术（TURBT）和膀胱部分切除术。对于多数保留膀胱的肌层浸润性膀胱癌患者，可通过经尿道途径切除肿瘤。但对于部分患者应考虑行膀胱部分切除术：肿瘤位于膀胱憩室内、输尿管开口周围或肿瘤位于经尿道手术操作盲区的患者，有严重尿道狭窄和无法承受截石位的患者，术前影像学检查提示上尿路积水以及盆腔淋巴结肿大的患者。手术应最大限度地切除肿瘤。近来有学者认为对于T_2期患者，初次TURBT术后4~6周内再次行TURBT并结合化疗与放疗有助于保全膀胱。

单一的治疗手段难以达到理想的保留膀胱的效果，所以目前保留膀胱的治疗多采取手术、化疗和放疗的三联综合治疗。该治疗方案的选择指征必须严格控制，而且患者必须具有良好的依从性，才能

表 7-21 膀胱切除术后尿流改道的常见术式比较

名称	形式	适应证	优点	缺点
原位新膀胱	回场新膀胱、去带乙状结肠新膀胱以及升结肠、盲肠、胃新膀胱	预期寿命较长对生活质量要求高；前列腺尿道无侵犯、女性膀胱颈口无侵犯；术中尿道切缘肿瘤阴性；尿道完整无损和外括约肌功能良好；肾功能良好可保证电解质平衡及废物排泄；肠道无明显病变。	生活质量较高。	可能出现尿失禁和排尿困难；出现代谢性疾病、维生素B12缺乏病等，存在尿道肿瘤复发的风险。
回肠、结肠通道	肠腹壁造口	预期寿命较长，无法采用新膀胱术式患者，对于回肠病变或过短者，可采用结肠造口。	术式相对简单，安全，泌尿系感染、梗阻的发生率较输尿管造口低。	腹壁造口，生活质量相对较新膀胱差。
输尿管造口	输尿管腹壁造口	预期寿命短、有远处转移、姑息性膀胱全切、肠道疾患无法利用肠管进行尿流改道或全身状态不能耐受手术者。	手术方式简单安全，手术时间短。	术后易发生泌尿系感染、梗阻。

得到较好的治疗效果。有研究显示，TURBT术后辅以顺铂类化疗方案及放射治疗，患者的治疗有效率可以达到60%~80%，但是期间患者必须接受严密的观察，并及时调整治疗方案[47]。

肌层浸润性膀胱癌患者施行保留膀胱综合治疗的5年总体生存率为45%~73%，10年总体生存率为29%~49%。

目前保留膀胱的治疗方法有以下几种：

（1）TURBT联合外放射治疗：主要针对不适合膀胱癌根治术或不能耐受化疗的患者。这组患者5年存活率为30%~60%，肿瘤特异存活率为20%~50%。

（2）TURBT联合化疗：完全反应率可为8%~26%，对T_3/T_4使用顺铂为基础的化疗，其CR和PR分别为11%和34%。3周期化疗后，通过膀胱镜和活检再次评估，如无残余病灶，则也要警惕有残余病灶存在的可能；如病灶仍存在，则行挽救性全膀胱切除。

（3）TURBT联合放、化疗：最大限度地经尿道电切手术后，以顺铂为基础的化疗联合放疗可使完全缓解率达到60%~80%，可使40%~45%的患者保留完整膀胱存活4~5年，长期存活达50%~60%，这与根治性膀胱切除效果相当。如果联合治疗不敏感，则推荐早期行根治性膀胱切除术。

（4）膀胱部分切除术联合化疗：不到5%的肌层浸润性膀胱癌可通过膀胱部分切除达到治愈的目的。可使约27%的患者避免全膀胱切除手术。

4. 化疗　尿路上皮癌细胞已被证明对于铂类、吉西他滨、阿霉素及紫杉醇等化疗药物敏感，转移性膀胱尿路上皮癌患者对于含铂类药物的联合化疗方案总体反应率可达50%左右。化疗是肌层浸润性膀胱癌在根治性膀胱切除术之外重要的辅助治疗手段，主要的化疗方式包括新辅助化疗和辅助化疗。

（1）新辅助化疗：对于可手术的T_2~T_{4a}期患者，可选择新辅助化疗联合根治性膀胱切除术。临床实验数据表明，对于肌层浸润性膀胱癌患者新辅助化疗可以明显提高肿瘤完全反应率并延长患者的总体生存期。已有的几项Meta分析均表明以顺铂为基础的联合化疗方案可以降低患者死亡风险达10%~13%，提高五年总体生存率5%，对于cT_3患者5年生存率的提高可达11%。

副作用以及是否会影响手术是影响新辅助治疗决策的重要因素。根据已有的临床实验数据，新辅助化疗主要引起包括消化道反应、贫血及白细胞降低等不良反应，但不增加术后3~4级并发症发生率，而且手术完成率也与无化疗组相似。

虽然新辅助化疗的疗效得到临床实验数据的肯定，但具体的方案、疗程以及适应证仍需进一步探讨。根据大多数临床实验条件的设定，目前一般推荐新辅助化疗的适应证包括体力状态评分（performance status, PS）0~1分，血清肌酐清除率>50ml/min。对于有肾功能不全的患者，可以考虑使用卡铂替代顺铂治疗。疗程一般推荐2~3个疗程。

（2）辅助化疗：近年来有研究发现，辅助化疗对于患者生存期的改善不如新辅助化疗，对于$pT_{3~4}$或伴有淋巴结转移的患者可以考虑行辅助化疗。目前尚无临床研究比较术后立即开始的辅助化疗和发现转移病灶后再开始的化疗在生存期上的获益。因此，术后常规辅助化疗仍无充分依据。但已有临床研究证实术后有高危复发风险的患者给予含顺铂的联合化疗可以降低肿瘤复发率[48]。

在多数已进行的临床实验中，$pT_{3~4}$或伴有淋巴结转移的患者被推荐入组行辅助化疗，方案含顺铂的联合化疗，一般在条件许可的情况下完成4~6个疗程。

（3）化疗方案：尿路上皮癌细胞对于多种化疗药物敏感，但单药治疗的反应率均不高，顺铂为12%，卡铂为12%，甲氨蝶呤为29%，阿霉素为19%，表柔比星为15%，丝裂霉素为13%，5-氟尿嘧啶（5-FU）为35%，长春碱为14%，异环磷酰胺为29%，吉西他滨为25%，多西他赛为31%。目前临床中多采用含铂类的联合化疗方案。

1）GC（吉西他滨和顺铂）方案：是目前临床最常用的标准一线治疗方案，不良反应较MVAC方案轻而疗效相似。吉西他滨1000~1200mg/m²第1、8天静脉滴注，顺铂70mg/m²第2天静脉滴注，每3周（21天方案）为一个周期。对于转移性膀胱癌的研究显示GC方案的CR为15%，PR为33%，中位疾病进展时间为23周，中位总生存时间为13.8个月。GC方案也有28天方案（增加第15天静脉滴注吉西他滨），但由于延长了给药时间而疗效及不良反应与21天方案相似，临床中现较少应用。

2）MVAC（甲氨蝶呤、长春碱、多柔比星、顺铂）方案：是膀胱尿路上皮癌传统的标准化疗方案。甲氨蝶呤 $30mg/m^2$ 第 1、15、22 天静脉滴注，长春碱 $3mg/m^2$ 第 2、15、22 天静脉滴注，多柔比星 $30mg/m^2$ 第 2 天静脉滴注，顺铂 $70mg/m^2$ 第 2 天静脉滴注，每 4 周为一个周期。两项随机前瞻性研究已经证实 MVAC 方案效果明显好于单种药物化疗效果[49]。多项研究显示此方案的 CR 为 15%～25%，有效率为 50%～70%，中位总生存时间为 14.8 个月。目前临床中更推荐采用改良的强化治疗方案，即 DD-MVAC 方案，甲氨蝶呤 $30mg/m^2$ 第 1 天静脉滴注，长春碱 $3mg/m^2$，多柔比星 $30mg/m^2$，顺铂 $70mg/m^2$ 第 2 天静脉滴注，每 2 周重复，化疗期间常规预防性应用粒系生长因子。采用该方案后，相同时间内化疗药物剂量提高而不良反应反而减少，并且在肿瘤的无进展生存及化疗的总体反应率都优于传统的 MVAC，故而在临床中已经基本取代 MVAC 方案。

3）CMV 方案：甲氨蝶呤 $30mg/m^2$、长春碱 $4mg/m^2$ 第 1、8 天静脉滴注，顺铂 $100mg/m^2$ 第 2 天静脉滴注，每 3 周为一个周期。在最近报道的一项三期临床实验中，CMV 新辅助化疗被证明可降低死亡风险 16%，提高 10 年生存率 6%，因而也可作为新辅助化疗的一线方案。

4）其他药物：近年也有报道，采用卡铂替代顺铂可以取得相似的疗效，尤其适用于年老或肾功能受损的不能耐受顺铂治疗的肌层浸润性膀胱癌患者。而在一项采用卡铂/多西他赛联用对照 MVAC 方案的三期临床实验中，由于卡铂组反应率仅 28.2% 而提前终止。由于目前尚缺少足够的临床实验数据支持，在不能明确获益的情况下，对于新辅助化疗，除了参加临床实验或患者在充分知情的情况仍有意愿，一般不推荐其他化疗药物或方案来替代上述方案。对于不能耐受顺铂的患者，一般建议直接行手术治疗[50]。

5. 膀胱癌的放疗　肌层浸润性膀胱癌患者在某些情况下，如不愿意接受根治性膀胱切除术、全身条件不能耐受根治性膀胱切除手术，或肿瘤已无法根治性切除时，可选用放射治疗或化疗＋放射治疗。但对于肌层浸润性膀胱癌，单纯放疗患者的总生存期短于根治性膀胱切除术。膀胱癌的放疗可分为根治性放疗、辅助性放疗和姑息性放疗。

（1）根治性放疗：膀胱外照射方法包括常规外照射、三维适形放疗及调强适形放疗。单纯放射治疗靶区剂量通常为 60～66Gy，每天剂量通常为 1.8～2Gy，整个疗程不超过 6～7 周。目前常用的放疗日程为：① 50～55Gy，分 25～28 次完成（＞4 周）；② 64～66Gy，分 32～33 次完成（＞6.5 周）。放疗的局部控制率为 30%～50%，肌层浸润性膀胱癌患者 5 年总的生存率为 40%～60%，肿瘤特异生存率为 35%～40%，局部复发率约为 30%[51]。最近有文献报道，对于肌层浸润性膀胱癌患者保留膀胱，放疗联合化疗不会增加副反应，但能有效提高局部控制率。

欧洲文献报道，T_1/T_2 期小肿瘤患者可通过膀胱切开显露肿瘤后置入放射性碘、铱、钽或铯行组织内近距离照射，再联合外照射和保留膀胱的手术，从而达到治疗目的。根据肿瘤分期不同，5 年生存率可达 60%～80%。

（2）辅助性放疗：通过术前 4～6 周的放疗，可使 40%～65% 的患者肿瘤降期，使 10%～42% 的患者提高局部肿瘤控制率，但根治性膀胱切除术前放疗对延长患者生存是否有益尚不明确，因此不推荐术前放疗。膀胱全切或膀胱部分切除手术未切净的残存肿瘤或术后病理切缘阳性者，可行术后辅助放疗。

（3）姑息性放疗：通过短程放疗（$7Gy×3$ 天；$3～3.5Gy×10$ 天）可减轻因膀胱肿瘤巨大造成无法控制的症状，如血尿、尿急、疼痛等。但这种治疗可增加急性肠道并发症的危险，包括腹泻和腹部痉挛疼痛。

6. 不能根治的膀胱癌的治疗

（1）姑息性膀胱切除：对于无法手术治愈的局部晚期膀胱癌患者（T_{4b}），常伴有出血、疼痛、排尿困难和尿路梗阻，而这些症状会导致患者一般状态进一步恶化。对于顽固性血尿的晚期膀胱癌患者，姑息性膀胱切除及尿流改道是有效治疗方法。但由于手术风险较高，一般仅在没有其他选择的情况下采用。

局部晚期肌层浸润性膀胱癌可以导致输尿管梗阻。双侧输尿管梗阻或孤立肾伴输尿管梗阻会导致尿毒症。可选择姑息性膀胱切除及输尿管造口或永久性肾造瘘术以解除梗阻。

（2）对症治疗：不能根治的膀胱癌患者往往面临以下几个问题：疼痛、出血、排尿困难和上尿路梗阻。支持治疗在这些患者中有重要的意义。

1）上尿路梗阻：肾造瘘可以有效解决上尿路梗阻，但是多数患者更愿意选择输尿管内支架，因为输尿管内支架管比肾造瘘管给生活带来的不便更少。但是输尿管支架管有时难以顺利置入并且需要定期更换，而且输尿管支架管也会出现堵塞及移位等意外情况。尿流改道（加或不加姑息性膀胱切除）也是解除上尿路梗阻的有效措施之一。

2）出血和疼痛：对于无法根治的膀胱癌患者出现血尿，首先要明确患者是否存在凝血功能障碍或是否有使用抗凝药物。对于肿瘤填满膀胱腔的患者，难以进行经尿道电凝或激光凝固止血，予膀胱内灌注 1% 硝酸银或 1%～2% 的明矾可以达到较好的止血效果，且无需麻醉。另一种可选择的止血方法为膀胱内注入甲醛，甲醛浓度一般为 2.5%～4%，保留 30 分钟。由于此法会导致疼痛，一般需要局部或全身麻醉。甲醛灌注出现副作用的风险高，如膀胱纤维化等。膀胱输尿管反流的患者应避免膀胱内灌注甲醛，以免造成肾损伤。放疗也具有一定的止血作用，同时也有止痛作用。有报道显示，放疗对出血和疼痛的控制率分别为 59% 和 73%[52]。如果上述各种方法均无法控制出血，膀胱切除尿流改道是最后的选择。

7. 随访　膀胱癌患者接受根治性膀胱切除术和尿流改道术后必须进行长期随访，随访重点包括肿瘤复发和与尿流改道相关的并发症。

根治性膀胱切除术后肿瘤复发和进展的危险主要与组织病理学分期相关，局部复发和进展以及远处转移在手术后的前 24 个月内最高，24～36 个月时逐渐降低，36 个月后则相对较低。肿瘤复发通过定期的影像学检查很容易发现，但是间隔多长时间进行检查仍然存在着争论。有学者推荐 pT_1 期肿瘤患者每年进行一次体格检查、血液生化检查、胸部 X 线检查和 B 超检查（包括肝、肾、腹膜后等）；pT_2 期肿瘤患者 6 个月进行一次上述检查而 pT_3 期肿瘤患者每 3 个月进行一次。此外，对于 pT_3 期肿瘤患者应该每半年进行一次盆腔 CT 检查。需要特别指出的是，上尿路影像学检查对于排除输尿管狭窄和上尿路肿瘤的存在是有价值的，上尿路肿瘤虽然并不常见，但是一旦发现往往需要手术治疗。

根治性膀胱切除术后尿流改道患者的随访应包括手术相关并发症：输尿管狭窄或反流、贮尿囊尿潴留、泌尿系感染、结石、尿失禁、相关代谢问题（如维生素 B_{12} 缺乏所致贫血和外周神经病变和水电解质、酸碱平衡紊乱）以及有无肿瘤复发及转移等。

二、尿道癌

（一）概述

尿道癌是比较少见的一种肿瘤，约占全部恶性肿瘤的 1%，年龄发病率约为 1.1/100 万。对于男性，尿道狭窄、反复尿道扩张、留置尿管的炎症刺激、外放疗或粒子植入、性传播疾病导致的反复尿道炎症（如人乳头瘤病毒）等均为引起尿道癌的高危因素。对于女性，存在尿道憩室以及反复尿道炎症的患者易患尿道癌。

（二）组织病理

尿道癌的组织学类型有尿路上皮癌、鳞状细胞癌、腺癌。其中，尿路上皮癌约占尿道癌的 54%～65%，鳞癌占膀胱癌的 16%～22%，此外还有极少数其他类型肿瘤。

尿道癌的分级分期也是采用目前国际抗癌联盟（union internationale contre le cancer, UICC）的 2009 年第 7 版 TNM 分期法（表 7-22）。

尿道尿路上皮癌的病理分级与膀胱尿路上皮癌相同，目前采用的是 WHO 2004 分级方法，此分级法将尿路上皮肿瘤分为低度恶性潜能尿路上皮乳头状肿瘤（papillary urothelial neoplasms of low malignant potential, PUNLMP）、低分级和高分级尿路上皮癌，详见膀胱尿路上皮癌相关描述。对于非尿路上皮来源的尿道癌，按照肿瘤分化程度分为 G_1（分化良好）、G_2（分化中等）及 G_3（分化较差）。

（三）预后

根据欧洲数据，尿道癌术后 1 年总体生存率为 71%，术后 5 年总体生存率为 54%，术后 10 年总体生存率为 29%。术后 5 年肿瘤特异生存率为 68%，术后 10 年特异生存率为 60%[53]。

影响肿瘤预后的因素包括年龄、肿瘤分级分期、淋巴结是否转移、是否存在远处转移、病理类型、肿瘤大小、位置、治疗的类型。

（四）诊断及分期

1. 病史　有临床症状就诊的尿道癌患者通常已经局部进展（T_3、T_4）。约 62% 的患者以肉眼血尿或尿道滴血为首发症状就诊，随着肿瘤的进展还会

表 7-22　尿道癌的 TNM 分期

T	原发肿瘤（男女性）	
	T_x	原发肿瘤无法评估
	T_0	无原发肿瘤证据
	T_a	非浸润性乳头状癌
	T_{is}	原位癌（扁平癌）
	T_1	肿瘤侵入上皮下结缔组织
	T_2	肿瘤侵犯以下任一组织或器官，如：尿道海绵体、前列腺和尿道周围肌肉
	T_3	肿瘤突破前列腺包膜或侵犯以下任一组织或器官，如阴茎海绵体、阴道前壁和膀胱颈
	T_4	肿瘤侵犯其他临近组织
前列腺尿道原发肿瘤		
	T_x	原发肿瘤无法评估
	T_{is} pu	前列腺尿道原位癌
	T_{is} pd	前列腺导管原位癌
	T_0	无原发肿瘤证据
	T_1	肿瘤侵入上皮下结缔组织（仅用于肿瘤发生于前列腺尿道部时）
	T_2	肿瘤侵犯以下任一组织或器官，如：尿道海绵体、前列腺基质和尿道周围肌肉
	T_3	肿瘤突破前列腺包膜或侵犯以下任一组织或器官，如阴茎海绵体和膀胱颈
	T_4	肿瘤侵犯其他临近组织
N	区域淋巴结	
	N_x	区域淋巴结无法评估
	N_0	无区域淋巴结转移
	N_1	单个区域淋巴结转移，淋巴结最大直径≤2cm
	N_2	单个区域淋巴结转移，淋巴结最大直径>2cm或多个淋巴结转移
M	远处转移	
	M_x	远处转移无法评估
	M_0	无远处转移
	M_1	远处转移

出现尿道外肿物、膀胱出口梗阻、盆腔疼痛、尿道皮肤瘘、脓肿形成和性交困难等。

2. 体格检查　对于男性，查体应包括阴茎触诊，了解是否存在可疑硬结或肿块，同时应行直肠指诊。对于女性患者，尤其是以尿路刺激症状或梗阻症状就诊的患者，盆腔深触诊以了解是否存在尿道肿物尤为重要。必要情况下，充分麻醉后行双合诊以了解肿物与直肠、子宫、阴道的关系来明确肿

瘤分期。双侧腹股沟淋巴结触诊以了解是否存在肿大淋巴结，并且描述肿大淋巴结的位置、大小及活动度。

3. 尿细胞学　尿细胞学对于原发尿道癌的诊断价值有限，敏感性为 55%～59%，检查的敏感性与肿瘤的组织学类型相关，男性患者尿路上皮癌的敏感性为 80%，鳞状细胞癌为 50%；女性患者尿路上皮癌的敏感性为 77%，鳞状细胞癌敏感性为 50%。

4. 诊断性尿道镜检及活检　诊断性尿道镜检及活检可以初步评估肿瘤的位置、大小、病理分型，为了保证活检的准确性，应标明活检标本所取的位置。在评估原发肿瘤的同时应注意有无伴发膀胱肿瘤。对于肿物较大的男性患者可于阴茎结扎止血带止血后行经尿道肿瘤电切。对于怀疑前列腺尿道部肿瘤的患者，距膀胱镜 5、7 点钟位置以及精阜远端的尿道活检有利于提高诊断的准确率。

5. 影像学检查　影像学检查的主要目的是评估肿瘤的局部浸润情况、区域淋巴结以及远处转移。MRI 对于肿瘤局部浸润情况的评估优于 CT；CT 及 MRI 用来评估腹股沟及盆腔淋巴结，对于浸润性肿瘤（> $cT_1N_0M_0$），应行胸部、腹部 CT 重点了解肺部及肝是否存在转移。必要时可行 CT 泌尿系成像（CTU）。

（五）治疗

1. 区域淋巴结　尿道癌与阴茎癌不同，阴茎癌初诊患者腹股沟淋巴结肿大常是由于炎症引起，而对于初诊为尿道癌并腹股沟淋巴结肿大的患者，淋巴结转移的可能性较大。男性的尿道前壁淋巴引流汇入腹股沟浅组及深组淋巴结之后汇入盆腔淋巴结（髂外、闭孔、髂内淋巴结），而尿道后壁淋巴引流直接汇入盆腔淋巴结。女性近端三分之一的尿道淋巴引流直接汇入盆腔淋巴结，而远端三分之二尿道首先汇入浅组及深组腹股沟淋巴结。

放疗、化疗、淋巴结清扫术三种治疗方法对于淋巴结转移的患者均有一定意义，目前没有循证医学证据支持尿道癌患者行预防性腹股沟淋巴结或盆腔淋巴结清扫可以获益。

2. 局部原发尿道癌的治疗

（1）男性尿道癌：男性位于前尿道的尿道癌以往在治疗上与阴茎癌治疗相同，距病损较远处切除原发病变。有研究随访 $T_{1\sim3}$、$N_{0\sim2}$ 的男性前尿道肿瘤患者切缘距原发病灶小于 5mm，切除原发病灶的同时对于可疑转移的腹股沟或者盆腔淋巴结进行清

扫后，在 17～37 个月的随访时间内无局部复发。可见，尿道癌的预后重点取决于淋巴结的分期情况。局限的前尿道尿道癌，在保证切缘阴性的情况下可行保留阴茎的肿瘤切除术。

（2）女性尿道癌：女性尿道癌患者应行根治性尿道切除，切除范围包括尿道以及尿道球海绵体肌周围组织，即至耻骨联合到及膀胱颈的筒状尿道旁周围软组织。切除尿道后闭合膀胱颈，行耻骨上膀胱造瘘。

对于女性前尿道癌，在保证切缘阴性的前提下，可考虑行保留尿道的肿瘤切除术，对于较小的肿瘤，可行 TUR 或激光烧灼以达到治疗的目的。但保留尿道的治疗方式较全尿道切除均存在更高的局部复发的风险。

在几项较早的远期随访研究中，中位累计放射量为 65Gy（40～106Gy）的患者，5 年局部无进展率为 64%，7 年肿瘤特异性生存率为 49%，95% 局部复发或进展的患者，多出现在初次治疗的 2 年以内。研究表明，在外放疗的基础上加近距离放疗可降低肿瘤局部复发的概率为 4.2%。但相关并发症发生率也相应增加（49%），如尿道狭窄、尿瘘、坏死、放射性膀胱炎，其中 30% 为重度并发症[54-55]。

3. 进展尿道癌的综合治疗　近期一项回顾性报道提示，以顺铂为基础的综合性化疗可以延长区域淋巴结转移患者的生存期，而新辅助化疗后的手术治疗对于局部进展的患者获得更长的生存期至关重要。一例回顾性研究中，44 例局部进展的尿道癌患者行顺铂为基础的化疗有效率为 72%，化疗后进行手术的患者其生存时间明显高于未化疗进行手术患者[56]。

4. 前列腺尿道部尿道癌的治疗　T_a 或 T_{is} 期的前列腺尿道部尿道癌可通过扩大 TUR 及术后卡介苗灌注达到有效的治疗效果，TUR 与卡介苗灌注联合治疗的效果优于单一治疗。对于分期不足的前列腺尿道部肿瘤，尤其是对于前列腺包膜或者直肠受侵犯的患者，TUR 手术风险增加。对于前列腺导管受侵犯的尿道癌，卡介苗灌注的有效率不同研究报道数据不同（57%、75%），有报道指出根治性膀胱前列腺切除对于前列腺导管受侵犯的尿道癌有较好的肿瘤根治效果。研究表明，24 例前列腺包膜受侵犯的患者中有 12 例区域淋巴结为阳性，其中在髂血管分叉以上的淋巴结阳性率相对较高[57]。

（六）随访

对于尿道癌患者的随访方案应根据肿瘤的危险因素来制订。而对于保留尿道的患者更应采取积极的随访，随访包括尿脱落细胞学检查、尿道镜、影像学的检查。

（黄　健）

第五节　前列腺癌

一、前列腺癌流行病学

前列腺癌在男性生殖系肿瘤中占有非常重要的地位，世界范围内，前列腺癌发病率在男性所有恶性肿瘤中位居第二。在美国，前列腺癌的发病率已经超过肺癌，成为第一位危害男性健康的肿瘤。据美国癌症协会估计，美国 2013 年前列腺癌发患者数将达到 238 590 人，占男性中所有恶性肿瘤的 28%。亚洲前列腺癌的发病率远远低于欧美国家，但近年来呈现上升趋势，且增长比欧美发达国家更为迅速。根据国家癌症中心的最新数据，前列腺癌自 2008 年起成为泌尿系统中发病率最高的肿瘤，2009 年的发病率达 9.92/10 万，在男性恶性肿瘤发病率排名中排第 6 位；死亡率达 4.19/10 万，在所有男性恶性肿瘤中排第 9 位。值得注意的是我国前列腺癌发病率在城乡之间存在较大差异，特别是大城市的发病率更高。2009 年，北京、上海、广州的前列腺癌发病率更是分别达到 19.30/10 万、32.23/10 万和 17.57/10 万。

前列腺癌患者主要是老年男性，新诊断患者中位年龄为 72 岁，高峰年龄为 75～79 岁。在我国，小于 60 岁的男性前列腺癌发病率较低，超过 60 岁者发病率明显增长。

引起前列腺癌的危险因素尚未明确，已经被确认的包括年龄、种族和遗传性。如果一级亲属（兄弟或父亲）患有前列腺癌，其本人患前列腺癌的危险性会增加 1 倍以上。而且比无家族史患者的确诊年龄早 6～7 年。外源性因素中高动物脂肪饮食是发生前列腺癌的一个重要危险因素。阳光暴露与前列腺癌发病率呈负相关，阳光可通过增加活性维生素 D 的含量成为前列腺癌的保护因子。

二、前列腺癌的诊断

（一）前列腺癌的症状

早期前列腺癌通常没有症状，但肿瘤阻塞尿道或侵犯膀胱颈时，则会发生下尿路症状，严重者可能出现急性尿潴留、血尿、尿失禁。骨转移时会引起骨骼疼痛、病理性骨折、贫血、脊髓压迫症状，甚至导致下肢瘫痪。

（二）前列腺癌的诊断

直肠指诊联合 PSA 检查是目前公认的早期发现前列腺癌最佳的初筛方法。临床上大多数前列腺癌患者通过前列腺系统性穿刺活检取得组织病理学诊断。少数患者是在前列腺增生手术后病理中偶然发现前列腺癌。推荐的前列腺癌诊断方法包括：

1. 直肠指诊（DRE）　大多数前列腺癌起源于前列腺的外周带，DRE 对前列腺癌的早期诊断和分期都有重要价值。

2. 前列腺特异性抗原（prostate-specific antigen，PSA）检查　PSA 作为单一检测指标，与 DRE、经直肠前列腺超声（transrectal ultrasonography，TRUS）相比，具有更高的前列腺癌阳性诊断预测率。

（1）PSA 检查时机：通常建议 50 岁以上男性每年应接受例行 DRE 和 PSA 检查。对于有前列腺癌家族史的男性人群，应该从 45 岁开始进行每年一次的检查。对 DRE 异常、有临床征象（如骨痛、骨折等）或影像学异常等的男性应进行 PSA 检查。

（2）PSA 结果的判定：血清总 PSA（tPSA）＞4.0ng/ml 提示患前列腺癌的机会更高。如果 tPSA 在 4～10ng/ml 这一灰区内，推荐参考以下 PSA 相关变数：

1）游离 PSA（free PSA，fPSA）：推荐 fPSA/tPSA＞0.16 为正常参考值（或临界值）。

2）PSA 密度（PSA density，PSAD）：即血清总 PSA 值与前列腺体积的比值。前列腺体积是经直肠超声测定计算得出。PSAD 正常值＜0.15。

3）PSA 速率（PSA velocity，PSAV）：即连续观察血清 PSA 水平的变化，前列腺癌的 PSAV 显著高于前列腺增生和正常人。其正常值为＜0.75ng/ml。

3. 经直肠超声检查（transrectal ultrasonography，TRUS）　TRUS 典型的前列腺癌的征象是在外周带的低回声结节，而且通过超声可以初步判断肿瘤的体积大小。但 TRUS 对前列腺癌诊断特异性较低。

4. 前列腺穿刺活检　前列腺系统性穿刺活检是诊断前列腺癌最可靠的检查。推荐经直肠 B 超引导下的前列腺系统穿刺。

前列腺穿刺指征：①直肠指检发现前列腺结节；②B 超，CT 或 MRI 发现异常影像；③PSA＞10ng/ml；④PSA 4～10ng/ml，f/t PSA 异常或 PSAD 值异常。

5. 前列腺癌的其他影像学检查

（1）CT 检查：前列腺癌患者进行 CT 检查主要用于评价肿瘤对邻近组织和器官的侵犯及是否有盆腔淋巴结转移等，但对于肿瘤局部临床分期的意义有限，因其无法清晰显示前列腺的被膜及外周腺体等结构。

（2）MRI/MRS 检查：MRI 检查对前列腺癌分期的意义逐渐为国内外学者所接受，其可以清晰显示前列腺被膜是否完整，肿瘤是否侵犯前列腺周围组织及器官，也可以显示盆腔淋巴结受侵犯的情况及骨转移病灶。

（3）全身核素骨显像检查（bone scan）：前列腺癌的最常见远处转移部位是骨骼。骨显像可比常规 X 线片提前 3～6 个月发现骨转移灶，敏感性较高，但特异性较差。

6. 前列腺腺癌的病理诊断　前列腺癌的病理分级推荐使用 Gleason 评分系统。它以肿瘤腺体的分化程度及腺体基质的生长方式为依据，将前列腺癌组织分为主要分级区和次要分级区，每区的 Gleason 分值为 1～5，Gleason 评分是把主要分级区和次要分级区的 Gleason 分值相加，形成癌组织 Gleason 评分总分。评分为 2～5 分属高分化，6～7 分为中分化，8～10 分为低分化。评分越高，肿瘤恶性度越高，预后越差。

（三）前列腺癌分期

前列腺癌分期可以指导选择疗法和评价预后，通过 DRE、CT、MRI、骨扫描以及淋巴结切除来明确分期。推荐 2002 年 AJCC 的 TNM 分期系统（表 7-23）。

T 分期表示原发肿瘤的局部情况，N 分期表示淋巴结情况，M 分期主要针对骨骼转移。

（四）前列腺癌危险因素分析

根据血清 PSA、Gleason 评分和临床分期将前列腺癌分为低、中、高危三个等级，以便指导治疗和判断预后（表 7-24）。可能要讲清楚 D.Aosico 风险分级

的基本定义以便读者理解三个等级风险的临床意义。（根治术后 2 年内 PSA failure 的风险）。失败原因为①微小运处转移。②切缘阴性笼统介绍无临床意义。

表 7-24　前列腺癌危险因素等级

	低危	中危	高危
PSA（ng/ml）	<10	$10\sim20$	>20
Gleason 评分	$\leqslant6$	7	$\geqslant8$
临床分期	$\leqslant T_{2a}$	T_{2b}	$\geqslant T_{2c}$

表 7-23　前列腺癌的 TNM 分期

■ 原发肿瘤（T）

临床	病理（pT）*
T_x 原发肿瘤不能评价	pT_2^* 局限于前列腺
T_0 无原发肿瘤证据	pT_{2a} 肿瘤限于单叶的1/2
T_1 不能被扪及和影像学难以发现的临床隐匿肿瘤	pT_{2b} 肿瘤超过单叶的1/2但限于该单叶
T_{1a} 偶发肿瘤，体积小于所切除组织体积的5%	pT_{2c} 肿瘤侵犯两叶
T_{1b} 偶发肿瘤，体积大于所切除组织体积的5%	pT_3 突破前列腺
T_{1c} 由于PSA升高行穿刺活检发现的肿瘤	pT_{3a} 突破前列腺被膜
T_2 局限于前列腺内的肿瘤	pT_{3b} 侵犯精囊
T_{2a} 肿瘤限于单叶的1/2（$\leqslant1/2$）	pT_4 侵犯膀胱和直肠
T_{2b} 肿瘤超过单叶的1/2但限于该单叶	
T_{2c} 肿瘤侵犯两叶	
T_3 肿瘤突破前列腺包膜	
T_{3a} 肿瘤侵犯包膜外组织（单侧或双侧）	
T_{3b} 肿瘤侵犯精囊	
T_4 肿瘤固定或侵犯除精囊外的其他临近组织结构，如膀胱颈、尿道外括约肌、直肠、肛提肌和/或盆壁	

■ 区域淋巴结（N）

临床	病理
N_x 区域淋巴结不能评价	PN_x 无区域淋巴结取材标本
N_0 无区域淋巴结转移	pN_0 无区域淋巴结转移
N_1 区域淋巴结转移	pN_1 区域淋巴结转移

■ 远处转移（M）

M_x 远处转移无法评估	
M_0 无远处转移	
M_1	
M_{1a} 有区域淋巴结以外的淋巴结转移	
M_{1b} 骨转移	
M_{1c} 其他器官组织转移	

*注：穿刺活检发现的单叶或两叶肿瘤、但临床无法扪及或影像学不能发现的定为T_{1c}。

三、前列腺癌的治疗

前列腺癌的治疗必须因人而异，治疗方法需与患者的预期寿命、社会关系、家庭及经济状况相适应。目前仅手术和放疗有希望治愈前列腺癌，且只适于数量有限的患者，很多疗法仅仅是姑息性的，能缓解症状。但由于前列腺癌患者自然病程较长，肿瘤生长速度相对较慢，老年人预期寿命较短等，疾病的缓解对许多患者意味着治愈。下面简述前列腺癌的各种治疗方法。

（一）等待观察和主动监测

1. 等待观察（watchful waiting，WW） 对于已明确前列腺癌诊断的患者，通过密切观察、随诊，直到出现局部或系统症状（下尿路梗阻、疼痛、骨相关事件等），才对其采取一些姑息性治疗如下尿路梗阻的微创手术，内分泌治疗，放疗来缓解转移病灶症状的一种保守治疗前列腺癌的方法。适用于不愿意或体弱不适合接受主动治疗的前列腺癌患者。

2. 主动监测（active surveillance，AS） 对已明确前列腺癌诊断，有治愈性治疗适应证的患者，因担心生活质量、手术风险等因素，暂缓即刻开始主动治疗而选择严密随访，积极监测疾病发展进程，在出现肿瘤进展达到预先设定的疾病进展阈值时再给予治疗。主要针对临床低度风险有根治性治疗（根治性手术和根治性放疗）可能的前列腺癌患者，选择主动监测的患者必须充分知情，了解并接受肿瘤局部进展和转移的危险。

（二）前列腺癌根治性手术治疗

根治性前列腺切除术是治愈局限性前列腺癌最有效的方法之一。主要术式有传统的开放性经会阴、经耻骨后根治性前列腺切除术及近年发展的腹腔镜根治性前列腺切除术和机器人辅助腹腔镜根治性前列腺切除术。

1. 适应证 根治术用于可能治愈的前列腺癌。手术适应证要考虑肿瘤的临床分期、患者预期寿命和总体健康状况。尽管手术没有硬性的年龄界限，但应告知患者，70 岁以后伴随年龄增长，手术并发症及死亡率将会增加。

（1）临床分期

1）$T_1 \sim T_{2c}$ 期：推荐行根治术。

2）T_{3a} 期：目前认为根治术在 T_{3a} 期前列腺癌治疗中占据重要地位。部分患者术后证实为 pT_2 期而获得治愈机会；对于术后证实为 pT_{3a} 期的患者可根据情况行辅助内分泌治疗或辅助放疗，亦可取得良好的治疗效果。

3）$T_{3b} \sim T_4$ 期：严格筛选后（如肿瘤未侵犯尿道括约肌或未与盆壁固定，肿瘤体积相对较小）可行根治术并辅以综合治疗。

4）N_1 期：目前有学者主张对淋巴结阳性患者行根治术，术后给予辅助治疗，可使患者生存受益。

随着手术技术的进步，腹腔镜、机器人等广泛应用，前列腺癌根治术的并发症逐渐减少，其手术指征不断拓宽。但高危患者多需要综合性的治疗，如术后加用放射性治疗及辅助性内分泌治疗等。

（2）预期寿命：预期寿命≥10 年者可选择根治术。

（3）健康状况：前列腺癌患者多为高龄男性，手术并发症的发生率与身体状况密切相关。因此，只有身体状况良好，没有严重的心肺疾病的患者适合根治术。

（4）PSA 或 Gleason 评分高危患者的处理：对于 PSA＞20 或 Gleason 评分≥8 的局限性前列腺癌患者符合上述分期和预期寿命条件的，根治术后可给予其他辅助治疗。

2. 手术方法 临床常用开放式耻骨后根治性前列腺切除术和腹腔镜根治性前列腺切除术，目前国内部分单位已经开展机器人辅助腹腔镜根治性前列腺切除术。

手术切除范围包括完整的前列腺、双侧精囊和双侧输精管壶腹段。对中高危前列腺癌患者行盆腔淋巴结切除术可获得更为精确的分期信息，同时可去除微小的转移灶，有益于前列腺癌的治疗。

3. 手术并发症 主要并发症有术中出血、直肠损伤、术后阴茎勃起功能障碍、尿失禁、膀胱尿道吻合口狭窄、尿道狭窄和深部静脉血栓等并发症。

（三）前列腺癌的放射治疗

前列腺癌的放射治疗包括外放疗和内放疗。外放射治疗（external beam radiotherapy，EBRT）是前列腺癌的根治性治疗手段，具有疗效好、适应证广、并发症少等优点，适用于各期前列腺癌患者。外放射治疗根据治疗目的可分为三大类：①根治性放疗，是局限期和局部进展期前列腺癌患者的根治性治疗手段；②术后放疗，分为术后辅助放疗和术后挽救放疗；③转移性前列腺癌的姑息性放疗，延长生存时间，提高生活质量。

1.外放射治疗常见并发症　外放疗的急性期常见毒副作用包括尿频、尿急、夜尿增多、血尿、腹泻、下坠感、里急后重、便血、肛周皮肤糜烂等。晚期毒副作用最明显的是直肠出血和出血性膀胱炎。

2.内放射治疗暨前列腺癌的近距离照射治疗　该治疗是将放射源密封后放入前列腺组织内进行照射。前列腺癌近距离照射治疗包括短暂插植治疗和永久粒子种植治疗，后者临床较常用。永久粒子种植治疗常用 ^{125} 碘（ ^{125}I）和 ^{103} 钯（ ^{103}Pd）。

（四）试验性前列腺癌局部治疗

前列腺癌的局部治疗，还包括前列腺癌的冷冻治疗（cryo-surgical ablation of the prostate，CSAP）、高能聚焦超声（high-intensity focused ultrasound，HIFU）和组织内肿瘤射频消融（radiofrequency interstitial tumour ablation，RITA）等试验性局部治疗（experimental local treatment）。与前列腺根治性切除术和根治性放射治疗相比较，这些试验性局部治疗方式对临床局限性前列腺癌的治疗效果还需要更多的长期临床研究加以评估和提高。

（五）前列腺癌内分泌治疗

早在1941年，Huggins 和 Hodges 发现了手术去势和雌激素可延缓转移性前列腺癌的进展，首次证实了前列腺癌对雄激素去除的反应性，奠定了前列腺癌内分泌治疗的基础。任何去除雄激素和抑制雄激素活性的治疗均可称为内分泌治疗。既往内分泌治疗途径有：①抑制睾酮产生：手术去势或药物去势（黄体生成素释放激素类似物，LHRH-A）；②阻断雄激素与受体结合：应用抗雄激素药物竞争性阻断雄激素与前列腺细胞上雄激素受体的结合。其他策略包括抑制肾上腺来源雄激素的合成，以及抑制睾酮转化为双氢睾酮等。

内分泌治疗的方法包括：①单纯去势（手术或药物去势）；②单一抗雄激素治疗；③雄激素生物合成抑制剂；④联合雄激素阻断。

1.去势治疗（castration）

（1）手术去势：手术去势即双侧睾丸切除，可使睾酮迅速且持续下降至极低水平（去势水平）。主要的不良反应是对患者的心理影响和治疗中无法灵活调节方案等问题。

（2）药物去势：人工合成的黄体生成素释放激素类似物（LHRH-a）包括扩亮丙瑞林、戈舍瑞林（goserelin）、曲普瑞林（triptorelin）是目前雄激素剥夺治疗的主要方法。

（3）雌激素：己烯雌酚是最常见的雌激素，可以达到与去势相同的效果，但心血管方面的不良反应发生率较高，目前已经很少使用。

2.抗雄激素治疗　临床上常用的为非类固醇类抗雄激素药物，如比卡鲁安、氟他胺等，多用于联合去势治疗以阻断肾上腺来源的少量雄激素。单一剂量的抗雄激素治疗仅有比卡鲁胺有文献报道，疗效可与药物或手术去势相近，总生存期无显著差异；患者性能力和体能均明显提高，心血管和骨质疏松发生率降低。

3.雄激素生物合成抑制剂治疗　以醋酸阿比特龙为代表，通过抑制雄激素合成途径的关键酶 CYP17，从而抑制睾丸、肾上腺和前列腺癌细胞的雄激素合成。目前主要用于转移性去势抵抗性前列腺癌（castration resistant prostate cancer, CRPC）患者。能延长生存期，降低死亡风险[5]。常见的不良事件是由盐皮质激素增高引起的体液潴留、低血钾、高血压。

4.联合雄激素阻断　应用去势加抗雄激素药物同时去除或阻断睾丸来源和肾上腺来源的雄激素。抗雄激素药物主要是非类固醇类药物，有比卡鲁胺（bicalutamide）和氟他胺（flutamide）。与单纯去势相比可延长总生存期，降低死亡风险降低。

内分泌治疗可以持续应用也可以间歇应用。间歇内分泌治疗（intermittent hormonal therapy, IHT）IHT 的优点包括提高患者生活质量，降低治疗成本，可能延长肿瘤对雄激素依赖的时间，与传统内分泌治疗相比可能有生存优势。间歇内分泌治疗通用应用于局限前列腺癌，无法行根治性手术或放疗；根治术后病理切缘阳性；根治术或局部放疗后复发等患者。

（六）前列腺癌的化疗

化疗是去势抵抗前列腺癌（castration resistant prostate cancer, CRPC）的重要治疗手段。CRPC 的全身治疗原则包括继续应用内分泌药物确保血睾酮维持于去势水平，采用化疗改善症状和延长生存时间，对骨转移应用双磷酸盐预防骨相关事件。化疗可以延长 CRPC 患者的生存时间，控制疼痛，减轻乏力，提高生活质量。

米托蒽醌曾是 CRPC 的标准一线化疗药物，对有症状的 CRPC，米托蒽醌可显著缓解骨痛，但不延长总生存。近年来，紫杉类药物已成为 CRPC 的标准化疗，不仅较米托蒽醌方案进一步增加了骨痛控制率，且延长了总生存。临床常用以多西紫杉醇或卡巴他赛为主的化疗方案。

（李学松　周利群）

第六节　睾丸肿瘤

从全球的统计数字看，睾丸肿瘤是一种相对少见的肿瘤，发病率大概占男性肿瘤发病率的 1%，但是由于睾丸肿瘤具有独特的发病年龄，因而在很多国家中在 15～40 年龄段，睾丸肿瘤是男性发病率最高的实体肿瘤。来自西方国家的统计数字表明，在最近的几十年当中，睾丸肿瘤的发病率逐步升高，有些欧洲国家的发病率甚至比 20 世纪 60 年代翻了一番，关于这一点有很多假说来解释，但是都还没有被证实。

睾丸肿瘤组织学上绝大部分为生殖细胞肿瘤，并且有报道其发病具有家族聚集性，有些研究已经发现与睾丸肿瘤相关的遗传学改变。睾丸肿瘤很少双侧发病，比例大约为 1%。睾丸肿瘤的危险因素包括隐睾病史，Klinefelter 综合征，睾丸肿瘤家族史、对侧发病的睾丸肿瘤和不育等。

尽管发病率上升，睾丸肿瘤的死亡率在最近几十年中显著下降，这一点非常明确地归因于基于顺铂的化疗方案的使用和标准化的治疗体系。在过去 30 年中，睾丸肿瘤的 5 年生存率已经从 63% 增加至 90%。本章节将就睾丸肿瘤的发病、临床表现、诊断和治疗做介绍，重点将介绍睾丸肿瘤的标准化治疗。

一、流行病学

全球的睾丸肿瘤发病率从统计数字看，自 1975 年开始上升，到 2002 年达到峰值，发病率为 5.6/100 000，平均每年增长 2.4%（1958—2002）。西方国家以美国为例，1976 年发病率为 3.4/10 万，2002 年为 5.2/10 万，年增长率 1.5%；中国（香港）在 1984 年统计的发病率为 0.9/10 万，而在 2000 年达 2/10 万，年平均增长率 3.5%。死亡率的统计显示美国从 1960 年至 2008 年每年死亡率下降 3.1%，中国（香港）从 1966 年至 2009 年平均每年降低 4.9%，在这一点上与大部分欧洲国家相类似。

青少年晚期到成年早期（20～40 岁），成年晚期（>60 岁）以及婴儿期（0～10 岁）是睾丸肿瘤发病高峰期。在美国和英国的睾丸肿瘤发病高峰年龄是 20～34 岁，在这个年龄段，是最常见的实体肿瘤，而到了 35～40 岁时，则是第二常见的实体瘤。精原细胞瘤在 35～39 岁发病率最高，尽管在 <10 岁和 >60 岁的群体中则比较少见，但是却是最常见的组织学类型。胚胎癌和畸胎瘤多见于 25～35 岁的人群中，绒毛膜癌常发生于 20～30 岁的人群中。卵黄囊瘤是婴儿期和儿童期的主要肿瘤，但成年人群也常见于其他类型的生殖细胞成分混合在一起的该类肿瘤。精母细胞性精原细胞瘤多见于 50 岁以上的患者。组织学上良性的纯畸胎瘤最常出现在儿童群体。恶性睾丸淋巴瘤则多见于 50 岁以上男性。

一定区域内不同种族人群的发病率有显著不同，在夏威夷，中国人区、白种人区和夏威夷土著人区的发病率大约是菲律宾人区和日本人区的 10 倍。在美国，黑人睾丸癌的发病率只有白种人的 1/3，但却是非洲地区黑种人的 10 倍。以色列犹太人的发病率是非犹太人的 8 倍左右。在美国，中上社会经济阶层的白种人表现出更高的发病率，尽管在美洲的黑人中也表现出类似这样的趋势，但黑人人群的发病率仍达不到同等社会条件的白人发病率的 1/3[58]。

右侧的睾丸比左侧更容易发生睾丸肿瘤，隐睾症的情况与之相类似。双侧睾丸肿瘤仅占 2%～3%，能够同时或者序贯发病。排除继发性肿瘤，则双侧肿瘤仅占所有生殖肿瘤的 1%～2.8%。双侧肿瘤的两个睾丸组织学多相类似，双侧精原细胞瘤是最常见的组织学类型。双侧均为非精原细胞瘤的情况占 15%，组织学相似的非生殖细胞瘤占 22%，不同组织学的生殖细胞肿瘤占 15%。男性隐睾有 50% 呈现双侧发育不良，远高于单侧不良，对隐睾症患者和之前做过生殖细胞肿瘤睾丸切除术的患者进行长期随访十分必要。

二、病因

睾丸肿瘤的原因尚不清楚。有先天因素，也有后天因素。

1. 先天性因素在生殖细胞肿瘤的发病中至关重要，在发育的过程中，原生殖细胞会因为环境因素的影响，导致分化异常，隐睾症、性腺发育不全、外伤、睾丸炎、化学致癌物质和遗传因素都可能阻断生殖细胞的正常发育，畸胎瘤模型的实验也验证了正常分化与异常分化之间的密切关联。

有隐睾的人罹患睾丸肿瘤的风险远远高于正常男性，大样本的资料证明7%～10%的睾丸肿瘤患者有隐睾症病史，在睾丸下降的过程中，有5%～10%会发展为肿瘤，这可能与睾丸局部温度异常，内分泌功能失调以及血供障碍等因素有关。隐睾症的准确发病率并没有明确数据，这是因为相关睾丸遗传不良的许多信息包括了一部分睾丸萎缩患者的数据。Scorer和Farrington等认为4.3%的新生儿、0.8%的儿童和婴儿、0.7%的年龄超过18岁的军队服役的士兵有潜伏隐睾。以军队服役的士兵统计所得的隐睾症发病率为根据，有学者认为睾丸下降不良的男性的睾丸肿瘤发病率是正常男性的48倍。近年来随着更多的流行病学研究的开展，发现隐睾症患者的睾丸癌相对危险较之前有所降低，是正常发病率的3～14倍。

在3岁隐睾患者中，精原细胞和支持细胞的超微结构异常十分明显。细胞变性的过程主要是渐进的纤维化、基底膜破坏以及类脂和髓脂质的沉淀等，因此，早期施行睾丸下降固定术十分必要，尽管这样也不能够完全的阻止睾丸肿瘤的发生，却有助于对以往无法触及性腺患者的临床监测。

统计数据显示，兄弟罹患睾丸癌的人群其发病率是正常人的8～10倍，父子之间任何一方罹患睾丸肿瘤的人群，风险将增高4～6倍。

另外，多乳症、睾丸女性化综合征等遗传因素的影响被认为与睾丸肿瘤的发病有关。

2. 长期服用雌激素、病毒感染、睾丸的损伤、睾丸萎缩以及长期接触氧化锌、硫酸镉等化学品等后天因素都是诱发睾丸肿瘤的重要因素。

实验证明，在锌诱导和铜诱导的禽类畸胎瘤中，外伤往往起到促进作用，但外伤与人类肿瘤的关系迄今为止并无定论。目前普遍的观点认为，外伤导致的睾丸增大有助于医学检查，但是外伤本身通常不认为是癌症的诱发因素。

性激素的波动会诱发实验动物和人发生睾丸肿瘤，服用己烯雌酚或者口服避孕药的妇女其孩子会发生睾丸下降不全和睾丸发育障碍，使用了雌激素进行实验的孕鼠其子代也有类似情况发生。普遍认为，使用外源性雌激素药物与间质细胞肿瘤的产生有关，接受过己烯雌酚治疗的妇女的后代，睾丸肿瘤相关危险度的范围是2.8%～5.3%。

腮腺炎诱发的睾丸萎缩和非特异性的睾丸萎缩是睾丸癌重要的潜在诱发因素，导致睾丸萎缩的原因目前并无定论，但普遍认为导致萎缩睾丸恶变的重要原因是局部激素的不平衡。

三、病理生理

（一）睾丸肿瘤组织来源的讨论

90%以上的睾丸肿瘤是生殖细胞源性的，这是个众所周知的定论却无法解释睾丸肿瘤到底是如何发生的，James等人总结了1911年至今的大量经典学说来阐述这个问题，主要有以下的7种，大体的内容如下：

1. 组织化生理论　Rudolf提出了组织化生理论，这一理论包括生殖细胞和基质，并假定畸胎瘤的上皮成分是由生殖细胞化生而成，而间质来源于睾丸间质细胞，这种双来源的理论并没有多大的可信性。

2. 胎儿间杂物理论　从早在1696年，圣多娜教堂报道第一例睾丸的畸胎瘤至今，Ewing等人认为，这种现象与其说是肿瘤，还不如说是"怪物胎儿"更贴切。该理论具有相当的可信性，因为通过实验，他们将胚胎和部分胚胎组织移植到小鼠的睾丸内，成功地复制了这个小鼠的睾丸畸胎瘤。

3. 雌雄同体学说　Ewing等提出了这种假说，他认为睾丸肿瘤与卵巢肿瘤类似，它们都来源于那些在发育过程中，易位于睾丸内的卵母细胞。

4. 极体受精理论　如前面理论所述，这个理论也是基于睾丸和卵巢的同源性，尽管为什么睾丸中有极体的生成很难理解（极体通常形成于卵巢中卵母细胞减数分裂的过程）。

5. 孤立分裂球理论　Marchand和Bonnet等人猜想，肿瘤来源于胚胎发育过程中孤立存在于睾丸内的分裂球，尽管很难想象孤立的分裂球能选择性异位于睾丸内，值得一提的是，他们的实验组曾将来自胚胎的畸胎瘤和恶性畸瘤移植到成年小鼠的睾丸中，实验结果使该假设在一定程度上得到了论证。

6. 中肾管（沃尔夫管）和中肾旁管（米勒管）假说　Cavazanni 等人倡导 Ewing 于 1911 年提出的这个理论，有研究认为，与卵巢腺癌类似，睾丸肿瘤也有起源于米勒管的可能，该理论能够应用于一部分睾丸肿瘤。

7. 残余肾上腺理论　该理论基于常见的肾上腺异位残留于阴囊的现象，许多残余的肾上腺位于睾丸内，但是大多数的肿瘤与残留的肾上腺并不相关。

关于睾丸肿瘤组织起源的现代的观点，可以追溯到 1946 年第二次世界大战期间 Friedman 和 Moore 对睾丸肿瘤的系统的研究，他们发现，在所有的服兵役年龄期间的年轻人发病的睾丸肿瘤，有 95% 是生殖细胞源性的。

1967 年 Stevens 的动物实验数据也证明了这一观点的正确性，即原始生殖细胞是细胞良恶性畸胎瘤的来源。随后对原位癌研究，也就是大多数睾丸生殖细胞肿瘤的前期病变，也毫无疑问地证明了大多数的睾丸肿瘤是生殖细胞源性的。

（二）生殖细胞肿瘤的分子机制

通过在老鼠体内进行的畸胎瘤形成实验，有几个危险因素已经得以确认。这其中就包括多能性标记的持续表达和增殖，不成熟的分化，以及过早的减数分裂。通常，在 E13.5 小鼠中，随着细胞周期的停滞，NANOG、SOX2、OCT3/4 等多功能标记均呈现下调，但是 Ter 小鼠的生殖细胞中直到 E15.5 都有 NANOG 的持续扩增和表达，原位癌的发展过程中也有相类似的机制：在胚胎发育的过程中，原位癌细胞表达的 PLAP、OCT3/4 和 c-KIT 都作用于原始的生殖细胞。在原位癌细胞和精原细胞瘤细胞中这种延迟的分化通常会伴有 NOTCH 和 SYCP3 等减数分裂基因的表达，因此，原始生殖细胞在维持生殖细胞多样性时伴随的这种存在缺陷的成熟过程，如减数分裂的过早激活等，都会导致原位癌和肿瘤的发生。

现代研究认为，在胚胎发育时期，全能的生殖细胞可以通过旁路径转为正常分化的细胞，并转变成为精原细胞。如果这些生殖细胞转化通过异常分化旁路，就会导致精原细胞瘤或胚胎癌（全能肿瘤细胞）的产生。如果胚胎细胞进一步沿着胚胎内旁路分化，就会发展成畸胎瘤。而如果胚胎细胞沿着胚胎外旁路进一步分化，就会形成绒毛膜或卵黄囊肿瘤。这种模式也很明晰地解释了为什么特殊组织类型的睾丸肿瘤会产生某些特殊的肿瘤标记物，如卵黄囊癌产生 AFP，绒毛膜癌产生 hCG[59]。

四、病理

睾丸肿瘤根据组织来源可分为生殖细胞源性肿瘤和非生殖细胞源性肿瘤两大类。

（一）精原细胞瘤

最常发生于 31～50 岁，隐睾患者的肿瘤中 60% 为精原细胞瘤。精原细胞瘤主要有 3 种类型：典型的精原细胞瘤，占 90%；间变性精原细胞瘤，占 5%～15%；精母细胞型精原细胞瘤，较为稀少。精原细胞瘤的细胞多大小一致，核呈深染。

1. 典型的精原细胞瘤　此瘤是由单一性的瘤细胞组成，被纤维结缔组织分隔。瘤细胞多呈巢状、索状、柱状或者小叶状等。瘤细胞形态类似原始生殖细胞，多边形或圆形，大而一致，胞质透亮，胞核大、位于中央，染色质呈颗粒状，核膜不规则，核仁 1～2 个，核分裂少见。胞质中含有糖原，偶有脂滴。间质多由纤维血管性组织所组成，晚期则间质反应为胶原纤维玻璃样变，约有 25% 病例有大片坏死区。精原细胞瘤中约 80% 病例突出表现为间质内成熟小淋巴细胞浸润，部分淋巴细胞可形成滤泡，20% 有肉芽肿性反应，可见异物巨细胞和成纤维细胞等。有人认为肉芽肿性反应是精子分解类脂样物，有人则认为是生殖上皮的恶变。

2. 间变性精原细胞瘤　其特点是细胞异型性明显，即未分化型，核分裂多见，淋巴细胞反应差，预后要比典型的精原细胞瘤差。临床上大多数有转移的精原细胞瘤属于间变形。

3. 精母细胞型精原细胞瘤　肿瘤细胞镜下可见非单一性的胞质透明细胞，多由 3 种瘤细胞嵌杂组成：主要成分的瘤细胞其核圆形，胞质多，嗜酸性，中等大小；第二类细胞小，胞质少，嗜酸性，核圆形深染，类似减数分裂后的次级精母细胞；第三类细胞体积巨大，单核，偶有双核或三核，核呈圆形、卵圆形或锯齿形，胞质丰富，嗜酸性，不含糖原，染色质呈丝球状排列，核膜不规则增厚，常见核分裂象，间质稀少，淋巴细胞浸润和肉芽肿性反应缺如。

精原细胞瘤常发生于原位，称原位癌。成人睾丸原位癌有一定特点：含有原位癌瘤生殖细胞的曲细精管几乎分布于整个睾丸，在有的病例则含有少量原位癌细胞的曲细精管，同时也可看到正常精子发生的曲细精管、生精阻滞的曲细精管，或仅有支持细胞的曲细精管，或透明变性型曲细精管。凡是有原位癌细胞的曲细精管，其管径一般均缩小，原位癌生殖细胞尚增厚的曲细精管基膜分布。支持细胞核更近管腔中央，原位癌细胞核比正常大，染色质粗，可见多个核仁。支持细胞及间质细胞可正常。

在睾丸组织固定良好的标本，原位癌诊断并不困难，但有时会与停留在精原细胞阶段的生精阻滞发生混淆，只是后者的核比较小，染色质比较均一。

（二）胚胎性癌

为睾丸原发性生殖细胞肿瘤，瘤细胞有胚胎性和间变性上皮形态，具腺泡状、小管状、乳头状，或实质性、网状结构的不同图像，有胚胎性间充质区，可分成人型、多胚瘤和胎儿型3种类型。

成人型仅发生于成人，最多发生于21～30岁。本瘤为高度恶性肿瘤。临床上表现为睾丸逐渐肿胀，伴有或不伴有疼痛，容易发生早期转移。在生殖腺肿瘤中，体积为最小者，40%小于20cm³。肿瘤细胞的特征是癌细胞类似上皮细胞，有明确的恶性和胚胎性形态表现。癌细胞常可排列成大小不一的腺泡状、管状、实心、网状等不同结构。癌细胞大，可呈圆形或卵圆形等，无清楚分界，胞质呈嗜酸/碱性或泡沫状，核膜粗糙，1个或多个核仁核呈空泡化，核分裂及瘤巨细胞多见。间质变化颇大，可稀少、疏松、水肿、纤维性和玻璃样或富于细胞性，出血坏死常见。有些病例可见有原始肿瘤性间充质组织，有的则含有合体滋养细胞。

（三）畸胎瘤

本瘤占睾丸肿瘤的4%～9%，为复合性肿瘤，含有多个胚层不同成熟期的组成成分，常形成一些顿挫性器官样结构。本瘤有恶性倾向。可发生于任何年龄，但多发生于1～30岁。主要临床症状为睾丸逐渐增大，有或无疼痛。

畸胎瘤的成分由1个以上胚层（外胚层、内胚层或中胚层）衍化而来，外胚层为鳞状上皮和神经组织；内胚层以胃肠道、呼吸道及其他黏液腺为代表；中胚层以骨、软骨、肌肉和淋巴组织等为代表。

畸胎瘤又可分成熟性和不成熟性两种类型。成熟性畸胎瘤或称分化型畸胎瘤，可自细胞至组织和器官水平形成，有软骨、骨、黏液腺、鳞状、移行、柱状或立方上皮细胞，平滑肌或横纹肌，各种类型结缔组织以及各种有顿挫性器官形成区域。不成熟性畸胎瘤或称未分化型畸胎瘤，由原始的神经外胚层、内胚层或中胚层组成。更常见的是成熟与不成熟成分均存在。

成人睾丸畸胎瘤即使组织学未发现恶性区，仍不应诊断为良性，因有2%可能转移，并在5年内死亡。

（四）性索间质肿瘤

此类肿瘤起源于生殖脊的原始间充质和原始表面上皮。正常情况下，可分化为特异性间质，即睾丸内的支持细胞和间质细胞。这种细胞发生的肿瘤即支持细胞瘤和间质细胞瘤。

1. 间质细胞瘤　此瘤以间质细胞为主要成分，占睾丸肿瘤的2%～3%，可发生于任何年龄，但以儿童及青壮年多见。此瘤表现为睾丸无痛性肿大、阴茎肥大，阴毛多，声音低沉和多毛等。成人有24%～36%有男子乳房发育、勃起功能障碍。尿中17-酮类固醇和血浆雌激素水平都增高，而有女性化体征，此瘤生长缓慢，多为良性，少数可变为恶性，多见于成年人。

肿瘤由大而呈多边形的间质细胞组成，可排列成管状、索状、囊状等。瘤细胞分界不清，有嗜酸性和空泡状胞质，核圆或卵圆，核仁1～2个，嗜碱性，也可有双核或多核。胞质内除有脂类空泡、脂褐素外，还有Reinke晶体，是本瘤特征性表现。在HE染色质中难以发现，最好用Masson三色法、磷钨酸苏木素和Mallory铁苏木素染色法显示。间质可见丰富的血管和纤细的纤维。

应注意区分间质细胞增生和间质细胞瘤，前者通常为弥漫性非局限，睾丸呈赤褐色，坚度增加，无分散性小结节，间质细胞弥散于间质中。此外，肿瘤恶性时可有核分裂异型性，可延伸至睾丸白膜及附件，有时可侵犯至血管腔，这些都有助于鉴别诊断。

2. 支持细胞瘤　此瘤不常见。肉眼观呈单个或多个分散的圆形或卵圆形小结节，可有包膜。

镜下见管状结构排列，青春期前的睾丸，小管瘤细胞呈柱状，核在基底部，胞质空泡而淡染，有时有嗜酸性颗粒。瘤细胞也可排列成索状，或排列成团状。由于分化不同，可有混合性成分，甚至分化差呈肉瘤形态。若细胞异型性明显，则要考虑恶性。肿瘤有时可伴囊性变、钙化和坏死。

睾丸肿瘤的病理类型主要分为三大类，根据 2004 年 WHO 的分类标准，详细分类情况如下：

■ 生殖细胞肿瘤

（1）小管内生殖细胞肿瘤，未分类（IGCNU）

（2）精原细胞瘤

（3）精母细胞型精原细胞瘤

（4）胚胎癌

（5）卵黄囊肿瘤

（6）绒毛膜癌

（7）畸胎瘤（成熟型、未成熟型、伴有恶变成分型）

（8）超过一种组织类型的肿瘤（混合性肿瘤）

■ 性索间质肿瘤

（1）间质细胞肿瘤

（2）恶性间质细胞肿瘤

（3）支持细胞肿瘤（富含脂质型、硬化型、大细胞钙化型）

（4）恶性支持细胞肿瘤

（5）粒层细胞肿瘤（成年型、少儿型）

（6）泡沫细胞瘤 / 纤维瘤

（7）其他性索间质肿瘤（不完全分化型、混合型）

（8）生殖细胞与性索间质细胞混合型

■ 混合性非特异性间质肿瘤

（1）卵巢上皮性肿瘤

（2）集合管和睾丸网肿瘤

（3）良性或恶性非特异性间质肿瘤

睾丸肿瘤的分期依据的是 2009 年 UICC 颁布的第七版睾丸肿瘤 TNM 分期[60]，详情如下：

pT（原发肿瘤）

pT_x：原发肿瘤无法评估

pT_0：无原发肿瘤依据

pT_{is}：小管内的生殖细胞肿瘤（睾丸上皮瘤样变）

pT_1：肿瘤局限于睾丸和附睾无血管 / 淋巴管侵犯；肿瘤可以侵犯睾丸白膜但是没有侵犯鞘膜

pT_2：肿瘤局限于睾丸和附睾伴有血管 / 淋巴管侵犯，或者肿瘤超出白膜并侵犯鞘膜

pT_3：肿瘤侵犯精索，伴有或无血管 / 淋巴管侵犯

pT_4：肿瘤侵犯阴囊，伴有或无血管 / 淋巴管侵犯

N（临床区域淋巴结）

N_x：区域淋巴结无法评估

N_0：无区域淋巴结转移

N_1：单个淋巴结转移＜2cm，或者最大径＜2cm 的多个淋巴结转移

N_2：单个或多个 2～5cm 的转移淋巴结

N_3：转移淋巴结大于 5cm

pN（病理区域淋巴结）

pN_x：区域淋巴结无法评估

pN_0：无区域淋巴结转移

pN_1：单个淋巴结转移＜2cm，或者 5 个以内最大径＜2cm 的多个淋巴结转移

pN_2：单个转移淋巴结 2～5cm，或者超过 5 个淋巴结阳性，但均＜5cm，或有肿瘤结外扩散证据

pN_3：转移淋巴结的最大尺度＞5cm

M（远处转移）

M_x：远处转移无法评估

M_0：无远处转移

M_1：有远处转移

M_{1a}：非区域淋巴结或者出现了肺转移

M_{1b}：检及其他部位的转移

S（血清肿瘤标记物）

S_x：血清标记物无法获得

S_0：血清标记物在正常水平

S_1：LDH＜1.5 倍正常值且 hCG＜5000mIU/ml 且 AFP＜1000ng/ml

S_2：LDH 为 1.5～10 倍正常值或 hCG 为 5000～50 000mIU/ml 或 AFP 为 1000～10 000ng/ml

S_3：LDH＞10 倍正常值或 hCG＞50 000mIU/ml 或 AFP＞10 000ng/ml

根据睾丸肿瘤预后分层，可以知道相应的治疗措施，目前采用的标准是 IGCCCG（international germ cell cancer collaborative Group）制订的[61]，分为：

■ 预后好组

（1）非精原细胞瘤：占非精原细胞瘤 56% 以上的比例，5 年无进展生存率（PFS）为 89%，总体生存率高达 92%，同时应满足下述条件：

1）原发肿瘤位于睾丸或者腹膜后；

2）无肺以外的器官转移；

3）AFP＜1000ng/ml；

4）hCG＜5000mIU/ml；

5）LDH＜1.5倍正常值。

（2）精原细胞瘤：占精原细胞瘤90%的病例，5年PFS为82%，总体生存率为86%。同时满足以下条件：

1）位于任何部位的原发病灶；

2）不存在肺部转移；

3）AFP正常值范围内；

4）hCG和LDH数值不限制。

■ 预后中等组

（1）非精原细胞瘤：占非精原细胞瘤28%的病例，5年PFS为75%，总体生存率可达80%。同时满足下述条件：

1）原发肿瘤位于睾丸或者腹膜后；

2）无肺部以外的器官转移；

3）AFP为1000~10 000ng/ml或hCG为5000~50 000mIU/ml或LDH 1.5~10倍于正常值。

（2）精原细胞瘤：占精原细胞瘤10%的病例。5年PFS为67%。总体生存率为72%。同时满足下述条件：

1）存在于任何部位的原发病灶；

2）存在肺外器官转移；

3）AFP正常值范围内；

4）hCG和LDH数值不限制。

■ 预后差组

（1）非精原细胞瘤：占非精原细胞瘤16%的病例，5年PFS为41%，总体生存率可达到48%。原发肿瘤位于纵隔或存在肺外的器官转移或AFP＞10 000ng/ml或者hCG＞50 000mIU/ml或者LDH＞10倍正常值。

（2）精原细胞瘤：目前并无精原细胞瘤属于预后差组。

五、临床表现

睾丸癌是青年男性最常见的恶性肿瘤之一，通常情况下，大多数的患者表现为单纯的睾丸无痛性肿大，或者双侧睾丸呈现可辨别的不对称情况。这种睾丸增大是逐渐的，通常是睾丸有沉重的感觉。从最初患者的感觉异常到具有典型发现的时间为3~6个月。

约20%的患者表现为阴囊疼痛，约10%的患者容易被误诊为睾丸附睾炎而延误诊断，少数的肿瘤会因为并发急性附睾炎、瘤内出血或者梗死等导致局部红肿和疼痛。部分睾丸癌患者可能出现转移症状：十二指肠转移能够引起厌食、恶心和呕吐，腹膜后淋巴转移能够压迫神经根导致背部疼痛，肺部转移通常出现咳嗽和呼吸困难，骨转移多引起骨痛等，大约有11%的患者会出现明显的背部和侧肋疼痛。大约10%的患者没有症状，或外伤时偶然发现肿瘤，或者由其性伴侣发现。

约7%的患者表现为男子乳房发育，该类患者多为非精原细胞瘤。

睾丸肿瘤的症状并不典型，1/4以上的患者在是出现症状后5~6个月之后才得到诊治。对有隐睾、睾丸外伤、既往感染病史、睾丸肿瘤家族史、多乳症或不育症的高危人群，定期进行睾丸自我检查是早期发现睾丸肿瘤的重要方法。

睾丸肿瘤的体征大多数是发现睾丸的肿块或弥漫性肿大。肿块硬并呈结节状，很容易与附睾分开。有时肿瘤合并有壳膜积液容易误诊，阴囊的透光试验有助于鉴别诊断。腹部触诊可以发现巨大的腹膜后肿块，必须进行锁骨上淋巴结、颈部淋巴结和腹股沟淋巴结的触诊。女性化乳房占所有生殖细胞肿瘤的5%。30%~50%是睾丸支持细胞（Sertoli细胞）及睾丸间质细胞（Leydig细胞）肿瘤。其原因可能与多种激素如睾酮、雌激素、催乳素及hCG的参与有关。晚期肺转移的患者中可以见到咯血。

六、泌尿外科特殊检查

睾丸肿瘤多为恶性，任何睾丸部位的肿块均应首先进行肿瘤排除。

睾丸肿瘤的诊断主要依靠临床检查、影像学检查、血清肿瘤标记物检查以及手术和病理学检查。详细询问病史和全面体检是最重要诊断方法。

（一）超声检查

由于不同病理类型肿瘤有不同的超声表现，故超声检查是检测睾丸癌的常规检查。超声检查诊断睾丸肿瘤的敏感性可以高达100%，而且可以鉴别肿块是在睾丸内还是睾丸外。精原细胞瘤有如下特征：①病灶呈圆形或卵圆形，与正常睾丸组织分界明显；②回声均匀；③低回声实质性肿块；④有时呈多灶性。畸胎瘤多呈混合回声，可出现多个囊性区域，或存在骨、纤维化或毛发成分。胚胎癌回声多不均匀，通常有囊性成分和钙化灶存在。

在年轻患者中若体检未触及睾丸肿块，但是发现腹膜后或精索肿块，存在血 hCG、AFP 升高，或者存在男性不育的问题都应该选择超声探查睾丸。超声检查还能了解有无腹膜后淋巴结和腹腔脏器转移等，有助于临床分期。

（二）CT 检查

睾丸肿瘤 CT 诊断多为单侧，但是 CT 不能诊断出精原细胞癌或非精原细胞癌（包括畸胎癌、胚胎癌）等。CT 可见其共同的特点表现为睾丸增大，呈边缘清楚的肿块，密度不均匀，常可见到液化坏死的低密度区，增强扫描实质部分呈不同程度的强化。常伴有盆腔和腹膜后淋巴结转移。腹膜后淋巴结转移 CT 表现为沿着较大血管的呈圆形、分叶状或者发现巨大的软组织密度块影，它们多密度均匀，因出血或液化坏死的可显示密度不均匀，呈囊性低密度区。肿块可以包埋较大的血管，推压邻近组织。左侧睾丸肿瘤的淋巴结转移有左侧主动脉旁淋巴结首先受累的选择倾向。

CT、MRI 能检出直径＜2.0cm 的转移淋巴结。已取代淋巴造影。成为了解肿瘤淋巴转移情况的主要手段。在转移灶化疗或放疗后，CT 可作为随访手段，观察其疗效。纵隔淋巴结和腹膜后淋巴结的检查推荐采用 CT 扫描，其检测敏感性可达70％ ～80％。

（三）MRI 检查

MRI 检查阴囊肿块的敏感性可达 100％，特异性为 95％ ～100％。MRI 能发现 3mm 大小的睾丸肿瘤，确定超声所见的病灶并能发现发现多个病灶。睾丸肿瘤由于出血和坏死，T2WI 上常为不均匀的低信号强度，肿瘤边缘清楚。浸润性病变如淋巴瘤和白血病能完全代替睾丸，比较对侧正常睾丸可以发现病变，如有纤维肿瘤包膜时，常呈低信号环，MRI 能显示肿瘤侵犯到睾丸外结构。

MRI 检测精原细胞瘤，可见边缘清楚，轻度不均匀的信号，反映其均一的组织学表现。T2WI 上肿瘤的信号强度低于邻近正常组织或阴囊积液，纤维化多表现为低信号，出血灶的信号特点与血肿的期龄有明显的相关性。与精原细胞瘤不同，由于非精原细胞瘤的混合细胞类型及肿瘤出血和坏死，典型的 MRI 表现为明显不均匀肿块，质子密度像上信号增加和减低灶，T2WI 上信号增加，表示出血和坏死。肿瘤的显著不均匀信号是鉴别诊断的要点。肿瘤边缘的黑色信号带代表纤维包膜，比精原细胞瘤更常见。

（四）相关肿瘤标志物检查

与睾丸肿瘤有关的血清标志物主要有 3 个：①甲胎蛋白（AFP，由卵黄囊细胞分泌）；②人绒毛膜促性腺激素（hCG，由滋养层细胞分泌）；③乳酸脱氢酶（LDH，非特异性组织分泌）。

在非精原细胞瘤中有 50％ ～70％ 的患者存在 AFP 升高，40％ ～60％ 的患者会出现 hCG 升高。约90％的患者会出现其中 1 个或者 2 个标记物的升高，而在精原细胞瘤中，只有约 30％ 的患者会出现 hCG 升高。LDH 是一个非特异性的标记物，其浓度与肿瘤的体积呈正相关。在进展性睾丸肿瘤中约 80％ 会出现 LDH 升高。AFP 和 hCG 的血浆半衰期分别为 5 ～7 天和 2 ～3 天，睾丸切除后肿瘤标记物应当逐渐下降，若持续不降则提示肿瘤预后不佳。其他的肿瘤标记物有 PLAP（胎盘碱性磷酸酶），对精原细胞瘤的患者具有很高的价值。检测血清中 AFP、hCG 和 LDH 是十分必要的，而 PLAP 则保留一定的选择空间。

（五）诊断性治疗

经腹股沟的根治性睾丸与精索切除术是睾丸肿瘤的标准手术方法，也是睾丸肿瘤诊断的重要环节，精索应该从内环口处分离结扎。在诊断不明确的情况下可以术中行冰冻切片组织学检查。在某些肿瘤广泛扩散，存在危及生命的转移灶的患者可以先行化疗再行睾丸切除。

当存在双侧睾丸肿瘤或者唯一的睾丸发生肿瘤时可以考虑保留器官的睾丸切除术，前提是肿瘤的体积不超过睾丸体积的 30％。病理学检查应该详细描述大体标本的特点，取样应当在肿瘤最大径处每间隔 1cm 取 $1cm^2$ 的组织行切片检查。组织切片尽可能包含肉眼下正常的组织、白膜、附睾以及可疑的区域。对可疑的精索区域以及至少一个近端和一个远端的精索切片。病理诊断应根据 2004 年 WHO 的分类标准进行准确诊断，诊断内容应当包括：①是否存在肿瘤周围的血管 / 淋巴侵犯；②是否存在睾丸白膜、鞘膜、睾丸网、附睾或精索的侵犯；③是否存在睾丸上皮内瘤样变。

一侧睾丸肿瘤，对侧存在睾丸上皮内瘤样变或睾丸肿瘤的发生率分别为 9% 和 2.5%，这种情况下，睾丸肿瘤多为低级别的肿瘤，因此是否应当对对侧睾丸行常规的活检并没有统一意见。然而对于存在对侧睾丸上皮内瘤样变的高危患者还是推荐行常规睾丸活检，这些患者包括睾丸体积小于 12ml、有隐睾病史或生精功能异常等。40 岁以上的患者不必行对侧睾丸活检。

另外，睾丸肿瘤切除术后的病理检查应该包括下述内容：

1. 大体标本的特征　应包括肿瘤位置、睾丸大小、肿瘤大小，以及肉眼对附睾、精索、睾丸白膜进行观察后的评价。

2. 取样　在肿瘤的最大直径处，每间隔 1cm 取样一个切面，应包括肉眼可见的正常的实质组织、白膜以及可疑区域的附睾切片；对可疑的精索区域至少应该有 1 片邻近的和远侧的切片。

3. 镜下特征及诊断　组织学类型（确定各种成分，并估计各成分所占的百分比），肿瘤周围的静脉和（或）淋巴系统的浸润，白膜、被膜鞘、附睾或者精索的浸润，以及实质组织中是否出现小管内生殖性肿瘤。

4. 分期　根据 2009 年 TNM 分期标准对标本进行病理分期。

5. 免疫组织化学检查　主要是精原细胞瘤以及混合性肿瘤中的 AFP 和 β-hCG 的表达。

如果对患者的病理分型有疑虑，为明确诊断可以进一步进行特殊的免疫组化标记物的染色：

（1）精原细胞瘤：CAM5.2、PLAP、c-kit。

（2）小管内生殖细胞肿瘤：PLAP、c-kit。

（3）其他鉴别性的免疫组化标记物：A（CgA）、Kl-1（MIB-1）。

七、治疗

根据 2009 年 TNM 分期，睾丸癌的临床分期（NCCN）如下（表 7-25）。

1. 临床 I 期生殖细胞肿瘤的治疗

表 7-25　睾丸癌的临床分期（NCCN）

临床0期	pT_{is}	N_0	M_0	S_0、S_X
临床 I 期	$pT_1 \sim T_4$	N_0	M_0	S_X
临床 I A 期	pT_1	N_0	M_0	S_0
临床 I B 期	$pT_2 \sim pT_4$	N_0	M_0	S_0
临床 I S 期	任何/T_X	N_0	M_0	$S_{1 \sim 3}$
临床 II 期	任何/T_X	$N_1 \sim N_3$	M_0	S_X
临床 II A 期	任何/T_X	N_1	M_0	S_0
	任何/T_X	N_1	M_0	S_1
临床 II B 期	任何/T_X	N_2	M_0	S_0
	任何/T_X	N_2	M_0	S_1
临床 II C 期	任何/T_X	N_3	M_0	S_0
	任何/T_X	N_3	M_0	S_1
临床 III 期	任何/T_X	任何 N	M_{1a}	S_X
临床 III A 期	任何/T_X	任何 N	M_{1a}	S_0
	任何/T_X	任何 N	M_{1a}	S_1
临床 III B 期	任何/T_X	$N_1 \sim N_3$	M_0	S_2
	任何/T_X	任何 N	M_{1a}	S_2
临床 III C 期	任何/T_X	$N_1 \sim N_3$	M_0	S_3
	任何/T_X	任何 N	M_{1a}	S_3
	任何/T_X	任何 N	M_{1b}	任何 S

（1）临床Ⅰ期精原细胞瘤的治疗（$pT_{1\sim4}N_0M_0S_x$）：在该类患者中有15%～20%的存在亚临床转移病灶，如果单纯行睾丸切除治疗可能会复发。可选择的治疗方案有：

1）随访观察。对于低危患者（肿瘤直径≤4cm，且无睾丸网侵犯）其复发率约6%。在随访中发现肿瘤复发可行化疗，也可行单纯放疗；

2）以顺铂为基础的辅助化疗1个周期；

3）不推荐放疗作为辅助治疗。

（2）临床Ⅰ期非精原细胞瘤的治疗（$pT_{1\sim4}N_0M_0S_x$）：该类患者中约有30%存在亚临床转移病灶。睾丸切除后的辅助治疗需要根据病理结果来分析。病理分期pT_1且无血管侵犯属于低危患者，$pT_2\sim pT_4$属于高危患者。对于低危患者，可以考虑严密随访观察，时间持续至少5年。对于不能够或不愿意坚持随访的患者可以考虑辅助化疗或者保留神经的腹膜后淋巴清扫术，若淋巴结阳性，则需要术后两个疗程的PEB方案化疗。对于高危患者，推荐两个周期的PEB方案化疗。不愿意化疗的患者可以选择严密随访观察或者保留神经的腹膜后淋巴结清扫术。淋巴清扫若为阳性，则需要考虑化疗。

2. 转移性生殖细胞肿瘤的治疗

（1）小体积的转移性肿瘤（$pT_{1\sim4}N_{1\sim2}M_0S_{0\sim1}$，临床ⅡA／B期）：

1）精原细胞瘤：标准治疗方案为放射治疗，对于淋巴结转移分别为N_1和N_2的放射剂量相应为30Gy和36Gy。放射区域包括主动脉旁及同侧髂血管区域，对于N_2期淋巴结转移的患者还应包括转移淋巴结周围1.0～1.5cm区域。对于不愿或不能接受放射治疗的患者可以选择4个周期的EP方案或者3个周期的PEB方案化疗。

2）非精原细胞瘤：除了肿瘤标记物正常的患者外，所有转移性的非精原细胞瘤均应首选化疗。对于肿瘤标记物正常的患者可以考虑RPLND或者随访观察。随访过程中若病灶增大而肿瘤标记物无变化，可以考虑行RPLND，若随访中病灶和肿瘤标记物同时增大则不应考虑RPLND而应当行PEB方案

化疗。肿瘤标记物正常的患者首选RPLND后应当辅助2周期的PEB方案化疗；

（2）进展性的转移性肿瘤（存在N_3或者M_1或者$S_{2\sim3}$，临床ⅡC及Ⅲ期）：预后好的患者其基础治疗为3个周期的PEB方案化疗或者4个周期的EP方案化疗。预后中等和预后差的患者应当给予4个周期的PEB方案化疗。PEB标准化疗方案如下：顺铂$20mg/m^2$第1～5天，依托泊苷$100mg/m^2$第1～5天，博来霉素30mg第1、8、15天，每21天为1个周期；

（3）肿瘤再评估和后续治疗：化疗2个周期后进行肿瘤再评估，主要是通过影像学检查和肿瘤标记物检测来进行。若肿瘤标记物稳定或下降或肿瘤体积缩小，应该继续完成化疗（3～4个周期）。若肿瘤标记物下降但肿瘤体积增大，应当考虑手术切除转移灶。若肿瘤标记物上升，则应当考虑更换化疗方案。对于残余肿块的切除要视情况而定。精原细胞瘤不推荐首选肿块切除，而是采用影像学和肿瘤标记物监测，若出现进展，可考虑挽救性治疗（化疗、放疗、手术）。如果肿块进展的同时伴有hCG升高，应当考虑挽救性化疗。若肿块进展但是不伴有hCG升高，应当在化疗前进行组织学检查（活检或手术）。对于非精原细胞瘤，若存在肉眼可见的肿块均应考虑手术切除。

（4）肿瘤复发后的挽救性治疗：一线化疗方案失败的患者给予以顺铂为基础的挽救性化疗仍然有约50%的长期缓解率。可选择的方案有PEI／VIP（依托泊苷、异环磷酰胺、顺铂）；TIP（紫杉醇、异环磷酰胺、顺铂）；VelP（长春新碱、异环磷酰胺、顺铂）。挽救性治疗后若肿瘤标记物仍然升高，如果能够完全切除残余肿瘤则可以考虑手术治疗，可以达到25%的长期存活率。但手术后会改变患者的生活方式而影响生活质量，需知情告知，与患者充分协商后一同作出该手术的决定。

（席志军）

第七节　阴　茎　癌

阴茎癌是一种少见的男性生殖系统恶性肿瘤。阴茎癌常发生在未行包皮环切的男性身上，有时直到原发病灶侵犯阴茎包皮或因相伴感染引起恶臭才被发现。肿瘤起初可以表现为龟头处充血的斑块。龟头处的红斑疹样改变并且活检证实为原位癌的病变又称为红斑增生病。病灶还可以表现为包皮处久不愈合的溃疡。当肿瘤进展时，可以看到溃疡性的生长方式并侵蚀破坏周围的正常组织。这些病灶常常会发生感染，产生恶臭脓液。近年来，随着流行病学和病因学研究的逐步开展，人们对其发病机制、危险因素、癌前病变和自然史的了解不断深入，同时也提出预防和早期发现阴茎癌的策略。

一、流行病学

主要发生于老年男性，偶发于年轻男性。患者年龄平均为 60 岁，年龄越大，发病可能性越高，在约 70 岁时发病率达到最高。阴茎癌常发生于出生后未及时行包皮环切的男性，在新生儿或童年期常规行包皮环切术的人群中，阴茎癌极为罕见。即使在一些阴茎癌高发的国家中，如尼日利亚和印度，部分居民由于宗教信仰在新生儿出生后即行包皮割礼，在这些人群中男性几乎没有阴茎癌发生[62]。

危险因素分析显示与卫生习惯不良、包皮垢、包茎、包皮过长、阴茎白斑、阴茎裂伤、尿道狭窄、阴茎炎症、银屑病口服光敏剂、紫外线照射以及多个性伴侣、生殖器疣或其他性传播性疾病、感染高危型人乳头瘤病毒（hrHPV）、主动和被动吸烟等有一定的相关性。

二、临床表现

阴茎癌通常表现为阴茎龟头处一个难以愈合的小病灶。确切的外观具有多样性，可以从平坦质硬型到大块外生型生长。这种肿瘤主要发生在那些未行包皮环切的男性身上，一直以来阴茎癌就被认为与不良卫生环境下人乳头瘤病毒（human papillomavirus，HPV）感染引起的慢性炎症有关。

大约有一半的肿瘤位于龟头，20% 在包皮上，20% 同时发生在龟头和包皮，其余的发生在阴茎体。有时会出现多个病灶。

从患者首次发现病灶到寻求治疗经常会有显著的延误，从 8 个月到 1 年不等。延误的原因可能是由于患者不愿意寻求治疗、不正确的诊断或患者对小病灶没有在意。阴茎病灶可能会被误诊为感染而接受不适当的治疗直至得到正确的诊断。而且因为阴茎癌常发生在未行包皮环切的男性身上，有时直到原发病灶侵犯阴茎包皮或因相伴感染引起恶臭才被发现。许多患者还因包皮过长导致很难进行龟头的检查。

这种病变一般很少引起疼痛，即使是在广泛的组织被破坏之后。肿瘤起初可以表现为龟头处充血的斑块。龟头处的红斑疹样改变并且活检证实为原位癌的病变又称为红斑增生病。病灶还可以表现为包皮处久不愈合的溃疡。

当肿瘤进展时，可以看到溃疡性的生长方式并侵蚀破坏周围的正常组织。这些病灶常常会发生感染，产生众多的恶臭脓液。

阴茎癌的鉴别诊断应该考虑许多良性病变。这些病变包括尖锐湿疣、黏膜白斑病和干燥性闭塞性龟头炎（balanitis xerotica obliterans，BXO）等。黏膜白斑病和干燥性闭塞性龟头炎会出现白色斑点和斑块。尖锐湿疣是一种性传播疾病，如我们所知的生殖器疣等，多为菜花样，经常出现在阴茎的多个地方而非仅仅在龟头处。干燥性闭塞性龟头炎与尿道有关，这些患者通常需要长期随访以防发生尿道狭窄。干燥性闭塞性龟头炎也被认为是癌前病变，所以患者需密切随访。

三、病因

阴茎癌的病因至今还未完全清楚，其本身具有异质性的特点。一部分的阴茎癌归因于 HPV 感染，而在余下的阴茎癌中，非 HPV 感染致病的发病机制更为普遍。

1. HPV 的相关病变　包括巨大尖锐湿疣、鲍温样丘疹、鲍温病和红斑增生病，而慢性炎症相关的病变则包括生殖器硬化性苔藓、干燥闭塞性龟头炎、阴茎角、黏膜白斑病和假上皮瘤性角化病碎屑状龟头炎。HPV 相关的癌前病变与持续存在的 HPV16 和 HPV18 感染密不可分，而巨大尖锐湿疣则与 HPV6 和 HPV11 密切相关。HPV DNA 存在于 100% 的尖锐湿疣和 90% 的阴茎发育异常的病例中，角化型癌和疣状癌中 HPV DNA 的阳性率分别为 34.9% 和 33.3%，基底样癌和湿疣样阴茎癌中 HPV DNA 的阳性率分别为 80% 和 100%，而在阴茎癌中 HPV DNA 的阳性率则为 42%。阴茎上皮内瘤变或阴茎发育不良是阴茎癌中一小部分如基底细胞癌和湿疣样癌的癌前病变。而疣状癌和角化鳞癌则可能是慢性炎症逐步发展的结果。

2. 非 HPV 相关的癌前病变　主要是硬化性苔藓，累及男性患者包皮，偶尔累及龟头，受累部位有瘙痒、发热和疼痛感，表现为苍白样萎缩和出现硬化样斑块。证据表明硬化性苔藓的确是阴茎鳞状细胞癌的癌前病变，可能高达 20% 的阴茎癌患者曾患有硬化性苔藓，尤其是非 HPV 相关性阴茎癌。

四、病理生理

尽管阴茎癌的病因尚不清楚，但很多研究认为阴茎癌是由阴茎癌前病变进展而来，并可分为 HPV 阳性和 HPV 阴性两类（图 7-7）。

1. HPV 介导的阴茎癌致癌分子机制　hrHPV 相关性阴茎癌由 hrHPV 感染引起的癌前病变进展而来，其致癌的分子变化途径与 hrHPV 感染导致的宫颈癌致癌途径相同。hrHPV 的致癌途径是多步骤的，首先是 hrHPV 的长期感染，然后是遗传物质的改变导致受累细胞完全恶性化。hrHPV 通过表达癌蛋白 E6 和 E7 发挥其致癌作用，癌蛋白 E6 和 E7 能够结合并抑制抑癌基因 p53 和 Rb 的产物。致癌 HPV 产生的癌蛋白 E6 和 E7 是诱导和维持感染细胞恶性表现的必要因素。通过影响 p14ARF/MDM2/p53 和 p16INK4a/cyclin D/Rb 通路，致癌 HPV 干扰受累细胞分裂和凋亡的调控。由于 pRb 与 p16INK4a 的负反馈作用，hrHPV E7 介导的 pRb 功能性失活会导致 p16INK4a 过度表达。因此，过度表达的 p16INK4a 可作为病毒累及的标志之一。然而，随后的宿主细胞遗传事件的具体变化还不是很清楚，可能包括已明确的 hrHPV 介导的宫颈癌致癌机制中的相应变化，如 CADM-1 的启动子甲基化，以及转录因子 AP-1 成分变化，AP-1 是由不同蛋白（如 c-Jun、c-Fos 或 Fra-1）组成的同源或异源二聚体复合物。hrHPV 介导的阴茎癌宿主细胞内是否也有以上改变尚需经研究证实。虽然 hrHPV 介导的阴茎癌和宫颈癌有许多相似性，但两者之间的区别也很明显，如发病率（2002 年全球统计阴茎癌 26 300 例，宫颈癌 492 800

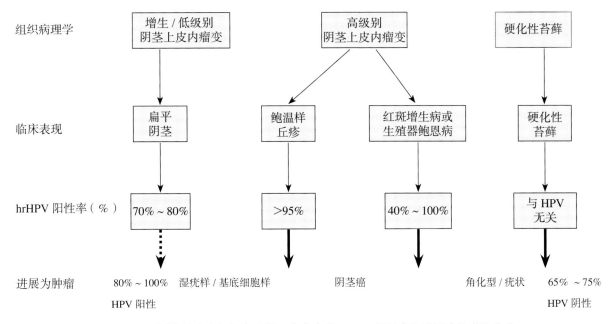

图 7-7　不同癌前病变组织病理学、临床表现、HPV 阳性率和进展成肿瘤的关系

例）和时间跨度的发展。临床上阴茎 hrHPV 感染同宫颈 hrHPV 感染一样常见，但相比 HPV 介导的宫颈癌，HPV 介导的阴茎癌确实罕见。这可推断，在感染 HPV 后，阴茎上皮微环境不像宫颈上皮组织那样易形成变性带。此外，宫颈癌发病率最高的年龄为 35～45 岁，而 hrHPV 阳性阴茎癌发病率最高的年龄为 64 岁，hrHPV 阴性阴茎癌发病率最高的年龄也为 64 岁左右。这些均提示可能存在某种特殊变量如组织或激素影响着 hrHPV 的致癌作用过程，这些假设待需进一步研究。

2. 非 HPV 介导的阴茎癌致癌分子机制　至少有两种可能的机制干扰 p16INK4a/cyclin D/Rb 途径紊乱，那就是启动子超甲基化致使 p16INK4a 基因抑制（15% 的病例）或 polycomb 组（PcG）基因 BMI-1 过度表达（约 10%），BMI-1 针对编码 p16INK4a 和 p14ARF 的 INK4A/ARF 基因。其他导致 p14ARF/MDM2/p53 失活的机制还有 p53 基因突变，MDM2 过度表达和 p14ARF 突变。P53 基因的稳定性与 hrHPV 的检出量呈负相关，突变并失活的 p53 基因在阴茎癌患者中可见。

3. 两类阴茎癌致癌机制中共有的分子事件　HPV 阳性和 HPV 阴性阴茎癌致癌机制中共有的部分包括 ras 和 myc 基因的活性与表达水平的变化、E- 钙黏蛋白表达水平变化、金属蛋白酶（MMP-2、MMP-9）表达水平的改变和环氧合酶 -2（COX-2）和前列腺素 E_2（PGE_2）活性变化等。以上改变与新生血管形成、肿瘤浸润、转移共同属于阴茎癌致癌机制的后期步骤，其中一些因子如 E- 钙黏蛋白可作为淋巴转移程度的标志物。

总而言之，证据表明阴茎癌的癌变过程存在多种独立的分子途径，其中有一组的病因与 hrHPV 感染相关。无论是 HPV 介导或非 HPV 介导的阴茎癌，涉及 p14ARF/MDM2/p53 和（或）p16INK4a/cyclin D/Rb 的途径是最常见的通路。

五、病理

阴茎恶性肿瘤多数为鳞癌，其中普通鳞癌和非特异性乳头状癌占所有病例的 50%～60%，还有其他具有特异形态学特征和预后特点的亚型。阴茎黏膜面的肿瘤原发部位可从包皮开口延伸至尿道口。除外包皮和冠状沟，阴茎头部是阴茎鳞癌主要的发生部位。包皮和阴茎体外表面皮肤的鳞状细胞癌极

其罕见。末段尿道癌比较罕见，其表现特征与龟头癌类似。阴茎鳞状细胞癌最常见的是高度角化型和中分化癌。低分化癌可能含有不同数量的梭状细胞、巨细胞、未分化细胞、棘层松解细胞、透明细胞、小细胞、疣状细胞、基底细胞或是腺体成分。当这些成分为主时，可以从形态学上将肿瘤分为鳞癌的特殊亚型。

（一）常见类型的鳞状细胞癌

常见类型的鳞状细胞癌占所有阴茎癌的 50%～60%。大体上，肿瘤呈不规则的灰白色外生型或是平坦而带有淡红色溃疡的内生型肿块。切面为灰白的肿瘤组织，侵及阴茎的不同解剖层面。显微镜下肿瘤细胞可有不同的分化特点，包括分化良好的角化型癌和角化不足的未分化癌。

阴茎癌的组织学分级一直是阴茎癌区域淋巴结受累和全身转移的重要预测因素。Broder 分类系统是较为常用的分级系统，将阴茎鳞癌分为 1～4 级。另一种常见的分类方法是将阴茎癌分为高、中、低分化。分化良好的肿瘤无未分化细胞出现；中等分化的肿瘤和分化差的肿瘤分别包含低于 50% 和超过 50% 的未分化细胞。Cubilla 报道了一种规范化的阴茎鳞癌分级方法[63]。级别 1 是分化特别良好的鳞癌，形态学上仅与正常或增生的鳞状上皮存在微小差别。级别 3 具有一定比例的未分化细胞，表现为固实片状或聚集为不规则小灶，这些条索状或巢状的鳞癌细胞往往角化少或无角化，核质比高，核膜厚，胞核形态多样，染色质凝集，核仁突出以及有丝分裂相多见。其他类型的肿瘤则均为级别 2。最常见的是高度角化型和中分化癌。低分化癌可能含有不同数量的梭状细胞、巨细胞、未分化细胞、棘层松解细胞、透明细胞、小细胞、疣状细胞、基底细胞或是腺体成分。当这些成分为主时，可以从形态学上将肿瘤分为鳞癌的特殊亚型。

（二）其他类型的鳞状细胞癌

1. 疣状癌　疣状癌是少见的阴茎恶性肿瘤，仅占阴茎鳞癌的 7%，多发生于 60～70 岁的患者。疣状癌是生长缓慢、分化程度很高的肿瘤，呈乳头状，肿瘤与间质的接触面较广。疣状癌有局部侵袭性，但几乎不发生转移。因此治疗时需充分考虑此特征，给予合适的原发灶治疗，而无需进行区域淋巴结的治疗。疣状癌偶尔与肉瘤样癌伴发或是在放射治疗

后发生。目前的观点认为，HPV 感染和疣状癌相关性不大。

疣状癌的大体呈外生型乳头状，可以表现为多发结节鹅卵石样外观或长条状钉样突起。切面呈现白色锯齿状，肿瘤基底宽阔。疣状癌生长表浅，极少穿透固有膜、浅层肉膜或尿道海绵体。除在基底细胞层和旁基底细胞层偶见不典型的细胞核外，显微镜下细胞多呈现过度鳞化。病变区域混有乳头瘤样病变、不同角化程度的细胞以及肥厚的棘层。肿瘤与间质之间存在广泛的接触界面，而这正是疣状癌的标志性特点。疣状癌不含有挖空细胞（HPV 感染细胞）。具有灶性疣状特征的混合瘤需要与典型的疣状癌区分，这些混合瘤的远处转移率约为 25%。疣状癌的伴随病变有鳞状细胞（疣状）增生、不同分化级别的阴茎上皮内瘤变以及苔藓样硬化。有报道认为扁平苔藓样增生与疣状癌具有相关性，但因为病例数少，这种因果联系仍旧只是一种推测。

2. 湿疣样癌 湿疣样癌是一种生长缓慢的、低-中度恶性的 HPV 相关性疣样肿瘤，形态类似巨大湿疣但具有组织学恶性和潜在的淋巴结转移风险。湿疣样癌占所有阴茎鳞癌的 7%，相比于普通型鳞癌，湿疣样癌患者的年龄相对较轻。

肿瘤通常表现为菜花样病变，切面肉眼观呈灰白色，呈乳头状生长，常常浸润阴茎和尿道海绵体。肿瘤和间质的界面常常不规则，有的广基，有的呈锯齿状。镜下为乳头状瘤样生长，乳头正中有纤维血管轴，挖空细胞不仅出现在表层而且在肿瘤浸润的深层也存在。肿瘤可能存在过度角化或角化不全、细胞多形性和透明细胞的特征。上皮细胞挖空样变是湿疣样肿瘤具有的形态学相似点：从明显的良性病变（普通湿疣）到确切的恶性肿瘤（浸润性湿疣样癌）。

湿疣样的生物学行为介于疣状癌/乳头状癌和常见类型的鳞癌之间。深层浸润的高级别湿疣样癌可能有腹股沟淋巴结转移，因此在病理上需要同疣状癌、乳头状癌以及巨大湿疣相鉴别。湿疣样癌不同于分化极好的疣状癌，浸润层表现为不规则的锯齿状。乳头状癌无挖空细胞和典型的疣状乳头，而且分化非常良好。湿疣样癌相关的癌前病变有未分化的湿疣样或基底样阴茎上皮内瘤变。

3. 非特异乳头状癌 这是第三种低级别的疣状肿瘤，缺乏显著的诊断特征，与 HPV 无关。排除疣状癌和湿疣样癌后才可明确诊断乳头状癌，患者多

在 60 岁左右。肿瘤大体呈外生性，大而不规则。切面呈侵袭面不规则的浸润性乳头状肿瘤。镜下为分化良好的乳头状鳞癌，呈过度角化和多发性乳头瘤样改变。乳头具有多样性和复合性，或长或短，有或无纤维血管轴。尖端呈直型，波状，有毛刺或者钝平。肿瘤侵袭面呈不规则浸润。通常没有挖空细胞样改变。不均一的乳头，缺乏挖空细胞样改变以及肿瘤和间质之间的接触面锯齿不规则样是乳头状癌与疣状癌、湿疣样癌相区分的特点。尤其最后一点是与疣状癌鉴别的决定性特征。与低级别湿疣样癌鉴别可能需要通过 HPV 检测。低级别鳞状上皮内瘤变和苔藓样硬化常常和乳头状瘤相关。另外，乳头状癌是一种生长缓慢，腹股沟淋巴结转移率很低的肿瘤。

4. 基底样癌 基底样癌多见于龟头，是 HPV 相关性肿瘤，极少原发在包皮，占所有阴茎鳞癌的 4%～10%，平均年龄在 53 岁，临床诊断时超过一半的患者已有腹股沟淋巴结转移。

肿瘤大体上呈溃疡性非外生型的不规则肿块。切面为黄褐色实体肿瘤，肿瘤常浸润深部至阴茎或尿道海绵体。组织学上，肿瘤由基底样细胞癌巢组成，中心坏死（粉刺样坏死）或突发角化。细胞核深染，核仁不明显，分裂活跃。浸润性肿瘤附近上皮常可见湿疣样或基底样阴茎上皮内瘤变。

5. 肉瘤样癌 肉瘤样癌是以梭形细胞为主的浸润性阴茎肿瘤，可以继发于普通鳞癌复发后或者疣状癌放疗后，占所有阴茎癌的 1%～4%。多发生在龟头，也可累及包皮，患者平均年龄在 60 岁。

肿瘤一般呈溃疡或圆形息肉状肿块，直径较大，可达 5～10cm，多浸润至阴茎海绵体。显微镜下肿瘤由不同比例的鳞状细胞和梭形细胞组成，后者常占据主导地位。肉瘤样成分可能类似恶性纤维组织细胞瘤、纤维肉瘤、平滑肌肉瘤、黏液肉瘤或恶性血管内皮细胞瘤。病变中可见多少不等的长骨和软骨组织。肉瘤样癌需与肉瘤及恶性黑色素瘤鉴别，多切面活检和免疫组化有助于正确的诊断。梭形细胞常常有波形蛋白、各种细胞角蛋白及 p63 阳性。在我们的经验当中，角蛋白 34βE12 和 p63 是判定这类上皮肿瘤更特异和更敏感的标记物。

肉瘤样癌局部转移率高达 85%，病死率也高。一项 5 例肉瘤样癌病例的研究中，80% 的患者出现了肺、皮肤、骨、心包和胸膜的远处转移。运用原位杂交技术分析这 5 个案例与 HPV 相关性得到的是

阴性结果。但是，最近一项研究在 2 位肉瘤样癌患者中发现 HPV-16 和 HPV-18 的 DNA，提示 HPV 至少在一部分患者中也是一个病因。在肉瘤样癌中出现 HPV 感染可能与其初发类型的鳞癌有关。

6.隧道型癌　低级别的鳞癌，但鉴于其特殊的内掘性生长方式，肿瘤常浸润较深。阴茎部位有 7 例这种独特类型鳞癌的报道。患者平均年龄在 77 岁。肿瘤大体上为灰白色外生性或内生性乳头状肿块，常累及龟头并蔓延至冠状沟和包皮，其平均大小有 6cm。切面上的病变特征为：肿瘤内陷较深，形成延长、窄而不规则窦道，连接肿瘤表面和深层结构。镜下肿瘤形态学特征类似具有球状浸润面的疣状癌，但也可能存在常见类型鳞癌的不规则浸润灶。应与典型的疣状癌鉴别，后者分化相当完好，极少浸润超出固有膜并具有明确的肿瘤间质接触面。尽管有深层浸润，隧道型癌在诊断时尚无有腹股沟转移或系统播散的报道。

7.假性增生样癌　一种低级别鳞癌的临床病理类型，特点为常累及老年患者（80 岁左右）的包皮，且与苔藓样硬化相关。肿瘤分化极好，小的肿瘤活检组织容易和假性上皮瘤样增生混淆。病变为多中心性，第二或第三个独立病灶可能为疣状癌。大体外观呈扁平或轻微隆起，约 2cm 大小。镜下有轻微异型性鳞状细胞角化巢，外周包绕反应性间质。其分化程度仅在低级别的疣样肿瘤如疣状癌或乳头状癌中有显示。与苔藓样硬化共存表明炎症反应可能是该类型的一个病因。在一项 10 例相关患者的研究中，有一位患者在诊断为包皮多中心性癌并行包皮环切术后两年于龟头部复发，没有患者发现转移灶。

8.透明细胞癌　透明细胞特征可见于常见型鳞癌和湿疣样癌，镜检为大量透明细胞且具备特殊侵袭性，称为透明细胞癌。肿瘤较大，外生性，具有部分溃疡和广泛浸润，均位于包皮内表面。镜下肿瘤细胞较大，具有透明胞浆，PAS 染色阳性。所有病例均发现有 HPV-16 感染。报道的 5 个病例都发现了腹股沟囊性透明细胞转移。其中 2 位患者仍存活，其余患者或死亡或在最近一次随访中发现疾病复发。

9.腺鳞癌　腺鳞癌较少见，来源于具有黏液腺分化的鳞状上皮细胞，大都认为其原发于龟头，同时可能出现原位癌病灶。临床病理特征和预后与常见型鳞癌相似。肿瘤大体上表现为阴茎头部的巨大瘤体，浸润深达阴茎海绵体。镜下为鳞状细胞和黏液分泌腺癌的混合形式，鳞癌成分为主。腺体成分癌胚抗原（CEA）染色阳性。腺鳞癌需要与黏液表皮样鳞癌、腺基底样鳞癌及假腺样鳞癌相鉴别。在黏液性表皮样癌中，孤立细胞或鳞状细胞团内含有黏蛋白而无腺体形成。在腺基底样癌中有分泌黏蛋白的腺体形成，但这些固有成分不是典型的鳞癌，而是基底样癌。在假腺样癌中，黏蛋白缺乏或管腔内有脱落细胞碎片有助于鉴别诊断。另一个需要鉴别的是发生于利特雷腺（尿道腺，Littré glands）的腺癌，这是发生在阴茎腹侧并分泌黏蛋白的腺样肿瘤。已报道的少数病例表现侵袭性生物学行为，淋巴结转移常见。

10.棘层松解细胞（增殖体、假腺样）癌　一种少见的变异性鳞癌，以显著的棘层松解改变和假腺样间隙形成为特征。患者平均年龄为 54 岁。肿瘤大体为大而不规则肿块，累及多个阴茎解剖学间隔并侵入勃起组织。镜下假腺样间隔含有角蛋白、棘层松解细胞和坏死细胞碎片。CEA 和黏蛋白染色阴性。和普通类型鳞癌相比，假腺样鳞癌为高级别病灶，侵犯深层解剖结构和具有较高的局部转移率及死亡率。鉴别诊断包含形成腺体的阴茎肿瘤（表浅腺癌、黏液性表皮样癌和尿道腺癌）以及恶性血管内皮细胞瘤变异的肉瘤样癌。假腺样癌是侵袭性肿瘤，常有淋巴结转移。

11.巨大湿疣　此病变为外生型，多年后进展为巨型，不易正确分类。本病患者的平均年龄高于普通湿疣患者，但比湿疣样癌患者年轻。肿瘤大体观为菜花样，切面呈乳头状生长，与正常间质有明确的分隔区。深部可能累及固有膜、肉膜或尿道海绵体。镜下为外生或内生型，和普通湿疣有相同特征。已有报道，该病变有不典型细胞，可恶变成为侵袭性鳞癌，其转化率为 30% ~ 42%。疣样乳头中心有纤维血管轴，表层有挖空细胞样改变。需与其他疣状或湿疣样肿瘤鉴别，如普通湿疣和非侵袭性湿疣样癌。普通湿疣多发于年轻患者，病变较小并多发，除累及阴茎黏膜鳞状上皮外，也可累及阴茎干和包皮外表面。但巨大湿疣患者年纪更大，病变为单个较大病变。巨大湿疣要与分化良好的湿疣样癌鉴别比较困难。

（三）其他少见的阴茎原发肿瘤

其他阴茎原发肿瘤包括基底细胞癌、Paget 病、黑色素细胞病变、间叶肿瘤、神经纤维瘤、Schwann瘤即神经鞘瘤、颗粒细胞瘤、肌性内膜瘤、平滑肌瘤、Kaposi肉瘤、血管肉瘤、平滑肌肉瘤、恶性纤维组织细胞瘤和淋巴瘤等。

（四）与预后相关的病理因素

1.鳞癌组织学类型的预后价值　临床经验表明，不同的鳞癌组织学亚型与其局部或全身播散概率具有相关性。阴茎鳞癌的不同亚型可以根据预后特征分为三组：低危组由疣样癌组成，包括疣状癌、乳头状癌和部分湿疣状癌。目前已将假性增生样癌和隧道型癌也归于低危组。高危组则含有基底样癌、肉瘤样癌、腺鳞癌和低分化鳞癌，这些亚型大多具有组织学分级高、阴茎海绵体浸润以及淋巴结转移的特征。而中危组则囊括普通鳞癌、某些混合鳞癌和湿疣状癌的各种变异型。

2.累及淋巴结的数目和淋巴清扫的范围　单侧腹股沟区淋巴结阳性数目超过2个，则对侧腹股沟区以及同侧盆腔淋巴结累及的概率增加。对这一类患者建议行对侧腹股沟和同侧盆腔淋巴结清扫。累及的淋巴结数目和淋巴结阳性率可影响总生存率。

3.肿瘤基底浸润　存在两种方式，即插入型浸润（即以小的条束状广泛地累及间质）和推挤型浸润（肿瘤细胞以大块状浸润间质，浸润的肿瘤和间质之间有明显间隔）。插入型浸润与淋巴结转移风险高相关。

4.肿瘤侵犯深度　肿瘤较小时，侵犯的深度最好通过沿肿瘤中轴垂直切片获得。对大的龟头肿瘤，先将标本竖直分为两份，再以居中的阴茎尿道为轴对这两份进行平行切片。将从上皮-间质结合处邻近非瘤样上皮增生至浸润最深处的测量值（单位：毫米）定义为鳞癌的浸润深度。对巨大肿瘤，尤其是疣状癌类，前述的测量方法不适用，而是测量从肿瘤表层（除外角化层）至浸润的最深处的厚度。肿瘤浸润深度和肿瘤厚度具有相同的重要性。而浸润深度和阴茎癌预后相关。有研究报道，肿瘤厚度低于5mm则转移的危险性低。肿瘤浸润越深则淋巴结转移的危险通常越大。一般来说，浸润越深，则肿瘤组织学分级越高。累及阴茎海绵体的肿瘤比仅累及尿道海绵体的肿瘤淋巴转移风险更高，浸润是否深及海绵体组织应在最终病理报告中清楚说明。

5.切缘　切缘阳性是阴茎鳞癌的不良预后因素。阴茎部分切除术后标本重要切缘的病理检查包括：①邻近的尿道及尿道周围组织，包括上皮、固有膜、尿道海绵体和阴茎筋膜；②邻近的阴茎海绵体及相应分隔和包绕其的白膜和阴茎深筋膜；③阴茎体皮肤及其下肉膜。包皮环切术标本的完整病理检查应包括冠状沟切缘和皮肤切缘。

6.脉管侵犯　淋巴管或血管侵犯是阴茎癌不良预后因素。美国癌症联合会（AJCC）第七版肿瘤TNM分期手册中将原来的T_1期分为T_{1a}和T_{1b}两个亚期，就是根据是否有脉管侵犯或为低分化肿瘤。淋巴管瘤栓通常发生在浸润性肿瘤侵袭界面处，但也可在距肿瘤原发部位一定距离的其他解剖部位发现，如固有膜、阴茎筋膜，尤其是阴茎尿道周围的结缔组织中。血管瘤栓提示更高的肿瘤分期，而且与阴茎海绵体和尿道海绵体中的特殊勃起血管结构累及相关。

7. TNM分期　目前广泛采用美国癌症联合会（AJCC）和国际抗癌联盟（UICC）的阴茎癌TNM分期标准[64]。在分期手册中，"T"表示为未经治疗的原发肿瘤，"p"则是指该TNM分期为病理分期，相对临床分期，需要依据大体标本及其镜下的病理检查结果来确定。pT是原发肿瘤切除或活检后能够评价的病理分期；pN则是淋巴结清扫后确认淋巴结转移是否存在的分期；而pM则包含了远处病变的病检结果。肿瘤的病理分期需要在外科切除原发肿瘤病灶后确定。后缀"m"表示多病灶阴茎癌，如$pT_{a(m)}N_0M_0$。

8.阴茎上皮内瘤变　阴茎上皮内瘤变可以分为分化型（单纯型）、湿疣型、基底样型以及湿疣样-基底样混合型。分化型阴茎上皮内瘤变具有角化不全、上皮增厚、表皮突起增长、细胞间桥明显、基底细胞不典型增生、胞核增大、核仁突出等特点。分化型常常伴有苔藓样硬化。多认为这与HPV无相关性，不存在空泡细胞并且p16免疫组化染色（高危HPV亚型的替代标记）结果通常为阴性。基底样阴茎上皮内瘤变特征为正常上皮被圆核、少浆的较小而一致的细胞取代，出现大量有丝分裂细胞和凋亡细胞。湿疣样上皮内瘤变细胞的表面多刺并合并角化不全。正常上皮被具有明显特征的多形性空泡细胞所取代。湿疣样-基底样混合型上皮内瘤变并不少见。湿疣样和基底样上皮内瘤变是HPV相关病变，常常高表达p16。

9.其他与预后相关的病理因素　包括病变累及尿道/阴茎海绵体、低分化肿瘤细胞所占比例、疣状癌的浸润深度、最大转移淋巴结的大小、淋巴结外侵犯、人乳头瘤病毒（HPV）感染状态。

六、实验室及泌尿外科特殊检查

（一）实验室检查

阴茎癌患者实验室检查通常是正常的，部分患者可能会出现高钙血症。高钙血症与肿瘤组织分泌甲状旁腺激素相关蛋白（PTHrP）有关。如果出现血清钙不断上升的情况，需要评估有无骨转移，因为发生骨转移时也可以产生类似的异常实验室指标。标准的术前实验室检查应根据疾病的预期诊疗方式来进行选择。

（二）尿培养

尿培养可以除外泌尿系感染，但感染的存在并不能完全除外其他疾病，原则上如尿培养阳性，应先控制感染后再做进一步评估。

（三）活检

活检仍然是阴茎鳞状细胞癌的标准诊断手段。对于较小、局限的病灶可以考虑切除活检。在这些患者中需要做到切除后深部组织手术切缘为阴性。活检对疾病的分级和组织学分类提供了有用的信息。对于小病灶，侵犯深度也可经活检得到确认。较大的病灶可能更容易通过体格检查和影像学检查来判断浸润程度。这些零散的信息组合在一起有助于正确地进行疾病分期以及在没有明显的临床肿瘤转移症状（即触及转移淋巴结）下判断微观转移的可能性。

（四）阴茎肿瘤原发部位影像

最常用于检查阴茎癌病灶的影像学方法是超声和磁共振成像。阴茎超声检查使用 7.5Hz 线性探头。超声的敏感性和特异性分别为 57% 和 91%，其缺点是低估了肿瘤特别是 T_a 和 T_1 期病变的深度。判断肿瘤对阴茎海绵体白膜是否有侵犯适宜选择超声检查。

阴茎钆增强磁共振（MRI）检查被认为有 100% 的敏感性和 91% 的特异性。然而 MRI 对 T_a 期及 T_1 期病变的诊断及鉴别诊断表现欠佳，MRI 适合评估海绵体是否被侵犯。注射前列腺素形成人造勃起后行 MRI 检查提高了其成像质量。

其他检查如 CT 扫描对于评估阴茎癌局部病灶

并不能提供足够的软组织分辨率。

（五）淋巴结转移的检测

淋巴结状态的判断是区域淋巴结治疗中的关键问题。微转移灶的早期检出有利于根治性治疗的及早实施，而准确判断的无淋巴结转移则可避免不必要的手术，从而从根本上减少众多的相关并发症。

1. 体格检查　虽然肿瘤转移可以导致区域淋巴结的肿大，但是由于阴茎癌常伴有局部感染，因此初诊时约一半的肿大淋巴结是由炎症所致。这种情况下可以首先进行肿大淋巴结的细针抽吸细胞学检查，如未发现转移则患者采取分期治疗的方式，首先治疗原发病灶并给予抗生素治疗 4~6 周，随后再进行腹股沟淋巴结的评估。值得注意的是，即便抗生素治疗后淋巴结变小且不可触及，也不能排除淋巴结微转移灶存在的可能性。但是通过分期治疗降低炎症肿大的干扰可以使得进一步的检测更为准确，同时也有利于降低腹股沟区伤口感染和全身败血症的风险。

2. 影像学　CT 和 MRI 都是评估肿大淋巴结的可行的影像学检查手段。这两种方法确定转移的标准都定义为病灶大于 2cm。这就决定了这两种手段无法诊断早期的微小淋巴结转移。基于大小判断转移的敏感性为 40%~60%，而特异性则好得多，接近 100%。一些使用正电子发射计算机断层扫描（PET/CT）进行诊断的研究显示敏感性可以升高至 88%，具有良好的前景。但对于小于 7mm 的淋巴结 PET/CT 也有局限性。

铁氧化物超微粒子（USPIO）已经被用来提高 MRI 检测转移的能力。这些粒子被正常淋巴结吸收，但不被淋巴结中肿瘤所填充的区域吸收。在注射该造影剂后，磁共振 T2 加权影像可用来寻找不吸收造影剂的区域淋巴结，这可能就是肿瘤转移灶。这项技术极大地提高了肿瘤转移灶检测的敏感性和小淋巴结转移的诊断能力，具有很好的应用前景。

3. 血液肿瘤指标　鳞状细胞癌抗原（SCCAg）是一种肿瘤相关蛋白，在多个部位鳞癌的患者中均有升高。我们的前瞻性临床研究显示鳞状细胞癌抗原的水平与淋巴结转移负荷相关，但是该指标无法准确地预测微小转移病灶。对于已有淋巴结转移的患者，术前的鳞状细胞癌抗原水平以及治疗后的变化趋势有助于判断患者的预后。

4. 细针抽吸细胞学检查　对于腹股沟可触及肿

大淋巴结的患者，应当对肿块进行细针抽吸细胞学检查。如果细针抽吸细胞学检查结果为阴性，则可以对患者行一段时间抗感染治疗后再行穿刺；而如果检查为阳性，则可以进行淋巴结清扫手术，且需要同时切除穿刺针道周围覆盖的皮肤及组织。如果患者没有触及肿大的淋巴结，但具有转移的高危因素或者体型肥胖，那也应当首先考虑对淋巴结进行超声检查，必要时进行超声引导下的细针抽吸细胞学检查。研究人员采用超声联合细针抽吸细胞学检查的手段对 208 例 cN_0 期阴茎癌患者的腹股沟淋巴结进行检测，结果显示超声联合细针抽吸细胞学检查的敏感性为 58.6%，特异性为 100%[65]。虽然敏感性不高，但是 100% 的特异性、较高的效价比使得该项技术仍然是必需的初筛手段。特别是对于拟进行前哨淋巴结活检的患者，淋巴结转移灶较大时会出现淋巴引流中断或异位引流，超声联合细针抽吸细胞学检查则有助于筛选出此类患者。

5. 前哨淋巴结活检　前哨淋巴结活检技术经过了 30 多年的演进，目前已经成为诊断阴茎癌腹股沟淋巴结有无转移的首选微创手段。1977 年，研究人员通过淋巴显影技术提出了阴茎癌前哨淋巴结的概念：阴茎的淋巴引流首选到达腹股沟区的一个或一组淋巴结，这些淋巴结位于大隐静脉汇入股静脉处的上内侧，如果前哨淋巴结没有转移则其他的腹股沟淋巴结也没有转移。然而，基于解剖位置的前哨淋巴结定位受到了许多研究结果的怀疑，检测的假阴性率为 10%~50%。由于淋巴引流途径在人群中存在变异，研究人员通过淋巴显影和术中探测技术来个体化定位前哨淋巴结，称之为动态前哨淋巴结活检，步骤包括术前的单光子发射计算机断层成像术（SPECT）显像、术中专利蓝和 γ 射线联合检测淋巴结。在应用的初期，动态前哨淋巴结活检的假阴性率为 19.2%。随后该研究组改进了相关技术，包括术前 B 超检测、术中触诊排查转移淋巴结，避免因为淋巴引流堵塞导致显影错误；前哨淋巴结标本的连续切片联合免疫组化染色技术检出微小转移病灶。通过这些技术改进，动态前哨淋巴结活检的假阴性率得以降低至 4.8%。

改良的动态前哨淋巴结活检的诊断效果被两个中心共 323 例阴茎癌患者的大规模研究所证实，假阴性率为 7%，且并发症发生率为 4.7%[66]。而同期的并未改良的动态前哨淋巴结活检技术的检测研究结果均显示了较高的假阴性率。由于改良的动态前哨

淋巴结活检是一项多学科参与的复杂诊断技术，其存在学习曲线使得诊断的准确性得以满足要求（假阴性 <5%）。因此，采用该项技术的医学中心每年至少需要 20 例患者。这也导致了在许多欧洲国家，阴茎癌的治疗逐渐局限于有限的几个中心，以保证动态前哨淋巴结活检的水准。

由于手术的创面明显缩小，动态前哨淋巴结活检并发症的发生率明显低于预防性手术分期的发生率。

当然，动态前哨淋巴结活检的应用也有局限性，近来所作的一些研究也表明，对于有可及肿大淋巴结的患者而言，动态前哨淋巴结活检在判断是否有淋巴转移方面的价值并不高，且有 13% 的假阴性率。研究显示，对于已经接受过原发灶手术的患者，动态前哨淋巴结活检的诊断效果并不佳。

6. 腹股沟淋巴结转移的预测　肿瘤出现淋巴结转移可能性的大小与原发肿瘤的某些组织病理学特征密切相关。综合一些常用的病理指标如 T 分期和病理学分级，欧洲泌尿外科协会提出了淋巴结转移危险的分组。然而，前瞻性的研究显示中高危组中有接近 70% 的患者没有淋巴结转移。也有人提出了一种用于预测淋巴结转移风险的列线图，虽然内部验证显示具有良好的分辨度和符合度，但还未经过外部验证。虽然预测模型可以提供从 0 到 100% 的淋巴结转移概率，但是治疗的选择仅有两种：随访或诊断性治疗（动态前哨淋巴结活检或淋巴结清扫术），因此，预测模型主要用于优化下一步创伤性检查的病例选择。值得注意的是，原发肿瘤的活检并不能提供准确的预测信息，需要完整切除病变来进行病理学检查。

（六）分期

虽然目前还没有公认的分期系统，但 AJCC TNM 系统是使用最普遍的分期方法。该系统仍存在缺陷并有很大的改进空间。我们将讨论当前系统的内容以及讨论如何改进该系统。目前最新的 AJCC 分期系统建立于 2002 年（表 7-26）。

1. T 分期　T 分期基于肿瘤的浸润深度进行分期。将局限在龟头的原位癌称为红斑增生病，将局限在体部的原位癌称为阴茎鲍温病。T_a 期为非浸润性疣状癌。T_1 期肿瘤侵犯皮下结缔组织但未侵犯阴茎海绵体或尿道海绵体。T_2 期肿瘤侵犯阴茎海绵体或尿道海绵体。T_3 期侵入尿道或者前列腺。T_4 期侵

表 7-26　1997/2002 年 AJCC 阴茎癌 TNM 分期系统

- 原发肿瘤（T）
  - T_X：原发肿瘤不能评估
  - T_0：未发现原发肿瘤
  - T_{is}：原位癌
  - T_a：乳头状非浸润性癌
  - T_1：肿瘤侵犯上皮下结缔组织
  - T_2：肿瘤侵犯阴茎海绵体或尿道海绵体
  - T_3：肿瘤侵犯尿道或前列腺
  - T_4：肿瘤侵犯其他邻近结构

- 区域淋巴结临床分期（cN）
  - cN_X：局部淋巴结不能评估
  - cN_0：未发现局部淋巴结转移
  - cN_1：单个表浅腹股沟淋巴结转移
  - cN_2：多个或双侧表浅腹股沟淋巴结转移
  - cN_3：腹股沟深层或盆腔淋巴结转移，单侧或双侧

- 区域淋巴结病理分期（pN）
  - pN_X：局部淋巴结不能评估
  - pN_0：未发现局部淋巴结转移
  - pN_1：单个表浅腹股沟淋巴结转移
  - pN_2：多个或双侧表浅腹股沟淋巴结转移
  - pN_3：腹股沟深层或盆腔淋巴结转移，单侧或双侧

- 远处转移（M）
  - M_X：不能评估远处转移
  - M_0：无远处转移
  - M_1：有远处转移

- AJCC总分期
  - 0期
    - T_{is}, N_0, M_0
    - T_a, N_0, M_0
  - I 期
    - T_1, N_0, M_0
  - II 期
    - T_1, N_1, M_0
    - T_2, N_0, M_0
    - T_2, N_1, M_0
  - III 期
    - T_1, N_2, M_0
    - T_2, N_2, M_0
    - T_3, N_0, M_0
    - T_3, N_1, M_0
    - T_3, N_2, M_0
  - IV 期
    - $T_4, 任何 N, M_0$
    - 任何 T, N_3, M_0
    - 任何 $T, 任何 N, M_1$

犯其他邻近组织。

2. N 分期　淋巴结分期一般分为 N_0、N_1、N_2 和 N_3。术前临床分期为 cN，术后病理分期为 pN。单一浅层腹股沟淋巴结转移称为 N_1 期。多发浅层腹股沟淋巴结转移称为 N_2 期。如果患者有腹股沟深层淋巴结或盆腔淋巴结转移称为 N_3 期。

阴茎的淋巴管网分为浅、深两组：浅组淋巴管收集包皮、阴茎皮肤、皮下组织和阴茎筋膜的淋巴液，与阴茎背浅静脉伴行并汇入腹股沟浅层淋巴结；深组淋巴管收集阴茎头和阴茎海绵体的淋巴液，经阴茎筋膜深面并与阴茎背深静脉伴行，最终注入腹股沟深部淋巴结。腹股沟区的淋巴引流经由位于股管的淋巴管道（包含 Cloquet 淋巴结）汇入盆腔淋巴结。

基于淋巴造影的结果和以往的临床资料，阴茎鳞状细胞癌的淋巴结转移具有以下几个特点：①渐进式的淋巴结转移，肿瘤细胞先转移至腹股沟区淋巴结，随后经由位于股管的淋巴管道累及盆腔淋巴结，跳跃式的转移罕见；②阴茎的淋巴引流至双侧腹股沟区淋巴结，并且腹股沟区的淋巴管间存在着丰富的交通支；③有限的淋巴结转移并不意味着全身性疾病，只有进展为局部晚期病变才容易出现血行播散。

3. M 分期　M 分期就是判断有无任何远处转移，总的来说，M_1 期患者的预后较差。

4. 总体分期　疾病的总体分期综合了 T 分期、N 分期和 M 分期。

七、治疗

（一）原发病灶的治疗

治疗的目标首先是保证切缘无肿瘤。其次是保留功能和外观。因此，病灶的位置和范围是决定术式的关键，同时还要重视患者的期望。表 7-27 列出了根据原发灶选择的术式，但随后的双侧腹股沟淋巴结根治性清扫可以导致阴囊水肿，从而使重建失败。如果水肿慢性化，则出于卫生和舒适的考虑可能需要行会阴部尿道造口术。

表 7-27　阴茎病灶范围的治疗策略

病灶位置	术式
包皮	环切/激光
癌前病变/龟头浅表	5-氟尿嘧啶或咪喹莫德软膏/激光阴茎头表面重塑
阴茎头浅表且周边没有原位癌	广泛局部切除与 Mohs 显微镜手术
阴茎头近段的小病灶	部分龟头切除与一期闭合
病灶侵犯大部分/远端龟头	阴茎头切除&皮片移植
侵犯海绵体	部分/全部阴茎切除+/-阴茎头重建

1. 局部药物治疗　局部外用的 5- 氟尿嘧啶（5-FU）是一种胸苷酸的类似物，能够通过抑制胸腺嘧啶合成来阻断 DNA 的合成。外用 5-FU 已作为阴茎龟头原位癌的局部治疗手段。一项研究表明，7 例原位癌患者通过外用 5-FU 得以治愈，无复发时间长达 70 个月。5-FU 同时也可用于治疗阴茎干的鲍温（Bowen）病。

咪喹莫德是一种四环胺，兼具抗病毒和抗肿瘤特性。咪喹莫德导致的免疫应答改变至少部分依赖于其诱使干扰素 α 产生的能力。咪喹莫德可以用来治疗包括原位癌在内的多种癌前病变。

光动力疗法也被用于治疗原位癌，一项相关研究包含了 10 例病患，其中 5 例为阴茎原发病灶，5 例为阴茎癌保留器官手术后发现异型细胞。这些患者接受了光动力疗法，然而 10 例患者中有 3 例在中位随访 20 个月内发现了组织病理学的残留病灶。2 例原位癌接受了液氮冷冻治疗。

2. 激光治疗　激光治疗是低分期病变（如原位癌，T_1）的一个很好的治疗方案并且已被证明能够保持良好的生活质量。

一项研究回顾了 Nd:YAG 或 CO_2 激光治疗 19 例阴茎原位癌患者的效果。结果显示，所有的病灶都在无感染的情况下二期愈合，未引起性和排尿功能障碍。由于清除不彻底造成的再治疗率为 16%，平均随访 25 个月的复发率为 26%。1 例患者在初次激光治疗 6 年后发展为浸润性癌。这例患者随后接受阴茎部分切除术。由于这项研究采用 2mm 的安全边缘，因此他们推荐 5～8mm 的安全缘以尽量减少复发的可能，虽然这可能会影响一些功能和美观，但需要对所有的病例进行长期随访。

在另一项研究中，19 例患者接受了 CO_2、Nd:YAG 或 KTP 激光治疗，随访 2 年显示患者并无疾病复发。最后一项研究报道了 92 例激光治疗的患者，尽管缺乏长期随访资料，结果显示该治疗手段保留了性功能并有较好的外观效果。

3. 阴茎头表面重塑　这种方法适用于原位癌患者，通常是使用像 5-FU 这类局部治疗失败或者那些由于随访依从性差而不能使用局部治疗的患者。表浅的疣状肿瘤伴或不伴周边原位癌都可以采用表面重塑的方法进行处理，前提是必须保证切缘无瘤。将龟头除尿道之外的部分分成四个象限，对于任何局限于一个象限的菜花状肿瘤都可以完整切除。这个手术的挑战点在于切除皮肤的同时不损伤龟头海绵体组织。一旦切开象限后用至少两把镊子或者皮钩将边缘提起，使用手术刀或者尖头剪将皮肤锐性剥离。层次一旦建立则相对容易保持，如果进入龟头内，需要在邻近处重建正确的分离平面。尽可能保存龟头近心端的喇叭状外观，以最大程度地保存外观和性功能。最后，在使用皮片覆盖时要缝合每一个伤及海绵体的小切口。移植皮片下的毛细血管出血会自行止住，如果出现了动脉出血，那么就有必要实施双极电凝或者牢固的直接缝合。避免产生威胁移植皮片存活的血肿很重要。考虑到颜色、质地和感觉的问题，龟头最好被薄皮片所覆盖。供体的位置要在术前与患者协商，大腿内侧部取用方便，隐蔽性较前侧要好。由于是中厚皮片移植，因此移植皮片不会有毛发的生长。移植皮片采用 5-0 缝线褥式缝合并且应用非附着性辅料紧密包扎。值得注意的是，绑紧包扎时需要仔细操作避免收紧缝合处或者撕裂下方组织及移植皮片。紧密贴合移植皮片对于防止血肿和血清肿的形成及促进移植物的成活至关重要。另外一种促进移植皮片成活的方法要采用浸有二氨基吖啶的纱布，称之为移植皮片辅料捆绑法（TODGA）。辅料的应用代替了褥式缝合。更重要的是可以使患者在 24 小时内出院，而缝合法则至少需要 5 天。可以采用尿道导尿管或者耻骨上膀胱造瘘术引流尿液，前者为辅料的一部分。如果采用褥式缝合法且患者住院，则于第 5 天移除辅料，采用 TODGA 的患者 10 天后于门诊处理即可。如果发现移植物完全成活则导尿管可在同一时间移除。

4. 局部广泛切除　局限在包皮和龟头局限区域的病灶可以采用局部广泛切除的方法进行处理。所有的阴茎癌病例都需要进行包皮环切术，不论治疗方式如何（手术、局部外用化疗药物或放疗）。环切需要常规闭合切口。颗粒状病灶的局部广泛切除首先需要保证皮肤和肿瘤基底的切缘无瘤，同时也要知道如何关闭缺损。椭圆形的切口要沿着椭圆形的长轴方向关闭。轴的选择要根据肿瘤和龟头的形状来决定。环形的病灶最好以纵向椭圆形的方式切除以便缝合点朝向尿道。虽然使得阴茎围度受损但保持了长度、避免了尿道牵拉的发生。龟头病灶切除时会有严重的出血，因此需要在缝合关闭海绵体和皮肤缺损后再松开止血带。为防止止血带扎的时间过长，在冰冻切片处理的同时即应修复缺损。如果切缘阳性则重新扎止血带并扩大切除范围。龟头近心端的小病灶不伴有原位癌时可以采用保留远端阴茎和尿道的方法进行切除。对于这些病例的皮肤缺损可采用阴茎干皮肤覆盖或是采用如前所述的皮片移植。

5. Mohs 显微镜手术　Mohs 显微镜手术是一种采用多层薄片切除送检直至达到安全切缘的技术。这种方法可以使得组织的损失最小化。重复的切缘检查需要时间和专门的技术来进行连续切除和标本的显微镜检查。大肿瘤可能需要多次手术，一旦保证了安全缘则复发就很少见，有研究报道所做的 24 例中仅有 1 例复发[67]。MMS 的局限性在于原发肿瘤的大小受限（直径≤1cm），而且准确切除肿瘤后残留腔可能极不规则，大大增加了重建的困难性，可能需要在进行一期缝合或重建前进一步扩大切除范围。毫无疑问，皮肤外科医生可能是阴茎癌多学科治疗组中有价值的一员。

6. 龟头切除　这项手术是对局限于龟头的肿瘤外科处理的一次革命。在阴茎体或龟头切开时未必需要使用止血带。该术式首先在冠状沟距龟头近心端 5mm 处做一环切，随后像脱手套样游离阴茎干直至肉膜，暴露神经血管束。术中可以将阴茎干皮肤与耻骨部和阴囊皮肤缝合四针来协助阴茎干皮肤的牵拉。冠状沟背侧的皮肤用两把 Alice 钳提起。将冠状沟皮肤从 Buck 筋膜上方锐性分离直至龟头内面，注意保持内面完整。在这一界面层次上，龟头可以通过 Alice 钳牵拉和锐性分离逐步翻转剥离。这一层次为纤维状，将龟头固定于阴茎体。随着龟头的逐步外翻，分离向腹侧延伸直至到达尿道海绵体远端。根据肿瘤的位置和侵犯情况尽量多地保留尿道长度；否则会形成尿道下裂的外口。整个龟头和肿瘤切除后需要送冰冻病理检查。暴露的体部头端多为圆锥形，此时需要修剪成球形以作为新龟头。重建需要使用可吸收缝线，如 5-0 Vicryl。尿道重建有两种方式，一种为将尿道水平腹侧切开并翻转后与新龟头吻合。缝合后尿道通常可以覆盖龟头暴露部分的三分之一。初步的经验表明暴露的尿道有助于保留阴茎的快感。另一种更加美观的方法将尿道外口缝合成垂直的裂隙状，有助于尿流成"线性"。在海绵体头部中间行一切口的附加步骤可以使新的尿道重建于新龟头的中央。在尿道口留置四根 5-0 可吸收线构成菱形状以重建尿道口。松开张紧体部皮肤的缝线并将其拉向前。皮肤和肉膜缝于阴茎体。缝线与长轴平行，并避免损伤血管神经束，血管神经束可以在 Buck 筋膜层中清晰辨认。腹侧皮肤可以

缝合接近于尿道（如果是水平切开）以产生系带的外观。测量暴露的区域以便取皮，使之可以伸展覆盖在体部皮肤与尿道之间的区域。

如果尿道被腹侧切开后翻转缝合则裸露的区域为尖端向腹侧的新月形。如果尿道成型为垂直裂隙状，则皮片将在腹侧与其汇合形成缝样的外观。保证移植皮片存活的方法与龟头重建所述一致。去除包扎敷料之前需留置导尿管，医生可以根据情况选择经尿道或经耻骨上途径留置导尿。这种方法重建的新龟头在外观上做得非常出色。术后 6 周可恢复性交。有些患者反映由于龟头海绵体的缺损插入阴道时会有不舒服。可以使用在安全套内塞棉球的方法来模拟龟头以缓解这种不适感。

7. 阴茎部分切除和新龟头重建　龟头切除并不是所有的病例均能实施。当病灶侵犯阴茎海绵体时需要行阴茎部分切除。保留的阴茎体长度将起到保留尿道、保存性功能和减少心理创伤的作用。在肿瘤近心端行脱手套样切除后，阴茎海绵体的切面修整为"鱼嘴"状，以保证随后被水平缝合。如果肿瘤不是在腹侧，尿道要比阴茎海绵体多预留 10～15mm。阴茎海绵体至少被 2/0 的可吸收缝线缝合关闭。如果用阴茎体皮肤覆盖残端，一段时间后整个阴茎会有缩短的趋势。因此推荐使用移植皮片覆盖残端，方法如前所述。

8. 阴茎全切术和阴茎再造术　一小部分的阴茎肿瘤由于广泛侵犯近心端，只能实施阴茎全切术。在等待阴茎再造时，患者需要实施会阴部尿道造口。一些患者可能希望实施阴茎再造术。阴茎重建术有两种，仅仅再造阴茎的会阴部再造和再造阴茎和尿道的桡动脉阴茎再造术。随后可以安装可充气的阴茎假体以恢复性功能。让患者和医生了解阴茎再造的可行性很重要，如有需要可以到特定的中心进行咨询。这项手术操作复杂，需要整形外科的专业知识。阴茎重建术最主要的并发症是瘘管形成和供体处的疤痕形成。

9. 阴茎延长术　如果患者希望阴茎的外观长些，阴茎延长术可以在首次手术或是日后来完成。可以通过切开悬韧带的方法使阴茎下垂更多。将硅胶缓冲物（如小睾丸假体）置于阴茎与耻骨之间可以防止术后的粘连。通过将耻骨上皮肤缝于耻骨后骨膜上使其变扁平，这样可以减少阴茎的包埋。腹侧阴茎延长可以通过切除部分阴囊的方式来完成，称为腹侧阴茎成形术。

10.康复 患者及其配偶在评估期间应接受支持治疗。此时需要一位阴茎癌的专科护士来确保满足各种需求。铲形的尿道成形可能会导致尿液喷溅，因此，需要推荐患者使用尿壶或者坐便器。性心理咨询师可以帮助解决性和性关系等实际问题。在接受龟头切除术后一些患者因为失去了龟头会产生性交困难。可以通过使用塞棉球的安全套来模拟龟头以缓解性交困难。即使阴茎保留的长度很短，患者也可以在与配偶的摩擦中得到快感。性心理咨询师可以帮助解决术后缺陷的问题。

11.近距离放疗 近距离放疗也是一种结果令人鼓舞的保留阴茎的方法。近期一项来自多伦多和渥太华的报道描述了采用60Gy剂量治疗全厚度阴茎病灶[68]。他们描述了使用连续低剂量或者脉冲式瘤内放疗的治疗方法。过程涉及针的放置，针由铱-192线或者装有放射性种子的塑料管构成，由腹侧向背侧置入并形成2或3个平行面。针需要放置4到5天以上，治疗期间患者需卧床留置导尿管。针随后在麻醉下取出。作者强调了放疗对于尿道的保护作用。十年中的肿瘤特异性存活率达到83.6%。67例中有10例需要进行阴茎切除术，其中包括局部复发8例和组织坏死2例。尿道狭窄的发生率为9%。目前尚无比较原发肿瘤处理中近距离放疗和手术的效能和生活质量的随机研究。这样的一个研究需要临床医生与患者通力合作来完成两种治疗模式的随机分组。

（二）淋巴结转移的治疗

1.随访观察 在治疗原发肿瘤后，对腹股沟区的随访观察是可选择的方案之一。这可以避免手术及其多种并发症的发生，但这很可能会延误腹股沟淋巴结转移的诊治，从而失去治愈阴茎癌的最佳时机。

一旦微转移灶成为临床病灶，手术的治愈率明显降低。由于随访观察往往延误了有淋巴结微转移灶患者的治疗时机，因此其主要适用于淋巴结转移风险较小的患者。欧洲泌尿外科协会制订了淋巴结转移风险的分组：低危组为 pT_{is}、$pT_aG_{1\sim2}$、pT_1G_1，中危组为 pT_1G_2，而高危组则 $\geqslant pT_2$ 或 G_3。以往文献回顾显示低危组的淋巴结转移概率小于16.5%，而高危组的淋巴结转移概率为68%～73%。近年一项分析342例 cN_0 期患者的资料显示：低、中、高危三组的淋巴结转移概率分别为9%、13%和23%。我

们的回顾资料显示临床淋巴结阴性的患者中，低危组的淋巴结转移几率为5.9%，中危组为15%，高危组为37.5%。因此对于低危患者可以采用随访观察，在原发肿瘤治疗后可以每2～3个月进行复查，包括腹股沟区的体检和超声检查。如果对患者随访的依从性产生怀疑时，则应当建议腹股沟淋巴结清扫手术。

2.腹股沟淋巴结清扫手术

（1）原发灶和淋巴结区的分期手术：对于已经穿刺证实有腹股沟淋巴结转移的患者，如果拟进行腹股沟淋巴结清扫，则可以与原发灶手术同时进行，并在围术期给予抗生素治疗。如果腹股沟肿大淋巴结穿刺病理为阴性，则可以在原发灶手术完成后4～6周后再进行腹股沟淋巴结清扫。因为阴茎癌患者的肿大淋巴结在很多时候往往都是由感染所引起的，并能在感染控制（原发灶手术）后自行消退。而此时的淋巴结状态再结合原发灶的病理特征可以更有助于决定合适的治疗方式。

对腹股沟未触及肿大淋巴结的患者，以往多数学者认为分期手术可以降低淋巴结清扫手术的感染并发症。但近年来的资料也提出了不同的观点，研究人员分析了114例接受阴茎切除术加即刻腹股沟淋巴结清扫的患者。18%的患者接受了双侧浅表性腹股沟淋巴结清扫，63%的患者接受的是双侧髂腹股沟淋巴结清扫，而余下的患者（19%）则是接受单侧髂腹股沟淋巴结清扫加对侧浅表性淋巴结清扫。轻微皮瓣坏死的发生率为18%、严重皮瓣坏死为5%、轻微伤口感染为3%、暂时性单侧淋巴水肿为2%、血肿形成为4%。作者认为，同期的淋巴结清扫手术是相对安全的，并不增加伤口相关并发症的发生。在目前抗生素和围术期处理日益进步的前提下，同期手术和分期手术的并发症发生率的差异可能会逐渐缩小。

还有研究者认为分期淋巴结清扫可以使位于淋巴管道中的肿瘤细胞彻底聚集到淋巴结中，由此可以避免阻断于淋巴管道中的肿瘤发生复发。这种转移方式称为途中转移（in transit），常见于恶性黑色素瘤，发生率为2.3%～13%。总结目前的资料，途中转移主要是由于肿瘤的生物学行为所导致的，而治疗方式（前哨淋巴结活检或清扫手术）并不会增加这种转移方式的风险。对于阴茎鳞状细胞癌而言，恶性程度往往低于恶性黑色素瘤，所以途中转移的可能性较低，但是对于低分化的肿瘤仍然建议采用

分期手术的方式。

（2）根治性腹股沟淋巴结清扫手术：经典腹股沟股淋巴结清扫的范围为：以外环上缘与髂前上棘的连线为上界，以髂前上棘与其下 20cm 处的连线为外界，以耻骨结节及其下 15cm 处的大腿内侧为内界，内界和外界下缘的连线作为下界。根治性淋巴结清扫的深度要求为覆盖于肌肉表面的肌膜，同时需要对股血管进行骨骼化处理。由于股血管后方和股神经周围没有淋巴结，因此没有必要对股血管后方及股神经周围进行清扫。在根治性淋巴结清扫中，进入清扫区域和汇入股静脉的大隐静脉均被切断并包含在整体标本中，这是因为肿瘤有侵犯大隐静脉的可能性。

除了用于预防性清扫和治疗性清扫外，根治性腹股沟淋巴结清扫也可作为局部晚期甚至转移性患者的姑息性治疗手段，并可用于缓解癌肿穿透皮肤引起的溃烂或侵犯股血管所致的大出血。

（3）改良腹股沟淋巴结清扫手术：由于根治性手术的并发症众多，而且许多患者接受的是预防性淋巴结清扫，因此不少学者尝试对根治性手术进行改良。改良主要包括两个方面：①在范围不变的情况下改进操作、减少损伤；②缩小手术范围。这些尝试除了需要评价并发症的发生情况外，也要注意是否增加了肿瘤复发概率。

为减少淋巴结清扫手术的并发症，外科医生尝试了许多的术中技术改进。皮瓣的愈合不良是主要的短期并发症，有研究强调在浅筋膜浅层下进行皮瓣分离对于保留皮瓣血供的重要性。其他的技术改良还包括：保留大隐静脉和保留阔筋膜，目的主要在于降低术后远期并发症特别是淋巴肿的发生率。最近的一项 Meta 分析探讨了减少下肢淋巴肿的手术技术，结果显示保留大隐静脉能够显著地降低淋巴肿（OR 0.24）和其他并发症的发生率，其他可能有效的手段如保留阔筋膜、带蒂网膜瓣和显微手术，而缝匠肌移位似乎并不能降低并发症的发生率[69]。然而这些手术技术的确切作用仍有待前瞻性的随机对照研究来证实。

由于腹股沟的内上区域为淋巴结转移的好发部位，有研究者在 1988 年提出了改良的腹股沟淋巴结清扫（范围缩小）并用于 6 例患者。改良清扫手术在根治术的范围内避免对股动脉外侧和卵圆窝远端的淋巴结进行清扫。术中的技术改进包括缩小皮肤切口，保留 Scarpa 筋膜表面的皮下组织，保留大隐静脉，避免发生缝匠肌移位。虽然最初治疗的 6 例患者取得了较好的疗效，但随后的研究对改良清扫提出了质疑，文献报道复发率从 0～18% 不等。然而一些改良清扫的研究并未遵循上面研究提出的确切范围，如清扫必须包括腹股沟深淋巴结和精索周围的淋巴组织。上述改良淋巴结清扫目前仍然是临床淋巴结阴性患者的可选治疗方式之一，其并发症发生率低于根治性的清扫。

我们通过前瞻性的淋巴结送检研究，提出了新的改良腹股沟淋巴结清扫范围，即上界为精索，内界为长收肌内侧，外界为大隐静脉和股动脉的外侧，清扫该区域的深浅淋巴结。这一范围均以人体的解剖学标志作为边界，具有更好的临床重复性。最近有一项研究对 50 例患者进行了淋巴显像，提示可以用清扫腹股沟上区及中央区淋巴结来替代大范围的根治性清扫。然而，由于淋巴结出现转移后可能存在引流的变异，因此这一区域清扫的有效性仍然有待进一步研究。

除了范围缩小的淋巴结清扫外，也有许多研究探讨了手术深度缩小的淋巴结清扫——表浅腹股沟淋巴结清扫。有两个系列研究表明除非有腹股沟浅淋巴结的转移，否则不会出现深淋巴结的转移，这也是进行腹股沟表浅淋巴结清扫的理论依据。但相比根治性腹股沟股淋巴结清扫，患者在行浅表性腹股沟淋巴结清扫后其腹股沟淋巴结的复发率可能有所增高。

由于改良的局限性清扫往往只是针对第一和第二站引流的区域，因此如果局限性清扫的范围内出现淋巴结转移，如何进一步处理成为另一个重要问题。根据我们的解剖病理研究，改良区域以外出现淋巴结转移的概率与清扫区域内的转移负荷相关，并且盆腔比腹股沟外区更容易累及。这种情况下可以采用冰冻切片检查改良清扫的标本，如果发现淋巴结转移，则应该扩大为根治性的手术范围。

（4）腔镜下的腹股沟淋巴结清扫：2002 年，有研究者首次提出了阴茎癌的内镜下腹股沟淋巴结清扫，并于 2003 年首次开展。研究者在 15 例患者中比较了视频腔镜下腹股沟淋巴结清扫（video endoscopic inguinal lymphadenectomy，VEIL）与开放清扫手术，前者的肢体并发症发生率为 20%，而后者则为 70%；而在术后住院时间上，前者为 24 小时，而后者则为 6.4 天。另一研究对 8 例阴茎癌患者行腔镜下双侧腹股沟淋巴结清扫，有三个腹股沟手术区发生淋巴囊肿，发生率为23%（3/16），但没有伤口相关并发症的出现。回顾现有的资料显示，传统淋巴结清扫的并发症发生率为24%~87%，而腔镜下淋巴结清扫相关的并发症发生率相应为20%~23%。并且腔镜下手术较少出现皮瓣坏死的并发症。但目前该治疗手段的长期结果，特别是对于淋巴结转移患者的治疗效果仍有待进一步随访。

3. 单侧或双侧淋巴结清扫 淋巴管造影研究表明，至少12%的患者有阴茎淋巴液引流至双侧腹股沟区，而淋巴管闪烁造影术则认为这个比例应为60%~79%。因此初诊的阴茎癌患者需要行双侧腹股沟淋巴结清扫。如果初诊时患者表现为单侧肿大的淋巴结，仍有必要对未触及肿大淋巴结的对侧进行淋巴结清扫（或动态前哨淋巴结活检），原因是：①两侧腹股沟淋巴结转移病灶的生长速度可能存在有一定差异；②两侧腹股沟区存在有交通支，一侧肿瘤负荷较大时可以产生淋巴液的逆流。早期研究表明，如果手术发现一侧有淋巴结的转移，则对侧出现淋巴结转移的可能性为20%~60%。研究指出，当一侧的转移淋巴结数目≥2个时，对侧淋巴结发生隐匿性转移的可能性为30%。同时，对侧的治疗选择可以依据淋巴结阴性的腹股沟区的处理原则进行。当然，对于随访观察的患者，如果出现单侧的淋巴结转移，则需要根据情况决定是否需要进行对侧淋巴结区的治疗。有学者认为，假设双侧的转移淋巴结都以相同的速率增长，那么在差不多相同的时间点上应该可以触及到双侧转移性的淋巴结。但具体的情况是，引流至双侧腹股沟区的肿瘤细胞数量很有可能并不一致。因此，我们认为这里的决定因素主要有两个：① 一侧出现淋巴结转移和原发灶治疗的时间间隔：如果间隔仅有半年，则很有可能对侧存在临床不显著的微转移灶，但如果间隔达到2年，则对侧很可能没有进行清扫的必要；② 一侧淋巴结转移的负荷，如果转移侧淋巴结数目≥2个或者出现淋巴结外侵犯，则对侧出现淋巴结转移的概率较高。

4. 盆腔淋巴结清扫 盆腔淋巴结是腹股沟淋巴结转移的下一站，约有30%的阴茎癌患者会出现盆腔淋巴结的转移。然而，不同于腹股沟淋巴结转移，盆腔淋巴结转移患者的5年生存率仅为10%，其中微转移患者的5年生存率略高，为17%~54%。但如果发现有髂血管分叉上的淋巴结转移，则肿瘤几乎是不可治愈的。根据以上的预后

情况，盆腔淋巴结清扫的最佳对象应该是存在淋巴结微转移的患者。

如同腹股沟淋巴结的转移与否和阴茎的病理情况有关，盆腔淋巴结转移也与腹股沟的转移情况相关。仅有一个腹股沟淋巴结转移且无Cloquet淋巴结累及的患者发生盆腔淋巴结转移的可能性很低，因此并不需要进行盆腔淋巴结清扫。当患者腹股沟区只有1或2个淋巴结转移、没有淋巴结外侵犯且转移瘤为非低分化癌时，发生盆腔淋巴结转移的风险较低。我们的研究显示，Cloquet淋巴结对盆腔淋巴结转移检测的敏感度为30%，特异性为94%。同时，盆腔淋巴结转移的风险与腹股沟转移淋巴结的数目、淋巴结的比例（转移淋巴结数/切除的总淋巴结数）、淋巴结外侵犯和p53的表达显著相关[70]。由于腹股沟区病理信息能够指导是否进行盆腔淋巴结清扫，因此可以采取腹股沟和盆腔淋巴结分期手术的方式，这也可以降低同期手术的并发症。分期手术中需要注意的是必须完整切除Cloquet淋巴结。但是如果术前CT影像提示有≥3个肿大腹股沟淋巴结或淋巴结的长径≥3.5cm，则盆腔淋巴结转移概率较高，也可以同期进行髂腹股沟淋巴结清扫。

当腹股沟淋巴结有临床可见的转移时，应当进行盆腔CT检查并对肿大盆腔淋巴结行细针抽吸细胞学检查或腹腔镜下的淋巴结清扫手术，因为当患者出现肉眼可见的淋巴结转移时，单纯手术并不能使患者得到治愈，而是先要进行新辅助治疗。

根据我们的解剖病理研究，髂外区淋巴结是较常见的累及区域，但闭孔区也会出现淋巴结转移。因此推荐的阴茎癌盆腔淋巴结清扫范围是：向外以髂腹股沟神经为界，向内以膀胱和前列腺为界，近端以髂总血管为界，远端则以闭孔窝内淋巴结和流向腹股沟的淋巴管（Cloquet淋巴结）为界。目前的解剖病理研究和临床资料显示盆腔淋巴结之间不存在相互引流，如果腹股沟淋巴结为单侧转移，则仅需要进行患侧的盆腔淋巴结清扫。分期盆腔淋巴结清扫可以通过下腹正中切口实施，而同期手术则可以通过延长腹股沟直切口的方式进行。当然，盆腔淋巴结清扫还可以采用腹腔镜的方式。

5. 淋巴结清扫的并发症 首先需要指出的是，相对于阴茎癌淋巴结清扫手术的治愈效果而言，其所带来的并发症是可以接受的。但是由于预防性淋巴结清扫仍然会使相当一部分没有转移的患者受到无益的伤害。总的来说，并发症的发生可以按时间

分为早期和晚期并发症，或者按严重程度分为轻微和显著并发症。早期并发症如皮缘坏死、血清肿、淋巴漏、伤口感染、下肢静脉血栓，晚期并发症如淋巴囊肿、会阴下肢肿胀、神经麻木。严重的并发症如败血症、蜂窝织炎、需要引流血清肿、影响活动的水肿、血肿、皮瓣坏死、死亡。淋巴结清扫手术的围术期死亡率为 1.3%～3%，主要由于败血症和股血管破裂大出血造成。需要指出的是，腹股沟清扫手术可以发生多个并发症，特别是局部出现感染后，切口坏死、淋巴囊肿等并发症的发生率明显增高。

围术期治疗的改善及手术方法的改良都能减少阴茎癌患者行髂腹股沟淋巴结清扫术的并发症。以下对防治并发症策略中的重点进行简介。

（1）抗生素治疗：在原发灶治疗后给予 4～6 周的抗生素治疗能有效预防脓毒性淋巴结炎的发生。关于抗生素的使用虽然没有前瞻性的对照研究，但对于常伴发感染的腹股沟区，有理由相信预防性抗生素治疗能够降低术后感染的发生率。

滞留在腹股沟区伤口的特异性微生物有革兰氏阴性杆菌、葡萄球菌、类白喉杆菌及消化链球菌属。术前对手术野的严格消毒能减少细菌的繁殖，并且在划开皮肤之前给予广谱抗生素也能减少伤口感染并发症的发生。如果患者术前有蜂窝织炎或腹股沟淋巴结已经破溃感染，则应进行细菌培养及药敏试验，并根据药敏试验在术前给予患者相应的抗生素治疗。

预防性抗生素治疗需要维持至术后 1 周或直至拔除所有引流管。由于腹股沟淋巴结清扫术后常常有血清肿或淋巴积液的形成，此时需要注意充分的引流和局部无菌操作，避免导致蜂窝织炎。

（2）抗凝治疗：相对于白种人，中国人群的深静脉血栓发生率较低。我们行腹股沟淋巴结清扫的患者中，并不常规使用预防性抗凝药物。而且有研究显示，肝素可能会增加血肿形成及血水样伤口引流物增多的风险。当患者长期卧床或具有多项高凝因素时，可以在术前一晚开始应用常规小到中量的肝素并持续到术后，并且根据需要可以在随后的治疗中换成口服华法林治疗。除了应用抗凝药物，早期的活动也有助于减少深静脉血栓的风险。

（3）切口裂开的预防：腹股沟区皮肤的血供来自腹壁下动脉、阴部外动脉及环髂动脉的浅表分支，这三条分支位于浅筋膜的脂肪组织层，走向与腹股沟韧带平行。清扫术后皮瓣的血供主要取决于皮肤血供的保留情况及皮瓣自身的吻合支和微循环。根据皮肤的血供情况，沿腹股沟韧带的皮肤切口能减少皮瓣坏死的发生，而垂直和 S 形切口则略差。由于直切口所受的张力也大于 S 形及横向切口，因此大多数学者推荐在腹股沟韧带稍下沿着固有皮纹做水平斜切口。当然，直切口具有暴露良好、容易延伸至髂窝的优点。

如果腹股沟转移淋巴结累及到皮肤或细针抽吸细胞学检查为阳性，斜切口很容易调整以将肿瘤累及的皮肤连同淋巴结组织整块切除。斜切口如果需要延伸至盆腔淋巴结，可以在腹股沟外环上缘沿着腹外斜肌肌纤维走向切开腹外斜肌腱膜，并分离切断腹内斜肌及腹横肌以暴露盆腔淋巴结区。

除了切口选择以外，皮瓣太薄是造成其缺血、坏死及伤口裂开的重要因素。根据腹股沟淋巴结的解剖定位，在预防性清扫中应当保留浅筋膜浅层（脂肪组织层）以上的皮下组织。手术过程中对皮瓣的轻柔操作也能降低伤口相关并发症的风险，同时需要避免电刀功率过高造成的热传导损伤。

缝合皮肤之前可选择性切除发黑的皮缘以保证切口的血供，同时需要保证切口没有张力，此时可以通过将皮下组织缝合在深部的肌肉上进行减张。当然如果皮瓣缺损过大，则需要采用皮瓣进行修复，这样可以加速伤口的愈合并能防止张力过大引起的切口裂开。

（4）缝匠肌移位：早期文献认为，供应缝匠肌的血管在其起点远端约 10cm 处进入肌肉内。近来的研究显示，缝匠肌近端血管一般位于离髂前上棘6.5cm 处，在转移皮瓣中保留缝匠肌的近端血管能保证移位后的存活率。

缝匠肌移位能够为裸露的股血管提供保护，虽然在局部没有肿瘤复发的情况下，不移位患者出现血管破裂的概率并不高。目前，对缝匠肌移位能否减少腹股沟区切口的并发症仍有争论。作者认为，腹股沟淋巴结清扫术行缝匠肌移位并不能降低术后伤口并发症的发生率。

（5）皮瓣修复：在腹股沟淋巴结清扫术后有多种皮瓣可用于缺损组织的覆盖，如阴囊皮肤、阔筋膜张肌肌皮瓣，前外侧大腿肌皮瓣，腹直肌肌皮瓣等。其中阴囊皮瓣取材和应用最为简便，可以覆盖腹股沟区小于 4cm 的创面，但是该皮瓣厚度较薄，有时需要切除单侧睾丸，对于腹股沟区的保护有限。

腹直肌肌皮瓣覆盖的创面范围较大，皮瓣血供良好，但是手术损伤较大，术后有可能出现腹壁肌肉薄弱。阔筋膜张肌肌皮瓣操作较为简便，但是会在旋转皮瓣时造成狗眼样的边角，同时供区可能需要皮片移植覆盖。前外侧大腿皮瓣具有活动度良好、皮瓣远端血供好、供区损伤小可以直接关闭的优点，但是操作比较复杂，并需要精确地找到供应皮瓣的血管。

（6）术区引流：术后腹股沟区的负压吸引有助于切口的愈合，同时可能会减少淋巴积液及血肿的发生。待切口愈合较好时，可以将负压吸引逐步改为自然引流。当24小时的引流量少于20～50ml时可以拔除引流管，我们治疗的患者中拔除时间从10～30天不等。如果引流管放置时间过长，则会增加感染的风险。

（7）制动：清扫术后早期下床活动会使下肢的淋巴引流量增多，而制动可促进淋巴液的回流以及淋巴管吻合支形成。我们通常要求患者术后卧床休息7天，直到腹股沟切口愈合且没有皮下积液再开始增加活动。国外文献往往支持腹股沟淋巴结清扫术后早期下床活动，主要是担心深静脉血栓的发生。在使用肌皮瓣的情况下，患者在术后早期（48～72小时）应该避免活动，以防损伤到皮瓣的血供。

（8）下肢淋巴肿：目前对于淋巴肿并没有广为认可的客观定义，有研究者比较了客观指标（下肢体积、直径）和患者自觉下肢水肿症状之间的关联性，结果显示，整个下肢体积增加15%及以上，或周径总和增加7%及以上能够较好地预示中、重度淋巴肿。

淋巴水肿的治疗分为两期：强化期和维持期。严重下肢淋巴水肿的患者需要强化治疗，包括皮肤护理锻炼、多层淋巴水肿绷带及人工淋巴引流按摩。强化护理通常每天由相关的专业人员进行，持续大约两个星期。在强化治疗后，患者就可以进入如上述所说的维持期治疗。而轻到中度淋巴水肿患者通常只需要接受维持期治疗。淋巴水肿的治疗主要包括四个组成部分——皮肤的护理、活动、简单的淋巴引流及弹力袜。

即使患肢只出现轻度的水肿，但相应部位的皮肤仍然很干燥，因此皮肤护理是淋巴水肿日常防护的一个重要组成部分，目的是为了保持皮肤的柔软及完整，以防感染的发生。患者应当用水性乳霜而不是日常肥皂（因为肥皂会使皮肤变得干燥）对患肢进行清洗，同时注意清洗皮肤褶皱，并仔细地擦干。

之后，应用脱脂润肤霜涂抹患肢皮肤，防止皮肤水分的丢失及干燥。涂抹润肤霜的最佳时间是晚上，因为这时润肤霜可以充分渗入皮肤中，同时在使用弹力袜之前不要使用润肤霜，因为它会增加穿戴弹力袜的难度。同时，应该给患者以下建议：

1）如果病患处皮肤变红、发热并且更加肿胀，则需要来找医生，因为这可能是蜂窝织炎的表现；

2）脚趾间及褶皱处皮肤非常容易发生真菌感染，并且先于蜂窝织炎，因此应当快速的采取相应的治疗；

3）使用适当的驱蚊剂，避免蚊虫叮咬，如发生叮咬则要立即采取相应的治疗措施；

4）使用防晒指数高的防晒霜，避免患肢受到强的日晒；

5）避免从患肢处注射或抽血；

6）有下肢淋巴水肿的患者应当时刻穿着有保护性的鞋套。

适当的体力活动是一项重要的淋巴水肿治疗措施，在穿戴弹力袜时应当进行适当的体力活动。体力活动可以增加肌肉泵的功效，并能增快淋巴液的流速。应当鼓励患者坚持进行适合自身体能情况的体力活动。同时，应当鼓励患者晚上应当在床上睡觉，从而避免淋巴水肿的加重恶化。

简单的淋巴引流是一种轻柔的人工按摩，由患者自己或是护工进行。通过这种简单的手部按摩运动，可以促使淋巴液从淋巴水肿区域向其他未受病变累及的淋巴结流动。按摩必须轻柔、慢速和有规律。需要注意的一点是，在按摩病患区域之前，应先按摩正常区域以促进此区域淋巴液的流空。简单淋巴引流的禁忌证如下：

1）活动性恶性肿瘤；

2）蜂窝织炎；

3）心力衰竭；

4）下腔静脉阻塞；

5）近6个月有静脉血栓病史。

弹力袜是治疗淋巴水肿最重要的方法之一，并且当肢体形状规则时，它的效果最明显。相比弹力袜，按压绷带更加适合那些肢体巨大并且形状不规则的患者，因为它能减小肢体的尺寸并且能改善肢体的形状。在选择弹力袜时，应该充分对患者的生理及心理进行评估，包括淋巴水肿的分期及严重性、肢体的大小及形状、皮肤及皮下组织的改变程度和患者穿戴弹力袜的能力及意愿。弹力袜可有不同的型号、尺寸及弹力大小，因此，专职人员必须经过一定的训练，才能选到适合患者的弹力袜，从而才能达到更好的防治效果。

弹力袜的穿戴，有很多有用的技巧可以使用，如：

1）尽量在清晨穿戴，因为这时患肢最细；

2）在使用润肤霜后不要立即穿戴，因为润肤霜会妨碍穿戴，并且有可能损坏弹力袜；

3）在穿戴之前可以使用滑石粉。

6. 放疗　放疗作为局部治疗的一种方式也被尝试用于阴茎鳞癌区域淋巴结的治疗。但由于阴茎鳞癌多为中高分化肿瘤，因此转移灶对放疗常不敏感。有一些学者尝试对临床腹股沟淋巴结阴性的患者进行预防性放疗，然而大部分的结果令人失望。作者因此认为手术治疗仍然是阴茎癌腹股沟淋巴结转移的首选治疗方法，但当患者不能耐受手术时可以选择以放疗为主的治疗方法。

7. 新辅助治疗

（1）新辅助化疗：新辅助化疗的目的在于降低肿瘤负荷以助于局部确切性治疗的效果。基于对转移性阴茎癌的治疗效果，目前的研究中采用了不同活性的包含顺铂或卡铂的联合用药方案。目前使用了一系列以具有不同活性的顺铂或卡铂为基础的方案来治疗晚期癌症。选择以铂剂为基础的多药联合化疗方案多于单药化疗，治疗中减少博来霉素的运用可降低因药物毒性所致的死亡率。但现在许多临床因素还未明确，包括优化的病例选择、与化疗反应率相关的疾病特征以及最佳的化疗方案和持续时间。

目前阴茎癌新辅助化疗最常用的为BMP（博来霉素、甲氨蝶呤和顺铂）。接受包含博来霉素方案的患者中有3例治疗相关死亡。60%（12/20）的患者对新辅助化疗有客观缓解，其中两例为完全缓解，10例为部分缓解。37%（7/20）的患者化疗后病情稳定或疾病进展。总的5年生存率为32%（CI 95%，17%～62%）。新辅助化疗有缓解的患者的总生存率（5年生存率为56%；CI 34%～95%）与无反应的患者（5年生存率为0）有明显的统计学差异。所有化疗后无缓解（稳定或疾病进展）的患者均于巩固性手术后复发并死于疾病。因此，对于有固定的、不可切除的盆腔或腹股沟转移灶并且对化疗无反应的患者，不推荐对其继续行巩固性手术治疗。

关于新辅助化疗后的巩固治疗，外科手术是首选的方案。巩固性放疗代替外科手术治疗高危阴茎SCC尚未得到充分研究。因此，在没有严格设计的临床试验前，这种治疗方案并不应当推荐。局部晚期肿瘤患者接受新辅助化疗后能够更好地选择合适巩固性手术治疗的患者，与此同时，那些可能无法从手术中获益的患者可以避免手术创伤而保留更好的生活质量。对于局部晚期阴茎癌的治疗我们提出了具体可行性原则（图7-8）。以往的病例报道研究可以得出以下几项建议[71]：

1）患者若有大块的腹股沟或盆腔转移淋巴结，需选用含有顺铂的化疗方案；

2）因有较强的毒副作用，不推荐选用博来霉素；

3）对化疗不敏感的患者不推荐继续行巩固性手术治疗。治愈性的手术治疗应当仅用于化疗敏感的局部晚期患者。

最新的EUA阴茎癌指南建议对淋巴清扫术后复发的患者或转移灶固定的患者给予新辅助化疗[14]。笔者认为细针穿刺活检证实分期为$cN_2 \sim N_3$的患者应当给予新辅助化疗，因为他们5年生存率很低。

（2）新辅助放疗：最新的各种指南和建议中，均未积极推荐对晚期阴茎癌患者手术前给予新辅助放疗。近年来的资料显示，治疗性淋巴结清扫术后并发症发生率为30%～70%，专家的普遍共识是新辅助放疗可能会增加本来已经很高的术后并发症发生率。

8. 巩固治疗

（1）巩固性手术及考虑因素：在近年来对新辅助化疗逐步关注以前，根治性手术切除一直是治疗腹股沟或盆腔淋巴结转移患者的基石。对于局部晚期不可切除的病变极少的中心进行了富有挑战的手术（半骨盆切除或椎体切除），但成功的概率很小。目前，对腹股沟淋巴结转移负荷小的患者首选治疗是单纯手术；然而，有以下情况的需考虑新辅助化疗：

1）N_1期可活动的病变淋巴结≥4cm；

2）$N_2 \sim N_3$期患者；

3）淋巴结清扫术后复发的患者。

通常在原发肿瘤治疗后，手术的计划需要进入系统性规划中。肿大淋巴结需要通过细针穿刺活检证实，可以选择B超引导。

（2）降低并发症发生率：纵观历史，我们

IV期阴茎癌的治疗

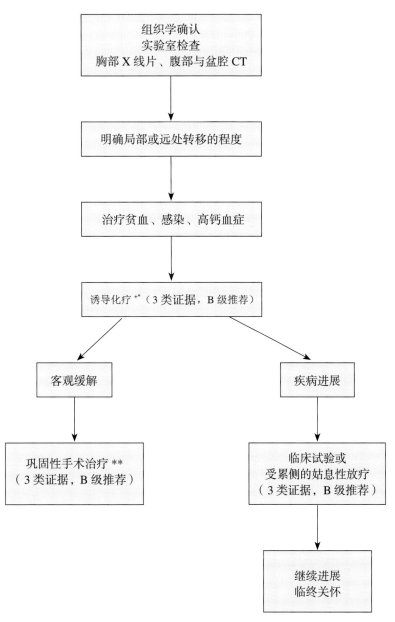

图 7-8 晚期阴茎癌治疗的可行性原则

注：+ 含有顺铂的联合化疗方案；

* 腹股沟淋巴结较大的患者若淋巴结与皮肤无融合固定或没有远处转移，术前放疗是另一种可行的治疗策略（证据水平为 3，推荐等级为 C）；

** 局部转移的患者若化疗后病情稳定可选择性进行手术切除治疗。对于有远处转移且转移灶对化疗敏感的患者，可以根据个体的情况进行髂腹股沟姑息性手术。

发现腹股沟淋巴结清扫术相关并发症发生率达80%～100%。随着技术的不断改善和围术期护理质量的提高，如今许多中心的术后大小并发症发生率均明显降低。通过新辅助化疗选择合适的手术患者是降低局部晚期阴茎癌手术相关死亡率的最有效措施。这种治疗方式可以作为一个试金石，只对那些能从手术中获益的患者实施这种并发症显著的根治性手术。在诊治接受根治性清扫的患者时还需要采用一些减少并发症的技术。

根治性淋巴结清扫是有淋巴结转移患者的标准疗法。与传统的淋巴结清扫术相比，改良的腹股沟淋巴结清扫术可以减少患者并发症发生率，但对于局部晚期阴茎癌患者并不推荐此方法。在晚期患者接受手术治疗前，我们建议对手术的合理性和整个手术计划进行多学科讨论。

肿瘤内科：外科医生与肿瘤内科医生间的合作是极为重要的。对于局部晚期患者，根治性手术治疗前须要评估其对化疗的敏感性，因为若患者对化疗不敏感或病情继续进展，积极的手术治疗并不能使其受益。

伤口护理：若切口周围有细菌感染，应先抗感染治疗后再行手术，以防止败血症的发生。对所有患者都推荐手术前使用抗生素预防感染，手术后继续使用抗生素直到拔除所有引流管。关于抗生素的最佳使用疗程尚需更多研究。

术后伤口覆盖：考虑到转移病灶常累及覆盖的皮肤，因此需要事先制订如何手术切除以及术后伤口覆盖的计划。术前整形外科医生会诊是很有价值的，可协助外科医生进一步完善医患沟通，帮助患者认识术后可能的伤口缺陷和重建方案。

血管结构受累：对于转移灶包绕股血管的情况，需要血管外科医生会诊并参与制订手术和重建方案。由于肿瘤侵犯导致的急性腹股沟出血是局部晚期阴茎癌少见但致命的并发症。如今的血管内支架植入术可以姑息性地预防这种致命的并发症，以避免此类患者以前所需的极端性手术治疗。另外，姑息性化放疗前的解剖外血管分流术以已成功用于临床。

（3）巩固性放疗：放疗并不推荐用于腹股沟淋巴结转移的巩固性治疗。

9. 姑息性治疗　放疗已经成功用于姑息性治疗髂腹股沟淋巴结肿大不能手术切除的晚期患者。在一项41例晚期阴茎癌行姑息性放疗（40～45Gy/4～5周）的研究中，56%的患者局部症状得到缓解（疼痛和破溃淋巴结的分泌物）。研究对象的中位存活期为4个月，其中仅1例存活＞5年且无疾病进展。

10. 辅助治疗　对于那些淋巴清扫术后复发高危的患者（N_2～N_3，淋巴结外侵犯），辅助治疗是可选择的手段，但目前的证据水平较低。腹股沟清扫术后具有不良预后因素的患者，联合放化疗研究的资料仍然缺乏。对于有较高复发风险的患者，尽管文献没有明确的指导意见，我们仍然建议进行辅助治疗（化疗或放疗）。辅助治疗方案的选择应该基于治疗性机构的经验和患者的知情情况。对淋巴结清扫术后有较差预后因素（N_2～N_3，淋巴结外侵犯）的患者可选择辅助化疗。在腹股沟淋巴结清扫术后进行腹股沟区和髂外区放疗可以减少高危患者治疗失败的风险。尽管会增加局部并发症，同时临床随访较困难，对于那些腹股沟淋巴结广泛转移或术后发现淋巴结外侵犯的患者可以考虑辅助放疗。

（叶定伟　秦晓健）

主要参考文献

[1] DeLellis RA LRV, Heitz PU ea. Pathology and genetics of tumours of endocrine organs. World Health Organization classification of tumors : Lyon: IARC Press, 2004.

[2] Calhoun DA, Nishizaka MK, Zaman MA, Thakkar RB, Weissmann P. Hyperaldosteronism among black and white subjects with resistant hypertension. Hypertension, 2002. 40(6): 892-6.

[3] Gallay BJ, Ahmad S, Xu L, Toivola B, Davidson RC. Screening for primary aldosteronism without discontinuing hypertensive medications: plasma aldosterone-renin ratio. Am J Kidney Dis, 2001. 37(4): 699-705.

[4] Dluhy RG, Lifton RP. Glucocorticoid-remediable aldosteronism. J Clin Endocrinol Metab, 1999. 84(12): 4341-4.

[5] Stowasser M. Primary aldosteronism and potassium channel mutations. Curr Opin Endocrinol Diabetes Obes, 2013. 20(3): 170-9.

[6] 李汉忠, 沈周俊. 肾上腺外科疾病诊断治疗指南. 中国泌尿外科疾病诊断治疗指南(2011版). 北京. 人民卫生出版社.

[7] 吴阶平. 吴阶平泌尿外科学. 2004. 济南: 山东科学技术出版社, 1629-1704.

[8] Putignano P, Bertolini M, Losa M, Cavagnini F. Screening for Cushing's syndrome in obese women with and without polycystic ovary syndrome. J Endocrinol Invest, 2003,

26(6): 539-44.

[9] Wein AJ, Kavoussi LR, Novick AC, Partin AW, Peters CA. Campbell-Walsh Urology. 2006. 9th Edition. Saunders. 1830-1867.

[10] Aubert S, Wacrenier A, Leroy X, et al. Weiss system revisited: a clinicopathologic and immunohistochemical study of 49 adrenocortical tumors. Am J Surg Pathol, 2002, 26(12): 1612-9.

[11] Evenepoel L, Papathomas TG, Krol N, et al. Toward an improved definition of the genetic and tumor spectrum associated with SDH germ-line mutations. LID-10.1038/gim.2014.162 [doi]. Genet Med. 2014 .

[12] Kugelberg J, Welander J, Schiavi F, et al. Role of SDHAF2 and SDHD in von Hippel-Lindau associated pheochromocytomas. World J Surg, 2014, 38(3): 724-32.

[13] Toledo SP, Lourenco DM Jr, Sekiya T, et al. Penetrance and Clinical Features of Pheochromocytoma in a Six-Generation Family Carrying a Germline TMEM127 Mutation. J Clin Endocrinol Metab, 2015, 100(2): E308-E318.

[14] Flynn A, Benn D, Clifton-Bligh R, et al. The genomic landscape of phaeochromocytoma.LID - 10.1002/path.4503 [doi]. J Pathol, 2014 .

[15] James MF, Cronje L. Pheochromocytoma crisis: the use of magnesium sulfate. Anesth Analg, 2004, 99(3): 680-6, table of contents.

[16] Lebowitz-Amit R, Mete O, Asa SL, Ezzat S, Joshua AM. Malignant pheochromocytoma secreting vasoactive intestinal Peptide and response to sunitinib: a case report and literature review. Endocr Pract, 2014, 20(8): e145-50.

[17] Hata J, Haga N, Ishibashi K, et al. Sunitinib for refractory malignant pheochromocytoma: two case reports. Int Urol Nephrol, 2014, 46(7): 1309-12.

[18] Cassol CA, Winer D, Liu W, Guo M, Ezzat S, Asa SL. Tyrosine kinase receptors as molecular targets in pheochromocytomas and paragangliomas. Mod Pathol, 2014, 27(8): 1050-62.

[19] Shimamoto T, Inoue K, Kamata M, et al. Pathological risk factors in upper urinary tract cancer. Asia Pac J Clin Oncol. 2013 Dec 2. doi: 10.1111/ajco.12155. [Epub ahead of print]

[20] Traxer O, Geavlete B, de Medina S G, et al. Narrow-band imaging digital flexible ureteroscopy in detection of upper urinary tract transitional-cell carcinoma: initial experience. J Endourol. 2011, 25(1): 19-23.

[21] Somani B K, Moseley H, Eljamel M S, et al. Photodynamic diagnosis (PDD)for upper urinary tract transitional cell carcinoma (UT-TCC): evolution of a new technique. Photodiagnosis Photodyn Ther. 2010, 7(1): 39-43.

[22] Xylinas E, Rink M, Cha E K, et al. Impact of distal ureter management on oncologic outcomes following radical nephroureterectomy for upper tract urothelial carcinoma. Eur Urol. 2014, 65(1): 210-217.

[23] Ito K, Kuroda K, Asakuma J, et al. Preoperative Risk Factors for Extraurothelial Recurrence in Patients with Ureteral Cancer Treated with Radical Nephroureterectomy J Urol. 2014, 191(6): 1685-1692.

[24] Tanaka N, Kikuchi E, Kanao K, et al. Metastatic behavior of upper tract urothelial carcinoma after radical nephroureterectomy: association with primary tumor location. Ann Surg Oncol. 2014, 21(3): 1038-1045.

[25] Chromecki T F, Bensalah K, Remzi M, et al. Prognostic factors for upper urinary tract urothelial carcinoma. Nat Rev Urol. 2011, 8(8): 440-447.

[26] Jemal A, Bray F, Center MM, Ferlay J, Ward E, Forman D. Global cancer statistics. CA: a cancer journal for clinicians, 2011, 61(2): 69-90.

[27] Ferlay J, Autier P, Boniol M, Heanue M, Colombet M, Boyle P. Estimates of the cancer incidence and mortality in Europe in 2006. Annals of oncology : official journal of the European Society for Medical Oncology / ESMO, 2007, 18(3): 581-92.

[28] 韩苏军, 张思维, 陈万青, 等.中国膀胱癌发病现状及流行趋势分析. 癌症进展, 2013, 1

[29] Prout GR, Jr., Wesley MN, McCarron PG, et al. Survival experience of black patients and white patients with bladder carcinoma. Cancer, 2004, 100(3): 621-30.

[30] Markowitz SB, Levin K. Continued epidemic of bladder cancer in workers exposed to ortho-toluidine in a chemical factory. Journal of occupational and environmental medicine / American College of Occupational and Environmental Medicine, 2004, 46(2): 154-60.

[31] Fleshner NE, Herr HW, Stewart AK, Murphy GP, Mettlin C, Menck HR. The National Cancer Data Base report on bladder carcinoma. The American College of Surgeons Commission on Cancer and the American Cancer Society. Cancer, 1996, 78(7): 1505-13.

[32] Nielsen K, Nielsen KK. Adenocarcinoma in exstrophy of the bladder--the last case in Scandinavia? A case report and review of literature. The Journal of urology, 1983, 130(6): 1180-2.

[33] Epstein JI, Amin MB, Reuter VR, Mostofi FK. The World Health Organization/International Society of Urological Pathology consensus classification of urothelial (transitional cell)neoplasms of the urinary bladder. Bladder Consensus Conference Committee. The American journal of surgical pathology ,1998, 22(12): 1435-48.

[34] Datta SN, Allen GM, Evans R, Vaughton KC, Lucas MG. Urinary tract ultrasonography in the evaluation of haematuria--a report of over 1,000 cases. Annals of the Royal College of Surgeons of England ,2002, 84(3): 203-5.

[35] Horiuchi K, Tsuboi N, Shimizu H, et al. High-frequency endoluminal ultrasonography for staging transitional cell carcinoma of the bladder. Urology, 2000, 56(3): 404-7.

[36] Paik ML, Scolieri MJ, Brown SL, Spirnak JP, Resnick MI. Limitations of computerized tomography in staging invasive

bladder cancer before radical cystectomy. The Journal of urology, 2000, 163(6): 1693-6.

[37] Tekes A, Kamel I, Imam K, et al. Dynamic MRI of bladder cancer: evaluation of staging accuracy. AJR American journal of roentgenology, 2005, 184(1): 121-7.

[38] van der Meijden AP, Sylvester R, Oosterlinck W, et al. EAU guidelines on the diagnosis and treatment of urothelial carcinoma in situ. European urology, 2005, 48(3): 363-71.

[39] Ro JY, Staerkel GA, Ayala AG. Cytologic and histologic features of superficial bladder cancer. The Urologic clinics of North America, 1992, 19(3): 435-53.

[40] Divrik RT, Yildirim U, Zorlu F, Ozen H. The effect of repeat transurethral resection on recurrence and progression rates in patients with T1 tumors of the bladder who received intravesical mitomycin: a prospective, randomized clinical trial. The Journal of urology, 2006, 175(5): 1641-4.

[41] Raj GV, Herr H, Serio AM, et al. Treatment paradigm shift may improve survival of patients with high risk superficial bladder cancer. The Journal of urology, 2007, 177(4): 1283-6; discussion 6.

[42] Shelley MD, Kynaston H, Court J, et al. A systematic review of intravesical bacillus Calmette-Guerin plus transurethral resection vs transurethral resection alone in Ta and T1 bladder cancer. BJU international ,2001, 88(3): 209-16.

[43] Muto G, Bardari F, D'Urso L, Giona C. Seminal sparing cystectomy and ileocapsuloplasty: long-term followup results. The Journal of urology, 2004, 172(1): 76-80.

[44] Lin T, Huang J, Han J, et al. Hybrid laparoscopic endoscopic single-site surgery for radical cystoprostatectomy and orthotopic ileal neobladder: an initial experience of 12 cases. Journal of endourology / Endourological Society, 2011, 25(1): 57-63.

[45] Abol-Enein H, Ghoneim MA. Functional results of orthotopic ileal neobladder with serous-lined extramural ureteral reimplantation: experience with 450 patients. The Journal of urology, 2001, 165(5): 1427-32.

[46] el Mekresh MM, Hafez AT, Abol-Enein H, Ghoneim MA. Double folded rectosigmoid bladder with a new ureterocolic antireflux technique. The Journal of urology, 1997, 157(6): 2085-9.

[47] Weiss C, Wolze C, Engehausen DG, et al. Radiochemotherapy after transurethral resection for high-risk T1 bladder cancer: an alternative to intravesical therapy or early cystectomy? Journal of clinical oncology : official journal of the American Society of Clinical Oncology, 2006, 24(15): 2318-24.

[48] Millikan R, Dinney C, Swanson D, et al. Integrated therapy for locally advanced bladder cancer: final report of a randomized trial of cystectomy plus adjuvant M-VAC versus cystectomy with both preoperative and postoperative M-VAC. Journal of clinical oncology : official journal of the American Society of Clinical Oncology, 2001, 19(20): 4005-13.

[49] Loehrer PJ, Sr., Einhorn LH, Elson PJ, et al. A randomized comparison of cisplatin alone or in combination with methotrexate, vinblastine, and doxorubicin in patients with metastatic urothelial carcinoma: a cooperative group study. Journal of clinical oncology : official journal of the American Society of Clinical Oncology, 1992, 10(7): 1066-73.

[51] Rodel C, Grabenbauer GG, Kuhn R, et al. Combined-modality treatment and selective organ preservation in invasive bladder cancer: long-term results. Journal of clinical oncology : official journal of the American Society of Clinical Oncology, 2002, 20(14): 3061-71.

[52] Srinivasan V, Brown CH, Turner AG. A comparison of two radiotherapy regimens for the treatment of symptoms from advanced bladder cancer. Clinical oncology, 1994, 6(1): 11-3.

[53] Visser O, Adolfsson J, Rossi S, et al. Incidence and survival of rare urogenital cancers in Europe. European journal of cancer, 2012, 48（4）: 456-64.

[54] Garden AS, Zagars GK, Delclos L. Primary carcinoma of the female urethra. Results of radiation therapy. Cancer, 1993, 71（10）: 3102-8.

[55] Smith Y, Hadway P, Ahmed S, Perry MJ, Corbishley CM, Watkin NA. Penile-preserving surgery for male distal urethral carcinoma. BJU international, 2007, 100（1）: 82-7.

[56] Dayyani F, Pettaway CA, Kamat AM, Munsell MF, Sircar K, Pagliaro LC. Retrospective analysis of survival outcomes and the role of cisplatin-based chemotherapy in patients with urethral carcinomas referred to medical oncologists. Urologic oncology, 2013, 31（7）: 1171-7.

[57] Vazina A, Dugi D, Shariat SF, Evans J, Link R, Lerner SP. Stage specific lymph node metastasis mapping in radical cystectomy specimens. The Journal of urology, 2004, 171（5）: 1830-4.

[58] Huyghe E, Matsuda T, Thonneau P. Increasing incidence of testicular cancer worldwide: a review.J Urol, 2003, 170(1): 5-11.

[59] Rapley EA, Turnbull C, Al Olama AA, et al. UK Testicular Cancer Collaboration. A genome-wide association study of testicular germ cell tumor. Nat Genet, 2009, 41(7): 807-10.

[60] Sobin LH, Gospodariwicz M, Wittekind C (eds). TNM classification of malignant tumors. UICC International Union Against Cancer, 7th edn. Wiley-Blackwell, 2009, pp 249-254.

[61] International Germ Cell Cancer Collaborative Group. International Germ Cell Consensus Classification: a prognostic factor-based staging system for metastatic germ cell cancers. J Clin Oncol, 1997, 15(2): 594-603.

[62] 叶定伟, 叶章群. 阴茎癌. 上海: 上海第二军医大学出版社, 2011.

[63] Cubilla AL, Schellhammer PF, Horenblas S. Malignant epithelial tumors. In: Tumors of the penis. Pathology & Genetics Tumors of the Urinary System and Male Genital Organs, WHO, 2003, IARC Press, Lyon.

[64] Edge SB, American Joint Committee on C. AJCC cancer staging manual. New York; London: Springer, 2009.

[65] Stella I, Wayne L, Tom S, Catherine C, Matthew P, James P, Nicholas W. A prospective study to evaluate the performance of ultrasound with or without fine needle aspiration of inguinal nodes in patients with squamous cell carcinoma of the penis. J Urol, 2010, 183(4): e224,Abstract 572.

[66] Leijte JA, Hughes B, Graafland NM, Kroon BK, Olmos RA, Nieweg OE, Corbishley C, Heenan S, Watkin N, Horenblas S: Two-center evaluation of dynamic sentinel node biopsy for squamous cell carcinoma of the penis. J Clin Oncol, 2009, 27(20): 3325-9. Epub 2009 May 4.

[67] Brown MD, Zacharay CB, Grekin RC, Swanson NA Penile tumors: their management by Mohs micrographic surgery. J Dermatol Surg Oncol, 1987, 13: 1163-7.

[68] Crook J, Ma C, Grimard L Radiation therapy in the management of the primary penile tumor: an update. World J Urol, 2009, 27: 189-96.

[69] Abbas S, Seitz M. Systematic review and meta-analysis of the used surgical techniques to reduce leg lymphedema following radical inguinal nodes dissection. Surgical Oncology (2009), doi: 10.1016/j.suronc, 2009, 11.003

[70] Zhu Y, Zhang SL, Ye DW, et al. Predicting pelvic lymph node metastases in penile cancer patients: a comparison of computed tomography, Cloquet's node, and disease burden of inguinal lymph nodes. Onkologie, 2008, 31(1-2): 37-41.

[71] Pettaway, C., Pagliaro, L., Theodore, C. et al.: Treatment of Visceral or Bulky/Unresectable Regional Metastases of Penile Cancer. In: Penile Cancer. Edited by A. C. Pompeo, C. F. Heyns, P. Abrams. Montreal: Societe Internationale d'Urologie(SIU), 2007: 175-191.

第八章

良性前列腺增生症

良性前列腺增生（benign prostatic hyperplasia，BPH）[1]是引起中老年男性排尿障碍原因中最为常见的一种良性疾病。主要表现为组织学上的前列腺间质和腺体成分的增生、解剖学上的前列腺增大、下尿路为主的临床症状以及尿动力学上的膀胱出口梗阻。

一、流行病学

国内一项大样本的尸检报告表明，组织学前列腺增生的发生率在 31~40 岁为 4.8%，41~50 岁为 13.2%，51~60 岁为 20%，61~70 岁为 50%，71~80 岁为 57.1%，81~90 岁为 83.3%。这一数据与欧美国家的组织学良性前列腺增生发病率大致相同。在一项对北京、上海、广州、成都、西安、沈阳 6 个城市的 3361 例 60 岁以上常住城乡老年人进行的前列腺增生发生率流行病学调查中[2]，发现良性前列腺增生总患病率为 43.68%，按年龄分组，60~65 岁、65~70 岁、70~75 岁、75~80 岁、80~85 岁、85 岁以上患者的患病率分别为 4.48%、40.27%、46.77%、51.44%、57.32% 和 60.19%。随着年龄的增长，前列腺增生的患病率增加。城市的患病率为 46.79%，农村的患病率为 39.64%，城市高于农村。北京、广州地区的患病率较高，分别为 63.28% 和 54.28%。良性前列腺增生症的患病率存在职业差别；从事行政管理、科教文卫职业者的患病率较高，分别为 54.88% 和 55.17%；工人、农民的患病率较低，分别为 37.26% 和 1.29%。可见良性前列腺增生症的患病率与地区、城乡、职业等环境因素相关[3-4]。良性前列腺增生的发生可能还与动物蛋白的摄入量有关。代谢综合征及高胆固醇血症的患者易发生前列腺增生，而且在肥胖人群中，前列腺的体积也较正常体重人群的前列腺大。

二、病因

良性前列腺增生的发生必须具备年龄的增长及有功能的睾丸两个重要条件。国内学者调查了 26 名清朝太监老人，发现 21 人的前列腺已经完全不能触及或明显萎缩[5]。但前列腺增生发生的确切病因尚不清楚。良性前列腺增生可能是由于上皮及基质细胞的增生，也可能由于凋亡机制受损。雄激素、雌激素、基质-上皮的相互作用、生长因子及神经递质单独或者协同在良性前列腺增生中发挥着重要作用[6-9]。

1. 高龄　研究提示，高龄和 BPH 的相关性可能由于男性高龄时雌激素水平增高，诱导雄激素受体，因此使前列腺对睾酮更加敏感。

2. 雄激素　因青春期前去势或由于其他遗传疾病而导致雄激素产生或作用障碍的男性不会发生 BPH[5]。研究发现，虽然外周睾酮水平随着年龄增加而下降，但前列腺的双氢睾酮及雄激素受体始终处于一个高水平，而且前列腺内睾酮及双氢睾酮可能是通过自分泌和旁分泌发挥作用的[7]。基础实验证实，雄激素可以刺激前列腺细胞增殖，同时还能强烈抑制细胞的凋亡；雄激素剥夺处理可以使相关雄激素依赖基因失活，还可以激活一些细胞凋亡相关的基因，从而导致 BPH 组织萎缩。间质细胞内的 2 型 5α-还原酶可放大雄激素的作用，因此，间质细胞在雄激素依赖的前列腺生长过程起着核心作用。

3. 雌激素　动物实验显示，雌激素在 BPH 发病中可发挥一定作用[8]，但其具体的作用机制尚不清楚。男性随着年龄增加，血清雌激素水平相对于睾酮水平可有绝对或相对升高。BPH 男性不仅前列腺内雌激素水平增加，而且前列腺体积较大的男性血液中雌二醇水平相对较高。动物实验表明，雌激素可通过刺激间质细胞使前列腺对雄激素更加敏感。

4. 生长因子 生长因子与类固醇激素的相互作用可通过改变细胞增殖及死亡平衡而诱导产生BPH[9]。假如细胞增殖是BPH形成过程的组成部分，那么在雄激素的促进和调节作用下，生长因子FGF-1、FGF-2和FGF-17、血管内皮生长因子（vascular endothelial growth factor, VEGF）、胰岛素样生长因子（insulin growth factor, IGF）均可刺激细胞增殖。反之，TGF-β可通过抑制上皮细胞增殖抑制BPH的发生。许多BPH组织中可发现炎性细胞浸润[10]，因此，炎性反应过程可能是前列腺内生长因子的来源之一。

5. 干细胞 在正常的前列腺组织中存在极少的休眠状态干细胞，它们分化后可以进行短暂的增殖从而维持前列腺细胞的数量[9]。在这种模型下，通过抑制干细胞分化成熟就可以延缓细胞衰老过程，降低细胞死亡率。研究显示，细胞的衰老过程受阻在BPH病因学中起着相当重要的作用。

6. 家族和基因因素 有证据表明BPH具有遗传性[8]。BPH患者男性直系亲属发生BPH并须手术治疗危险是对照组的4.2倍。研究显示，这种差别是常染色体显性遗传导致的。接近50%的60岁前进行BPH手术治疗的患者可发现遗传危险因素，而60岁后进行BPH手术的患者中只有9%发现相关的遗传因素。回顾性分析还发现家族性BPH的患者前列腺体积（平均达到82.7ml）大于散发性病例（其前列腺平均体积是55.5ml）。这些研究提示遗传基因在该病的发病机制中起着一定作用。基因突变、DNA甲基化异常、核基质蛋白表达异常、基因多态性均与BPH相关。

7. 基质-上皮的相互作用 前列腺上皮和基质细胞间存在旁分泌形式的通讯机制[8]。犬的前列腺上皮细胞受基底膜和基质细胞调节。有证据表明基质细胞可以分泌能调节上皮细胞分化的一类蛋白质。BPH可能是由于正常情况下抑制细胞增殖的某种基质的缺乏引起的。基质-上皮相互作用的进一步的证据来源于对胚胎性前列腺间充质作用的认识。良性前列腺增生中新腺体的形成说明了前列腺再次出现"胚胎化"改变。

9. 其他 雄激素和可溶性的生长因子显然不是诱导前列腺增生的唯一重要因素。所有的哺乳动物的前列腺都有睾酮、双氢睾酮和雄激素受体及大部分已知的生长因子信号通路，然而只有犬和人发生前列腺增生。另外，精囊腺也作为一个终生对雄激素反应的器官却不会发生增生。所以，人类和犬可能还存在其他机制和辅助因子使得他们容易罹患前列腺增生症。通过输精管或输精管血管输送的来至睾丸的非雄性激素类物质可能起着一定的作用。Sutkowski和他的同事证实，从人输精管囊肿中收集的囊液可刺激人前列腺上皮细胞和基质细胞的分裂[11]。泌乳素可促进前列腺细胞增生[12]，高表达泌乳素的转基因小鼠可发生明显的前列腺增生。有文献报导前列腺中存在着泌乳素受体及血中存在着低水平的泌乳素，但泌乳素在人类前列腺增生中的确切机制尚不明确。

三、病理生理

前列腺增生增加了尿道阻力，导致了膀胱代偿性功能改变。在膀胱出口阻力增加时为维持排尿，膀胱逼尿肌压力增加，但这是是以牺牲正常膀胱储存功能为代价的。梗阻引起的逼尿肌功能改变伴随年龄相关的膀胱和神经系统功能改变一起导致了前列腺增生相关的最令人烦恼的尿频、尿急和夜尿等症状。因此，正确理解前列腺增生的病理生理需要仔细洞察梗阻引起的膀胱功能障碍。

前列腺增生症的许多临床症状与梗阻引起的膀胱功能改变有关，而不是膀胱出口梗阻的直接后果。大约有1/3的男性手术解除梗阻后仍有明显的排尿障碍。梗阻引起的排尿改变有两种类型：第一，逼尿肌不稳定或顺应性下降，临床上与尿频、尿急有关；第二，逼尿肌收缩力下降，与排尿无力、排尿踌躇、间歇性排尿、残余尿增加及逼尿肌衰竭有关。许多的尿潴留患者逼尿肌功能尚好，其梗阻是由其他因素诱发的。目前有关逼尿肌的对梗阻反应的认识大多来源于动物实验研究。关于人类膀胱对梗阻反应的知识还很少。

排尿症状与膀胱出口梗阻有关，但是其他形式的梗阻，如下尿路的狭窄或逼尿肌收缩功能的障碍也能导致相似的症状。虽然下尿路梗阻症状大多是由于前列腺增生所致，但排尿障碍除了膀胱出口梗阻，还可能由于膀胱逼尿肌的收缩力下降，亦或者两个因素都有。排尿期症状，如残余尿、尿滴沥，常见于前列腺增生，但也可见于女性。储尿期症状即尿频、尿急、夜尿等常被概括为膀胱过度活动综合征，它主要因为膀胱逼尿肌活动过度。这些症状导致了尿失禁，这可能比排尿症状更加令人烦恼。尽管许多大于 40 岁的男性会有前列腺增生，但不是每个人都会出现下尿路梗阻症状。膀胱出口梗阻可以有也可以没有前列腺的增大及下尿路梗阻症状。毫无疑问，这一系列病理过程远比我们认为的复杂。

四、病理

（一）解剖特点

McNeal 将前列腺分为移行区、中心区和外周区（图 8-1），并发现前列腺增生首先发生于前列腺尿道周围的移行区[13]。移行区的主要导管源自靠近精阜的近端尿道和远端尿道夹角的尿道侧壁，走行方向和尿道长轴平行。所有的前列腺结节发生在移行区和尿道周围区。早期的移行区结节靠近或在前列腺括约肌内，但当疾病进展及小结节数目增加时，移行区任何部位或尿道周围区都可能出现结节。但是随着年龄的增加移行区也会发生与结节无关的增大。

人的前列腺独特之处在于前列腺包膜的存在，前列腺包膜对下尿路症状的发生有重要作用。犬是除人类之外唯一会自发出现前列腺增生症的动物，但是它们很少发生膀胱出口梗阻和下尿路症状，因为它们的前列腺缺少包膜。一般认为包膜会将组织扩张的压力传递给尿道从而增加尿道阻力。临床上经尿道切开前列腺包膜虽然没有改变前列腺体积，但可以明显改善排尿梗阻。说明了前列腺包膜的重要性。

前列腺体积与梗阻的程度无关。其他因素包括

动态尿路阻力、前列腺包膜及解剖差异对临床症状的出现比前列腺体积更为重要。

（二）组织学特征

良性前列腺增生确实是组织增生过程。组织学研究发现细胞数目增加。研究犬胸腺嘧啶脱氧核苷酸摄取量的实验表明，当前列腺增生时，DNA 合成增加。

前列腺增生发展的最初 20 年，主要是结节数目的增加，但每个结节随后的生长却相当缓慢，之后的阶段是结节体积显著增加。开始阶段腺性结节比基质结节要稍大，之后的结节增大阶段，腺性结节的大小明显占优势。

基质和上皮细胞的比例在切除的前列腺组织标本中差异很大。对切除的早期小腺体研究发现它们以纤维肌肉基质为主，摘除的较大腺体主要是上皮性结节。基质和上皮的比率增加并不能说明前列腺增生是"基质性疾病"，基质的增生也可以是"上皮性疾病的结果"。

尽管增生的前列腺由上皮细胞和基质细胞的确切比例构成，但前列腺平滑肌细胞肯定占有一定的体积。前列腺平滑肌细胞缺少鲜明的特征，但它的收缩特性与其他器官的平滑肌细胞是一致的。虽然前列腺平滑肌细胞的空间排列并不是产生力量的最好状态，但毋庸置疑的是前列腺平滑肌的肌力和张力对前列腺增生症的病理生理有重要作用。只是决定前列腺张力的因素还有待阐明。前列腺基质、上皮和细胞外液间质中各种弹性成分构成了组织的被动张力，这种张力不依赖平滑肌的主动收缩。交感神经系统兴奋很显然导致前列腺动态阻力的增加，α 受体的阻滞药可减少这种反应；但 α 受体的阻滞药不能减少同样对尿道阻力有决定性作用的前列腺被动张力。

五、临床表现

BPH 的临床表现可分为储尿期症状和排尿期症状，这些症状不完全是由膀胱出口梗阻造成的，还包括逼尿肌对梗阻的反应和膀胱、膀胱颈、前列腺、尿道之间的相互作用以及中枢神经系统的因素。BPH 的症状可以分成三大类：储尿期症状（激惹症状）、排尿期症状、排尿后症状。储尿期症状包括尿频、尿急、夜尿、急迫性尿失禁；排尿期症状包括

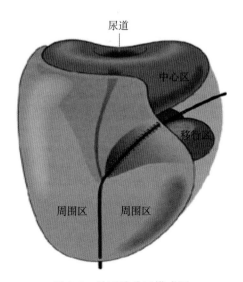

图 8-1　前列腺分区模式图

尿踌躇、尿等待、尿细、排尿困难和尿滴沥等，排尿后症状有排尿后尿滴沥、排尿不尽感[14]。2/3 下尿路症状患者兼有储尿期和排尿期的症状。2002 年，国际尿控协会（ICS）将伴或不伴急迫性尿失禁，同时有尿频、夜尿的症状定义为膀胱过度活动症（overactive bladder，OAB）。前列腺增生本身是一个没有什么临床意义的组织学诊断，但当它和下尿路症状及显著的前列腺增大、膀胱出口梗阻相关联时，就成了重要的临床疾病。症状评估对前列腺增生非常有意义[14]。美国泌尿外科学会症状评分（AUASI）为评估前列腺增生治疗对下尿路梗阻症状的影响提供的普遍接受的工具。它可以用作病情评估、治疗效果评价及随访等。它的具体评估方法包括国际前列腺症状评分（international prostate symptom score，IPSS）和生活质量指数评估。

BPH 如不积极治疗会导致临床进展，发生一系列并发症。

1. 膀胱结石　大样本的尸检结果显示有组织学上前列腺增生的尸体，膀胱结石的发生率是对照组的 8 倍，但是输尿管结石和肾结石发生率没有上升。

2. 尿路感染　虽然人们倾向于认为残余尿会增加尿路感染的可能，但目前证据仍然缺乏。

3. 无张力膀胱　泌尿外科的内镜下观察到了膀胱从正常的黏膜通过形成小梁、憩室等发展为无张力膀胱。但是这个过程是什么时候开始的、是否真的与 BPH 或梗阻有关、何时开始干预是必要的等问题尚不清楚。关键问题是延迟的干预是否会进展为不可逆的膀胱功能缺失和丧失治疗的窗口期。这方面还没有纵向的人群研究和临床病例研究。

4. 尿失禁　由于增生腺体压迫尿道使膀胱内的尿液不能完全排出，随着病情的发展，残余尿越来越多，此时只要稍有新生尿液注入膀胱，就会造成膀胱胀满，因而可以出现尿频、尿急，夜间尤为明显。膀胱逼尿肌受此影响顺应性下降，功能不稳定，出现急迫性尿失禁，到后期膀胱肌收缩无力，被动扩张，残余尿、尿频更加明显，每次排尿不多，逐渐发展为不能排尿或尿液不自主排出，出现充盈性尿失禁。

5. 氮质血症　长期的尿潴留，引起上尿路的扩张积水，最终损害肾功能。

6. 血尿　BPH 患者可以出现肉眼血尿。最近的研究提示，容易出现血尿的 BPH 患者，微血管的密度较对照组高。

7. 急性尿潴留　前列腺增生导致的膀胱出口梗阻引起的急性尿潴留是最常见的，年龄越大风险越高。急性尿潴留是 BPH 重要的远期并发症之一。在过去急性尿潴留是急诊手术的指征。典型的急性尿潴留症状包括不能自主排尿，进行性腹部扩展伴疼痛，且疼痛的程度和膀胱扩张的程度相关。腹部叩诊音沉闷可以确认膀胱扩张，直肠指诊可以发现前列腺增大及其他肿块的存在。

六、诊断及相关的实验室和影像学检查

（一）病史

采集具有前列腺增生症状患者的病史时，需要询问一些特异性的病史，包括血尿、尿路感染、糖尿病、神经系统疾病、尿道狭窄，尿潴留和因感冒或用药后症状加重的情况。应该检查患者当前是否在服用影响膀胱收缩力或增加流出道阻力的药物，下尿路手术病史增加了膀胱和膀胱颈狭窄的可能性。

（二）体格检查

体格检查包括必要的直肠指诊和局部的神经系统检查。此外，还应该进行外生殖器的检查以排除尿道狭窄和尿道肿块。

（三）实验室检查

1. 尿液分析　尿路感染和膀胱癌可以引起与前列腺增生相似的尿路症状，通过尿液分析可区分尿路感染和血尿。

2. 血肌酐检测　肾功能不全的前列腺增生患者术后出现并发症的风险明显高于肾功能正常患者，前者术后并发症的风险为 25%，而后者术后并发症的风险为 17%。肾功能不全的前列腺增生患者术后的死亡率是单纯前列腺增生患者的 6 倍。

3. 血清前列腺特异性抗原（prostate specific antigen，PSA）检测　前列腺癌也出现与前列腺增生相似下尿路症状，并且前列腺癌和前列腺增生可同时存在。直肠指诊联合 PSA 检测的前列腺癌的检出率高于单纯直肠指诊。血清 PSA 速率（PSAV）、游离 PSA（fPSA）和总 PSA（tPSA）的比值、PSA 密度可进一步鉴别前列腺增生和前列腺癌。但是，许多因素都可以影响 PSA 的检测结果：雄激素撤退治疗可以影响血清 PSA 的水平；雄激素撤退治疗 3 ~ 6 个月后血清 PSA 可减少到原来的 40% ~ 60%；另外，

泌尿系感染、前列腺穿刺、急性尿潴留、留置导尿、直肠指诊及前列腺按摩、发热等也可以使血清 PSA 升高；因此，患者 PSA 升高的原因需要具体分析。

4. 症状评估　国际前列腺症状评分（IPSS）是一种症状评分的工具（表 8-1），可用于对有下尿路症状（LUTS）的男性患者进行基本评估。IPSS 评分系统将症状分为轻度（0～7 分）、中度（8～19 分）及重度（20～35 分）。任何有下尿路疾病的男性都可能有较高的评分，因此，IPSS 不能用作前列腺增生的确诊。此外，IPSS 还可以用于对前列腺增生症患者进行随访，初步评估疾病的进展和治疗的反应。

5. 尿流率测定　尿流率测定是通过记录排尿过程中尿流速率对患者进行诊断评估的一种方法。对存在膀胱出口梗阻的患者可进行无创性尿流动力学检查。尿流率无法发现特异性的病因。尿流率降低既可能由出口梗阻引起，也可能由逼尿肌收缩能力降低引起。尿流率检测是检查下尿路梗阻最好的无创尿流动力学检查之一。其中，最大尿流率对前列腺增生诊断的特异性优于平均尿流率。尽管最大尿流率随着年龄的增长和排尿量的减少而降低，但未经年龄和排尿量校正的最大尿流率检查在临床中仍值得推荐。但是，最大尿流率小于 15ml/s 不能区分梗阻和膀胱失代偿。研究显示，最大尿流率小于 15ml/s 的前列腺增生手术治疗患者排尿改善优于最大尿流率大于 15ml/s 的患者。此外，检测中需要注意的是如果排尿量小于 125～150ml，尿流率检测常不准确。

6. 残余尿　残余尿是指排尿结束后即刻测量的膀胱内残留的尿量。残余尿的正常范围为 0.09～2.24ml（平均 0.53ml），正常男性残余尿均少于 12ml，78% 的正常男性残余尿量小于 5ml。残余尿的测量可以经过无创的经腹超声准确检测。目前残余尿的应用还存在许多问题，如残余尿是否可作为手术治疗的适应证，残余尿与不稳定膀胱或肾功能受损的关系等。但目前研究认为，残余尿存在明显的个体差异；其与其他的前列腺症状和体征没有明显的联系；大量残余尿的患者等待观察治疗失败率增加。总之，残余尿被看作一个"安全参数"。对于有明显的残余尿者，在采取非手术治疗时需要密切监测。但对于大多数残余尿增多者，发生并发症的风险并不高。

7. 压力 - 流量尿流动力学检查　尿流率和残余尿如果不能诊断膀胱出口梗阻，那么可考虑进行压力 - 流量的尿流动力学检查，尤其在拟进行有创治疗或外科治疗失败时。压力 - 流量尿流动力学检查可以区分膀胱出口梗阻和逼尿肌失代偿或神经源性膀胱引起的最大尿流率的降低。压力 - 流量尿流动力学检查的重复性可靠性好。压力 - 流量尿流动力

表 8-1　国际前列腺症状评分表

在最近的一个月内，您是否有以下症状？	无	在五次中					症状评分
		少于一次	少于半数	大约半数	多于半数	几乎每次	
1. 是否经常有尿不尽感？	0	1	2	3	4	5	
2. 两次排尿间隔是否经常小于两小时？	0	1	2	3	4	5	
3. 是否经常有间断性排尿？	0	1	2	3	4	5	
4. 是否有排尿不能等待现象？	0	1	2	3	4	5	
5. 是否有尿线变细现象？	0	1	2	3	4	5	
6. 是否需要用力及使劲才能开始排尿？	0	1	2	3	4	5	
7. 从入睡到早起一般需要起来排尿几次？	0（没有）	1（1次）	2（2次）	3（3次）	4（4次）	5（5次）	
症状总评分=							
生活质量指数（QOL）评分表							
		高兴	满意	大致满意	还可以	不太满意	苦恼	很糟
8. 如果在您今后的生活中始终伴有现在的排尿症状，您认为如何？		0	1	2	3	4	5	6
生活质量评分=							

学检查对最大尿流率大于 15ml/s 而症状明显的初诊考虑为膀胱功能障碍而不是前列腺增生的患者最有价值。

8. 充盈性膀胱测压 膀胱压力容积测定是评估膀胱充盈期功能的尿动力学检查方法。通过评估储尿期膀胱的容量、感觉功能、膀胱逼尿肌顺应性和稳定性等可以用于膀胱功能障碍性疾病的诊断、鉴别诊断、病因分析、治疗方法的选择以及疗效的评估。对于上尿路影响的评估也是膀胱压力检查的重要内容。最大膀胱测压容量是患者出现强烈的排尿冲动，无法继续憋尿而开始排尿时的膀胱容量。在记录上表现为充盈性膀胱测压图末期时的膀胱容量，包括排尿量和排尿后的残尿量。膀胱感觉可以通过询问患者对膀胱充盈程度的感觉来评价。正常的膀胱感觉在膀胱充盈过程中有三个特定点：初次膀胱充盈感、初次排尿感和强烈排尿感。在膀胱充盈过程中的尿急、多种疼痛感觉也应被记录下来，从而建立膀胱尿道感觉阈值。

膀胱的顺应性反映膀胱容量的变化和逼尿肌压力改变之间的关系，表现为膀胱容量变化和逼尿肌压力变化的比值，单位为 ml/cmH$_2$O。在膀胱压力容积测定的充盈期和储尿期，增加膀胱灌注量，膀胱压不出现或仅有轻微的改变。通常需计算两点之间的压力变化：膀胱空虚状态开始灌注时的逼尿肌压力和最大膀胱测压容量或逼尿肌开始收缩时的逼尿肌压力。检查时膀胱灌注须要缓慢重复进行，防止因为容量快速增加导致的假象。膀胱顺应性的参考值是 20ml/cmH$_2$O。小于 20ml/cmH$_2$O 即为低顺应性。膀胱出口梗阻、局部刺激、长期留置导尿、膀胱结核及神经源性膀胱均可引起膀胱顺应性降低。高顺应性常伴有大量的残余尿和逼尿肌功能受损，通常是由于糖尿病、脊髓损伤脊休克、运动神经性损害等引起。

正常情况下，膀胱充盈过程中不出现不随意收缩。正常膀胱容量为 300~500ml，膀胱充盈期末膀胱内的压力持续稳定，一般不超过 6~10cmH$_2$O，称充盈末压力，且逼尿肌不出现不随意收缩。逼尿肌过度活动指膀胱在充盈期即自发或诱导下产生逼尿肌的不自主收缩。国际尿控协会将任何导致患者有排尿感觉的收缩都称为逼尿肌过度活动。在膀胱测压图上没有过度活动的记录不能排除膀胱过度活动的存在。40% 的急迫性尿失禁患者在膀胱测压图上没有膀胱过度活动表现。充盈性膀胱测压对大多

数 LUTS 患者的评估作用有限。常规病例不推荐使用。但对已知或可疑神经性疾病的下尿路症状患者，充盈性膀胱测压有一定的临床意义。尽管压力 - 流量尿流动力学检查可以提供更加特异的信息。但对出现尿潴留不能自行排尿的患者可以考虑选择性充盈性膀胱测压。

9. 膀胱镜检 尿道膀胱镜检不推荐作为是否需要选择手术治疗的决策手段。这个检查只推荐用于有下尿路症状且既往有镜下或肉眼血尿、尿道狭窄、膀胱癌或有下尿路手术史的患者。对伴有中到重度症状考虑外科治疗的患者，膀胱镜检查可以帮助医生选择最为合适的治疗方法。潜在的益处是可以直接观察前列腺和膀胱颈的梗阻（图 8-2）以及膀胱小梁和憩室（图 8-3），证实一些需要改变治疗策略的解剖异常、膀胱结石、小梁形成、憩室，残余尿的测定以及排除不相关的膀胱尿道疾病。并发症包括不适、麻醉药或镇静药副作用、尿路感染、出血、尿潴留。

10. 泌尿系统影像学检查 正常的前列腺经直肠超声的横切图呈钝三角形，两侧对称，后缘微凹，包膜完整。纵切图可见膀胱颈部、前列腺底部、体部、尖部、前列腺部尿道和射精管。以射精管、尿道、膀胱颈部为标志，可以较明确地定位中叶、后叶和侧叶。前列腺增生的超声表现包括：前列腺增大；前列腺形态变圆，饱满；前列腺出现增生结节；内外腺比例增加；前列腺向膀胱突出；前列腺内外腺之间出现结石；膀胱小梁小房、膀胱结石、肾积水等。彩色血流图表现出内腺血流信号增多，增生

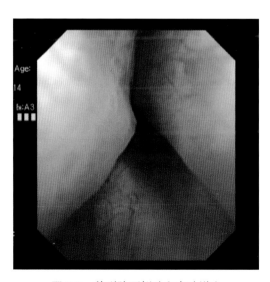

图 8-2 前列腺两侧叶和中叶增生

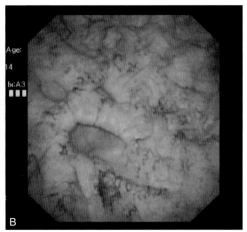

图 8-3　膀胱小梁（A）和憩室（B）

结节周围可见血流信号环绕。另外，直肠超声引导的前列腺穿刺活检可获取前列腺组织，用于病理诊断，鉴别前列腺良恶性疾病。前列腺穿刺活检针数尚未统一，国内以 12～14 针为多。经直肠途径前列腺穿刺活检需要预防穿刺引起的尿路感染，严重者可导致死亡。其他的影像学检查如 CT、MRI 等用于鉴别前列腺良恶性疾病，但用于前列腺癌诊断时敏感性低，故不作为常规推荐。此外，上尿路影像学检查亦不建议作为常规检查，除非患者存在血尿、尿路感染、肾功能不全、尿路结石病史或手术病史等。

七、治疗

（一）保守治疗

对于症状不明显的患者，不必进行药物和手术干预，这类患者可采取观察等待。有症状的患者在治疗之前应该进行评估。通过评估确认病情的严重程度，区分轻症患者和可能出现并发症的患者[15-19]。轻、中症患者适合等待观察。等待观察是一种保守的处理方式，它主要包括以下几个方面：宣教、生活方式建议和周期性复查随访。具体包括：在特定的场所和时间（如在公共场所、夜间）减少水的摄取从而减少尿量；避免或减少咖啡因、酒精等存在利尿效应而增加尿频、尿急、夜尿的食物或饮品的摄入；放松和二次排尿法；治疗便秘。另外，揉挤尿道可防止排尿后尿滴沥；揉捏阴茎、呼吸练习、负压和心理技巧等分散注意的方法可使注意力从排尿和厕所转移，帮助控制储尿期症状；存在尿意时稍微坚持一下的膀胱训练也能增加膀胱容积，增加排尿间隔。此外，还应评估前列腺增生患者医疗干预措施，优化用药时间，选择对泌尿影响小的药物。这点尤其适用于利尿剂。最后可以对在灵活性、运动功能和精神状态受损害的患者给予必要的支持措施。

（二）药物治疗

1. α 肾上腺素受体阻滞药　尽管几乎所有的受体亚型（α_{1A}、α_{1B}、α_{1D}）均参与了前列腺的收缩调节[17]，主要由 α_{1A} 肾上腺素受体介导[20]。目前常用的 α 受体阻滞药包括阿夫唑嗪、多沙唑嗪、西洛多辛、坦索罗辛和特拉唑嗪[17,21-22]。吲哚拉明和萘哌地尔只在少数几个国家中应用。在数天甚至数小时内就可观察到这些药物的显著效果，但是它们发挥最大效应需要数周时间。在对 α 肾上腺素受体阻滞药的比较研究中，各种不同的 α 肾上腺素受体阻滞药在合适的剂量下作用相近[23]。在和安慰剂的比较中，α 肾上腺素受体阻滞药可使患者 IPSS 评分减少 30%～40%，最大尿流率增加 20%～25%。在开放试验中，IPSS 评分改善高达 50%，而最大尿流率增加达 40%。α 肾上腺素受体阻滞药能同时改善储尿期症状和排尿症状[24]。一项随访小于 1 年的研究显示，前列腺体积不影响 α 肾上腺素受体阻滞药的治疗效果，但是长期随访研究发现，它们在前列腺体积小（<40ml）的患者中效果更好。α_1 肾上腺素受体阻滞药在各个年龄组中的效果相近[25]。长时间

的随访研究显示，α₁肾上腺素受体阻滞药不能减少前列腺的体积，也不能预防急性尿潴留的发生。因此，有些患者仍需要进行手术治疗[21]，但研究还显示，α₁肾上腺素受体阻滞药对 IPSS 评分和最大尿流率改善的效果至少可以持续 4 年。

α₁肾上腺素受体阻滞药常见的副作用包括乏力、眩晕和直立性低血压。个别有心血管疾病或接受血管活性药联合应用的患者可能会对 α₁肾上腺素受体阻滞药介导的扩血管效应更加敏感。但一般而言，α₁肾上腺素受体阻滞药被认为是治疗下尿路症状的一线药物。它起效快、药效好、副作用小。

2. 5α-还原酶抑制剂（5α-reductase inhibitor） 5α-还原酶抑制剂通过抑制 5α-还原酶，减少基质细胞对睾酮的转化，诱导前列腺上皮细胞的凋亡[17,26]。通过 6~12 个月的 5α-还原酶抑制剂治疗，患者前列腺体积可缩小 18%~28%，血清 PSA 减少 50%。目前临床应用的 5α-还原酶抑制剂主要包括度他雄胺和非那雄胺。非那雄胺仅抑制 2 型 5α-还原酶，度他雄胺可同等程度地抑制 1 型和 2 型 5α-还原酶。持续用药至少 6~12 个月后，5α-还原酶抑制剂的作用开始显现。观察发现，5α-还原酶抑制剂治疗 2~4 年后，IPSS 评分可减少 15%~30%，前列腺体积缩小 18%~28%，最大尿流率增加 1.5~2.0ml/s，且度他雄胺和非那雄胺的疗效相近。症状的好转与前列腺体积相关。5α-还原酶抑制剂在前列腺体积小于 40ml 的患者中的治疗效果并不优于安慰剂。与 α₁肾上腺素受体阻滞药的比较研究显示，5α-还原酶抑制剂缓解下尿路症状的作用更慢；非那雄胺的疗效弱于特拉唑嗪、多沙唑嗪，和坦索罗辛相近。度他雄胺在前列腺体积大于 30ml 的有症状患者和有进展可能患者中的研究显示，度他雄胺对下尿路症状的长期效果优于坦索罗辛；前列腺体积越大（PSA 水平越高），其症状改善越快也越明显；5α-还原酶抑制剂能减少远期急性尿潴留的发生率和手术需求。关于保列治长期疗效和安全性的研究发现，非那雄胺治疗 4 年可减少急性尿潴留的相对风险约 57%，手术需求约为 55%[27]。前列腺症状药物治疗研究（MTOPS）也发现，5α-还原酶抑制剂使急性尿潴留发生率和手术率都显著减少[28]（分别为 68% 和 64%）。一项 2 年随访的随机对照研究显示，非那雄胺治疗可使中度症状的前列腺增生患者急性尿潴留的发生率下降 57%，手术干预率下降 34%[29]。

5α-还原酶抑制剂的主要副作用包括性欲下降、勃起功能障碍和及射精异常（少见）。性功能障碍和其他副作用的发生率都比较低，而且发生率会随着治疗时间的延长而下降。1%~2% 的患者可能出现女性化的表现。此外，前列腺癌药物预防试验的数据显示，5α-还原酶抑制剂组出现高级别的前列腺癌的风险高于安慰剂组[21]。虽然尚没有研究证实高级别前列腺癌和 5α-还原酶抑制剂之间是否存在因果关系，但建议服用 5α-还原酶抑制剂的男性应该经常性地进行 PSA 检测，任何 PSA 升高都应该进行评估。

5α-还原酶抑制剂只适用于存在中、重度下尿路症状，前列腺增大（体积>40ml）和血清 PSA 升高（>1.4ng/ml）的患者。由于起效慢，5α-还原酶抑制剂只适用于长期治疗。

3. 毒蕈碱受体拮抗药 毒蕈碱受体高密度表达于膀胱逼尿肌细胞和其他细胞，如唾液腺上皮细胞、前列腺膀胱上皮细胞、周围或中枢神经系统细胞。抑制毒蕈碱受体可减少平滑肌细胞收缩，提高膀胱的感觉阈。抗毒蕈碱效应受尿路上皮或中枢神经系统调节。目前已经获批治疗储尿期症状（膀胱激惹症）的毒蕈碱受体拮抗药包括达非那新、非索罗定、奥昔布宁、丙哌维林、索非那新、托特罗定和曲司氯铵。

毒蕈碱受体拮抗药传统上主要应用于女性患者，女性的尿路症状主要由膀胱引起，因此常选用膀胱特异性的药物。托特罗定能显著地减少急迫性尿失禁、日间或 24 小时的尿频尿急症状，提高患者满意度[21,30]。托特罗定的开放性试验中，患者日间尿频、夜尿、急迫性尿失禁等症状在治疗 12~25 周后明显减轻，IPSS 评分显著下降。目前还没有单用抗毒蕈碱受体治疗男性膀胱出口梗阻和膀胱易激症状取得满意结果的研究。评估托特罗定和坦索罗辛治疗男性下尿路症状疗效和安全性的研究发现，单用托特罗定的患者只有急迫性尿失禁症状显著改善，而尿急、IPSS 及患者总体的治疗满意度没有显著改善[31]。分析发现，PSA 小于 1.3ng/ml 的男性可能从抗毒蕈碱受体药物获益更多。

毒蕈碱受体拮抗药的副作用包括口干（≤16%）、便秘（≤4%）、排尿困难（≤2%）、鼻咽炎（≤5%）和眩晕（≤5%）。没有膀胱出口梗阻的患者，残余尿的增加和安慰剂组比较并不明显。无膀胱出口梗阻的患者尿潴留的发生率也和安慰剂组相近。短期抗毒蕈碱药物治疗有膀胱出口梗阻的患者似乎是安全的。目前还没有毒蕈碱受体拮抗药疗效研究的长期随访结果，因此，建议应用毒蕈碱受体拮抗药时须经常性地评估 IPSS 和残余尿。

4. 5- 型磷酸二酯酶抑制剂 5- 型磷酸二酯酶抑制剂（PDE_5I）可通过增加细胞内 cGMP 的浓度，延长其活性从而降低膀胱逼尿肌、前列腺、尿道平滑肌的张力。PDE_4 和 PDE_5 是下尿路器官和组织中主要的同工酶。一氧化氮和 PDE 通过抑制脊髓和尿道、前列腺、膀胱的神经信号传递参与排尿过程。尽管如此，目前 PDE 抑制剂确切的作用机制还不明确。西地那非、他达拉非和伐地那非已在欧洲获批用于治疗勃起功能障碍，但它们用于治疗下尿路症状的临床试验也在进行中。他达拉非已在欧洲获批用于治疗男性下尿路症状。最近的一项 Meta 分析指出，PDE_5I 单独治疗可改善患者症状（IPSS 降低 2.8），但是最大尿流率没有明显改善[32]。服用他达拉非（5mg）一个疗程后，IPSS 评分减少 22% ~ 37%（IPSS：他达拉非 4.7 ~ 6.6；安慰剂 2.1 ~ 4.4）。下尿路症状的改善最早出现在治疗 1 周后。随后的随机对照研究却发现患者最大尿流率（Qmax）也出现较大的提高（+2.4ml/s）。他达拉非对残余尿没有显著影响。另外，α_1 肾上腺素受体阻滞药和 PDE 抑制剂联合应用的 Meta 分析显示，患者联合用药的最大尿流率比单用 α_1 肾上腺素受体阻滞药增加 1.5ml/s，IPSS 减少 1.8。

PDE_5I 最常见的副作用是头痛、腰背痛、眩晕和消化不良。PDE_5I 禁用于服用硝酸酯、钾通道开放剂、尼可地尔和 α_1 肾上腺素受体阻滞药（多沙唑嗪和特拉唑嗪）的患者。它还禁用于不稳定心绞痛、近期发生心肌梗死（<3 个月）、脑卒中（<6 个月）和心功能不全（NYHA 分级 >2 级）、低血压、血压控制不佳、显著的肝肾功能不全或者既往在使用 PDE 抑制剂后出现缺血性视神经病变导致失明的患者。

到目前为止，只有他达拉非获批用于治疗下尿路症状。PDE_5I 的 Meta 分析显示低体重指数、症状严重的年轻患者从 PDE_5I 治疗的获益最多。由于他达拉非治疗下尿路症状的缺乏研究长期随访数据，因此还无法评估他达拉非治疗下尿路症状长期有效性在和安全性。

5. 植物提取物 草本药物制剂包括由植物根、种子、花粉、皮和种子制备单方和包含多种植物提取物的药丸（复方）。最常见材料包括西葫芦（南瓜子）、非洲马铃薯（根和花粉）、非洲臀果木（树皮）、黑麦（黑花粉）、锯齿棕（浆果）和大荨麻（根）[21,33]。由于不同的提取技术分离得到活性成分的质量和数量不同、不同的公司对相同植物进行提取所获得的产物的生物学活性和临床效应未必相同。因此，不同品牌以及同一厂家的不同批次的产品含有的活性成分的浓度可能不同，它们引起的生物学效应也未必相同。因此，不同植物提取物的药代动力学特点具有显著差异。

已有的 Cochrane Meta 分析表明：①使用非洲臀果木治疗的患者其症状改善的报告率（未使用有效问卷，如 IPSS）是使用安慰剂组的 2 倍；②黑麦治疗的男性的获益率是安慰剂组的 2 倍；③锯齿棕对于 IPSS 的改善并不优于安慰剂、非那雄胺和坦索罗辛。鉴于产品的异质性和已发表的试验研究和 Meta 分析的方法学缺陷，目前没有指南对此作出推荐。

6. 加压素类似物（去氨加压素） 抗利尿激素 - 精氨酸加压素（arginine vasopressin, AVP）通过结合肾集合系统上的 V_2 受体在调节体内水平衡和尿的产生中发挥重要作用。AVP 能增加肾小管对水的重吸收从而减少水的排泄和总尿量。但 AVP 的血浆半衰期短，不适合治疗夜尿。此外，AVP 还可通过 V_1 受体介导缩血管作用。去氨加压素是一种人工合成的无 V_1 受体亲和力及升压效应，但具有 V_2 受体高亲和力和抗利尿效应的 AVP 类似物。去氨加压素已在大多数的欧洲国家被批准用于治疗夜尿，其具有减少尿量、增加尿渗透压的作用，大约可持续 8 ~ 12 小时。去氨加压素可显著减少夜尿量和夜间尿量的百分比。临床试验显示，去氨加压素能减慢夜间尿液生成速度，从而减少夜间排尿次数 0.8 ~ 1.3 次，使首次夜尿时间延长 1.6 ~ 2.1 小时。Meta 分析也发现去氨加压素能显著减少夜尿次数，增加排尿间隔时间。

去氨加压素治疗最常见的并发症（12 周）包括头痛、呕吐、腹泻、腹痛、眩晕、口干和低钠血症（血钠浓度 <130mmol/L）。长期去氨加压素治疗的患者可出现外周水肿（2%）和高血压（5%）。低钠血症在治疗开始即可出现，其发生率为 5% ~ 7.6%。随着年龄的增大、基础血清钠浓度的降低和 24 小时尿量体重比的增加，其发生率可显著增加。研究发现，小于 65 岁的患者发生低钠血症的风险小于 1%，大于 65 岁的正常血钠患者则为 8%，而血钠较低的老年患者其风险可升至 75%。睡前服用去氨加压素可

治疗继发性夜尿增多导致的夜尿症。由于每个人的最优剂量不同，因此使用时应从小剂量（0.1mg/d）开始，每周逐渐增加剂量，直至达到最佳的效应水平。最大推荐剂量一般为0.4mg/d。另外，患者在服用该药物前1小时及服药后8小时内应该避免饮用过多的液体且在治疗的第3天和第7天检查血钠水平。

7. 联合治疗

（1）α₁肾上腺素受体阻滞药和5α-还原酶抑制剂联合应用：α₁肾上腺素受体阻滞药和5α-还原酶抑制剂联合应用旨在利用两种药物的协同作用作用改善患者症状，预防疾病进展[17,21,34]。MTOPS试验及度他雄胺和坦索罗辛联合应用试验（CombAT）可观察联合用药的效果[35-36]。MTOPS研究发现，联合治疗可使患者临床进展的长期风险降低66%，单用非那雄胺或多沙唑嗪只能分别降低34%和39%。CombAT将有疾病进展风险的患者纳入（前列腺体积大和PSA水平高的老年男性）研究队列。该研究发现长期联合用药在症状和最大尿流率改善方面都优于单一治疗。联合用药对比单用坦索罗辛可使急性尿潴留的风险减少67.8%，BPH相关的手术率减少70.6%，症状恶化率减少41.3%。因此，可认为联合用药适用于中、重度有进展可能的患者（如前列腺体积大、PSA水平高和高龄）及愿意接受长期治疗的患者（>12个月）。

（2）α₁肾上腺素受体阻滞药与毒蕈碱受体拮抗药联合应用。α₁肾上腺素受体阻滞药联合毒蕈碱受体拮抗药旨在拮抗下尿路中α₁肾上腺素受体和M₂和M₃受体，在患者症状中发挥协同作用[21,36]。多项随机对照研究评估了α₁肾上腺素受体阻滞药与毒蕈碱受体拮抗药联合应用作为膀胱过度活动症和膀胱出口梗阻患者的初始治疗的疗效及在α₁肾上腺素受体阻滞药无法缓解储尿期症状患者的序贯治疗中的作用。联合治疗在减少排尿频率、夜尿和IPSS评分方面均优于单独的α₁肾上腺素受体阻滞药或安慰剂。联合治疗可缓解尿急，显著提高患者生活质量。α₁肾上腺素受体阻滞药治疗无法缓解的下尿路症状可在联合应用毒蕈碱受体拮抗药后改善。

两种药物的副作用在联合应用时也会发生。其中某些副作用（如口干或性功能障碍）发生率会增加，而且不能由简单叠加作用解释。另外，研究发现α₁肾上腺素受体阻滞药和毒蕈碱受体拮抗药联合应用可使患者残余尿量增加，但是发生尿潴留的风险较低。

（三）手术治疗

1. 经尿道前列腺电切术和经尿道前列腺切开术　经尿道前列腺电切术（transurethral resection of prostate，TURP）旨在切除前列腺移行区的组织从而治疗继发于膀胱出口梗阻引起的下尿路症状[37]。TURP仍被认为是治疗继发于膀胱前列腺梗阻（≤80ml）引起的下尿路症状的标准手术[38]。经尿道前列腺切开术（transurethral incision of the prostate，TUIP）则是通过松解膀胱颈口减轻梗阻。

早期的一项关于TURP的Meta分析发现，TURP术后患者的尿路症状可明显缓解，最大尿流率增加可达125%。多项大于5年的随访研究发现，TURP可使患者的最大尿流率提高70%，IPSS评分显著降低70%，平均残余尿减少77%。另一项长达13年的研究发现，TURP可使大多数患者的症状和尿动力学指标发生显著而持续的改善。治疗失败的患者大多是因为膀胱逼尿肌的功能低下。因此，TURP长期效果肯定。Meta分析显示，TURP和TUIP对下尿路症状的近期改善作用相近，但TUIP的再手术率（18.4%）高于TURP（7.2%）。

围术期并发症包括死亡（TURP：术后30天内为0.1%）、前列腺电切综合征（TURP：<1.1%，TUIP：术后为0%）、输血（TURP：8.6%，TUIP：极少）。长期并发症包括尿失禁、尿潴留、尿路感染、膀胱颈硬化、尿道狭窄、逆行射精和勃起功能障碍等。

TURP和TUIP都是治疗继发于前列腺增生引起的中、重度下尿路症状的主要方式。两种手术方式的选择需依据前列腺的体积：体积小于30ml的患者适合TUIP，体积为30~80ml的患者适合TURP。TURP和TUIP术前应该控制尿路感染。研究发现，手术并发症随着前列腺体积的增加而增加，并与术者的经验有关。目前，该手术适用的前列腺体积上限为80ml。

2. 双极前列腺电切术　双极前列腺电切术（B-TURP）的电流发生在电切镜的两极之间，不会传递到皮肤的电极板上。术中用生理盐水进行灌洗，解决了单极前列腺电切术（M-TURP）的根本性缺陷。

在众多替代M-TURP的手术方式中，B-TURP是被研究最为广泛和深入的技术。一项Meta分析对17项独立的临床试验[37]进行了综合分析，B-TURP

在短期（6～12月）疗效、尿道狭窄及膀胱颈挛缩发生率方面没有明显的差异，但 B-TURP 在围术期的安全性更好。多项长达 1 年的研究发现，M-TURP 和 B-TURP 在最大尿流率和 IPSS 评分改善方面没有差异。鉴于相近的疗效效和较少的围术期的并发症，B-TURP 是可替代 M-TURP 治疗由前列腺增生引起的中、重度下尿路症状的手术方式。

3. 开放前列腺切除术　开放前列腺切除术是最早的治疗前列腺增生引起的中、重度下尿路症状的手术方法[40]。可通过切除前列腺组织解决膀胱前列腺梗阻以及继发的下尿路症状。手术方式包括耻骨上经膀胱前列腺切除术、耻骨后前列腺切除术及耻骨后保留尿道前列腺切除术。开放前列腺切除术的疗效持久，可显著改善患者的下尿路症状（IPSS 评分下降 12.5～23.3），增加最大尿流率（范围：88%～677%；绝对值增加 16.5～20.2ml/s），减少残余尿（86%～98%）。围术期并发症包括死亡（<0.25%）和输血（7%～14%）。长期并发症包括尿失禁（≤10%）、膀胱颈硬化或尿道狭窄（大约为 6%）等。开放前列腺切除术是创伤最大但疗效最好也最持久的前列腺增生治疗方式。目前在微创治疗方法中，只有钬激光剜除可达到近似的治疗效果。因此，在没有腔道泌尿外科设备和钬激光的条件下，开放前列腺切除术仍是体积大于 80ml 的前列腺增生患者（手术治疗的绝对指征）或继发于前列腺增生并且药物治疗无效的中、重度下尿路症状患者的治疗选择。

4. 经尿道前列腺扩开术　经尿道前列腺扩开术（transurethral dilatation of the prostate, TUDP）在 20 世纪 80 年代比较常见，是传统的治疗前列腺增生的方法。TUDP 手术操作简单，时间短，创伤小，可以在门诊进行，对于不愿意切除前列腺组织或因年老体弱不能耐受切除手术患者，TUDP 是解决排尿困难的一种有效方法。TUDP 对体积相对较小的前列腺增生患者比较有效。但研究指出，在接受 TUDP 治疗的患者中，有 80% 在 4 年内需要进一步治疗[38]。因此，近年来 TUDP 在 BPH 治疗中的应用越来越少。近年来也有研究对 TUDP 进行了改良，如经尿道前列腺撕裂术（transurethral split of the prostate, TUSP）。TUSP 将 TUDP 使用的球形囊改良为柱形球囊且该柱形球囊包含两个独立的囊，内球囊扩张膀胱颈，外球囊扩张尿道外括约肌。动物实验显示，TUSP 能使前列腺组织撕裂并导致胶原含量减少。术中球囊可撕裂前列腺顶部的前列腺包膜，

可能有助于预防 BPH 症状的复发。对于体弱和不能耐受或不适合前列腺切除的患者，TUSP 是一种比较理想的前列腺增生治疗方式[41]。

5. 经尿道微波治疗　经尿道微波治疗（transurethral microwave thermotherapy, TUMT）是通过尿道内探针发射微波向前列腺传递热能导致组织破坏、凋亡以及 α 肾上腺素受体失能，从而减轻膀胱出口梗阻和下尿路症状的治疗技术。多项随机对照试验结果发现，TUMT 和 TURP 的 5 年疗效相近。但 TUMT 相关的 Meta 分析发现其改善下尿路症状的作用不如 TURP。经 TUMT 治疗的患者 12 个月内的平均症状评分下降 65%，经 TURP 治疗则下降 77%；经 TURP 治疗最大尿流率增加 119%，而经 TUMT 治疗仅增加 70%。另外，TUMT 治疗的患者因 BPH 症状再次治疗的风险较高。Cochrane 系统评价则显示，TURP 治疗导尿时间短，排尿困难、尿急和尿潴留的次数更少，但是 TUMT 治疗在住院率、血尿、血块形成、输血和前列腺电切综合征等的发生率方面优于 TURP；而且 TUMT 术后的性功能障碍发生率和尿道口、膀胱颈口狭窄再治疗率低于 TURP 术后[42]。

TUMT 围术期和术后的死亡率低且不需要麻醉，适合门诊手术。对存在合并症的高龄患者及麻醉风险大不适合有创手术治疗的患者，TUMT 可以作为一种替代的治疗方法。但在轻、中度膀胱出口梗阻，前列腺体积小和治疗能量低时，TUMT 的治疗效果并不理想。

6. 经尿道前列腺针刺消融术　经尿道前列腺针刺消融术（transurethral needle ablation, TUNA）通过经尿道刺入前列腺实质内的细针向前列腺传递射频能量。这种能量可导致前列腺移行区发生凝固性坏死，减轻膀胱前列腺的梗阻。研究显示，TUNA 治疗 1 年后，IPSS 评分平均减少 50%，最大尿流率增加 70%。最近一项 Meta 分析的结论与上述结果类似[43]。TUNA 能显著降低 IPSS 评分，提高最大尿流率，但是疗效不如 TURP；TUNA 与 TURP 在 IPSS 评分和最大尿流率的平均差距为 -4.72 和 5.9ml/s。另外，13%～42%TUNA 治疗的患者术后 1～3 天发生尿潴留，其中 90%～95% 的患者 1 周内能拔除导尿管。此外，TUNA 术后 4～6 周发生储尿期症状也是是非常多见的。但总体而言，TUNA 比 TURP 的副作用（血尿、尿路感染、尿路狭窄、尿失禁、勃起功能障碍和射精异常等）更小。TUNA 可以作为局部麻醉或镇静下的日间手术。但是 TUNA 不适合

前列腺体积大于 75ml 或孤立的膀胱颈梗阻。而且 TUNA 不能有效地处理前列腺中叶，因此，对于中叶增大的患者能否从 TUNA 治疗中获益尚不清楚。

7. 激光治疗

（1）钬激光前列腺剜除术：钬：钇铝石榴石（Ho：YAG）激光是一种波长为 2.1μm 的脉冲固体激光器。该激光的能量能迅速被水和含水的组织吸收[21,39]。钬激光前列腺剜除术（holmium laser enucleation of prostate, HoLEP）可通过减轻膀胱出口的梗阻缓解患者下尿路症状。多项 Meta 分析对 HoLEP 的疗效和手术并发症进行了研究。数据显示，HoLEP 和 TURP 术后 6 个月及 12 个月的症状改善情况没有明显差别，但 HoLEP 术后最大尿流率得到更大改善（4.8ml/s）。一项随访达 48 个月的随机对照研究显示，HoLEP 和 TURP 术后患者尿动力学参数无差别。比较 HoLEP 和 TURP 的 Meta 分析发现，两者术后症状改善相近或激光更好；钬激光前列腺切除术 12 个月最大尿流率的改善优于 TURP，但激光手术的手术时间更长。另一项随机对照试验中，对于前列腺体积大于 60ml 的患者，比较了光选择性前列腺汽化术（PVP）和 HoLEP 的治疗效果，结果显示两种方法的症状改善相近，但钬激光术后的尿流率更高，残余尿更少。目前多数的随机对照试验研究发现，HoLEP 和开放前列腺切除术在大体积前列腺治疗中改善排尿的效果基本相同，5 年后的再手术率也相近（5% 与 6.7%）。

目前还没有 HoLEP 严重术中并发症报道。Meta 分析发现 HoLEP 和 TURP 发生尿道狭窄（2.6% 与 4.4%）、压迫性尿失禁（1.5% 与 1.5%）、二次治疗（4.3% 与 8.8%）等并发症的风险相近。目前报道的钬激光并发症主要包括：围术期死亡（0.05%）、输血（1%）、尿路感染（2.3%）、尿道狭窄或膀胱颈挛缩（3.2%）和二次手术（2.8%）。Meta 分析及随机对照试验的结果发现，与 TURP 及开放手术相比，HoLRP 在导尿时间和住院天数、出血量的方面具有一定优势。但是术者的经验在并发症控制中具有最重要作用。

（2）532-nm 绿激光前列腺汽化术：钛氧磷酸（KTP）和三硼酸锂（LBO）的激光器都衍生于钬:YAG 激光（Nd:YAG 激光）激光。KTP 和 LBO 晶体使 Nd:YAG 激光的波长从 1064nm 转变为 532nm。绿激光的能量能被组织中的血红蛋白吸收。术中前列腺组织被迅速汽化从而梗阻得以缓解[21-22,44]。目前已有 80W（KTP）、120W 的 HPS（LBO）和 180W 的 XPS（LBO）三类激光系统投入应用。它们在最大输出功率、纤维设计和最大应用能量上存在差别。

关于绿激光前列腺汽化术的随机临床试验和数据分析正逐渐增多。2012 年一项比较 80W 和 120W 光选择性前列腺汽化和 TURP 的 Meta 分析显示，PVP 和 TURP 在最大尿流率和 IPSS 评分改善方面没有区别。其中的一项研究对 246 例患者进行了 5 年随访；该研究发现发现，80W KTP 治疗后患者，5 年二次手术率为 8.9%（其中 7.7% 是由于复发的腺瘤，1.2% 由于膀胱颈的挛缩）。其中的另一项 80W KTP 研究对 500 例患者进行了平均 30.6 个月的随访，其报道的二次手术率为 14.8%（复发或持续的腺瘤 6.8%，膀胱颈狭窄 3.6%、尿道狭窄 4.4%）。一项比较 120W HPS 和 TURP 的随机对照试验中报道，IPSS、最大尿流率和残余尿的改善相近，但 TURP 组的 PSA 和前列腺体积减少的程度更大，且 TURP 组二次手术率更低（1.8% 与 11%）。目前关于 180W 绿激光治疗资料还很少，但初步的数据显示，180W 绿激光的安全性和有效性与前两者相近。

80W 和 120W 绿激光与 TURP 的 Meta 分析显示，绿激光手术时间更长，但患者导尿时间和住院时间短，输血少；在术后尿潴留、尿路感染、尿道外口狭窄、尿道狭窄、膀胱颈挛缩方面和 TURP 没有差别。鉴于 120W 和 180W 绿激光的使用时间还很短，其长期效果有待进一步的观察。

（3）半导体激光前列腺汽化术：半导体激光的波长依赖于半导体的材料。可用于前列腺手术的激光波长有 940nm、980nm、1318nm 和 1470nm。它们能快速被水和血红蛋白吸收。通过改变波长、输出能量，光纤半导体激光能以接触和非接触的模式实现前列腺的汽化和剜除。目前还缺乏与 TURP 或开放前列腺切除术比较的半导体激光的随机对照研究和长期随访数据。少数的研究发现，半导体激光术后 IPSS、最大尿流率、生活质量和残余尿均有显著改善；980nm 的半导体激光和 120W HPS 激光术后 6 个月和 12 个月时患者的 IPSS、最大尿流率、生活质量和残余尿改善相近。

半导体激光手术期的安全性高。两项研究指出，980nm 的半导体激光术中出血少，而 120W HPS 激光的出血率则为 11% 和 13%[45-46]。抗凝药和血小板聚集抑制剂的在半导体激光中的使用率为 23.6% 和

52%。但是 980nm 的半导体激光术后发生排尿困难的概率明显高于 120W 的 HPS 激光。用石英头改良 980nm 半导体激光可显著减少出现长时间（大于 1 个月）排尿困难的风险（从 42% 降到 17%）。980nm 的半导体激光因为膀胱颈狭窄或梗阻的二次手术率（33% 与 4%）以及持续的压力性尿失禁发生率（9.1% 与 0）显著高于 120W HPS 激光。在 1470nm 的半导体激光治疗的 10 名患者中有 2 名在 12 个月内进行了二次手术。由于当前半导体激光前列腺汽化术的研究随访期短，缺乏和 TURP 及开放前列腺切除术比较的随机对照试验，而且其二次手术的风险存在争议，半导体激光手术还未成为治疗前列腺增生的标准治疗方案。

（4）铥：钇铝石榴石激光（Tm：YAG）：铥：钇铝石榴石激光是一种连续发射的 2000nm 激光，其能量主要由水吸收。Tm：YAG 的连续输出波使组织的切面光滑。前列腺铥激光治疗技术包括 Tm：YAG 前列腺汽化术（ThuVaP）、Tm：YAG 前列腺汽切术（ThuVaRP）、Tm：YAG 汽化剜除术（ThuVEP）和 Tm：YAG 激光剜除术（ThuLEP）。目前还缺乏铥激光与 TURP 或开放前列腺切除术比较的随机对照试验，且患者的随访期短。最近开始出现一些铥激光的随机和非随机对照试验研究。这些研究显示，经几种铥激光治疗后，患者的症状和排尿指标的改善相近。

随机对照研究和大体积前列腺患者的病例报道发现，铥激光前列腺切除术安全性高。患者导尿时间、住院时间、出血率均显著少于 TURP。一项随机对照试验发现，ThuLEP 的手术时间长于 HoLEP，但失血量少。ThuVaRP 术后尿路狭窄的发生率为 1.9%，膀胱颈挛缩发生率为 1.8%，在 9 ~ 12 个月的随访期中，二次手术率为 0 ~ 7.1%。ThuVEP 术后尿道狭窄的发生率为 1.6%，平均随访期 16.5 个月内的二次手术率为 3.4%。由于评估铥激光治疗前列腺增生的随机对照试验较少，且随访期短，铥激光前列腺切除术的长期效果还不明确。

8. 前列腺支架　支架是临时或长期放置在尿道前列腺部以撑开前列腺组织开放膀胱出口的管道，置管后患者的症状可立即缓解。永久支架的典型代表是尿道假体。990 例前列腺支架治疗的患者的系统评价发现，支架植入后患者的症状改善，IPSS 评分下降 10 ~ 12.4，最大尿流率平均增长 4.2 ~ 13.1ml/s[47]。治疗也可能出现许多问题，支架可能会放置错位、迁移或因为下尿路症状加重等导致耐受性差。支架植入

后早期的副作用包括会阴部疼痛或膀胱储尿期症状加重。如果支架出现移位、结壳或上皮长入，支架将很难取出。临时支架可以通过牵拉支架的引线直到完全取出，或内镜引导下用钳子取出。

由于副作用明显、支架移位率高，前列腺支架在治疗继发于 BPO 的中、重度下尿路症状中的作用有限。但它仍可作为反复出现尿潴留和需手术治疗患者的治疗手段之一。临时的支架能短暂缓解暂时不适合手术或微创手术后继发于 BPO 的下尿路症状。

9. 新兴手术

（1）前列腺内无水乙醇注射。将无水乙醇（95% ~ 98%）注射到前列腺间质可引起炎症、凝固性坏死、蛋白质变性和细胞膜裂解，最后前列腺组织消融萎缩从而 BPO 症状可得到缓解。平均随访期为 3 ~ 54 个月的开放试验显示前列腺内乙醇注射可以显著缓解患者症状（IPSS 评分下降 40% ~ 71%，即 6.7 ~ 16.5 分），减少残余尿（达 99%，即 286ml），提高最大尿流率（35% ~ 155%，即 3.2 ~ 11ml/s）及生活质量。但目前还没有发现疗效预测参数和剂量反应关系。

前列腺内无水乙醇注射的患者大多数选择区域麻醉或全身麻醉，但也可以局部麻醉加镇静。常见的副作用包括会阴和腹部的不适、膀胱储尿期症状、血尿、尿路感染、附睾炎和尿潴留。严重的并发症包括膀胱坏死，这类患者需要膀胱切除术及尿流改道。乙醇注射方法的作用机制、患者选择、乙醇用法等都还有待进一步的研究，并且缺乏长期疗效的资料，部分患者还可能发生严重的并发症。因此，前列腺内乙醇注射只是一个试验性手术。

（2）前列腺内 A 型肉毒毒素注射。肉毒杆菌毒素（BTX）是已知的最强效的神经毒剂。A 型肉毒毒素注射（BoNTA）可以通过诱导前列腺上皮细胞凋亡导致组织萎缩，前列腺体积缩小；通过抑制前列腺内的感觉神经元，减少中枢神经系统的信号传入；通过松弛前列腺间质的平滑肌，减轻膀胱前列腺梗阻直接或间接缓解下尿路症状；还能通过下调 α1A 肾上腺素能受体松弛平滑肌。后两个原因可以概括为化学去神经作用，该作用还对前列腺的生长有抑制作用[21,48]。应用 BoNTA 前列腺内注射治疗前列腺增生的研究发现患者 IPSS 评分改善，最大尿流率提高，前列腺体积缩小[49]；且治疗疗效可长达 3 ~ 30 个月。最近一项比较不同剂量 BoNTA 治疗前列腺增生的对照研究已经发表。该研究发现不同

BoNTA 剂量组和安慰剂组的患者 12 周时的 IPSS、生活质量和最大尿流率方面没有显著差异。

所有的研究中患者都能耐受 BoNTA 注射治疗。BoNTA 前列腺内注射治疗对前列腺增大的患者的性功能没有影响，是一项有潜力的快速微创治疗方法。它适用于其他药物治疗无效或尿潴留的患者。其主要并发症包括排尿困难、血尿、附睾炎和前列腺炎。另外，少数患者可能需要留置导尿管或在术后早期（1 周～1 个月）进行间歇性的导尿。BoNTA 前列腺内注射治疗的价值还须进一步验证。

（3）前列腺动脉栓塞。通过栓塞前列腺动脉缓解前列腺增生患者的下尿路症状是很有潜力的试验性治疗措施。前列腺动脉栓塞前患者评估和选择对于提高临床效果至关重要[50]。研究建议对前列腺动脉栓塞治疗的患者设定严格的纳入和排除标准。其中纳入标准设定为：年龄大于 40 岁；前列腺体积大于 30ml；前列腺肥大或增生导致中、重度下尿路症状，药物治疗 6 个月以上仍无效；IPSS 评分大于 18，QoL 评分大于 3 分；药物治疗无效的急性尿潴留。排除标准包括：恶性疾病（基于栓塞前直肠指诊、经直肠超声、PSA 升高伴穿刺阳性）、大膀胱憩室、大膀胱结石、慢性肾衰竭、术前 CTA 显示髂动脉或前列腺动脉扭曲或严重的动脉粥样硬化、尿路感染、凝血异常。该研究发现有 1/3 的患者符合前列腺栓塞治疗的标准。前列腺栓塞治疗的主要优点是微创、并发症少、恢复快，可以作为门诊手术开展。但该治疗方式的试验特点和临床效果的不确定性在手术之前应该加以考虑。并且治疗前须将这些特点认真与患者讨论并获得到他们的知情同意。

（孙颖浩　郭应禄）

（四）经尿道柱状水囊前列腺扩开术

我国已快速进入老年社会，老年人数量以每年 1000 万在增长。因此前列腺增生症的患者也随之迅速增多，前列腺增生已成为影响老年人正常生活和健康状况的重要疾病，应引起高度重视。

前列腺增生发病因素中有两个是必备条件：①老年人；②有功能的睾丸；而这两者是正常人群中的普遍存在，因此，前列腺增生症的预防仍是医学上的难题。

前列腺增生的治疗在药物及手术治疗上均有较大进步，但药物治疗需要终生用药，经济负担较重，

而且即或是终生规范用药也还有不少患者需要外科干预才能解决梗阻情况。外科手术存在技术复杂、设备昂贵的问题，不仅需要有经验的医师操作，设备昂贵的价格也使其难于在基层和偏远地区的医院普及，致使不少的患者得不到及时治疗。为此探索一种安全、有效、简单及经济的治疗方法为国内外医学家和患者的共同需求。

我国学者从 20 世纪 80 年代开始为之努力探索，经过 20 多年的刻苦钻研、不断实践和基础研究，终于创立了拥有自主知识产权，打破前列腺增生治疗限于前列腺包膜内进行的传统概念的新术式。利用柱状水囊经尿道扩张，使前列腺包膜完全裂开，侧叶腺体张开，达到尿道长期通畅的治疗目的。且具备术后恢复快，不影响性功能等优良效果。希望专科泌尿外科医师都能掌握，使创新真正达到惠民目的。

1. 技术依据

（1）经过 5000 多例临床应用，证实柱状水囊可使包膜裂开、两侧叶腺体张开，长期通畅效果超过 80%。不亚于现有的各种外科治疗（图 8-4、图 8-5）。

（2）通过实验研究发现，人的前列腺包膜随年

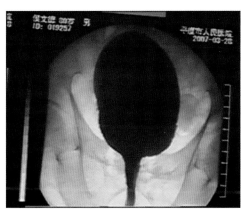

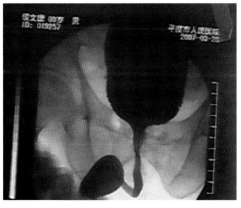

图 8-4　尿道造影。男性患者，80 岁，前列腺 Ⅲ 度增生 193g，急性尿潴留，导管扩开后 9 年

龄增长会愈发增厚和变得坚韧,腺体增生后会引起尿路梗阻。而老年犬虽然也有前列腺增生,但包膜是近乎透明的一层薄膜,不构成对腺体的束缚压力,所以不会引起尿路梗阻(图8-6~图8-9)。

2.临床操作规范

(1)适应证、禁忌证:同现行的外科手术。

(2)导管:柱状水囊导管。

(3)麻醉:硬膜外麻醉、低位腰麻、静脉麻醉

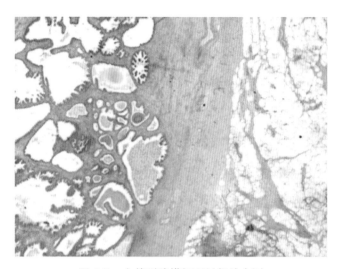

图 8-7　人前列腺横切面局部放大图

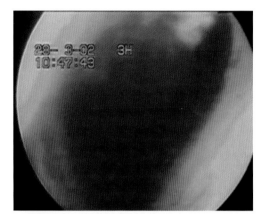

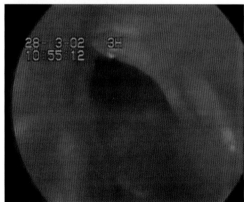

图 8-5　膀胱尿道镜所见

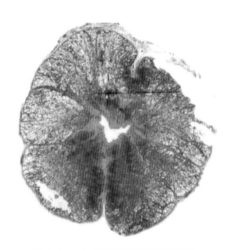

图 8-8　犬前列腺横切面镜下观

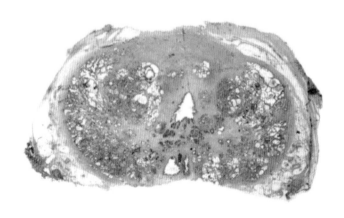

图 8-6　人前列腺横切面

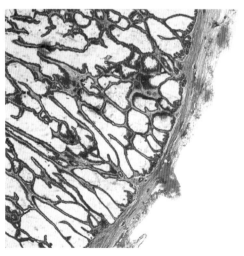

图 8-9　犬前列腺横切面局部放大图

均可。

（4）体位：截石位。

（5）操作步骤

1）常规消毒外生殖器、会阴部，铺消毒巾。

2）如无尿潴留则先通过尿道向膀胱灌注 300～400ml 的生理盐水。

3）金属尿道探子（24～26Fr）扩张尿道。

4）将涂有润滑剂的柱状水囊导管插入膀胱，待有尿液流出再向膀胱内送入 2～3cm，此时水囊内端进入膀胱，外端则在外括约肌外（图 8-10）。

5）固定导管向 B 囊内加压灌水，压力达到 3 个大气压即停止灌注，此时前列腺包膜已部分裂开（图 8-11）。

6）再迅速向 A 囊内灌水，使压力达到 3 个大气压，则包膜完全裂开，两侧叶腺体向前张开（图 8-12），然后再向膀胱内插入数厘米，以解除对括约肌的压迫（图 8-13）。固定导尿管，接上储尿袋及膀胱灌洗袋并开始慢慢滴注。

7）固定导管，并慢慢放出 B 囊液体，使水囊压力下降至 1 个大气压，更易于固定。维持 6 小时，达到止血目的。如固定有困难或病人不适时可更换一般气囊导管。

8）一个大气压压迫 6 小时后即可缓慢放空水囊液体，保留尿管 5～7 天后拔除尿管自行排尿。

（6）手术示意图 [51]（图 8-14）

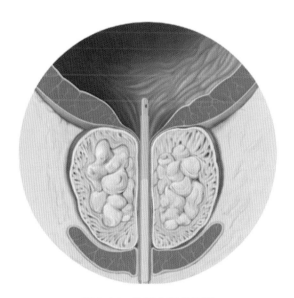

图 8-10　放置水囊的位置

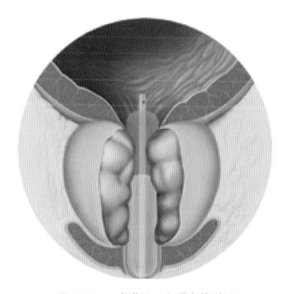

图 8-12　A 囊灌注，包膜向前裂开

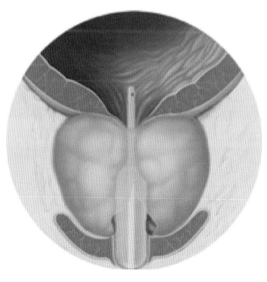

图 8-11　B 囊灌注，部分包膜裂开

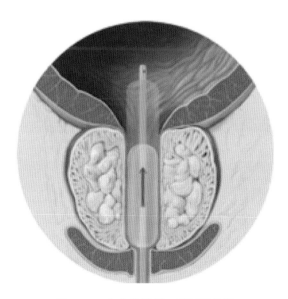

图 8-13　向内推导管，避开括约肌

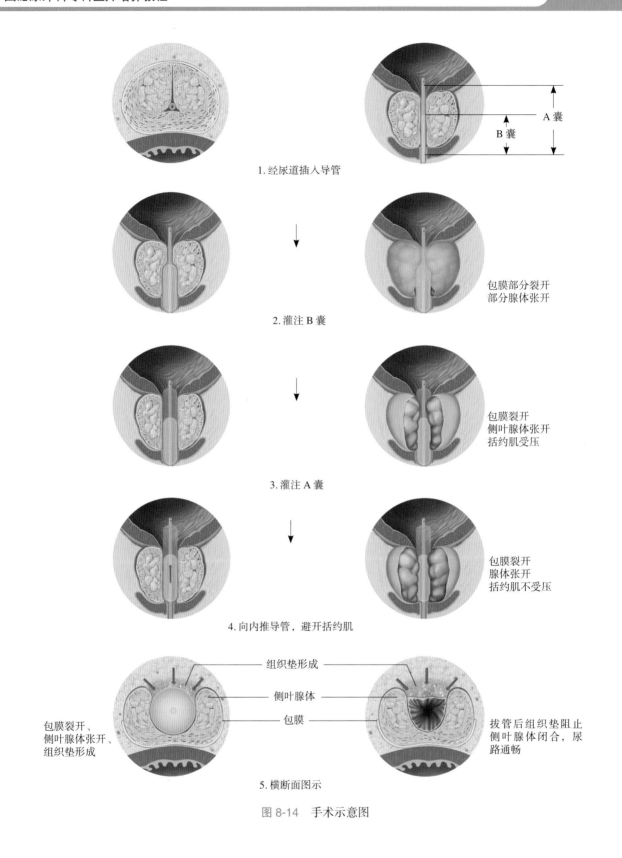

1. 经尿道插入导管

A囊
B囊

2. 灌注 B 囊

包膜部分裂开
部分腺体张开

3. 灌注 A 囊

包膜裂开
侧叶腺体张开
括约肌受压

4. 向内推导管，避开括约肌

包膜裂开
腺体张开
括约肌不受压

组织垫形成
侧叶腺体
包膜

包膜裂开、
侧叶腺体张开、
组织垫形成

拔管后组织垫阻止
侧叶腺体闭合，尿
路通畅

5. 横断面图示

图 8-14   手术示意图

3. 本术式关键机制

（1）由于水囊是柱状，高压灌注是位于后尿道全长，包括膀胱颈口及外括约肌口（膜尿道），故可达到以下目的：①包膜向前完全裂开；②侧叶腺体向前张开，解除包膜对腺体束缚使尿路宽畅。

（2）当侧叶腺体向前张开的瞬间，局部产生负压，使周围软组织被吸入两侧叶与水囊前壁间的空隙，随之周围组织继续填入形成组织垫，阻止拔管后腺体的回缩（图8-15），达到尿路长期通畅的目的。

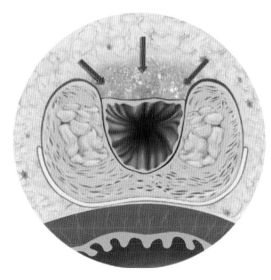

图8-15 拔除尿管后组织垫可以阻止侧叶腺体闭合，保持尿路长期通畅

（3）缩短外括约肌压迫时间5～10分钟之内。减少括约肌损伤，预防术后尿失禁发生。

（4）由于后尿道黏膜未完全清除，故术后黏膜覆盖时间短于现行所有外科治疗的时间。

（5）保留原器官，又无手术切割及高温影响，故术后不影响性功能。

本术式得到众多专家、教授的指导、关注，是典型的转化医学和协同创新的成果，也是精准医学的实例，望大家继续关注、参与，使之更加完善，造福人民，为推进健康中国建设做贡献。

（郭应禄）

主要参考文献

[1] 那彦群, 叶章群, 孙颖浩, 等. 2014版中国泌尿外科疾病诊断治疗指南.北京：人民卫生出版社.

[2] 于普林, 郑宏, 苏鸿学, 等.中国六城市前列腺增生的患病率及相关因素.中华流行病学杂志.2000, 21(4): 314-316.

[3] 张元芳, 孙颖浩, 王忠, 等.实用泌尿外科学和男科学.北京：科学出版社.2013.

[4] Lagiou A, et al. Occupational physical activity in relation with prostate cancer and benign prostatic hyperplasia. Eur J Cancer Prev, 2008, 17(4): 336-9.

[5] Wu JP, Gu FL. The prostate in eunuchs. Prog Clin Biol Res, 1991, 370: 249-255.

[6] Roosen, A, et al. Etiology and pathophysiology of benign prostate hyperplasia.Urologe A, 2013, 52(2): 186-192.

[7] Izumi, K, et al. Androgen receptor roles in the development of benign prostate hyperplasia. Am J Pathol, 2013, 182(6): 1942-1949.

[8] Claus GR.2012.Benign Prostatic Hyperplasia: Etiology, Pathophysiology,Epidemiology, and Natural History. Campbel-Walsh Urology, 10th edition, 2012：2570-2610.

[9] McLaren, I. D, et al. 2011. Role of interleukins, IGF and stem cells in BPH. Differentiation, 2011, 82(4-5): 237-243.

[10] Gandaglia, G, et al. The role of chronic prostatic inflammation in the pathogenesis and progression of benign prostatic hyperplasia (BPH). BJU Int, 2013, 112(4): 432-441.

[11] Sutkowski DM1,et al. Effect of spermatocele fluid on growth of human prostatic cells in culture.J Androl, 1993, 14(4): 233-9.

[12] Syms AJ,et al.The effect of prolactin on human BPH epithelial cell proliferation. Prostate, 1985, 6(2): 145-53.

[13] McNeal JE. Origin and evolution of benign prostatic enlargement. Invest Urol, 1978, 15(4): 340-5.

[14] Santos Dias, J. Benign prostatic hyperplasia: clinical manifestations and evaluation. Tech Vasc Interv Radiol, 2012, 15(4): 265-269.

[15] Brown CT, Yap T, Cromwell DA, et al. Self management for men with lower urinary tract symptoms: a randomised controlled trial.BMJ, 2007, 334: 25.

[16] Robert, G, et al. Lower urinary tract symptoms suggestive of benign prostatic hyperplasia: who are the high-risk patients and what are the best treatment options? Curr Opin Urol , 2011, 21(1): 42-48.

[17] Thomas AM, Roger SK, Herbert L. Evaluation and Nonsurgical Management of Benign Prostatic Hyperplasia. Campbel-Walsh Urology, 10th edition, 2012：2611-2654.

[18] Bechis, S. K, et al. Personalized Medicine for Management of Benign Prostatic Hyperplasia. J Urol, 2014.

[19] Pinheiro L. C, et al. Treatment of benign prostatic hyperplasia. Tech Vasc Interv Radiol , 2012, 15(4): 256-260.

[20] Michel MC, Vrydag W. A1-, a2- and b-adrenoreceptors in the urinary bladder, urethra and prostate. Br J Pharmacol .147 (Suppl 2), 2006：S88–119.

[21] Oelke M, Bachmann A, Descazeaud A, et al. EAU guidelines on the treatment and follow-up of non-neurogenic male lower urinary tract symptoms including benign prostatic obstruction. Eur Urol, 2013, 64(1): 118-40.

[22] Kevin TM, Claus GR, et al. Chapter 1: Guideline on the Management of Benign Prostatic Hyperplasia (BPH). http://www.auanet.org.2010.

[23] Djavan B, Chapple C, Milani S, Marberger M.State of the art on the efficacy and tolerability of alpha1-adrenoceptor antagonists in patients with lower urinary tract symptoms suggestive of benign prostatic hyperplasia. Urology, 2004, 64: 1081–8.

[24] Lepor, H, et al. alpha-Blockers for benign prostatic hyperplasia: the new era. Curr Opin Urol, 2012, 22(1): 7-15.

[25] Michel MC, Mehlburger L, et al. Comparison of tamsulosin efficacy in subgroups of patients with lower urinary tract symptoms. Prostate Cancer Prostatic Dis, 1998, 1: 332–5.

[26] Salvador, J. A, et al. Steroidal 5alpha-reductase and alpha-hydroxylase/17,20-lyase (CYP17)inhibitors useful in the treatment of prostatic diseases. J Steroid Biochem Mol Biol, 2013, 137: 199-222.

[27] McConnell JD, Bruskewitz R, Walsh P, et al. The effect of finasteride on the risk of acute urinary retention and the need for surgical treatment among men with benign prostatic hyperplasia. N Engl J.Med, 1998, .338: 557–63.

[28] McConnell JD, Roehrborn CG, Bautista OM, et al. The long-term effect of doxazosin, finasteride, and combination therapy on the clinical progression of benign prostatic hyperplasia. N Engl J Med, 2003, .349: 2387–98.

[29] Andersen JT, Nickel JC, Marshall VR, et al .Finasteride significantly reduces acute urinary retention and need for surgery in patients with symptomatic benign prostatic hyperplasia. Urology, 1997, 49: 839–45.

[30] Ventura, S, et al. Novel drug targets for the pharmacotherapy of benign prostatic hyperplasia (BPH). Br J Pharmacol, 2011, 163(5): 891-907.

[31] Kaplan SA, Roehrborn CG, Rovner ES, et al. Tolterodine and tamsulosin for treatment of men with lower urinary tract symptoms and overactive bladder. JAMA, 2006, 296: 2319–28.

[32] Gacci M, Corona G, Salvi M, et al. A systematic review and metaanalysis on the use of phosphodiesterase 5 inhibitors alone or in combination witha-blockers for lower urinary tract symptoms owing to benign prostatic hyperplasia. Eur Urol , 2012, 61: 994–1003.

[33] Ma, C. H, et al. Efficacy and safety of Chinese herbal medicine for benign prostatic hyperplasia: systematic review of randomized controlled trials. Asian J Androl, 2013, 15(4): 471-482.

[34] Füllhase C, et al. Systematic Review of Combination Drug Therapy for Non-neurogenic Male Lower Urinary Tract Symptoms. Eur Urol, 2013, 64(2): 228-243.

[35] Roehrborn CG, Siami P, Barkin J, et al. The effects of dutasteride, tamsulosin and combination therapy on lower urinary tract symptoms in men with benign prostatic hyperplasia and prostatic enlargement: 2-year results from the CombAT study. J Urol, 2008, 179: 616–21.

[36] Roehrborn CG, Siami P, Barkin J, et al. The effects of combination therapy with dutasteride and tamsulosin on

clinical outcomes in men with symptomatic benign prostatic hyperplasia: 4-year results from the CombAT Study. Eur Urol, 2010, 57: 123–31.

[37] John MF. 2012.Minimally Invasive and Endoscopic Management of Benign Prostatic Hyperplasia. Campbel-Walsh Urology, 10th edition, 2012：2655-2694.

[38] Michael A. K, et al. The Economics of Benign Prostatic Hyperplasia Treatment: A Literature Review. Clinical Therapeutics, 1996, 18(6): 1227-1241.

[39] Mamoulakis C, Ubbink DT, et al. Bipolar versus monopolar transurethral esection of the prostate: a systematic review and meta-analysis of randomized controlled trials. Eur Urol , 2009, 56: 798–809.

[40] Misop H, et al. Retropubic and Suprapubic Open Prostatectomy. Campbel-Walsh Urology, 10th edition, 2012：2695-2703.

[41] Huang W, et al. J Endourol. Treatment of Benign Prostatic Hyperplasia Using Transurethral Split of the Prostate with a Columnar Balloon Catheter. [Epub ahead of print]. 2014.

[42] Hoffman RM, Monga M, Elliott SP, et al. Microwave thermotherapy for benign prostatic hyperplasia. Cochrane Database Syst Rev, 2012: CD004135.

[43] Bouza C, Loˊpez T, Magro A, et al. Systematic review and meta-analysis of transurethral needle ablation in symptomatic benign prostatic hyperplasia. BMC Urol , 2006, 6: 14.

[44] Gravas, S, et al. Critical review of lasers in benign prostatic hyperplasia (BPH).BJU Int, 2011, 107(7): 1030-1043.

[45] Ruszat R, Seitz M, Wyler SF, et al. Prospective single-centre comparison of 120-W diode-pumped solid-state high-intensity system laser vaporization of the prostate and 200-W high-intensive diode-laser ablation of the prostate for treating benign prostatic hyperplasia. BJU Int , 2009, 104: 820–5.

[46] Chen C-H, Chiang P-H, Lee W-C, et al. High-intensity diode laser in combination with bipolar transurethral resection of the prostate: a new strategy for the treatment of large prostates (>80 ml). Lasers Surg Med, 2012, 44: 699–704

[47] Armitage JN, Cathcart PJ, et al. Epithelializing stent for benign prostatic hyperplasia: a systematic review of the literature. J Urol, 2007, 177: 1619–24.

[48] Lusuardi L, et al. New emerging technologies in benign prostatic hyperplasia. Curr Opin Urol, 2013, 23(1): 25-29.

[49] Marchal C, Perez JE, et al. The use of botulinum toxin in benign prostatic hyperplasia. Neurourol Urodyn, 2012, 31: 86–92.

[50] J, A. P, et al. Patient selection and counseling before prostatic arterial embolization. Tech VasInterv Radiol, 2012, 15(4): 270-275.

[51] 郭应禄. 经尿道柱状水囊前列腺扩开术. 北京大学医学出版社. 2015.

第九章

膀胱尿道功能障碍性疾病

第一节　膀胱过度活动症

膀胱过度活动症（overactive bladder，OAB）是指尿急、尿频和急迫性尿失禁等临床症状构成的症候群。纵观近 30 年的国内外文献，有关描述尿频、尿急症状的名词非常混乱，让人费解。如：不稳定膀胱、逼尿肌不稳定、逼尿肌反射亢进、逼尿肌过度活动、女性尿道综合征等[1]。为了名词的统一与规范，十多年前膀胱过度活动症的概念被提出，并引起当今泌尿外科的重视。国际尿控协会（ICS）于 2002 年对膀胱过度活动症（OAB）正式定义：OAB 是一种以尿急症状为特征的症候群，常伴有尿频和夜尿症状，可伴或不伴有急迫性尿失禁。尿动力学上可表现为逼尿肌过度活动（detrusor overactivity DO），也可为其他形式的尿道 - 膀胱功能障碍，其无明确的病因，不包括由急性尿路感染或其他形式的膀胱尿道局部病变所致的症状[2]。

一、流行病学

直到现在，OAB 还经常与尿失禁混淆，使得流行病学发病率的数据在地区与地区之间、国与国之间变异很大。这导致估计的 OAB 的发病率范围很大，阻碍了 OAB 治疗措施的进一步提高。OAB 为一类发病率较高的慢性疾病，严重影响患者的生活质量，给个人及社会带来了巨大的经济负担。OAB 为基于症候群诊断的综合征，定义为"尿急，伴或不伴急迫性尿失禁，常伴有尿频和夜尿症状"。特发性 OAB 无明确的病因，不包括由急性尿路感染或其他形式的膀胱尿道局部病变所致的症状，其核心症状为尿急。尿急是指一种突发、强烈的排尿欲望，且很难被主观抑制而延迟排尿[3-5]。可以说 OAB 是一常见的功能障碍，影响了世界范围内人们的生活

质量。它发病率很高，给患者带来了一系列问题，包括生理、社会、心理及性生活方面的问题；另外还导致了较大的经济支出[6-7]。美国国家膀胱过度活动症评估（NOBLE）研究显示，OAB 发生率占成人的 16.6%、即有 3330 万成人患 OAB，其中干性OAB（无尿失禁）者占 63%、湿性 OAB（有尿失禁）者占 37%；男女患病率相似，发生率均随年龄增高而增加。在欧洲 6 国完成的 40 岁以上人群进行的OAB 流行病学研究获得了与美国 NOBLE 研究十分相似的结果：OAB 发病率占人群的 17%，36% 为湿性 OAB，随年龄增长而增高。一项来自欧洲及加拿大的研究结果指出，在过去 40 年中，OAB 的发病率已由男性 10.8%、女性 12.2% 分别增至 13.4% 和14.6%，其中 44.5% 的男性患者和 28.0% 的女性患者存在尿失禁症状，超过半数患者已为自身症状所困扰。

一项已经在国际发表的来自中国的 14 884 名患者的调查表明，OAB 的发病率为 6.0%（男性 5.9%，女性 6.0%），其中 30% 的患者存在尿失禁症状。2008 年，北京大学人民医院泌尿外科在北京地区对2973 名 18 岁以上女性进行了膀胱过度活动症患病情况问卷调查，被调查的对象年龄为 18～90 岁。结果显示，北京地区 18 岁以上成年女性 OAB 的患病率为 4.7%，随年龄的增长呈明显上升趋势，城区患病率为 2%，郊区为 8.1%。多因素 logistic 回归表明，年龄、体重指数、居住地区及焦虑程度等是北京地区成年女性 OAB 患病的危险因素。OAB 对北京成年女性的日常生活、社交、运动、情感等多方面均存在着严重的负面影响[8]。

2010 年，中华医学会泌尿外科学分会尿控学组共同发布了我国首个大规模 OAB 流行病学调查结

果，本次调查覆盖我国六大地区（华北、东北、华东、中南、西南和西北）的 34 个城市，调查对象达 1488 人，年龄为 18~80 岁。结果显示，我国 18 岁以上居民 OAB 的总体患病率为 6.0%，女性（6.0%）略高于男性（5.9%），且随年龄的增长呈明显上升趋势，40 岁以上人群 OAB 的总体患病率（10.5%）约为 40 岁以下人群患病率（1.8%）的 7 倍。六大地区中，华东地区的患病率最高（7.4%），而华北地区的患病率最低（3.3%）。此外，肥胖、饮酒、体力劳动、教育程度低、已婚、绝经、经阴道分娩、多次分娩以及良性前列腺增生等都是 OAB 患病的促进因素。OAB 对患者的生理、心理、社交和性生活等多方面存在着严重影响，其中对睡眠和精力的影响最大。但是，OAB 患者的就诊率较低，调查显示，我国 OAB 患者中只有半数患者曾经就医，而未曾就医的患者中只有四分之一的人表示将来有可能去就医。大多数未就医的患者认为 OAB 是老年人的正常现象，不是大病，不治疗也没关系；另外部分患者对于自己的症状感到羞涩而难以启齿。所以 OAB 既是一种生理疾病也是一种心理疾病，虽然没有生命威胁，却严重影响生活质量。关注 OAB 是非常适的，OAB 患者通常不愿意向医生讲述或与家庭成员和朋友讨论这一问题；应呼吁患者和医护人员提高对 OAB 的关注和认识，通过专业、有效的治疗，解除疾病束缚，提高患者的生活质量。

当然，目前对 OAB 尚存在一些争议，一些学者呼吁尽量简化 LUTD（下尿路功能障碍）的分类；有学者认为仅仅观察是不够的，即使有尿动力学观察结果也需要与解剖、生理及病理生理相联系；逼尿肌过度活动（或 OAB）这一名词忽略了尿道、盆底等下尿路其他部分的重要性，其也可能为尿道及盆底功能障碍所致。但是就目前的知识水平与现状，ICS 有必要对现行的名词概念进行定义与分类，以免更多混乱，并在未来不断更新。

二、病因

若依照严格定义，OAB 的病因不明，即特发性 OAB。OAB 的可能病因可分为神经源性、肌源性、两者结合以及一些未知原因。目前 OAB 的具体病因尚不十分明确，多与下列因素相关：

1. 逼尿肌过度活动（DO） 由神经源性或非神经源性因素所致，储尿期逼尿肌异常收缩引起相应的临床症状。

2. 膀胱感觉过敏 在较小的膀胱容量时即出现排尿欲望。

3. 尿道及盆底肌功能异常 如尿道松弛、后尿道内尿液存留和盆底肌张力增高等。

4. 其他原因 如精神行为异常、激素代谢失调等。

然而，OAB 症状经常出现在其他一些疾病或状态之中，如良性前列腺增生、女性混合型尿失禁、神经源性膀胱等，对于这类患者的 OAB 症状的病因和机制更加复杂，但处理也应遵循特发性 OAB 的诊疗原则。

三、病理生理

此部分内容仅涉及特发性 OAB 的病理生理机制，但目前不十分清楚。尿急症是 OAB 症候群中的特征性症状，对其病理生理机制的阐述具有代表性。以下是尿急产生的潜在途径：

（一）尿路上皮 - 传入神经通路的异常交互作用

膀胱上皮具有丰富的感觉功能：膀胱上皮分为三层，即连接到基底膜的基底层细胞、中间层及由大六角形的伞细胞组成的表面层。基底层细胞被认为是其他两层的先驱细胞，更换速率为 3~6 个月，但损伤后增殖速率加快。膀胱上皮的主要功能是作为屏障阻止来自尿液的有害物质损伤膀胱。当这一功能受损时，有害物质可到达膀胱上皮下的肌层及神经末梢损伤这些组织，出现尿急、尿频及尿痛的刺激症状。最表面的伞细胞具有的几个特殊的结构特点，包括特化的膜脂质、不对称的膜颗粒及具有硬斑块的质膜，这构成了其屏障功能的结构基础。上皮细胞防止水分子进入的功能得益于特化的脂质分子、尿溶蛋白及紧密连接。尽管膀胱上皮主要功能是屏障功能，但最近的研究表明，它可以感受多种生理及化学物质的刺激并释放多种活性物质，其特性类似于伤害性感受器或机械感受器。它们也具有多种感受生理刺激的胞内信号转导机制。上皮细胞表达多种感觉神经元表达的受体及离子通道，例如：缓激肽受体、神经生长因子受体、ATP 受体（P2X 及 P2Y）、去甲肾上腺素受体（α 及 β）、乙酰胆碱受体（M 及 N 型）以及机械敏感的钠通道及多种 TPP 通道（TRPV1、TRPV2、TRPV4、TRPM8）。上皮细胞还释放下列神经递质或信号分子，一氧化氮（NO）、ATP、乙酰胆碱、前列腺素、P 物质及神经生长因子（NGF）。这些活性物质可直接或间接通过成肌纤维细胞影响感觉神经的兴奋性。成肌纤维细胞也被称为间质细胞，它们位于上皮下层，与膀胱内的感觉末梢靠近，细胞由缝隙连接相连，释放的信号分子作用于感觉神经末梢影响感觉传入的活动[9-10]。因而膀胱上皮及成纤维细胞通过化学信号偶联于邻近的感觉末梢共同参与膀胱的感觉传入机制（见感觉传入分子机制的第二种机制）。

最新理论指出膀胱黏膜层参与膀胱收缩的外周调控，膀胱间质细胞通过调控平滑肌钙离子释放可影响膀胱收缩，而位于黏膜下层的缝隙连接也可影响膀胱传入刺激的信号改变。这些都成为了 OAB 新的治疗靶点。

（二）传入神经的异常兴奋性

1. 外周神经末梢在膀胱、尿道及外括约肌的分布　免疫组化的方法发现，含 P 物质（SP）、降钙素基因相关肽（CGRP）、垂体腺苷酸环化酶激活多肽（PACAP）等神经肽的感觉神经末梢广泛分布于膀胱壁从浆膜至固有膜的每一层，并在上皮下层形成密集的神经丛，这些神经丛的轴突可进入上皮层。对猫的感觉神经末梢在膀胱内的分布研究证实，走行在盆神经的感觉传入末梢均匀地分布在膀胱体及三角区，在肌层的分布比在上皮下层密集；而走行在腹下神经的感觉传入末梢比较集中分布在膀胱三角区，上皮下层分布多于肌层。在人及动物体内，这些神经肽能的感觉神经末梢除分布在膀胱各层外，也分布在膀胱壁内血管的周围及局部神经节细胞周围，并与这些神经节细胞形成突触联系以完成局部反射。

感觉末梢在尿道的分布与膀胱相似，分布在尿道的肌层及上皮下层，并在上皮下层形成密集的神经丛，在血管周围也有末梢的分布。尿道外括约肌的感觉末梢分布很稀疏，尿道外括约肌是横纹肌，但缺乏其他横纹肌内的牵张感受器（肌梭）及相应的Ⅰa 类传入纤维。

2. 感觉神经元的胞体（背根神经节）　如上所述，膀胱及尿道感觉神经元的胞体位于 $S_2 \sim S_4$ 及 $T_{11} \sim L_2$ 的背根神经节（dorsal root ganglia，DRG）内。一侧 DRG 支配双侧膀胱。膀胱的感觉神经元占整个 DRG 神经元的 3%，一个 DRG 内大约有 3000

个神经元是支配膀胱的，其均一地分布在 DRG 内，这些神经元胞体直径大约为 $32\mu m \times 23\mu m$，属于中小型神经元。当以多个追踪剂标记盆腔脏器发现有 5%～15% 的 DRG 神经元被双重标记，说明一个感觉神经元可支配多个脏器，这一结构特点可能是病理情况下脏器之间感觉传入交叉敏感化的结构基础，例如，发生在直肠的炎症可引起膀胱感觉传入的敏感化而导致排尿频率的改变。

3. 感觉神经元中枢末梢在脊髓的投射　经跨神经节的追踪技术发现来自膀胱的感觉传入投射到腰骶部脊髓交感及副交感节前神经元所在的部位。来自猫及大鼠膀胱的感觉传入经盆神经投射到腰骶部脊髓的 Lissauer's 束，然后向头尾方向发出侧枝，再向外进入脊髓Ⅰ层，向中间进入脊髓的深层（Ⅴ～Ⅶ及Ⅹ层），最重要的是在外侧的投射通路，投射至骶髓的副交感神经核（副交感节前神经元集中部位）。经腹下神经的感觉传入在腰脊髓（$T_{11} \sim L_2$）阶段的投射部位与上述经盆神经的部位相似，位于脊髓Ⅰ、Ⅴ～Ⅶ及Ⅹ层。来自膀胱及尿道的感觉传入在深部脊髓及脊髓腹侧角没有投射。尽管膀胱的感觉传入主要是同侧投射，但有 10%～20% 是投射至对侧的脊髓。来自尿道外括约肌的经阴部神经的感觉传入在脊髓的投射部位是脊髓Ⅰ、Ⅴ～Ⅶ及Ⅹ层与来自膀胱的感觉投射有交叉。这与同样经阴部神经传入来自会阴部皮肤及性器官的感觉投射至深部脊髓背角（Ⅱ～Ⅳ层）形成鲜明的对比[11-13]。

负责接受来自膀胱及尿道的感觉传入的脊髓神经元也可以用即刻反应基因蛋白 c-fos 的表达而显示出来。大鼠膀胱及尿道在受到伤害性及非伤害性刺激时，c-fos 蛋白在脊髓背侧联合、背角浅层及脊髓副交感神经核的表达增加。这些部位与以上述跨神经节追踪方法显示的相似。伤害性刺激使 c-fos 蛋白在更多的脊髓背侧联合神经元内表达。

4. 感觉传入神经组织学特点　光镜及电镜检测显示，支配膀胱及尿道的感觉神经主要是有髓的 Aδ 及无髓的 C 纤维。猫的盆神经及腹下神经内纤维的直径小于 2～3μm，极少的纤维直径达 5～10μm。大鼠的盆神经及腹下神经分别含有大约 25 000 和 21 000 根纤维，94% 的纤维为无髓纤维。但大鼠阴部神经内含有直径大的有髓纤维及直径小的无髓纤维。神经内纤维的数量超过 DRG 内神经元及发出传出纤维的脊髓内神经元的总和，例如，猫盆神经有大约 18 000 根纤维，而只有 5000 个传入及传出纤维，这意味着在感觉神经元从 DRG 至外周的过程中出现很多分支。

有髓的 Aδ 及无髓的 C 纤维也可以用是否表达神经丝蛋白来区分，神经丝蛋白是细胞骨架蛋白，在胞体合成后，经轴突运输外周至轴突。神经丝蛋白在轴突的表达水平与轴突的直径和髓鞘化程度密切相关。其中 200kDa 的神经丝蛋白亚单位主要表达在有髓的 Aδ 纤维上，而无髓的 C 纤维没有表达。大鼠膀胱的感觉神经元有 2/3 是神经丝蛋白阴性的发出 C 纤维的神经元，1/3 是神经丝蛋白阳性发出 Aδ 纤维的神经元。神经丝蛋白的表达与神经元辣椒素的敏感性呈负相关。大约 80% 神经丝蛋白阴性的膀胱感觉神经元对辣椒素敏感。这表明膀胱感觉神经多数是神经丝蛋白阴性的 C 纤维，以电生理方法测定盆神经内纤维的传导速度及以组织学方法测定直径得出与上述一致的结论，无髓 C 纤维在数量上多于有髓 Aδ 纤维。

在猴的盆神经及阴部神经内纤维的传导速度分别是 2 ~ 31m/s 及 34 ~ 119m/s，说明阴部神经内纤维直径较大。大鼠盆神经及腹下神经内纤维的传导速度分别是 1 ~ 22m/s 及 1 ~ 16m/s。

5. 感觉神经元的化学特点　免疫组化的方法显示支配膀胱的感觉神经元合成及释放以下肽类及氨基酸。肽类包括：P 物质（SP）、降钙素基因相关肽（CGRP）、垂体腺苷酸环化酶激活多肽（PACAP）、血管活性肠肽（VIP）、亮氨酸脑啡肽、促肾上腺皮质激素释放因子、生长相关蛋白 -43 及一氧化氮合酶（NOS）。氨基酸类包括：谷氨酸及门冬氨酸。这些活性物质存在于感觉神经元的胞体（DRG），膀胱及尿道内感觉神经末梢及脊髓内中枢末梢。70% 的大鼠感觉神经元含有多种肽。

肽能的感觉神经末梢分布在膀胱的每一层，以上皮下的固有膜分布最密集。脊髓内肽能的感觉神经末梢主要出现在 Lissauer's 束、背角Ⅰ层及副交感中枢所在的部位，这与以追踪剂显示的膀胱感觉神经在脊髓的投射部位吻合。

以辣椒素及树胶脂毒素（resiniferatoxin，RTX）等神经毒素急性处理支配膀胱的 C 纤维使其释放 CGRP、SP 及 PACAP，会引起神经源性的膀胱炎症，表现为膀胱内血管扩张及血浆渗出。而以这些神经毒素慢性处理 C 纤维会降低膀胱壁内神经肽类的免疫反应性，也说明多数肽能的感觉神经是辣椒素敏感性的 C 纤维。

膀胱的感觉神经元特别是发出 C 纤维的感觉神经元表达多种受体，这些受体包括 TRPV1（transient receptor potential vanilloid 1，辣椒素受体）、TRPA1（transient receptor potential ankyrin 1，机械及冷反应受体）、TRPM8（transient receptor potential cation channel subfamily M member 8，冷反应受体），以及对多种神经生长因子反应的受体：TrkA（神经生长因子 NGF 的受体）、TrkB（脑源性神经生长因子 BDNF 的受体）、GRFα1（胶质细胞源性生长因子 GDNF 受体）及 GRFα3（胶质细胞源性生长因子 Artemin 受体）、M 型胆碱受体、内皮素受体、嘌呤能受体（P2X2、P2X3、P2Y 等 ATP 受体）。这些受体在感觉神经元的外周末梢（膀胱内）及中枢末梢（脊髓内）都有表达。

感觉神经元还表达一种同工凝集素 B4（isolectin B4）的结合位点，支配膀胱及尿道的 C 纤维感觉神经元。根据此结合位点的有无分为 IB4 阳性及 IB4 阴性两类。IB4 阳性神经元通常没有 SP、CGRP 等神经肽，表达神经生长因子 GDNF 的受体 GRFα，其存活依赖于 GDNF；而 IB4 阴性的神经元多含有神经肽，表达神经生长因子 NGF 的受体 TrkA，其存活依赖于 NGF。膀胱及近端尿道的 C 纤维神经元多为 IB4 阴性（70%），但支配远端尿道的 C 纤维神经元 IB4 阳性的比例较高（49%）。

膀胱的感觉神经元表达如此多的受体说明膀胱内的感觉产生机制的复杂性，多种化学及机械信号共同作用于膀胱内感觉末梢，这些信号可以协同兴奋感觉传入，也可以相互拮抗。研究表明，当 TRPV1、TRPA1、TRPM8、TrkA P2X、N 及 M 型胆碱受体及内皮素受体被相应的激动剂激活后会兴奋膀胱感觉传入活动，促使神经递质释放及诱发反射性的膀胱活动。而一氧化氮、一些 N 型及 M 激动剂可抑制膀胱感觉传入活动。膀胱感觉传入活动调节的这种复杂性不仅反映在感觉神经表达多种对化学及机械信号起反应的受体，也反应在膀胱内非神经细胞（膀胱上皮细胞、成肌纤维细胞）也释放多种活性物质作用于感觉传入末梢。

6. 几种病理情况下膀胱感觉传入的变化

（1）脊髓损伤后感觉神经元的重塑：与 C 纤维传入引发的排尿反射的出现、神经生长因子的作用、脊髓损伤后感觉神经元放电特性及钠、钾通道的改变等相关。

（2）膀胱炎症时感觉传入功能的变化：感染、辐射性损伤、尿液内刺激性化学物质的增多及其他不明原因（如间质性膀胱炎）等因素导致膀胱的炎症反应，通常伴随膀胱疼痛。炎症时膀胱对扩张刺激敏感，膀胱黏膜及肌层水肿，大量的炎性细胞浸润。Aδ 或 C 纤维的激活在膀胱炎症的发生中起很重要的作用，一方面，它们的激活将机械或化学刺激信号传至中枢，另一方面它们的激活使速激肽释放增加，会进一步增强膀胱内的炎症反应。在膀胱炎症发生中 C 纤维的作用较 Aδ 纤维更重要。

（3）感觉传入与特发性的逼尿肌过度活动：尿急伴随着原因不明的逼尿肌过度活动（IDO）在临床上很常见，但至今未找到原因。许多证据显示感觉神经的异常在 IDO 的发病中起重要作用，患 IDO 的女性患者膀胱内表达 P 物质、CGRP、TRPV1、P2X3 的神经末梢密度增加，而这些物质是 C 纤维感觉神经的标记物。与神经源性膀胱过度活动（NDO）相似，IDO 患者膀胱内应用辣椒素使传入神经脱敏或肉毒素抑制神经递质释放可抑制逼尿肌的收缩从而减轻症状。应用肉毒素治疗的 IDO 患者症状减轻后，膀胱活检显示表达 TRPV1 及 P2X3 的神经纤维密度降低。

（4）感觉传入与尿道梗阻诱发的膀胱功能异常：感觉神经的可塑性变化在尿道梗阻（如前列腺增生导致的 BOO）诱发的膀胱功能异常中起关键的作用。BOO 患者冷水刺激诱发的经 C 纤维传入的排尿反射阳性说明 C 纤维的上调。大鼠部分阻塞尿道可诱发 BOO，组织学及电生理实验显示，阻塞 6 周后感觉神经及副交感传出神经变粗，膀胱感觉神经在脊髓内的投射范围增大（在脊髓背角及副交感核投射范围增加 60%）。大鼠膀胱内 NGF 含量增加，若以 NGF 抗体处理动物使感觉神经无法接触 NGF，膀胱感觉神经不再增生，在脊髓的投射范围也不再增大，说明 NGF 的增加导致了感觉神经的可塑性改变。NGF 的增加是由尿道阻塞引起的尿储留导致膀胱扩张刺激诱发的，在体外牵张刺激膀胱逼尿肌可使 NGF 表达及分泌增多，膀胱扩张刺激也使膀胱上皮分泌 NGF 增多，因而，当膀胱受到机械牵张刺激时，从逼尿肌及上皮细胞分泌的 NFG 兴奋感觉纤维末梢，增加至脊髓的传入活动，导致膀胱的反射性活动增强。膜片钳记录感觉神经元的电生理特性显示，河豚毒素 TTX 敏感型的钠通道电流增加，动作电位的激活阈值降低，神经元的兴奋性增加。

（三）中枢感觉处理的异常

正常控尿过程需要脊髓 - 丘脑 - 脊髓反射通路的完整。在膀胱充盈过程中，脑干、导水管周围灰质（PAG）及脑桥控尿中枢（PMC）等部位神经活动信号增强。储尿期膀胱容量逐渐增加，膀胱及尿道的传入信号通过脊髓传导至位于中脑及导水管周围灰质的神经元，当容量达到一定水平时，导水管周围灰质下行的兴奋信号通过脑桥控尿中枢激活下行的传出运动神经元（包括副交感神经纤维），引起尿道括约肌的松弛及逼尿肌的收缩从而进入排尿期。

正常控尿过程并非单纯的神经自主反射，而是受到严格的意识控制，可以根据周围环境允许及个人意愿启动排尿。在正常情况下，排尿反射被抑制，来自下尿路的传入信号不能直接触发排尿。前脑可以处理一系列来自膀胱的感觉信号（由初始尿意到强烈排尿感），使其可被生物个体所控制，直至一个合适的场合启动排尿过程。控尿系统的功能异常可导致非意愿控制的自主反射性排尿（尿失禁）。

1. 正常膀胱的排尿周期　正常膀胱功能的大脑影像资料来自两性健康志愿者。Blok 运用 PET 第一次报道正常男性志愿者排尿期大脑的活动，研究证实了之前解剖发现的额叶皮质为处理控尿信号的重要部位，排尿期明显激活的区域在额叶皮质及额下回。女性志愿者的激活部位一致。储尿期大脑激活的区域为右侧脑岛及邻近运动辅助区的背侧扣带前回。储尿期还有大脑其他部位激活但并未进一步研究。

功能磁共振成像技术（fMRI）研究证实了 PET 研究的结果，并指出在储尿及排尿期脑干也有神经活动。一项研究指出独立的神经活动可能会随着年龄增加而减少，这提示传入信号的处理过程受损。fMRI 研究提示盆底肌群收缩过程中大脑运动辅助区的神经活动。

2. 非神经源性膀胱症状　膀胱功能障碍可以膀胱过度活动（OAB）为主要症状，其特征症状为尿频、尿急及夜尿，伴或不伴急迫性尿失禁。尿急为核心症状，定义为"一种难以抑制的排尿急迫感"。尿动力学检查中，此类患者可能表现为逼尿肌过度活动，自发或诱发的逼尿肌不自主性收缩。

来自匹兹堡的老年尿控研究小组发表的研究结果显示，患有急迫性尿失禁的老年女性在尿急发作时大脑相关区域神经活动增加。神经活动增加的区域包括运动辅助区、背侧扣带前回、岛叶及前额叶背外侧皮层，腹侧正中皮层及海马区域神经活动减弱。这种现象可能代表情感活动及自主／运动觉醒中枢对漏尿发生的反应，并试图通过收缩盆底肌群来防止尿道括约肌的松弛（运动辅助区的激活）。腹侧正中皮层神经活动的减弱可能代表抑制充盈膀胱的传入神经信号或排尿反射的启动。那些随膀胱充盈丧失大脑对膀胱控制的患者，此类神经活动更加明显。尿急患者大脑相关区域神经活动扫描结果同排尿日记中尿急报告相一致。大脑中连接神经组织的白质损失可能导致尿急的发生。WMH 和 FLAIR 影像学研究进一步证明了这种观点。社区老龄人口流行病学研究进一步证实了脑白质减少同尿急的相关性。近期才有 OAB 的相关影像学研究的报道。在膀胱充盈期有尿急感但无尿失禁发生的妇女同有急迫性尿失禁发生的妇女，大脑岛叶及背侧扣带前回神经活动相似。OAB 及 DO 的发生同年龄增长引发的大脑结构改变相关。

（四）神经因素激发的异常逼尿肌活动

神经系统的病理改变也会引发 DO。

（五）逼尿肌内在产生的异常肌肉活动

部分 OAB 患者在尿动力检查中表现逼尿肌过度活动。目前理论指出由肌细胞过度敏感导致失神经支配是肌源性 DO 的基础。

四、病理

根据 ICS 定义，OAB 患者的膀胱内不应存在感染或其他明显病理状态，此种状态应理解为特发性 OAB。然而临床上仍有一些疾病的症状表现中存在尿急、尿频等 OAB 症状，例如良性前列腺增生（BPH）、女性混合性尿失禁、神经源性膀胱、间质性膀胱炎等，在此暂且称之为前提疾病合并的 OAB，其病理及病理生理改变见相应的原发疾病，OAB 的处理同特发性 OAB。

五、临床表现

ICS 提出和采用的以症状为基础的定义为进一步的临床研究提供了框架和可能，可以保证将来在发病率估计、诊断和处理方面更加准确、真实。正常排尿需要神经系统、膀胱和括约肌机制的协调。OAB 的关键症状是尿急，发生率为 9.2%；根据 ICS 旧的定义，尿急是一种对漏尿或疼痛的恐惧。ICS 新定义认为，尿急是指一种突然出现的、强迫施行的排尿欲望，且很难被延迟。急迫性尿失禁是指与尿急相伴随、或尿急后立即出现的非随意漏尿。混合性尿失禁是与尿急和应力状态下尿液非随意漏出的主诉。尿频是患者认为每天排尿太频繁的一种主诉。夜尿是患者每夜 1 次或多于 1 次地醒来排尿的主诉。尿频和夜尿通常伴有尿急，但可以伴随或不伴随急迫性尿失禁。另外，美国 NOBLE 研究将不伴急迫性尿失禁的 OAB 称为干 OAB，伴有急迫性尿失禁者称为湿 OAB。OAB 的症状包括：

1. 典型症状　含尿频、尿急、急迫性尿失禁、夜尿等，建议使用 24 小时排尿日记（表 9-1）来记录 OAB 症状，使用膀胱过度活动症症状评分表（OABSS，表 9-2）来评估和量化 OAB 症状。

2. 相关症状　排尿困难、尿失禁、性功能、排便状况等。

3. 生活质量评估

4. 相关病史　泌尿及男性生殖系统疾病及治疗史；月经、生育、妇科疾病及治疗史；神经系统疾病及治疗史。

六、实验室及泌尿外科特殊检查

（一）筛选性检查

1. 尿常规
2. 尿流率
3. 泌尿系统超声检查（包括剩余尿测定）

（二）选择性检查

指对于特殊患者，如怀疑患者有某种病变存在，应该选择性完成的检查项目。

1. 病原学检查　疑有泌尿或生殖系统炎症者应进行尿液、前列腺液、尿道及阴道分泌物的病原学检查。

2. 细胞学检查　疑有尿路上皮肿瘤者进行尿液细胞学检查。

3. 尿路平片、静脉尿路造影、泌尿系内腔镜、CT 或 MRI 检查　怀疑泌尿系其他疾病者。

4. 尿培养、血生化、血清 PSA（40 岁以上）等。

5. 侵入性尿动力学检查。

表 9-1　24 小时排尿日记

日期：_____

排尿 时间/尿量		尿急	漏尿	备注	饮水 时间、类型和数量
早6:00					
中午12:00					
下午18:00					
午夜24:00					

全天液体摄入总量：____毫升　　全天排尿总量：_____毫升　　全天排尿次数：_____

夜尿次数：_____　　尿失禁次数：_____　　导尿次数：_____

全天导尿总量：_____毫升　　全天平均排尿量：____毫升　　全天更换尿垫：_____

表 9-2　膀胱过度活动症症状评分表（OABSS）

问题	症状	次数	得分
1.白天排尿次数	从早晨起床到晚上入睡的时间内，小便的次数是多少？	≤7	0
		8～14	1
		≥15	2
2.夜间排尿次数	从晚上入睡到起床的时间内，因小便起床的次数是多少？	0	0
		1	1
		2	2
		≥3	3
3.尿急	是否有突然想要小便，同时难以忍受的现象发生？	无	0
		每周<1	1
		每周≥1	2
		每日=1	3
		每日2～4	4
		每日≥5	5
4.急迫性尿失禁	是否有突然想要小便、同时无法忍受并出现尿失禁的现象？	无	0
		每周<1	1
		每周≥1	2
		每日=1	3
		每日2～4	4
		每周≥5	5

（1）目的：确定有无下尿路梗阻，评估逼尿肌功能。

（2）指征：尿流率减低或剩余尿增多；首选治疗失败或出现尿潴留；在任何侵袭性治疗前；对筛选检查中发现的下尿路功能障碍需进一步评估。

（3）选择项目：膀胱压力测定、压力 - 流率测定、尿道压力测定、影像尿动力学测定等。

OAB 是症状性诊断，一般根据症状即可诊断，但是应遵循本指南下列诊断流程以避免误诊和漏诊（图 9-1）。

七、治疗

（一）OAB 的初期治疗

全科医师、泌尿外科医师和妇科医师可对 OAB 进行最初评估和处理。WHO 资助的第 3 届 ICI 对下尿路功能障碍的基本评价提出了推荐意见。评估包括详细的病史采集、既往治疗和结果、患者排尿日记和问卷调查、体格检查、尿液分析等。如果已决定由非专业人士进行最初的评价和处理，接下来的问题将是什么时候建议患者立即咨询专家。在下列情况下应寻求专家诊治：最初的行为和药物等非侵入性治疗的疗效很差、血尿不伴感染、反复症状性尿路感染，以及复杂下尿路和盆底功能障碍者如：① 膀胱排空差，表现为残余尿增加；②并发神经疾病或损伤；③严重的脱垂；④前列腺疾病。

（二）OAB 的专科治疗

在诊断患者患有 OAB 之后，医生在实施治疗之前应仔细考虑患者是否需要或期望治疗。并非所有 OAB 患者希望或要求治疗。治疗的启动取决于 OAB 对患者生活质量干扰的程度，治疗启动前应与患者沟通以建立合适的期望值。

OAB 治疗方法主要包括行为调整、药物治疗或两者联合（表 9-3）。如果此联合治疗无效，而患者希望缓解症状，大多数医生将考虑各种形式的神经

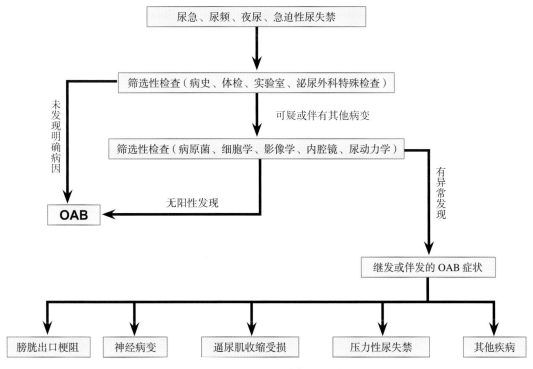

图 9-1　OAB 诊断流程图

调节，包括骶或外周神经的电刺激。这些刺激将导致肌肉收缩、激活反射、调节一些中枢神经系统功能。在神经调节无效，而患者具有严重的 OAB 症状，侵入性更大的治疗，如膀胱扩大术或尿流改道术可以考虑。目前有两种具有前景的治疗方法正在临床试验中：膀胱内直接灌注作用于香草类受体的药物以失活感觉神经元，以及逼尿肌注射 A 型肉毒毒素。对于已提出的其他治疗 OAB 方法（包括膀胱去神经或电磁治疗）的结果尚无一致性报道。

表 9-3　OAB 治疗方法

首选方案
　　行为调节
　　药物治疗（口服、经皮、膀胱内）
二线方案
　　神经调节
　　膀胱扩大成形术
　　尿流改道
其他
　　去神经术
　　电磁治疗
　　膀胱内去传入药物治疗
　　逼尿肌肉毒素注射术

1. 行为治疗　对每例 OAB 患者，行为治疗应作为最初治疗的一部分。最常见的 OAB 行为调节包

括一系列措施（图 9-2，表 9-4）。对患者进行下尿路知识教育是行为调节的基本部分，可以使他们更加了解可能的预防措施，应与排尿日记联合应用，使患者加强自我了解。这样的信息可以表明症状出现的确切时间和严重程度。这两个措施应配合液体和饮食管理，以达到定时或预防性的膀胱排空和膀胱训练的目的。排尿时刻表管理包括膀胱训练、定时排尿、习惯训练、提示排尿等方法。采用盆底肌肉训练（PFMT）以加强盆底肌肉从而强有力地抑制逼尿肌的无抑制收缩是一公认的方法。另外，物理疗法（包括生物反馈）也是有用的，其作用尚存争议。

行为治疗是临床处理不可分割的一部分，应采用强化方法。需随访患者，以监测其功能障碍、解释问题、评估膀胱日记，评价 OAB 症状的变化。这是 OAB 患者现行治疗中很重要的一部分。文献表明行为治疗是有效的，报道的尿失禁改善率大于 50%。一项 123 例 55 岁以上女性尿失禁患者的研究评价了膀胱训练的有效性：共 88 名患者具有尿道括约肌功能不全，35 例具有逼尿肌过度活动伴或不伴共存的括约肌功能不全；膀胱训练降低了 57% 的尿失禁发生，两组效果相似；另外，白天和夜间的不随意排尿也减少。这些结果显示，膀胱训练应作为女性尿失禁患者最初的治疗手段。

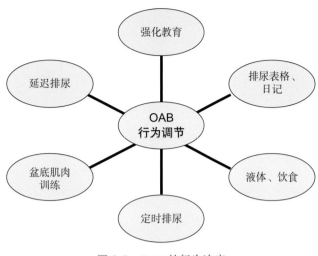

图 9-2　OAB 的行为治疗

表 9-4　第 3 届 ICI 对 OAB 行为治疗的推荐方案

排尿时刻表管理：
● 定时排尿（C 级推荐）
● 习惯训练（D 级推荐），可辅助于其他治疗方法
● 膀胱训练（C 级推荐），应进一步研究膀胱训练的指导途径、监督强度、辅助治疗、时刻表参数及治疗时间长短

盆底肌肉训练（PFMT）：
● 为压力性、急迫性和混合性尿失禁（OAB）患者提供一线治疗（A 级推荐）
● 目前尚无数据证明家庭或医院内生物反馈（BF）联合 PFMT 的疗效优于单独 PFMT，因此 PFMT+BF 为 B 级推荐
● PFMT 与膀胱训练相结合比 PFMT 单独应用产生更好的短期疗效、但可能不会维持较长时间（B 级推荐）

　　一项研究评价了联合行为和药物治疗对老年女性急迫性尿失禁的疗效，受试者根据尿失禁的类型和严重程度随机分成行为治疗组、药物治疗组和安慰剂组；如果单一治疗 8 周后，患者仍不能控尿或不满意，可以采用联合治疗。共 197 名 55 岁以上 OAB 妇女入选，35 例在联合治疗组。随后，8 名受试者从行为治疗组转到联合治疗组。单一治疗平均降低尿失禁约 5715%，而联合治疗平均降低 8815%。另外，27 名受试者从药物治疗组转到联合治疗组，尿失禁改善率在单一治疗组为 7212%，而联合治疗组增加至 8413%。此研究的结果表明，行为调节和药物治疗两种方法联用比单用任何一种具有更好的效果。

　　2. 药物治疗　当决定使用药物治疗 OAB 后，首先应明确使用哪一类药物制剂。虽然有许多药物在药理机制上很吸引人，在动物实验中显示出前景，然而除抗胆碱能制剂外，现在均缺乏强有力的临床证据。虽然大量研究支持胆碱能受体拮抗剂治疗 OAB 的有效性，但副作用如口干、便秘和视觉模糊等在一定程度上限制了其应用，这些副作用是由于对膀胱缺乏相对选择性引起的。这导致了对 M 受体和膀胱功能关系的进一步研究，分离出了组织或亚型选择性的抗胆碱能制剂[14]，耐受性得到改善。在膀胱，M_2 受体是主要的胆碱能受体，而 M_3 受体在功能上更加重要，直接介导逼尿肌收缩。M_2 受体可能通过几种机制调节逼尿肌收缩，主要在病理状态下引起膀胱收缩，如神经损伤、糖尿病和老化。需进行进一步研究以评价：①选择性 M_3 受体拮抗剂是否会比现有药物具有更好的耐受性；② M_2 受体拮抗剂的临床重要性；③尿路上皮是否在影响膀胱收缩性方面起重要作用，是否通过毒蕈碱或其他机制起作用。一项关于抗胆碱能制剂治疗 OAB 有效性的回顾性研究表明，60% ~ 75% 的患者服药后症状显著改善[15]。为评价治疗的准确价值，需要应用新的概念：临床有效性是效能、耐受性和依从性的结合。因此，不仅有必要评价一种药物如何很好地发挥作用，评价其副作用和患者继续治疗的意愿也很重要。后一概念又叫依从性或坚持性，可以认为是整合有效性和耐受性的替代名词。恰当应用临床有效性，可以包括所有上述概念。由于药物或非药物的原因，初始治疗可能失败。非药物原因包括缺乏同时的行为调节，由过多液体摄入或摄入患者喜好的兴奋剂如咖啡因引起。患者第 1 次就诊时建立恰当的期望值及准确记录排尿日记是非常必要的。对于大多数病例，OAB 不能治愈，但是症状可以减轻、生活质量可以改善。治愈暗示疾病的完全消失，对于 OAB 来说，这似乎是不可能的目标。治疗失败的其他非药物原因包括诊断错误或并发的情况，如感染等。抗胆碱治疗失败的可能的药物原因包括：①剂量不够；②副作用限制了足够的剂量；③阿托品抵抗性收缩（NANC）；④用高选择性 M_3 受体时，非 M_3 受体介导的收缩；⑤ M_3 或 M_2 受体的上调；⑥肌源性而非神经源性病因；⑦患者的基因变异，一种药物可能在某一特殊患者不如另一患者起效好。

　　治疗 OAB 的药物包括：抗毒蕈碱药物、抗抑郁药物、α 受体阻滞药、β 受体激动药、抗利尿激素类药物及其他药物[16-17]（表 9-5）。

表 9-5　第 3 届 ICI 对药物的评估与推荐如下：

抗毒蕈碱药物：
　　索利那新：A 级推荐
　　托特罗定：A 级推荐
　　曲司氯铵：A 级推荐
　　达非那新：A 级推荐
　　溴丙胺太林：B 级推荐
　　阿托品、莨菪碱：C 级推荐

混合作用：抗毒蕈碱药物 + 其他
　　奥昔布宁：A 级推荐
　　丙哌维林：A 级推荐
　　双环维林：C 级推荐
　　黄酮哌酯：D 级推荐

其他药物：
　　抗抑郁药（丙米嗪）：C 级推荐（谨慎）
　　抗利尿激素类似物：去氨加压素（desmopressin）：
　　　A 级推荐
　　α 受体阻滞药（阿夫唑嗪、多沙唑嗪、特拉唑嗪、坦
　　　索罗辛）：C 级推荐
　　β 受体激动药（米拉贝隆、特布他林、沙丁胺醇、克
　　　仑特罗）：C 级推荐
　　中枢抑制剂：氟比洛芬（flurbiprofen）：C 级推荐
　　吲哚美辛：C 级推荐

3. 初始药物治疗失败后患者的治疗（二线治疗）　治疗选择包括：①重新确认；②更多的行为调节；③增加药物剂量；④加用另一种药物；⑤更换制剂；⑥改变治疗方法；⑦推荐患者进行重新评价。在进行更加侵入性的治疗之前，全面评价患者是很重要的。此种情况下应进行尿动力学检查。膀胱镜检查可能不必要，除非血尿或严重的尿急或疼痛存在，影像学检查通常不必要。如果非侵入性的行为调节和药物治疗失败，现在所用的其他治疗包括：①神经调节和电磁刺激；②膀胱周围去神经；③膀胱扩大成形术。

神经调节（包括骶神经刺激）是 OAB 治疗的一大进步，人们所达成的共识是通过电刺激调节感觉和运动功能。为抑制膀胱活动，对 S₃ 施行电刺激，兴奋阴部传入神经。也可能是其他的传入或传出纤维被兴奋，虽然这种可能性没有被清楚地确认。骶神经刺激可导致骶反射平衡和协调的恢复，然后改善症状。神经调节不仅用于治疗 OAB，也用于治疗特发性尿潴留和盆底疼痛。目前骶神经调节被认为是治疗下尿路功能障碍的工具，因为它在保守治疗和侵入性治疗（如膀胱扩大和尿流改道）之间建立了桥梁。骶神经刺激通过双模式机制起作用，开放模式抑制逼尿肌收缩，关闭模式触发排尿。在单一患者中，研究尚未确定任何一个临床变量能可靠

地预测神经调节的有效性。因此，在患者开始神经调节治疗时有 2 个阶段：第 1 阶段为经皮穿刺试验刺激，如果测试成功，然后进入第 2 阶段，即脉冲发生器永久性植入阶段，采用 Medtronic 公司生产的 Interstim 骶神经刺激系统，急迫性尿失禁和尿频尿急症经神经调节后可获得良好效果。除骶神经刺激外，周围神经电刺激或磁刺激也被提倡，所采用的位点如肛门、阴道、大腿和胫后区域（经皮电刺激，TENS）。一般地说，随着刺激位点与中枢神经系统距离的加大，临床有效性逐渐降低。对于难治性 OAB 的其他治疗包括膀胱周围去神经术，虽然此术语易使人误解，因为它并不是真正的去神经、而是一去中枢的过程；从技术上讲，去神经比较困难，因为难以破坏节后的副交感纤维，术后 18 ~ 24 个月后复发率高达 100%，因此该手术现在很少应用。膀胱扩大成形术是处理难治性 OAB 的另一外科选择，时间证明，它能治疗难治性的膀胱储尿问题，但其为较大侵入性的手术，具有较多的并发症，会带来排空障碍（尿潴留）的危险（表 9-6）。

表 9-6　第 3 届 ICI 对 OAB 其他治疗（二线治疗）的推荐

功能电刺激（ES）：
- 有数据支持使用 ES 治疗急迫性和混和性尿失禁的有效性，但尚缺乏一致性研究结果，提示对 ES 进行尿失禁康复的生理原则缺乏深刻理解以及 ES 参数的不可比性，迫切需要高质量临床对照研究（RCTs），大样本、长期随访的数据
- 目前尚无数据证明附加 ES 于 PFMT，以及 ES 生物反馈帮助 PFMT 能够带来额外益处
- 盆底 ES 在老年人中能够获得较好的应答（C 级推荐）

磁刺激（MS）：
- MS（尤其是骶神经根 MS）在治疗急迫性尿失禁中是有效的，但尚需高质量、大样本的数据（C 级推荐）

骶神经调节（SNM）：
- 2 ~ 3 级水平证据表明，SNM 可以为急迫性尿失禁、尿频尿急症提供有益的治疗（B 级推荐）。但其作用机制尚不清、尚缺乏对结果的预示，尚需独立的长期研究

Ingelman-Sundberg 去神经手术：
- 经阴道途径在膀胱表面分离切断盆神经节前纤维以治疗急迫性尿失禁：4 级水平证据

骶神经后根切断术：
- 切断 S₂ ~ S₄ 骶神经后根，阻断传入冲动，重建膀胱储尿：4 级水平证据

肠道膀胱扩大术：
- 肠道膀胱扩大术为保守治疗或其他方法治疗急迫性尿失禁失败的患者提供治疗方法储备（B 级推荐）

自体膀胱扩大术：
- 切开膀胱浆肌层，使黏膜层膨出的方法：4 级水平证据

尿流改道：5 级水平证据

（三）其他疾病中 OAB 症状的诊治

虽然 OAB 是一个独立的症候群，但在临床上，有许多疾病也可出现 OAB 症状，如各种原因引起的膀胱出口梗阻（BPH 等）、神经源性排尿功能障碍、女性混合性尿失禁（SUI+OAB）、慢性泌尿生殖系统感染等、逼尿肌过度活动并收缩力减弱（DHIC），在这些疾病中 OAB 症状可以是继发性的，也可能是与原发病伴存的。由于这些疾病中 OAB 症状常有自身的特殊性，本节将介绍几种临床常见疾病中 OAB 症状的诊治原则。

1. 膀胱出口梗阻（bladder outlet obstruction，BOO）患者 OAB 的诊治原则　常见病因为良性前列腺增生等。筛选检查包括：①症状：OAB+ 排尿困难；②最大尿流率<15ml/s；③剩余尿>50ml。选择性检查包括：①充盈性膀胱测压：DO 存在；②压力 - 流率测定：BOO 分度 Ⅲ 度以上，逼尿肌收缩力分级正常以上。

治疗原则：①针对 BOO 的治疗；②根据逼尿肌收缩功能状况制订相应的 OAB 症状治疗方法；③逼尿肌收缩功能正常或增强者可辅助抗 OAB 治疗（M 受体阻断药 +α 受体阻断药[18]）；④逼尿肌收缩功能受损者慎用抗 OAB 药物治疗；⑤ BOO 解除后 OAB 仍未缓解者应行进一步检查，治疗可按 OAB 处理。

2. 神经源性排尿功能障碍 OAB 的诊治原则　常见病因为脑卒中、脊髓损伤和帕金森病等。诊治原则：①积极治疗原发病；②能自主排尿者，根据有无下尿路梗阻，对 OAB 进行相应处理；③无下尿路梗阻者参照以上 OAB 治疗原则；④有梗阻者按 BOO 诊治原则：对不能自主排尿者，按 OAB 治疗，配合间歇导尿或其他降低流出道阻力方法。

3. 女性混合性尿失禁 OAB 的诊治原则　筛选检查包括：①病史和压力诱发试验提示既有压力性尿失禁，又有 OAB 症状；②生育前后和绝经前后控尿明显变化；③女性盆腔器官脱垂。选择性检查：①体检：膀胱颈抬举试验和棉签试验；②尿动力学检查：膀胱测压、腹压漏尿点压、尿道压力描记、影像尿动力学；③膀胱尿道造影：膀胱颈和近端尿道关闭情况、下移或活动情况。检查目的在于确定压力性尿失禁是否合并 OAB，以及确定压力性尿失禁（SUI）和 OAB 的症状比例。

治疗原则：①以 OAB 为主要症状者首选抗 OAB 治疗。OAB 控制后，SUI 仍严重者，采用针对 SUI 的相关治疗；②以 SUI 为主者，采用针对 SUI 的相关治疗，然后处理 OAB。

4. 逼尿肌收缩力受损者 OAB（DHIC）的诊治原则　筛选检查包括：①病史：OAB 中出现排尿困难症状，存在 BPH、糖尿病和脑卒中等相关疾病；②最大尿流率<15ml/s，大量剩余尿，前列腺不大。选择性检查：①充盈期膀胱测压：DO 存在；②压力-流率测定：逼尿肌收缩力减弱，无或可疑 BOO。

一线治疗：①排尿训练，定时排尿；②在检测剩余尿基础上适当使用：M 受体阻断药 +α 受体阻断药；③恰当辅助压腹排尿；④必要时采用间歇导尿或其他治疗；⑤ α 受体阻断药，或尿道括约肌注射 A 型肉毒素，降低膀胱出口阻力。二线治疗：①骶神经电调节治疗；②暂时性或永久性尿流改道。

5. 其他疾病中 OAB 的诊治原则　还有许多泌尿和男性生殖系统疾病都可引起或伴随 OAB，如泌尿系感染、前列腺炎、泌尿系肿瘤、膀胱结石、膀胱及前列腺手术后膀胱痉挛等。虽然这些膀胱局部病变不称为 OAB，但解除膀胱局部病变后仍残存 OAB 症状，故可使用本原则指导治疗。诊治原则：①积极治疗原发病；②在积极治疗原发病的同时使用抗 OAB 药物，以缓解症状。

6. OAB 治疗策略流程图（图 9-3）

（四）OAB 治疗的进展

将来对 OAB 的治疗包括改善药物治疗和新的外科技术。现在进行研究的药物制剂是根据 OAB 的处理原则设计的，包括作用于中枢和外周的运动系统，通过阻断易化机制或激活抑制机制而起作用。另一途径可集中在感觉系统，或中枢或外周，通过阻断传入神经支配或传入通路而产生作用（表 9-7）。

表 9-7　OAB 药物治疗的可能靶点

中枢：
- 大脑皮层
- 中脑（PMC）
- 脊髓

外周：
- 运动传出系统
  - 自主神经
  - 躯体神经
- 感觉传入
  - C 纤维
  - Aδ 纤维
  - 膀胱平滑肌

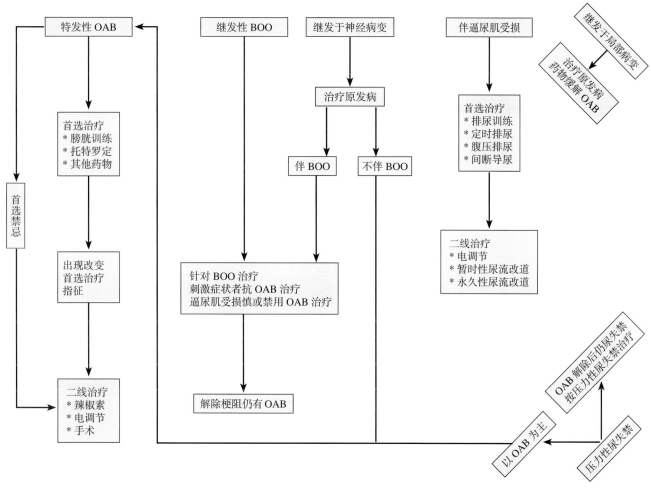

图 9-3　OAB 治疗策略流程图

　　药理学的发展也包括服药的不同途径，不仅可以口服，也可膀胱内灌注（辣椒辣素及 RTX）或者联合。膀胱内治疗也包括将注射制剂（如 A 型肉毒毒素）直接注入逼尿肌[19]。寻找有效和良好耐受性的治疗 OAB 的药物其困难在于尿路选择性，对 OAB 来说，即膀胱的选择性。必须注意，实验室的膀胱选择性与临床膀胱选择性并不一样，动物膀胱选择性并不等于人膀胱选择性，健康人的膀胱选择性可能与 OAB 患者的膀胱选择性不一样。所有这些均会影响临床有效的 OAB 制剂的开发（表 9-8）。

　　未来 OAB 治疗的非药物选择包括组织工程学：一种新出现的治疗方法，例如通过种植膀胱组织到骨架上使膀胱扩大成形。这大大简化了手术步骤，减少了肠道吻合的需要。最后，还有作者对基因治疗感兴趣，以恢复引起 OAB 症状的神经可塑性改变。

表 9-8　第 3 届 ICI 对 OAB 其他新疗法的推荐

巴氯芬（Baclofen）膜内用：C 级推荐
辣椒辣素（Capsaicin）膀胱腔内用：C 级推荐
树胶脂毒素（RTX）膀胱腔内用：C 级推荐
A 型肉毒毒素（Botulinum toxinA）膀胱壁内注射：B 级推荐

八、小结

　　OAB 是一症状学诊断，基于存在尿急，伴或不伴尿失禁，经常伴有尿频和夜尿。OAB 的诊断需要仔细地询问病史，处理要求联合行为和药物途径。此功能障碍的形成可能是由下尿路功能障碍引起，包括多个运动和感觉神经通路，以及膀胱和尿道（主要是平滑肌成分）。OAB 治疗的潜在靶点存在于中枢神经系统、外周神经系统和下尿路本身。发展更加特异性的药物制剂的研究正在进行中，未来治疗的挑战将是开发对 OAB 有选择的治疗而副作用最小的制剂。目前有力的非侵入性治疗的临床证据只存在于联合使用行为调节和抗胆碱能制剂之中。在严重影响生活质量，而对行为治疗和药物干预没有反应的患者，可能的治疗是神经调节和侵入性更大的外科手术；然而这些方法应在充分考虑了较小侵袭性的方法之后再加以选择。

（廖利民）

第二节　女性压力性尿失禁

一、概述

压力性尿失禁（stress urinary incontinence, SUI）指喷嚏、咳嗽或运动等腹压增高时出现不自主的尿液自尿道外口漏出。症状表现为咳嗽、喷嚏、大笑等腹压增加时不自主漏尿。体征是在增加腹压时，能观测到尿液不自主地从尿道漏出。尿动力学检查表现为充盈性膀胱测压时，在腹压增加而逼尿肌稳定性良好的情况下出现不随意漏尿[20]。

尿失禁的流行病学调查多采用问卷方式。调查结果显示该病患病率差异较大，可能与采用的尿失禁定义、测量方法、研究人群特征和调查方法等都有关系。女性人群中 23%～45% 有不同程度的尿失禁，7% 左右有明显的尿失禁症状，其中约 50% 为压力性尿失禁，其次为混合性尿失禁和急迫性尿失禁[21-24]。导致女性压力性尿失禁的危险因素很多，目前明确肯定的因素包括年龄、生育次数和方式、盆腔脏器脱垂、肥胖及遗传性。

传统观点认为，尿道的支撑对腹压增加时控尿至关重要。尿道支撑结构丧失会导致膀胱颈和尿道不同程度地下移，出现尿道过度活动，这是导致压力性尿失禁的主要原因。具有正常支撑结构的膀胱颈和近端尿道位于耻骨后较高位置，增加的腹压可以同等传递到膀胱和尿道。当尿道过度下移时，增高的腹压仅传至膀胱而较少传递至尿道，使膀胱压高于尿道压，出现尿失禁[25]。但 1994 年由 DeLancey J O. 提出"吊床"理论[26]，该理论更加强调尿道周围支撑组织的重要性。正常情况下，随着腹压增高，尿道被紧压于"吊床"样的肌肉筋膜支撑结构上，不会漏尿。当这种支持结构减弱，在腹压增高时，膀胱颈和近端尿道会旋转下移，如果同时伴有尿道开放，就会发生尿失禁。这一理论的重要临床意义在于，说明了外科手术的主要目的是提供一个支撑结构，在腹压增加时，使膀胱颈和近端尿道被紧压在上面。无张力尿道中段吊带术的出现正是基于此发病机制。

二、压力性尿失禁的诊断

压力性尿失禁的典型症状为：在大笑、咳嗽、喷嚏、跳跃或行走等各种腹压增加状态下，出现尿液漏出，而停止腹部加压动作后漏尿随即终止。通过患者的典型症状基本可确定压力性尿失禁的诊断。但仍应该进一步核实，以压力诱发试验为主的盆底检查十分重要。压力诱发试验的方法[27]：患者仰卧，双腿屈曲外展，观察尿道外口，咳嗽或用力增加腹压时见尿液漏出，腹压消失后漏尿也同时消失则为阳性，另外需强调尿液一定是自尿道口流出。当患者的症状典型并且诱发试验也为阳性时可以确诊存在压力性尿失禁。

评估压力性尿失禁的程度方法很多，目前最重要的两种方法为：

1. 按临床症状分度

（1）轻度：一般活动及夜间无尿失禁，腹压增加时偶发尿失禁，不需佩戴尿垫。

（2）中度：腹压增加及起立活动时，有频繁的尿失禁，需要佩戴尿垫生活。

（3）重度：起立活动或卧位体位变化时即有尿失禁，严重地影响患者的生活及社交活动。

2. 按尿垫试验分度[27-28]：

（1）轻度：1 h 漏尿 ≤1 g。

（2）中度：1 g<1 h 漏尿 <10 g。

（3）重度：10 g≤1 h 漏尿 <50 g。

（4）极重度：1 h 漏尿 ≥50 g。

三、压力性尿失禁的治疗

压力性尿失禁的治疗主要包括以控制体重、盆底肌训练和药物治疗为主的非手术治疗和手术治疗。

（一）非手术治疗

初次确诊的压力性尿失禁患者的首选治疗为非手术的保守治疗，特别是患者的症状为轻中度时保守治疗的优势更明显。非手术治疗主要包括以下三种：

1. 控制体重　如上所述，肥胖是女性压力性尿失禁的明确危险因素，因此认为减轻体重可改善尿失禁的症状[29]。

2. 盆底肌训练　盆底肌训练（pelvic floor muscle training，PFMT）通过自主的、反复的盆底肌肉群的收缩和舒张，增强支持尿道、膀胱、子宫和直肠的盆底肌张力，增加尿道阻力、恢复盆底肌功能，达到预防和治疗尿失禁的目的。PFMT 对女性压力性尿失禁的预防和治疗作用已被临床广泛证实。此法简便易行、有效，适用于各种类型的压力性尿失禁，停止训练后疗效的持续时间尚不明确。

目前尚无统一的训练方法，共识是必须要使盆底肌达到相当的训练量才可能有效。可参照如下方法实施：持续收缩盆底肌（提肛运动）2~6 秒，松弛休息 2~6 秒，如此反复 10~15 次。每天训练 3~8 次，持续 8 周以上或更长[30]。

生物反馈是借助置于阴道或直肠内的电子生物反馈治疗仪，监视盆底肌肉的肌电活动，并将这些信息转换为视觉和听觉信号反馈给患者，指导患者进行正确的、自主的盆底肌肉训练，并形成条件反射[31]。因此生物反馈本身并没有直接治疗作用，只是有了生物反馈可使得 PFMT 更正确有效。

3. 药物治疗　主要作用原理在于增加尿道闭合压，提高尿道关闭功能，目前常用的药物有以下三种：

（1）度洛西汀：度洛西汀（duloxetine）是 5- 羟色胺及去甲肾上腺素的再摄取抑制剂，它作用于骶髓的 Onuf 核团，阻断 5- 羟色胺及去甲肾上腺素的再摄取，升高二者的局部浓度，兴奋此处的生殖神经元，进而提高尿道括约肌的收缩力，增加尿道关闭压，减少漏尿[32]。

度洛西汀为口服剂型，每次 40mg，每天 2 次，需维持治疗至少 3 个月。结合盆底肌训练可获得更好的疗效。度洛西汀常见的副作用为恶心、呕吐，其他副作用包括口干、便秘、乏力、头晕、失眠等。

（2）雌激素：雌激素可刺激尿道上皮生长；增加尿道黏膜静脉丛血供；影响膀胱尿道旁结缔组织的功能；增加支持盆底结构肌肉的张力；增加 α 肾上腺素受体的数量和敏感性，提高 α 肾上腺素受体激动药的治疗效果[33]。

口服雌激素不能减少尿失禁，且有诱发和加重尿失禁的风险[34]。对绝经后患者应选择阴道局部使用雌激素，用药的剂量和时间仍有待进一步研究。

（3）选择性 α_1 肾上腺素受体激动药：此类药物可选择性激活膀胱颈和后尿道的 α_1 受体，使平滑肌收缩，尿道阻力增加[35]。

目前临床最常用的药物为盐酸米多君，口服每次 2.5mg，每天 3 次。当药物与雌激素或盆底肌训练联合使用时可获得更好的疗效[36]。常见的副作用为血压升高。

（二）手术治疗

当保守治疗压力性尿失禁不满意时，应考虑手术治疗。其具体的适应证包括：

1. 非手术治疗效果不佳或不能坚持，不能耐受，预期效果不佳的患者。

2. 中重度压力性尿失禁，严重影响生活质量的患者。

3. 生活质量要求较高的患者。

4. 伴有盆腔脏器脱垂等盆底功能病变需行盆底重建者，同时存在压力性尿失禁时。

目前临床上最常用的手术方式为无张力尿道中段吊带术。在尿道中段床理论新假说提出后，Ulmsten 于 1996 年首次报道了应用无张力经阴道尿道中段吊带术（tension-free vaginal tape，TVT）治疗压力性尿失禁，为压力性尿失禁的治疗带来了全新的革命[37]。按吊带最终放置的位置可将此类手术分为耻骨后尿道中段吊带术（retropubic mid-urethral sling）、经闭孔尿道中段吊带术（transobturator mid-urethral sling）和单切口尿道中段吊带术（single-incision mid-urethral sling）。

■ 耻骨后尿道中段吊带术

TVT 作为此类式中的第一种式在 1996 年进行首次报道，自此压力性尿失禁手术治疗真正进入微创阶段。此后出现了很多类似的吊带手术（吊带的材质和设计不同，或穿刺方向不同），各类吊带术之间的比较显示治愈率无明显区别，短期疗效均在90%以上。2008年，Nilsson等首次进行了TVT手术超过10年的长期疗效报道，疗效仍持续超过90%[38]。这类手术的最大优势在于疗效稳定、损伤小、并发症少。但有时可出现以下的并发症：①膀胱穿孔：易发生在初学者或以往施行过手术的患者。因此术中反复膀胱镜检查是必不可少的步骤。如果术中出现膀胱穿孔，应重新穿刺安装，并保留尿管1~3天；如术后发现，则应取出吊带，留置尿管1周，待二期再安置吊带；②出血：多因穿刺过于靠近耻骨后或存在瘢痕组织。当出现耻骨后间隙出血时，可将膀胱充盈2小时，同时在下腹部加压，阴道内填塞子宫纱条，严密观察，多能自行吸收；③排尿困难：多因悬吊过紧所致。另有部分患者可能与术前膀胱逼尿肌收缩力受损/膀胱出口梗阻有关。对术后早期出现的排尿困难，可作间歇性导尿。有1%~2.8%患者术后出现尿潴留而需切断吊带，可在局麻下经阴道松解或切断吊带，术后排尿困难多立刻消失，而吊带所产生的粘连对压力性尿失禁仍有治疗效果。④其他并发症：包括对置入吊带的异物反应或切口延迟愈合、吊带侵蚀入尿道或阴道、肠穿孔和感染等，最严重的是髂血管损伤。

■ 经闭孔尿道中段吊带术

为减少经耻骨后穿刺途径所带来的膀胱穿孔、甚至肠道或髂血管损伤的并发症，2001年，Delorme首先报道了经闭孔的尿道中段吊带手术[39]。目前认为此类术式的疗效与TVT基本相当。

经闭孔尿道中段吊带术尽管基本排除了损伤膀胱或髂血管的可能性，但增加了闭孔损伤和腹股沟疼痛的发生。

■ 单切口尿道中段吊带术

为进一步降低并发症，2006年开始出现了单切口的尿道中段吊带术，即只有尿道中段处的一个切口，缩短的吊带仅放置至耻骨后或闭孔处，省去了耻骨上或腹股沟处吊带穿刺出体表所导致的两个小切口，同时因吊带长度的缩短，降低了组织的创伤[40]。

单切口吊带术的疗效文献显示差别很大，有的文献认为其疗效与无张力尿道中段吊带术相当，而有的文献显示其疗效明显低于尿道中段吊带术。其长期疗效更需要进一步观察。可调节的单切口经闭孔尿道中段吊带术有望改善此类手术疗效不稳定的缺点[41]。

四、压力性尿失禁的预防

压力性尿失禁是中老年女性的一种常见疾病。首先医务人员应逐步提高自身对该疾病的认识及诊治水平，并广泛开展健康宣教活动，使公众认识并了解这是一种可以预防和治疗的疾病。便于对该疾病做到早预防、早发现、早治疗。对于压力性尿失禁患者，还应注意心理疏导，向患者及家属说明本病的发病情况及主要危害，以解除其心理压力。将其对患者生活质量的影响降到最低限度。

如前文所述，压力性尿失禁存在很多危险因素，因此对常见的危险因素应采取相应的预防措施。如：控制体重、治疗便秘等等。

盆底肌训练是治疗压力性尿失禁的有效手段，但近年来越来越多的文献支持将其作为重要的预防压力性尿失禁的尿失禁的手段。特别是产后及妊娠期间行有效的盆底肌训练，可有效降低压力性尿失禁的发生率和严重程度。

采用选择性剖宫产来降低尿失禁的发生值得争议。虽然有文献提出与自然分娩相比较，选择性剖宫产可能降低或减少压力性尿失禁的发生[42]，但仍需要进一步证实，并且还应考虑社会、心理及经济等诸多因素。

（吴士良）

第三节 神经源性膀胱

神经源性膀胱（neurogenic bladder，NB）是由于神经控制机制出现紊乱而导致的下尿路功能障碍，通常需在存有神经病变的前提下才能诊断。根据神经病变的程度及部位的不同，神经源性膀胱有不同的临床表现。此外，神经源性膀胱可引起多种长期并发症，最严重的是上尿路损害、肾衰竭。

一、流行病学

所有可能影响储尿和（或）排尿神经调控的疾病都有可能造成膀胱和（或）尿道功能障碍，神经源性膀胱的临床表现与神经损伤的位置和程度可能存在一定相关性，但并无规律性，由于神经系统疾病的多样性与特殊性，目前尚缺乏大样本的神经源性膀胱的总体流行病学研究数据，其在各种疾病中发生率见病因部分[43-44]。

二、病因

（一）中枢神经系统因素

1. 脑血管意外　脑血管意外可引起各种类型的下尿道功能障碍。尿失禁是脑血管意外后的常见症状，但尿失禁多是短暂的。57%～83%的患者在早期出现尿失禁，约80%的患者能在发病后6个月内恢复排尿功能。

2. 颅脑肿瘤　24%的颅脑肿瘤患者可发生下尿路功能障碍。额叶皮质的肿瘤患者30%存在排尿困难。患有脑胶质瘤的儿童尿潴留的发病率高达71%。

3. 脑瘫　脑瘫是一种非进展性的大脑紊乱性疾病。脑瘫患者中发生神经源性膀胱十分常见。1/4的脑瘫患儿存在膀胱功能障碍问题。

4. 智力障碍　智力障碍也是造成神经源性膀胱的原因之一。

（1）精神发育迟滞：超过1/4的精神发育迟滞患者有夜间遗尿，12%的患者白天及夜间都有尿失禁。

（2）老年痴呆症：老年痴呆症极易导致神经源性膀胱，阿尔茨海默病是引起老年痴呆的最常见原因，23%～48%的阿尔茨海默病患者存在尿失禁。92%的路易体痴呆患者存在逼尿肌过度活动，53%的患者会发生急迫性尿失禁。50%～84%的多发脑梗死患者合并尿失禁。

5. 基底节病变　27%～70%的帕金森病患者可因神经源性膀胱导致排尿异常。下尿路症状可以和震颤同时出现，但多数出现在疾病的进展期。尿急、尿频和排尿不畅是患者最常见的神经源性下尿路症状，27%的患者可有急迫性尿失禁，最常见的尿动力表现为逼尿肌过度活动（DO）和/或外括约肌功能障碍。

6. 多系统萎缩　是基底节、脑干、小脑、脊髓和自主神经多部位多系统变性的一组综合征，不同进展期排尿异常的表现各异，尽管在一个阶段患者表现为DO，但是几个月或数年后又可能表现为膀胱排空障碍和不同程度的慢性尿潴留。Shy-Drager综合征是一种较为罕见的综合征。几乎所有Shy-Drager综合征患者早期就可出现神经源性下尿路功能障碍，约73%的患者伴有尿失禁。

7. 多发性硬化症（MS）　系自身免疫作用累及中枢神经系统的脱髓鞘变性，常累及颈髓的后柱和侧柱，但也常累及腰髓、骶髓、视神经、大脑、小脑和脑干。50%～90%的多发性硬化症患者可伴有神经源性膀胱。其临床症状随病变累及的神经部位和病程改变而异。2%～12%的MS患者早期就存在下尿路功能障碍，有些研究甚至高达34%。

8. 脊髓病变　创伤、血管性病变、先天性发育异常、医源性及药物等原因均可能造成脊髓损害，几乎所有脊髓损伤性病变都可以影响膀胱尿道功能。不同节段、不同程度的脊髓损伤会导致不同类型的下尿路功能障碍。

（1）创伤性脊髓损伤：9%～16%的脊髓损伤患者为脊髓中央损伤综合征（CCS），为一种不完全脊髓损伤。42%的CCS患者伴有神经源性膀胱。

（2）非外伤性脊髓损伤：①脊髓发育不良：脊髓发育不良又称脊柱裂或脊髓神经管闭合不全。脊髓脊膜膨出引起的膀胱尿道功能障碍的发病率可达90%～97%。并且约50%的脊髓发育不良患儿可存在 DO 和 DSD（逼尿肌 - 外括约肌协同失调）。②脊髓栓系综合征：脊髓栓系综合征是由于椎体和脊髓的生长速度不同，以及脊髓周围的纤维化造成，56% 的脊髓栓系患者存在下尿路功能障碍，患者逼尿肌可以表现为收缩减弱，也可表现为 DO。③脊柱肿瘤：约 20% 脊柱转移瘤的患者合并有脊髓损伤，进而导致神经源性膀胱。

9.椎间盘疾病　椎间盘突出症可导致神经源性膀胱。1% ~ 15% 的腰椎间盘突出症患者的骶神经根会受到影响，最常见的症状为尿潴留。许多报道认为即便实施了椎间盘手术，术后效果也并不理想。由中央型腰椎间盘突出症引起的马尾综合征比较少见，仅占所有椎间盘突出患者的 1% ~ 5%。目前临床多提倡要早期行减压手术，但术后并不一定能使各项功能得到恢复。

10.椎管狭窄

（1）腰椎管狭窄：一般不会引起膀胱尿道功能障碍，可是一旦出现症状往往呈进展性发展，且多与马尾神经受压有关。伴有难治性下肢疼痛的腰椎管狭窄患者中约 50% 有可能发生神经源性膀胱。

（2）颈椎病：是一种退行性疾病。严重的脊髓型颈椎病患者会发生神经源性膀胱和肠道功能障碍。

（二）外周神经系统因素

1.糖尿病　糖尿病膀胱病变占糖尿病患者的 25% ~ 85%，主要与糖尿病外周神经病变在膀胱的表现以及肌源性异常等因素有关。当糖尿病病程在 10 年以上时，糖尿病膀胱的患病率会明显增高。

2.酗酒　酗酒会导致周围神经病变，患病率为 5% ~ 15%，也有报道为 64%。

3.药物滥用　氯胺酮是苯环己哌啶的衍生物，俗称"K 粉"，是一种新型毒品。氯胺酮滥用可导致膀胱等泌尿系统损害，但具体机制尚不清楚，主要表现为下尿路刺激症状、急迫性尿失禁和血尿。对其发病率尚无统一认识。

（三）感染性疾病

1.获得性免疫缺陷综合征　引起神经系统病变的发生率很高，感染 HIV 的单核细胞可通过血脑屏障进入中枢神经系统，当神经病变累及支配膀胱尿道的中枢和（或）周围神经系统时，也会导致相应的排尿异常。

2.急性感染性多发性神经根炎　患者神经源性

膀胱的患病率从 25% 到 80% 以上不等。

3.脊髓灰质炎　患者中存在下尿路症状者高达 93%。

（四）医源性因素

1.脊柱手术　因骶骨脊索瘤实施骶骨切除术后导致神经源性膀胱的发生率高达 74%，术后有部分病例能恢复正常。

2.根治性盆腔手术　根治性的盆腔手术术后并发神经源性膀胱者较常见。

（1）直肠癌根治切除术：50% 以上的经腹会阴直肠切除术患者术后会出现下尿路功能障碍。主要原因是手术过程中损伤了盆神经支配逼尿肌的纤维、阴部神经或直接损伤了尿道外括约肌。保留自主神经手术后 88% 的患者于术后 10 天能自主排尿；78% 的行盆腔自主神经完全切除术患者术后会出现尿潴留，需要导尿处理。

（2）根治性子宫全切除：根治性子宫切除术对下尿路功能的影响较单纯性子宫切除更大。

（3）前列腺癌根治术：前列腺癌根治术后可导致盆底神经功能障碍，尿失禁是前列腺癌根治术术后最常见的并发症。前列腺癌根治切除术中，术后引起尿失禁并发症的主要原因为直接的括约肌损伤而造成的控尿功能不全，其次则主要是前列腺侧旁神经血管束的损伤导致的括约肌功能不全，以及 DO 等膀胱功能障碍。

三、病理生理及分类

（一）病理生理

下尿路（膀胱和尿道）有两个主要功能：在适当的时机进行储尿和排尿。为了调节这两种生理过程，一个类似于切换电路的复杂神经控制系统，对膀胱的储尿功能和尿道的括约功能进行协调。脑桥排尿中枢对这个系统进行控制，同时又接收来自高级中枢的神经输入，尤其是来源于额叶内侧的神经冲动。因此，脊髓·脑干·脊髓排尿反射通路的任何部位受损，都将导致储尿和排尿功能障碍。神经源性下尿路功能障碍通常可由脑桥上、骶上脊髓、骶髓、骶髓以下及外周神经病变引起。

1.脑桥上病变　脑桥上病变由于损伤了大脑的抑制中枢，大脑皮质无法感知膀胱充盈，不能随意控制储尿和排尿，往往出现逼尿肌过度活动（DO），临床上多表现为尿失禁；由于脑桥排尿中枢是完整的，逼尿肌-括约肌协同性通常为正常，很少发生逼尿肌-括约肌协同失调（DSD），因此对上尿路的损害较小。常见的脑桥上病变的原因是脑卒中、帕金森病和痴呆等。

2. 骶髓以上的脊髓损伤 骶上脊髓损伤（SCI）患者，中枢调节排尿的下行通路被阻断，这种协调膀胱、肠道、括约肌功能的反射通路因此被打乱；同时，完全 SCI 后膀胱尿道感觉的上传通路被中断，括约肌的保护性反射以及中枢对逼尿肌自主反射的抑制作用丧失。所导致下尿路功能障碍的典型模式是 DO 及 DSD，产生逼尿肌高压、残余尿增加、尿失禁及泌尿系感染等表现，进而导致膀胱输尿管反流、输尿管扩张、肾积水及肾瘢痕化等上尿路损害，严重者导致肾功能不全，甚或尿毒症。

3. 骶髓损伤 骶髓损伤患者根据逼尿肌神经核和阴部神经核损伤情况不同，临床表现也不同。如果逼尿肌神经核损伤而阴部神经核完整，表现为逼尿肌松弛或无反射、膀胱容量增大且压力低，由于外括约肌痉挛，从而导致尿潴留，这类患者对上尿路损害相对较小，出现尿失禁情况也少。如果阴部神经核损伤而逼尿肌神经核完整，则表现为括约肌松弛、DO 或者痉挛、膀胱容量降低，由于膀胱出口阻力较低，很少引起上尿路损害，但尿失禁症状比较严重。如果逼尿肌神经核和阴部神经核同时损伤，则出现混合的改变。骶髓病变多见于骶髓发育异常（如骶裂、骶脊膜膨出等）患者，其下尿路病理生理复杂、个体差异很大，除了上述典型改变以外，经常会出现 DO 及 DSD 等骶髓上损害的特征，可能与神经发育缺损水平及病变累及水平较高有关；由于病变的长期性，这类患者上尿路损害程度不次于甚或超过骶上脊髓损伤患者。

4. 骶髓以下及周围神经病变 排尿骶反射中枢受损或者相关外周神经受损，均可累及支配膀胱的交感和副交感神经，或同时累及支配尿道括约肌的神经，导致逼尿肌反射及收缩力减弱或消失、和（或）尿道内外括约肌控尿能力减低，出现排尿困难或尿失禁。Madersbacher 典型神经病变所致下尿路功能障碍类型图是对下尿路病理生理改变的直观描述与总结（图 9-4）。

（二）分类

神经源性膀胱分类标准应包含以下内容：①以尿动力学结果作为分类基础；②反映临床症状；③反映

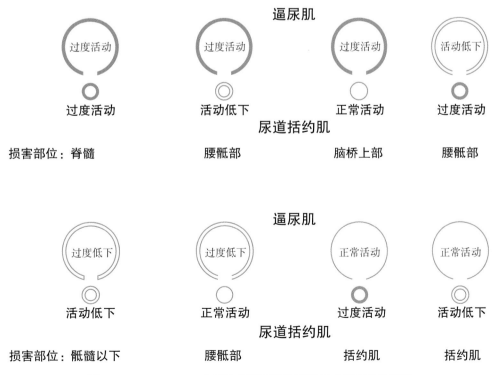

图 9-4 Madersbacher 典型神经病变所致下尿路功能障碍类型图

相应的神经系统病变；④ 全面反映下尿路及上尿路的功能状态。

目前尚无理想统一的神经源性膀胱分类方法。以下介绍两种分类方法（表 9-9、9-10）：

表 9-9　ICS 下尿路功能障碍分类[45]

储尿期	排尿期
膀胱功能 　逼尿肌活动性 　　正常或稳定	膀胱功能 　逼尿肌收缩性 　　正常
逼尿肌过度活动 　特发性 　神经源性	逼尿肌收缩力低下 逼尿肌无收缩
膀胱感觉 　正常 　增强或过度敏感 　减弱或感觉低下 　缺失 　　非特异性	尿道功能 　正常 　尿道梗阻 　　尿道过度活动 　　机械梗阻
膀胱容量 　正常 　高 　低	
顺应性 　正常 　高 　低	
尿道功能 　正常 　功能不全	

对膀胱输尿管反流的分级参照国际反流分级标准：Ⅰ级：反流至不扩张的输尿管；Ⅱ级：反流至不扩张的肾盂肾盏；Ⅲ级：输尿管、肾盂肾盏轻中度扩张，杯口变钝；Ⅳ级：中度输尿管迂曲和肾盂肾盏扩张；Ⅴ级：输尿管、肾盂肾盏重度扩张，乳头消失，输尿管迂曲。但是许多神经源性膀胱患者并无膀胱输尿管反流存在，却经常出现肾盂肾盏积水扩张和输尿管迂曲扩张。廖利民依据泌尿系磁共振水成像（MRU）检查，新提出了肾盂输尿管积水扩张分度标准：1 度：肾盂肾盏轻度扩张、输尿管无扩张；2 度：肾盂肾盏中度扩张、杯口变钝，输尿管轻度扩张；3 度：肾盂肾盏中度扩张和输尿管中度扩张迂曲；4 度：肾盂肾盏重度扩张、乳头消失，输尿管重度扩张迂曲。上述肾盂输尿管积水扩张经常源自膀胱壁增厚导致的壁段输尿管狭窄梗阻。

四、临床表现

（一）病史

详尽的病史采集是诊断神经源性膀胱的首要步骤。包括：①遗传性及先天性疾病史：如脊柱裂、脊髓脊膜膨出等发育异常疾病。②代谢性疾病史：如糖尿病史，注意询问血糖治疗及控制情况。③神经系统疾病史：如带状疱疹、格林·巴利综合征、多发性硬化症、老年性痴呆、帕金森病、脑血管意外、颅内肿瘤、脊柱脊髓肿瘤、腰椎间盘突出症等病史。④外伤史：应详细询问自出生至就诊时的外伤、伤后排尿情况及处理方式等。⑤既往治疗史：特别是用药史、相关手术史，如神经系统手术史、泌尿系统手术史、盆腔及盆底手术史、抗尿失禁手术史等。⑥生活方式及生活质量的调查。⑦尿路感染史。⑧女性还应询问月经及婚育史。

（二）症状

1. 泌尿生殖系统症状

（1）下尿路症状（LUTS）：症状开始出现的时间非常重要，可为分析与神经系统疾病的因果关系提供依据。储尿期症状含尿急、尿频、夜尿、尿失禁、遗尿等；排尿期症状含排尿困难、膀胱排空不全、尿潴留、尿痛等；排尿后症状含尿后滴沥等。上述症状推荐以排尿日记形式加以记录。

（2）膀胱感觉异常：如有无异常的膀胱充盈感及尿意等。

（3）泌尿系管理方式的调查：如腹压排尿、叩击排尿、挤压排尿、自行漏尿、间歇导尿、长期留置尿管、留置膀胱造瘘管等。

（4）性功能障碍症状。

（5）其他：如腰痛、盆底疼痛、血尿、脓尿等。

2. 肠道症状　频繁排便、便秘或大便失禁；直肠感觉异常、里急后重感；排便习惯改变等。

3. 神经系统症状　包括肢体感觉运动障碍、肢体痉挛、自主神经反射亢进、精神症状及理解力等。

4. 其他症状　如发热以及血压增高等自主神经功能障碍症状。

（三）体格检查

1. 一般体格检查　了解患者的精神状态、意识和智力、运动功能状态等有助于制订治疗策略。

表 9-10　廖氏神经源性膀胱患者全尿路功能障碍分类方法[46-49]

下尿路功能		上尿路功能
储尿期	排尿期	
膀胱功能	膀胱功能	膀胱输尿管反流
逼尿肌活动性	逼尿肌收缩性	无
正常	正常	有：单侧（左、右），双侧
过度活动	收缩力低下	程度分级
	无收缩	I
膀胱感觉		II
正常	尿道功能	III
增加或过敏	正常	IV
减退或感觉低下	梗阻	V
缺失	功能性梗阻（尿道过度活动）	
	逼尿肌-尿道外括约肌协同失调	肾盂输尿管积水扩张
逼尿肌漏尿点压力	逼尿肌-膀胱颈协同失调	无
≥40cmH$_2$O	括约肌过度活动	有：单侧（左、右），双侧
<40cmH$_2$O	机械梗阻	程度分度
		1度
膀胱容量		2度
正常（300～500ml）		3度
增大（>500ml）		4度
减小（<300ml）		
安全膀胱容量		膀胱壁段输尿管梗阻
		无
膀胱顺应性		梗阻：单侧（左、右），双侧
正常（20～40ml/cmH$_2$O）		
增高（>40ml/cmH$_2$O）		肾功能
降低（<20ml/cmH$_2$O）		正常
		GFR≥50ml/min，左肾、右肾
尿道功能		肾功能不全
正常		GFR<50ml/min，左肾、右肾
括约肌无收缩		代偿期：
功能不全		GFR，左、右肾；血肌酐<1.5mg/dl
膀胱颈（内括约肌）		失代偿期：
外括约肌		GFR，左、右肾；血肌酐≥1.5mg/dl

注：1cmH$_2$O=0.098kPa，1mg/dl=88.4μmol/L

2. 泌尿及生殖系统检查 应进行标准的、完整的泌尿系统体格检查，肛门直肠指诊应了解肛门括约肌张力。女性要注意是否合并盆腔器官脱垂，男性还应检查前列腺。

3. 神经系统检查

（1）感觉和运动功能检查：脊髓损伤患者应检查躯体感觉平面、运动平面、脊髓损伤平面，以及上下肢感觉运动功能和上下肢关键肌的肌力、肌张力。感觉平面是指身体两侧具有正常感觉功能的最低脊髓节段，感觉检查的必查部分是检查身体两侧各自的28个皮节的关键点。运动平面的概念与此相似，指身体两侧具有正常运动功能的最低脊髓节段。脊髓损伤平面通过如下神经学检查来确定：①检查身体两侧各自28个皮节的关键感觉点；②检查身体两侧各自10个肌节的关键肌。应特别重视会阴及鞍区感觉的检查。

（2）神经反射检查：包括膝腱反射、跟腱反射、提睾反射、肛门反射、球海绵体肌反射、各种病理反射（Hoffmann征和Babinski征）等。

（3）会阴部/鞍区及肛诊检查：此项检查可以明确双侧 $S_2 \sim S_5$ 节段神经支配的完整性。会阴部/鞍区感觉检查范围从肛门皮肤黏膜交界处至两侧坐骨结节之间、包括肛门黏膜皮肤交界处的感觉，通过肛门指诊检查直肠深感觉。运动功能检查是通过肛门指诊发现肛门括约肌张力、有无自主收缩。也可进行球海绵体反射检查，即男性轻轻挤压阴茎或女性轻轻地将阴蒂挤压到耻骨联合，同时将手指置于直肠中感觉肛门括约肌的收缩，可以评估 $S_2 \sim S_4$ 反射弧的完整性。通过针刺肛门皮肤黏膜交界处的方法检查肛门括约肌收缩，可以评估 $S_2 \sim S_5$ 的完整性。提睾反射弧评估的是 $L_1 \sim L_2$ 感觉神经节。不完全性脊髓损伤指在神经损伤平面以下、包括最低位的骶段保留部分感觉或运动功能；反之，如果最低位的骶段感觉和运动功能完全消失则确定为完全性脊髓损伤[50]。

五、实验室及泌尿外科特殊检查

（一）实验室检查

1. 尿常规

2. 肾功能检查 通过血肌酐、尿素氮水平反映总肾功能状况，反应上尿路功能受损程度，为进一步拟定治疗方案和合理选择影像学检查提供依据。

3. 尿细菌学检查

（二）影像学检查

1. 泌尿系超声 B超可用来评估肾及输尿管解剖的许多特征，包括肾大小、肾积水、肾皮质厚度、肾畸形、肾结石和肿瘤、输尿管扩张等。

2. 泌尿系平片 可了解有无隐性脊柱裂等腰骶骨发育异常、是否合并泌尿系结石等。

3. 静脉尿路造影 这是一个传统的了解肾、输尿管、膀胱形态以及分侧肾功能的影像学方法。

4. 泌尿系CT CT扫描为上尿路解剖提供有用的信息，能够较直观地了解肾皮质厚度、肾盂积水的形态改变、输尿管扩张程度、泌尿系结石和新生物等。螺旋CT泌尿系统三维重建技术可以在冠状面等多个层面清晰完整地显示肾大小、实质厚度、肾盂积水形态、输尿管迂曲扩张、壁段输尿管狭窄、膀胱形态等尿路形态变化，并对上尿路积水扩张程度进行分度。

5. 泌尿系磁共振水成像（magnetic resonance urography, MRU） MRU对上尿路的评估与CT相似，该检查无需使用造影剂即在冠状面等多个层面非常清晰完整地显示肾盂积水形态、输尿管迂曲扩张、壁段输尿管狭窄、膀胱形态等尿路形态变化，并对上尿路积水扩张程度进行分度，且不受肾功能影响。

6. 核素检查 包括肾图、利尿肾图或肾动态检查，可反映分侧肾功能情况，明确肾供血状态。

7. 膀胱尿道造影 可以了解膀胱尿道形态，是否存在膀胱输尿管反流、并对反流程度进行分级，是否存在DSD等情况。

（三）膀胱尿道镜检查

长期留置导尿管或膀胱造瘘管的患者推荐定期行此项检查以除外膀胱肿瘤。

（四）尿动力学检查

尿动力学检查能对下尿路功能状态进行客观定量的评估，是揭示神经源性膀胱患者下尿路功能障碍的病理生理基础的唯一方法，在神经源性膀胱患者的诊疗与随访中具有不可替代的重要位置[49]。

1. 排尿日记

2. 自由尿流率 该检查项目的结果是对下尿路排尿功能状态的客观和综合反映，但不能反映病因和病变部位。一般在有创的尿动力学检查前进行。

3. 残余尿测定　对于神经源性膀胱患者的下尿路功能状态初步判断、治疗策划及随访具有重要价值。膀胱容量测定仪使得残余尿量的临床常规测定成为可能。

4. 充盈期膀胱压力 - 容积测定　能准确记录充盈期膀胱的感觉、膀胱顺应性、逼尿肌稳定性、膀胱容量等指标，同时，也要记录膀胱充盈过程中是否伴随尿急、疼痛、漏尿、自主神经反射亢进等异常现象。正常成年人膀胱顺应性的参考值为 $20 \sim 40ml/cmH_2O$，神经源性膀胱患者膀胱顺应性经常因膀胱壁纤维化而降低。

5. 漏尿点压测定

（1）逼尿肌漏尿点压测定（detrusor leak point pressure，DLPP）：DLPP 是指在无逼尿肌自主收缩及腹压增高的前提下，膀胱充盈过程中出现漏尿时的最小逼尿肌压力，可用以预测上尿路损害危险，当 $DLPP \geq 40cmH_2O$ 时上尿路发生继发性损害的风险显著增加。在无逼尿肌自主收缩及腹压改变的前提下，灌注过程中逼尿肌压达到 $40cmH_2O$ 时的膀胱容量称为相对安全膀胱容量，将 $DLPP \geq 40cmH_2O$ 作为上尿路损害的危险因素，其在神经源性膀胱的处理中具有重要意义，为必须获得的尿动力学参数。

（2）腹压漏尿点压测定（ALPP）：ALPP 指腹压增加至出现漏尿时的膀胱腔内压力，主要反映尿道括约肌对抗腹压增加的能力。

6. 压力 - 流率测定　该检查反映了逼尿肌与尿道括约肌的功能及协同状况，是二者在排尿过程中共同作用的结果，主要用来确定患者是否存在膀胱出口梗阻（BOO）。

7. 肌电图（EMG）检查　可反映逼尿肌压力变化与尿道外括约肌活动的关系、排尿期逼尿肌收缩与外括约肌活动的协调性，对于诊断 DSD 有重要价值。

8. 尿道压力测定　用以测定储尿期尿道控制尿液的能力，反映的是尿道括约肌的状态，以及尿道有无瘢痕狭窄等。

9. 影像尿动力学检查　影像尿动力检查是目前诊断逼尿肌 - 尿道外括约肌协同失调（DESD）、逼尿肌 - 膀胱颈协同失调（DBND），判断膀胱输尿管反流（VUR）和漏尿点压力等神经源性膀胱患者尿路病理生理改变最准确的方法。同时还可以观察膀胱形态异常、后尿道形态变化和膀胱尿道结石等重要病变和病理生理改变。推荐有条件的医院积极开展。

10. 膀胱诱发试验

（1）冰水试验（ice water test，IWT）：这一试验是在充盈期膀胱测压过程中应用冰盐水快速灌注膀胱，以诱发逼尿肌收缩的出现。IWT 在鉴别神经损伤位于上位神经元还是下位神经元方面有一定价值，也可判断膀胱感觉功能。逼尿肌反射弧完整的上位神经元损伤患者 IWT 可以诱发出逼尿肌收缩。

（2）氯贝胆碱超敏试验：对于逼尿肌而言，其副交感神经的递质为乙酰胆碱，因此，皮下注射拟乙酰胆碱药物（氯贝胆碱），可诱发逼尿肌的收缩。本实验可用来鉴别神经源性和非神经源性逼尿肌无反射，阳性结果通常提示神经源性逼尿肌无反射。

（五）神经电生理检查

1. 球海绵体反射　通过电刺激阴茎或阴蒂神经，记录球海绵体肌在刺激后的电位变化，测定其潜伏期。用于评估下运动神经元损伤患者 $S_2 \sim S_4$ 阴部神经反射弧完整性。

2. 阴部神经体感诱发电位　检测脉冲刺激通过阴茎背神经（或阴蒂神经）、阴部神经沿脊髓传导至大脑皮层的速度，反映了神经冲动沿阴部神经传入纤维到达骶髓后，沿脊髓上行传导到大脑皮层通路的完整性。

3. 阴部神经运动诱发电位　测定从大脑皮层沿脊髓下传到盆底部的运动传导通路的完整性。

4. 阴部神经传导测定

（1）运动神经传导：使用特殊的 St Mark's 阴部神经电极，测定运动动作电位的潜伏期及波幅。

（2）感觉神经传导：使用 2 对贴片电极，刺激电极贴于阴茎尖端、记录电极贴于阴茎根部，可测定感觉电位传导的潜伏期、波幅及传导速度。

5. 自主神经反应测定

（1）副交感神经：使用特定的气囊尿管环形刺激电极及肛塞记录电极，刺激膀胱颈或尿道黏膜，记录肛门应答，可测定副交感反应的潜伏期。

（2）交感神经：使用贴于阴茎或阴蒂的表面记录电极，刺激手掌正中神经，在阴茎或阴蒂记录应答，可测定交感反应的潜伏期与波幅，以评价下尿路相关交感功能的完整性，可作为判断膀胱感觉的指标，有助于判断膀胱颈功能的健全与否。

六、治疗

（一）神经源性膀胱的治疗目标与原则

1. 神经源性膀胱的治疗目标　包括：①保护上尿路功能；②恢复（或部分恢复）下尿路功能；③改善尿失禁、提高患者生活质量。其中，首要目标是保护肾功能、使患者能够长期生存；次要目标是提高患者生活质量。在治疗策划过程中应进一步考虑以下问题：患者的残疾状况、治疗成本、技术复杂性以及可能出现的并发症。

治疗的黄金法则是：确保逼尿肌压力在储尿期和排尿期都保持在低压安全范围内，降低此类患者源于泌尿系统并发症的致死率。尿失禁直接影响生活质量，生活质量是任何治疗决策中必须考虑的一个重要组成部分。对于在充盈期或在排尿期逼尿肌压力过高的患者，治疗的具体措施是：将一个过度活动的高压膀胱转变成一个被动的低压储尿囊，控制尿失禁，然后采用间歇导尿等低压排尿方法来排空膀胱。

2. 神经源性膀胱的治疗原则　包括：①首先要积极治疗原发病，在原发的神经系统病变未稳定以前应以保守治疗为主；②选择治疗方式，选择应遵守先保守治疗后外科治疗的次序，遵循逐渐从无创、微创、再到有创的循序渐进原则；③单纯依据病史、症状和体征、神经系统损害的程度和水平不能明确下尿路功能状态，影像尿动力学检查对于治疗方案的确定和治疗方式的选择具有重要意义。制订治疗方案时要综合考虑患者的性别、年龄、身体状况、社会经济条件、生活环境、文化习俗、宗教习惯、潜在的治疗风险与收益比，在患者及家属充分讨论后，结合患者个体情况制订个性化治疗方案。④神经源性膀胱患者的病情具有临床进展性，因此，治疗后应定期随访，随访应伴随终生，病情进展时应及时调整治疗及随访方案。

（二）神经源性膀胱的常用治疗方法[44,46,51-52]

1. 常用的保守治疗方法

（1）手法辅助排尿

1）扳机点排尿：通过叩击耻骨上膀胱区、挤压阴茎、刺激肛门等诱发逼尿肌收缩和尿道括约肌松弛排尿。其前提是具备完整的骶神经反射弧。扳机点排尿并不是一种安全的排尿模式，仅适用于少数

骶上脊髓损伤的患者，方案实施前需要运用尿动力学测定来确定膀胱功能状况，并在尿动力检查指导下长期随访，以确保上尿路安全。

2）Crede 手法排尿：先触摸胀大的膀胱，将双手置于耻骨联合上方，缓慢由轻到重向膀胱体部挤压，将尿液挤出。适合手法辅助排尿的患者群有限，应严格指证，慎重选择。应在尿动力学检查允许的前提下才能施行，并严密随访观察上尿路安全状态。

3）Valsalva 排尿：指排尿时通过 Valsalva 动作（屏气、收紧腹肌等）增加腹压将尿液挤出。应严格指征慎重选择；同样要在尿动力学检查允许的前提下才能施行，并严密观察上尿路安全状态。

（2）康复训练

1）膀胱行为训练：膀胱行为训练主要包括定时排尿和提示性排尿。推荐将其作为其他治疗方法的辅助。

2）盆底肌肉锻炼：盆底肌肉锻炼主要包括 Kegels 训练和阴道重力锥训练等。对于不完全去神经化的神经源性尿失禁，可使用该类方法以增强盆底与括约肌力量，从而改善尿失禁。

3）盆底生物反馈：通过装置建立外部的反馈通路，部分代偿或训练已经受损的内部反馈通路，采用模拟的声音或视觉信号来反馈提示盆底肌肉活动状态，经过训练提高盆底肌肉 / 肛提肌强度、体积及功能的治疗，达到盆底康复治疗的目的。

（3）导尿治疗：

1）间歇导尿：间歇导尿（IC）是膀胱训练的一种重要方式，膀胱间歇性充盈与排空，有助于膀胱反射的恢复，是膀胱排空的金标准。长期的间歇导尿包括无菌间歇导尿和清洁间歇导尿（CIC）。间歇导尿适应证是逼尿肌活动性低下或收缩力减弱的患者或 DO 被控制后存在排空障碍的患者。CIC 对于神经源性膀胱患者近期和远期的安全性已经得以证实，无菌间歇导尿更有助于减少泌尿系感染和菌尿的发生。间歇导尿的注意要点：①选择适当粗细的导尿管；②尽可能无菌操作；③充分润滑尿道；④轻柔操作；⑤完全引流尿液后，轻微按压耻骨上区。导尿频率平均每天 4～6 次，导尿时膀胱容量小于 400ml，可根据尿动力学检查确定安全膀胱容量以及导尿量。推荐采用超声膀胱容量测定仪测定膀胱容量，依据容量决定是否导尿；⑥适当控制饮水；⑦加强患者及陪护对于 IC 的教育与训练；⑧每年至少应随访一次。

2）留置导尿和膀胱造瘘：留置导尿和膀胱造瘘对于神经源性膀胱患者而言，在原发神经系统疾病的急性期，短期留置导尿是安全的；但长期留置导尿或膀胱造瘘均可有较多并发症，不推荐使用。对长期留置导尿或膀胱造瘘的患者每年至少随访一次，随访内容包括尿动力检查、肾功能检测、全尿路影像学检查，防止由于膀胱挛缩而导致的上尿路积水扩张。不推荐将膀胱灌洗和预防性使用抗生素作为常规控制泌尿系感染的方法。推荐对留置导尿或膀胱造瘘超过 10 年的患者进行膀胱癌的筛查。

（4）外部集尿器：男性尿失禁患者可选择使用阴茎套和外部集尿器。

（5）腔内药物灌注治疗：膀胱腔内灌注抗胆碱能药物（M 受体阻断药）抑制 DO，可有效地降低抗胆碱能药物的全身副作用。树脂毒素（resiniferatoxin，RTX）为 C 纤维阻滞剂，通过使 C 纤维脱敏，减少逼尿肌过度活动，作用维持到 C 纤维恢复致敏为止。可使用 RTX 治疗神经源性膀胱，但具有一定临床局限性。

（6）电刺激：利用神经细胞对电刺激的应答来传递外加的人工电信号，通过外电流的作用，在神经源性膀胱患者产生局部的肌肉收缩或松弛。

1）外周临时电刺激：胫后神经刺激和外部临时电刺激（如阴茎/阴蒂或阴道/直肠腔内电刺激）可抑制神经源性 DO。两种方法在由于 MS 导致的神经源性膀胱患者测试中显示出持续的长期效应。

2）膀胱腔内电刺激：膀胱腔内电刺激（IVS）是将带有刺激电极的尿管插入膀胱内，以生理盐水作为介质刺激逼尿肌，通过逼尿肌与中枢间尚存的传入神经联系通路，诱导膀胱产生排尿感觉，从而继发性增加传出通路神经冲动，促进排尿或提高控尿能力。对于中枢或外周神经不完全性损伤患者，IVS 是唯一既能够改善膀胱感觉功能、又能够促进排尿反射的治疗方法。

3）盆底肌电刺激：盆底肌电刺激采用的途径多是经阴道或肛门插入电极，以间歇式电流刺激盆底肌肉群，其适应证主要用于治疗尿失禁。

4）外周阴部神经电刺激：在阴部神经的表面分支中，阴茎背神经是最接近于皮肤的分支；因此男性患者将阴极置于其阴茎根部、阳极置于距阴极1cm 远处，在女性患者阴极置于阴蒂处、阳极置于耻骨联合处，电刺激可抑制 DO。

（7）针灸：目前最常用的穴位是八髎、三阴交和中极。

2. 口服药物治疗　神经源性膀胱的药物治疗效果与作用于膀胱尿道的神经递质及受体分布相关。膀胱收缩最主要是通过乙酰胆碱诱导刺激膀胱平滑肌中的节后副交感胆碱能受体引起。乙酰胆碱是人类膀胱逼尿肌产生收缩的主要神经递质，逼尿肌上主要分布 M_2 和 M_3 受体，其中 M_3 受体被认为是调控逼尿肌收缩的主要受体亚型。M 受体阻滞药通过竞争性抑制乙酰胆碱与逼尿肌上 M_3 和 M_2 受体的结合而抑制膀胱逼尿肌反射性收缩、减轻逼尿肌过度活动（DO）程度，进而起到治疗神经源性膀胱的作用。α 肾上腺素受体兴奋可以使尿道平滑肌层收缩、导致尿道内口关闭；$α_{1A}$ 受体在男性尿道前列腺部及女性尿道的分布上占绝对优势，因此，α 受体阻滞药可降低膀胱出口阻力。

（1）治疗 DO 的药物

1）M 受体阻滞药：M 受体阻滞药是治疗神经源性 DO 的一线药物。M 受体阻滞药可以稳定逼尿肌、抑制 DO、增加膀胱顺应性，达到保护肾和膀胱的目的。控制神经源性 DO 的药物剂量要比控制特发性 DO 的剂量大，该类药物也有可能影响逼尿肌收缩力、导致残余尿量增加。因此大部分神经源性膀胱患者在服用 M 受体阻滞药的同时，需要配合间歇导尿来排空膀胱；也有部分残余尿量较少的患者可以联合使用 α 受体阻滞药来辅助膀胱排空。目前国内临床应用的 M 受体阻滞药：托特罗定与索利那新最为常用，后者是新型高选择性 M 受体阻滞药，对 M 受体亚型及膀胱组织均具有更高的选择性，与 M_3 受体的结合力要高于 M_2，与逼尿肌上 M 受体的结合力要比唾液腺强，因此口干的副作用小；在中枢神经系统副作用也较小、不会削弱认知功能；在神经源性膀胱治疗中也具有良好的应用前景。此类药物有不同的耐受曲线，若患者服用一种药物出现副作用或者治疗效果不理想时，可以更换为另一种药物；有研究报道在服用奥昔布宁和托特罗定治疗失败的神经源性膀胱患儿中，应用索利那新后症状得到进一步改善。

2）磷酸二酯酶抑制药（PDE_5I）：包括西地那非、伐他那非等。已经证实此类药物治疗 DO 有显著疗效，是治疗神经源性膀胱可能的替代药物或辅助用药。

（2）治疗逼尿肌收缩无力的药物：M 受体激动药（氯贝胆碱）及胆碱酯酶抑制药（溴地斯的明）虽

然可以改善逼尿肌收缩力、增强膀胱排空，但因其频发、严重的副反应，不能常规用于临床。

（3）降低膀胱出口阻力的药物：α受体阻滞药可以降低膀胱出口阻力，改善排尿困难等排尿期症状，也可部分改善尿频、尿急、夜尿等储尿期症状。对逼尿肌-膀胱颈协同失调（DBND）的患者应用α受体阻滞药，可降低逼尿肌漏尿点压力，其副作用较少。临床常用的α受体阻滞药有坦索罗辛、阿夫唑嗪等。此类药物的副作用主要为血压降低，可从正反两方面来看待此副作用：正面是用于降低及预防因自主神经功能障碍导致的高血压，负面是体位性低血压导致跌倒等意外发生。

（4）增加膀胱出口阻力的药物：α受体激动药（如米多君）可增加膀胱出口阻力，但无证据支持其在神经源性膀胱治疗中的有效性。

（5）减少尿液产生的药物：去氨加压素为一种合成抗利尿药，多个临床试验证实了去氨加压素在神经源性膀胱过度活动治疗中的有效性，尤其是尿频、夜尿明显的患者。去氨加压素可用于神经源性膀胱以致上尿路积水扩张、肾功能损害的夜间产尿量增多的患者，减少夜尿。一些尿崩症患者经常产生严重的上尿路积水扩张，被误诊为神经源性膀胱，去氨加压素对于非肾性尿崩症患者可以缓解上尿路功能的损害。

（6）其他药物：已经证实 β_3 受体激动药治疗非神经源性 OAB 的有效性和安全性，可以缓解尿频、尿失禁的症状，稳定逼尿肌，但其在神经源性 DO 中的应用值得进一步研究。

3. 临床常用的手术治疗方法　神经源性膀胱的手术治疗方法分为治疗储尿功能障碍的术式、治疗排尿功能障碍的术式、同时治疗储尿和排尿功能障碍的术式和尿流改道术式四大类，本指南仅阐述在神经源性膀胱治疗中应用的临床常用术式。

重建储尿功能可以通过扩大膀胱容量和（或）增加尿道控尿能力两条途径实现，重建排尿功能可以通过增加膀胱收缩力和（或）降低尿道阻力两条途径实现。需要特别指出的是，鉴于神经源性膀胱的病因、病理生理机制、临床症状及病程演进的复杂性和多样性，治疗的首要目标是保护上尿路功能、而不是单纯提高控尿和（或）排尿能力，因此，在选择任何手术治疗方法之前都应与患者充分沟通，将患者的治疗期望值控制在合理的范围以内。

■ 重建储尿功能的术式

（1）扩大膀胱容量的术式：针对神经源性膀胱患者施行该类术式的目的在于：扩大膀胱容量、抑制 DO、改善膀胱壁顺应性，为膀胱在生理安全的压力范围内储尿创造条件，从而降低上尿路损害的风险。术式的选择要遵循循序渐进的原则。

1）A 型肉毒毒素膀胱壁注射术：A 型肉毒毒素（BTX-A）是肉毒杆菌在繁殖中分泌的神经毒素。其注射于靶器官后作用在神经肌肉接头部位，通过抑制周围运动神经末梢突触前膜的乙酰胆碱释放，引起肌肉的松弛性麻痹，这是一种可逆的"化学性"去神经支配过程，注射后靶器官局部肌肉的收缩力降低，随着时间推移，神经轴突萌芽形成新的突触接触，治疗效果逐渐减弱直至消失。

BTX-A 膀胱壁注射术的适应证：药物等保守治疗无效、但膀胱壁尚未严重纤维化的神经源性逼尿肌过度活动患者。对于同时合并肌萎缩侧索硬化症或重症肌无力的患者、怀孕及哺乳期妇女、过敏性体质者以及对本品过敏者禁用 BTX-A 治疗。使用 BTX-A 期间禁用氨基糖苷类抗生素。

目前包括中国在内的多个国家均生产临床使用的 BTX-A。治疗成人神经源性 DO 的剂量为 200～300U，部分 BTX-A 药品规格不同需要相应调整剂量，使用时将 200～300U 的 BTX-A 溶于 10～15ml 注射用水中，在膀胱镜下通过特制的注射针分 20～30 个点、每点 0.5ml，将其均匀注射于膀胱顶部、体部、两侧壁的逼尿肌内，注射时避开输尿管口周围和膀胱壁大血管，注射部位覆盖膀胱三角区者比避开膀胱三角区者似乎更有优势，能更好地改善尿失禁及尿动力学参数。黏膜下注射与肌内注射效果差异不大，黏膜下注射能更好地定位。对于神经源性 DO 患者，200U 和 300U 两种剂量对患者尿动力学指标、尿失禁、生活质量并无显著差异。

成人神经源性 DO 患者接受 BTX-A 膀胱壁注射后，膀胱容量、顺应性、逼尿肌稳定性明显改善，尿失禁次数减少，大多数患者术后需配合间歇导尿，因此，术前应告知患者术后需行间歇导尿、并提前加以训练，多数患者接受注射 1 周左右起效，疗效平均维持 3～9 个月，随着时间推移治疗效果逐渐下降，目前证据表明重复注射治疗可以得到持续疗效。有文献报道 BTX-A 膀胱壁注射后能明显减少神经源性膀胱患者泌尿系感染的发生率；因此，高度推荐应用 BTX-A 膀胱壁注射术治疗神经源性 DO。也有儿童神经源性 DO 患者接受 BTX-A 膀胱壁注射治疗的报道。国产 BTX-A 在临床应用中显示出很好的疗效。

成人接受 BTX-A 膀胱壁注射后罕见有不良反应发生。最常见的并发症是下尿路感染和尿潴留。急性肉毒毒素中毒可引起全身瘫痪和呼吸衰竭，也有个案报道的并发症有注射后一过性全身肌无力、过敏反应、流感样症状等。本药品需按相关规定严格管理。

2）自体膀胱扩大术（逼尿肌切除术）：自体膀胱扩大术（逼尿肌切除术）通过剥除膀胱壁肥厚增生的逼尿肌组织，同时保留膀胱黏膜的完整性，形成"人工憩室"，从而改善膀胱顺应性、降低储尿期膀胱内压力，达到保护上尿路的目的。该术式的主要目的在于抑制逼尿肌过度活动，术中应切除脐尿管周围膀胱顶、后壁、两侧壁的大约占总量至少 20% 的逼尿肌组织，以期更有效地抑制 DO。

自体膀胱扩大术的适应证：经过 M 受体阻滞药、或 A 型肉毒毒素注射治疗无效的神经源性 DO 患者，推荐术前膀胱测压容量成人不应低于 200～300ml 或同年龄正常膀胱容量的 70%，术后大多数患者需配合间歇导尿。一般术后 1～2 年膀胱容量可以达到稳定状态，在膀胱容量未达到稳定状态前可配合应用抗胆碱能制剂。大约 2/3 的患者术后长期疗效稳定，术后效果不佳的患者仍可接受肠道膀胱扩大术。

主要并发症有膀胱穿孔、保留的膀胱黏膜缺血纤维化等。但由于该术式不涉及肠道，避免了尿液与肠道直接接触导致的肠黏液分泌、电解质重吸收等并发症，手术创伤较肠道膀胱扩大术小，并发症发生率低。腹腔镜自体膀胱扩大术目前尚处于探索阶段。

3）肠道膀胱扩大术：肠道膀胱扩大术通过截取一段肠管，所截取的肠管沿对系膜缘剖开按"去管化"原则（即 Laplace's 定律）折叠缝合成"U""S"或"W"形的肠补片，将肠补片与剖开的膀胱吻合形成新的有足够容量的储尿囊，从而达到扩大膀胱容量、低压储尿、防止上尿路损害的目的。肠管的选择可以采用回肠、回盲肠、乙状结肠等，空肠因易造成严重代谢紊乱（低钠、高钙及酸中毒等）而禁忌使用。目前最为常用的仍然是乙状结肠及回肠膀胱扩大术。

肠道膀胱扩大术的适应证：严重 DO、逼尿肌严重纤维化或膀胱挛缩、膀胱顺应性极差、合并膀胱输尿管反流或壁段输尿管狭窄的患者。术前应常规行影像尿动力检查，评估患者膀胱的容量、稳定性、顺应性以及尿道括约肌和膀胱出口的功能，判断是否合并膀胱输尿管反流。可使用 B 超、静脉尿路造影或泌尿系磁共振水成像、同位素肾图等检查了解上尿路形态及积水扩张程度，判断分侧肾功能。肾功能不全的患者接受肠道膀胱扩大术前应充分引流尿路以期降低血肌酐水平，严重肾功能不全的患者应慎用该术式。其他的禁忌证有合并克罗恩病（Crohn 病）或溃疡性结肠炎等肠道炎症性疾病、既往因接受盆腔放疗或腹部手术导致的严重腹腔粘连等。

当合并膀胱输尿管反流时，是否需要同期行输尿管抗反流再植目前存在争议。有文献报道单纯行肠道膀胱扩大术，Ⅰ～Ⅲ级膀胱输尿管反流的改善率为 100%，Ⅳ级反流的改善率为 87.5%，Ⅴ级反流的改善率为 61.5%。低等级反流和（或）高压反流的患者在单纯行肠道膀胱扩大术后，输尿管反流通常会自动消失。但也有文献推荐Ⅲ～Ⅴ级膀胱输尿管反流合并上尿路积水时应积极行同期输尿管抗反流再植术，以及时、最大限度保护上尿路功能。有鉴于此，本指南推荐对于程度严重的膀胱输尿管反流（高等级反流和／或低压反流）在实施肠道膀胱扩大术时应同期行输尿管抗反流再植术。合并严重括约肌功能不全的患者可选择配合膀胱颈闭合术、膀胱颈悬吊术或人工尿道括约肌植入术。因尿道狭窄、接受膀胱颈闭合术、肢体畸形、过度肥胖等原因术后无法经尿道间歇导尿的患者，可选择同期行可控腹壁造口术（阑尾或回肠）。膀胱挛缩导致的壁段输尿管狭窄患者在肠道膀胱扩大术时应同期行输尿管抗反流再植术。

肠道膀胱扩大术长期疗效确切，目前仍然为膀胱扩大的"金标准"，高度推荐应用本术式治疗严重的神经源性膀胱，尤其是严重逼尿肌过度活动、逼尿肌纤维化或膀胱挛缩所致严重低顺应性膀胱、合并上尿路损毁的患者。术后患者需配合间歇导尿。主要并发症有肠道分泌黏液阻塞尿路、尿路感染、结石形成、肠梗阻、肠道功能紊乱、高氯性酸中毒、维生素 B_{12} 缺乏、电解质紊乱、储尿囊破裂、血栓形成、储尿囊恶变等。术后可能仍有部分患者漏尿（尤其是早期），仍需口服 M 受体阻滞药治疗。此手术在保护肾功能、提高生活质量、改善尿动力学参数方面和 BTX-A 膀胱壁注射术类似，但疗效更长久。鉴于因神经源性膀胱而行肠道膀胱扩大术患者的年龄往往较小，因此，术后的长期随访十分重要，高度推荐对术后患者进行终身随访。

（2）增加尿道控尿能力的术式：任何增加尿道控尿能力的术式都会相应地增加排尿阻力，因此这类术式对于神经源性膀胱的主要适应证为：因尿道括约肌功能缺陷（ISD）导致的尿失禁，各种原因导致的膀胱颈或尿道外括约肌去神经支配均可发生压力性尿失禁。在实施该类手术前应通过影像尿动力学检查明确膀胱的容量、稳定性、顺应性、收缩力以及是否存在膀胱输尿管反流、肾积水等上尿路损害。

1）填充剂注射术：填充剂注射术通过在内镜直视下，将填充剂注射于后尿道黏膜下，使尿道腔变窄、延长，增加后尿道闭合能力。应用的填充剂有：硅胶颗粒、多聚糖苷、聚四氟乙烯（Teflon）、胶原、自体脂肪等。

适应证：尿道固有括约肌功能缺陷（ISD），但逼尿肌功能正常的患者，通过注射增加尿道封闭作用提高控尿能力。填充剂注射后 Valsalva 漏尿点压力增加，但并不影响逼尿肌漏尿点压力和排尿压力。反复注射疗效不确切，但不影响其他治疗。文献报道该术式应用于儿童神经源性尿失禁患者的近期有效率为 30%~80%，远期有效率为 30%~40%，远期疗效欠佳，儿童可选择使用。目前缺乏填充剂注射治疗成人神经源性尿失禁的大宗报道，因此，不推荐该术式应用于成人患者。

2）尿道吊带术：尿道吊带术是指通过吊带自膀胱颈或中段尿道下方将膀胱颈或尿道向耻骨上方悬吊，固定膀胱颈及中段尿道（在女性患者），或者压迫球部尿道（在男性患者），以提高控尿能力。

适应证：在神经源性膀胱中应用的指征为尿道闭合功能不全的患者。术前膀胱的容量、稳定性、顺应性良好或可以控制，术后排尿问题可以通过间歇导尿解决。因此，在明确适应证的条件下，推荐使用本方法。

吊带材料可选用自体筋膜以及合成材料。该术式在女性神经源性尿失禁患者中的成功率高于男性。男性适用于症状轻微至中等程度患者，否则仍然首选人工尿道括约肌植入术。主要并发症有吊带断裂或松弛、吊带过度压迫导致尿道侵蚀、感染、导尿困难、直肠损伤等。部分神经源性尿失禁患者术后

因膀胱出口阻力增加影响了逼尿肌稳定性，可能造成膀胱顺应性恶化，因此术后要严密随访，必要时应配合使用 M 受体阻滞药、膀胱扩大术等方法降低膀胱压力、扩大膀胱容量，改善膀胱顺应性。

3）人工尿道括约肌（AUS）植入术：目前临床广泛使用 AMS800 型人工尿道括约肌，由袖套—储水囊 - 控制泵在管道的连接下构成的 3 件套装置，其原理是利用包绕尿道的袖套充盈来压迫尿道，利用在储水囊调节和控制泵控制下排空袖套、释放对尿道的压迫进而实现排尿。

适应证：尿道括约肌去神经支配导致的神经源性括约肌功能不全。所有准备接受该术式的患者术前均应行影像尿动力学检查评估尿失禁的类型、程度以及膀胱的感觉、容量、顺应性、稳定性和收缩性，排除尿道狭窄、膀胱出口梗阻和膀胱输尿管反流等异常。对于存在 DO 及膀胱顺应性差的患者术前应加以纠正。术前通过膀胱尿道镜检查证实膀胱颈和球部尿道腔内结构正常，必须排除泌尿生殖系统感染，可能导致感染的诱因（如泌尿系统解剖畸形、泌尿系结石等）必须在术前予以纠正。准备接受人工尿道括约肌植入的患者必须具有正常智力及生活自理能力，双上肢功能良好，能够独立使用人工尿道括约肌装置。

因神经源性尿道括约肌功能不全而接受 AUS 植入术的患者，术后总体控尿率为 70%~95%，AUS 装置翻修率为 16%~60%，装置取出率为 19%~41%。AUS 植入术在神经源性尿失禁患者中的总体疗效不如非神经源性尿失禁患者，主要远期并发症包括感染、尿道侵蚀、尿道萎缩、机械故障等。部分神经源性膀胱患者有可能在接受 AUS 植入术后因膀胱出口阻力增加，膀胱内压力超过安全范围进而导致肾积水、膀胱输尿管反流等并发症，因此，术后应及时行影像尿动力学及上尿路影像学检查，必要时应配合使用 M 受体阻滞药、自体膀胱扩大术、肠道膀胱扩大术等方法降低膀胱压力、扩大膀胱容量，改善膀胱顺应性。长期间歇导尿、术前反复泌尿系感染、年龄大于 70 岁、盆腔放疗均可能是该手术失败的风险因素。

■ 重建排尿功能的术式

（1）增加膀胱收缩力的术式

1）骶神经前根刺激术：骶神经前根刺激术（SARS）通常使用 Brindley 刺激器，电极安放于 S_2~S_4 骶神经前根（硬膜外），皮下部分接收器置于

侧腹部易于患者掌控处，通过导线与电极相连。植入电极刺激骶神经前根诱发膀胱收缩。Brindley技术包括Brindley骶神经前根刺激器＋骶神经后根切断术。此术式在配合骶神经后根完全性切断术（SDAF）的条件下，可选择应用于骶髓以上完全性脊髓损伤患者，要求患者支配膀胱的传出神经功能必须存在。不推荐不完全性脊髓损伤患者接受此手术。

2）逼尿肌成形术：该类术式主要包括腹直肌转位膀胱重建术、背阔肌逼尿肌成形术和腹内斜肌瓣逼尿肌成形术等，其主要机制为腹直肌或背阔肌转位后，进行显微外科术行神经血管的吻合，利用腹直肌或背阔肌收缩及腹压增高的力量排尿。逼尿肌成形术的适应证为逼尿肌无反射、且膀胱出口阻力较低的神经源性膀胱患者。手术最常见的并发症是持续尿潴留、上尿路损毁、盆腔脓肿、供皮区皮下积液等。施行该类手术的前提是必须解决尿道阻力过高的问题，术后需长期随访患者以避免形成或加重上尿路损毁。

（2）降低尿道阻力的术式：降低尿道阻力的术式主要包括尿道外括约肌切断术、尿道支架置入术、BTX-A尿道括约肌注射术等，用于骶上脊髓损伤或脊膜膨出患者逼尿肌-尿道外括约肌协同失调（DESD）等排尿障碍的治疗。通过阻断尿道外括约肌和（或）尿道周围横纹肌不自主性收缩，改善膀胱排空能力，纠正膀胱内病理性高压状态，从而达到保护上尿路的目的。通常由于术后出现尿失禁而需要配合外部集尿器，因此这类手术主要适合于男性神经源性膀胱患者。

1）BTX-A尿道括约肌注射术：BTX-A尿道括约肌注射术是一种可逆的"化学性"括约肌去神经支配手术，根据后尿道阻力增高的部位分为尿道外括约肌注射术与尿道内括约肌（膀胱颈）注射术。BTX-A的一般应用剂量为100~200U，注射前将其溶于5~10ml注射用水中，在膀胱镜下通过特制的注射针于3、6、9、12点位将其分8~10个点分别注射于尿道外括约肌内和（或）尿道内括约肌（膀胱颈）内。适应证为保守治疗无效的DESD患者，儿童建议剂量是100U。

BTX-A尿道内括约肌或膀胱颈注射术的适应证为成人保守治疗无效的逼尿肌无反射、逼尿肌收缩力减弱、尿道内括约肌（膀胱颈）松弛障碍或痉挛、逼尿肌-膀胱颈协同失调（DBND）等治疗。

根据情况部分患者可行BTX-A尿道括约肌及膀胱颈联合注射术，注射剂量可适当增加。文献报道术后大多数患者残余尿量减少，排尿期最大逼尿肌压力降低，大约4%的患者术后出现短暂的压力性尿失禁症状。术后疗效平均维持约6个月，随着时间推移治疗效果逐渐下降，但可重复注射。推荐应用此可逆方法来降低神经源性膀胱患者的膀胱出口阻力，改善排尿困难、尿频及尿潴留等症状，但药品应按规定严格管理。

2）尿道外括约肌切断术：尿道外括约肌切断术为不可逆的破坏性手术，该手术主要目的在于降低DESD导致的病理性膀胱内高压状态。

适应证：主要指征是男性脊髓损伤患者DESD，次要指征有频繁发作的自主神经反射亢进、因DESD导致的残余尿量增多与反复泌尿系感染发作、因尿道假道或狭窄而间歇导尿困难、因膀胱引流不充分导致严重上尿路损害的患者。

由于术后患者需配合使用外用集尿器，因此，该术式不适于女性患者和由于阴茎萎缩配戴外用集尿器困难的男性患者。应用针状或环状电极电刀、激光（如钬激光）实施尿道外括约肌12点位切断，切口自精阜近端延伸到尿道球部近端，深度直至所有尿道外括约肌肌纤维被切断。具有逼尿肌—膀胱颈协同失调或严重良性前列腺增生的患者应同时进行膀胱颈切开或前列腺切除术。术后70%~90%的患者膀胱排空功能和上尿路的稳定性都可以得到改善。患者自主神经反射障碍的改善率可达90%以上。大约14%的患者初次手术效果不理想，需二次手术。远期因尿道外括约肌切断不充分、逼尿肌收缩力低下、膀胱颈狭窄、尿道瘢痕狭窄等原因的再次手术率为30%~60%。主要近期并发症有术中和术后出血、复发、感染（甚至菌血症）、勃起功能的损害、射精障碍、尿外渗等。行尿道外括约肌12点位切断，尽量减少横向切口可使出血和潜在的勃起功能障碍并发症降到最低。近年来随着间歇导尿观念的普及与BTX-A的临床应用，尿道外括约肌切断术的应用日趋减少，但对于部分特定患者群体该术式仍有其应用价值。

3）膀胱颈切开术：神经源性膀胱患者实施经尿道外括约肌切断术时，如果合并DBND、膀胱颈纤维化或狭窄，可同期行膀胱颈切开术。也有文献报道对一些逼尿肌无反射或收缩力减弱的神经源性膀胱患者进行尿道内括约肌切断术，其远期疗效尚缺乏证据支持，重要问题是术后膀胱颈瘢痕化导致重复手术、膀胱结构损毁可能破坏残存的排尿反射。

4）尿道支架置入术：尿道支架置入术可以部分替代尿道外括约肌切断术，目前使用的主要是记忆合金的网状支架。尿道支架置入术的适应证同尿道外括约肌切断术。与尿道外括约肌切断术相比，尿道支架置入术具有出血少、住院时间短、对残存勃起功能影响小、持久可逆等优点。尿道支架置入术的禁忌证：尿道近端阻塞。主要并发症有会阴部疼痛、支架变形和移位、支架腔表面形成结石、支架对尿道组织的侵蚀、尿道损伤、支架刺激诱发尿道上皮增生导致继发性梗阻、支架取出困难等；由于上述难以克服的并发症，此方法的远期疗效受到质疑，尤其在 BTX-A 被广泛应用后，其临床价值大为受限。

■ 同时重建储尿和排尿功能障碍的术式

（1）骶神经后根切断 + 骶神经前根刺激术（SDAF+SARS）：1978 年 Brindley 实施了第一例 SDAF+SARS 术，即 Brindley 刺激器植入术，此术式包括完全切断 S_2、S_3 及 S_4 神经后根，同时在 $S_2 \sim S_4$ 骶神经前根植入 Brindley 电极。

SDAF+SARS 术的适应证：DESD 合并反射性尿失禁、残余尿增多的骶髓以上完全性脊髓损伤患者。通过完全切断骶神经后根可以改善膀胱顺应性、抑制逼尿肌无抑制收缩，因此，膀胱壁严重纤维化的患者不适合此术式。由于 Brindley 电极释放的刺激电流超过了正常人的疼痛阈值，因此该术式不适用于不完全脊髓损伤患者。

Brindley 电刺激利用尿道括约肌和膀胱逼尿肌不同的生物学特性，产生一种"刺激后排尿"模式。大约 80% 的患者可以获得足够的膀胱收缩产生有效排尿，但术后应加强对上尿路的随访。电刺激也可能引发患者排便和勃起。主要并发症有完全切断骶神经后根导致患者残存的勃起和射精功能损害、便秘症状加重、电极装置故障、电极植入部位感染和疼痛、脑脊液漏等。由于该术式创伤较大，有可能导致患者残存勃起和射精功能以及排便功能的丧失，因此临床应用受到一定限制。

（2）骶神经调节术：骶神经调节术（sacral neuromodulation，SNM）又称骶神经电刺激术（SNS），是近年发展起来的一种治疗慢性排尿功能障碍的新方法，适应证为急迫性尿失禁、严重的尿急 - 尿频综合征和无膀胱出口梗阻的原发性尿潴留。目前美国 FDA 尚未将神经源性膀胱列入常规适应证，但研究提示，SNS 对于部分神经源性膀胱（如隐性骶裂、不全脊髓损伤、多发硬化等）也有治疗作用。

SNS 通过刺激传入神经，可以恢复尿路系统兴奋和抑制信号的正常平衡关系。早期 SNM 治疗可以减少尿路感染的机会、保持膀胱容量正常、改善逼尿肌过度活动和尿失禁，同时 SNM 并无神经损伤。目前 SNM 既可以体外实施、也可体内永久植入装置。体外刺激即通过穿刺将电极置入 S_3 神经孔，而电刺激发生装置于体外，刺激仅是临时性的。目前临床广泛使用电刺激装置永久植入的方法，也称为 InterStim 疗法。该方法分两阶段进行：第一阶段，将永久性电极穿刺法植入 S_3 神经孔，进行体外电刺激，测试阶段通过排尿日记、残余尿量和症状改善程度评估疗效，测试期通常为 2 周（不超过 1 个月），如患者主观症状以及客观观察指标改善 50% 以上，即可进入第二阶段，即电刺激发生器的永久植入术，将永久性刺激器植入臀部外上象限，并与永久电极相连接。应用患者及医用程控仪来调节各刺激参数（如频率、电压、波宽及频道等），也可开关装置。根据日常刺激电压的高低及时间长短，装置植入后数年应更换内置电池。测试期间刺激装置有较高的细菌感染率，注意预防。电极植入后可能会发生位移，所以 X 线片可对比前后电极位置、判断位移情况，必要时可以再次固定。主要并发症有电极植入部位疼痛，感染，腿部疼痛、麻木、反应消失，电极移位，电极被包裹纤维化等，但这些并发症极为有限。SNM 对于那些体外测试获得良好效果的神经源性膀胱患者应积极行刺激器永久植入术；一些患者虽然不能完全改善储尿与排尿功能，但在储尿功能改善后可配合间歇导尿解决膀胱排空；SNM 对一些神经源性膀胱患者的大便功能也有较好改善。总之，由于神经源性膀胱的复杂性，SNM 疗法的临床研究（包括适应证选择、疗效观察、远期随访等）才刚刚开始，并展现出很好的前景。

■ 尿流改道术

尿流改道包括可控尿流改道和不可控尿流改道两类。

可控尿流改道的适应证：①神经源性膀胱合并膀胱肿瘤；②膀胱严重挛缩合并膀胱出口功能不全；③患者长期留置尿管产生尿道瘘、骶尾部压疮等严重并发症；④患者因肢体畸形、尿道狭窄、尿道瘘、过度肥胖等原因经尿道间歇导尿困难者。主要禁忌证有合并肠道炎症性疾病、严重腹腔粘连等。所选用肠道必须遵循 Laplace's 定律去管化重建成高容量低压的可控储尿囊,同时能满足抗反流、控尿、能自行插管导尿的原则。短期内可控尿流改道的控尿率超过 80%,常见的并发症有肠黏液分泌、感染、电解质紊乱、腹壁造口狭窄、输尿管与储尿囊的吻合口狭窄等。利用肛门控制尿液的术式禁忌用于神经源性膀胱患者。

当患者经腹壁造口自行间歇导尿困难,或因上尿路积水、严重肾功能损害等原因无法接受可控尿流改道时,可选择不可控尿流改道。回肠膀胱术是最常用的术式,主要缺点为需要终身配戴集尿袋,主要并发症有感染、电解质紊乱、肠梗阻、小肠远端梗阻、营养吸收不良、肠粘连、吻合口漏、吻合口狭窄、腹壁造口狭窄、造口旁疝、结石形成等。尿流改道术在神经源性膀胱治疗中的应用极为有限,应严格掌握适应证。

4. 常见泌尿系并发症的治疗

■ 膀胱输尿管反流的治疗

X 线膀胱尿道造影仍然是评估膀胱输尿管反流(VUR)的金标准。病史采集和排尿日记、尿流率、残余尿量测定等对了解下尿路是否存在功能障碍有重要意义。高度推荐常规行影像尿动力学检查,既可确诊有无反流、判断反流程度,又可了解膀胱功能障碍类型与反流时的膀胱压力。国际反流协会对 VUR 程度进行了分级,为反流的治疗和疗效评估提供了标准。1 级:反流未至肾盂,伴有不同程度的输尿管扩张;2 级:反流至肾盂,无集合系统扩张,肾穹窿正常;3 级:轻度或中度的输尿管扩张,伴有或不伴有输尿管迂曲,伴有轻度的集合系统扩张;4 级:适度扩张的输尿管伴有或不伴有迂曲,肾穹窿变钝,但是图像上依然可见肾乳头状突起;5 级:输尿管扩张迂曲明显可见,集合系统明显扩张,肾乳头的图像消失,肾实质显影。

VUR 治疗目的是保护患者的肾功能。在纠正 VUR 之前,必须首先纠正 DSD、低顺应性膀胱、膀胱内病理性高压、泌尿系感染等导致 VUR 的诱发因素。若 VUR 持续存在,则需行抗反流手术治疗。

(1)保守治疗:对于轻度反流没有肾损害者,可以采用保守治疗,包括观察随访、间断或连续的抗生素预防应用、排尿训练等。

(2)手术治疗:手术治疗包括内镜下输尿管口填充剂注射抗反流术和输尿管膀胱再植抗反流术。

1)填充剂注射抗反流术:填充剂注射抗反流术是指利用膀胱镜在输尿管口旁或输尿管进入膀胱的入口部分黏膜下注射一定体积的填充剂,通过延长输尿管膀胱壁内段或抬高输尿管口、使管腔变窄来达到治疗 VUR 的目的,注射后输尿管口形成火山口样外观。注射的填充剂包括聚四氟乙烯(PTFE)、胶原蛋白、自体脂肪、聚二甲硅氧烷、聚糖苷 / 透明质酸液体(Deflux)等。PTFE 在成人抗反流应用中效果不错,但是尚未允许在儿童中应用。胶原蛋白和软骨细胞治疗效果较差,目前 Deflux 在国外应用较广,国内应用不多。

本法优点在于损伤较开放手术小,注射后近期成功率达 65% ~ 75%,因而被推荐使用。注射后复查超声和排尿期膀胱尿道造影,若反流依然存在,可以在第一次注射 6 个月后重复注射。

2)输尿管膀胱再植抗反流术:输尿管膀胱再植抗反流术的基本原则为从膀胱黏膜下层植入输尿管,以延长膀胱内输尿管的长度。手术成功率高达 92% ~ 98%。

输尿管膀胱再植抗反流术的术式可分为经膀胱外、经膀胱内和膀胱内外联合操作三大类。目前常用的术式有 Cohen 术、Politano-Leadbetter 术、Paquin 术、Glenn-Anderson 术等,输尿管粗大者应做裁剪或折叠,以缩小输尿管的口径。最常用和可靠的术式为 Cohen 式膀胱输尿管再植术。近年来,腹腔镜微创手术进行输尿管再植取得了和开放手术一样的效果;但腹腔镜手术的缺点是耗时长,和开放手术相比,其优势仍有争议。

术后最常见的并发症是 VUR 未能消除;其次是术后输尿管膀胱连接部梗阻,这可能由于输尿管血液供应破坏导致疤痕或输尿管穿入膀胱壁段扭曲所致;也有术后反流和梗阻并存的情况。术后 4 ~ 8 周可应用 B 超复查以排除术后梗阻,术后 2 ~ 4 个月可行排尿期膀胱尿道造影了解手术是否成功,之后可参照神经源性膀胱的随访原则定期复查。

■ 泌尿系感染的处理

泌尿系感染或尿路感染(UTI)是神经源性膀胱的常见并发症之一。研究表明,约 33% 的脊髓损伤患者在任何时候都存在菌尿,反复发作的泌尿系感染可导致肾功能损害、生活质量下降、预期寿命缩短、患者死亡率升高。神经源性膀胱患者尿路感染的病因有膀胱排空不完全、膀胱内高压状态、膀胱结石、膀胱输尿管反流、器械检查和治疗(导尿等),

其他诱发因素还包括液体摄入量较少、卫生状况不良、会阴细菌定植、褥疮、与慢性疾病相关的宿主抵抗力下降等。

（1）诊断：

1）临床表现：神经源性膀胱患者 UTI 可分为无症状菌尿、症状性感染以及细菌定植状态，大部分患者的 UTI 形式为无症状菌尿。因为感觉缺失，患者通常不会有尿频、尿急、尿痛等主观症状，主要临床表现为腰背部或腹部不适、导尿间隔期漏尿、痉挛状态增加、不适、昏睡和（或）烦躁、尿液混浊恶臭等。

2）实验室诊断：在上述临床表现的基础上，符合下述实验室检查的四个条件之一即可诊断：①清洁中段尿或导尿留取尿液（非留置导尿）培养革兰氏阳性球菌菌数 $\geqslant 10^4$ CFU/ml，革兰氏阴性杆菌菌数 $\geqslant 10^5$ CFU/ml。②新鲜尿标本经离心，应用相差显微镜检查（400 倍）在每 30 个视野中有半数视野观察到细菌。③无症状性菌尿症患者虽无症状，但在近期（通常为 1 周内）有内镜检查或留置导尿史，尿液培养革兰氏阳性球菌菌数 $\geqslant 10^4$ CFU/ml，革兰氏阴性杆菌菌数 $\geqslant 10^5$ CFU/ml 应视为尿路感染。④耻骨上穿刺抽吸尿液细菌培养，只要发现细菌即可诊断尿路感染。

（2）治疗：首先在开始治疗前必须尽力寻找并积极去除导致 UTI 的解剖结构和功能上的危险因素与诱发因素，选择正确的排尿方式、降低膀胱压、减少残余尿、处理 VUR。同长期留置尿管相比，间歇导尿可以明显降低 UTI 的发生率。多数神经源性膀胱患者均存在菌尿，在没有临床症状时并不需要处理。在治疗 UTI 时，尽可能使用对正常菌群影响较小的抗生素，治疗至少应持续 5 天，再感染或复发感染需要治疗 7～14 天。

尿路感染最常见的细菌以大肠埃希菌居首位，其次是铜绿假单胞菌、克雷伯菌属，部分为金黄色葡萄球菌和表皮葡萄球菌，肠球菌也可见到。有时尿液病原菌培养呈混合感染状态。因为菌群种类繁多，细菌耐药的可能性也比较大，所以必须在开始经验性治疗前进行尿培养，根据尿培养药敏结果选用抗生素。对于大多数神经源性膀胱患者不需要预防性使用抗生素，即便留置尿管的患者也不需要。预防用药仅限于复发性 UTI 以及存在 VUR 的部分病例，预防性抗菌治疗不能显著地降低症状性尿路感染，反而导致耐药菌几乎成倍增加。

（3）预防：预防神经源性膀胱患者复发性 UTI 最重要的措施是正确处理下尿路功能障碍（包括降低膀胱内压、完全排空膀胱等）、处理 VUR、摒弃长期留置尿管、选择采用正确排尿方法、去除泌尿系结石等。如果采用间歇导尿，应使用无菌技术、采用消毒润滑剂或亲水导管。每日适量饮水有利于预防感染，但研究表明，口服蔓越莓提取物及乌洛托品（六亚甲基四胺）对预防 UTI 均无益处，常规膀胱冲洗对预防 UTI 的发生也是无效的，尤其不推荐使用抗生素盐水进行常规膀胱冲洗。虽然临床上广泛采用酸化尿液的方法（如 L- 蛋氨酸）来预防神经源性膀胱患者 UTI，但其效果并未获得循证医学证据支持。低剂量、长期抗生素预防用药可在部分特定难治性、反复发作的 UTI 患者中应用，但由于其可增加细菌耐药性、必须严格限制。在神经源性膀胱患者中通过接种疫苗来预防 UTI 尚未见获得成功的报道。

5. 随访　神经源性膀胱是一种不稳定状态，甚至可以在短时期内发生很大变化，因此，高度推荐进行长期规律的随访。通过随访可以了解膀胱尿道功能状况和泌尿系统有无并发症发生，并根据随访结果对治疗方案作出相应调整。全面检查评估的间隔时间一般不超过 1 年，复查内容包括尿常规、泌尿系超声及残余尿量测定、肾功能及尿动力学检查。

总之，神经源性膀胱是一个多元化的复杂疾病，需要个性化治疗与动态随访。在治疗之前必须对患者进行全面、具体的诊断，并把当前医疗水平、患者心理状况及其对未来期望值等因素都考虑进去。临床医师可从丰富的治疗方法中进行选择，并与患者及其家属共同确定恰当的治疗方案。每种方案各有优劣，即使某种治疗取得成功，终身密切随访是必需的。

（廖利民）

第四节 男性压力性尿失禁

一、概述

在自然状况下，男性压力性尿失禁发生率很低，已经被社区流行病学调查所证实（表9-11）。因此，男性压力性尿失禁主要见于医源性或因创伤所造成，其中，前列腺癌根治术后尿失禁是最常见的病因。

表9-11 不同年龄组尿失禁及其亚型的患病率[53]

年龄（岁）（研究数）	患病率（95% CI）
19～44岁	
总尿失禁（11）	4.81（3.69～5.94）
混合性尿失禁（3）	0.70（0.11～1.29）
压力性尿失禁（5）	0.74（0.14～1.34）
急迫性尿失禁（7）	3.09（1.96～4.21）
45～64岁	
总尿失禁（27）	11.2（10.14～12.26）
混合性尿失禁（4）	1.53（0.94～2.12）
压力性尿失禁（13）	3.78（1.56～6.00）
急迫性尿失禁（14）	7.75（4.99～10.50）
65岁以上	
总尿失禁（41）	21.13（19.90～22.35）
混合性尿失禁（10）	6.13（2.53～9.74）
压力性尿失禁（15）	2.67（1.95～3.39）
急迫性尿失禁（20）	11.70（9.27～14.14）
80岁以上	
总尿失禁（17）	32.17（29.62～34.73）
混合性尿失禁（1）	9.40（9.34～9.46）
急迫性尿失禁（3）	18.18（6.84～29.51）

前列腺癌根治术后尿失禁的发生率，有很多文献报道，差异很大，从5%直至87%。发生率差异如此之大的原因有以下几方面：①历史因素，前列腺癌发病率越来越高，手术数量越来越多，手术医师的技术也越来越熟练。因此，越是近期的文献，报告的尿失禁发生率越低。②随着医学技术的进步，前列腺癌根治术的方式越来越多，从传统的开放手术，到腹腔镜手术，直至近年来越做越多的机器人辅助前列腺癌根治术，手术方式不同，尿失禁的发生率也可能不一样。③前列腺癌根治术手术较复杂，学习曲线较长，手术的熟练程度不一样，有些著名癌症中心的前列腺癌专家，手术后患者的控尿率可达惊人的91%～98%。④不同的医师对前列腺癌根治术后尿失禁的认识不同，没有一个标准的定义和诊断标准，这可能是最重要的一点。

（一）发病机制

前列腺癌根治术后尿失禁的风险来源于术前因素（年龄、术前控尿状态等），术中因素（手术技术、医师的经验等）和术后因素。更好地理解和掌握男性盆腔解剖，可以减少术后尿失禁的发生。Walsh革命性地改良了前列腺癌根治术的手术方式，正是由于保留了血管神经束，不但使患者术后性功能得以保留，术后控尿率也得到了显著改善。

迄今为止，前列腺癌根治术后尿失禁的病因仍不十分清楚，但是，膀胱颈功能的损害，术中神经和括约肌的损伤，可能是几个重要因素。尿道括约肌的功能损害不仅由于肌肉的直接损伤，还可能由神经支配受损所导致。近来的研究表明，前列腺癌根治术后，固有括约肌损害，男性控尿系统的完整性遭到破坏，即使括约肌的功能本身是好的，仍然会导致尿失禁。

功能性尿道长度是维持括约肌功能的重要因素。有研究表明，最小功能性尿道长度应大于28mm，因此，术中尽量保留尿道可以减少术后尿失禁的发生。此外，有文献报道保留膀胱颈也可以增加术后早期控尿率。虽然为了减少前列腺癌根治术术后尿失禁，外科医师为此做了很多尝试和改良，例如保留膀胱颈、膀胱颈重建、尿道周围悬吊、后壁横纹括约肌重建、前壁和后壁联合重建、保留盆筋膜、前壁全保留和保留神经等。但这些术式的效果不一，证据不足，目前仍没有一个公认的能够确切提高控尿率的改良术式。

（二）诊断与评估

很显然，前列腺癌根治术后尿失禁严重影响患者的生活质量，患者要求控尿，得以回归社会的愿望十分强烈。对压力性尿失禁精确的诊断和评估非常重要，因为这是正确的治疗的前提。然而，目前仍然缺乏公认的对于前列腺癌根治术后尿失禁的评估方法。欧洲泌尿外科学会对于男性尿失禁的评估推荐采用两步法。初步的评估包括病史，对于症状的客观评估，体格检查包括直肠指诊和骶区的神经系统检查。此外，需要追加的检查还包括超声（测量残余尿量）、尿液分析、尿失禁问卷（推荐 ICIQ-SF，比较简便实用）以及尿垫试验。就诊断精确性来说，24 小时尿垫试验最好。但在临床应用中，1 小时尿垫试验最常用，因其简便实用。在初步的诊断评估后，就可以进行一线保守治疗。如这些治疗在 8～12 周后证明无效，则需要进行第二步的诊断评估，包括膀胱镜或尿动力学检查，需要考虑外科治疗（图 9-5）。

（三）保守治疗

保守治疗是前列腺癌根治术后尿失禁的一线治疗，尤其在术后 6～12 个月内。保守治疗包括生

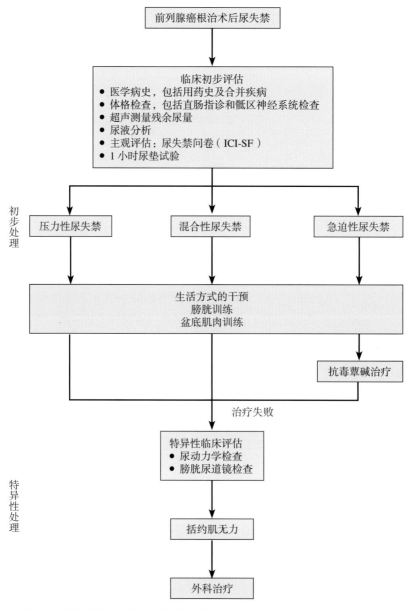

图 9-5　前列腺癌根治术后压力性尿失禁诊断和处理流程（欧洲泌尿学会 2008 年指南）

活方式的干预（如限制液体摄入），盆底肌肉训练（pelvic floor muscle training,PFMT）结合或不结合生物反馈、膀胱训练等。其中，PFMT 是受到广泛推荐的治疗方式。目前对于前列腺癌根治术后尿失禁保守治疗的研究存在很多问题，现有的研究往往既不随机，又缺乏对照，缺乏标准的治疗流程，甚至对于尿失禁及控尿的定义也不统一。因此，在保守治疗前列腺癌根治术后尿失禁方面，循证医学证据要大大弱于女性压力性尿失禁。

1. PFMT- 生物反馈 - 电刺激 - 行为治疗　PFMT，即 "Kegel 练习"，最早由 Kegel 推广，可以在术前或术后立即开始。其开始的最佳时间、练习持续时间及每次练习的收缩次数仍没有确定的标准，但大多数专家认为，应该在拔除尿管后立即开始，每天多次训练，应持续数月直至见效。有研究发现，PFMT 甚至对男性持续性压力性尿失禁有效。有些泌尿外科专家推荐前列腺癌根治术前即开始 PFMT，因为有证据表明，术前开始训练的患者，在术后 3 个月的控尿率显著高于术后才开始训练的患者。而且，术前开始训练的患者，达到控尿的时间也早于术后开始训练者。但是，在术后 1 年时，差异又变得不那么显著（控尿率分别为 98.7% 和 88.0%），说明术前训练可能只是在术后早期起作用。

生物反馈是指采用适当的设备，在患者 PFMT 时提供声音或视觉的反馈，以帮助患者正确的训练。加入生物反馈后的 PFMT，其有效性在不同的研究中是相互矛盾的。很多研究表明生物反馈可以增加 PFMT 的有效性，但更多的研究持相反的观点。因此，对于是否在 PFMT 中加入生物反馈，没有定论。

多个研究证实，电刺激治疗对于尿失禁是无明显效果的。但近来一篇前瞻性随机研究表明，电刺激加生物反馈治疗在 8 周后达到控尿，而单纯 PFMT 组需要 13.88 周。

对于前列腺癌根治术后尿失禁患者，欧洲泌尿外科学会推荐减少液体摄入和膀胱刺激，但目前为止并没有确切的临床证据提示生活方式的干预有确切的作用。

2. 药物治疗　目前，没有任何药物被批准用于治疗前列腺癌根治术后压力性尿失禁。度洛西汀是一种 5- 羟色胺和去甲肾上腺素再摄取抑制剂，已经被证明在治疗女性压力性尿失禁中有效。近年来，也有关于度洛西汀治疗男性压力性尿失禁有效性的研究。Filocamo 等报告，度洛西汀对于 PFMT 有协同效应，其解释是 PFMT 和度洛西汀分别有独立的治疗靶点（盆底肌的支持和外括约肌增强）。安慰剂对照的随机试验显示，度洛西汀每日 80mg，服用 8 周即可明显改善控尿率，在 12 周时，尿失禁次数减少了 52.2%。度洛西汀的常见和可能导致停药的副作用是恶心，可以通过小剂量逐渐加量来缓解。需要指出的是，度洛西汀并没有被批准治疗前列腺癌根治术后尿失禁，属于超适应证范围用药。

在前列腺癌根治术后早期，可能逼尿肌过度活动也是尿失禁的发生原因，这些患者可以应用抗胆碱治疗，但是目前没有有证据的推荐意见。

（四）外科治疗

经过保守治疗后，仍有 2%～5% 的前列腺癌根治术后尿失禁患者持续漏尿超过 1 年，这些患者推荐外科治疗。

1. 注射治疗　在近几十年，多种物质（如胶原、硅酮、自体脂肪、自体软骨细胞、聚糖苷 / 透明质酸共聚物）被作为填充剂进行尿道内注射，治疗压力性尿失禁。在内镜下用特殊的穿刺针将填充物环形注射于尿道括约肌或其远端的黏膜下，使尿道黏膜向腔内隆起，起到控尿作用。总体来说，短期效果良好，但长期效果较差，因为诸如胶原、自体脂肪、自体软骨细胞等很快会迁移。另外，胶原还会引起过敏反应。Westney 等报告胶原注射后的有效时间为 6.3 ± 8.14 个月，完全控尿率仅 17%。有几个研究显示，特氟龙注射的控尿率为 17%～76%，但后来发现特氟龙在动物实验中可以迁移至淋巴结、脾、肺和脑，已停止应用。

目前应用的注射材料包括聚糖苷 / 透明质酸共聚物（deflux）、热解碳微球（durasphere）、聚二甲硅氧烷（macroplastique）。这些材料迁移很慢，并且不会危害其他器官。同样，短期疗效很好，但要达到满意的长期疗效就需要再次注射。

注射治疗的主要副作用是排尿困难，尿潴留及泌尿系感染。注射填充物一般不影响之后的人工尿道括约肌植入，但注射后的炎症反应可能会导致冰冻尿道。

2. 干细胞治疗　首个自体成肌细胞及成纤维细胞注射治疗男性前列腺癌根治术后尿失禁由 Strasser 于 2008 年报道，共 63 例患者，控尿率达到 65%，另外有 27% 患者有改善。但并没有其他研究证实。实际上，由于涉及复杂的伦理问题，很多相关治疗已经停止。

3. 男性吊带 首个男性吊带术式在 20 世纪 70 年代早期由 Kaufman 报道，但由于成功率很低而并发症率很高，并没有得到满意的疗效。随着技术的进步和新材料的出现，目前男性吊带对于括约肌功能存在，未行放疗的前列腺癌根治术后轻、中度压力性尿失禁患者来说，不失为一个疗效不错的治疗选择。男性吊带术式的基础在于被动的，半环形尿道压迫或球部尿道的重置。由于吊带不会影响尿道背部的血流，因此尿道萎缩的风险大大小于人工尿道括约肌。男性吊带有许多改良术式，包括不同弹性的材料，不同的外科入路，不同的吊带位置及不同的固定方法。

（1）骨锚式吊带（ bone-anchored sling systems ）：InVance 吊带[54]，采用硅涂层聚酯材料，通过经会阴切口放置于球尿道下方，用钛螺钉固定于坐骨耻骨支，每侧 3 枚螺钉（图 9-6 ）。骨锚式吊带最早报道于 2001 年，16 例患者控尿率达到 88%，无并发症。Onur 等报告一组 46 例患者，成功率高达 97%，他们推荐骨锚式吊带仅适用于轻到中度尿失禁。Rajpurkar 等报告另一组 46 例患者，治愈率仅为 37%。对于放疗后患者，骨锚式吊带并不适合，治愈率仅为 25%。这种术式的并发症包括会阴疼痛，残余尿增多，尿潴留等，少数由于感染或固定螺钉松脱而需要取出吊带。骨锚式吊带失败后，仍可行人工括约肌植入术，而且并不影响疗效。

（2）可调式吊带（ readjustable sling systems ）：目前可调式吊带有 Argus 和 Remeex 两种。

Argus 吊带是一种不透 X 线的硅酮泡沫软垫，轻柔压迫球尿道。通过耻骨后或经闭孔途径置入，对肥胖患者更有优势。控尿率可达 65%，近期的前瞻性研究显示对于中、重度压力性尿失禁的疗效高达 79%。并发症主要为会阴疼痛，以及感染或尿道、膀胱和腹壁的侵蚀而取出吊带。

Remeex 吊带[54] 是一种可调式尿道下吊带，吊带两端分别与两根牵引线相连，经皮于耻骨上 2cm 腹直肠筋膜处永久放置一调节器，与牵引线相连（图 9-7 ）。此吊带置入后，可通过外部操作调节张力。此术式由 Sousa-Escandō 于 2004 年首先报道，仅 6 例患者，其中 5 例治愈。一项欧洲多中心研究，51 例患者，平均随访 32 个月，治愈率为 64.7%。但与 Argus 吊带相比，Remeex 吊带术后至少需要再调节一次才能达到以上的效果。而且，其术后会阴不适发生率较高，也有术中膀胱损伤及术后感染或侵蚀导致吊带取出的报道。

（3）功能性尿道后吊带（ functional retrourethral sling ）：AdVance 吊带[54] 是一种新型的创新性吊带悬吊术，第一次提供了一种非梗阻性，功能性的治疗途径（图 9-8 ）。其他吊带以及人工括约肌，其控尿的原理均为压迫尿道。而尿道后吊带，从尿动力学研究来看，并没有产生尿道梗阻。此种吊带可以调整由于前列腺癌根治术所造成的解剖改变，使括约肌周围松弛和下降的支持组织回到术前的位置，从而得以控尿。AdVance 由 Rheder 和 Gozzi 于 2007 年首先报道。20 例患者，治愈率（不需使用尿垫）为 40%，改善率（每天使用 1~2 块尿垫）为 30%。

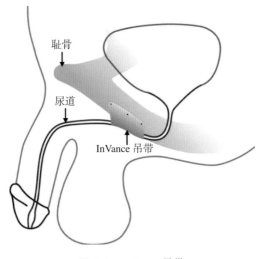

图 9-6　InVance 吊带

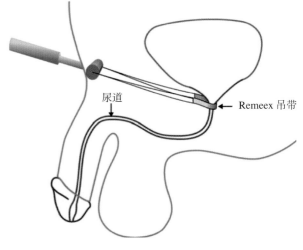

图 9-7　Remeex 吊带

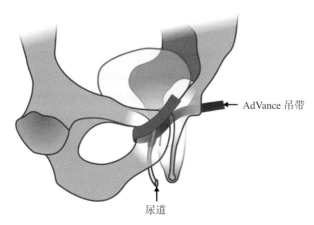

图 9-8　AdVance 吊带

最新的 67 例患者的治疗表明，治愈率和改善率分别为 52% 和 38%。

（4）Pro-ACT 吊带：这是一种可调节的吊带[54]（图 9-9），可通过逐步调节获得与尿道最佳的结合。有两个球囊置于膀胱颈两侧，与置于阴囊的钛容器相连，容器内有液体，可调节球囊大小。术后调节非常简便，只需通过局麻即可实施。Pro-ACT 吊带最早由 Huebner 和 Schlarp 于 2005 年报道。117 例患者，平均随访期为 13 个月，改善率为 92%，治愈率为 67%。2 年后，生活质量评分改善近一倍。球囊调节平均为 3 次。尿垫使用从每天平均 6 块减少至

1 块。有 32 例患者需要再次置入吊带，成功率仍然达到 75%。Gregori 等报道采用 B 超引导的球囊置入，显示可以减少并发症。对于放疗后患者不推荐使用 Pro-ACT 吊带，因为并发症高而疗效不满意。

4. 人工尿道括约肌（artificial urinary sphincter, AUS）　人工尿道括约肌目前仍然是外科治疗男性压力性尿失禁的金标准。首次报道在 1972 年，型号为 AMS-721，之后经过数次改进，至 1987 年达到令人满意的成熟的型号，即沿用至今的 AMS-800[54]（图 9-10）。之后除一些小改进（如抗菌涂层）外，在技术上没有大的改进。目前也还有一些其他类型的人工尿道括约肌，如 FlowSecure 和 Zepuyr ZSI 375 等，但仅有少量的文献报告了一些初步的结果。据估计，在世界范围内，大概有超过 150 000 患者接受了人工尿道括约肌植入，其中绝大部分为 AMS-800。当然，价格昂贵，手术创伤较大以及需要有经验的外科医师操作是人工尿道括约肌存在的几个问题。高感染率，尿道受压导致尿道高萎缩率也限制了人工尿道括约肌的应用。

目前，AMS-800 的成功率高于其他外科治疗，长期随访结果也令人满意。年龄不是人工尿道括约肌的限制因素，即使超过 75 岁的老年人，其成功率也很高。文献 Meta 分析结果表明，AMS-800 的治愈率（完全不使用尿垫）为 4.3% ~ 85.7%，改善率为 61% ~ 100%，平均 79%。

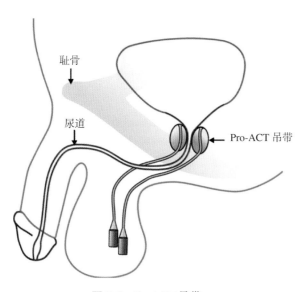

图 9-9　ProACT 吊带

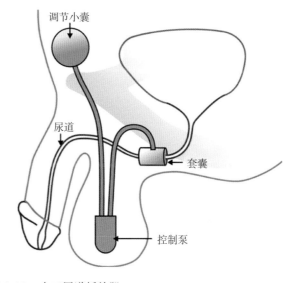

图 9-10　人工尿道括约肌 AMS-800

2003 年，Wilson 等报告了一项新的植入技术，仅采用单阴囊切口，将调节水囊置于耻骨后间隙，使得手术变得简单易行，手术时间也大大缩短。这组 37 例患者治愈率达到 66%。随访 1 年，并发症与传统术式相比没有增加。对于放疗或冷冻治疗后等高危患者，单切口术式也并不增加并发症。但目前来说，大部分医师仍然选择双切口术式。

人工尿道括约肌的副作用主要为感染/侵蚀，发生率为 8.5%（3.3%～27.8%）；机械故障，发生率为 6.2%（2.0%～13.8%）；尿道萎缩，发生率为 7.9%（1.9%～28.6%）。发生这些并发症，都可能导致人工括约肌的取出和再植入。

综上所述，男性压力性尿失禁在普通人群中发生率很低，主要发生于前列腺手术后的患者。就国内来说，随着生活水平不断提高，人均寿命越来越长，前列腺疾病特别是前列腺癌的发病率会越来越高。可以想象，前列腺癌根治术会越做越多，医源性男性压力性尿失禁也会逐渐受到重视。笔者认为，对于轻、中度压力性尿失禁患者，行为治疗和盆底肌肉训练是最适合的。对于重度患者或保守治疗无效，而对于生活质量有较高要求的患者，应考虑手术治疗。遗憾的是，前文所述的男性吊带及人工括约肌，由于各种原因，进入国内较晚，导致国内相关领域基本还是空白。可喜的是，目前国内有些医院和医师已经开始进行相关的手术和治疗。相信随着男性压力性尿失禁理念的不断推广，会有更多泌尿外科医师重视这个领域，在不久的将来，也会出现我们自己的经验和结果。

（肖云翔）

主要参考文献

[1] Abrams P, Blaivas JG, Stanton SL, et al. The standardisation of terminology of lower urinary tract function. The International Continence Society Committee on Standardisation of Terminology. Scandinavian journal of urology and nephrology Supplementum, 1988, 114: 5-19.

[2] Abrams P, Cardozo L, Fall M, et al. The standardisation of terminology of lower urinary tract function: report from the Standardisation Sub-committee of the International Continence Society. Neurourology and urodynamics, 2002, 21: 167-78.

[3] 宋波, 杨勇, 廖利民. 膀胱过度活动诊断与治疗指南. 那彦群, 叶章群, 孙光. 中国泌尿外科疾病诊断治疗指南. 北京: 人民卫生出版社: 2011: p.147-153.

[4] 廖利民, 付光. 尿失禁诊断治疗学. 北京: 人民卫生出版社, 2012.

[5] 廖利民. 膀胱过度活动症及其研究进展. 中国康复理论与实践, 2008, 14(3): 288-290.

[6] Coyne KS, Sexton CC, Irwin DE, Kopp ZS, Kelleher CJ, Milsom I. The impact of overactive bladder, incontinence and other lower urinary tract symptoms on quality of life, work productivity, sexuality and emotional well-being in men and women: results from the EPIC study. BJU international, 2008, 101: 1388-95.

[7] Irwin DE, Mungapen L, Milsom I, Kopp Z, Reeves P, Kelleher C. The economic impact of overactive bladder syndrome in six Western countries. BJU international. 2009, 103: 202-9

[8] Wang Y, Xu K, Hu H, et al. Prevalence, risk factors, and impact on health related quality of life of overactive bladder in China. Neurourology and urodynamics, 2011, 30: 1448-55.

[9] Hashitani H, Yanai Y, Suzuki H. Role of interstitial cells and gap junctions in the transmission of spontaneous Ca^{2+} signals in detrusor smooth muscles of the guinea-pig urinary bladder. The Journal of physiology, 2004, 559: 567-81.

[10] Fry CH, Sui GP, Kanai AJ, Wu C. The function of suburothelial myofibroblasts in the bladder. Neurourology and urodynamics, 2007, 26: 914-9.

[11] Brading AF, Turner WH. The unstable bladder: towards a common mechanism. British journal of urology, 1994, 73: 3-8.

[12] German K, Bedwani J, Davies J, Brading AF, Stephenson TP. Physiological and morphometric studies into the pathophysiology of detrusor hyperreflexia in neuropathic patients. The Journal of urology, 1995, 153: 1678-83.

[13] de Groat WC. A neurologic basis for the overactive bladder. Urology, 1997, 50: 36-52.

[14] Hegde SS, Eglen RM. Muscarinic receptor subtypes modulating smooth muscle contractility in the urinary bladder. Life sciences, 1999; 64: 419-28.

[15] Chapple CR, Khullar V, Gabriel Z, Muston D, Bitoun CE, Weinstein D. The effects of antimuscarinic treatments in overactive bladder: an update of a systematic review and meta-analysis. European urology, 2008, 54: 543-62.

[16] Novara G, Galfano A, Secco S, et al. A systematic review and meta-analysis of randomized controlled trials with antimuscarinic drugs for overactive bladder. European urology, 2008, 54: 740-63.

[17] Khullar V CJ, Stroberg P. The efficacy and tolerability of mirabegron in patients with overactive bladder –results from a European-Australian phase III trial. . European Urology, 2011, 10: 278.

[18] Chapple C, Herschorn S, Abrams P, et al. Tolterodine treatment improves storage symptoms suggestive of

overactive bladder in men treated with alpha-blockers. European urology, 2009 , 56: 534-41.

[19] Dmochowski R, Chapple C, Nitti VW, et al. Efficacy and safety of onabotulinumtoxinA for idiopathic overactive bladder: a double-blind, placebo controlled, randomized, dose ranging trial. The Journal of urology, 2010, 184: 2416-22.

[20] Abrams P, Cardozo L, Fall M , et al. Standardization Sub-committee of the International Continence Society. The standardization of terminology in lower urinary tract function: report from the standardization sub-committee of the International Continence Society[J]. Neurourology and urodynamics, 2002, 21: 167-178.

[21] Lasserre A, Pelat C, Guéroult V, et al. Urinary incontinence in French women: prevalence, risk factors, and impact on quality of life. Eur Urol, 2009, 56(1): 177-83.

[22] HANNESTAD YS, RORTVEIT G, SANDVIK H, et al. Norwegian EPINCONT study. Epidemiology of Incontinence in the County of Nord-Trondelag. J Clin Epidemiol, 2000, 53: 1150-1157.

[23] Hunskaar S, Lose g, Sykes D, et al. The prevalence of urinary incontinence in women in four European countries. BJU Int, 2004, 93: 324-330.

[24] 段继宏, 杨勇, 吴士良, 等.北京地区尿失禁发病率调查. 北京医科大学学报, 2000, 32: 74-75.

[25] Walters MD, Jackson GM. Urethral mobility and its relationship to stress incontinence in women. J Reprod Med, 1990, 35(8): 777-84.

[26] DeLancey JO. Structural support of the urethra as it relates to stress urinary incontinence: the hammock hypothesis . Am J Obstet Gynecol, 1994, 170(6): 1713-20; discussion 1720-3.

[27] Staskin D, Hilton P. Initial assessment of incontinence. In: 3th International Consultation of Incontinence. Monte Carlo Manaco, 2004: 485-518.

[28] Abrams P, Blaivas JG, Stanton SL, et al. The standardisation of terminology of lower urinary tract function. The International Continence Society Committee on Standardisation of Terminology. Scand J Urol Nephrol Suppl, 1988, 114: 5-19.

[29] Hunskaar S. A systematic review of overweight and obesity as risk factors and targets for clinical intervention for urinary incontinence in women. Neurourol Urodyn, 2008, 27(8): 749-57.

[30] Dinubile NA. Strength training. Clin Sports Med, 1991, 10: 33-62.

[31] Lucas MG, Bosch RJ, Burkhard FC, et al. EAU guidelines on assessment and nonsurgical management of urinary incontinence. Eur Urol, 2012, 62(6): 1130-42.

[32] 朱兰, 俞梅. 压力性尿失禁的药物治疗. 中国处方药, 2005, 42: 48-50.

[33] Albertazzi P, Sharma S. Urogenital effects of selective estrogen receptor modulators: a systematic review.

Climacteric, 2005, 8(3): 214-20.

[34] Cody JD, Richardson K, Moehrer B, et al. Oestrogen therapy for urinary incontinence in postmenopausal women. Cochrane Database Syst Rev, 2009, CD001405.

[35] 那彦群, 吴士良, 杨勇, 等. α受体激动剂盐酸米多君治疗女性压力性尿失禁的临床研究. 中华泌尿外科杂志, 2003, 24(5): 351-353.

[36] Alhasso A, Glazener CM, Pickard R, et al. Adrenergic drugs for urinary incontinence in adults[J]. Cochrane Database Syst Rev, 2003: CD001842.

[37] Ulmsten U,Henriksson L, Johnson P, et al. An ambulatory surgical procedure under local anesthesia for treatment of female urinary incontinence. Int Urogynecol J Pelvic Floor Dysfunct, 1996, 7: 81-85, discussion 85-86.

[38] NILSSON CG, Palva K, Rezapour M, et al. Eleven years prospective follow-up of the tension free vaginal tape procedure for treatment of stress urinary incontinence. International Urogynecology Journal, 2008, 19(8): 1043-1047.

[39] Delorme E. Transobturator urethral suspension: mini-invasive procedure in the treatment of stress urinary incontinence in women. Prog Urol, 2001,11: 1306-13

[40] Abdel-Fattah M, Ford JA, Lim CP, et al. Single-incision mini-slings versus standard midurethral slings in surgical management of female stress urinary incontinence: a meta-analysis of effectiveness and complications. Eur Urol, 2011, 60: 468-480.

[41] Meschia M, Barbacini P, Baccichet R, et al. Short-term outcomes with the Ajust system: a new single incision slings for the treatment of stress urinary incontinence. Int Urogynecol Pelvic Floor Dysfunct, 2011, 22: 177-182.

[42] Farrell SA,Allen VM,Baskett TF. Parturition and urinary incontinence in primiparas.Obstet Gynaecol, 2001, 97(3): 350-356.

[43] Stohrer M, Goepel M, Kondo A, et al. The standardization of terminology in neurogenic lower urinary tract dysfunction with suggestions for diagnostic procedures. Neurourol Urodyn, 1999, 18(2): 139-158.

[44] European Association of Urology.Guidelines on neurogenic low urinarytract dysfunction (2012). Website: www.uroweb. org.

[45] Abrams P, Cardozo L, Fall M, et al. The standardization of terminology of lower urinary tract function: Report from the standardization subcommittee of the International Continence Society. Neurourol Urodyn, 2002, 21(2): 167-178.

[46] 廖利民. 神经源性膀胱诊断治疗指南. 那彦群, 叶章群, 孙颖浩,等主编. 中国泌尿外科疾病诊断治疗指南. 北京：人民卫生出版社, 2013：267-329.

[47] 廖利民, 吴娟, 鞠彦合, 等. 脊髓损伤患者泌尿系管理与临床康复指南. 中国康复理论与实践, 2013, 19(4): 301-317.

[48] 廖利民. 神经源性膀胱尿路功能障碍的全面分类建议. 中

国康复理论与实践, 2010, 16(12): 1101-1102.

[49] 廖利民. 尿动力学. 北京: 人民军医出版社, 2012: 298-307.

[50] 廖利民. 神经源性膀胱的诊断与治疗现状和进展. 中国康复理论与实践, 2007, 13(7): 604-606.

[51] Paralyzed Veterans of America. Bladder management for adults with spinal cord injury: a clinical practice guideline for health care providers. J Spinal Cord Med, 2006, 29(5): 527-573.

[52] Abrams P, Cardozo L, Khoury S, et al. Incontinence, 3nded. Plymouth,UK,Health Publications Ltd, 2005: 1059-1145.

[53] Shamliyan TA, Wyman JF, Ping R et al. Male urinary incontinence: prevalence, risk factors, andpreventive interventions. Reviews in urology, 2009, 11(3): 145-165.

[54] Bauer RA, Bastian PJ, Gozzi C, et al. Postprostatectomy incontinence: all about diagnosis and management. Eur Urol, 2009, 55(2): 322-333.

第十章

男生殖系疾病

第一节　阴茎勃起功能障碍

男性性功能包括性欲望、阴茎勃起、性交、射精和性高潮等，是一种在神经 - 内分泌及其他多种生物因子调节下的复杂生理活动[1]。本章主要介绍阴茎勃起的解剖与分子生物学机制，阴茎勃起的血流动力学、勃起功能障碍的定义、流行病学、发病原因和危险因素，勃起功能障碍的诊断与治疗。

一、阴茎勃起的应用解剖与分子生物学机制

阴茎由一对圆柱形阴茎海绵体（corpus cavernosum）和一个尿道海绵体（urethra spongisum）及其相应的动脉、静脉和神经组成。尿道海绵体内有尿道通过，作为尿液和精液排出的通道；阴茎海绵体是主要勃起器官，由结构类似香蕉的一对圆柱体组成，外包有内环形、外纵形的致密结缔组织构成的白膜（tunica albuginea），内部充满平滑肌和结缔组织构成的海绵状结构——阴茎海绵体窦（sinusoid），阴茎小动脉分支（阴茎海绵体动脉、阴茎背动脉和球海绵体动脉）、小静脉分支（阴茎中、深层静脉回流系统）和神经末梢（阴茎海绵体神经、阴茎背神经）分布于其中（图 10-1）。

性刺激时，在神经调节下通过激活一氧化氮合酶（nitric oxide synthase，NOS），促使阴茎内部合成和释放一氧化氮（nitric oxide，NO），NO 扩散入细胞内激活胞浆内可溶性鸟苷酸环化酶（solube guanylate cyclase，sGC），后者把 5- 鸟嘌呤三磷酸（GTP）转化为 3′5′- 环鸟苷一磷酸（cGMP）。cGMP 作为细胞内第二信使分子，通过调节一系列激酶降低平滑肌细胞胞浆内钙离子浓度，从而使阴茎海绵体动脉和阴茎海绵体窦平滑肌松弛，增加阴茎海绵

体内血液灌注使阴茎海绵体膨胀，阴茎海绵体体积增大而白膜延伸并张力增加，压迫白膜下或穿出白膜的小静脉使阴茎海绵体静脉流出受阻而阴茎海绵体内压力增加而诱发阴茎勃起。cGMP 又被阴茎海绵体内特异性酶磷酸二酯酶 5 型（phosphodiesterase 5，PDE_5）降解成 5′-GMP 而失去活性。因此，性刺激下 NO-cGMP-PDE_5 信号通路对勃起的调节具有特异性，选择性 PDE_5 抑制剂可以通过阻断 cGMP 降解而提高性刺激下阴茎勃起功能，西地那非等一系列选择性 PDE_5 抑制剂可用于治疗勃起功能障碍。

阴茎海绵体平滑肌的松弛作用除受 NO-cGMP 信号通路调控外，还受 VIP/PGE_1-cAMP 信号通路调控。血管活性肠肽神经末梢释放血管活性肠肽（vasoactive intestinal polypeptide，VIP），与海绵体平滑肌上相应特异性受体结合，活化胞浆内腺苷酸环化酶（adenylate cyclase，AC），后者把 ATP 转化为 cAMP，并通过第二信使经一系列调节作用使胞浆内 Ca^{2+} 浓度降低，细胞去极化而松弛，诱发勃起；而内源性或外源性前列腺素 E_1（prostaglandin E_1，PGE_1）通过与海绵体平滑肌上特异性 PGE_1 受体结合，从而激活胞浆内 AC 而引发勃起。但是由于 VIP/PGE_1-cAMP 信号通路调节阴茎海绵体平滑肌松弛作用没有特异性，所以作用于 VIP/PGE_1-cAMP 信号通路的药物如前列腺素 E_1、酚妥拉明、罂粟碱等只能通过阴茎海绵体内注射才可以诱导勃起（图 10-2）。

二、阴茎勃起的血流动力学变化

性刺激时，在 NO-cGMP 信号通路调解下阴茎海绵体动脉和阴茎海绵体窦平滑肌松弛，动脉和小动脉扩张，阴茎海绵体窦膨胀，阴茎海绵体内动脉

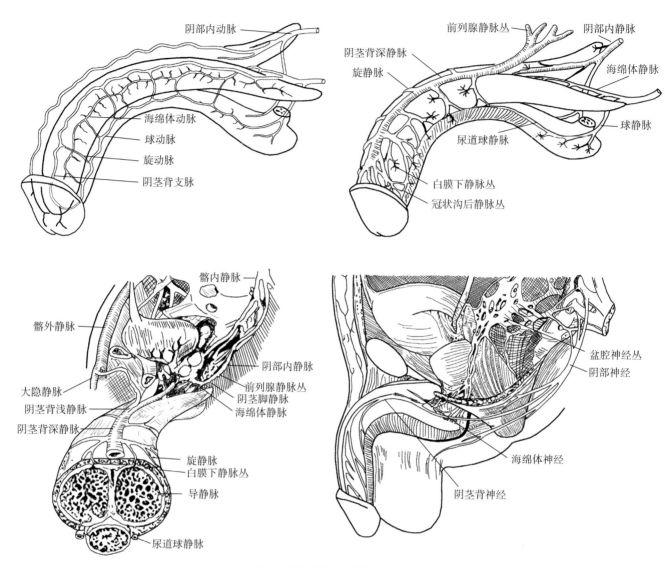

图 10-1　阴茎海绵体结构、动静脉及神经分布示意图

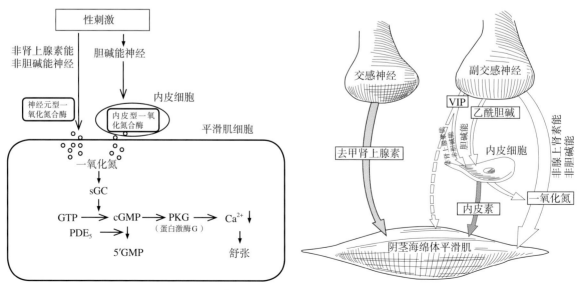

图 10-2　调节阴茎勃起的分子生物学机制示意图

流入阻力降至很低而快速接受大量动脉血流入阴茎海绵体内，使阴茎海绵窦充满动脉血而膨胀，挤压白膜下静脉丛使静脉流出阻力显著增加而提高阴茎海绵体内压力而诱导阴茎勃起（图 10-3）。阴茎充分勃起后，坐骨海绵体肌收缩，挤压阴茎海绵体近端，使海绵体内压超过收缩期血压，阴茎发生强直性勃起。阴茎勃起和疲软过程可分为 7 个期：

1. 疲软期 阴茎海绵体内只有少量动、静脉血流，血气值相当于静脉血气值，阴茎海绵体内压力为 0。

2. 充盈前期 阴部内动脉血流在收缩期和舒张期均开始增加，阴茎海绵体内压及体积不变。

3. 充盈期 阴茎海绵体动脉血液流入量快速增加，阴茎海绵体内压逐渐增加直至达到充盈胀大。伴随海绵体内压的增加则血流速度逐渐下降，当内压达到舒张压水平时，血液只在收缩期流入。

4. 充分勃起期 由于阴茎海绵体膨胀压迫静脉流出使阴茎海绵体内压升至收缩压的 80% ~ 90%，阴茎勃起坚挺。虽然动脉血流较充盈期明显减少，但仍多于疲软期。

5. 强直勃起期 性高潮时由于坐骨海绵体肌的收缩，海绵体内压升至收缩期血压水平以上，导致强直勃起。此期内几乎无血流通过海绵体动脉。

6. 缓慢消退期 射精后或性刺激终止后，交感神经恢复释放递质，导致海绵窦和小动脉的平滑肌收缩。平滑肌的收缩使动脉血流逐渐降低，阴茎海绵体内压开始降低。

7. 快速消退期 随着阴茎海绵体压力降低，静脉通道重新开放，将阴茎海绵窦内的血液回流，快速降低阴茎海绵体压力减至疲软期水平。

三、勃起功能障碍的定义、流行病学、发病原因、危险因素

勃起功能障碍（erectile dysfunction，ED）是指持续性不能达到或维持充分的阴茎勃起以获得满意的性生活。根据这一定义，阴茎勃起硬度不足以插入阴道，或勃起维持时间不足以圆满地完成性交，而且其发生频度超过性生活频度的 50%，即可诊断为勃起功能障碍。据调查，40 ~ 70 岁成年男子 ED 发生率为 52%（其中轻度 20%、中度 25.2%、重度 9.6%），其发病率随年龄逐渐增高。

ED 按发生原因可分类为心理性 ED 和器质性 ED，各占 50%。因器质性原因导致的 ED 临床上又分为血管性 ED、神经性 ED、内分泌性 ED 以及阴茎海绵体纤维化等病变。ED 的危险因素有：躯体疾病，如心血管疾病、糖尿病和神经源性疾病等；精神心理性因素：精神分裂症、抑郁症等；药物因素：多种抗高血压药物、心血管药物、抗抑郁药物等；外伤、手术以及其他医源性疾病：脊髓骨盆外伤、下腹部和会阴部手术损伤阴茎血管神经；吸烟、酗酒、吸毒、肥胖、失眠等；不良的性生活经历、文化背景、宗教信仰、家庭社会因素、配偶的性反应等。

四、阴茎勃起功能障碍的病理生理学

以往糖尿病性、血管性以及神经性动物 ED 模型研究表明，ED 的病理变化主要表现为阴茎海绵体平滑肌和胶原纤维含量和比例变化（图 10-4）、弹力

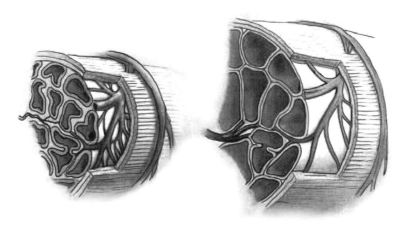

图 10-3 阴茎勃起的血流动力学变化示意图

纤维退行性变（图 10-5）、血管内皮细胞及阴茎海绵体神经损伤性病理变化、阴茎白膜病理变化等，这种病理变化可能与 TGF/SMAD 信号通路持续激活有关[2]（图 10-6 ~ 图 10-8）。

五、勃起功能障碍的诊断

ED 的诊断依靠患者主诉、现病史、既往史、

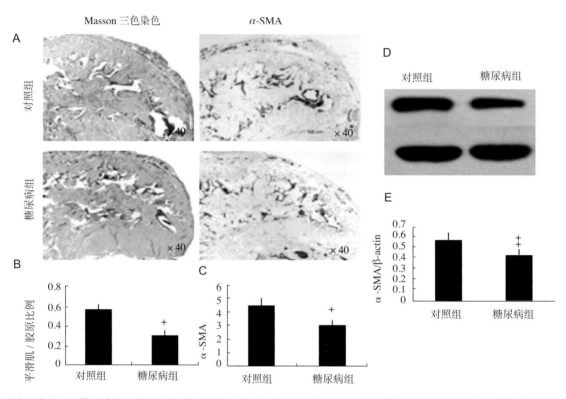

图 10-4　糖尿病性 ED 模型大鼠，阴茎组织中平滑肌 / 胶原比例及平滑肌含量显著降低。A. Masson 三色染色及平滑肌特异性抗原 α-SMA 免疫组织化学染色；B. 平滑肌 / 胶原比例；C. 平滑肌含量；D.western blot 检测平滑肌含量；E. 平滑肌含量半定量结果

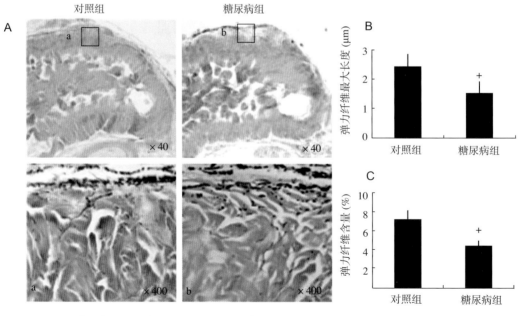

图 10-5　糖尿病性 ED 模型大鼠，阴茎海绵体内弹力纤维最大长度及含量均较正常时显著降低

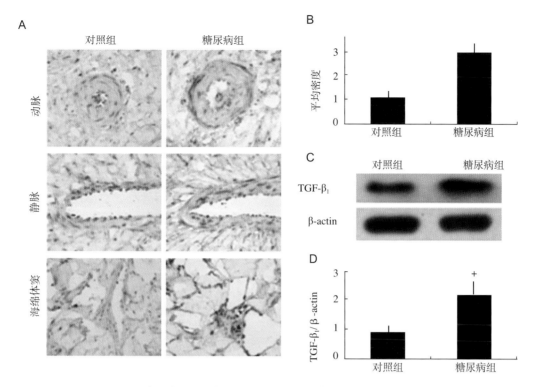

图 10-6 糖尿病性 ED 模型大鼠，阴茎海绵体内 TGF-β₁ 表达显著增高

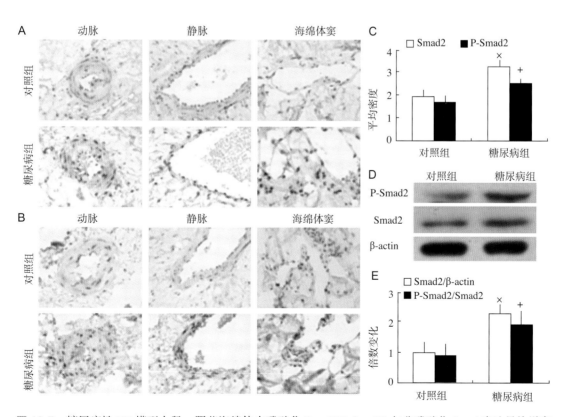

图 10-7 糖尿病性 ED 模型大鼠，阴茎海绵体内磷酸化 Smad2(P-Smad2) 与非磷酸化 Smad 表达量均增高

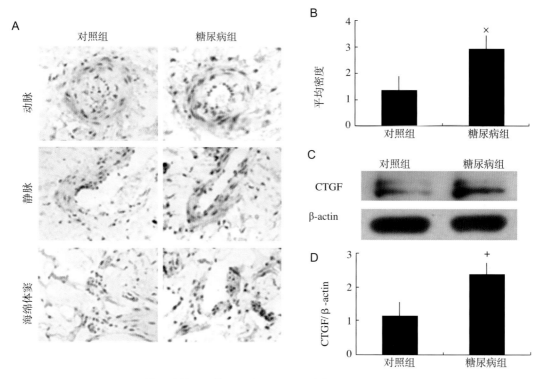

图 10-8　糖尿病性 ED 模型大鼠，阴茎海绵体内 CTGF 表达显著增加

药物使用史、物理检查、实验室检查以及必要的特殊勃起功能检查。最近推出的国际勃起功能评价指数（international index of erectile function, IIEF）（表 10-1），是根据患者对阴茎勃起硬度、维持勃起的能力、勃起以及维持阴茎勃起的自信度、困难程度、性生活满足度等 5 项（IIEF-5）评分内容，综合量化评价 ED 程度和各种治疗的效果，其临床信赖性已通过大量临床实验得以证实。

（一）体格检查

1. 第二性征发育　注意患者皮肤、体型、骨骼及肌肉发育情况，有无喉结，胡须和体毛分布与疏密程度，有无男性乳腺发育等。

2. 外周血管检查　注意触摸股动脉、足背动脉

表 10-1　勃起功能国际问卷简表（IIEF-5）

	0	1	2	3	4	5	评分
1. 对阴茎勃起功能及维持勃起有多少信心?		很低	低	中等	高	很高	
2. 受到性刺激后，有多少次阴茎能够坚挺以进入阴道?	无性活动	几乎没有或完全没有	只有几次	有时或大约一半时候	大多数时候	几乎每次	
3. 性交时，有多少次能在进入阴道后保持阴茎勃起?	没有尝试性交	几乎没有或完全没有	只有几次	有时或大约一半时候	大多数时候	几乎每次或每次	
4. 性交时，维持阴茎勃起直至性交完成，有多大困难	没有尝试性交	非常困难	很困难	很困难	有点困难	不困难	
5. 尝试性交时是否感到满足	没有尝试性交	几乎没有或完全没有	只有几次	有时或大约一半时候	大多数时候	几乎每次或每次	

填写说明：请根据您过去 6 个月内性生活的情况，选出下面 5 个问题中适合您的选项，逐次将每项得分相加，就是您的总分。若您的总分小于 21 分，建议您找医生做进一步检查，以确认是否患勃起功能障碍（ED）。

及阴茎背动脉搏动强弱。阴茎背动脉较细小，需仔细触摸。患者取平卧位，将手指轻轻放在阴茎背侧根部即可触到动脉搏动。在动脉硬化、外伤和老年男性中搏动减弱或消失。

3. 生殖系统检查　注意阴茎大小，有无畸形和硬结，睾丸是否正常。

4. 神经系统检查　会阴部感觉、腹壁反射、提睾反射、膝反射、球海绵体肌反射等。

球海绵体肌反射检查方法：患者胸膝卧位，检查者右手示指伸入肛门，了解肛门括约肌张力。待患者肛门括约肌松弛时以左手两指快速挤压阴茎头，位于肛门的右手示指可以感受到括约肌反射性收缩，若反射弱或无反射提示神经反射障碍。

（二）实验室检查

1. 血常规
2. 尿常规
3. 血生化　包括血糖、血脂及肝肾功能。
4. 下丘脑·垂体·睾丸性腺轴功能检查　检测上午 8：00～10：00 血清总睾酮（T）。如血清总睾酮低于正常水平，应检测催乳素（PRL）、卵泡刺激素（FSH）及黄体生成素（LH）。

（三）特殊检查

特殊检查用于口服药物无效而需实行相应有创治疗者，或患者要求明确 ED 病因及涉及法律与意外事故鉴定等。利用各种阴茎勃起的血流动力学检查（双功能彩色多普勒超声检查、夜间勃起功能检测、药物诱发勃起功能检测等），选择性阴茎动脉、静脉造影，各种神经功能检查方法（体感觉诱发电位、肌电图测定球海绵体反射等），根据临床需要针对患者进行必要的特殊检查，有利于辨别心理性或器质性 ED，进一步明确 ED 的病理分类，为选择适当的治疗方法提供依据。

1. 夜间阴茎勃起监测（nocturnal penile tumescence, NPT）　夜间阴茎勃起是健康男性从婴儿至成年的生理现象，是临床上鉴别心理性和器质性 ED 的重要方法。

硬度测试仪（RigiScan）：RigiScan 是一种能够连续记录夜间阴茎胀大程度、硬度、勃起次数及持续时间的装置，并可以在家中监测。阴茎疲软状态阴茎海绵体血流速度缓慢（2ml/min），局部氧饱和度较低而接近静脉血，健康男性每天夜间 8 小时熟睡时自发阴茎勃起 3～6 次，每次持续 15min 以上，阴茎根部周径胀大 >3cm，阴茎头部 >2cm，因此，夜间阴茎勃起功能确保阴茎海绵体组织供氧维持组织结构和功能的重要功能。每次勃起硬度 >70%，持续 15min 以上为正常勃起，40%～70% 为无效勃起，<40% 为无硬度性勃起。由于该监测方法也受睡眠状态的影响，通常需要连续观察 2～3 个夜晚，以便更准确地了解患者夜间勃起情况，可作为鉴别心理性和器质性 ED 的重要依据[3]（图 10-9、图 10-10）。

近年来，应用口服磷酸二酯酶抑制剂后视听觉性刺激阴茎胀大的硬度试验（PDE$_5$I+Vistual stimulation tumescence and rigidity, PDE$_5$i+VSTR）方法，在诊所记录患者口服 PDE$_5$I 后视听觉性刺激诱导阴茎勃起情况具有较好的临床辅助诊断意义。

2. 阴茎海绵体注射血管活性药物试验（intracavernous injection, ICI）　临床上主要用于鉴别血管性、心理性和神经性 ED。

注射药物的剂量常因人而异，一般为前列腺素 E$_1$ 10～20mg/ 次或罂粟碱 30～60mg/ 次、酚妥拉明 1～2mg/ 次。注射方法：患者取平卧位或坐位，用拇指及示指、中指轻轻牵拉阴茎，消毒一侧阴茎根部背侧方皮肤，避开浅表血管，选用皮试针头，垂直刺入单侧阴茎海绵体，确认回抽血液后并将血管活性药物注入阴茎海绵体。拔针后，压迫局部穿刺点片刻。注药后 7～10min 开始测量阴茎的长度、周径以及站立位时勃起阴茎与下肢轴线形成的角度。角度 > 90°，持续 30 min 以上为阳性勃起反应，表明 ED 是由心理性或神经性原因所致。若勃起角度 < 60° 提示有血管病变，60°～90° 可疑。注

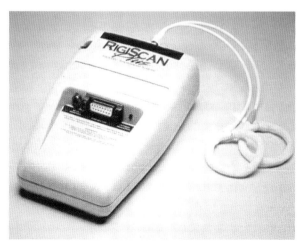

图 10-9　阴茎勃起硬度监测仪

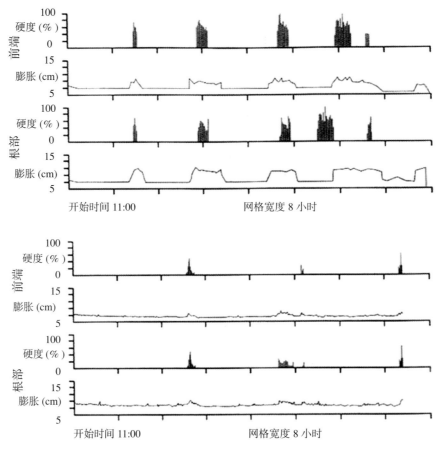

图 10-10 利用阴茎勃起硬度监测仪监测夜间勃起功能（上图：勃起功能正常，下图：ED）

药 15min 后阴茎缓慢勃起，常表明阴茎海绵体动脉供血不全。若注药后勃起较快，但迅速疲软，提示阴茎海绵体静脉关闭功能障碍。由于精神心理、试验环境和药物剂量均可影响试验结果，故勃起不佳也不能肯定有血管病变，需进一步检查。ICI 试验可发生低血压、头痛、血肿、海绵体炎、尿道损伤和异常勃起等不良反应。规范操作可以减少阴茎血肿及尿道损伤的发生。阴茎根部扎止血带可以降低低血压和头痛的发生率。如注药后需要密切观察患者，阴茎持续勃起超过 4 小时可诊断为阴茎异常勃起（priapism），给患者造成不可逆性的损伤如阴茎海绵体纤维化和勃起功能障碍，应及时治疗。

3. 阴茎彩色多普勒超声检查（color doppler ultrasonography, CDU）　CDU 是目前用于诊断血管性 ED 最有价值的方法之一。

患者取仰卧位，置超声探头于阴茎背侧，先观察阴茎解剖结构，了解有无血管钙化、海绵体纤维化和硬结等。之后观察注射血管活性药物前后阴茎血管和血流的变化，常用的药物有前列腺素 E_1

10～20mg/ 次或罂粟碱 30～60mg/ 次、酚妥拉明 1～2mg/ 次。

评价阴茎内血管功能的常用参数有：血管直径、动脉收缩期最大血流速（PSV），舒张末期血流速（EDV）和阻力指数（RI）。目前该方法还没有统一的正常值。一般认为，注射血管活性药物后阴茎海绵体动脉血管直径＞ 0.7mm 或增大 75 % 以上，PSV ＞ 25cm/s，EDV ＜ 5cm/s，RI 0.99 为正常。PSV<25cm/s 提示动脉性供血不足。EDV>5cm/s 提示阴茎静脉闭合功能不全。单纯性动脉供血不足者，RI 稍低于正常值，约为 0.96，RI 值低于 0.8 常为静脉关闭功能不全（图 10-11）。

4. 可选择性评估项目

（1）阴茎海绵体造影术（cavernosography）：用于诊断静脉性 ED。

阴茎海绵体造影的适应证：①疑有阴茎静脉闭合功能不全，行静脉手术之前；②行阴茎动脉血管重建手术前，排除静脉关闭功能不全；③疑阴茎海绵体病变者。

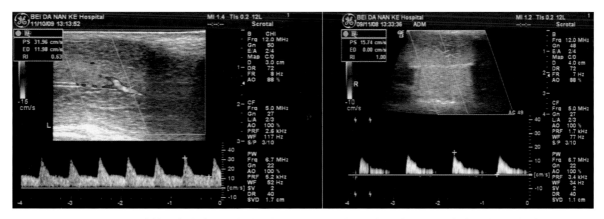

图 10-11 阴茎海绵体彩色多普勒超声检查结果（左图：勃起功能正常 右图：动脉性勃起功能障碍）

造影方法：让患者仰卧于 X 线检查台，局部消毒后，将 19 号蝶形针刺入一侧阴茎海绵体内，注入血管活性药物前列腺素 E_1 20μg/ 次或罂粟碱 30 ～ 60mg/ 次、酚妥拉明 1 ～ 2mg/ 次，5 ～ 10min 阴茎海绵体平滑肌松弛而阴茎勃起，用 80 ～ 100ml/min 流量快速注入 30％泛影葡胺 40 ～ 100ml，通过监视器观察阴茎海绵体形态，阴茎和盆腔静脉回流情况。在注入造影剂后 30s、60s、90s、120s 及 900s 时分别摄正侧位片。

阴茎静脉漏的 X 线表现：①阴茎背深静脉和前列腺周围静脉丛显影；②阴部内、外静脉系统显影；③阴茎浅静脉显影；④尿道海绵体显影；⑤少数患者可发现阴部静脉丛显影（图 10-12）。

（2）选择性阴部动脉造影术（selective pudendal arteriography）：主要适应证有：①骨盆外伤后 ED；②原发性 ED 疑阴部动脉血管畸形；③ ED 经 NPT 和 ICI 试验反应阴性；④彩色多普勒超声检查显示动脉供血不全并准备行血管重建手术者。

造影方法：患者平卧于血管造影检查台，从一侧股动脉穿刺插入动脉导管。在荧屏监视下，导管通过腹主动脉进入对侧髂动脉并伸至髂内动脉。令患者倾斜 30°，阴茎偏向非造影侧，注入造影剂 60ml（20s 内）。连续每秒摄片，共 30s，再将导管后退至穿刺侧髂动脉，进入髂内动脉后，同样方法注药及摄片。

选择性阴茎动脉造影可以明确动脉病变的部位和程度。然而，由于该技术并非绝对安全，可造成出血或动脉内膜剥脱等并发症，所以要慎重采用，目前常用于非缺血性阴茎异常勃起需要栓塞治疗患者。

此外，球海绵体肌反射潜伏时间、坐骨海绵体肌反射潜伏时间、阴茎背神经体感诱发电位以及感觉阈值测定等检查方法对神经性 ED 诊断具有一定的临床意义。

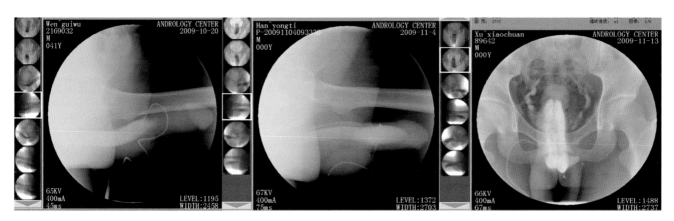

图 10-12 阴茎海绵体静脉造影结果（左图：正常阴茎海绵体；中图：阴茎背深静脉显影；右图：阴部内静脉丛显影）

六、勃起功能障碍的治疗

随着对阴茎勃起生理以及 ED 病理生理机制研究的深入，ED 的治疗近年来有了很大的进步，现将主要治疗方法介绍如下。

首先纠正 ED 危险因素，积极治疗原发疾病：如心血管疾病、糖尿病和神经源性疾病等；精神心理性因素：精神分裂症、抑郁症等；调整药物因素：多种抗高血压药物、心血管药物、抗抑郁等药物；外伤、手术以及其他医源性疾病：脊髓骨盆外伤、下腹部和会阴部手术损伤阴茎血管神经；吸烟、酗酒、吸毒、肥胖、失眠等；不良的性生活经历、文化背景、宗教信仰、家庭社会因素、配偶的性反应等。

（一）一般治疗

原发性或继发性性腺功能障碍患者，血浆睾酮水平较低的患者需要长期睾酮补充疗法。通常可选择口服十一酸睾酮 80mg，每日 2 次，于餐后服用。十一酸睾酮是脂溶性，不经过肝但可通过肠道乳糜管吸收，长期口服对肝毒性小，但是对红细胞增多症以及老年人前列腺癌患者禁忌使用。对高血压、高血脂以及糖尿病等高危因素患者需要积极治疗原发病。

（二）第一线治疗推荐口服选择性 PDE$_5$ 抑制剂

常用选择性 PDE$_5$ 抑制剂如西地那非（sildenafil：50 ~ 100mg/ 次），伐地那非（vedenafil：10 ~ 20mg/ 次），他达拉非（tadalafil：10 ~ 20mg/ 次）为治疗勃起功能障碍的第一线治疗药物。这些药物作为一次性治疗药物，性生活前 1 小时左右口服后通过选择性抑制 PDE$_5$ 作用，阻断 cGMP 降解，提高其浓度而增强阴茎勃起功能[4-7]。大量临床研究表明，三种药物治疗勃起功能障碍的临床有效率达70% ~ 80%，临床使用安全，副作用发生率为 15%左右，程度轻且为一过性，包括一过性轻度头痛、头晕、颜面潮红、消化不良、鼻塞等与轻度周围血管扩张作用有关。他达拉非半衰期（17.5 小时）比较西地那非和伐地那非半衰期（4 小时）其疗效持续时间较长，患者可以根据性生活需要选择不同药物。需明确的是，服用上述三种药物后均需足够的性刺激才能起效。上述三种药物与亚硝酸类药物有协同作用，能引起血压显著降低，具有引起严重心血管并发症的危险。同时，性生活本身亦可加重心脏负担，所以口服亚硝酸类药物者以及高危心血管疾病患者为口服上述三种药物的禁忌证。

（三）阴茎海绵体药物注射疗法

作用于 VIP/PGE$_1$-cAMP 信号通路血管活性药物（单次治疗剂量：罂粟碱 30mg/ 次、酚妥拉明 0.5mg/ 次、PGE$_1$ 20μg/ 次），经阴茎海绵体内注射后可提高阴茎海绵体内 cAMP 浓度而增强勃起功能，临床有效率达 70% ~ 80%[8-9]。该疗法必须在医生指导下，药物剂量个体化，开始使用单次治疗剂量的 1/2，利用胰岛素注射器注射在阴茎外上侧，注入阴茎海绵体内，严禁注入尿道海绵体，通常注射药物后 5 ~ 10min 可以诱导勃起，根据勃起情况适量加减药物剂量，如药物使用过量可引起严重的缺血性阴茎异常勃起 4 小时以上，需要男科急症处置。由于该疗法属于侵袭性治疗方法，可引起疼痛、异常勃起或阴茎海绵体纤维化等副作用，目前作为第二线治疗方法（图 10-13）。

（四）真空负压装置

该装置通过利用圆筒形真空负压装置（图 10-14）投入阴茎体，利用机械性负压，提高阴茎海绵体动脉血流而诱发阴茎勃起，后于阴茎根部放置硅橡胶紧缩环，防止静脉回流以维持阴茎勃起。实用方便，临床有效率达 60% ~ 70%，可发生皮下淤血、紫斑，阴茎温度降低、射精困难以及操作麻烦等副作用，目前作为第二线治疗方法。上述疗法作为一次性诱发勃起治疗 ED 的方法，对于轻、中度 ED 患者有效，但对 20% 左右的重度 ED 患者效果不佳。

（五）阴茎动脉重建术或阴茎静脉结扎术

年轻人由于外伤引起阴茎动脉损伤并通过选择性动脉造影确诊者，经其他特殊检查证明，静脉系统、神经系统以及阴茎海绵体结构与功能正常，患者选择在知情同意下，可尝试腹壁下动脉与阴茎背动脉吻合手术；静脉造影发现静脉泄漏者，可尝试行阴茎静脉结扎术。ED 的血管手术疗法由于疗效有限，远期效果不佳，目前仅作为探索性治疗方法，应谨慎使用。

（六）阴茎起勃器（假体）植入手术

对于 20% ~ 30% 对一线和二线治疗效果不佳的

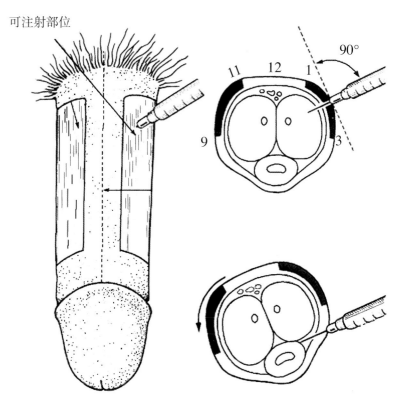

图 10-13　阴茎海绵体内药物注射疗法示意图

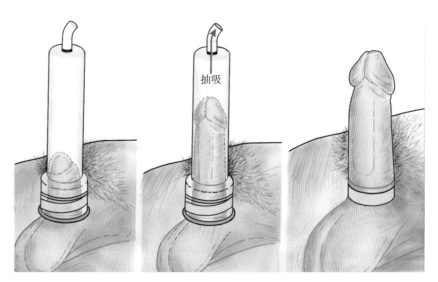

图 10-14　真空负压装置疗法示意图

重度 ED 患者，主要原因与阴茎海绵体病理变化程度有关，需要选择阴茎起勃器（假体）植入手术（PPI）治疗。阴茎起勃器（假体）植入手术是利用现代高科技，根据阴茎海绵体结构，利用与人体组织相容性良好的硅橡胶材料制作人工阴茎起勃器，通过手术安放到阴茎海绵体内，治疗 ED。我国目前常用三件套可膨胀性起勃器，包括一对空心圆柱体，通过阴

囊阴茎交界处 3cm 做切口，依次切开皮肤、筋膜及白膜，分别植入两侧阴茎海绵体，经腹股沟管分离膀胱前间隙，安放水囊后灌注 60ml 生理盐水，调节泵植入阴囊肉膜下，连接相应导管。患者可通过调节阴囊内的调节泵人工勃起或疲软（图 10-15）。阴茎起勃器（假体）植入手术治疗适用于对一、二线治疗方法无效的重度 ED 患者，随着阴茎起勃器设备的

不断优化改进，专科医师手术技巧的不断提高，阴茎起勃器植入手术治疗临床有效率为 95% 左右，主要并发症包括感染、糜烂、机械故障等的发生率为 5% 左右，发生机械故障可以再次手术更换。阴茎起勃器（假体）植入手术不影响原有的阴茎感觉、排尿、射精功能和性快感，目前已成为治疗勃起功能障碍的第三线标准治疗方法。笔者所在中心一项对 224 名重度 ED 患者阴茎起勃器（假体）植入手术治疗的回顾性研究中，阴茎假体植入术（penile prosthesis implantation，PPI）增强了患者性交能力和自信，并可改善与配偶关系。因此，研究者认为 PPI 应被作为药物治疗无效的重度 ED 患者的最终治疗手段[10]。

（七）勃起功能障碍的未来研究方向

目前 ED 的治疗方法主要针对 ED 症状的治疗，也就是说患者需要时服用 PDE$_5$ 抑制剂或进行阴茎海绵体药物注射疗法，不能修复 ED 的病理变化。随着 ED 病理变化及分子生物学实验研究的不断深入，科学家们致力于研究针对修复 ED 病理变化的治疗方法。

大量基础研究表明，通过海绵体注射干细胞可显著改善不同病理状态下的阴茎勃起功能障碍。目前应用较多的有骨髓间充质干细胞（bone marrow mesenchymal stem cells，BMMSCs）、脂肪干细胞（adipose-derived stem cells，ADSCs）、肌源性干细胞（muscle-derived stem cells，MDSCs）等。经海绵体注射 BMMSCs 可以通过分泌血管内皮生长因子（vascular endothelial growth factor，VEGF）、神经生长因子（nerve growth factor，NGF）等改善糖尿病性 ED 模型的勃起功能，可以显著提高神经元型一氧化氮合酶（neuronal nitric oxide synthase，nNOS）阳性神经纤维数量[11]。此外，神经损伤模型经海绵体注射 ADSCs 后同样能提高阴茎背神经中 nNOS 表达阳性的神经纤维数量，且平滑肌含量和平滑肌 / 胶原比例也得到了显著提高。上述研究表明干细胞在治疗糖尿病或神经损伤导致的 ED 方面具有巨大的潜力。基因治疗（gene therapy）是指运用分子生物学的技术与方法，将正常基因或具有治疗功能的基因导入机体，用以纠正机体基因缺陷或进行疾病治疗。鉴于阴茎海绵体的解剖结构特点，血流速度相对较缓慢，将荷载外源基因的载体注入海绵体后可以长时间地停留，针对性较强，其应用前景较好。有学者以重组腺病毒为载体，将 NOS 基因转染到动物海绵体中，结果表明，NOS 基因和蛋白表达均显著提高，同时能显著提高糖尿病 ED 大鼠的勃起功能。hSlo 通道是介导钾离子出入细胞膜的离子通道之一，对电压和钙离子高度敏

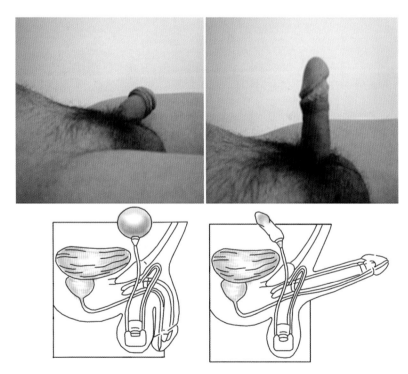

图 10-15　阴茎起勃器植入手术治疗效果示意图（左图：疲软状态，右图：勃起状态）

感。研究表明，将 hSlo cDNA 注入到糖尿病 ED 大鼠模型阴茎海绵体后可以显著提高阴茎海绵体内压（ICP），目前 hSlo 的基因治疗正尝试用于临床试验[12]。PDE$_5$ 抑制剂的使用为 ED 的治疗带来了革命性的改变，尽管可一次性强烈松弛海绵体平滑肌而促进阴茎勃起，但持续时间短暂且费用昂贵，且对晚期糖尿病或神经损伤导致的 ED 治疗效果不佳。长期以来人们期望找到对 ED "标本兼治"的药物。淫羊藿苷（icariin，C$_{33}$H$_{40}$O$_{15}$）是来源于传统中药淫羊藿的有效成分，具有选择性 PDE$_5$ 抑制作用而改善勃起功能，长期服用显著提高勃起功能，其作用机制可能与改善阴茎海绵体平滑肌／胶原纤维比例，提高 NOS 基因和蛋白表达有关。淫羊藿次苷 Ⅱ（icariside Ⅱ）是淫羊藿苷口服后在肠道细菌纤维酶水解产物，可在体外利用 β 葡萄糖苷酶酶解法获得。淫羊藿苷的体内代谢产物，淫羊藿次苷 Ⅱ。近来，深入研究表明，淫羊藿次苷 Ⅱ 是淫羊藿苷主要活性代谢产物，将为未来 ED 防治药物研究的开发提供新的契机[13-17]。

自 20 世纪 80 年代冲击波治疗技术成功用于治疗尿路结石以来，高能量冲击波在医学领域得到了广泛的应用，如用来治疗胆道结石、胰腺结石等。低能量冲击波疗法（low energic shack wave therapy，LESWT）的能量强度小于碎石疗法的十分之一，近年来研究者发现低能量冲击波可转录水平上调血管内皮细胞各种生长因子的表达[18]。临床研究表明，LESWT 对海绵体组织病理变化具有一定的修复作用，对口服 PDE$_5$I 效果不佳的患者安全有效。基础研究发现，LESWT 可以显著提高糖尿病大鼠模型的勃起功能，增加阴茎海绵体内平滑肌细胞和内皮细胞的含量，上调 nNOS、VEGF 的表达，同时下调终末糖代谢产物（advanced glycation end products，

AGEs）受体 RAGE 的表达，其机制可能与调节阴茎组织内源性干细胞有关。上述研究表明，LESWT 有望为 ED 提供新的治疗契机。

七、本节要点

1. 阴茎勃起生理　阴茎勃起器官由一对阴茎海绵体组成，阴茎海绵体由结缔组织组成的阴茎白膜包绕，其内含有阴茎海绵体血管窦连接动脉和静脉。阴茎勃起由阴茎海绵体血液动力学变化引起。阴茎海绵体窦和动脉平滑肌松弛作用，促使阴茎海绵体内动脉血液灌注而膨胀并压迫白膜下静脉流出，使阴茎海绵体压力增加而诱导阴茎勃起。在性刺激下，NO-cGMP 信号通路调节阴茎海绵体平滑肌松弛作用在阴茎勃起过程中起着关键作用。

2. 阴茎勃起功能障碍 (ED)　ED 的定义为性刺激下阴茎勃起硬度不足于插入阴道或勃起维持时间不足于完成满意的性生活。大约 50% 中老年男性患 ED，其发病率随着年龄的增加而增加。ED 可分为心理性 ED 和器质性 ED，后者占 50%，包括血管性 ED、神经性 ED、内分泌性 ED 以及纤维化性 ED 等，ED 的病理变化主要表现为阴茎海绵体平滑肌和胶原纤维含量和比例变化、弹力纤维退行性变、血管内皮细胞及阴茎海绵体神经损伤性病理变化、阴茎白膜病理变化等。

3. ED 治疗　ED 的一线治疗推荐口服选择性磷酸二酯酶 5 型抑制剂（PDE$_5$I），二线治疗推荐阴茎海绵体药物注射疗法（ICI），对一、二线疗法治疗无效的重度 ED 推荐阴茎起勃器（假体）植入手术治疗。未来针对修复 ED 病理变化的治疗方法有待于进一步深入研究。

（辛钟成）

第二节　阴茎异常勃起

阴茎异常勃起的定义是与性刺激无关的阴茎持续勃起持续 4 个小时以上而不能转入疲软状态[19]。阴茎血液行血气分析发现，缺血性阴茎异常勃起超过 4 小时后即出现缺氧及代谢性酸性产物积聚，并对阴茎海绵体发生不可逆性的影响，因此，与性刺

激无关的阴茎持续勃起持续 4 个小时以上而不能转入疲软状态为阴茎异常勃起诊断标准。尽管疼痛并不一定为诊断阴茎异常勃起所必需，但是疼痛是一常见的主诉，此种疼痛是由阴茎海绵体组织缺血和内压增高所致。对阴茎异常勃起的正确理解应不仅

为勃起持续时间超过 4 小时以上，而且阴茎肿胀、坚硬呈一种无法控制的病理性勃起状态，并且此种勃起与性生活目的无关。然而，阴茎勃起器官所固有的、基本的阴茎疲软机制障碍亦被认为是阴茎异常勃起发病机制[20]。

尽管阴茎异常勃起是一种不常发生的病理状态，目前统计学数据虽然不够精确，一些统计报告其发生率为每年 0.5/10 万 ~ 1.5/10 万，近期总体发病率呈现显著增加的趋势。对阴茎异常勃起发病情况的评估同样也取决于所研究的人群，镰状细胞贫血患者阴茎异常勃起的发病率明显增高，为 29% ~ 42%。镰状细胞贫血患者在儿童期最易发生阴茎异常勃起，而且中老年泌尿生殖器肿瘤患者容易发生阴茎异常勃起[21]。

本章节重点论述阴茎异常勃起的分类、病因、临床诊断与治疗及对男性阴茎勃起功能的影响。

一、阴茎异常勃起的分类

根据不同临床表现将阴茎异常勃起分为缺血性及非缺血性两大类。

（一）缺血性阴茎异常勃起

缺血性阴茎异常勃起，亦称静脉闭塞或低流量阴茎异常勃起，其特点是阴茎海绵体内很少或无血流。它是一个真正的腔室综合征，具有特征性代谢改变及阴茎海绵体局部压力异常增高的特点。这种阴茎内血流动力学失常造成阴茎海绵体形成静脉血栓。从病因学方面来讲，许多局部和全身性临床情况均与此类型的阴茎异常勃起有关。典型表现是疼痛性坚硬勃起，阴茎海绵体血气分析显示缺氧、高碳酸血症及酸中毒。

（二）非缺血性阴茎异常勃起

非缺血性阴茎异常勃起，亦称为动脉性或高流量阴茎异常勃起，其特点是阴茎海绵体内的血流灌注异常增加。首次描述这一较少见类型阴茎异常勃起的病理基础为动脉性失调。阴茎或会阴外伤是最常见的原因。然而，无明显外伤证据时也可引起非缺血性阴茎异常勃起。通常阴茎海绵体并不完全坚硬或疼痛不明显，阴茎海绵体血气分析并不出现缺氧及酸中毒。

二、阴茎异常勃起的病因

阴茎异常勃起可分类为非缺血性和缺血性两种，发病原因不同[22-23]。

（一）非缺血性阴茎异常勃起

非缺血性阴茎异常勃起的原因常与阴茎或会阴部外伤有关。非缺血性阴茎异常勃起可直接由阴茎及会阴部外伤，以及阴茎海绵体内药物注射疗法所用的外伤性针穿刺损伤阴茎海绵体动脉血管引起。在很多病例中，非缺血性阴茎异常勃起的发生是迟发的，多发生于性交后或夜间勃起。在对外伤性原因所导致的非缺血性阴茎异常勃起患者行一侧充血的阴茎海绵体切开并冲洗时，发现所流出的血液是鲜红色，并且仅对一侧阴部内动脉行结扎术即可治疗阴茎异常勃起。

（二）缺血性阴茎异常勃起

1. 血液疾病　缺血性阴茎异常勃起与使血液黏滞性增加的血液疾病相关联，最为重要的是镰状细胞贫血，其次是白血病，尤其是慢性粒细胞白血病亦与阴茎异常勃起相关，约 50% 的患者发生阴茎异常勃起。

血栓危险因素也与阴茎异常勃起有关。阴茎异常勃起易继发于应用肝素或华法林的血液透析，原因是两者停用后易导致高凝状态反弹。阴茎海绵体内注射肝素作为一种治疗阴茎异常勃起的一种方法，反过来又使疾病的病情加重。阴茎异常勃起还与父母双亲食用含有 20% 脂肪乳相关，阴茎异常勃起还与 Fabry 氏病（法布里病）相关，此病是一种遗传性鞘糖脂代谢酶缺陷性疾病。

2. 神经疾病　许多神经疾病易引起阴茎异常勃起，如梅毒所引起的神经系统感染、脑肿瘤、癫痫、醉酒，以及脑、脊髓外伤。其他疾病如：腰椎间盘突出、转移性肿瘤对马尾神经的压迫，以及合法性绞刑所导致的颈脊髓外伤等。

3. 麻醉　不管是全身麻醉还是区域性麻醉（硬膜外麻醉或脊髓麻醉），亦易引起阴茎异常勃起，并且若作为手术过程中的一部分而行生殖器官操作则更加重阴茎异常勃起。

4. 非血液性恶性肿瘤　局部原发性肿瘤或转移性肿瘤也可易引起阴茎异常勃起，如来源于阴茎、尿道、前列腺、膀胱、肾及乙状结肠的肿瘤。

5. 治疗阴茎勃起功能障碍的药物 随着阴茎海绵体内注射血管活性物质治疗阴茎勃起功能障碍的应用，由此引起的阴茎异常勃起亦引起了人们的重视。

6. 其他药物应用 一些药物的应用也易引起阴茎异常勃起。最早被发现的药物是抗高血压药物肼屈嗪及胍乙腚，以及后来的 α 肾上腺素受体阻滞药。阴茎异常勃起还与精神病药物及抗抑郁药物如：酚噻嗪、镇静催眠药、选择性 5- 羟色胺再摄取抑制药及曲唑酮有关。

大量饮酒也易造成阴茎异常勃起。局部或经鼻腔应用可卡因，雄激素补充治疗及蝎子毒素等亦可诱发阴茎异常勃起。

7. 特发性 没有任何原因所发生的阴茎异常勃起称为特发性阴茎异常勃起。一些调查者估计特发性阴茎异常勃起占所有文献记载病例数的一半。

三、阴茎异常勃起的病理生理学

非缺血性异常勃起由于阴茎海绵体内血氧饱和度接近动脉血，通常对阴茎海绵体不发生损伤性病理变化。但是缺血性阴茎异常勃起持续 4 个小时以上即可引起阴茎海绵体病理生理学变化，随着持续时间的延长其最明显的特征阴茎海绵体动脉血流明显减少或没有血流，引起阴茎海绵体缺血、酸中毒、血栓、变性、坏死性以及纤维化性病理变化，引起

阴茎肿胀、变形、发绀。阴茎组织坏死及进展性纤维化是缺血性阴茎异常勃起的终末期表现，常合并勃起功能障碍。缺血性阴茎异常勃起 12 小时后，出现阴茎海绵体缺氧、酸中毒以及阴茎海绵体间质水肿；24 小时后血窦上皮细胞脱落，血栓细胞黏附于裸露的基底胶上；48 小时后血窦内血栓形成，平滑肌细胞坏死或转变为成纤维样细胞。在长时间勃起的阴茎海绵体中，血液淤积的一个独特特征是无血栓形成，其原因是相对于全身循环系统，阴茎内有较高的纤溶活动。阴茎血液行血气分析发现，阴茎异常勃起超过 4 小时后即出现缺氧及代谢性酸性产物积聚，并对阴茎海绵体产生不可逆性的影响[24]。

四、阴茎异常勃起的诊断

由于阴茎异常勃起持续时间和体格检查体征非常明显，所以对此病的诊断总体来讲非常直接、简单。在进行评价时，关键在于发现有无阴茎海绵体缺血性表现，因为缺血性阴茎异常勃起应作为急症处理。所以在进行临床评估时，应牢记区分缺血性和非缺血性阴茎异常勃起的特点（图 10-16）。在完成最初的评价后就应作出开始治疗的决定，即便是在等待实验室化验结果或随后的某些放射影像学检查[25]（表 10-2）。

（一）病史及体检检查

与其他临床疾病相同，应进行病史采集及体格

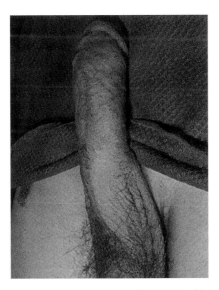
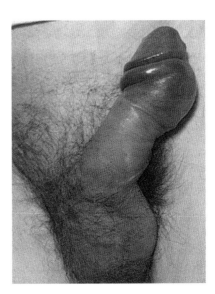

图 10-16 缺血性阴茎异常勃起

表 10-2 缺血性与非缺血性阴茎异常勃起比较

	缺血性	非缺血性
病史	白血病、镰状细胞贫血、药物、阴茎海绵体药物注射	会阴部或阴茎外伤
体格检查	持续性伴有疼痛的阴茎勃起	无疼痛持续勃起
阴茎海绵体穿刺血气分析	血氧饱和度降低 pH值降低	血氧饱和度正常 pH值正常
彩色多普勒超声	无血流	血流速度增强
治疗	急诊治疗	观察治疗

检查。临床病史采集应包括下列信息：异常勃起持续的时间、伴随疼痛程度、外伤或使用药物史、既往病史、以前发作的次数、应用及成功缓解疾病的操作或以前的治疗方法、病因性条件是否存在以及在异常勃起发作前阴茎勃起功能状况。检查及触诊阴茎可了解阴茎海绵体和龟头及尿道海绵体肿胀及坚硬的程度、温度变化、青紫程度和皮下水肿程度，有助于缺血性和非缺血性异常勃起的鉴别诊断。通常在阴茎异常勃起时，龟头及尿道海绵体常松软而受影响。腹部、会阴及肛门检查可提示外伤或恶性疾病。

（二）实验室检查

一些实验室检查可用于常规评价阴茎异常勃起。这些检查包括：血细胞计数、白细胞分类及血小板计数，可了解有无急性感染或血液系统异常。网织红细胞计数及血红蛋白电泳可用于鉴别镰状细胞贫血及其特征，以及有无其他血红蛋白疾病，对所有患者均应进行此项检查，除非有其他明显引起阴茎异常勃起的病因。

（三）特殊检查

1. 阴茎海绵体穿刺血气分析　直接阴茎海绵体穿刺抽吸阴茎海绵体内血液进行评价是阴茎异常勃起诊断的关键因素。抽吸的血液应先大体观察颜色后再送血气分析。对于缺血性阴茎异常勃起患者，阴茎所抽吸的血液由于缺氧多呈黑色，而非缺血性阴茎异常勃起患者由于正常氧供，多为鲜红色。由于早期血气分析测定及阴茎海绵体压力检测在缺血性与非缺血性阴茎异常勃起患者不尽相同，所以尽早进行上述检查有重要意义，并且血气分析已证实有实际临床价值。缺血性阴茎异常勃起患者阴茎海绵体内血气分析典型的表现为氧分压（PO_2）＜30mmHg，二氧化碳分压（PCO_2）＞60mmHg，pH＜7.25；而非缺血性则表现为PO_2＞90mmHg，PCO_2＜40mmHg，pH=7.40，与正常室温下动脉血相一致。正常疲软状态下的阴茎海绵体血气分析相当于正常室温下混合静脉血（PO_2=40mmHg，PCO_2=50mmHg，pH=7.35）。

2. 彩色多普勒超声检查　彩色多普勒超声又为鉴别缺血性与非缺血性阴茎异常勃起提供了一种可靠方法（图10-17）。缺血性阴茎异常勃起患者阴茎海绵体动脉及阴茎海绵体内很少或缺乏血流；而非缺血性患者阴茎海绵体动脉损伤处有正常至较高的异常血流速度，并且阴茎海绵体内亦存在血流。超声可显示解剖结构异常，如阴茎海绵体动脉

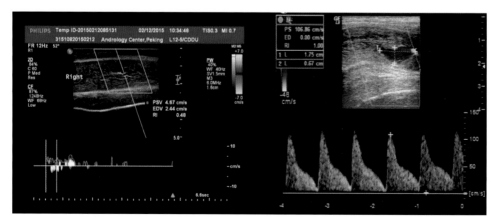

图 10-17 彩色多普勒超声检查结果（左：缺血性阴茎异常勃起，右：非缺血性阴茎异常勃起）

瘘或假性动脉瘤，这可协助诊断非缺血性阴茎异常勃起。

选择性阴茎海绵体动脉造影作为辅助方法，适用于已确定非缺血性阴茎异常勃起血管损伤部位（如螺旋动脉破裂）需要血管栓塞术的患者（图 10-18）。通常，动脉造影不作为常规诊断方法，而通常作为血管栓塞术过程中的一部分。

五、阴茎异常勃起的治疗

治疗在很大程度上取决于异常勃起的临床类型。缺血性与非缺血性阴茎异常勃起的干预方法是不同的。然而，根据疾病的可恢复性和治疗的侵袭性，阶梯性治疗基本上适用于所有类型的阴茎异常勃起[26]。

（一）缺血性阴茎异常勃起治疗

1. 急诊治疗　对于缺血性阴茎异常勃起患者可给予镇痛、镇静药，静脉输液与碱性药物，对于阴茎局部肿胀明显者可在适当给予抗生素治疗的基础上急诊治疗。对于由镰状细胞贫血或白血病所引起的阴茎异常勃起予以全身系统治疗。

2. 一线治疗　阴茎海绵体注射 α 肾上腺素受体激动药。临床确定缺血性阴茎异常勃起患者，首先选择阴茎海绵体内注射 α 肾上腺素受体激动药（表 10-3，使阴茎海绵体平滑肌收缩诱导阴茎疲软[27]。通常适用于 12 小时以内的缺血性阴茎异常勃起，选择去氧肾上腺素 10mg/ml 利用生理盐水 9ml 稀释成去氧肾上腺素稀释液，阴茎海绵体内注射去氧肾上腺素稀释液 2～3ml/ 次，观察疲软状态。要密切观察患者血压变化，必要时进行动态心电图监护[28]。

3. 二线治疗　阴茎海绵体穿刺清除积血疗法。对于阴茎海绵体内注射 α 肾上腺素受体激动药治疗无效患者，利用头皮静脉穿刺针（19 G 或 21G）直接穿刺阴茎海绵体，连续抽吸积血，同时利用肝素 - 生理盐水溶液（每毫升生理盐水含 4U 肝素）灌流冲洗，彻底清除血块以便降低海绵体内压力诱导疲软[29]。

4. 三线治疗　阴茎海绵体 - 远端尿道海绵体分流术。对一线、二线治疗无效，缺血性阴茎异常勃起持续时间若超过 48～72 小时，应在阴茎背神经阻断或局部阴茎干阻滞麻醉下尽快行外科分流术。阴茎海绵体 - 尿道海绵体分流术在客观上建立将阴茎海绵体内血液引流到尿道海绵体的回流通道，建立新的血液循环通路，改善阴茎海绵体血液循环，恢复阴茎疲软状态。

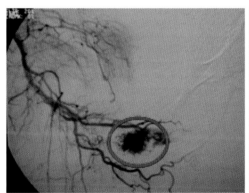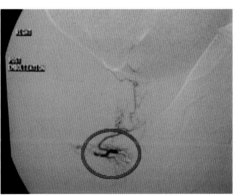

图 10-18　非缺血性阴茎异常勃起选择性阴茎海绵体动脉造影（左：栓塞前，右：栓塞后）

表 10-3　缺血性阴茎异常勃起的药物治疗

药物	分类/机制	剂量	用法	副作用	特殊建议
去氧肾上腺素	α_1 受体激动药	100～200μg，每 5～10 分钟一次，直至疲软	阴茎海绵体内注射	高血压、心动过速、心悸、头痛、心律失常、出汗	高选择性，故优先选择
肾上腺素	α、β_1、β_2 受体激动药	10～20μg，每 5～10 分钟一次，直至疲软	阴茎海绵体内注射	高血压、心动过速、心悸、头痛、心律失常、出汗	由于 β 肾上腺素能受体激活作用，对心脏有潜在的刺激作用

目前推荐远端阴茎海绵体 - 龟头分流术（图 10-19）为首选手术方式，并发症少。此种分流方法是局部麻醉下经皮穿刺龟头置入一大号（直径 2mm）活检针，从阴茎龟头沿阴茎海绵体远端纵行多点穿刺阴茎海绵体白膜，建立阴茎海绵体与尿道海绵体分流通道。亦可利用皮肤切开刀从阴茎龟头沿阴茎海绵体远端纵行切开白膜（0.5cm，EL-Ghorab 式分流术），缝合龟头切口皮肤，建立阴茎海绵体与尿道海绵体分流通道。远端阴茎海绵体 - 龟头分流术对阴茎海绵体内保存部分血液流动的患者有效，但是，异常勃起持续时间 48 小时以上，阴茎海绵体严重水肿、坏死、血栓形成而不能建立血液循环患者则效果不佳。

异常勃起持续时间 48 小时以上，阴茎海绵体严重水肿、坏死、血栓形成而难于建立血液循环患者，

或阴茎海绵体 - 尿道海绵体分流术无效患者，可选择阴茎海绵体 - 尿道海绵体分流术加阴茎海绵体隧道术（图 10-20）。利用皮肤切开刀从阴茎龟头沿阴茎海绵体远端纵行切开白膜（0.5cm），利用 8 号宫颈扩张器从阴茎海绵体远端沿着阴茎海绵体中心扩张阴茎海绵体到阴茎脚，缝合龟头切口皮肤，阴茎海绵体内建立人工血液循环通道，建立阴茎海绵体与尿道海绵体分流通道。

5. 阴茎海绵体 - 近端尿道海绵体分流术 指在阴茎海绵体与尿道海绵体之间予以开窗建立分流通道（图 10-21）。由于尿道球部海绵体与尿道之间空间较大，推荐在尿道球部海绵体与阴茎海绵体之间开窗建立分流通道，以防止在阴茎体部手术引起尿道损伤、尿道狭窄、尿道 - 海绵体瘘等并发症。

6. 大隐静脉 - 阴茎海绵体吻合术 上述分流手

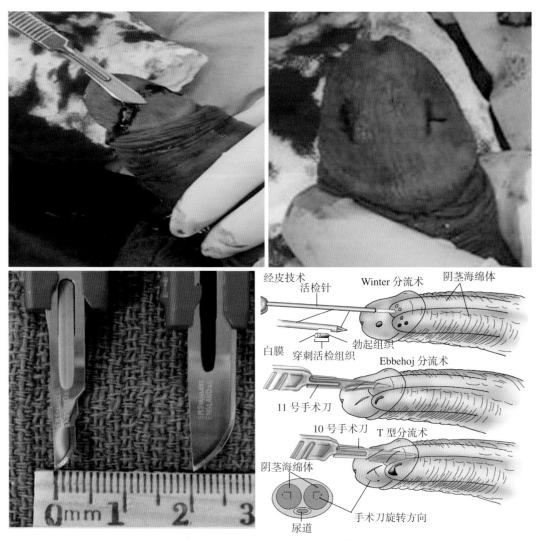

图 10-19　阴茎海绵体 - 远端尿道海绵体分流术

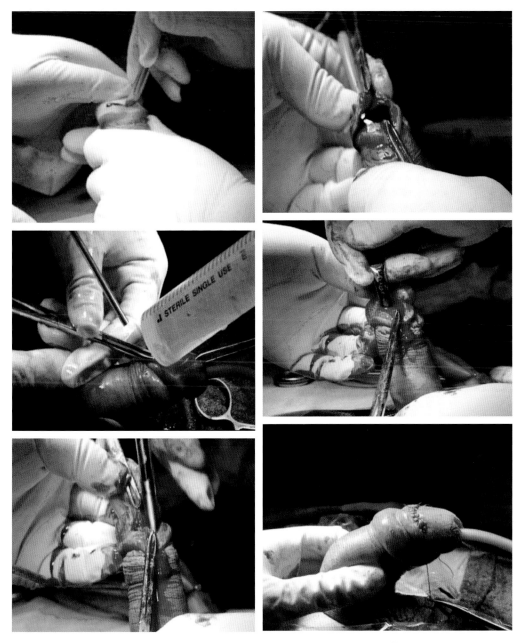

图 10-20　阴茎海绵体 - 远端尿道海绵体分流术加阴茎海绵体隧道术

术失败患者可选择大隐静脉 - 阴茎海绵体吻合术，游离一侧大隐静脉远端与阴茎海绵体开窗吻合，建立新的循环通路。

不同的分流术后，均可出现一些严重的并发症，如尿道瘘及化脓性阴茎海绵体炎，也有文献报道在行大隐静脉 - 阴茎海绵体吻合术后可出现肺栓塞。

大部分分流术的瘘口可自行关闭，所以如果治疗及时得当可避免发生继发性阴茎勃起功能障碍。然而，瘘口持续存在也是阴茎勃起功能障碍的原因之一，瘘口关闭可利于阴茎勃起功能的恢复。行分流术后的患者阴茎勃起功能障碍可能是因阴茎异常勃起持续时间长所造成。

缺血性阴茎异常勃起患者就诊越延迟，阴茎勃起功能障碍越严重，口服磷酸二酯酶抑制药以及阴茎海绵体内药物注射疗法效果不佳，常需要阴茎起勃器植入手术治疗。但是，缺血性阴茎异常勃起患者由于阴茎海绵体已有严重的纤维化，手术相当困难，且并发症发生率较高。进来一些学者主张缺血性晚期阴茎异常勃起患者在阴茎海绵体坏死组织清除的同时植入阴茎起勃器，治疗效果良好。

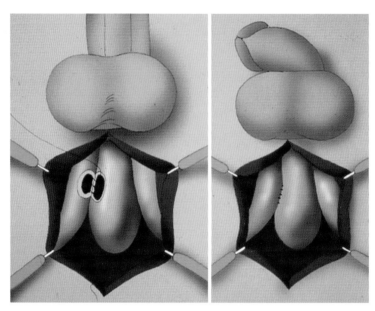

图 10-21　阴茎海绵体 - 近端分流术

（二）非缺血性阴茎异常勃起治疗

观察治疗非缺血性阴茎异常勃起的病例自然治愈率报道达 62%，因此，非缺血性阴茎异常勃起可以观察治疗。当然，若患者要求，亦可立即行血管栓塞术及外科手术等损伤性干预，但应向患者讲明此病有自愈的机会、治疗后可能出现并发症的风险及推迟治疗并没有严重的负面影响。非缺血性阴茎异常勃起持续时间对以后的并发症没有显著影响，即使持续时间以年计算。

若患者强烈要求立即治疗，可行选择性动脉栓塞。尽管非永久性（如自体血凝块、可吸收凝胶）与永久性（如螺旋圈、乙醇、聚乙烯酒精颗粒及丙烯酸胶体）栓塞材料都可获得约 75% 的治愈率，但多优先选择非永久性材料，因为其阴茎勃起功能障碍发生率较低（5%），而永久性材料为 39%。有报道行栓塞后可出现会阴脓肿。作为最后一种选择方法，阴茎探查术或直接外科结扎血窦瘘口或假性动脉瘤可在术中彩色多普勒超声引导下进行。笔者观察 8 例非缺血性阴茎异常勃起患者在螺旋圈栓塞治疗后，随访 3 年以上不仅手术成功率高，而且对勃起功能没有显著影响。

六、本节要点

1.阴茎异常勃起的定义　与性刺激无关的阴茎持续勃起持续 4 个小时以上而不能转入疲软状态。

2.阴茎异常勃起的分类

（1）缺血性阴茎异常勃起；特点是阴茎海绵体内很少或无动脉血流。典型表现是疼痛性坚硬勃起，阴茎海绵体血气分析显示缺氧、高碳酸血症及酸中毒、彩色多普勒超声检查阴茎海绵体内很少或无动脉血流。

（2）非缺血性阴茎异常勃起；特点是阴茎海绵体内的动脉血流灌注异常增加。阴茎或会阴外伤是最常见的原因。通常阴茎海绵体并不完全坚硬或疼痛不明显，阴茎海绵体血气分析并不出现缺氧、高碳酸血症及酸中毒、彩色多普勒超声检查阴茎海绵体内有动脉血流，并可探及损伤动脉及动脉瘘。

3.阴茎异常勃起的诊断要点　异常勃起持续的时间超过 4 小时、伴随疼痛程度、外伤或使用药物史。检查及触诊阴茎可了解阴茎海绵体和龟头及尿道海绵体肿胀及坚硬程度、温度变化、青紫程度和皮下水肿程度，有助于缺血性和非缺血性异常勃起的鉴别诊断。

阴茎海绵体穿刺血气分析，彩色多普勒超声检查有助于缺血性和非缺血性异常勃起的鉴别诊断。

4.阴茎异常勃起的治疗要点

（1）缺血性阴茎异常勃起：急诊治疗，根据异常勃起持续时间依次选择：①阴茎海绵体注射 α 肾上腺素受体激动药；②阴茎海绵体穿刺清除积血；③阴茎海绵体 - 远端尿道海绵体分流术；④阴茎海

绵体 - 远端尿道海绵体分流术加阴茎海绵体隧道术。

（2）非缺血性阴茎异常勃起：①等待观察；

②必要时选择性阴茎海绵体动脉栓塞术。

（辛钟成）

第三节　阴茎硬结症

阴茎硬结症是阴茎海绵体纤维化硬结为特点的阴茎弯曲畸形，早期没有明显症状，晚期常合并勃起功能障碍[30]。本章重点对阴茎硬结症的解剖学特点、病理生理学机制、临床表现、诊断及治疗进行描述。

一、阴茎白膜的解剖学特点

阴茎硬结症的发病机制与白膜的解剖结构密切相关。阴茎海绵体的白膜是由弹力纤维、网状纤维和胶原纤维组成的双层结构（图 10-22）。阴茎白膜分为内外两层结构，外纵行层和内环行层，两层之间在纵隔不完全分开。

二、阴茎硬结症的发病机制

1997 年，Somers 和 Dawson 在研究中指出，阴茎硬结症通常是由折叠外伤造成白膜隔膜嵌插性损伤引起。慢性阴茎硬结症患者阴茎勃起轻度肿胀造成阴茎在性交过程中弯曲，易使弹性组织疲劳，组织弹性降低，白膜纤维多发性细小破裂，并导致少量出血，从而可能形成多发性瘢痕。急性阴茎硬结症患者，勃起时阴茎过度弯曲使中隔拉紧，造成白膜板层脱离，导致出血，血液淤积，瘢痕生成，并最终引起阴茎硬结症。这些阴茎组织的局部损伤与损伤后的组织修复、胶原沉积、纤维化等过程导致过多的纤维蛋白沉积于阴茎白膜上（图 10-23），病理表现为瘢痕样的硬结或斑块。随后，不同部位的纤维斑块发生钙化或骨化形成硬化斑块。组织学检测发现，瘢痕组织中胶原聚集的同时弹性纤维减少（图 10-24）。

三、阴茎硬结症的临床表现

部分阴茎硬结症患者主要表现为阴茎痛性勃起；阴茎畸形（图 10-25），伴有松弛、垂直；阴茎

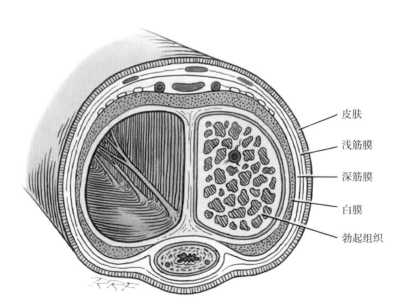

皮肤
浅筋膜
深筋膜
白膜
勃起组织

图 10-22　阴茎白膜解剖结构示意图。纵隔纤维沿着阴茎海绵体背侧和腹侧正中线附着于白膜内层，阴茎硬结发生于白膜纵隔纤维附着处

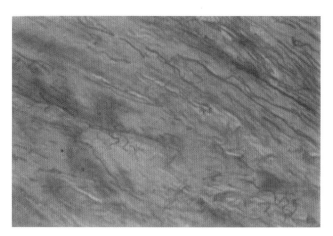

图 10-23 阴茎硬结症斑块内部含有大量纤维蛋白。粉红色为纤维蛋白，普鲁士蓝着色为胶原蛋白

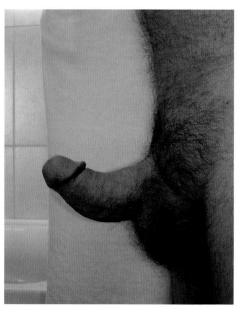

图 10-25 阴茎弯曲畸形

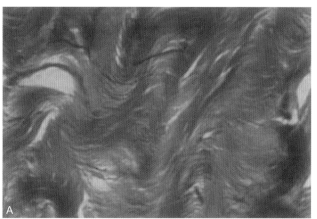

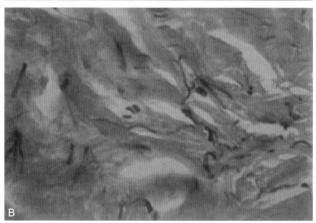

图 10-24 阴茎白膜显微照片。A. 正常白膜内胶原蛋白极化分布；B. 阴茎硬结白膜板片胶原蛋白失极化排列，其间有弹性蛋白分布。绿色为胶原蛋白，黑色为弹性蛋白

勃起缩短；阴茎斑块或硬结形成。研究显示，阴茎硬结症常分为两个阶段：第一阶段为活动期，这一阶段患者主要表现为一些炎症表现、勃起疼痛和阴

茎弯曲畸形；部分患者在活动期没有疼痛表现，仅表现为阴茎弯曲，约占 1/3。第二阶段为静止期，发生于急性期后 12～18 个月，在炎症消退的同时患者阴茎勃起疼痛逐渐消失，阴茎弯曲畸形趋于稳定，病理学表现为成熟稳定的瘢痕。在疾病的炎症阶段患者常会感觉到持续性疼痛，虽然这种疼痛并不明显，但往往会影响到其性功能。一些患者也会主诉在早晨或夜间因勃起疼痛而醒来。事实上，在炎症消退的同时，疼痛也会随之自然缓解。少数患者因阴茎外周环形斑块而产生铰链样反应和阴茎畸形。

部分患者伴有勃起功能障碍（ED），ED 可能是阴茎硬结症晚期的临床表现。患者患有阴茎硬结症后产生的心理作用将会造成患者 ED 的加重，如焦虑、对疾病的不理解及配偶的埋怨等。器质性原因主要有阴茎严重变形、连枷阴茎、阴茎血管功能受损等。

四、阴茎硬结症的诊断

通过病史及体格检查常可确诊。在疾病的炎症阶段患者常会感觉到持续性疼痛，虽然这种疼痛并不明显，但往往会影响到其性功能。一些患者也会主诉在早晨或夜间因勃起疼痛而醒来。在炎症消退的同时，疼痛也会随之自然缓解。当医生询问阴茎硬结症患者病史时，需问及发病形式（突发或慢性

起病）和发病时间。而了解病史则可以帮助医生掌握患者先前有无接受阴茎手术、经尿道仪器检测或治疗、外伤、药物治疗或药物滥用以及纤维瘤性病（包括 Dupuytren 挛缩及 Ledderhose 病）等。同时，不能遗漏患者性生活情况，对于年轻患者，性生活较频繁，动作较激烈，经常采用一些可能损伤阴茎的性交体位。对此此类患者，其病因可能主要是性交体位导致的阴茎反复损伤。

体格检查发现，所有患者均有边界清楚的斑块和可触及的硬结。斑块一般位于阴茎背侧表面，直接与嵌插的纵隔纤维相连。详细询问患者性心理史，对诊断也有一定的辅助作用。部分患者因为阴茎弯曲而导致严重的心理障碍，继发 ED，对于这类患者，术前勃起功能的检查也必不可少。对患者勃起阴茎进行造影检查有助于辨别阴茎弯曲的方向与弯曲的角度。使用超声检查能够准确判断硬化斑块（图 10-26），X 线平片适用于钙化斑块的成像。MRI 技术可以很好地显现斑块，但却不能有效表明斑块钙化（图 10-27）。

五、阴茎硬结症的治疗

（一）非手术疗法

目前仅有少量阴茎硬结症的非手术疗法研究采用双盲法，其疗效尚待进一步验证[31]。

1. 对氨基苯甲酸 1959 年，Zarafonetis 和 Horrax 报道了对氨基苯甲酸钾（potaba）的使用[32]。对氨基苯甲酸的用量建议为每日 12g，每 4～6 日为

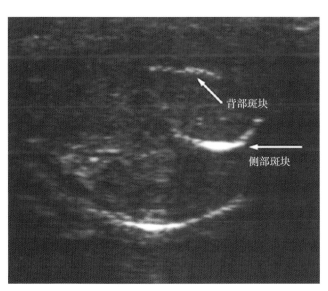

图 10-26　超声诊断阴茎硬结症

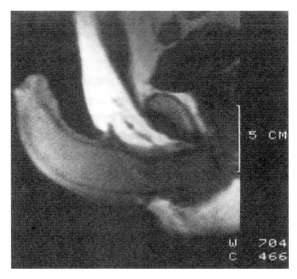

图 10-27　阴茎硬结症 MRI 检测

一个疗程。有研究显示，一些患者因其胃肠道副作用和相对较高的价格，而不能承受对氨基苯甲酸治疗，所以目前尚未普遍开展治疗。

2. 他莫昔芬 其治疗依据是他莫昔芬可以抑制成纤维细胞释放 TGF-β，从而起到抗纤维化作用。目前，他莫昔芬主要用于早期患者的治疗，建议使用剂量为 20mg，每日 2 次。

3. 秋水仙碱 Gelbard 最先提出使用秋水仙碱治疗阴茎硬结症。秋水仙碱耐受性好，主要副作用是胃肠道反应，约 1/3 的患者可能发生腹泻。目前秋水仙碱已成为治疗急性获得性阴茎硬结症的一线药物，常规剂量为每日 3 次，每次 0.6mg，餐后给药。

4. 其他非手术疗法 除口服药物治疗外，阴茎硬结症的治疗还包括注射治疗和物理治疗等。斑块内注射疗法引起明显的副作用，目前已较少使用，这类药物如醋酸曲安奈德、维拉帕米、干扰素、胶原酶、泼尼松龙等。放射疗法已被用于阴茎硬结症的治疗，但有研究表明这种治疗方式并没有显著改善患者病情，且存在癌变的风险，世界卫生组织目前一致认为应避免使用。1989 年，体外冲击波疗法也被用于阴茎硬结症的治疗。此外，还有报道称利用真空勃起装置治疗阴茎硬结症具有良好效果，研究发现它可以抑制阴茎纤维化、软化斑块、降低阴茎弯曲度。

（二）外科治疗

阴茎硬结症的外科治疗目的是纠正阴茎弯曲畸

形和 ED，手术方法包括阴茎弯曲矫形术和阴茎起勃器植入术。外科手术仅限于病情稳定、斑块成熟的患者，病情稳定的特征包括疼痛消失，弯曲度或其他阴茎畸形稳定，且经验丰富医生查体时可触及成熟的斑块。一般认为自起病后 12~18 个月进入稳定期，而稳定期至少有 6 个月才能手术治疗。外科治疗适应证包括阴茎严重畸形及由于畸形阴茎所导致的勃起功能障碍妨碍正常性交的患者 [33-34]。

阴茎弯曲矫形术分为两类：一类是缩短弯曲对侧的手术，包括 Nesbit 术、改良 Nesbit 术、白膜折叠术；另一类是延长弯曲侧的手术，如补片移植术。缩短弯曲对侧手术缺点是造成阴茎缩短，适用于病程大于 12 个月、病情稳定大于 3 个月的勃起功能正常或虽有勃起功能障碍但口服 PDE_5I 有效的患者 [35]。延长弯曲侧手术缺点为破坏白膜完整性，适用于阴茎勃起功能正常、阴茎短小、严重阴茎弯曲或缩窄变形的患者。

Nesbit 术要点是在弯曲对侧切除椭圆形白膜，缝合白膜，通过缩短硬结对侧的海绵体，使两侧阴茎海绵体在勃起时对称等长。其缺点是缩短了部分阴茎长度，破坏了白膜的完整性。Lue 首先提出了阴茎白膜折叠术（16 点缝合法白膜折叠术，图 10-28），不切除阴茎白膜，仅折叠弯曲对侧的白膜。手术要点是：术中人工勃起，在阴茎弯曲对侧凸面中

点两侧各取 4 点，形成两条平行于阴茎的结扎线以折叠白膜。16 点缝合法白膜折叠术操作简单，是目前比较常用的手术方式，但同样会缩短阴茎，对阴茎硬结症患者效果较好，但对先天性阴茎弯曲患者效果不能持久 [36]。

对于斑块较大或弯曲严重的阴茎硬结症患者，为避免或减少 Nesbit 式式和单纯白膜折叠术所致的阴茎缩短，可采取阴茎病变侧白膜延长的方法 [37]。这种方法需要在斑块切除或切开后，利用补片对白膜进行修补。曾使用过的补片材料包括：自体补片，如自体真皮、静脉补片（图 10-29、阔筋膜、睾丸鞘膜等；合成材料补片，如 Cortex、硅胶、涤纶；尸体来源补片，如人心包；动物来源补片，如猪小肠黏膜下层（SIS）等。阴茎硬结症的斑块有时范围较大，切除白膜过多则会导致术后 ED（12%~100%）。此外，补片移植术后常见问题还包括校正不全和复发、感觉丧失或持续疼痛、移植部位膨出（图 10-30）、移植部位凹陷或老化变形等 [38-39]。

第二次国际性功能障碍咨询大会阴茎硬结症委员会一致认为：应用阴茎起勃器治疗老年男性血管损伤、勃起功能障碍以及后天性阴茎畸形值得信赖。因此，阴茎起勃器不仅只用于阴茎硬结症，只要谨慎使用还可以用于治疗阴茎硬结症合并的严重 ED。以前我们首选半硬式阴茎起勃器，但随着科技的发展，如今三件套可膨胀性阴茎起勃器则更受青睐。

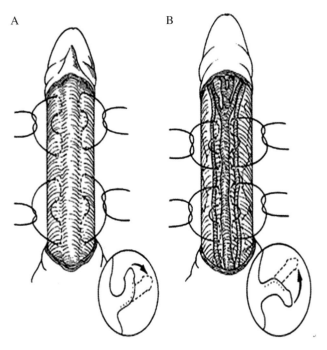

图 10-28　16 点缝合法白膜折叠术

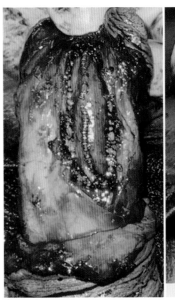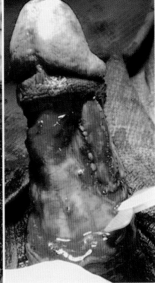

图 10-29　静脉补片修补缺损白膜

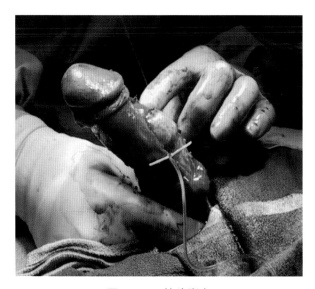

图 10-30　植片膨出

对于那些合并重度 ED 的阴茎弯曲畸形患者，阴茎起勃器植入术是其最佳选择。

六、本节要点

1.阴茎硬结症生理　阴茎海绵体的白膜是由弹力纤维、网状纤维和胶原纤维组成的双层结构。阴茎组织的局部损伤与损伤后的组织修复、胶原沉积、纤维化等过程导致过多的细胞外基质沉积于阴茎白膜上，病理表现为瘢痕样的硬结或斑块，随后斑块发生钙化或骨化，最终发展成为阴茎硬结症。阴茎硬结症患者的白膜伸缩性受限，导致阴茎勃起时疼痛、向患侧弯曲，进而影响正常性功能或导致勃起功能障碍。

2.阴茎硬结症　阴茎硬结症是阴茎海绵体白膜慢性炎症引起结缔体组织病理变化，以形成纤维化结节及阴茎弯曲为特点，常合并勃起功能障碍（ED）的中年男性常见病变。

3.阴茎硬结症治疗　各种非手术疗法对阴茎硬结症的疗效有待进一步研究；白膜折叠术是最无创的治疗方法，可用于阴茎弯曲畸形而勃起功能正常患者；补片移植手术也可用于有性功能的患者，必须告知其有出现 ED、神经损伤、阴茎感觉变化的可能；阴茎弯曲畸形合并重度勃起功能障碍患者阴茎起勃器植入手术是最佳选择。

（辛钟成）

第四节　早　　泄

男性性功能包括性欲望或性兴趣、性兴奋引起阴茎勃起、性高潮和射精、消退期阴茎疲软等一系列连带性生理功能。正常的男性性功能不仅为种族繁衍所必须，而且还是夫妻间情感交流的基本功能。射精功能障碍包括早泄、射精困难、不射精症、逆行射精、射精痛和血精等，是男性常见的性功能障碍，是导致男性不育症的常见原因，同时严重影响夫妻生活质量。其中，早泄约占射精功能障碍的90%，成年男性发病率高达 50%。本章重点讨论射精生理、早泄的诊断与治疗。

一、射精生理

射精是一种神经反射，其神经反射的初级感觉器位于外生殖器，特别是阴茎头分布丰富的感觉神经受体和神经末梢，通过阴茎背神经传入脊髓射精中枢（$L_2 \sim L_4$），再通过传出神经支配效应器射精器官。脊髓射精中枢受大脑皮层射精中枢的调节。射精是相继性兴奋而阴茎勃起，在性交时伴随性高潮而激发精液射出的生理过程，按照其射精过程的时间顺序可分为三个阶段：第一阶段为泄精，在副交感神经支配下，附属性腺分泌增加，附睾和输精管节律性蠕动可将成熟的精子传送到输精管壶腹和精囊，再通过射精管的节律性蠕动将精液输送到前列腺内的后尿道；第二阶段为膀胱颈收缩，当性反应周期持续进入性高潮期时，随着交感神经张力进一步增加，首先引起膀胱颈括约肌紧张性收缩，可防止精液逆向进入膀胱，同时防止膀胱内尿液进入尿道；第三阶段为射精，当交感神经进一步兴奋，尿道前部平直，前列腺节律性收缩，球海绵体肌和坐骨海绵体肌强力收缩，最终使使精液呈喷射状由尿道外口射出，会阴部盆底大部分肌群协同参与射精过程。

二、早泄的病因及发病机制研究

吴阶平教授报道青壮年健康男子的射精潜伏期为 2～6min。根据年龄、体质和性经验的不同，正常男子射精潜伏期差异较大。一般来讲，青年时稍短，随着年龄的增长及性经验的增加，多数人的射精潜伏期也有所延长。部分夫妻在婚后由于性经验的积累和性技巧的提高，性生活时间显著延长，射精控制力更好。从阴茎插入阴道直至射精这一段时间称为"射精潜伏期"，笔者前期对健康人群和早泄患者射精潜伏期临床研究表明，健康对照组平均射精潜伏期为 3～35min（平均 10.16±9.45min），以早泄为主诉的已婚成年男性平均射精潜伏期为 0～3min（平均 1.57±1.15min），早泄患者因其性生活满意度和生活质量与健康对照组相比显著降低而苦恼[40]。

传统观点认为早泄的原因主要是心理因素，如对自己的性能力持怀疑态度，莫名其妙的焦虑，怕失去爱情或婚姻；青少年时惯用手淫，内心充满愧疚，总以快速达到高潮为目的；女方配合差，仅以满足男性为宗旨；女方不接受性生活要求，对性交缺乏兴趣，男方迫于要求快速结束房事；夫妻感情不融洽，对配偶厌恶；性知识缺乏，担心性行为有损健康，加剧身体的某些固有疾病等。但是临床上抑郁症、焦虑症患者不一定患有早泄，笔者利用 SCL-90-R 精神心理卫生检查表对早泄患者和正常对照组进行精神心理个性分析，结果两组之间异常结果无显著差异，但早泄患者表现出精神心理异常趋势。

笔者前期研究发现，早泄患者的阴茎感觉阈值比健康对照组显著降低，且阴茎头感觉诱发电位（glans penis sensory evoked potential，GPSEP）潜伏期比健康对照组显著缩短，这种结果提示早泄患者阴茎头感觉神经过于敏感，这可能是早泄的器质性原因。早泄患者阴茎头涂抹由具有一定程度局部麻醉作用的中药提取物制作的药物（SS-cream）可显著提高阴茎生物感觉阈值，延缓 GPSEP 潜伏期。临床实验观察其可显著延长早泄患者的射精潜伏期，临床有效率达 80% 左右[41-42]。另一项研究表明，毁损猴的阴茎背神经将使射精消失或延迟。因此，笔者提出早泄的发病机制与阴茎头感觉神经过于敏感以及感觉神经兴奋性过高有关的理论逐步得到学术界认同[43-44]。

三、早泄的定义及分类

现代医学对早泄的定义是一个逐步演变的过程，并且目前还没有一个十分准确的定义。笔者等利用中国早泄患者性功能评价表（Chinese index of sexual function for premature ejaculation，CIPE）观察到以早泄为主诉的绝大多数患者失去随意控制射精反射功能，射精潜伏期为 0～3min（平均 1.57±1.15min），显著影响患者与配偶双方的性生活满足度，而正常对照为 3～35min（平均 10.16±9.45min），显然，射精潜伏期过短引起夫妻双方性生活满足度降低是早泄患者的主要临床特点[45]。

较合理的早泄定义应当是男性在性生活时，由于随意控制射精的功能降低，持续和反复发生阴茎插入阴道之前或插入阴道就很快射精，或不能有效地维持射精潜伏期以达到夫妻双方满意性生活的常见疾病。早泄定义的不确定性主要反映了两方面的问题：一是目前早泄的病因和发生机制没有阐述清楚；二是缺少统一的评估早泄患者的标准以及诊断治疗方法。

早泄根据发生时间可分类为原发性早泄和继发性早泄，前者自从性生活开始就有早泄，占早泄患者的大多数，后者经过一段时间的正常性生活以后发生早泄，多与勃起功能障碍或其他继发性疾病有关。早泄还分为单纯性早泄和混合性早泄，后者常合并不同程度的勃起功能障碍。

四、早泄的诊断

目前的早泄诊断主要依靠患者主诉，如果能够了解夫妻双方的性生活状况将对早泄的诊断提供重要的依据[46]。笔者认为早泄的诊断应该考虑到射精潜伏期长短和双方性生活满意度以及性行为状况。评估早泄患者时，必须考虑影响性兴奋持续时间的因素，如年龄、配偶吸引力或身体状况、近期性活动频度等。还要了解抑郁或人格障碍等精神心理紊乱，排除某些物质直接导致的早泄，如成瘾性药物戒断等。但是这些诊断标准有待于进一步完善。无论如何，早泄诊断需要判定两个主要指标：第一个主要指标为阴茎插入阴道后的射精潜伏期或性交持续时间及射精随意控制能力；第二个主要指标为患者及配偶的性生活满意程度。

早泄患者常主诉性交时间短，需要与勃起维持功能障碍鉴别，如果经常发生射精前阴茎疲软，应诊断为勃起功能障碍。笔者所研究制定的中国早泄患者性功能评价表（CIPE）涉及性欲、阴茎勃起功能、性生活满意度、射精潜伏期、控制射精困难程度以及自信感、焦虑及紧张等心理因素十项问题（表10-4）。研究发现，早泄患者的 CIPE 十项问题总分较正常对照组显著降低，（$P<0.001$），敏感性与特异性均较好。早泄患者的射精潜伏期、患者性生活满意度、配偶性生活满意度、控制射精困难程

度以及焦虑紧张程度与早泄患者性功能显著相关（$P<0.001$）。CIPE 有利于临床上评估早泄患者性功能并提供比较客观的量化指标，可作为早泄评估指标以指导治疗。

利用精神心理学分析方法有助于评估早泄患者精神心理状态。研究报道，使用 SCL-90-R 精神心理卫生检查表对早泄患者和正常对照组进行精神心理个性分析，结果两组之间异常结果无显著差异，但早泄患者表现出精神心理异常趋势。MMPI 等其他精神心理评估方法也用于评估早泄患者，而 Rowlanda 等报道心理生理学方法可用于区分正常与早泄患者，但无法评估早泄患者射精功能。

表 10-4　中国早泄患者性功能评价表（CIPE）

姓名：　　　　年龄：　　　　文化程度：	婚姻状况：已婚：（　　年）　配偶年龄：
地址：	子女数：
主诉：早泄（年）合并勃起功能障碍（年）	配偶月经：月经正常　　月经不正常　　闭经
既往病史：糖尿病　高血压　外伤　其他	健康情况：糖尿病　高血压　外伤　其他

请根据您过去6个月的性生活实际情况回答下列问题，选择适当的编号标记（√）

Q₁. 您平时的性欲望或性兴趣的程度如何？
1. 很低
2. 低
3. 一般
4. 较高
5. 很高

Q₂. 性生活时阴茎勃起硬度足以插入阴道的频度如何？
1. 几乎没有
2. 少数几次
3. 约一半左右
4. 多数时候
5. 几乎总是

Q₃. 性生活时，能够维持阴茎勃起直到完成性生活的频度如何？
1. 几乎没有
2. 少数几次
3. 约一半左右
4. 多数时候
5. 几乎总是

Q₄. 性生活时，从阴茎插入阴道直到射精的时间有多久？
1. 极短（<30s）
2. 很短（1min）
3. 短（2min）
4. 比较短（3min）
5. 不短［>3min(4min),5min, 10min, 20min, 30min, 40min］

Q₅. 性生活时，您试图延长性交时间的困难程度如何？
1. 很困难
2. 困难
3. 有些困难
4. 一般
5. 没有困难

Q₆. 总体而言，您对性生活的满意程度如何？
1. 很不满意
2. 不满意
3. 一般
4. 满意
5. 非常满意

Q₇. 总体而言，您的配偶对性生活的满意程度如何？
1. 很不满意
2. 不满意
3. 一般
4. 满意
5. 非常满意

Q₈. 性生活时，您的配偶达到性高潮的频度如何？
1. 几乎没有
2. 少数几次
3. 约一半左右
4. 多数时候
5. 几乎总是

Q₉. 您对圆满地完成性生活的自信程度如何？
1. 很低
2. 低
3. 一般
4. 自信
5. 很自信

Q₁₀. 性生活时，有多少次感到焦虑、紧张或不安感？
1. 几乎总是
2. 多数时候
3. 一般
4. 少数几次
5. 几乎没有

早泄的神经电生理检查可较客观评价射精神经通路，常用方法有以下 5 种：

1. 阴茎生物感觉阈值测定（penile biothesiometry） 了解阴茎感觉敏感度的方法。研究发现，早泄患者的阴茎生物感觉阈值比正常对照组显著降低，而且局部使用治疗早泄的药物（SS-cream）可显著提高其阈值。

2. 阴茎背神经躯体感觉诱发电位（dorsal never somatosensory evoked potentials, DNSEP） 通过刺激阴茎背神经而记录脊柱和头皮的体感诱发电位。研究发现早泄患者的阴茎头体感诱发电位（GPSEP）潜伏期比正常对照组显著缩短，振幅升高，这些变化局部使用 SS-cream 后得到改善。这种研究结果提示，早泄发病机制可能与阴茎头感觉神经兴奋性增高有关。

3. 阴部运动神经诱发电位（pudendal motor evoked potentials, pudendal MEPs） 运动神经诱发电位（MEPs）用于评价从大脑至靶器官（阴茎球海绵体肌）传出通路（锥体束）功能。

4. 骶反射弧试验 躯体 - 躯体反射弧（sacral reflex arc testing: the somatic-somatic reflex arc） 该试验用以评价阴部神经和骶神经（$S_2 \sim S_4$）的感觉神经和运动神经的功能。

5. 交感神经皮肤反应试验（sympathetic skin responses, SSRs） 该试验用以评价生殖器官皮肤交感传出神经的功能。

但是，目前还没有对早泄的特异性检查方法。研究表明，原发性早泄患者的阴茎感觉阈值比正常对照组显著降低，阴茎感觉神经诱发电位潜伏期较正常对照组明显缩短，说明早泄患者的阴茎感觉神经兴奋性增高可能是早泄的器质性原因。最近也有研究认为单纯依赖神经电生理检查不能很好地区分原发性早泄，但是该研究的样本量较小，有待进一步研究。

五、早泄的治疗

（一）心理治疗

始于 20 世纪 70 年代，早泄心理治疗主要是指行为疗法，包括终 - 止开始训练、阴茎挤压训练、渐进性感觉集中训练、手淫训练和配偶骑跨阴道内静止训练等。行为疗法要求患者单独重复刺激阴茎直至中等兴奋而停止，如此反复数次后再行射精。这些训练的目的是使患者掌握在达到中等程度的兴

奋后开始降低其兴奋度。这些训练方法应充分取得配偶的理解与配合，夫妻双方应建立合作、亲密和信任的良好关系。Masters 和 Johnson 报道行为疗法治疗早泄的成功率为 60% ~ 95%，但其他报道差异较大，行为治疗 3 年后成功率降为 25%。由于行为疗法历时较长，医生制订行为治疗方案时，应认识早泄发生的心理动力学原因，以使患者能长期坚持，保持其治疗的初衷，但实际临床疗效较差[47]。

（二）局部药物治疗

使用局部麻醉作用的软膏可降低阴茎头敏感性，有利于延长早泄患者的射精潜伏期。使用时，将麻醉软膏涂于阴茎皮肤上并以避孕套裹敷停留 30min，则效果更好。性交前，应将麻醉软膏洗掉，以防麻醉软膏进入配偶阴道而降低阴道敏感度，副作用包括勃起功能障碍和性高潮障碍等[48]。Atan 等报道，氟西汀合并局部使用利多卡因软膏治疗早泄较单独使用氟西汀疗效更好，但其研究缺乏安慰剂对照研究。Yilmaz 等研究发现，氟西汀可能通过提高阴茎感觉阈值发挥作用而治疗早泄，但其对骶诱发电位和皮层感觉诱发电位无明显影响[49]。笔者研制纯中药提取制剂 SS-cream 软膏，对于阴茎感觉阈值具有剂量依赖性抑制作用，可通过提高早泄患者阴茎感觉阈值而治疗早泄，该药物除了部分患者轻度局部灼热感外无全身性副作用，对勃起功能和性高潮及配偶没有影响，临床使用安全有效[50]。

（三）中枢作用药物

自从 5- 羟色胺再吸收抑制剂（SSIR）治疗抑郁症患者过程中偶然发现部分患者射精困难，一些研究者观察到包括氟西汀、帕罗西汀、舍曲林及氟伏沙明等 SSIRs 对早泄患者延长射精潜伏期具有一定的疗效[51-55]。

近来，新型 SSIRs 达泊西汀（30mg、60mg）以早泄为适应证开发上市，为早泄患者带来福音。达泊西汀口服吸收迅速（T_{max} = 1.3h），起效快（$T_{1/2}$=1.5h），半衰期短（24h 血浆浓度低于峰值的 5%），体内可快速清除的药代动力学特点，防止多次用药引起的药物蓄积引起的副作用。达泊西汀通过抑制 5- 羟色胺（5-HT）转运体，能有效地抑制 5-羟色胺再摄取，提高突触间隙 5-HT 的浓度。达泊西汀高浓度时，可抑制单胺蛋白转运系统，对多巴胺的再摄取也有抑制作用。达泊西汀可增加阴部运动

神经元反射的潜伏时间。达泊西汀临床试验观察到，性交前 20～30min 服用达泊西汀 30mg、60mg 分别使患者射精控制能力提高，比较安慰剂显著延长射精潜伏期，其临床效果 51% 和 58%，（安慰剂组仅为 17.9%～38.4%），显著降低了长效 SSIRs 的副作用。但是，某些精神类药物或勃起功能障碍等病理生理状况，可造成继发性早泄，所以要首先排除或治疗这些异常情况。

其他可能对早泄有疗效的药物研究有单胺氧化酶抑制剂（MAOIs），主要用于神经性或非典型性抑郁症的治疗。此类药物可提高肾上腺素、去甲肾上腺素、多巴胺和 5- 羟色胺水平。MAOIs 对性功能有副作用，发生率为 20%～40%。许多苯二氮䓬类药物在用于治疗广泛性焦虑症和惊恐发作时，某些患者可抑制射精功能，其可能提高了大脑 GABA（γ-氨基丁酸）水平。此类药物包括安定、劳拉西泮、氯甲西泮、替马西泮、氟硝西泮、氟西泮、硝西泮、氯氮卓和阿普唑仑。可卡因作为一种成瘾性药物，可通过阻断中枢单胺类物质传递而兴奋中枢神经系统，并引起射精延迟。还有部分研究表明早泄合并不同程度勃起功能障碍患者服用西地那非能够延长射精潜伏期，其本身对射精功能并没有明显效果，但可能与通过增强勃起功能以及获得自信感有关 [56]。无论如何，当患者早泄合并不同程度勃起功能障碍时，常需要达泊西汀配伍服用 PDE$_5$I（如西地那非），从而得到比较满意的效果。

五、本节要点

1. **早泄定义及病因** 早泄是男性在性生活时，由于随意控制射精的功能降低，持续和反复发生阴茎插入阴道之前或插入阴道就很快射精，或不能有效地维持射精潜伏期以达到夫妻双方满意性生活的疾病。传统观点认为早泄的原因主要是心理因素。患者阴茎头感觉神经过于敏感可能是早泄的器质性原因。

2. **早泄诊断** 早泄诊断需要判定两个主要指标：第一个主要指标为阴茎插入阴道后的射精潜伏期或性交持续时间及射精随意控制能力；第二个主要指标为患者及配偶的性生活满意程度。早泄患者常主诉性交时间短，需要与勃起维持功能障碍鉴别，如果经常发生射精前阴茎疲软，应诊断为勃起功能障碍。中国早泄患者性功能评价表（CIPE）可作为早泄评估指标以指导治疗。

3. **早泄治疗** 心理治疗主要是指行为疗法，包括终 - 止开始训练、阴茎挤压训练、渐进性感觉集中训练、手淫训练和配偶骑跨阴道内静止训练等，临床疗效有限。使用局部麻醉作用的软膏可降低阴茎头敏感性，有利于延长早泄患者的射精潜伏期。新型 5- 羟色胺再吸收抑制剂（SSIRs）达泊西汀（30mg、60mg）于性交前 20～30 分钟服用对早泄患者延长射精潜伏期具有一定的疗效。

（辛钟成）

第五节　性传播疾病

性传播疾病（sexually transmitted disease，STD）简称性病，是指以性行为或身体接触（接吻、拥抱、抚摸等）为主要传播途径的一类传染病。能引起性传播疾病的病原体有 20 多种，我国重点防治的有 8 种，包括梅毒、淋病、艾滋病、软下疳、性病性淋巴肉芽肿、非淋菌性尿道炎、尖锐湿疣和生殖器疱疹。

一、淋病

（一）流行病学

近年来淋病的发病率有明显增加的趋势，成为常见的性传播疾病。在西方国家，淋病经历了二战时期和 20 世纪 70 年代的两个发病高峰，此后发病率逐年下降。我国自 1975 年以后，淋病又死灰复燃，发病率逐年上升。淋球菌感染的高发年龄为 20～39 岁；统计资料显示，2006 年我国淋病发病率为 12.39/10 万，比 2005 年下降了 12.25%，而 2009 年淋病报告总数为 119 824，比 2008 年 130 818 下降 8.87%。且男女之间的发病率差异在逐年缩小 [57]。

1. **传染源** 淋病患者和无症状的淋病感染者均是传染源。

2. **传播途径** ①直接接触：通过与患有淋病的性伴侣性接触传播；②间接接触：接触被淋球菌污

染的衣裤和生活用品等，可以被传染；③母婴传染：孕妇淋病生产时经产道感染婴儿。

（二）病因

淋病是由淋病奈瑟菌（neisseria conorrheae，NC，简称淋球菌）所致的泌尿生殖系统化脓性感染。淋球菌对柱状上皮细胞有特殊的亲和力，容易侵犯泌尿生殖系统，引起尿道炎、前列腺炎、附睾炎、子宫颈炎和盆腔炎等；淋球菌也可累及其他系统，而引起非生殖器淋球菌感染，如咽炎、结膜炎等。

（三）病理生理

淋病主要通过性接触传染，淋球菌沾染人体皮肤或黏膜，黏附于柱状上皮（泌尿生殖道、口腔黏膜、直肠黏膜、眼结膜等），并被柱状上皮吞饮进入细胞进行增殖。淋球菌释放内毒素，介导免疫反应而使细胞受损、溶解。淋球菌继而侵袭黏膜下间隙，引起黏膜下组织感染。淋球菌可通过循环系统，播散到身体其他部位引起感染。

（四）临床表现

1. 尿道炎症状　患者一般有性接触史，潜伏期一般为 2 ~ 10 天，平均 3 ~ 5 天。男性患者主要表现为尿道炎症状，初期尿道口可有烧灼感、发痒。排尿时灼痛，伴尿频，尿道口有少量黏液性分泌物；3 ~ 4 天后，尿道口排出脓性分泌物，排尿时刺痛；晨起时尿道口可结脓痂。有些患者可伴有龟头及包皮红肿，或伴轻重不等的全身症状。女性患者主要感染部位为子宫颈（子宫颈炎），故症状轻微或无症状；部分女性经 3 ~ 5 天的潜伏期后，可以出现尿道炎症状。

2. 并发症症状　男性患者可以并发附睾炎、精囊炎、前列腺炎；女性患者可有宫颈炎、子宫内膜炎、输卵管炎和盆腔炎等。

3. 其他部位淋病如结膜炎、咽炎和直肠炎等。

4. 血行播散　淋球菌通过血行播散到全身，出现较严重的全身感染，如败血症、关节炎或脑膜炎等，发病率为淋病患者的 1% 左右。

（五）实验室及泌尿外科特殊检查

1. 尿常规　可见白细胞明显增多，可伴有镜下血尿，尿常规对淋病诊断无特异性。

2. 分泌物涂片　尿道分泌物涂片观察到典型的细胞内革兰氏阴性双球菌可确定诊断。女性患者检出率低，可有假阴性，必要时应作细菌培养。

3. 细菌培养　从临床标本中分离到形态典型、氧化酶试验阳性的菌落。有条件的单位可做淋球菌 DNA 检测，有助于淋病的诊断。

（六）治疗

1. 治疗原则　早期诊断、早期治疗。性伴侣应同时治疗。注意耐药菌株感染的可能，采用敏感有效药物治疗。

对于无并发症淋病，如淋菌性尿道炎、宫颈炎和直肠炎，可选用头孢曲松、或大观霉素、或头孢噻肟，单次给药即可。对于有并发症淋病，如淋菌性附睾炎、精囊炎、前列腺炎，上述药物延长用药疗程至 10 天[57-58]。

2. 治愈标准和预后　治疗结束后 2 周内，症状和体征全部消失，或在治疗结束后 4 ~ 7 天从患部取材作涂片和培养复查阴性。

二、梅毒

（一）流行病学

梅毒在全世界流行，据 WHO 估计，全球每年约有 1200 万新发病例。我国自 20 世纪 80 年代开始，梅毒的发病率逐年上升，已成为常见的性病之一。梅毒在我国的东南沿海经济发达地区的发病率高于其他地区，其中浙江、福建、广东、江苏、广西和上海 6 个省市梅毒病例数占全国报告病例总数的 55% 以上。近年来农村城市化步伐加快、旅游业发展迅速和人口流动增加等因素使农村梅毒的发病率也在上升。

梅毒好发于性活跃期男女，以 25 ~ 29 岁的成年人最为常见。据全国性病疫情监测系统统计，我国 2011 年报告的梅毒发病率高达 32.04/10 万，比 2010 年增长 10.89%，梅毒发病人数居全国乙类传染病的第三位，成为严重的公共卫生问题[59-60]。

1. 传染源　梅毒患者是传染源，一期梅毒的硬下疳、二期梅毒的皮肤和黏膜疹下携带有螺旋体，梅毒患者的分泌物、排泄物、皮肤或黏膜破损出血含有螺旋体而成为传染源。早期梅毒患者传染性最强，随着病期的延长传染性越来越小，一般认为感染后 4 年以上传染性十分微弱。

2. 传播途径　①直接接触：性接触是梅毒的主

要传播途径，占95%以上，其次为接吻、哺乳、口或手与生殖器接触、接触被污染的生活用品等；②胎盘及产道传染：梅毒可通过胎盘传染给胎儿或新生儿通过产道时被传染；③输血传染：输入带有梅毒螺旋体的血液而引起感染。

（二）病因和病理生理

梅毒是由苍白螺旋体所引起的一种性传播疾病，梅毒螺旋体通过外生殖器小的伤口侵入人体，然后到达局部淋巴系统，并通过血液传播到全身，几乎可侵犯全身的各器官，损害相应各器官的功能。梅毒的病原体可以诱导机体的体液免疫，然而，这种体液免疫并不能防御螺旋体对机体的损害作用。

（三）临床表现

1. 硬下疳 为一期梅毒标志性特征。多见于外生殖器，也可见于肛门、宫颈、口唇、舌、咽、乳房、手指等部位；硬下疳一般单发，无痛，直径1～2cm，圆形或椭圆形，边缘稍隆起，呈肉红色的轻度糜烂或浅在溃疡，分泌物少，触诊时有软骨硬度；患部引流区淋巴结可肿大。

2. 梅毒疹 梅毒随血液循环播散，侵犯皮肤、黏膜、骨骼、内脏、心血管和神经系统，引起全身多部位的病灶和损害。在皮肤和黏膜出现梅毒疹。

3. 全身症状 如发热、头痛、骨关节酸痛、肝脾大和淋巴结肿大等，一般发生在皮疹出现前。

4. 梅毒侵犯骨关节、眼及内脏等，可引起相应症状。病程长的梅毒（三期梅毒）因严重损害器官的结构和功能，表现为结节性皮疹、关节结节、结膜炎及皮肤、黏膜、骨骼树胶肿、黏膜溃疡等。损害心血管系统出现单纯性主动脉炎、主动脉瓣闭锁不全和主动脉瘤等。

5. 神经系统症状 梅毒可侵犯中枢神经系统引起神经病变，出现脑神经麻痹、脑膜炎和麻痹性痴呆等。

（四）实验室及泌尿外科特殊检查

1. 暗视野显微镜检查 取患者的可疑皮损（如硬下疳、扁平湿疣、湿丘疹等），在暗视野显微镜下检查，见到可运动的梅毒螺旋体，可作为梅毒的确诊依据。

2. 梅毒血清学试验 包括快速血浆反应素环状卡片试验（RPR）、梅毒螺旋体颗粒凝集试验（TPPA）等，用于治疗的判断和确诊。

3. 脑脊液检查 梅毒患者出现神经症状者，或者经过驱梅治疗无效者，应作脑脊液检查。

（五）治疗

1. 治疗原则 强调早诊断，早治疗，足剂量，足疗程。性伙伴要同查同治，定期监测随访。

2. 青霉素，如水剂青霉素、普鲁卡因青霉素、苄星青霉素等为不同分期梅毒的首选药物。苄星青霉素240万单位，每周1次，早期梅毒疗程共2～3周，晚期梅毒疗程3周；或用普鲁卡因青霉素80万单位，每日1次，早期梅毒连续10～15天，晚期梅毒连续20天。

3. 对青霉素过敏者可选四环素、红霉素等治疗。

4. 随访 治疗后第一年内应每3个月复查血清一次，以后每6个月一次，共3年。

三、非淋球菌性尿道炎

非淋球菌性尿道炎（nongonococcal urethritis，NGU）是指临床上有尿道炎症状，而分泌物涂片和尿培养查不到淋球菌的一种泌尿生殖系感染性疾病，主要由沙眼衣原体或解脲支原体感染所致。由于女性患者不仅有尿道炎症，而且也可有宫颈炎症，故也称之为"非特异性生殖道感染"（NSGI）。

（一）流行病学

引起NGU的病原菌30%～50%与沙眼衣原体感染有关，20%～30%为解脲支原体感染，10%由阴道毛滴虫等有关。NGU多见于性旺盛期青壮年，是常见的性传播疾病。该病的在临床上较淋病常见，女性患者多于男性。

（二）临床表现

潜伏期平均为1～3周。男性患者表现为尿道炎，常有尿痛或尿道分泌物。尿痛的程度比淋病轻，有时仅表现为尿道的刺痛和痒。尿道分泌物常为浆液性或黏液脓性，较稀薄，量也较少。女性患者有尿急、尿痛等尿道炎症状，但主要为宫颈内膜炎。宫颈有充血、水肿、触之易出血、黄色黏液脓性分泌物增多以及下腹部不适等症状。

（三）实验室及泌尿外科特殊检查

1. 尿常规　白细胞明显增多，可伴有镜下血尿。

2. 分泌物涂片及培养　涂片和培养检查无淋球菌的证据。

3. 衣原体、支原体病原菌检测　目前临床上用于病原菌检测的方法较多，包括支原体和衣原体的免疫学检查、DNA 检测和培养等，可以辅助临床诊断。

（四）治疗

1. 推荐方案　阿奇霉素或多西环素口服。

2. 替代方案　红霉素碱、琥乙红霉素或氧氟沙星口服。

四、艾滋病

（一）病因及流行病学

艾滋病全称为获得性免疫缺陷综合征（acquired immune deficiency syndrome，AIDS），是由人类免疫缺陷病毒（human immunodeficiency virus，HIV）所导致的疾病。HIV 是一种能生存于人的血液中并攻击人体免疫系统的病毒。人体免疫系统中最重要的 T 淋巴细胞成为 HIV 的攻击目标，并被大量吞噬、破坏，人体免疫系统遭到破坏而丧失对各种疾病的抵抗能力。

艾滋病起源于非洲，1981 年 6 月 5 日，美国疾病预防控制中心首次报道艾滋病。中国于 1985 年报告了第一例艾滋病病例，为国外输入性艾滋病病例。此后，艾滋病病例逐年上升，据 2008 年的统计资料，截至 2008 年底，累计报告艾滋病感染者 / 艾滋病患者 276 335 人，死亡 38 150 例。我国的艾滋病已由吸毒、暗娼等高危人群开始向一般人群扩散，疫情已覆盖全国所有省、自治区、直辖市，流行范围广，面临艾滋病发病和死亡高峰期。

1. 传染源　HIV 感染者和艾滋病患者（以下称 HIV/AIDS 患者）是本病的唯一传染源。

2. 传播途径　①性交传播；②血液传染如吸毒、输血等；③母婴垂直传染；④器官移植。

（二）临床表现

1. 急性感染期症状　主要表现为全身乏力、肌痛、发热、盗汗和多汗、淋巴结肿大和皮疹等，症状持续 1 周左右而自愈。此后均经历数月到数年的无症状期，此期偶有淋巴结肿大，但可反复消长，一般成人持续 1~8 年（平均 3~4 年），婴幼儿平均持续 1 年左右。

2. AIDS 相关综合征（AIDS related complex，ARC）症状　持续性全身淋巴结肿大，长期发热，体重明显减轻，持久腹泻，口腔毛样白斑（与乳头瘤病毒感染有关）、口腔鹅口疮及神经症状等。

3. 严重的免疫缺陷病症状　严重的机会感染、恶性肿瘤等。

4. 艾滋病的临床表现一般具有以下几个特点：①发病以青壮年较多。②在感染艾滋病后往往患有一些罕见的疾病如肺孢子虫肺炎、弓形体病、非典型性分枝杆菌与真菌感染等。③持续全身淋巴结肿大，特别是颈部、腋窝和腹股沟淋巴结肿大更明显。淋巴结直径在 1cm 以上，质地坚实，可活动，无疼痛。④并发恶性肿瘤，如卡波西肉瘤、淋巴瘤等恶性肿瘤等。⑤中枢神经系统症状。约 30% 艾滋病患者出现此症状，出现头痛、意识障碍、痴呆、抽搐等，常导致严重后果。

（三）实验室检查

1. HIV 抗体检测和 PCR 技术检测 HIV 病毒　可以筛查和确诊 HIV 感染。

2. 机体免疫功能检查　可以评估和检测免疫功能状况。

3. 各种致病性感染的病原体检查和组织活检　如果怀疑有合并感染或肿瘤的情况下，作相应检查明确诊断。

（四）治疗

1. 一般治疗　对无症状 HIV 感染者，仍可保持正常的工作和生活，密切监测病情的变化。对于艾滋病前期或已发展为艾滋病的患者，应根据病情注意休息，给予高热量、多维生素饮食。不能进食者，应静脉输液补充营养。加强支持疗法，包括输血及营养支持疗法，维持水及电解质平衡。

2. 抗病毒治疗　抗病毒治疗是艾滋病治疗的关键。随着采用高效抗反转录病毒联合疗法的应用，大大提高了抗 HIV 的疗效，显著改善了患者的生活质量和预后。

五、尖锐湿疣

（一）病因

尖锐湿疣是由人乳头状瘤病毒（human papilloma virus，HPV）引起的一种性传播疾病。主要发生在外生殖器、肛门周围皮肤和黏膜的疣瘤样良性病变。

（二）临床表现

生殖器、会阴或肛门周围，偶见口腔、乳房等处出现多个粉红色、灰白色或灰褐色丘疹或乳头状、鸡冠状或菜花状高起的赘生物。少数呈乳头瘤样增殖的巨大型尖锐湿疣。本病无自觉症状，部分患者可有异物感、痛、痒或性交痛。直肠内尖锐湿疣可有疼痛、便血和里急后重感。

（三）实验室和泌尿外科专科检查

1. 查体　可见外生殖器或肛周疣状、乳头状、鸡冠状或菜花状高起的赘生物。

2. 醋酸白实验　用 5% 醋酸液涂抹皮损处，3~5 分钟后变白，可有假阳性。

3. 细胞学检查　此为尖锐湿疣诊断的有效手段，并可排除恶性病变。

4. 聚合酶链反应技术（PCR）或免疫组化检查　通过检测 HPV 的抗原或 DNA 而辅助诊断。

（四）治疗

1. 尖锐湿疣以局部治疗为主，包括涂抹药物和物理治疗等。①局部用药：包括鬼臼毒素酊、咪喹莫特霜和 5- 氟尿嘧啶等，均有较好效果。②物理治疗：如冷冻疗法、激光治疗、电灼治疗和手术切除等。

2. 综合治疗　提高机体免疫力，治疗诱因（包皮过长、阴道炎、包皮龟头炎和淋病等）。

六、生殖器疱疹

（一）流行病学

生殖器疱疹是由单纯疱疹病毒（herpes simplex virus，HSV）引起的性传播疾病，是常见的性病之一，HSV-2 是主要病原体，少数为 HSV-1。

1. 传染源　人是单纯疱疹病毒的唯一自然宿主，患者和无症状的病毒携带者为该病的传染源。

2. 传播途径　感染者主要通过性接触而传染给其性伴侣。

（二）病因和发病机制

单纯疱疹病毒主要经过皮肤、黏膜或破损处进入人体内，首先在表皮或真皮细胞内复制，发生初发生殖器疱疹，病程 2~4 周。生殖器疱疹消退后，残存的病毒经周围神经沿神经轴转移至骶神经节而长期潜伏下来，当机体抵抗力降低或某些激发因素如发热、受凉、感染、月经、胃肠功能紊乱、创伤等作用下，可使潜伏的病毒激活，形成复发性生殖器疱疹，病程 7~10 天。生殖器疱疹可反复发作，对患者的健康和心理影响较大；还可通过胎盘及产道感染新生儿，导致新生儿先天性感染。

（三）临床表现

1. 疱疹　一般有不洁性交史，潜伏期 3~14 天；在外生殖器或肛门周围有群簇或散在的小水疱，破溃形成糜烂或溃疡时伴有疼痛。

2. 腹股沟淋巴结常肿大，伴有压痛。

3. 全身症状　患者常有发热、头痛和乏力等全身症状。

（四）实验室和泌尿外科专科检查

1. 根据外生殖器或肛门周围有群簇或散在的小水疱，可以伴有溃疡，一般可以诊断。

2. 细胞学检查（Tzanck 涂片）和检测病毒抗原检测可以进一步明确诊断。

（五）治疗

1. 抗病毒药物　即时足量使用抗病毒药物（如阿昔洛韦等）可减轻症状、缩短病程和控制疱疹传染与复发。

2. 对症治疗　如止痛和局部治疗。

七、软下疳

（一）病因和流行病学

软下疳是由杜克雷嗜血杆菌感染引起，主要发生于生殖器部位多个痛性溃疡，多伴有腹股沟淋巴结化脓性病变的一种性传播疾病。据世界卫生组织估计，全世界每年约有 700 万例软下疳发生，主要流行于热带及亚热带地区，多见于非洲、亚洲和拉丁美洲，尤其是发展中国家。本病由性交传染，临床上男性多于女性患者，在我国比较少见。

（二）临床表现

潜伏期3~7天。初发为外生殖器部位的炎性丘疹，1~2天后变为脓疱，破溃后形成直径3~20mm溃疡，可有疼痛感。约50%的患者伴有急性腹股沟淋巴结炎，淋巴结肿大和疼痛，可化脓破溃，造成自身接种，感染其他部位的皮肤黏膜。

（三）实验室检查

1. 直接涂片　从溃疡或肿大的腹股沟淋巴结涂片作革兰染色，可见革兰氏阴性短杆菌，呈多行长链状平行排列的"鱼群"状。但涂片的阳性率仅为50%，而溃疡中的其他革兰氏阴性菌可造成假阳性。

2. 其他检查　包括培养、组织学检查和核酸检测等，找到杜克雷嗜血杆菌可确定诊断。

（四）治疗

1. 治疗原则　应遵循及时、足量、规则用药的原则。治疗期间应避免性生活，性伴应同时检查和治疗，治疗后应进行随访。

2. 治疗方案　可选用的药物包括阿奇霉素一次顿服，亦可头孢曲松或大观霉素，一次足量注射。喹诺酮类药物亦有效。

八、性病性淋巴肉芽肿

（一）病因和流行病学

性病性淋巴肉芽肿（lymphogranuloma venereum，LGV）又称为第四性病，在我国较少见。其病原体是沙眼衣原体，主要通过性接触传播。好发于20~30岁青壮年，表现为生殖器部位出现一过性水疱性损害，局部淋巴结肿大，晚期有象皮肿和直肠狭窄等并发症。

（二）临床表现

1. 生殖器病变　潜伏期5~21天，外生殖器出现直径5~6mm的小水疱、丘疱疹、糜烂、溃疡，常为单个，有时数个，无明显症状，数日不愈，愈后不留瘢痕。

2. 淋巴结病变　1~4周后，男性腹股沟淋巴结肿大、疼痛、压痛、粘连、融合；数周后淋巴结软化、化脓、破溃。女性可波及周围脏器，引起淋巴结炎、直肠炎和直肠周围炎，临床可有便血、腹痛、腹泻、里急后重及腰背疼痛，形成肛周肿胀、瘘管、直肠狭窄及大小阴唇象皮肿等。

3. 身症状　寒战、高热、关节痛、乏力及肝脾大等。

4. 并发症　数年后出现并发症症状如阴部象皮肿、直肠狭窄等。

（三）实验室检查

1. 血清抗体检测　主要有微量免疫荧光试验、酶联免疫吸附试验等。检出高滴度的抗沙眼衣原体对诊断该病有重要意义。

2. 衣原体检测　衣原体培养是诊断该病最特异的方法，但敏感性不太高。可根据条件选择其他方法如免疫法检测抗原和核酸检测法检测DNA。

3. 组织病理学检查　淋巴结活检有助于诊断。必须指出的是，临床上即便是该病的诊断确立，也应做梅毒、生殖器疱疹、软下疳等溃疡性疾病的实验室检测，以排除合并这些感染的可能。

（四）治疗

早期治疗、规范足量、性伴同治。推荐的治疗方案如下：①多西环素，口服，每日2次，疗程21日；②红霉素，口服，每日4次，疗程21日；③四环素口服，每日4次，疗程14~28日；④米诺环素，口服，每日2次，疗程21日。上述治疗可根据病情适当延长用药时间。

（王晓峰　张国喜）

第六节　男性不育

夫妇同居 1 年以上，未采用任何避孕措施，由于男方因素造成女方不孕者，称为男性不育。男性不育是现代生殖医学的最重要范围之一。男性不育不仅是重要的健康问题，也是令人关注的社会问题。

一、流行病学

统计资料显示，1% ~ 15% 的育龄夫妇存在不育的问题，而发展中国家的某些地区可高达 30%。近 1/8 尝试生育第一个孩子的夫妻、1/6 尝试再次生育的夫妻可能面临生育障碍问题。50% 不育的夫妻中，涉及男性因素[62-66]。

近一个世纪以来，由于环境污染、性传播疾病的播散、酗酒、过度吸烟、药物滥用、生活方式改变、生活压力过度以及其他因素，全球范围男子生殖能力呈下降趋势，男性不育的所占比例有所增高。回顾性研究分析显示，上海社区不育症的总发生率为 5.04% ± 2.14%，其中 3.36% 为原发不育，1.68% 为继发不育。中国部分地区不育症的发生率为 0.65% ~ 10.0%。另一项持续 3 个月的抽样调查研究结果显示，患不育 1 年者发生率为 10%，2 年者发生率为 15%，10 年发生率者为 25%。寻求医疗帮助的夫妇年龄多在 23 ~ 40 岁之间[67-74]。

二、男性不育的病因

引起男性不育的常见原因包括睾丸前因素、睾丸因素以及睾丸后因素[63-64]。

（一）睾丸前因素

主要包括由下丘脑 - 垂体 - 性腺轴功能失调引起的激素功能紊乱。

1. 下丘脑疾病　包括低促性腺激素型性腺功能低下综合征（Kallmann's 综合征）、单纯 LH（黄体生成素）缺乏症、单纯 FSH（卵泡刺激素）缺乏症、先天促性腺功能缺乏综合征。

2. 垂体疾病　垂体功能不足（肿瘤、浸润性病变、手术、放射物等因素所致垂体损伤）、高泌乳素

血症、血色素沉着病、外源性激素增多（雌激素 / 雄激素过量、糖皮质激素过量、甲状腺功能亢进或甲状腺功能低下）。

过多的糖皮质激素能抑制 LH 的分泌，导致精子发生、成熟障碍，多见于库欣综合征（Cushing's syndrome）或医源性摄入增加。甲状腺功能异常可通过垂体和睾丸两个层面来影响生精。男性甲状腺功能亢进患者的性激素结合球蛋白（SHBG）、睾酮（T）浓度明显升高，游离睾酮（FT）基本正常，其生物活性明显下降，这些患者外周组织对雄激素的代谢要高于雌激素（E），血清中 FT/FE2 降低。男性甲状腺功能减退减患者会出现 SHBG、睾酮水平下降，而且会有 60% 的患者游离睾酮浓度下降，病程较长的患者可伴发催乳素（PRL）的升高。

（二）睾丸因素

1. 先天性异常

（1）染色体核型或基因异常：染色体异常约占男性不育病因的 6%，其中，4.2% 为性染色体异常，1.5% 为常染色体异常。轻度精子异常患者的染色体异常率约 3%，而非梗阻性无精子症患者中染色体异常率达 19%，表明生精功能障碍越严重，染色体异常发生率越高。

1）克氏综合征（Klinefelter's syndrome）：典型的核型为 47,XXY 或 46,XY/47,XXY 嵌合体，后者的发生率仅次于前者，两者占 80% 以上。其他少见的异常核型还有 48,XXYY、48,XXXY、49,XXXYY 和 49,XXXXY 等。克氏综合征患者青春期一般无明显的临床症状，青春后期才逐渐表现为男性化不足，典型表现为身材较高、上臂间距长、皮肤细嫩、女性化乳房、胡须阴毛稀少，睾丸小且质地偏硬（常小于 4ml）、多为无精子，仅 7.7% ~ 8.4% 的患者精液中有少量精子。血清 FSH、LH 升高，睾酮降低，尤其 FSH 升高明显。睾丸组织病理学分析显示，睾丸曲细精管基底膜增厚、玻璃样变和硬化，曲细精管无生精细胞或稀少生精细胞，支持细胞增生。嵌合体患者症状较轻，部分患者有正常的男性表型。

2）XX 男性综合征（XX male syndrome，又称

性倒错综合征）：该病是由于 Y 染色体上睾丸决定区基因（SRY）在减数分裂时易位到了 X 染色体，但控制生精的基因（AZF）仍在 Y 染色体，因此导致无精子症。

3）47，XYY 综合征：47，XYY 综合征是一种较常见的性染色体数目异常。大多数患者外貌、生理和心理并无异常，部分男性身材高大、智能较低、语言技能延迟、脾气暴烈、易激动。患者精液质量可能正常、无精子或严重少精子症。

4）Noonan 综合征（Noonan syndrome）：又称男性 Turner 综合征。染色体核型大部分为正常 46，XY，少数为 45，X0 或嵌合型（45，X0/46，XY）。绝大多数 Noonan 综合征男性有正常的男性表型，睾酮水平正常，雄性第二性征正常，部分患者生育力正常，少数患者表现为睾丸发育不良和无精子症。

5）Y 染色体微缺失：Y 染色体微缺失是指 Y 染色体长臂（Yq11）缺失，故称该部位为无精子因子（azoospermia factor，AZF）。常见的 Y 染色体微缺失有：AZFa、AZFb、AZFc。AZFa 微缺失可导致青春期精子发生阻滞，临床表现为唯支持细胞综合征（sertoli cell-only syndrome，SCOS），病理学特征为曲细精管缩小，生精细胞缺如或消失，仅有支持细胞，界膜及间质病变严重伴睾丸体积缩小，无精子生成等。AZFb/AZFb+c 缺失患者表现为睾丸生精功能障碍，生精过程主要停留在精母细胞阶段。AZFc 微缺失是精子发生障碍最常见原因，约 13% 的无精子症和 6% 的严重少精子症患者微缺失发生在 AZFc 区域。AZFc 微缺失频率约占 Y 染色体微缺失的 79%。AZFc 缺失患者精液分析结果可能是在正常范围或少精子症、无精子症。10%～15% 的非梗阻性无精子症和 5%～10% 的严重少精子症由 Y 染色体微缺失引起，且微缺失多见于精子浓度小于 $5 \times 10^6/ml$ 的男性不育患者。

6）基因异常：cDNA 微阵列技术筛查精子成熟障碍及唯支持细胞综合征患者的睾丸组织样本，发现有 300 个基因显著下调。对非梗阻性无精子症睾丸组织中差异表达基因谱研究结果表明，128 个可能与无精子症相关的差异表达基因中，56 个基因表达上调，72 个基因表达下调，COX10 下调明显。高通量 cDNA 微阵列人类全基因表达谱分析基因芯片（45 034 个基因）检测隐睾睾丸生精组织基因表达的差异，结果发现隐睾症患者睾丸生精组织中上调基

因 32 个，下调基因 20 个。差异表达基因涉及细胞周期、细胞代谢、精子活力、纤毛或鞭毛运动、顶体反应、cAMP 的合成、DNA 复制、染色质修饰、RNA 的多聚腺苷酸、调控的蛋白质的合成、调控糖酵解基因等。上调的基因集中在细胞周期、精子活力、纤毛或鞭毛运动、DNA 复制、染色质修饰、RNA 的多聚腺苷酸、调控的蛋白质的合成、炎性反应等聚类；表达下调的基因主要集中在一些与精子发生和抗凋亡相关的基因聚类中。

（2）隐睾：隐睾是指睾丸停留在下降过程的途中，未能降到阴囊内，又称之为睾丸下降不全。隐睾是先天性疾病，发病机制复杂。常见的病因有：①解剖学因素，如睾丸引带发育异常、引带缺如、引带提前退化或引带异位附着均可导致腹腔内隐睾或迷走睾丸。另外，睾丸的血管发育异常、弯曲或皱褶，会从上方牵拉而限制睾丸下降。精索的血管或输精管太短、睾丸体积过大、腹股沟管过紧或外环远端进入阴囊的口缺乏、阴囊发育异常、阴囊太小，也可导致隐睾。②雄激素和雄激素受体异常：性腺功能减退和睾丸发育不全综合征患者中，隐睾常常是伴随症状。患者有雄激素生成和代谢的缺陷，会出现各种形式的男性化降低。③雌激素和雌激素受体异常。④胰岛素样因子 3（INSL3）基因表达异常。⑤生殖股神经和降钙素基因相关肽的作用异常。

隐睾是小儿极为常见的泌尿生殖系统先天性畸形，早产儿隐睾发病率约 30%，新生儿为 3.4%～5.8%，1 岁时约 0.66%，成人为 0.3%。隐睾多发生于单侧，双侧隐睾发生率为 10%～25%。

（3）雄激素功能障碍：主要为雄激素不敏感综合征，和外周雄激素抵抗，前者主要为雄激素信号传导过程中某一环节出现异常，后者包括主要有：5α- 还原酶缺乏和雄激素受体异常。

（4）其他比较少见的综合征：肌强直性营养不良、无睾丸症、SCOS 等。

2. 生殖腺毒素（gonad-toxin）　常见的有药物和辐射、有毒化学物质以及环境影响等。多元回归分析提示男性不育的风险因素还包括长期大量吸烟、不洁性行为、高温工作、苯化学物质接触以及解脲脲原体（Uu）感染等。

3. 全身系统疾病　高热、感染、镰状细胞疾病、囊性纤维化、性传播疾病、肾衰竭、肝硬化与肝功能不全等都可能损伤男性生育力。

4.病毒性睾丸炎 青春期后的流行性腮腺炎 30% 合并睾丸炎，常为单侧，双侧发病率为 10%～30%，睾丸萎缩是病毒性睾丸炎最常见的严重后果，但它较少见于细菌感染。

5.睾丸创伤和手术

（1）精索静脉曲张（varicocele，VC）：VC 多为单侧，且 90% 为左侧精索静脉曲张，在不育症患者中的发病率近 40%。VC 导致男性不育的机制尚未完全明确。VC 可损害睾丸间质细胞和支持细胞功能，导致睾酮抑制素分泌降低，并反馈性影响垂体 LH 和 FSH 的水平，干扰精子生成。VC 所致的生精功能损害与病程密切相关。研究显示 VC 术前的 FSH 水平与 VC 手术对男性精液参数的疗效有预判价值。

（2）睾丸扭转：睾丸扭转是指因为睾丸沿精索纵轴的发生异常旋转，以急性阴囊疼痛和肿胀为主要临床特征的泌尿男科急症。睾丸扭转可引起患侧睾丸、附睾血液循环发生急性障碍，严重时可以导致睾丸缺血、坏死。临床上又称之为精索扭转。

睾丸扭转可发生于任何年龄段。85% 发生在 12～18 岁之间，是青春期男性丢失睾丸最常见的原因。其次是在婴幼儿期，25%～35% 的儿童期急性阴囊疼痛可能是由睾丸扭转造成的。25 岁以下男性睾丸扭转的发病率为 1/4000。睾丸扭转以左侧多见，双侧睾丸同时或先后发生扭转者仅 2%。睾丸扭转损伤程度与缺血程度和持续时间有关，现在认为一侧扭转可引起对侧睾丸发生组织学变化。

（三）睾丸后因素

1. 精子输出管道梗阻 输精管道梗阻是造成梗阻性无精子症的常见原因之一，包括睾丸内、附睾管、输精管、射精管、精囊等病变引起的各种梗阻性无精子症。梗阻的致病因素主要包括：发育不良、医源性损伤或结扎、炎症性梗阻、先天性狭窄等。

（1）睾丸输出管梗阻：睾丸输出管梗阻的原因尚不能明确，临床上缺乏可靠的检查手段和诊断方法，主要依靠附睾及输精管通畅，睾丸生精功能正常，精液离心后未见精子来诊断睾丸输出管梗阻。

（2）附睾梗阻：附睾梗阻是最常见的精子运输管道梗阻部位。附睾梗阻常见的病因包括：附睾感染、发育异常、肿瘤和外伤等。其中，附睾梗阻最常见的致病因素是淋病性附睾炎、非特异性附睾炎、附睾结核。

（3）输精管梗阻：双侧射精管梗阻可导致无精子症。常见病因有输精管结扎、输精道结核、射精管穿刺。

（4）射精管梗阻：射精管梗阻比较少见，射精管梗阻在不育男性中占 1%～5%。射精管梗阻包括射精管囊肿、射精管口狭窄或梗阻。射精管梗阻的原因可能是先天性或后天性。后天性原因包括感染（性传播疾病、前列腺脓肿、前列腺炎、结核）、肿瘤、射精管结石和导尿术，以及继发于小儿直肠手术和经尿道操作的医源性损伤。先天性射精管梗阻起因于如椭圆囊、米勒管（中肾旁管）和沃尔夫管（中肾管）囊肿，以及射精管先天性闭锁或狭窄。先天性射精管梗阻一些原因不明的病例，可能存在遗传因素，一些患者中发现 CFTR 基因突变。

射精管梗阻的临床表现差异很大。查体时可触及输精管和正常睾丸，同时激素水平也正常。在极少数情况下，阴囊检查的人会发现扩张的输精管或附睾。精液分析结果多显示精液体积少和无精子，或是精子浓度低和（或）精子活力下降，甚至为死精子症。

射精管梗阻分完全性梗阻、部分性梗阻。射精管梗阻时，精液组成缺乏精囊腺分泌的精液。完全性射精管梗阻精液分析显示精液量 <1ml、无精子症、精液通常呈水样和酸性（pH <7）、果糖阴性。

（5）功能性梗阻：干扰输精管和膀胱颈部神经传导的任何因素都可导致不射精或逆行性射精，常见的原因有如神经损伤和服用某些药物后。

2.精子功能或运动障碍

（1）纤毛不动综合征：该病是由于精子运动器或轴突异常而导致其运动力的降低或丧失，从而导致生育障碍。

（2）成熟障碍：常见于输精管结扎再通后。

3.免疫性不育 2%～10% 的不育与免疫因素有关，抗精子抗体是免疫性不育的重要原因。常见原因有睾丸外伤、扭转、活检、感染或输精管堵塞或吻合术后等。

4.感染

（1）生殖道结核：常见的生殖道感染包括睾丸结核、附睾结核、前列腺结核和精囊结核。

（2）生殖道急性感染：急性睾丸炎、急性附睾炎、急性输精管炎、急性前列腺炎及急性精囊炎等。据报道，8%～35% 不育症与男性生殖道感染性炎症有关，主要为感染导致输精管道阻塞、抗精子抗体形成、菌精症、精液中白细胞的作用以及精浆异常。

（3）生殖道慢性感染：生殖道慢性感染主要是由于生殖道急性感染未得到及时治疗或者未彻底治愈，病情迁延所致。

5.性交或射精功能障碍　性欲减退、ED、射精功能障碍是不育症的常见原因。尿道下裂、糖尿病、膀胱尿道炎症、膀胱颈部肌肉异常、手术或外伤损伤神经也可导致不射精或逆行射精。

（四）特发性病因

30% ~ 40%男性不育病例没有明确的相关因素，仅精液质量分析发现少、弱、畸形精子症。特发性男性不育可能由内分泌失调、环境污染、过氧化物、遗传因素和表观遗传学异常所致。

（五）心理因素

不育症通常被认为是种艰难又痛苦的情感经历。一些不育的夫妇表现出特殊的心理学特征和个性，比如焦虑、抑郁、内向、偏执、神经过敏以及多疑。这些因素可能引起不育并影响其治疗效果。

四、男性不育的诊断

（一）诊断方法

男性不育的诊断包括完整的病史、详细的体格检查以及适当的实验室检查。对男性不育状况的准确评估对男性不育的诊断和治疗意义重大。一般推荐在无保护措施性交12个月后进行临床评估。如果夫妇一方有不育史或女方大于35周岁，6个月以上未采取任何避孕措施未怀孕，应考虑不育；如果夫妇一方已确诊有影响生殖能力的疾病时，无需等待12个月后再进行干预治疗。由于男性检查并不复杂，所以建议疑有生育障碍问题时，应该进行男性生育力初筛。最初的评估应该是迅速、非侵入性并且经济性的，包括以下几个部分：

1.病史　详细的病史包括既往史、家族史、婚育史、性生活史和其他对生育可能造成影响的因素，夫妻不育的持续时间以及所有的既往妊娠史、生育史。另外，对以前怀孕困难以及进行的任何评估和治疗都需要进行记录。包括性行为习惯、腮腺炎史、生殖系统外伤史及手术史、棉籽油服用史、服用药物史、性传播疾病史等。还应详细了解所采用节育方法、夫妻性生活的频率及时间。

2.体格检查　不育男性的体格检查应该包括全身检查、第二性征及生殖系统检查，必要时进行肛门指检。

全身检查要了解身高、体态、体重、躯干肢体比例、体重指数、体毛分布情况、皮肤弹性及皮下脂肪，并仔细检查第二性征及乳房发育情况。

生殖系统的检查应注意有无生殖器官器畸形，阴茎检查时应注意有无尿道下裂、手术或创伤疤痕、硬化斑块、皮疹、溃疡、赘生物、肿块或其他病理改变。包皮过长时，应该翻起包皮检查，确认尿道口位置。检查睾丸时患者最好站立位。检查睾丸的质地时，按压手法要轻柔，明确睾丸的位置、质地、体积，回缩性睾丸、隐睾和异位睾丸必须明确。仔细检查附睾和输精管有无结节、疼痛或缺如等情况，阴囊内有无精索静脉曲张、鞘膜积液等异常，不能明确的可以作透光试验。嘱患者做 Valsalva 动作检查是否存在精索静脉曲张并予分度，对精索静脉曲张者还可作阴囊测温和超声检查。

对于无精子症、精液量少、前列腺或精囊疾病患者可进行直肠指诊。主要检查前列腺、精囊。检查前列腺体积、质地、是否存在结节或触痛。精囊一般不易触及，如果可触及并伴压痛，或有其他异常发现的，可行直肠超声检查。

3.辅助检查

（1）常规项目

1）精液分析：精液分析是评估男性生育力的最基本信息。精液体积、精子浓度/总数、精子活力、总运动精子数量、形态学、精子功能等是男性生育力的决定性因素。因此，应该收集全部精液标本进行分析。

精液分析必须参照《WHO 人类精液及精子-宫颈黏液相互作用实验室检验手册》第 5 版,（2010 年）或第 4 版（1999 年）推荐的精液采集与分析和质量控制标准化的操作程序（表 10-5）。

2）生殖系统超声：生殖系统超声检查主要用于明确诊断及评估病情程度，比如隐睾、精索静脉曲张、生殖系统肿瘤、鞘膜积液、输精管道梗阻等。临床上常用的有阴囊超声及经直肠超声。阴囊超声主要检测双侧睾丸、附睾、精索及近端输精管。经直肠超声主要针对前列腺、精囊、输精管和射精管进行检查。

（2）推荐项目

1）抗精子抗体检测：临床中主要检测精浆中抗精子抗体。公认的检测方法主要有 MAR 试验、IBT

表 10-5　各种精液状态的诊断名称

无精液症（aspermia）	无精液（没有精液射出或逆行射精）
弱精子症（asthenozoospermia）	前向运动（PR）精子百分率低于参考值下限
畸形精子症（asthenoteratozoospermia）	正常形态精子百分率低于参考值下限
无精子症（azoospermia）	精液中无精子（本手册检测方法未检出）
隐匿精子症（cryptozoospermia）	新鲜精液制备的玻片中没有精子，但在离心沉淀团中可观察到精子
血精症（hemospermia）	精液中有红细胞
白细胞精液症（脓性精液症） ［leukospermia，（pyospermia）］	精液中的白细胞数超出临界值
死精子症（necrozoospermia）	精液中活精子百分率低，不活动精子百分率高
正常精子（normozoospermia）	精子总数（或浓度，取决于报告结果），前向运动（PR）精子百分率和正常形态精子百分率均等于或高于参考值下限
少弱精子症（oligoasthenozoospermia）	精子总数（或浓度，取决于报告结果）和前向运动（PR）精子百分率低于参考值下限
少弱畸精子症 （oligoasthenoteratozoospermia）	精子总数（或浓度，取决于报告结果）、前向运动（PR）精子百分率和正常形态精子百分率均低于参考值下限
少畸精子症（oligoteratozoospermia）	精子总数（或浓度，取决于报告结果）和正常形态精子百分率低于参考值下限
少精子症（oligozoospermia）	精子总数（或浓度，取决于报告结果）低于参考值下限
畸形精子症（teratozoospermia）	正常形态精子百分率低于参考值下限

试验。

2）内分泌检查：主要检测 FSH、LH、PRL、T（睾酮）、E_2（雌二醇）、P（孕酮）。建议早晨空腹血液检测。

3）外周血染色体核型、Y 染色体微缺失等遗传学检查：对于有家族史、怀疑有染色体异常、严重少弱畸精子症、反复流产或胎停育史患者，建议进行染色体核型分析、Y 染色体微缺失检测。

4）支原体、衣原体、淋球菌检测：主要针对有不洁性交史、前列腺炎或尿道炎病史，以及精液参数异常患者。

5）高潮后尿液离心检查：有射精感觉或性高潮，无精液或精液量少的患者，建议留取手淫或性交高潮后的尿液立即离心，检查沉渣中是否有精子。

6）精子受精能力检测：精子受精能力检测用于正确评估精子完成受精的能力，包括严格的精子形态学分析、计算机辅助精子分析、低渗膨胀检测、精子存活率分析、顶体反应分析、活性氧自由基分析、精子 - 宫颈黏液体内试验、精子 - 宫颈黏液体外试验。

7）诊断性睾丸 / 附睾取精术

（3）可选择项目

1）阴囊红外线温度测定法：主要用于亚临床型或Ⅰ度精索静脉曲张等患者。阴囊皮肤疾病或者皮下组织的炎症尤其是附睾炎，阴囊温度也可能会增高，注意鉴别诊断。

2）输精管道探查术：用于鉴别梗阻性无精子症或睾丸生精功能障碍无精子症，以及检查梗阻部位、范围及梗阻原因。

（二）诊断分类

依据 WHO 男性不育诊断流程，可把男性不育简要分为 4 大类 16 小类（表 10-6）。

1. 性交和（或）射精功能障碍。

2. 根据精子和精浆检查异常与否分为①不明原因性不育；②单纯精浆异常；③男性免疫性不育。

3. 病因明确的如：①医源性因素；②全身性因素；③先天性异常；④获得性睾丸损伤；⑤精索静脉曲张；⑥附属性腺感染性不育；⑦内分泌原因。

4. 其他病因如：①特发性少精子症；②特发性弱精子症；③特发性畸形精子症；④梗阻性无精子症；⑤特发性无精子症。

表 10-6　男性不育病因简要分类及临床特点

	病因	特点及说明
1	性功能障碍	勃起功能障碍、不射精症、逆行射精
2	免疫性不育	50%的活动精子有抗体包裹（MAR/IBT）
3	不明原因	无性功能异常和射精障碍，同时具备正常精子及正常精浆
4	单纯精浆异常	精子正常，精浆的理化性状异常
5	医源性病因	由药物或手术因素引起的不育
6	全身性病因	酗酒、吸烟、环境因素、近期高热、纤毛不动综合征
7	先天性异常	隐睾、尿道下裂、先天性输精管缺如
8	后天性睾丸损伤	外伤、腮腺炎后睾丸炎等
9	精索静脉曲张	体检及超声检查明确诊断
10	附属性腺感染	睾丸炎、附睾炎、精囊炎、前列腺炎
11	内分泌病因	糖尿病、高泌乳素血症、性腺轴功能异常
12	特发性少精子症	上述诊断均不符合、精子浓度<15M/ml但>0
13	特发性弱精子症	上述诊断均不符合、精子浓度正常但向前运动精子<32%
14	特发性畸形精子症	上述诊断均不符合、精子浓度活力正常但形态正常率<4%
15	特发性无精子症	无精子伴睾丸总体积<30ml/15ml单侧、睾丸活检无精子
16	梗阻性无精子症	睾丸活检有精子、但精液中无精子

（三）诊断程序

根据患者的病史、生殖腺毒素接触情况、体格检查以及辅助检查结果等，明确发病部位（睾丸性不育、睾丸前不育或睾丸后不育），按照诊断流程可以得出初步诊断。

五、男性不育的治疗

男性不育的治疗措施有一般性治疗、内科治疗、外科手术治疗以及辅助生殖技术。

（一）一般性治疗

夫妇共同参与诊疗过程，并同步接受相应的检查与治疗；了解生殖健康知识；预防性传播性疾病；避免接触对睾丸有害因素及化学物品；特殊情况下建议生育力保存（如睾丸手术，肿瘤放疗、化疗，危险职业等）。

（二）内科治疗

1. 双方生育力评估　确定治疗方案之前，应当对男、女双方生育力进行初步评估，并初步判断可能出现的治疗结局（表 10-7）。

表 10-7　夫妻不同生育力状态下妊娠结果

男性	女性		
	不育（绝对）	不育（相对）	生育
生育	不育	可能生育	生育
不育（相对）	不育	可能生育	可能生育
不育（绝对）	不育	不育	不育

2. 内科治疗　主要是药物治疗，临床上将药物治疗分为特异性治疗、半特异性治疗和非特异性治疗三类。

（1）非特异性治疗：指针对特发性男性不育患者采用的经验性药物治疗，治疗时间不应少于 3～6 个月。常用的药物有：

1）抗雌激素类药物：常用的药物有氯米芬（clomiphene）、他莫西芬（tamoxifen）。氯米芬是合成的非甾体类雌激素，结构与己烯雌酚相仿，表现出较显著的雌激素效应。常用 50mg/d，口服。剂量过大易抑制精子生成。建议监测血 FSH 和睾酮水平。约 5% 的患者出现副作用但通常程度较轻。疗效不确切。他莫西芬的雌激素效应较氯米芬弱，剂量范围为 10～30mg/d，口服。

2）雄激素治疗：临床上对雄激素制剂用于特发性男性不育的治疗尚存争议。大剂量睾酮反跳治疗因为可能发生不可逆的生精功能障碍而不再采用。小剂量睾酮持续给药治疗效果尚不确定。

3）抗氧化治疗：常用的抗氧化剂包括维生素 E、维生素 C、辅酶 Q_{10} 以及乙酰半胱氨酸等。抗氧化剂可以清除精浆里过多活性氧（reactive oxygen special，ROS），防止精子受损。

4）左旋肉碱（L-carnitine）：又称左卡尼汀。左旋肉碱的生物学作用是将长链脂肪酸转运入线粒体内参与三羧酸循环，给精子提供能量，并具有一定抗氧化能力，防止氧化损伤以保护精子。目前，左卡尼汀被广泛应用于治疗精子质量异常。常用剂量为 1 ~ 3g/d。

5）其他药物：常用的有氨基酸、锌、硒、维生素 A、前列腺素合成酶抑制等。

（2）半特异性治疗：对于附属性腺感染的患者，可以使用敏感的抗生素治疗。支原体感染可使用米诺环素、喹诺酮类、大环内酯类药物治疗。一般使用 1 ~ 3 周。对 AsAb 阳性的患者采取经验性治疗。包括外科治疗输精管道梗阻，抗生素治疗生殖道感染，使用小剂量免疫抑制药等，治疗效果不肯定。建议必要时可选择辅助生殖技术。

（3）特异性治疗：主要针对病因诊断明确的患者。

1）低促性腺激素型性腺功能减退症：主要药物有人绒毛膜促性腺激素（hCG）和人绝经期尿促性腺激素（hMG）。治疗前应常规行性激素检测，排除高泌乳素血症。hCG 1000 ~ 2000IU，肌内注射，2 ~ 3 次 / 周；hMG 75 ~ 150IU，肌内注射，2 ~ 3 次 / 周，一般治疗 3 ~ 6 个月。

单独 LH 缺乏时，hCG 治疗可提高睾丸内和血清睾酮水平。

单独 FSH 缺乏时，可用 hMG 或纯的重组人 FSH 治疗，也可用氯米芬治疗。

Kallmann 综合征和特发性低促性腺激素型性腺功能减退症，可试用"人工下丘脑"技术，即 GnRH（促性腺素释放激素）脉冲治疗。该方法治疗价格昂贵，且需要特殊的输液泵将 GnRH 类似物脉冲式输入人体内，治疗过程需要持续 12 个月。

2）高泌乳素血症：常用多巴胺受体激动药——溴隐亭、卡麦角林。建议治疗前请神经科协助诊断及治疗。剂量范围：2.5 ~ 7.5mg/d，每日 2 ~ 4 次。

卡麦角林的疗效与溴隐亭相仿，但服药次数和副反应较少。

3）其他内分泌功能紊乱：建议参考内分泌科疾病诊疗指南实施诊断与治疗。

（三）外科治疗

男性不育的手术治疗可归纳为三大类：提高精子产生的手术、改善精子传送的手术以及近年来开展的各种获取精子手术。

1. 提高精子产生的手术

（1）精索静脉曲张的手术治疗

1）手术适应证：精索静脉曲张伴有男性不育或精液质量异常者；睾丸生精功能下降（如果为无精子症伴有睾丸体积正常，FSH 正常范围，或无精子症伴有 FSH 升高，手术治疗对最终妊娠的益处有限）；女方生育能力正常，或可能治愈的不孕因素；精索静脉曲张所致阴囊或睾丸坠胀、疼痛明显，出现焦虑状态，保守治疗不能改善者；Ⅱ度、Ⅲ度精索静脉曲张，血睾酮水平明显下降，排除其他疾病所致者；青少年精索静脉曲张患侧睾丸体积明显缩小，积极治疗原发病后静脉曲张无缓解：亚临床型和Ⅰ度精索静脉曲张且伴有睾丸总体积 <30ml，手术治疗对最终妊娠益处有限，一般不推荐行手术治疗；对于一侧临床型，另一侧为亚临床型的精索静脉曲张患者，有手术指征时，推荐行双侧手术治疗。

2）手术方式：精索静脉曲张手术方式较多，主要包括经腹膜后精索静脉结扎术、经腹股沟精索静脉结扎术 / 阴囊精索静脉部分切除术、精索静脉结扎加分流术、显微外科精索静脉结扎术、经皮静脉插管精索静脉栓塞术、腹腔镜下精索内静脉高位结扎术及精索静脉栓塞术和外环精索静脉集束结扎术。

精索静脉结扎术后常见的并发症主要有术后水肿、睾丸动脉损伤和精索静脉曲张复发或未缓解。

（2）生殖器发育异常手术

临床上常见的生殖器发育异常包括：睾丸下降不全、尿道狭窄、尿道瘘、尿道下裂、尿道上裂和严重的阴茎硬结症等。

1）睾丸下降不全：可行睾丸下降固定术，手术最好在 2 岁前完成。传统手术方式采用腹股沟切口，行睾丸松解下降阴囊固定，如腹股沟难以找到睾丸，还需在腹膜后，甚至打开腹腔寻找睾丸。腹腔镜手术的最大优点是不破坏腹股沟区解剖结构，准确定位找到睾丸或确诊无睾症，高位松解精索，使其无张力下降至阴囊底部固定。当精索或血管太短而不能固定在阴囊位置时，可以分期实施睾丸固定术。当睾丸体积<10ml，精液无精子时，手术后生精功能恢复效果不好；单侧隐睾术后60%～90%生精功能得到改善。术后应常规测定LH，以确定是否使用hCG治疗。

2）尿道下裂：尿道下裂治疗目的，一是矫正腹侧屈曲畸形，使阴茎竖直；二是重建缺损段尿道。治疗时机宜在学龄之前完成最好，即在5～7岁时间为宜。手术治疗方法繁多，基本原则是：①力求一期完成手术治疗，即将阴茎下屈矫正与尿道成形两步手术一次完成；②分期完成手术治疗，第一期完成阴茎下曲矫正术，第二期完成尿道成形术。

2. 改善精子传送的手术　精子传送管道梗阻是造成梗阻性无精子症的常见原因之一，包括睾丸内、附睾管、输精管、精囊等病变引起的各种梗阻性无精子症。精子传送管道梗阻的手术治疗方式比较多，主要有输精管-输精管吻合术、输精管-附睾管吻合术、射精管切开术等。

（1）输精管吻合术：输精管梗阻主要包括输精管结扎术后的远端梗阻、疝气或睾丸下降固定手术导致单侧或双侧输精管近端梗阻以及输精管感染性疾病导致的输精管多部位梗阻。前两种梗阻均可行输精管-输精管吻合术。输精管吻合术分直视吻合法、显微吻合术、激光焊接法三种。吻合关键是对合准确、无张、通畅。

输精管吻合术术中应当进行输精管通液试验，并检测梗阻远端输精管切口溢出液中是否有精子。如果远端输精管切口溢出液中未查到精子或发现有牙膏样黏稠液时，建议改行附睾管-输精管吻合术。

如果输精管通液试验证实输精管不通，建议知情患者同意后，实施TESE（睾丸精子提取）、TESA（睾丸精子抽吸）、PESA（经皮附睾精子抽吸）或MESA（显微镜下附睾精子抽吸），获取精子冷冻保存，等待机会行ICSI（卵胞浆内单精子注射）。单侧输精管缺失伴对侧睾丸萎缩可考虑将患侧输精管残端与对侧输精管或附睾管吻合。

（2）输精管附睾吻合术：输精管附睾管吻合术强调黏膜吻合准确。直视下附睾管-输精管吻合术及显微镜下附睾管-输精管吻合术的成功率分别为10%～40%、30%～60%，临床妊娠率为38%～52%。附睾头部梗阻复孕率为3%～12%。附睾精子是否阳性是判断再次手术适应证及判断预后的重要指标；③射精管切开术：用于前列腺囊肿、精

阜肥大、逆行射精、先天性、炎症疤痕性尿道炎、经尿道手术造成的射精管梗阻。目前，对获得性附睾梗阻多采用显微外科附睾管-输精管吻合术。

（3）射精管梗阻的手术治疗：射精管梗阻有多种治疗方法可以选择。射精管囊肿可行经尿道射精管切开术及射精管囊肿切除术。射精管口狭窄或梗阻可行经尿道射精管口切开加精囊镜探查术。由于临床报道不多，两种手术的长期治疗效果、并发症尚需要进一步研究。对于部分射精管梗阻和射精时有活动精子的人，宫腔内人工授精（IUI）或体外受精（IVF）或卵胞浆内单精子注射（ICSI）是可供选择的治疗方案。对于射精管梗阻的无精子症男性，附睾或睾丸取精配合IVF/ICSI是一个可以获得怀孕的选择。在进行射精管梗阻手术之前，应对女性伴侣进行完整的评估，以确定最合适的受孕措施。

经尿道射精管切开术并发症发生率为20%。射精管切开术后狭窄是最重要并发症。部分射精管梗阻的男性术前射精有精子可能，经尿道射精管切开术后无精子。尿液反流到精囊腺可能是继发于切除了正常的射精管尿液抗反流机制，这可能会导致排尿后漏尿。此外，精液中污染尿液可能会损害精子的功能，并可以解释在男性精液参数改善后低于预期的怀孕率。最后，尿液反流入射精管导致梗阻复发或慢性附睾炎。

（4）器质性性功能障碍手术治疗

1）动脉性ED：动脉血管重建术的最佳适应人群是年轻的动脉性ED患者，而且多是由于骨盆或阴部外伤引起，并无全身性动脉硬化症、内分泌性及神经性因素的动脉性勃起不全者。血管重建手术包括直接腹壁下动脉与海绵体吻合和间接利用腹壁下动脉与阴茎背动脉或海绵体动脉吻合。

2）静脉性ED：多见于阴茎海绵体内存在大的伴行静脉，白膜破裂、阴茎海绵体与尿道海绵体间静脉漏形成，静脉膜封闭不全，阴茎海绵体先天性缺陷等。手术方法包括阴茎背深静脉结扎术、背深静脉切除术、背深静脉栓塞术、阴茎脚结扎术和阴茎海绵体松解术，但这些手术方法远期疗效均不理想。对于继发性静脉性ED，通常不主张手术治疗。

3）逆行射精：手术治疗的适应证为过去曾有膀胱颈手术史者，可作膀胱颈Y-V成形术。

3. 辅助生殖技术相关的手术　辅助生殖技术相关的手术主要用于梗阻性无精子症、先天性输精管缺失、输精管再通术失败或者非梗阻性无精子症

时，获得睾丸或者附睾内的精子，实施辅助生殖技术。包括显微镜下附睾精子抽吸（microsurgical epididymal sperm aspiration, MESA）、经皮附睾精子抽吸（percutaneous epididymal sperm aspiration, PESA）、睾丸精子提取（testicular sperm extraction, TESE）、睾丸精子抽吸（testicular sperm aspiration, TESA）、显微镜下睾丸精子提取（microsurgical testicular sperm extraction, MTESE）、睾丸切开取精术以及人工精液囊等。经这些方法获得的精子可以用于 IVF 或者 ICSI。尽管经 MESA 或 PESA 取出的过多精子可以冷冻贮藏以备将来使用，但绝大多数经 TESE 取出的精子不足以达到冷冻贮藏（低温贮藏）的数量和质量要求。多次行 MESA 或 PESA 并不被推荐，因为反复进行会导致瘢痕形成。精子洗涤可以分离和准备健康的精子用于受精。精子和洗涤剂进行混合并离心，必要时可以多次重复以浓缩精子，增加受孕的概率。

（1）MESA：MESA 技术是在 25～40 倍的手术显微镜下纵行切开附睾头部的近端附睾管吸取精子，可用于梗阻性无精子症（OA）患者行 IVF。MESA 最大的优点是可以对阴囊作全方位的探查以诊断病因，一旦确诊，输精管附睾吻合术可以同时进行。利用这个方法抽取的精子数量多，可以冷冻保存。

（2）PESA：PESA 可替代开放的 MESA 和睾丸取精术，其优点在于：重复多次手术不增加术后纤维化及并发症的机会；创伤小，费用低，易被患者接受；获得的附睾精子可冷冻，在首次治疗周期失败后，避免反复手术，备下周期 IVF/ICSI 之用。

（3）睾丸切开取精子术：睾丸切开取精子术能比较可靠地获得精子，对精子形成正常的患者，精子获取率可达 100%，对于精子成熟障碍、生殖细胞发育不全的患者，精子获取率仅 50% 左右。睾丸穿刺取精子术的效果与睾丸切开取精子术的效果相似，但损伤程度明显减小，逐渐取代了睾丸切开取精子术。睾丸穿刺取精子时，穿刺部位选在睾丸中上部较好，这个部位的血管相对少，在该部位穿刺不易损伤睾丸的主要血管，睾丸萎缩发生的机会也相对较小。睾丸切开取精子术及睾丸穿刺取精子术的常见并发症包括阴囊皮肤淤血，阴囊血肿、睾丸炎症等。

（4）MTESE：MTESE 只适用于非梗阻性无精子症（NOA），不适用于梗阻性无精子症（OA）。采取显微睾丸取精子术用于辅助生育提供精子的适应证应局限于非梗阻性无精子症包括特发性无精子症，尤其睾丸活检证实为无精子症或极少精子症，按照常规方法无法获取精子的患者；以及梗阻性无精子症通过 PESA、MESA、TESE 等方法失败的患者。

（5）人工精液囊：主要适用于双侧输精管缺如、输精管多部位或广泛性梗阻。术前检查血清性激素 FSH、LH、睾酮浓度正常，睾丸活检证实曲精小管组织细胞学正常，附睾液中发现成熟精子。人工精液池妊娠率约 5%。

（四）辅助生殖技术

辅助生殖技术（assisted reproductive techniques, ART）是指运用医学技术和方法对配子、合子、胚胎进行人工操作，以达到受孕目的的技术。主要包括：获取精子和洗涤、体外受精 - 胚胎移植（in vitro fertilization eymbro transfer，IVF-ET）、卵胞浆内单精子注射（ICSI）、配子输卵管内植入（GIFT）等。根据对受精过程控制的精确度及侵袭程度的高低分为：

1. 人工授精　人工授精是指应用各种方法将精子转移到女性生殖道的一系列技术。人工授精的目的是在排卵时，增加输卵管中卵子周围受精精子的浓度。

2. IVF-ET　IVF-ET 是指在排卵前将卵子从成熟卵泡中取出，在体外培养环境中受精并发育到早期胚胎。即加入了一定数量的活动精子与获得的卵子相互作用，受精后发育成胚胎，选择优质胚胎移植到子宫腔。

3. ICSI　ICSI 是指利用显微操作系统，用显微细针吸取一条精子将其注入卵胞浆中。通过 ICSI 完成受精。ICSI 可以使用来自自然射精的精子、附睾及睾丸内精子、逆行射精尿内获取的精子。目前，已经有使用精细胞卵浆内单精子注射获得成功的报道。因此，ICSI 技术使严重少弱精子症、部分无精症患者获得生育的希望。然而，ICSI 技术避开了人类生殖的自然选择过程，可能会增加后代出生缺陷的发生率。

4. 精子捐赠　精子来自具有生育能力的精子捐赠者，用于替代丧失产生配子功能的患者。捐赠精必须遵守国家相关法规，对捐精者进行严格诊断性疾病筛查，并冷冻保存精液，待筛查疾病排除后方可使用冷冻精液标本。最大限度地保证受体及其后代的安全。

（王晓峰　赵永平）

第七节 精索静脉曲张

精索静脉曲张（varicocele，VC）是精索内蔓状静脉丛的异常扩张、伸长和迂曲，是泌尿外科的常见疾病。

一、流行病学

精索静脉曲张的患病率较高，以成年男性多见；据国外的资料报告，本病在社区男性人群的检出率为 11%～15%；国内的流行病学调查报告，6 岁～19 岁青少年精索静脉曲张总患病率为 10.76%。青春期前的患病率为 2%～11%，青春期后为 15%～16%。精索静脉曲张以左侧常见，占 85%～90%，双侧为 8%，右侧多见于双侧病变中，单纯发生于右侧的少见[75-76]。

精索静脉曲张常因婚前或生育前体检发现。据文献报道，精索静脉曲张在男性不育人群中的检出率为 20%～40%。本病有家族史，在其一级亲属中发病率显著增加，21.1% 患者的父亲和 36.2% 患者的兄弟发现有精索静脉曲张[77-78]。

二、病因

精索静脉曲张与精索内静脉管壁的解剖结构、静脉走行的特点以及静脉瓣膜的功能等因素有关：①人的直立姿势影响静脉回流，静脉压升高；②静脉壁及其周围结缔组织薄弱或提睾肌发育不全，静脉易迂曲扩张；③静脉瓣膜有防止血流回流的作用，当精索静脉瓣膜缺如或功能不全时均可导致血液反流。此外，左侧精索内静脉行程长，并呈直角进入左肾静脉，静脉压力增加；左侧精索内静脉下段受到乙状结肠压迫等因素的影响，使左侧精索静脉曲张较右侧常见。

三、病理生理学

精索静脉曲张可导致男性睾丸功能受损，在临床上主要表现为精液质量下降，其病理生理学机制包括：①静脉血淤滞引起睾丸温度升高。当温度超过生精过程中 DNA 合成酶所需的最适温度，DNA 合成就会下降或停止，从而损害到睾丸的生精功能。②氧化应激（oxidative stress，OS）损伤。精索静脉曲张使睾丸的微环境发生改变，活性氧（reactive oxygen species，ROS）产生过多，局部环境的抗氧化能力却下降；ROS 可损伤精子的运动能力和活力，精子的获能和顶体反应也受到影响；严重者可以损伤精子的 DNA，引起精子的凋亡。③精索静脉曲张还可损伤间质细胞（Leydig cell）的功能。④肾静脉血反流的影响。来源于肾和肾上腺的代谢产物，如 5-羟色胺（5-HT）及前列腺素 $F_{2\alpha}$（$PGF_{2\alpha}$）等，对睾丸生精功能造成损害。⑤因精索内静脉压升高，交感神经反射性的兴奋性增强，从而影响睾丸的血供，使睾丸发生缺血性损害。

双侧睾丸的静脉系统之间有丰富的吻合支，对侧睾丸功能往往也受到损害。精索静脉曲张可影响到睾丸的发育，病程较长的患者，睾丸萎缩，体积较健侧小、质地较软。男性在青春期睾丸生长较为迅速，精索静脉曲张的患者因患侧睾丸生长受到抑制，而健侧睾丸体积未受影响，因此，睾丸体积不对称在青少年尤其明显[79]。

四、临床表现

1. 阴囊团块 精索精脉曲张通常无症状，往往在常规体检时被发现，患者或偶然发现或在自我体检时发现阴囊内无痛性蚯蚓状团块，或因为不育在就诊时发现。

2. 疼痛 部分患者有阴囊部的持续性或间隙性的牵拉、坠胀感、隐痛和钝痛，可以放射至下腹部和腰部，站立及行走时明显，平卧休息后减轻。

3. 精液参数异常 部分患者因为不育或精液参数异常而发现精索静脉曲张；男性不育症的病因复杂，影响因素很多，精索静脉曲张并不是唯一的病因和危险因素，因此，对某一具体的患者，在判断精索静脉曲张在不育中所扮演的角色时要仔细甄别，以便确定治疗方法的选择。

五、实验室及泌尿外科特殊检查

（一）精液化验

对不育或有生育要求者建议化验精液，鉴于精液质量存在波动，建议在 3 个月内连续进行 2 次精液检查，检测项目应包括：精液量、液化时间、pH 值、精子密度、活动率等。

（二）血清性激素检测

对部分患者需要化验雄激素（总睾酮、游离睾酮、性激素结合球蛋白）、血清卵泡刺激素（FSH）、黄体生成素（LH）、泌乳素（PRL）、雌激素（E）。性激素化验有助于判断进一步判断睾丸的功能。对精液参数严重异常的患者，性激素化验对病因的鉴别诊断和预后有一定的参考价值。

（三）影像学检查

1. 彩色多普勒超声检查　对精索静脉曲张的诊断及分型具有重要的价值。运用阴囊超声可以在不育患者中发现更多的的亚临床型精索精脉曲张患者。其检测项目及诊断方法如下：①平静呼吸试验时的精索静脉内径（DR）及 Valsalva 动作时的精索静脉内径（DV）测定。②反流：静息时和 Valsalva 动作时的反流持续时间（TR）。③在平卧位后精索静脉曲张不缓解、高龄或青少年重度 VC 时考虑左肾静脉、下腔静脉超声检查。

对超声下所见的静脉反流与精索内静脉内径哪个指标更有意义，目前仍有争议，有些研究认为反流比内径更有意义，而有些研究则认为仅测内径就足够了。

2. CT、MRI　通过病史和常规检查即可对精索静脉曲张进行诊断，一般不需要使用 CT 和 MRI 检查。必要时 CT 和 MRI 可用于继发性精索静脉曲张寻找病因和鉴别诊断。

3. 血管造影　临床上很少使用血管造影进行精索静脉曲张的诊断。精索内静脉造影有助于减少高位结扎手术的失败率和分析手术失败原因。具体操作为：在局部麻醉下经股静脉、颈静脉插管至精索内静脉进行造影。

六、治疗

对于轻度精索静脉曲张且无明显临床症状，或已婚且生育者可不予处理。若有轻微症状可用阴囊托带或穿紧身裤促进血液回流，减轻临床症状。

（一）手术治疗

成年临床型患者手术适应证推荐如下：①同时具备以下条件：存在不育且睾丸生精功能下降，女方生育能力正常，或虽然有不孕情况但可以治愈；②检查发现精液质量异常者且以后有生育要求；③精索静脉曲张所伴有相关症状（如会阴部或睾丸的坠胀、疼痛等）较严重，明显影响了生活质量，经保守治疗改善不明显者，且排除其他疾病者，可考虑行手术治疗；④Ⅱ度或Ⅲ度精索静脉曲张，血睾酮水平明显下降，排除其他疾病所致者；⑤对于亚临床型的精索静脉曲张患者，一般不推荐行手术治疗；但对于一侧临床型，另一侧为亚临床型的精索静脉曲张患者，有手术指征时，推荐行双侧手术治疗。

青少年型精索静脉曲张手术适应证如下：①Ⅱ度或Ⅲ度精索静脉曲张；②患侧睾丸萎缩，睾丸体积比健侧缩小超过 2ml 或 20%，或与正常睾丸生长曲线相差 2 个标准差；③症状较严重的精索静脉曲张。

（二）手术方式

精索静脉曲张的手术方法包括传统的开放手术、显微手术、腹腔镜手术和介入手术，医生可以根据医院的条件和患者的经济状况予以选择。

1. 开放手术　为大多数医生所采用的方法，可分经阴囊、腹股沟及腹膜后手术入路。

2. 显微手术　目前的文献报道认为，因为显微镜下可以辨认睾丸动脉、淋巴管和管径较小的静脉，相比其他的手术方法，显微技术精索静脉结扎术在术后并发症的发生率、改善精液参数、受孕率等方面更有优势。

3. 腹腔镜精索内静脉结扎术　具有可以同时处理双侧病变等优势，但费用高。腹腔镜精索静脉结扎术的复发率为 2%～11%，有 5%～8% 的术后水肿发生。

4.介入手术 包括顺行和逆行技术，该方法更多被介入科医生采用。栓塞可以通过明胶海绵、弹簧圈及硬化疗法达到。具有复发率较低而且没有术后水肿发生，但操作复杂、费用高，仅在处理复发性精索静脉曲张在，需要通过造影明确解剖时考虑。

（三）药物治疗

1.七叶皂苷素（如迈之灵） 文献报道称可降低毛细血管的通透性，消除组织肿胀和水肿，增加静脉血液回流速度，降低静脉压，从而改善由精索静脉曲张所引起的症状。

2.生物类黄酮 能够能够缩小亚临床型精索静脉曲张的血管内径，减少亚临床型精索精脉曲张发展为有症状的精索精脉曲张，并在一定程度上改善由精索静脉曲张引起的会阴部疼痛症状。

3.非甾体抗炎药 如吲哚美辛、布洛芬、辛诺昔康等。在一定程度上缓解由精索静脉曲张引起的相关症状。

4.其他辅助疗法 如降温疗法、生活方式和饮食的调节、心理干预、阴囊托法等，可能使患者在一定程度上受益。

（王晓峰 张国喜）

主要参考文献

[1] Andersson KE. Neurophysiology/pharmacology of erection. Int J Impot Res, 2001, 13 Suppl 3: S8-S17.

[2] Zhou F, Li GY, Gao ZZ, et al. The TGF-beta1/Smad/CTGF pathway and corpus cavernosum fibrous-muscular alterations in rats with streptozotocin-induced diabetes. J Androl, 2012, 33(4): 651-659.

[3] Bannowsky A, Schulze H, van der Horst C, Seif C, Braun PM, Junemann KP. Nocturnal tumescence: a parameter for postoperative erectile integrity after nerve sparing radical prostatectomy. J Urol, 2006, 175(6): 2214-2217.

[4] Ali ST. Effectiveness of sildenafil citrate (Viagra) and tadalafil (Cialis) on sexual responses in Saudi men with erectile dysfunction in routine clinical practice. Pak J Pharm Sci, 2008, 21(3): 275-281.

[5] Skoumal R, Chen J, Kula K, et al. Efficacy and treatment satisfaction with on-demand tadalafil (Cialis) in men with erectile dysfunction. Eur Urol, 2004, 46(3): 362-369; discussion 369.

[6] Corbin JD, Francis SH, Osterloh IH. Effects of sildenafil on cAMP and cGMP levels in isolated human cavernous and cardiac tissue. Urology, 2000, 56(3): 545.

[7] Stief CG, Uckert S, Becker AJ, et al. Effects of sildenafil on cAMP and cGMP levels in isolated human cavernous and cardiac tissue. Urology, 2000, 55(1): 146-150.

[8] Narumiya S, FitzGerald GA. Genetic and pharmacological analysis of prostanoid receptor function. J Clin Invest, 2001, 108(1): 25-30.

[9] Feldman HA, Goldstein I, Hatzichristou DG, Krane RJ, McKinlay JB. Impotence and its medical and psychosocial correlates: results of the Massachusetts Male Aging Study. J Urol, 1994, 151(1): 54-61.

[10] Song W, Yuan Y, Cui W, et al. Penile prosthesis implantation in Chinese patients with severe erectile dysfunction: 10-year experience. Asian Journal of Andrology, 2013, 15, 658–661.

[11] Sun C, Lin H, Yu W, et al. Neurotrophic effect of bone marrow mesenchymal stem cells for erectile dysfunction in diabetic rats. Int J Androl, 2012, 35(4): 601-607.

[12] Melman A, Bar-Chama N, McCullough A, et al. The first human trial for gene transfer therapy for the treatment of erectile dysfunction: preliminary results. Eur Urol, 2005, 48(2): 314-318.

[13] Liu T, Xin H, Li WR, et al. Effects of icariin on improving erectile function in streptozotocin-induced diabetic rats. J Sex Med, 2011, 8(10): 2761-2772.

[14] Liu WJ, Xin ZC, Xin H, Yuan YM, Tian L, Guo YL. Effects of icariin on erectile function and expression of nitric oxide synthase isoforms in castrated rats. Asian J Androl, 2005, 7(4): 381-388.

[15] Xin ZC, Kim EK, Lin CS, et al. Effects of icariin on cGMP-specific PDE5 and cAMP-specific PDE4 activities. Asian J Androl, 2003, 5(1): 15-18.

[16] Zhou F, Xin H, Liu T, et al.. Effects of Icariside II on Improving Erectile Function in Rats With Streptozotocin-Induced Diabetes Journal of Andrology, 2012, 33(5)：832-834.

[17] Yongde Xu,1,* Ruili Guan,1,* Hongen Lei, et al. Implications for Differentiation of Endogenous Stem Cells: Therapeutic Effect from Icariside II on a Rat Model of Postprostatectomy Erectile Dysfunction.Stem cell & development.2014.

[18] Liu J, Zhou F, Li GY, et al. Evaluation of the Effect of Different Doses of Low Energy Shock Wave Therapy on the Erectile Function of Streptozotocin (STZ)-Induced Diabetic Rats. Int J Mol Sci, 2013, 14(5): 10661-10673.

[19] Alan J. Wein, Wein: Campbell-Walsh Urology, 9th ed. Philadelphia : W.B. Saunders, c2007.

[20] Teixeira CE, De Oliveira JF, Baracat JS, et al: Nitric oxide release from human corpus cavernosum induced by a purified scorpion toxin. Urology, 2004, 63: 184-189.

[21] Kulmala R, Lehtonen T, Tammela TL: Priapism, its incidence and seasonal distribution in Finland. Scand J Urol

Nephrol, 1995, 29: 93-96.

[22] Seftel AD, Hass CA, Brown SL, et al: High flow priapism complicating veno-occlusive priapism: Pathophysiology of recurrent idiopathic priapism?. J Urol, 1998, 159: 1300-1301.

[23] Muneer A, Cellek S, Dogan A, et al: Investigation of cavernosal smooth muscle dysfunction in low flow priapism using an in vitro model. Int J Impot Res, 2005, 17: 10-18.

[24] Burnett AL: Pathophysiology of priapism: Dysregulatory erection physiology thesis. J Urol 2003; 170: 26-34.

[25] Lue TF, Hellstrom WJG, McAninch JW, Tanagho EA: Priapism: A refined approach to diagnosis and treatment. J Urol, 1986, 136: 104-108.

[26] Ercole CJ, Pontes JE, Pierce Jr JM: Changing surgical concepts in the treatment of priapism. J Urol, 1981, 125: 210-211.

[27] Van Driel MF, Joosten EA, Mensink HJ: Intracorporeal self-injection with epinephrine as treatment for idiopathic recurrent priapism. Eur Urol, 1990, 17: 95-96.

[28] Lee M, Cannon B, Sharifi R: Chart for preparation of dilutions of alpha-adrenergic agonists for intracavernous use in treatment of priapism. J Urol, 1995, 153: 1182-1183.

[29] Mantadakis E, Ewalt DH, Cavender JD, et al: Outpatient penile aspiration and epinephrine irrigation for young patients with sickle cell anemia and prolonged priapism. Blood, 2000, 95: 78-82.

[30] Lue TF. Erectile dysfunction. The New England journal of medicine, 2000, 342(24): 1802-1813.

[31] Larsen SM, Levine LA. Peyronie's disease: review of nonsurgical treatment options. The Urologic clinics of North America, 2011, 38(2): 195-205.

[32] Zarafonetis CJ, Horrax TM. Treatment of Peyronie's disease with potassium para-aminobenzoate (potaba). J Urol, 1959,81(6): 770-772.

[33] Carson CC, Levine LA. Outcomes of surgical treatment of Peyronie's disease. BJU international, 2014, 113(5): 704-713.

[34] Lue TF, El-Sakka AI. Venous patch graft for Peyronie's disease. Part I: technique. J Urol, 1998, 160(6 Pt 1): 2047-2049.

[35] Schwarzer JU, Steinfatt H. The role of shortening procedures for the surgical therapy of Peyronie's disease. Minerva urologica e nefrologica = The Italian journal of urology and nephrology, 2013, 65(2): 125-132.

[36] Kozacioglu Z, Degirmenci T, Gunlusoy B, et al. Effect of tunical defect size after Peyronie's plaque excision on postoperative erectile function: do centimeters matter? Urology, 2012,80(5): 1051-1055.

[37] Bella AJ, Beasley KA, Obied A, Brock GB. Minimally invasive intracorporeal incision of Peyronie's plaque: initial experiences with a new technique. Urology, 2006, 68(4): 852-857.

[38] Kadioglu A, Kucukdurmaz F, Sanli O. Current status of the surgical management of Peyronie's disease. Nature reviews. Urology, 2011, 8(2): 95-106.

[39] Hatzichristodoulou G, Gschwend JE, Lahme S. Surgical therapy of Peyronie's disease by partial plaque excision and grafting with collagen fleece: feasibility study of a new technique. Int J Impot Res, 2013, 25(5): 183-187.

[40] Xin ZC, Chung WS, Choi YD, Seong DH, Choi YJ, Choi HK. Penile sensitivity in patients with primary premature ejaculation. J Urol, 1996, 156(3): 979-981.

[41] Xin ZC, Choi YD, Seong DH, Choi HK. Sensory evoked potential and effect of SS-cream in premature ejaculation. Yonsei Med J, 1995, 36(5): 397-401.

[42] 袁亦铭,辛钟成. 射精功能神经调节机制研究进展. 中国男科学杂志. 2004, 18(6): 54-57.

[43] Xin ZC, Choi YD, Rha KH, Choi HK. Somatosensory evoked potentials in patients with primary premature ejaculation. J Urol, 1997, 158(2): 451-455.

[44] Xin ZC, Chung WS, Choi YD, Seong DH, Choi YJ, Choi HK. Penile sensitivity in patients with primary premature ejaculation. J Urol, 1996, 156(3): 979-981.

[45] Rowland DL, Cooper SE, Schneider M. Defining premature ejaculation for experimental and clinical investigations. Arch Sex Behav, 2001, 30(3): 235-253.

[46] 田龙, 袁亦铭, 刘武江, 辛钟成. 早泄的诊断与治疗进展. 中国男科学杂志. 2004, 18(3): 46-50.

[47] 早泄诊断治疗指南.中华男科学杂志,2011,11: 1043-1049.

[48] Sahin H, Bircan MK. Re: Efficacy of prilocaine-lidocaine cream in the treatment of premature ejaculation. J Urol, 1996, 156(5): 1783-1784.

[49] Kara H, Aydin S, Yucel M, Agargun MY, Odabas O, Yilmaz Y. The efficacy of fluoxetine in the treatment of premature ejaculation: a double-blind placebo controlled study. J Urol, 1996, 156(5): 1631-1632.

[50] Xin ZC, Chung WS, Choi YD, Seong DH, Choi YJ, Choi HK. Penile sensitivity in patients with primary premature ejaculation. J Urol, 1996, 156(3): 979-981.

[51] Mirone V, Arcaniolo D, Rivas D, Bull S, Aquilina JW, Verze P. Results from a prospective observational study of men with premature ejaculation treated with dapoxetine or alternative care: the PAUSE study. Eur Urol, 2014, 65(4): 733-739.

[52] Razzak M. Sexual dysfunction: Dapoxetine shown to be safe for premature ejaculation. Nat Rev Urol, 2013, 10(10): 558.

[53] Mondaini N, Fusco F, Cai T, Benemei S, Mirone V, Bartoletti R. Dapoxetine treatment in patients with lifelong premature ejaculation: the reasons of a "Waterloo". Urology, 2013, 82(3): 620-624.

[54] McMahon CG, Giuliano F, Dean J, et al. Efficacy and safety of dapoxetine in men with premature ejaculation and concomitant erectile dysfunction treated with a phosphodiesterase type 5 inhibitor: randomized, placebo-

controlled, phase III study. J Sex Med, 2013, 10(9): 2312-2325.

[55] Lee WK, Lee SH, Cho ST, et al. Comparison between on-demand dosing of dapoxetine alone and dapoxetine plus mirodenafil in patients with lifelong premature ejaculation: prospective, randomized, double-blind, placebo-controlled, multicenter study. J Sex Med, 2013, 10(11): 2832-2841.

[56] Atmaca M, Kuloglu M, Tezcan E, Semercioz A. The efficacy of citalopram in the treatment of premature ejaculation: a placebo-controlled study. Int J Impot Res, 2002, 14(6): 502-505.

[57] 国家卫生和计划生育委员会. 2013年中国卫生统计年鉴. 2014.

[58] 吴阶平. 吴阶平泌尿外科学.济南: 山东科学技术出版社, 2004.

[59] 陈祥生. 我国梅毒流行现状及防治策略. 国际流行病传染病杂志, 2008,35(2): 73-77.

[60] 中国性病控制中心. 2010年全国性病监测点性病疫情分析报告.性病情况简报, 2011,(2): 2.

[61] 陈在贤.实用男科学.人民军医出版社, 2013.

[62] Aitken RJ, Skakkebaek NE, Roman SD. Male reproductive health and the environment.MJS, 2006, 185(8): 414-415.

[63] Dohle GR, Weidener W, Jungwrith S, et al. Guidelines on Male Infertilyty. Europear Association of Urology, 2004, 1-63.

[64] World Health Organization. WHO Manual for the Standardised Investigation and Diagnosis of the Infertile Couple. Cambridge: Cambridge University Press, 2000.

[65] Merzenich H, Zeeb H, Blettner M. Decreasing sperm quality: a global problem?. BMC Public Health,2010,10: 24.

[66] Oliva A, Spira A, Multigner L.Contribution of environmental factors to the risk of male infertility. Hum Repro, 2001, 8: 1768-1776.

[67] Pasqualotto FF, Lucon AM, Sobreiro BP, et al,Effects of medical therapy,alcohol,smoking,and endocrine disruptors on male infertility,Rev Hosp Clin Fac Med Sao Paulo JT-Revista do Hospital das Clinics,59(6),Brazil,2004: 375-82.

[68] 李瑛, 杨明明, 高尔生,等.江苏省农村地区不育症患病率影响因素的初步研究,中华流行病学杂志.1991,12(4)：213-216.

[69] 程立法, 王敏峥, 杨文绣,等.河南地区原发性不孕症流行病学和临床研究.生殖与避孕, 1992, 12(2): 51-54.

[70] 张树成, 王弘毅.1981～1996年我国有生育力男性精液质量的变化分析.生殖与避孕, 1999,19(1): 27-33.

[71] 汪玉宝, 高敏芝, 戴良珏,等.上海市闸北区不育夫妇现状研究.中国计划生育学杂志, 2002,7(81): 410-413.

[72] 高理道, 陈夏飞, 洪秀玲,等.60 000名已婚女性不孕率和首次怀孕率的调查.中华妇产科杂志, 1989, 24(4)：234-235.

[73] 赵永平译.Scope and Goals of Andrology(1);Assisted Reproduction(23).《Andrology》(E. Nieschlag,DOI: 10.1007/978-3-540-78355-8_23,©Springer-Verlag Berlin Heidelberg,2010).李宏军,李汉忠,主译.北京大学医学出版社,2013,第一版,1-8;404-445.

[74] 夏欣一, 杨滨, 崔英霞,等.男性不育的遗传学病因研究进展.中华男科学, 2008,14(9): 837-841.

[75] French DB, Desai NR, Agarwal A, etal. Varicocele repair: does it still have a role in infertility treatment?. Curr Opinr Obstet Gy, 2008, 20(3)：269 - 274.

[76] 赵斌, 吴荣德, 于启海等. 儿童精索静脉曲张患病情况的调查.中华小儿外科医杂志,2005,26(3): 132 - 134.

[77] 吴阶平. 吴阶平泌尿外科学. 济南：山东科学技术出版社,2004: 1951.

[78] Gokce A, Davarci M, Yalcinkaya FR , etal. Hereditary Behavior of Varicocele. Journal of Andrology, 2010, 31(3)：288 - 290.

[79] Mohamadi A, Ghasemi RM, Mladkova N, eta1. Varicocele and Nutcracker Syndrome：Sonographic Findings. Journal of Ultrasound in Medicine, 2010, 29(8)：1153 - 1160.

第十一章

肾 移 植

第一节 肾移植简史

肾移植的研究开始于 20 世纪初。1902 年维也纳的 Ullman 首次进行犬肾的自体移植取得成功，此后他还进行了同种异体和异种肾移植的动物试验。同年 Decastello 也进行了犬的同种异体和异种移植试验。1902—1912 年，法国的 Alexis Carrel 发明了血管吻合技术，不仅为移植外科而且为血管外科的发展奠定了基础。

1936 年，前苏联学者 Yoronoy 施行了首例人类同种肾移植。1952 年，巴黎的 Michon 和 Hamburger 进行了世界上第一例母子间活体亲属肾移植，术后移植肾功能达 23 天，后因突发急性排斥反应而丧失功能。1954 年 12 月 23 日，Murray 和 Merrill 进行了世界上第一例同卵双生子间的肾移植，移植肾术后很快恢复功能并获长期存活，该患者术后存活近 25 年，最后死于冠心病。该例手术的成功不仅对临床肾移植而且对移植免疫学的发展具有重要意义。表明了在没有排斥反应的情况下，移植的肾可保持正常生理功能和获得长期存活。

我国肾移植起步较晚，1956 年开始肾移植的动物实验研究。1960 年初，吴阶平等在北京医学院第一附属医院做了最初两例肾移植，术后移植肾有功能，但因缺乏有效免疫抑制措施，未获长期存活。1972 年于惠元和梅骅等在广州中山医学院实施了首例活体亲属供肾移植，受者存活一年以上。1974 年，上海第一医学院（现为复旦大学上海医学院）成功进行尸体肾移植。20 世纪 70 年代中后期，我国各地医院相继开展肾移植工作，此后肾移植数量逐年增加；80 年代，由于环孢素 A 引入临床，使移植肾的一年存活率明显升高达 80% 左右。此后随着外科技术的改进，以及吗替麦考酚酯、他克莫司、咪唑立宾、雷帕霉素、抗胸腺细胞球蛋白、巴利昔单抗等新型免疫抑制药相继开始广泛用于临床，中国肾移植在数量和疗效上已跨入世界先进列。在大量开展临床肾移植的同时，我国还研制出了 HC-A、WHO-1 等器官保存液，广泛开展了术前 HLA（人类白细胞抗原）配型工作，实现了免疫抑制药的国产化，并开展了传统中药（雷公藤多甙、百令胶囊等）用于肾移植免疫抑制的研究，以及有关移植排斥的机制及免疫耐受的诱导等基础研究领域也取得了卓有成效的成绩[1]。

第二节 移植免疫学

1945 年，Medawar 通过皮肤移植实验探讨了排异反应的机制，提出了体液免疫和细胞免疫的概念，为开展移植免疫的研究奠定了基础。近 100 年来，随着免疫学基础研究的不断发展和深入，人们对移植排异发生机制的认识不断加深。

移植就是通过手术或其他方法将机体的器官、组织或细胞移到同一个机体或另一个机体的某个部位，使其继续成活并发挥功能的方法。被移植的器官、组织或细胞称为移植物。提供移植物的机体称为供者或供体；接受移植物的机体为受者或宿主。

在肾移植中，一般均选择 ABO 血型相配合的同型供体。在无相同的血型供者的情况下，也可使用交叉配型阴性 O 型血供者肾，即 O 型供者的肾给 A 型、B 型和 AB 型受者；A 型和 B 型供者的肾也可以给 AB 型受者。近年来，随着对免疫相关研究的深入，国内外也有供受者 ABO 血型不合的肾移植手术成功的报道。

人类白细胞抗原（human leucocyte antigen，HLA）系统就是人的主要组织相容性系统（major histocompatibility system，MHS）。20 世纪初的实验研究发现，在不同种属或不同系别的动物个体间进行正常的组织或肿瘤移植会出现排斥反应，这一供者、受者组织不相容引起的反应，其后证实是一种免疫反应，它是由细胞表面同种异型抗原诱导的，这种代表个体特异性的同种抗原称移植抗原（transplantation antigen）或组织相容性抗原（histocompatibility antigen）[2]。由于该抗原首先在白细胞表面被发现，故人类主要组织相容性抗原又称为人类白细胞抗原（HLA）。HLA 位于第 6 号染色体短臂远端。HLA-Ⅰ类抗原在肾的所有组织上均有表达，而 HLA-Ⅱ类抗原只在肾小球、肾小管、内皮等部分组织表达。早在 20 世纪 60 年代就发现 HLA-A、HLA-B 相合的肾移植存活率高，而且 HLA-B 比 HLA-A 更重要。20 世纪 70 年代中期 HLA-D 及 HLA-DR 位点被发现，研究提示 HLA-D 和 HLA-DR 也与肾移植长期存活相关。

淋巴细胞毒试验即补体依赖性细胞毒试验（CDC），用于器官移植前判断受者对供者有无预存抗体[3]。同一般补体结合试验的差别是作为抗原的淋巴细胞又是指示细胞。判断结果的方法不是细胞溶解而是在补体存在下，受抗体的作用使淋巴细胞膜失去屏障作用，细胞膜的通透性增加，锥蓝或伊红通过受损的细胞膜而着色。试验结果以计数着色细胞的百分率表示。如果有细胞毒抗体，能引起受者的超急排斥反应，造成移植失败。因此，在移植前检查受者血清中有无抗供者淋巴细胞的抗体，是预防超急排斥反应必需的试验。

在临床器官移植工作中，对移植患者体内抗体的筛选越来越受到临床的广泛重视。检测患者体内是否存在 HLA 抗体以及该抗体的致敏程度，对于是否发生移植排斥、移植存活率的高低以及移植后的器官功能都有着不可忽视的重要作用。患者体内 HLA 抗体水平增高，则提示移植术后很可能发生超急或急性排斥。同时，对受者体内抗体性质的确定（群体反应性抗体，panel reactive antibodies，PRA）也可为临床医师选择合适的供体提供参考。对体内抗体水平的监测有助于在移植术后帮助临床医师调整治疗方案及指导免疫抑制药的应用。同时 PRA 可作为移植术后检测移植排斥的指标，即术后是否产生针对移植供者的抗体，做到及早发现，及时治疗。

第三节　供者的选择与准备

一、活体供肾的选择

活体供肾者主要包括有血缘关系的活体供者和无血缘关系的活体供者两类。有血缘关系活体供者在我国主要指三代以内直系或旁系血缘关系的亲属捐献一侧的肾给患者。使用此类活体供者的主要优点是：免疫遗传学的一致性；亲属肾移植可以择期手术，为供者、受者提供充分的时间作术前准备；热、冷缺血时间明显缩短，有利于移植术后肾功能的快速恢复。无血缘关系活体供者我国法律允许的包括配偶及明确帮扶关系的亲友。此类活体供者与受者之间虽然无免疫遗传学上的关系，但此种手术是择期手术，也可以为供、受者提供充分的时间作术前准备。

二、活体供者的风险

捐献器官对活体供者的危险性可以分为早期危险性（与取肾手术有关）和晚期危险性（与供者单肾长期存活有关）[4]。大多数学者认为，如果供者身体一般状况良好，无心血管等系统的并发症，单肾存活对供者的影响非常小。活体供者手术过程中的死亡主要原因是肺动脉栓塞及心血管意外（心肌梗死或心律失常）。活体供者手术及围术期的主要并发症为肺部感染、肺不张和气胸等。

过去大多数外科医师习惯在供者取肾术时采用开放式腰切口或经腹膜方式取肾。而随着腹腔镜外科的发展，近年来几乎所有的移植中心均采用腹腔镜手术摘取供肾。

大宗回顾性研究提示活体供者术后晚期并发症概率非常小，活体肾移植供者术后的存活率与同期自然人口的存活率基本一致，供者的死亡原因与自然人口的死亡原因相似，主要死于心血管系统疾病及肿瘤。

三、尸体供肾的选择

尸体供肾包括有心跳的脑死亡供者（DBD）、无心跳的尸体供者（DCD）。

随着医学和科学的发展，大多数国家承认脑死亡概念。脑死亡是指在某一时刻，由于脑血流完全停止及脑部广泛性梗死而引起的全脑功能丧失，此时心血管及呼吸系统的功能需靠人工维持才能得以保存，这种状态下可以宣布患者脑死亡。脑死亡概念的建立说明了我们对生命及死亡的认识有了进步，也是社会进步的一个表现。

脑死亡概念在医学中的应用，为扩大移植物的来源提供了可能性，并使获取器官手术和移植手术可以计划性合理安排，从而大大地推动了器官移植的迅速发展。

在我国，由于脑死亡概念在法律及医学上尚未得到承认，目前只允许使用心脏停搏的尸体作为移植器官的主要来源。

使用无心跳的尸体供者捐献的器官的一般步骤与使用脑死亡供者的基本相似。使用无心跳的尸体供者所捐献的器官的主要弊端是血液循环停止时间较长，易导致器官热缺血时间长，器官损害严重，术后移植肾功能快速恢复的比例减少，移植肾长期存活受到影响。

四、受者的选择和准备

肾移植手术是慢性肾功能不全尿毒症期患者的有效治疗措施，原则上任何肾疾病引起的不可逆的肾功能衰竭，经一般治疗无效，需依靠长期透析治疗来维持生命的患者，均是肾移植的适应证[5]。但患者原发病、患者年龄、患者其他疾病等因素均直接影响移植的效果，所以并不是所有尿毒症患者均适宜接受肾移植手术。最常见的疾病是慢性肾小球肾炎，其次是慢性肾盂肾炎、间质性肾炎、遗传性疾病、血管性疾病、代谢性疾病和自身免疫性疾病等。

对于一些移植后有复发倾向的肾疾病，多数学者主张延缓移植。如抗肾小球基底膜病变（anti-GBM）、局灶性肾小球硬化、IgA 肾病、膜增殖性肾小球肾炎等，应在病情稳定的非活动期做肾移植。

为避免患者移植术中、术后出现严重的并发症，影响患者生命及移植肾存活，以下情况被视为肾移植手术的绝对禁忌证：全身散在性恶性肿瘤；顽固性心力衰竭；慢性呼吸衰竭；严重血管病变；进行性肝疾病（目前已有心、肾以及肝、肾联合移植治疗两个器官衰竭的成功案例）；严重泌尿系先天性畸形；全身严重感染、活动性结核病患者；凝血机制紊乱；精神病。相对禁忌证包括：稳定期的病毒性肝炎；溃疡病；结核病；心肌梗死和急性左心衰竭；慢性心功能不全。

第四节　肾移植手术

一、供肾获取术

（一）活体供者取肾术

活体供肾取肾术除了要考虑肾移植手术的方便外，首先应考虑的是供者的健康及安全，并将功能最好一侧肾留给供者作为选择肾的标准。因此，术前应对供者进行全面的身体检查，仔细了解双侧肾的功能状态、肾血管的解剖情况，确认供者适合捐献一侧肾后才可以取肾。活体肾移植供者取肾手术的方法，各移植中心可能略有不同。但总的原则是：①取只有单支肾动脉的一侧肾；②取肾静脉长的一侧肾；③按照人类的生活规律取供者以后可能出现问题的一侧肾，如年轻妇女，右肾在妊娠时容易出现积水；④手术切口暴露应理想，分离肾蒂处血管时操作应轻柔，避免损伤周围组织及引起肾血管痉挛；⑤保护肾门周围及输尿管周围的脂肪组织，保证输尿管有充足的血液供应，避免术后出现输尿管坏死；⑥取肾过程中应保持肾处于利尿状态，便于移植术后肾功能快速恢复。综合以上条件，一般临床上取左侧肾最为多见。

过去我国临床上常用腹膜外取肾术，此术式并发症极少，但手术难度较大，供者创伤大，术后恢复慢，尤其是分离肾门处血管时。自20世纪90年代初期，国内逐渐开始将腹腔镜技术应用于活体供者取肾术，减少了术后并发症的发病率及住院时间。腹腔镜取肾与采用传统取肾手术相比，其失血量、住院时间、术后进食的时间及术后麻醉药物的需要量均有所下降，并且供者可以很快地恢复正常生活，较快地回到工作岗位[6]。曾经有些医师认为腹腔镜取肾增加了肾3～5分钟的热缺血时间，但多数学者认为3～5分钟的热缺血时间不会对肾造成明显的损伤。

（二）尸体供者取肾术

尸体肾供者应在血循环未停止前2～3小时内，静脉注射肝素，剂量为100～200mg。临床病理证实，不注射肝素的肾可以出现血栓，灌注时十分困难。尸体肾供者取肾术有两种，脑死亡尸体取肾及无心跳尸体取肾，两类手术操作地点、时间及方法各不相同。脑死亡尸体取肾可在手术室人工呼吸机维持呼吸循环的条件下按正常手术操作进行。通常手术是两侧分别作肾切除，取肾方法基本上与活体取肾方法相似。无心跳尸体供者取肾术无心跳供者取肾术一般应在10分钟内完成。原则是尽量缩短肾的热缺血时间，因此，要求手术步骤简明、安全可靠，以确保手术成功。此种取肾方法不可能有充分的时间及条件处理肾及其相关血管的每一细小问题，因此，肾取下后还需要修肾手术，使肾符合移植的需要。尸体供肾手术常用两种方法：原位灌注降温后取肾法和先取肾后灌注法；在取肾的顺序上又可分为：双肾分别切取法及双肾同时切取法。分别切取肾的优点是手术精细，游离肾时较易操作；双肾同时切取的优点是肾血管及下腔动、静脉保留完整，灌注方便，但此方法要求术者熟悉解剖。

（三）供肾工作台手术

取尸体供肾时，由于没有充分的时间及条件，肾周及肾门处多余的脂肪组织未能清理干净，肾周围的无关血管也未能仔细结扎。整块取肾时，双肾尚连在一起，因此，需要将双肾分开并游离出供移植手术吻合用的肾动、静脉，清除肾周围多余的组织，结扎无关血管。如果肾灌注不满意，还应再灌注肾，这一过程称为修肾，也称为供肾工作台手术。修肾术是在手术室内进行，通常于肾移植手术前20～30分钟开始。整个修肾术过程应该在冷保存液中进行，尽可能减少热缺血对肾的损伤。修肾时应仔细观察肾的颜色、质地，肾再灌注时观察移植肾充盈情况。观察肾血管、输尿管是否有损伤，确认供肾质量满意后，方可开始肾移植手术。

不论活体供肾还是尸体供肾，在取肾手术中或修肾术中可进行零点肾穿刺，做病理活检，作为今后移植肾监测的诊治基础。

二、肾移植手术

肾移植手术包括受者血管的准备、移植肾血液供应系统的重建和恢复尿路的连续性三个方面[7]。

（一）移植部位

1951年，Kuss首先改变原位肾窝移植方法，将供肾移植于右髂窝获得成功。延续至今仍是肾移植手术的首选部位。因为髂窝部位表浅，血管解剖显露清楚，手术操作简便易行，减轻了移植肾手术的难度。同时移植肾处于表浅位置，便于术后触诊以观察肾局部变化，也利于各种影像学检查，必要时进行经皮肾穿刺活检也较为方便。一旦术后发生局部并发症需再次手术或移植肾丧失功能后切除肾，也便于进行手术。

（二）肾移植手术操作

肾移植手术主要分三个步骤：移植部位和吻合血管的显露，移植肾血液供应系统的建立以及恢复尿路的连续性。

切口及血管显露：切口多采用右下腹弧形切口，上自髂前上棘内侧3cm，下至耻骨结节右侧。逐层切开，向内上推开腹膜。显露髂窝血管先游离髂外静脉，再游离髂内动脉（或髂外动脉）。在正常情况下先行肾静脉与髂外静脉端 - 侧吻合，再行肾动脉与髂内动脉端 - 端吻合（或肾动脉与髂外动脉端 - 侧吻合）在动静脉血管吻合完毕，检查吻合口无漏血后，给受者静脉注射甲泼尼龙 0.5 ~ 1g、呋塞米 60mg。先开放静脉血流，再开放动脉血流。移植肾血液循环恢复后，立即呈现色泽红润、肾实质张力饱满。若开放循环后，肾的颜色及张力未能恢复正常，应再次检查有无动脉吻合口狭窄、血管扭曲成角现象。如为肾动脉血管痉挛所致，可于肾动脉内注射血管解痉药物。如移植肾张力过高，色泽较深则需检查静脉回流是否受阻。由于受者血压下降而引起肾的颜色、张力不佳，可采用快速输血或静脉点滴多巴胺药物来提高血压。对术中发生低血压者

禁用麻黄碱类血管收缩药物，以免引起肾血管收缩而造成肾血流量减少。移植肾恢复血液循环后，一般几分钟后输尿管即开始蠕动并有尿液排出。移植肾的尿路重建：移植肾输尿管与膀胱吻合是目前最常用的手术方法，可分膀胱内输尿管膀胱吻合法和膀胱外输尿管膀胱吻合方法。用膀胱内输尿管膀胱吻合方法，手术比较复杂，需切开膀胱壁，组织损伤大，渗血较多，手术时间长，目前很少采用。John 提出移植肾输尿管植入膀胱术，采用隧道式方法，手术在膀胱外进行，操作简便，吻合牢靠，被广泛采用。供肾输尿管在取肾时损伤或因其他原因引起输尿管长度不够时，需将移植肾输尿管与受者输尿管作端 - 端吻合。

第五节　排斥反应的诊断与治疗

排斥反应是一种典型的免疫反应，是受者体内对移植物抗原的出现而发生的细胞和体液的免疫反应。它又是目前导致移植肾丧失功能的主要原因。除了单卵双生子间的肾移植不会发生排斥反应外，所有的异体肾移植都会发生排斥反应。根据病理、发病机制、发生时间及临床进展的不同，可分为超急性、加速性、急性和慢性排斥反应四种类型。自从环孢素 A 在临床的广泛应用，急性排斥反应的发生率有所降低，但仍为排斥反应中的最常见的类型。随着配型技术的不断改进，超急性排斥反应已很少发生。加速性斥反应的发病机制尚未完全阐明，其发生时间及临床进展均介于急性和超急性排斥反应之间。慢性排斥反应一般发生于手术后 6 个月，是目前影响移植肾长期存活的重要因素。因此，如何积极防治、早期诊断和正确治疗排斥反应仍是肾移植有待解决的主要课题。

一、超急性排斥反应

是不可逆性的体液性排斥反应。发生在肾移植术后 24 ~ 48 小时内，但最常发生在移植肾血液循环恢复后几分钟或几小时内。超急性排斥反应多发生在手术台上，当移植肾血循环恢复后几分钟，原来输尿管由蠕动、鲜红、有搏动并已开始泌尿的移植肾，突然色泽变暗赤、质地变软、波动消失，输

尿管蠕动消失，泌尿停止，移植肾明显缩小，并呈现紫褐色而失去功能，根据上述表现不难确定诊断。若在术后 24 ~ 48 小时内突然发生血尿、少尿至无尿，移植肾区剧痛，血压升高，血肌酐持续升高并伴有高热、寒战等全身反应，则需要辅助检查帮助判断，如同位素扫描肾灌注消失，多普勒超声检查移植肾无血流图像。治疗上要求立即手术探查而不要行移植肾穿刺活检。术中往往可见移植肾肿大，呈紫褐色并丧失功能。超急性排斥反应至今尚无有效的治疗方法，唯一办法是一旦确诊尽早摘除移植肾。

二、加速性排斥反应

大多教学者认为是不可逆的排斥反应。一般发生在术后 2 ~ 5 天内。其发病机制尚不明了，可能以体液免疫反应为主。临床表现为手术后移植肾有功能甚至功能很好，但可突然出现体温升高、尿少、高血压、移植肾肿胀和压痛，病情呈进行性发展，血肌酐急速升高，随即需要透析治疗。移植肾活检为确诊手段。大剂量甲泼尼龙冲击治疗多无效，建议使用抗胸腺细胞球蛋白（抗淋巴细胞球蛋白）或 OKT3 治疗[8]。曾有使用血浆置换或免疫吸附等进行治疗的报道，有 50% ~ 60% 可逆转。但这类的排斥反应最终治疗效果不满意。

三、急性排斥反应

是各类排斥反应中最常见的一种，40%～80% 的肾移植患者至少发生一次急性排斥反应。在我国，由于供、受者之间的遗传背景差异小，所以肾移植后急性排斥反应的发生率低于欧美等发达国家。急性排斥常发生于手术后 7 天至 6 个月内，少数患者也可在手术后几年时发生急性排斥。通常急性排斥是在移植后的第二周时发生率最高。其发生频度、强度、时间、临床表现等与供、受者之间的组织相配程度、移植受者的免疫反应性的强弱、免疫抑制药的用药方案以及是否合并病毒或细菌感染等因素有关。术后移植肾功能延迟恢复（DGF）也可增加急性排斥反应发生率。急性排斥反应如能得到及时的诊断和处理，约 90% 以上可被逆转。急性排斥反应可分为细胞介导的急性排斥反应和体液介导的急性排斥反应。

临床表现包括：体温突然升高，一般体温为 37.5～38.5℃，可达 38.5℃以上。早期多表现尿量减少同时可伴有体重增加，移植肾肿大、质硬、压痛以及血压升高且对降压药物不敏感，常伴有不同程度的乏力、腹胀、头痛、心动过速、食欲减退、情绪不稳定和烦躁不安。目前由于移植后广泛应用环孢素 A 等强力免疫抑制药物，临床症状多不典型。

实验室检查提示血肌酐升高。B 超声检查提示移植肾肿大，前后径与长径增加，失去椭圆形外形，肾实质增厚，声波反射减弱，髓质乳头增大，皮髓质交界不清晰，并能显示肾周变化，彩色多普勒超声提示血流波形高尖，PI（搏动系数）>1.8，则（阻力系数）>0.8，是其特征性改变。经皮移植肾穿刺活检取得肾组织，是目前确定急性排斥反应最具权威性的诊断。急性肾小管坏死、环孢素肾毒性及感染等均有特殊表现，可借此做鉴别诊断。治疗主要包括：甲泼尼龙静脉冲击治疗和 / 或抗淋巴细胞球蛋白（ALG）或抗胸腺细胞球蛋白（ATG）治疗[9]。

四、慢性排斥反应

慢性排斥反应在临床上大多数发生在移植后的数月至一年后，每年增加 3%～5%。据统计，肾移植后 10 年内约有半数的患者发生慢性排斥反应。典型临床表现为移植数月或数年后患者出现缓慢的、进行性的肾小球滤过率下降，并常常伴有蛋白尿和高血压出现。相对急性排斥而言，慢性排斥反应的免疫抑制治疗效果不佳。慢性排斥反应的发生机理比较复杂，包括免疫性因素和非免疫性因素，但前者起主要作用。

第六节　免疫抑制药

免疫抑制药在临床器官移植的发展中占有非常重要的地位。免疫抑制药的发展极大地推动了临床器官移植的发展和进步。自 20 世纪 50 年代末至 80 年代初，临床上一直沿用抗淋巴细胞血清（ALS）或抗淋巴细胞球蛋白（ALG）；皮质类固醇和硫唑嘌呤等传统的免疫抑制药，几十年中几乎没有新的免疫抑制药问世；从 80 年代初开始，环孢素 A（CsA）被广泛用于临床以后，使移植器官的成活率大幅度提高，也使沉寂了近 30 年的免疫抑制药的研制工作得到了迅速发展，此后许多新药相继面世并应用于临床，器官移植工作取得了进一步发展[10]。

免疫抑制药（immunosuppressants）被广泛应用于防治器官与组织移植的排斥反应，效果肯定。目前最常用的免疫抑制剂有以下四类：①多克隆或单克隆抗体（polyclonal/monoclonal antibodies）；②钙神经蛋白抑制药（calcineurin inhibitors，CNIs）；③抗增殖药物（antiproliferative agents）；④糖皮质激素类药物（corticosteroids）。此外，哺乳动物的雷帕霉素靶位点抑制药（mammalian target of rapamycin inhibitor，mTORi）在临床中的应用越来越广泛，一些较新的药物，如细胞共刺激通路阻滞药，蛋白酪氨酸激酶 JAK3 抑制药（如 CP-690550），蛋白激酶 C 选择性抑制药（如 AEB-071），蛋白酶体抑制药，传统中药及其有效成分等，均展现了良好的临床应用前景。目前临床常用的给药方式仍为三联疗法（triple therapy），即钙神经蛋白抑制药、抗增殖药以及糖皮质激素类药联合应用，以增强疗效，并减少药物的不良反应[11]。亦可采用序贯四联疗法（sequential quadruple therapy），即在三联疗法的基础上，于移植术后给予多克隆或单克隆抗体类药物，以进行诱导治疗。

一、多克隆或单克隆抗体

肾移植领域使用的抗体从来源上可以分为多克隆抗体和单克隆抗体两类。此外根据作用机制可以进一步分为细胞清除剂和免疫调变剂。尽管目前有多种多克隆抗体应用于肾移植，但是美国食品药品监督管理局（FDA）仍只批准兔抗人胸腺细胞免疫球蛋白（即复宁®，Thymoglobuline）和马抗人胸腺细胞免疫球蛋白（ATGAM®）这两种 T 淋巴细胞清除剂应用于临床。单克隆细胞清除剂包括 T 淋巴细胞清除剂（OKT3，抗 CD_3）、B 淋巴细胞清除剂（rituminab，利妥昔单抗，抗 CD_{20}）和非特异性淋巴细胞清除剂（alemtuzumab，阿仑单抗，抗 CD_{52}）。免疫调变剂包括抗 IL-2 受体的单克隆抗体（IL-2 MAbs），目前已在临床上应用的此类产品有两个，其一是赛尼哌（Zenapax，Dacliumab），另一个是舒莱（Simulect，Basiliximab），它的作用机制是与 IL-2 受体 α 链结合，阻止其介导的 T 细胞的扩增。

1. 兔抗人胸腺细胞免疫球蛋白（rabbit antihuman thymocyte immunoglobulin）

（1）作用机制：是用人胸腺细胞免疫兔获得血清，再经分离获得的免疫球蛋白。它是一种作用于 T 细胞的选择性免疫抑制药，产生免疫抑制作用的基本原理是使淋巴细胞衰竭，可识别器官排斥反应时出现的多种 T 细胞表面的活性物质如：CD_2、CD_3、CD_4、CD_8、CD_{11a}、CD_{18}、CD_{25}、HLA-DR 和 Ⅰ 类 HLA。T 细胞被补体依赖性溶解和由单核细胞及吞噬细胞作用形成的 Fc 依赖性调理素机制从循环中清除。体外试验表明，其对 B 细胞无作用。

（2）临床疗效：与其他免疫抑制药合用，用于预防和治疗器官排斥反应。也用于治疗激素耐受的移植物抗宿主病（GVHD）。

（3）不良反应：全身性反应有寒战、发热、心跳过速、呕吐和呼吸困难等。局部反应有输液处局部疼痛及末梢血栓性静脉炎。迟发性过敏反应罕见，初次使用后 7~15 日，可能会发生血清病（发热、瘙痒、皮疹伴有关节痛）。速发严重过敏反应极为罕见，可使用糖皮质激素和抗组胺药物进行预防。与过度免疫抑制相关的不良反应，包括感染或恶性肿瘤。尤其与其他免疫抑制药合用时，可能增加淋巴细胞增生症（淋巴瘤）的发生。

2. 抗人 T 细胞 CD_3 鼠单抗

（1）作用机制：是由纯化的免疫球蛋白 IgG2a 组成，具有一重链（分子量约 50KDa）及一轻链（分子量约 25KDa）。能特异性地与人 T 细胞表面的抗原（CD_3）结合，从而阻断 T 细胞的增殖及其功能，因而起到免疫抑制作用。对骨髓无影响。

（2）临床疗效：用于预防或治疗器官移植后的急性排斥反应。

（3）不良反应：主要为发热、寒战、心动过速、高血压、头痛、僵硬、震颤、胸痛、呼吸困难、哮喘、恶心和呕吐、腹泻、过敏反应、移植后淋巴增殖性疾病等。

抗人 T 细胞 CD_3 鼠单抗可用于预防和治疗器官移植后的排斥反应，对肾移植术后的急性排斥反应的治疗效果好，也适用于心脏移植和肝移植患者。由于细胞因子释放综合征较常见，所以，更多地建议用于治疗急性排斥反应，而不用于预防急性排斥反应。使用本品前通过利尿或透析脱水，将患者体重控制在理想范围内，可以减少急性左心衰竭和肺水肿的发生，但同时需要预防血栓栓塞的发生[12]。

3. 巴利昔单抗

（1）作用机制：是一种鼠 / 人嵌合的单克隆抗体（IgG1 κ），能定向拮抗白细胞介素 -2（IL-2）受体的 α 链（CD_{25} 抗原），CD_{25} 抗原表达于 T 细胞表面。激活的 T 细胞对 IL-2 具有极高的亲和力，本品能特异地与激活的 T 细胞上的 CD_{25} 抗原结合，从而阻断 T 细胞与 IL-2 结合，亦即阻断了使 T 细胞增殖的信息。当血浆巴利昔单抗浓度超过 0.2μg/ml，就能完全和稳定地阻断 IL-2 受体。当血浆巴利昔单抗浓度降至 0.2μg/ml 以下时，CD_{25} 抗原的表达在 1~2 周内恢复到治疗前水平。不会造成细胞因子释放或骨髓抑制。

（2）临床疗效：仅用于预防肾移植术后的急性排斥反应。

（3）不良反应：不良事件发生率与接受安慰剂的患者相似。可见恶心、便秘、尿路感染、水肿、高血压、贫血、头痛及高血钾等。

二、糖皮质激素类药物

糖皮质激素类药物是一种广泛应用的抗炎症药

物，用于器官移植亦有近 50 年的历史，被誉为预防和治疗器官移植急性排斥反应的关键药物，虽其在应用的同时具有一定且不可避免的毒副作用，但到目前为止，尚无任何一种免疫抑制药物可以完全代替它。许多移植中心都在积极地进行不用糖皮质激素类药物或早期快速撤除糖皮质激素类药物的临床观察。短期结果是可以接受的，长期的结果尚不清楚。

2009 年，提高全球肾病预后指南（KDIGO）指出，不用或快速撤除糖皮质激素类药物，会增加急性排斥反应的发生，对提高患者和移植物的预后并没有什么益处，对 6 项随机对照研究的结果进行分析，共涉及 1519 名肾移植患者，长期使用糖皮质激素类药物可以预防急性排斥反应的发生和避免免疫介导的移植物丢失。

（1）作用机制：具有抗炎、抗过敏、抗风湿和免疫抑制作用。使循环中的 T 细胞从血管内迁移至淋巴组织。抑制巨噬细胞和淋巴细胞扩增所需的细胞因子的产生。

（2）临床应用：在临床肾移植中，糖皮质激素可用于诱导期、维持性治疗期和抗急性排斥的冲击治疗。与其他免疫抑制药合用，用于预防和治疗实体器官移植的排斥反应。弱化抗淋巴细胞抗体治疗所致的细胞因子释放综合征。

（3）副作用：大剂量或长期使用可出现：肥胖、多毛、痤疮、血糖升高、高血压、眼内压增高、白内障、钠水潴留、充血性心力衰竭、水肿、血钾降低、低钾性碱中毒、肌肉萎缩、精神兴奋、消化性溃疡、骨质疏松、脱钙、病理性骨折、肱骨和股骨头无菌性坏死、伤口愈合不良、皮肤变薄、儿童生长迟缓等。

三、抗增殖药

这一类免疫抑制药的作用机制，均是通过抑制核苷酸的生物合成而使 T 细胞和 B 细胞增殖受到抑制，但并不影响细胞因子的表达，也不阻断淋巴细胞从 G 到 S 相的过度。

1. 硫唑嘌呤（acetazolamide，Aza） 此药在 20 世纪 40 年代由诺贝尔奖获得者 Elion 和 Hitchings 合成。它是一种咪唑类抗代谢免疫抑制药。1961 年第一次被应用于肾移植患者。在环孢素 A 出现之前，它是最重要的免疫抑制药物。

（1）作用机制：是 6- 硫嘌呤（6-MP）的咪唑衍

生物，为具有免疫抑制作用的抗代谢药。在体内分解为硫嘌呤而起作用，具有嘌呤拮抗作用，能抑制免疫活性细胞 DNA、RNA 及蛋白质的合成，从而抑制淋巴细胞的增殖。对 T 淋巴细胞的抑制作用较强，对 B 淋巴细胞的抑制作用较弱。

（2）临床疗效：主要用于器官移植后抗排斥反应。

（3）副作用：可致骨髓抑制、肝功能损害、胰腺炎、脱发、厌食和恶心等，亦可发生皮疹。偶见肌萎缩。可致胎儿畸形和诱发肿瘤。

2. 咪唑拉宾

（1）作用机制：为咪唑核苷类抗代谢药，需在细胞内磷酸化才能产生免疫抑制作用。其免疫抑制作用是通过抑制嘌呤合成途径中的次黄嘌呤核苷酸脱氢酶（IMPDH）和单磷酸鸟嘌呤核苷合成酶（GMP），使鸟苷酸合成减少，细胞内 RNA 和 DNA 合成减少，可阻止增殖的淋巴细胞由 G_1 期进展为 S 期，抑制抗体的产生及记忆 B 细胞和记忆辅助性 T 细胞的产生，可延长移植物的存活。

（2）临床疗效：用于肾移植和肝移植的抗排斥反应治疗。

（3）副作用：不良反应包括腹痛、食欲缺乏、白细胞减少、血小板减少、贫血、皮疹、药热、感染、高血糖、高尿酸血症、肝功能异常和肾功能异常；个别严重者可出现急性肾衰竭。

3. 吗替麦考酚酯（MMF）

（1）作用机制：吗替麦考酚酯是霉酚酸（MPA）的前体，MPA 通过非竞争性抑制嘌呤合成途径中次黄嘌呤核苷酸脱氢酶（IMPDH）的活性，阻断淋巴细胞内鸟嘌呤核苷酸（GMP）的合成，使 DNA 合成受阻，从而抑制 T 细胞和 B 细胞的增殖反应，抑制 B 细胞抗体形成和细胞毒 T 细胞的分化。

（2）临床疗效：MMF 预防肾、心、肝、肺和胰腺移植急性排斥的疗效得到广泛好评。MMF 治疗各类移植器官急性和慢性排斥的疗效也得到肯定。另外 MMF 与其他免疫抑制药（环孢素 A、他克莫司、皮质激素）联合应用时能减少其剂量。有报道在出现慢性环孢素 A 肾毒性患者中，服用 MMF，并减少或撤除环孢素 A，肾功能有改善趋势。

（3）副作用：口服 MMF 的主要不良反应包括：胃肠道反应、骨髓抑制和某些感染性疾病。

4. 麦考酚钠肠溶片（EC-MPS）

（1）作用机制：麦考酚钠是麦考酚酸（MPA）

的钠盐。MPA 通过非竞争性抑制嘌呤合成途径中次黄嘌呤核苷酸脱氢酶（IMPDH）的活性，阻断淋巴细胞内鸟嘌呤核苷酸（GMP）的合成，使 DNA 合成受阻，从而抑制 T 细胞和 B 细胞的增殖反应，抑制 B 细胞抗体形成和细胞毒 T 细胞的分化。

（2）临床疗效：用于预防成人肾移植的排斥反应。

（3）副作用：最常见的药物不良反应为白细胞减少和腹泻。其他不良反应有：感染、贫血、血小板减少、咳嗽、哮喘、腹胀、腹痛、便秘、消化不良、恶心、呕吐、胃肠出血等。

5. 来氟米特（Leflunomide）

（1）作用机制：为人工合成的异唑衍生物类抗炎及免疫抑制药，口服后在肠壁和肝迅速转化为活性代谢产物 A771726（M1）。M1 通过抑制白细胞介素 -2（IL-2）相关的酪氨酸激酶活性，抑制 IL-2 刺激后 T 细胞中酪氨酸的磷酸化作用，抑制二氢乳清酸脱氢酶的活性，阻断嘧啶核苷酸的生物合成，抑制 T 细胞、B 细胞和非免疫细胞的增殖。还抑制核因子 κB（NF-κB）的活化及抑制 NF-κB 所调控的基因（如 IL-1 和 TNF 基因）的表达。还可通过抑制环氧化酶 -2 的活性而抑制前列腺素的合成，并可抑制肥大细胞和嗜碱性粒细胞中组胺的释放。

（2）临床疗效：用于预防成人肾移植的排斥反应。

（3）副作用：可有厌食、恶心、呕吐、腹痛、腹泻、胃肠炎等胃肠道反应；其他尚有高血压、头昏、瘙痒、皮疹、消瘦、白细胞减少及可逆性脱发等不良反应。

四、钙神经蛋白抑制药

目前此种类型的免疫抑制药有 2 种正在临床应用，即环孢素 A 和他克莫司。

（一）环孢素 A

1. 作用机制　本品是从真菌（白僵菌属，Beauveria nivea）Tolypocladium inflatum 或 Cylindrocarpon incidum 培养液中分离到的中性环状多肽混合物，由 11 种氨基酸组成。主要抑制 T 细胞的功能，抑制细胞介导的排斥反应；抑制淋巴细胞在抗原或分裂原刺激下的分化、增殖，能够在细胞周期的 G_0 期和 G_1 早期阻断静止的淋巴细胞；可选择性和可逆性地改变淋巴细胞功能；抑制淋巴细胞分泌细胞因子如白细胞介素 -2（IL-2）及干扰素（INF）等，抑制 NK 细胞的杀伤活力。环孢素与靶细胞质中的受体亲环蛋白（cyclophilin）结合后，形成环孢素 - cyclophilin 复合物，此复合物可以抑制 Ca^{2+} 依赖性的丝氨酸 / 苏氨酸磷酸酶（该酶亦称为钙调磷酸酶或钙神经蛋白，calcineurin）活性，阻断了细胞质调节蛋白的去磷酸化，因而抑制 T 细胞活化及细胞因子如 IL-2 的基因表达。此外，环孢素还增加 T 细胞中转化生长因子 -β（TGF-β）的表达，亦与其免疫抑制作用有关。亦可影响 B 细胞功能，抑制某些非 T 细胞依赖性抗原刺激的抗体反应。对血细胞生成和吞噬细胞功能影响较小，较少引起骨髓抑制。

2. 临床疗效　适用于预防同种异体肾、肝、心、肺、骨髓等器官或组织移植的排斥反应和移植物抗宿主反应。

3. 毒副作用　虽然 CsA 在器官移植中发挥了重要的作用，但其毒性作用亦越来越受到人们的关注。其毒副作用主要有以下几个方面：

（1）肾毒性：是 CsA 最为重要的毒副作用，其表现多样，可表现为短时性、功能性和急性器质性病变，在临床上表现为慢性非进行性或慢性进行性肾功能不全。其原因为肾动脉收缩，CsA 能够引起可逆性的肾血管收缩，特别影响入球小动脉和毛细血管丛的收缩，其作用与药物剂量相关。到目前为止，机制尚未明确。据动物实验的观察，用 CsA 后，入球动脉的肾素明显升高。其原因可能与花生四烯酸代谢的改变、内皮素的释放等有关，导致肾血流量和滤过率下降所致。另有一种假说认为 CsA 能够改变前列腺素与血栓素 A_2 的平衡，使血栓素 A_2 血中水平增高从而引起肾血管的收缩。也有学者认为 CsA 的应用增强了血管收缩的诱导激素，跨膜钙离子的内流可引起小动脉平滑肌和系膜细胞过度的收缩作用，在临床上应用钙通道阻滞药能够在一定程度上改善 CsA 的肾毒性支持这一学说。CsA 肾毒性在临床上表现为肾功能不全，移植后移植肾功能延迟恢复。这一副作用可以是一时性的、同剂量相关的。但是若缺血时间过长则可影响肾功能的完全恢复，需要与急性肾小管坏死或排斥反应鉴别。以下方法可防止其发生：移植后几天内采用免疫诱导疗法，即应用单克隆或多克隆抗淋巴细胞抗体而不用 CsA，待血肌酐接近正常后才开始应用 CsA；移植后数天内用多巴胺或给予供者和受者维拉帕米或硫氮䓬酮以增加肾血流量和肾小球滤过。急性微血管病变是 CsA 对血管内皮的直接毒性作用造成的，比较少见。其机制可能是由于前列环素产生减少，引起的血小板聚集增加，血栓素 A_2 释放，Ⅶ因子活化而使血液出现高凝状态进而引起小动脉血栓形成。其表现类似溶血性尿毒症综合征。这种并发症可影响移植肾的存活，而且在临床上常与急性血管性排斥难以区别，穿刺活检也不易鉴别。慢性肾间质性纤维化，此为 CsA 的慢性肾毒性所致，机制不清。主要病理改变是肾间质呈斑状或条状纤维化并伴有肾小球动脉的损害。临床表现为持续性蛋白尿、血肌酐缓慢升高，常伴有高血压，与慢性排斥和原发疾病的复发难以鉴别。但移植肾尚可维持较长时间的功能。有人主张用 Aza 或 MMF 替换 CsA，或增加 MMF 的剂量，同时减少 CsA 的剂量以减少 CsA 的慢性肾毒性。但目前许多学者仍主张必须长期使用 CsA，即使低剂量，以防止慢性排斥。

（2）肝毒性：CsA 可引起轻度肝功能损害，多无明显临床表现，仅表现为亚临床性、轻微的、自限性的血清转氨酶升高或高胆红素血症。肝功能损害的程度同 CsA 剂量有关，减量或停药后可恢复正常。若同时有病毒性肝炎或同时服用 Aza，肝功能损害较重。高胆红素血症可能因胆汁排出受阻引起的。由于含有 CsA 的胆汁增多，胆囊结石的发生率增高。

（3）神经毒性：CsA 可对神经系统产生毒性，最常见的是不自主震颤，发生率约为 22%，常是 CsA 过量的表现。当服用 1 年后剂量减到每日 5mg/kg 以下，症状可自行消失。有 1%～2% 的患者有癫痫样发作，但这不能排除皮质类固醇或低镁血症或高血压所致。少见并发症尚有手掌或足底烧灼感。一些肾移植患者常在服用 CsA 后 1～2 小时，即血药浓度达到高峰时出现头痛，少数患者还可能出现骨痛及游走性关节痛。

（4）电解质异常：主要包括高钾血症、高氯血症、低镁血症和排钠减少等。其原因主要是由于 CsA 对肾小管的毒性引起。高钾血症多为轻度，若肾功能良好，多不需要特别处理。但若患者同时服用 β 受体阻滞药或血管紧张素转换酶抑制药治疗高血压时，可加重高钾血症。高钾血症常伴有高氯性肾小管酸中毒，类似Ⅳ型肾小管酸中毒。肾移植患者低镁血症的发生率较低，而肝移植患者低镁血症的发生率相对较高。

（5）其他：应用 CsA 还可以引发高血压、高脂血症、高尿酸血症及多毛症。另外牙龈增生的出现

率较高等。CsA 引起的免疫功能低下使感染的发生率增高。有资料表明肾移植后恶性肿瘤的发生率上升，而且与 CsA 的应用有相关关系。

CsA 血浓度的测定：虽然环孢素 A 已经在临床使用近 30 年，但是由于患者个体间的差异，不断改进的联合用药方案，明显的药物不良反应，环孢素 A 与多种药物之间均具有相互作用，使环孢素 A 的临床用药方案，始终没有统一。已经明确的是，环孢素 A 谷值浓度（C_0）监测是合理用药的最好保证。曾有报道，服药 2 小时的浓度（C_2）是反映环孢素 A 吸收更稳定和可靠的方法，因为 C_2 与 AUC_{0-4} 的相关性好于 C_0，所以推测 C_2 在用于监测环孢素疗效和防治中毒方面较 C_0 更好。但随后进行的多个随机对照研究，对 C_2 和 C_0 监测进行对比，在急性排斥反应发生率、移植肾丢失和不良反应方面均没有差别，所以，C_2 监测并未被广泛采用。

目前对于环孢素 A 临床使用中最受关注的问题，是关于环孢素 A 的快速减量及低剂量环孢素 A 维持治疗方案是否安全。已有的临床研究结果尚不能证明使用低剂量的环孢素 A 进行维持治疗，可以延长移植器官的存活时间。

在临床使用中，需要特别注意的是环孢素 A 与其他药物之间的相互作用，合并使用会增加环孢素肾毒性的药物包括：庆大霉素、两性霉素 B、萘普生、妥布霉素、酮康唑、舒林酸、万古霉素、美法仑、秋水仙碱、复方磺胺甲噁唑、他克莫司、非甾体抗炎药、西咪替丁、雷尼替丁和阿扎丙酮等。增加环孢素药物浓度的药物包括：雌激素、雄激素、地尔硫卓、大环内酯类抗生素（克拉霉素、红霉素等）、尼卡地平、别嘌醇、维拉帕米、达那唑、酮康唑、溴隐亭、氟康唑、甲泼尼龙、伊曲康唑、甲氧氯普胺、奎奴普汀/达福普汀、秋水仙碱、胺碘酮、HIV-蛋白酶抑制剂及其他抑制肝药酶 CYP3A4 的药物。降低环孢素药物浓度的药物/食物：利福平、卡马西平、萘夫西林、奥曲肽、苯妥英钠、噻氯匹定、苯巴比妥、贯叶连翘提取物、奥利司他及其他诱导肝药酶 CYP3A4 的药物。降低环孢素清除率的药物和食物包括：泼尼松、洛伐他汀、地高辛、葡萄柚和葡萄柚汁等。

（二）他克莫司

1. 作用机制　他克莫司是从放线菌 Streptomyces tsukubaensis 中提取的大环内酯类抗生素。可与淋

巴细胞内的 FK506 结合蛋白 -12（FKBP-12）结合，进一步抑制钙神经蛋白的活性，阻断了早期淋巴细胞基因表达所必需的去磷酸化过程，进而抑制 T 细胞特异性的转录因子（NF-AT）的活化及白介素类（ILs）细胞因子的合成。可抑制 T、B 细胞的增殖反应，抑制细胞毒 T 细胞的产生，以及 T 细胞依赖的 B 细胞产生免疫球蛋白的能力，对激活淋巴细胞的各种细胞因子的转录也有抑制作用，同时可抑制 IL-2、IL-7 受体的表达，并可直接抑制 B 细胞的激活，抑制移植物抗宿主反应和迟发型超敏反应。其肝毒性较环孢素小，且有刺激肝细胞再生的作用。

2. 临床疗效　用于预防器官移植后的排斥反应和治疗难治性排斥反应。

3. 副作用　可增加肾移植患者移植后糖尿病的发病率，应定期监测患者血糖。有神经毒性，可出现颤抖和（或）运动性失语等。有肾毒性。与环孢素 A 进行转换治疗时，通常要在停止使用环孢素 A 12～24 小时后才开始使用本品，由于环孢素 A 的清除率可能会受影响，所以在换药后应该继续监测环孢素 A 的血药浓度。移植肾功能不全患者应该降低使用剂量。肝损害的患者，出现肾功能不全的风险增加。可增加感染和患淋巴瘤的风险。初次使用需要密切观察过敏反应。虽然不良反应较多见，但在药物减量或停用后，一般均可消失。

五、哺乳动物雷帕霉素靶位点抑制药

1. 作用机制　雷帕霉素为链霉素（streptomyces hygroscopicus）培养液中提取的三烯大环内酯类抗生素，其化学结构与他克莫司相似。它通过与环孢素和他克莫司截然不同的作用机制，可抑制抗原和细胞因子（如 IL-2、IL-4 和 IL-15）激发的 T 细胞的活化和增殖，亦抑制 B 细胞增殖和抗体的产生。雷帕霉素进入细胞后，与胞浆中的 FK 结合蛋白 -12（FKBP-12）结合，生成雷帕霉素 -FKBP-12 复合物。该复合物对钙神经蛋白的活性无影响，但可与哺乳动物的雷帕霉素靶位点（mTOR，一种关键的调节激酶）结合，并抑制其活性，即抑制丝氨酸 / 苏氨酸蛋白激酶活性，使 40S 核糖体蛋白 S6 不能磷酸化，从而抑制蛋白质合成，阻止了细胞因子活化的 T 细胞的增殖，即抑制细胞周期中 G_1 期向 S 期转变，阻止 B 细胞的 G_0 期。与环孢素和他克莫司不同，雷帕霉素不仅抑制 Ca^{2+} 依赖性 T、B 细胞的活化，也抑制 Ca^{2+} 不依赖性 T、B 细胞的活化，并可抑制金黄色葡萄球菌引起的 B 细胞免疫球蛋白的合成及淋巴细胞激活的杀伤细胞（LAK 细胞）、自然杀伤细胞（NK 细胞）和抗体依赖性细胞毒作用，可治疗和逆转发展中的急性排斥反应。由于可抑制生长因子导致的成纤维细胞、内皮细胞、肝细胞和平滑肌细胞增生，尚可抑制血管内皮细胞增殖，故对预防慢性排斥反应也有效。

2. 临床疗效　用于治疗器官移植抗排斥反应。

3. 毒副作用　可见厌食、腹泻和呕吐，严重者可出现消化性溃疡、间质性肺炎（临床诊治中易和移植术后肺部感染混淆，诊治中有一点难度）及脉管炎。也可出现贫血、血小板及血红蛋白减少、高脂血症、低钾血症、高血压。可诱发淋巴瘤和其他恶性肿瘤，尤其是皮肤癌，应减少对阳光和紫外线的接触，可穿防护衣、使用高保护系数的防晒用品。

为了将血药浓度的变化控制在最小范围，雷帕霉素应该于相对固定的时间服用。相对于单独使用雷帕霉素口服液，同时服用环孢素，雷帕霉素的平均 Cmax 和 AUC 分别增高 116% 和 230%。然而，相对于单独使用雷帕霉素口服液，在服用环孢素软胶囊 4 小时后服用雷帕霉素口服液，雷帕霉素的平均 Cmax 和 AUC 分别增高 37% 和 80%，所以，建议本药于服用环孢素 A 4 小时后服用。虽然雷帕霉素没有明显的肾毒性，但由于其会使肾移植术后发生淋巴囊肿的机会增多，并可能造成患者伤口延迟愈合，故并不主张于肾移植术后过早使用。雷帕霉素的谷值浓度（C_0）与 AUC_{0-12} 的相关性较好，在肾移植患者中推荐的目标 C_0 为 5～15ng/ml。将慢性移植肾肾病患者服用的钙神经蛋白抑制药（CNIs）转化为雷帕霉素的临床意义尚不能确定，近期的一项随机对照研究结果显示，转换为雷帕霉素的患者，其肾小球滤过率并没有改善，而蛋白尿却增加了。除了免疫抑制作用，以雷帕霉素为代表的哺乳动物雷帕霉素靶位点抑制药（mTORi）对多种肿瘤细胞均具有抗增殖作用，提示移植后患肿瘤的患者，使用雷帕霉素具有特殊的意义。此外，研究发现雷帕霉素具有抑制感染肾小管上皮细胞的 BK 病毒的作用，但其临床预防和治疗 BK 病毒感染和 BK 病毒相关肾病的意义尚不明确。

第七节 肾移植术后并发症

一、外科并发症

肾移植术后出现的外科并发症按出现时间可以分为早期并发症与晚期并发症，但这仅是相对而言，因为有些并发症移植术后早期、晚期均可出现。早期并发症主要包括出血、移植肾动静脉栓塞、移植肾破裂等，晚期并发症主要有肾动脉狭窄、输尿管狭窄、移植肾动静瘘等。

（一）早期并发症

肾移植术后早期并发症一般是指移植术后数日或一月内出现的并发症，出现后一般需紧急处理。

1. 出血　包括移植术后即刻出血和肾移植术后延迟性出血。

移植术后即刻出血主要出现在手术后 24～48 小时内，出血原因主要是：①尿毒症患者一般血小板减少，凝血机制出现障碍而导致创面广泛出血；②手术操作失误，导致肾动、静脉吻合口缝合不严密、漏血；③血管破裂出血；④细小血管漏扎出血；⑤输尿管断端出血或膀胱切口出血；⑥移植手术过程中出现低血压，不易发现潜在的细小血管出血或渗血。

出现较大量的活动性出血时，患者可以出现冷汗、面色苍白、脉快弱、血压下降等急性出血性休克症状；移植肾区肿胀、有压痛，并可出现腹膜刺激症状；输尿管断端出血或膀胱切口出血，血液流入膀胱引起血尿、尿频、排尿困难，严重时血块凝集在膀胱，引起少尿或无尿。大量的出血可危及患者生命。

肾移植术后延迟性出血大多出现于手术后数天或数月内，其主要原因是：①感染；②吻合口漏血；③移植肾破裂；④霉菌性动脉瘤破裂。

临床表现与早期出血症状相似，一旦怀疑有活动性出血，应立即手术探查，控制出血。

这里需要特别提出的是，移植肾破裂多发生于移植术后 1 个月内，其中 80% 发生于术后 2 周内，其主要原因是：①患者出现严重的急性排斥反应，或反复出现排斥反应，导致肾实质高度水肿；②移植肾活检时导致肾实质损伤；③结扎细小侧支动脉出现移植肾局限性缺血坏死，导致移植肾破裂；④术后腹压突然升高，如剧烈咳嗽、震动或排便时用力过度等。破裂部位多见于移植肾游离缘及肾两极弯曲张力最大的部位。

肾破裂后应立即手术探查，清除血块，如果肾破裂并不严重，可以缝合修补裂口，严重肾破裂已无法缝合控制出血时，应切除移植肾。

2. 血管并发症　主要包括血管破裂出血和血栓性疾病。

（1）肾动脉或肾静脉破裂：多发生于移植术后 2～3 周。引起肾动脉及肾静脉破裂的主要原因是感染（由于供肾带有的毛霉菌感染，导致血管破裂出血），多继发于尿瘘或伤口感染，有时是由于血管吻合口缝合不严密造成的。主要临床表现是患者出现移植肾区疼痛，疼痛可以局限在局部，也可以放射至背部、肛门及外生殖器等部位，并可出现急性出血性休克的症状，如患者出现冷汗、面色苍白、脉快弱、血压下降等。处理方法是立即手术探查，争取修补破裂处，但如果血管破裂是由于感染而致，修补后有再次出血的可能性，因此需慎重考虑，无法进行血管修补时应果断切除移植肾，确保患者的生命安全。

（2）移植肾动脉血栓：此种并发症多于移植术后 1～2 周内出现，4 周后出现者较少。引起移植肾动脉栓塞的主要原因是：①移植肾灌注时，由于操作不当导致肾动脉内膜损伤；②肾移植手术时，吻合肾动脉技术不佳；③移植肾动脉有多支时；④移植肾动脉或髂内动脉内膜有动脉粥样硬化斑块，或手术过程中做过动脉粥样硬化斑块切除或剥脱；⑤相吻合的两动脉粗细相差悬殊；⑥出现急性排斥反应；⑦移植患者本身处于高凝状态；⑧感染。

出现移植肾动脉栓塞时，若动脉主干栓塞，患者可以突然无尿，特别是在移植术后患者恢复排尿功能后突然出现无尿；患者移植肾体积缩小、质地变软，当然还会伴随肾功能的变化。彩色多普勒超声检查发现移植肾内无血流出现。

一旦证实移植肾出现肾动脉栓塞，应立即手术治疗。如果是栓塞早期，可将肾动脉切开，取出血栓，用冷肝素溶液冲洗后再作肾动脉吻合手术，尚有可能挽救移植肾；如果肾动脉主干栓塞时间较长，已出现肾组织大片梗死，该肾已呈紫褐色，应立即切除移植肾，等待再次移植手术；肾动脉分支栓塞，肾实质缺血范围小，并且界限清楚者，可以作移植肾部分切除术。

（3）移植肾静脉栓塞：其出现原因主要有：①肾移植手术时，血管吻合技术不佳；②静脉端-侧吻合口处扭转；③继发于其他的并发症，如肾周感染或血肿压迫；④移植患者处于高凝状态；⑤急性排斥反应。

移植肾静脉栓塞的临床表现主要有：①患者突然出现少尿或无尿，特别是在移植肾功能已恢复后；②移植肾区疼痛；③血尿或蛋白尿；④移植肾明显肿大，有压痛，严重时可以出现移植肾破裂；⑤患者出现血肌酐上升等。彩色多普勒超声检查及CT检查有助于诊断。

一旦诊断患者出现移植肾静脉栓塞，应立即手术治疗。移植肾静脉栓塞的主要危险是引起移植肾功能丧失，并可导致肺梗塞。移植肾静脉出现栓塞，移植肾动脉也会很快出现栓塞。因此，早期诊断，早期手术治疗是挽救移植肾的关键。如果移植肾静脉早期出现栓塞，切开血管取出血栓，用冷肝素溶液冲洗后再作肾静脉吻合手术；如果肾静脉部分栓塞，可以采用抗凝药物治疗（如肝素或尿激酶等）；如果栓塞时间较长，肾内已出现广泛梗死时，应立即切除移植肾，等待再次移植手术。

3. 泌尿系统并发症 肾移植术后泌尿系统出现并发症的比例较高。该并发症不仅可以影响移植肾功能及移植肾的存活率，并有一定的危险性，应引起临床医师的重视。早期泌尿系统并发症主要有尿瘘、感染等。

（1）泌尿系尿瘘：是较严重的移植术后并发症，如果治疗不及时，不可避免地出现感染，导致移植肾功能下降或移植肾丧失。

根据尿瘘的部位分为：输尿管-膀胱吻合口瘘、输尿管瘘、膀胱皮肤瘘及肾盏瘘[12]。

输尿管-膀胱吻合口瘘或输尿管瘘：引起输尿管-膀胱吻合口瘘或输尿管瘘的主要原因是：①移植手术时吻合技术不佳或术中引流管摆放位置欠佳导致输尿管受压坏死；②供肾输尿管末端血供不良引起输尿管坏死。虽然输尿管血供可有多个来源，但移植肾输尿管的血供仅来自肾血管的分支，途经肾门及输尿管上端，即所谓的"金三角"区，如果在取肾或修肾过程中损伤此部位可以影响输尿管的血供；③急性排斥反应导致输尿管-膀胱吻合口坏死；④术后置流的导尿管引流不畅；⑤严重感染。如果由于吻合技术不佳而造成的尿瘘，可于术后立即出现；如果由于导尿管引流不畅而导致的尿瘘，一般于术后3～5天出现。

主要临床表现包括：①不明原因的发热；②局部皮肤出现水肿，甚至阴囊或大阴唇处，必要时可静脉注射或膀胱内注射显影液（如亚甲蓝等），但如果患者已出现肾功能减退，则静脉肾盂造影结果不佳。

主要预防措施包括：①取肾及修肾过程中应注意保护输尿管的血液供应，尽量保留输尿管系膜；②输尿管长度应合适，避免输尿管过短引起吻合口张力过大；③仔细观察滞留导尿管，保证其通畅。

治疗原则包括：①如果漏尿量较少（小于24小时总尿量的1/5），临床上一般可以先采用保守治疗，即保留导尿管，持续引流尿液，同时加强抗生素治疗，预防感染；如果症状不能缓解，应考虑手术进行修补；②如果出现输尿管远端坏死，应切除坏死部分，再进行输尿管-膀胱再吻合手术；当移植肾输尿管长度不够时，可以采用移植肾输尿管与自身输尿管吻合手术，或采用标准的膀胱瓣成形术，但此法的缺点是修补术后易出现膀胱输尿管反流或吻合口狭窄，也可以采用标准的腰大肌固定术；③再吻合术后，支架管应保留较长的时间；④如果输尿管全长坏死，应设法恢复尿路的连续性或做尿流改道术，可以采用以下方法：一是可以将患者自身输尿管与移植肾肾盂进行吻合；二是用膀胱瓣成形与移植肾肾盂吻合；三是移植肾输尿管皮肤造瘘术；四是回肠代输尿管术；五是经皮穿刺肾盂或肾造瘘术；总之，应根据患者的具体情况而决定采用何种方法；⑤尿瘘严重已无法修补，并且合并严重的感染严重时，应果断地切除移植肾，确保患者的生命安全。

膀胱皮肤瘘：多见于膀胱切开处或耻骨上膀胱造瘘处，主要发病原因是：膀胱壁切口缝合不严。

临床表现与输尿管-膀胱吻合口瘘及输尿管瘘基本相似。诊断可通过溢出的液体进行化验分析，如果肌酐及钠浓度符合尿液成分，即可确定渗出液为尿液，也可以经尿道注射显影剂，如若伤口渗出液变色，则证明有膀胱瘘存在。如果伤口已愈合，但临床上怀疑有膀胱瘘时，可进行超声检查，探查膀胱周围有无积液，或行膀胱造影术，观察有无造影剂外溢现象。如果漏尿量较少（小于 24 小时总尿量的 1/5），尿道放置导尿管持续引流尿液，切口放置引流管引流渗出液；如果渗出液较多，应立即手术探查修补漏口，加固缝合膀胱肌层，防止再次裂开漏尿，充分引流，防止感染。

预防措施包括完善手术技术，保持导尿管通畅，避免术后早期膀胱过度膨胀。

肾盏瘘：肾移植术后肾盏瘘极罕见，主要发病原因是修肾过程中误扎供肾极动脉，引起肾部分坏死。患者可以出现发热、腹胀、腹痛等，有些患者可以出现阴囊或大阴唇水肿。静脉肾盂造影或逆行造影可以发现造影剂外溢。一旦确诊后应根据病情采取肾盂造瘘或移植肾切除术。

（2）急性上尿路梗阻：移植术后早期出现此症主要是指肾盂或输尿管通路受阻而引起的无尿，临床上并不多见。其主要发病原因是：①输尿管远端坏死或纤维化；②移植肾位置放置不当，压迫输尿管；③输尿管过长扭曲，或肾盂输尿管扭曲；④吻合口狭窄；⑤脓肿、血肿或淋巴囊肿等压迫输尿管；⑥输尿管内血块堵塞等。

诊断主要通过病史、体征和超声检查等。患者可表现为突然的无尿、移植肾区疼痛，合并感染时可伴有发热；超声检查发现肾盂输尿管扩张。

一旦诊断急性上尿路梗阻是由于输尿管狭窄或吻合口狭窄所致应立即手术，将狭窄段切除后重新与膀胱吻合；如果是由于脓肿、血肿或淋巴囊肿等压迫输尿管，应手术清除。

预防措施包括：①供肾输尿管留存长度合适，移植肾放置恰当；②术中止血完善，术后引流通畅；③完善吻合技术，防止输尿管 - 膀胱口狭窄；④术后应用抗生素预防感染。

（3）血尿：肾移植术后 3 天内患者可以出现肉眼血尿，以后尿液应逐渐变清，但可以在术后 1～2 周内存在镜下血尿。如果肉眼血尿持续存在，且其颜色逐渐加深时，应考虑患者存在泌尿系统急性出血。

肾移植术后血尿的主要原因：①输尿管断端管壁营养血管漏扎；②输尿管 - 膀胱吻合口出血；③膀胱壁切口出血；④支架管膀胱出口处出血。

临床上患者可以出现持续性的肉眼血尿，出血量较大时，患者血压可以下降。如果患者出血量不

大时，可以保守治疗，稳定患者血压，保持导尿管通畅，防止血块堵塞导尿管，患者一般可以自愈。如果患者肉眼血尿严重，已影响血压及排尿量时，应立即手术探查，彻底止血，清除血块，重点检查输尿管 - 膀胱吻合口或膀胱壁切口处。预防术后血尿的主要方法是：术中止血彻底，特别是注意结扎输尿管断端处血管及缝扎支架管膀胱出口；膀胱壁切口缝合严密。

4. 淋巴系统并发症　淋巴系统并发症中最常见的是淋巴囊肿，主要病因是肾移植术中分离髂血管时，跨越髂血管的淋巴管或淋巴结未结扎，引起淋巴液渗出。少量淋巴液外漏可被患者自行吸收，量大时可以导致局部积液，形成淋巴囊肿。淋巴囊肿可以压迫髂血管，引起手术切口同侧下肢水肿；淋巴囊肿还可以压迫输尿管引起移植肾积水、少尿，压迫膀胱引起尿频；淋巴囊肿也影响切口愈合。

临床上患者可以出现伤口渗出液增多，液体一般呈淡黄色，透明；移植肾区可出现疼痛，并可触及囊性肿块；淋巴囊肿压迫输尿管时可出现少尿；压迫膀胱时可出现膀胱刺激症状；压迫髂血管时出现同侧伤口及下肢水肿；合并感染时患者可有发热。

诊断主要是根据患者病史、临床症状及实验室检查。囊性肿物穿刺液分析，液体乳糜试验阳性，镜检有大量的脂肪颗粒；超声、CT 检查可以发现移植肾区有局限性积液，静脉肾盂造影显示移植肾积水或压迫移位等现象。

治疗原则：小的淋巴囊肿可以自行吸收；如淋巴囊肿较大时，需要手术切开引流，防止出现继发感染，影响切口愈合；有的移植中心采用腹膜开窗，将淋巴液内引流至腹腔内吸收，但此种方法有合并弥漫性腹膜炎的危险；也有的移植中心采用反复穿刺抽液的方法，但应注意预防感染。

主要的预防措施是游离髂血管时尽量减少周围组织的损伤，仔细结扎切断的淋巴管，结扎 24 小时后淋巴侧支开放，不会引起淋巴聚集。

（二）晚期并发症

肾移植术后晚期并发症可于术后数月或数年后出现，主要以血管并发症及泌尿系统并发症为多见。

1. 血管并发症

（1）移植肾动脉狭窄：移植肾动脉狭窄其主要发病原因是：①灌注肾时误伤肾动脉内膜；②取肾手术过程中过度牵拉，造成肾动脉撕裂伤或肾动脉

挫伤；③动脉吻合技术不佳；④受者肾动脉过长，与供肾动脉成锐角，阻碍血流，或肾动脉过短，导致张力过大；⑤严重或频繁发作的急性排斥反应损伤肾动脉内膜；⑥供肾动脉或患者髂血管出现动脉粥样硬化斑块形成。

主要临床表现包括：①出现渐进性、难治性高血压，伴随进行性肾功能下降；②移植肾局部可以听到血管杂音。临床诊断应结合患者病史及临床表现，但肾动脉造影是诊断的主要依据，并且肾动脉造影可以判断狭窄的部位、程度及范围。

治疗肾动脉狭窄有三种方法，即内科保守治疗（抗高血压药物）、血管腔内成形术及外科手术纠正治疗。一旦诊断患者患有肾动脉狭窄，应慎重考虑采取何种治疗方案。

（2）肾动脉栓塞：肾移植术后晚期也可以出现肾动脉栓塞，其主要发病原因是排斥反应，尤其是慢性排斥反应，导致肾内动脉或小动脉为主的动脉内膜损伤，造成移植肾功能减退，因此，预防措施主要是预防急性及慢性排斥反应。临床表现、诊断方法及治疗措施与近期肾动脉栓塞相似。

（3）肾动脉瘤：肾移植术后出现的动脉瘤大部分是由于动脉吻合口部分裂开而引起的假性动脉瘤，也有部分病例是由于局部感染而造成的，特别是真菌感染。临床上也比较多见由于创伤而导致肾实质内出现动静脉瘘，例如由于反复的肾穿刺活检损伤血管壁而造成。

一般患者出现肾动脉瘤或肾内动、静脉瘘，临床上可无症状，当动脉瘤增大或破裂时可出现局部疼痛、肿胀，部分患者也可出现高血压、移植肾功能减退等，一般患者移植肾区有血管杂音，有时局部可触及震颤。肾内动、静脉瘘很少出现进行性增大，这可能是由于肾周围纤维化，限制了其增大。彩色多普勒超声检查可以发现肾动脉血管瘤或肾内动、静脉瘘，血管造影可以进一步明确动脉瘤的位置及大小。

如果发现患者有肾动脉瘤，可以进行血管修补，但手术难度较大；如果肾动脉瘤是由于真菌感染而引起，应切除移植肾，防止吻合口反复感染破裂；如果患者患有肾内动、静脉瘘，大部分患者可以采取保守治疗方案，但如果患者合并有严重的血尿，可以采取选择性肾内动脉栓塞，或进行手术修补，结扎动、静脉瘘，也可以采用肾部分切除术。

2.泌尿系统并发症

（1）泌尿系统梗阻及上尿路扩张：晚期泌尿系统梗阻的主要病因是：①输尿管远端纤维化（慢性缺血引起）导致输尿管进行性狭窄；②肾盂、输尿管扭曲；③肾盂、输尿管受到外来压迫，如受到血肿、脓肿或淋巴囊肿压迫；④尿路结石；⑤感染后组织粘连、腹膜后纤维化使输尿管扭曲受压；⑥前列腺增生或膀胱颈硬化。泌尿系统梗阻可以导致移植肾功能减退，甚至移植肾丧失。

患者出现泌尿系统梗阻时可以无临床症状，有的患者可有不同程度的排尿困难，严重的泌尿系统梗阻可伴随肾功能的进行性减退。超声检查可以发现肾盂、输尿管积液；同位素肾图检查可以出现上尿路排泄延缓，并可有肾功能的损坏；静脉肾盂造影显示肾盏、肾盂或输尿管扩张。

如果输尿管远端纤维化导致泌尿系统梗阻，可以手术治疗，切除远端坏死部分，将其近端与膀胱行再吻合手术，如果输尿管过短，可用患者自身输尿管与移植肾肾盂进行吻合；或用膀胱瓣成形与移植肾肾盂吻合；如果由于前列腺增生导致泌尿系统梗阻，可采用TURP；如果患者患有膀胱颈硬化，可采用经尿道电切或扩张术，但较长的尿道狭窄以扩张术为宜。

（2）尿路结石：肾移植术后患者出现尿路结石并不多见。其主要发病原因是：①供肾有结石未被发现；②移植术后持续的高尿酸血症；③反复发作的泌尿系统感染；④手术缝线质量低劣，不被吸收而形成异物。

由于移植肾已去神经化，因此患者并无临床症状，如肾绞痛等，但患者可以出现镜下血尿，如伴有急性尿路梗阻时，可出现少尿或无尿。超声检查显示梗阻以上部位出现尿路扩张；由于盆腔骨骼的影响，多数腹部平片不能显示结石的部位，有时，应用超声体外碎石机可以帮助结石的定位；静脉肾盂造影也可帮助诊断。

肾移植术后合并尿路结石很少需要外科手术治疗。由于移植肾放置髂窝，因此体外冲击波碎石治疗较困难，碎石后应防止结石阻塞或输尿管，有作者建议碎石前通过膀胱镜在移植肾肾盂及输尿管内放置一J型管；经皮穿刺取石是最直接的方法，由于移植肾位置表浅，手术操作较容易，输尿管结石可采用顺行性经皮穿刺方法取石，如果输尿管结石位于输尿管远端，顺行方式及逆行方式均难以成功，可以外科手术治疗，切除有结石的部分输尿管，将输尿管近端与自体输尿管吻合。

二、肾移植术后感染

肾移植术后移植肾及患者的长期存活需要以下两个因素维持：①足够的免疫抑制药预防移植物出现排斥反应；②患者尚应具有相当的免疫能力抵抗感染。近年来，由于组织配型的进展，减少了免疫抑制药的用量；新型免疫抑制药的不断问世，三联或四联免疫抑制药联合应用，减少了各种免疫抑制药物的主要毒性作用，特别是减少了激素的用量；在总结了早期肾移植经验的基础上，目前多数学者对于反复发作的严重急性排斥反应的移植肾，并不主张多次大剂量的激素冲击治疗，应以保证患者生命为原则；所以目前肾移植术后感染的发病率及死亡率均有明显下降，但是感染仍是肾移植术后最常见的死亡原因之一。

1. 肺部感染 由于移植后不同时期免疫抑制药物的用量和用法及患者免疫功能状态不同，肺炎的发生率和感染的病原体也不相同，这也就是所说的感染时间表。目前比较统一的观点认为分为三个阶段：①术后第 1 个月。多与手术及住监护室有关，其次，与应用免疫抑制药有关，故病原体多为医院获得性细菌：革兰氏阴性杆菌、肺炎链球菌、金黄色葡萄球菌及术前已存在的潜伏感染，如结核感染。②术后 2~6 月。分为两类：一类是由某种具有免疫调节功能的病毒引起的感染，最常见的为巨细胞病毒。另一类为各种机会病原体所致的感染，如肺孢子菌、真菌等。③术后 6 个月以后。若没有附加危险因素，如排斥反应需要强化免疫抑制治疗，病原体与通常人群的社区感染相似，多为社会上传播的流行性感冒、肺炎链球菌肺炎及长期大量免疫抑制治疗易并发致命的机会感染，如肺孢子菌、新型隐球菌、诺卡氏菌等。器官移植后患者肺炎的病原学、临床特点、发病过程及影像有类似改变，其治疗、预后和转归也相似。

目前细菌仍是肾移植患者肺炎的主要致病菌。根据感染发生的时间、致病菌及预后的不同，同时由于病原学培养阳性率低和不确定性，培养结果滞后，为便于指导经验性治疗，将肾移植患者肺炎按发病环境和场所分为医院获得性肺炎（hospital-acquired pneumonia，HAP）和社区获得性肺炎（community-acquired pneumonia，CAP）。

2. 巨细胞病毒感染 巨细胞病毒（cytomegalo-virus，CMV）感染是感染人类巨细胞病毒（human cytomlegalovirus，HCMV）的一种全身性感染综合征。大量研究显示，HCMV 已成为实体器官移植和造血干细胞移植后常见及重要的并发症。器官移植后 HCMV 感染及疾病主要是通过供体器官、细胞传播或受体中潜伏 HCMV 的激活。其感染的严重程度取决于下列因素：移植的种类、供 / 受者 HCMV 血清学状态、免疫抑制方案、移植物排斥情况。接受器官移植的 HCMV 阴性血清患者，HCMV 感染率为 53%~73%，HCMV 病在肾、心、肝、肺移植患者中的发生率分别为 8%、25%、29% 和 39%。约有 26% 的患者直接死亡原因是感染。如何预防和控制感染是提高肾移植效果迫切需要解决的问题。CMV 感染大部分发生在肾移植术后 3~4 个月内，是主要的感染并发症及死亡原因。随着肾移植的广泛开展，巨细胞病毒感染日渐受到重视。

三、心血管系统并发症

肾移植术后患者容易出现各种各样的心血管系统疾病（cardiovadcular disease，CVD），CVD 是引起肾移植术后患者死亡的最常见原因。

移植术前 CVD 是引起移植术后出现 CVD 的重要因素之一。高血压可以提高 CVD 的发病率，并且在有效地治疗高血压后，可以降低 CVD 的发病率。肾移植受者高血压的发病率相当高，可以高达 80% 左右。多种因素可以导致移植术后高血压：①激素及 CsA 是目前最常用的免疫抑制药物，可以引起血压升高；②患者原肾可以引起高血压；③移植肾动脉狭窄可以导致高血压；④移植肾慢性肾功能不全可以导致高血压，这是临床上最常见的发病因素；⑤肾移植术前透析治疗期间出现高血压的患者，移植术后发生高血压的比例较移植术前血压正常者为多；⑥尸体肾移植术后患者出现高血压的比例高于活体肾移植患者；⑦糖尿病导致慢性肾衰竭的患者移植术后出现高血压的比例（71%）高于慢性肾炎（67%）、多囊肾（46%），而肾小管间质性疾病为病因的患者移植术后出现高血压的比例最低。与原发性高血压发生有关的某些因素如年龄、性别、种族等对移植术后高血压无显著影响。

肾移植术后高脂血症的发病率相当高，有作者报道，60% 的患者可以出现总胆固醇和极低密度脂蛋白（very low-density lipoprotein，VLDL）升高，三酰甘油升高的比例较低，而高密度脂蛋白（high-density lipoprotein，HDL）通常正常。许多资料已显示，移植术后如果患者合并有高胆固醇血症、高三酰甘油血症或低 HDL 血症，CVD 的发病率明显增加。

糖尿病患者 CVD 的发病率远远高于非糖尿病患者，一项多危险因素调查结果显示，移植术后糖尿病患者缺血性心脏病的发病率高于非糖尿病患者 3 倍，脑血管疾病的发病率也高出 3 倍，而周围血管系统疾病的发病率高出 28 倍。

部分肾移植受者术后出现红细胞增多症表现（具体原因不明），易导致血液黏滞度增高。导致 CVD 发生。

（田　野　韩文科）

主要参考文献

[1] 朱洪荫，郭应禄. 肾移植. 北京出版社, 1980.
[2] 何长民，石炳毅. 器官移植免疫学. 北京: 人民军医出版社, 1995.
[3] 李幼平. 移植免疫生物学. 北京: 高等教育出版社, 2006.
[4] 郑克立. 临床肾移植学. 北京: 科学技术文献出版社, 2006.
[5] 吴国荃. 慢性肾功能衰竭及替代疗法. 北京: 北京出版社, 1997.
[6] 张玉海，杨培谦. 肾脏外科. 北京: 人民卫生出版社, 2002.
[7] 陈实. 移植学. 北京: 人民卫生出版社, 2011.
[8] 张小东，Kazunari Tanabe Arthur(日)，J.Matas(美). 肾移植治疗学. 北京: 人民卫生出版社, 2009.
[9] 夏穗生. 现代器官移植学. 北京: 人民卫生出版社, 2011.
[10] 苏泽轩. 现代移植学. 北京: 人民卫生出版社, 1998
[11] 李炎唐，张玉海. 新世纪肾脏移植学. 北京: 军事医学科技出版社, 2001.
[12] 田野，郭宏波. 移植药物手册. 北京: 人民卫生出版社, 2011.

第十二章

泌尿外科其他疾病

第一节 盆腔脂肪增多症

盆腔脂肪增多症（pelvic lipomatosis，PL）是一种良性疾病，由于成熟的脂肪在盆腔异常沉积造成的一组症候群。产生特有的"倒梨形"膀胱。盆腔脂肪增多症的病因尚不清楚。最早由 Engels 于 1959 年报道，描述为乙状结肠和膀胱周围脂肪增多导致乙状结肠和膀胱固定变形[1]。Foggl 和 Smith 在 1968 年正式命名为盆腔脂肪增多症，定义为直肠和膀胱周围的盆腔空间内的正常脂肪组织过度生长。

一、流行病学

本病临床罕见，美国 1967—1975 年发病率统计分别为 0.6～1.7/10 万，我国发病率无准确报道。近年随着诊断水平和对该病的认识提高，文献报道病例数有增加的趋势。发病从 9 到 80 岁不等，主要的年龄范围为 25～55 岁。发病有种族和性别差别，黑人是白人的 2 倍，男女比为 18:1，女性发病率较低推测可能由于女性即使患有该病，也很少出现梗阻症状而极少就诊有关。

二、病因

盆腔脂肪增多症的病因尚不清楚。有报道盆腔脂肪增多症与肥胖有关，但一组 51 例患者文献报告显示：65% 的患者有不同程度的肥胖，35% 根本没有肥胖。有些作者推测盆腔脂肪增多症可能是 Dercum 病，这种疾病过程的特点是不规则的皮下脂肪沉积。1975 年 Yalla 等发现盆腔脂肪增多症常伴发输尿管口区域的腺性膀胱炎，认为腺性膀胱炎可能会因此导致输尿管梗阻及的输尿管水肿，从而导致盆腔脂肪增多症。然而腺性膀胱炎是否是盆腔的原因或结果目前仍有争议。还有报道认为慢性静脉回流受阻可能会引起盆腔脂肪增多症，然而也有学者认为静脉回流受阻只是次要因素[2-4]。

Battista 等证明带有截短的该基因的转基因大鼠表现为一种以腹部或盆腔脂肪增多症占优势的巨大表型，认为可能与 HMGI-C 基因有关；在人类脂肪瘤发现了 12 号染色体 HMGI-C 基因易位。

2002 年 Thong 等报道越南籍兄弟 2 人均患有盆腔脂肪增多症；2007 年徐涛等在国内首次报道盆腔脂肪增多症的 2 例兄弟患者[5]。

还曾有文献报道盆腔脂肪增多症并发例合并先天性隐睾、多发性肠源囊肿、软骨发育不全及库欣综合征等疾病。

三、病理

75% 的盆腔脂肪增多症患者膀胱黏膜表现为增生性膀胱炎性改变（腺性膀胱炎、膀胱黏膜囊肿、滤泡性膀胱炎、慢性炎性息肉状膀胱炎等）；其中增生性膀胱炎的 40% 为腺性膀胱炎，此改变可能与盆腔脂肪增多造成不同程度的淋巴回流受阻有关。而盆腔中的脂肪病理与其他普通脂肪并无区别。

四、临床表现

1. 50% 的盆腔脂肪增多症患者出现排尿困难、尿频，尿痛，夜尿增多等症状。下尿路症状与脂肪组织在膀胱周围增生导致的膀胱出口梗阻合并增生性膀胱炎有关。

2. 其他症状包括耻骨上压痛、腰痛、骨盆疼痛、射精痛及下肢血栓性静脉炎。

3. 尽管直肠乙状结肠可能受到压迫，但胃肠道症状如便秘等较罕见。

4. 50% 的盆腔脂肪增多症伴有高血压。

五、实验室及泌尿外科检查

1. 实验室检查 可发现泌尿系感染以及尿素氮和肌酐水平的升高。

2. 直肠指诊 受膀胱底部异常增多脂肪的挤压，直肠指诊时查及盆腔内软组织块，前列腺位置抬高，不易触及或仅指尖能触及前列腺尖部。

3. IVP 膀胱呈特征性"倒梨形""泪滴形""葫芦形"外压性拉长改变，膀胱底部抬高。同时可见上尿路积水征象。Moss 等将以上 X 线表现归纳为三联征：膀胱变形伸长，位置抬高，输尿管向正中移位。

4. CT 表现为膀胱周围大量脂肪增生；膀胱壁均匀增厚；CT 诊断盆腔脂肪增多症明显优于普通 X 线检查，其密度分辨率高，可区分脂肪组织与其他组织，做出定性诊断。Gerson 等描述 PL 的 CT 特点为：盆腔内大量均匀低密度影，CT 值为 -100Hu 左右，以膀胱和直肠周围分布最多，为本病的特征性表现。局部脏器受压变形，以膀胱和直肠为明显。CT 检查时可同时行钡灌肠，显示直肠形态。CT 下还可发现膀胱周围血肿、尿性囊肿或脓肿、髂腰肌肥大、盆腔淋巴结肿大、下腔静脉阻塞、双侧淋巴囊肿或囊性淋巴管瘤、双侧髂内动脉瘤、骨盆纤维化、胰腺假性囊肿等改变。如果已挤压输尿管造成梗阻，可表现为双侧或单侧的肾积水及输尿管迂曲扩张。

5. MRI 盆腔 T1 期 MRI 示膀胱和直肠周围被大量脂肪组织包绕；膀胱压缩变形；膀胱被挤压变形，盆腔 T2 期 MRI 盆腔周围脂肪信号；膀胱壁局限不规则增厚；形成膀胱小梁向膀胱突起；北京大学第一医院影像科周良平教授等通过对 12 例盆腔脂肪增多症的影像学分析，认为 MRI 是诊断此病的最佳影像学检查方法，特别其矢状面 T1WI 膀胱形态指数和膀胱精囊角（PL 变大）的测量对本症的定量诊断最有价值。进一步行 MRU 检查可发现肾盂输尿管积水扩张、输尿管迂曲、下段输尿管狭窄和膀胱颈拉长。

6. 膀胱镜检 对于合并的腺性膀胱炎应该定期行膀胱镜检查；据统计盆腔脂肪增多症患者行膀胱镜检查时由于脂肪堆积造成前列腺尿道延长、膀胱颈抬高、盆腔固定。约 24% 的患者膀胱镜插入困难；18% 的患者膀胱镜无法插入。如患者无法耐受，建议行膀胱软镜或在麻醉下进行。

六、诊断

盆腔脂肪增多症诊断目前没有统一标准，目前比较公认的是：CT、MRI 发现盆腔脂肪异常增多；膀胱受压变形呈梨形、泪滴状或香蕉状；腺性膀胱炎表现；直肠 - 乙状结肠明显受压拉直，结肠袋消失；合并肾积水等。盆腔脂肪增多症诊断主要依靠体检和影像学检查。

盆腔脂肪增多症病理学特点使其具有特殊的影像学改变，因此，影像学检查在诊断中具有重要意义。

目前建议将盆腔脂肪增多症分为两组：第一组是较年轻、身材粗壮或肥胖的男性患者，伴有明显的盆腔不适症状、血尿、尿频，高血压和其他症状，可能进展为更严重的尿路梗阻；第二组多为 60 岁以上的患者，多在检查前列腺增生时发现，通常很少进展。

七、治疗

Klein 等主张将患者分为上述年轻组和老年组，年轻组病情发展较快，较早出现尿路梗阻或尿毒症，应较早外科干预。年老者病情发展较缓慢，10 年或更长时间内病情无变化，需定期随访，包括半年一次肾功能检查，两年一次造影检查，及定期膀胱镜检，必要时才考虑手术。

（一）保守治疗

对于无肾功能损害的患者可以行减肥治疗，部分患者可能获益。肾积水的患者可行输尿管内支架置入术或经皮肾穿刺造瘘术。

（二）手术治疗

盆腔脂肪清除、输尿管周围松解、输尿管膀胱再植是治疗盆腔脂肪增多症的有效方法方法，术中尽可能清除膀胱、输尿管和直肠周围的异常脂肪，松解输尿管。此手术理论上最为理想，但由于增生的脂肪较普通脂肪更为坚硬，粘连往往较重，实际手术操作比较困难，手术治疗的关键为保护输尿管血运，以免输尿管血供不足造成尿瘘或输尿管损伤，术后留置双侧 D-J 管及盆腔引流。

膀胱颈口电切术包括腺性膀胱炎的电切术，对有明显膀胱颈梗阻的患者可能有效。

已经引起较重的双肾积水甚至肾功能不全的重症患者建议尽早行尿流改道，以保护肾功能。

Klein 等曾对一组 18 例随访 0.5 ~ 17 年（平均 3.5 年），无相关恶性病变发生。但有 7 例（39%）因尿路梗阻需手术干预，1 例死于尿毒症 [6]。Halaehmi 等报道 1 例开放手术松解切断输尿管于膀胱顶吻合，并采用整形外科的超声油脂仪抽吸脂肪组织，也获得了较好的效果。程继义等报道 4 例其中 1 例行开放手术剔除膀胱周围过多的脂肪组织，松解两侧盆部输尿管至入膀胱处，随访 8 个月疗效较好。周祥福等采用腹腔镜下清除盆腔及输尿管周围脂肪组织，松解输尿管下段的方法，近期疗效满意。曹军等采用盆腔及输尿管周围脂肪组织清除，输尿管膀胱再植，疗效满意。

由于病因不明，该病治疗争议较多；增多的脂肪组织血供丰富且与盆腔脏器粘连致密，存在广泛，难以找到剥离空隙剔除干净，手术难度大，手术适应证的掌控和手术方式的选择。患者术后能否不再复发及对肾功能的改善，有待长期随访观察。

（李　昕）

第二节　腹膜后纤维化

腹膜后纤维化（retroperitoneal fibrosis，RPF）是一种罕见疾病，1905 年法国泌尿外科医生 Albrran 首先报道并使用了这一概念，直到 1948 年 Ormond 报道了 2 例腹膜后纤维化，有关本病的个案报道才逐渐增多并被越来越多的临床医师所认识。RPF 典型的临床特征是腹膜后腔存在的炎症和纤维化过程压迫包括输尿管在内的后腹膜组织，通过外压输尿管或影响输尿管蠕动引起肾积水，一般多发在 $L_4 \sim L_5$ 水平远端大动脉附近 [7]。

一、流行病学

RPF 最常见于 50 ~ 60 岁患者，但也有儿童及老年人的患病报道，RPF 多见于男性，男女比例为（2 ~ 3）∶1。真正的发病率并不清楚，但根据估计每年为 1∶500 000 ~ 1∶200 000。家族聚集性研究并未见明显的遗传因素影响 [8-9]。

二、病因

本病病因不明，可能与以下因素有关：

1. 过敏学说　大约 70% 的病例是原发性的。但有证据表明原发性 RPF 与一种免疫介导的主动脉周围炎有关。RPF 患者被发现有很高的主动脉瘤发病率。有时在动脉粥样硬化血管周围及动脉粥样硬化斑块内的巨噬细胞和淋巴结内可发现一种氧化类脂和蛋白质的非溶性聚合物。经免疫组织化学研究显示该物质含有 IgG 及少量 IgM。这种变化可能是某种自身免疫反应的结果，特别是对类固醇激素治疗有效更可证实此论点。

2. 麦角化合物学说　在 30% 病因明确的 RPF 患者中，二甲麦角新碱（马来酸美西麦角）和其他麦角碱类药物常与之相关。Graham 提出，在易感患者，5- 羟色胺可引起类癌综合征样的异常纤维化反应。2- 溴隐亭是麦角生物碱的一种衍生物，但并非 5- 羟色胺阻滞剂，也可能与腹膜后和纵隔纤维化有关。可能麦角生物碱作为半抗原引起过敏或自身免疫反应，但至今尚无令人满意的证据。

3. 其他原因　有文献提出 RPF 与服用止痛药物有关；也有怀疑 β 肾上腺素受体阻滞药，但有文献指出 β 受体阻滞药曾被用以治疗 RPF 引起的高血压，而不是该病的原因。

其他 RPF 病因包括一些恶性肿瘤，如淋巴瘤（最常见的 RPF 恶性病因）、多发性骨髓瘤、类癌、胰腺癌、前列腺癌和肉瘤。后腹膜恶性肿瘤放疗后会留下残留的纤维性肿物，引起继发输尿管梗阻。

另外感染性疾病如结核、放线菌、淋病、血吸虫病也被认为可能是 RPF 的发病机制。也有文献证明 RPF 与膜性肾小球肾炎相关，但是推测这种相关性与引起 RPF 的某种激发免疫系统反应的未知抗原有关。RPF 与强直性脊柱炎、Wegener 肉芽肿的相关性也有报道，更进一步支持一些患者潜在的免疫病因。

三、病理

典型的 RPF 病理表现是一种光滑、扁平、褐色致密的肿物包绕在后腹膜组织的周围，可累积输尿管或腰大肌。RPF 的组织学表现是一种非特异性炎症，因疾病期不同而表现多样。疾病早期，受累组织主要为胶原束伴毛细血管增生和炎性细胞包括淋巴细胞、浆细胞、成纤维细胞。疾病晚期，肿物变得相对无血管、无细胞，由大片少细胞胶原组成。继发于恶性肿瘤的 RPF 在组织学上与原发性 RPF 往往不能区别，只能通过纤维肿块中发现小的癌岛来区别。

四、临床表现

RPF 早期症状隐匿，症状不具特异性，主要包括后背痛、腹痛、胁腹痛，多为钝痛或隐痛，而不是绞痛，不随体位变化，而且会放射至下腹部或腹股沟。这种疼痛往往可用阿司匹林缓解，而非麻醉药。其他症状尚有厌食、体重下降、恶心、全身不适、发热、高血压和少尿（或）无尿。

大约 1/3 的患者可以在下腹部或盆腔触及肿块。肿物可能压迫下腔静脉，引起肾静脉血栓或下肢水肿，或阴茎肿胀、阴囊水肿，甚至有可能引起腹壁静脉充盈或曲张、下肢血栓形成、下肢末端脉弱、间歇性跛行。肿物可能扩散到肾门，包绕肾静脉，引起肾静脉高压，继发血尿。若累及门静脉或脾静脉，可致门脉高压，出现食管胃底静脉曲张和腹腔积液。很少出现动脉梗阻，对纵隔、胆道系统、肠系膜和肾自身影响很小。远处发生范围可累及髂血管分叉处，也有报道可累及精索影响阴囊。

RPF 经常表现为单发疾病，但也有可能是多灶性纤维硬化综合征的一部分，即累及多器官系统纤维化。这种情况下，临床表现可能包括 RPF、硬化性纵隔炎、硬化性胆管炎、假眶瘤、Riedel 甲状腺、Peyronie 病（阴茎海绵体硬结，产生纤维性痛性阴茎勃起，即纤维性海绵体炎）等。

五、实验室及泌尿外科特殊检查

（一）实验室检查

血液检查可能发现红细胞沉降率加快、C 反应蛋白升高、中性粒细胞增多、偶有嗜酸细胞增多、不同程度的贫血以及不同程度的肾功能不全伴电解质紊乱。尿常规检查可以正常或有少量白细胞、红细胞。蛋白电泳 α 及 λ 球蛋白增高。自身免疫性疾病筛查往往阳性，如抗核抗体（ANA）、类风湿因子、抗平滑肌抗体、抗 dsDNA 抗体、抗 ENA 抗体、抗中性粒细胞胞浆抗体（ANCA）。

（二）X 线检查

如果整体肾功能正常，可能需行静脉肾盂造影（IVP）或是增强 CT。典型 IVP 表现包括肾积水，伴一侧或双侧近段和中段输尿管向中线移位，有诊断意义的表现是在梗阻水平能发现光滑的缩窄输尿管。这和肿瘤或结石引起的狭窄有所不同，后者无逐渐变细而仅有不规则狭窄。晚期双肾可均不显影。如果患者肾功能损害较重，应行逆行肾盂造影，可以发现与 IVP 一样的表现（图 12-1）。

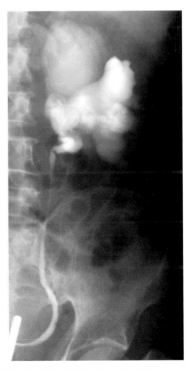

图 12-1　逆行肾盂造影可见肾积水伴输尿管中段均匀光滑缩窄（来源于 Campell-Walsh Urology 10th edition）

消化道受累时 X 线双重对比造影可发现受累肠道如十二指肠有节段性狭窄，骨盆纤维化能致直肠狭窄和变直，伴膀胱抬高呈泪滴状。静脉造影能显示下腔静脉或髂部静脉狭窄。

（三）CT 与 MRI 检查

1. CT 检查　典型表现是肾积水伴边界清楚的软组织包绕大血管和输尿管（图 12-2）。增强扫描呈较浓的纤维组织征象。由于纤维化向侧面发展，使主动脉与左腰大肌、下腔静脉与右腰大肌之间角度改变，也能显示近端输尿管扩张。

2. MRI 检查　MRI 对软组织分辨能力强，同平扫 CT 相比，MRI 的优点不仅能显示腹膜后纤维化所形成的肿块形态，而且能显示血管狭窄程度和 CT 上表现为正常的硬化区域，能通过血管内的流空现象来确定肿块与这些大血管之间的关系（图 12-3）。通常，T1 加权图像显示中低信号强度；T2 加权图像信号则多变。T2 像低信号强度多与成熟斑块相关，这些斑块多由纤维组成，增强扫描可见斑块不均匀强化。T2 加权像高信号强度常与 RPF 纤维化相关的炎症反应导致含水量增加、细胞增多相关。后恶性 RPF 也会出现 T2 加权像的高信号。

（四）超声检查

B 超示 RPF 肿块为低回声或无回声，无特征性表现。尚可观察尿路梗阻与肾盂积水的程度，并可排除引起肾积水的结石等常见原因。

（五）其他

如果怀疑一侧肾没有功能，应行放射性核素肾图来检查分肾功能，结果可能影响手术计划。同时应行经皮穿刺活检或开腹、腹腔镜下活检，以除外恶性肿瘤，才能继续 RPF 治疗。

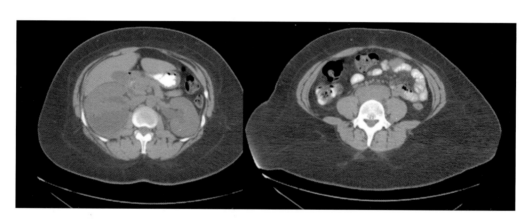

图 12-2　典型腹膜后纤维化 CT 平扫示肾积水及软组织团块影，软组织与大血管难以区分
（来源于 Campell-Walsh Urology 10th edition）

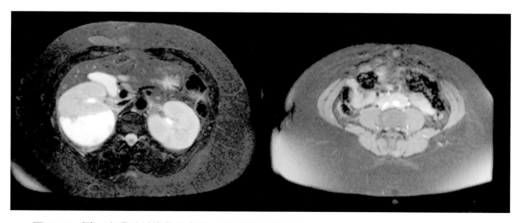

图 12-3　同一腹膜后纤维化患者的 MRI 平扫（来源于 Campell-Walsh Urology 10th edition）

六、诊断及鉴别诊断

RPF 没有标准化的诊断标准，其临床表现缺乏特异性，查体也常没有发现。结合病史凡常服用止痛药、甲麦角新碱等药，具有未明原因背痛、腹痛、腰骶部或下腹部钝痛以及门脉高压、腹水、蛋白丢失性肠病者均应考虑到本病可能。实验室检查、IVP、CT 与 MRI 等检查对诊断可提供帮助。

RPF 应与易受累器官或组织的自身疾病、腹膜后某些原发疾病（腹膜后淋巴瘤、增生性淋巴结炎、原发性肿瘤、主动脉周围血肿及淀粉样变）、腹膜后恶性转移灶及动脉瘤相鉴别。除临床表现外，主要是依靠影像学检查。

以下主要是关于良性 RPF 与恶性肿瘤所致 RPF 的鉴别：

在 CT 上，通常腹膜后纤维化肿块内有特征性的条索状影呈分隔样，可有钙化，病灶不穿破腹膜，不产生局部骨质破坏，对邻近的主动脉、下腔静脉多趋向于包绕固定而不是使之移位。而转移到腹膜后的恶性肿瘤多在输尿管外侧，表现为主动脉和腔静脉旁肿块影，腹膜后淋巴瘤、原发性肿瘤以及其他恶性淋巴结肿大常常抬高主动脉，使之远离椎体。

在 MRI 的 T1 加权像上，良、恶性腹膜后纤维化无明显差别、都表现为低至中信号强度，但良性纤维化所形成肿块在 T1 及 T2 加权像上均表现为均匀的低信号强度，边缘锐利清楚。而恶性腹膜后纤维化所形成肿块的特点是 T2 加权像呈密度不均匀的高信号，边缘较模糊。

放射性核素扫描、PET-CT 对良、恶性 RPF 病灶的鉴别诊断同样具有积极意义。

七、治疗

（一）初步治疗

RPF 的初步治疗取决于患者临床情况，有肾积水和尿毒症的患者应立即通过穿刺肾造瘘术或内置输尿管支架来减压。肾减压后需要密切监测，观察有无梗阻后多尿和肾功能水平，同时适当补充水及电解质。

初步治疗后应明确 RPF 病因。二甲麦角新碱或其他可能潜在诱发药物一旦明确应立即停用。恶性 RPF 患者多有原发肿瘤病史，但全身仔细的影像学检查对发现隐蔽肿瘤还是必需的。

（二）药物治疗

一旦诊断原发性 RPF，早期应用糖皮质激素则是首选治疗方案。文献报道原发 RPF 经皮质醇疗法治疗有 80% 的临床反应率，包括肿块明显缩小和输尿管梗阻或下腔静脉受压缓解。文献中皮质醇用量及用药时间不大相同，但大部分治疗都在 6 个月以上。慢性皮质醇治疗达 2 年可以很大程度地改善临床症状，并使后腹膜肿物退化。

非皮质醇类抗雌激素药物——他莫昔芬，同样被用于原发性 RPF 的首选治疗，一些文献报道其对 RPF 患者有益。一般认为他莫昔芬能改变转化生长因子 -β（TGF-β），进而抑制纤维化。

除了皮质醇激素，其他一些免疫抑制药被认为对原发 RPF 患者有益，包括硫唑嘌呤、环磷酰胺、环孢霉素、麦考酚酸吗乙酯。在一些报道中，皮质醇激素联合其他免疫抑制药作为首选治疗或解救治疗，对 RPF 患者有益。

（三）外科手术

虽然纤维化本身很少需要外科切除，但一旦产生大量纤维化，脏器受压影响功能，药物治疗无效，或者患者并不适合激素治疗时，则需要行外科双侧输尿管松解术。输尿管需要放置在腹腔内或用网膜包绕保护。单纯松解术复发率高。如果无法行输尿管松解术，应行肾自体移植。

（张　凯）

第三节　肾　下　垂

肾下垂在泌尿外科并没有一个明确的诊断。解剖学上，肾下垂指从平卧位到直立位肾出现明显的位置下移（＞5cm 或行静脉肾盂造影观察下移超过 2 个椎体）[10-11]。肾下垂不同于异位肾，平卧位时患肾可以回到正常的解剖学位置。

一、流行病学

肾下垂好发于年轻、体型较瘦的女性，男女发病率比约为 3:100。有文献报道，行静脉肾盂造影（IVU）的体型较瘦女性，肾下垂比例可达 20%[12-13]。70% 的患者发生于右侧，10% 为左侧，其中 20% 为双侧病变。左侧发生率低与解剖有关：左肾动脉短，左肾静脉有三个较固定的汇入静脉，即肾上腺中央静脉、生殖腺静脉和腰静脉。由于大多数肾下垂患者无症状，因此，实际发病率比报道的要高。

二、病因

肾下垂的具体病因尚不明确，但和肾周支持结构薄弱有关。体内结缔组织松弛、消瘦、腹腔压力下降、肾窝变浅、损伤等均是导致肾下垂的致病因素。肾的病理性下降和旋转会导致对肾门血管、肾盂输尿管连接部和近段输尿管的牵拉或扭曲，从而引起症状。对小儿的研究显示，肾下垂是先天性疾病，只是往往到成人才会表现出症状。

三、病理生理

肾下垂引起症状可能的原因包括：①肾下垂会导致间断的输尿管梗阻，继发肾积水；②对肾动静脉的拉伸或扭曲会导致肾缺血；③牵拉或刺激肾门区域的内脏神经造成不适；④继发性病变（如肾盂肾炎、肾结石）引起的症状。

四、临床表现

有 10%～20% 的肾下垂患者会出现症状，多为年轻、体型较瘦的女性，或既往有失败手术史者（如腹腔镜探查、阑尾切除术、卵巢切除术等）。如果出现站立、起床、长期行走或驾车被安全带挤压时的腰部疼痛，应当做 B 超或 IVU 检查。肾下垂最常见的症状包括：

1. 疼痛　约 90% 的患者会出现腰部或腹部的"牵扯痛"，行走加重，卧位缓解。急性发作者类似肾绞痛，但检查无输尿管结石。

2. 恶心、呕吐　也很常见，与对内脏神经的牵拉刺激有关。

3. 腹部包块　体型瘦的患者，站立位时可从腹部触及下垂的肾，手法复位可使症状缓解。

4. 暂时性血尿　可出现肉眼血尿或镜下血尿。

5. 其他　反复的泌尿系感染、肾结石、高血压等。

当移位的肾使输尿管梗阻继发急性肾积水时，可能会突发剧烈的肾绞痛，同时可能伴有恶心、呕吐、寒战、心动过速、少尿、暂时性血尿、蛋白尿等，被称作 Dietl's 危象[14-15]。此时让患者取仰卧位或胸膝卧位，轻柔的手法复位即可使症状缓解。

五、实验室及泌尿外科特殊检查

1. 尿常规　暂时性血尿较常见，也可能会出现暂时性蛋白尿。对于白细胞增多者应做尿培养以除外泌尿系感染。

2. 尿培养　以除外泌尿系感染，但感染的存在并不能完全除外其他疾病，原则上如尿培养阳性，应先控制感染后再做进一步评估。

3. 肾功能检查　评估患者是否已出现肾功能损害。

4. 影像学检查　所有的影像学检查建议采取卧位和站立位。

（1）超声检查：站立位检查可以发现肾移位、旋转、肾盂积水、肾动脉灌注减少，同时可以除外肾结石、输尿管结石、肾盂输尿管连接部狭窄等疾病。

（2）静脉肾盂造影：造影显示患者从卧位到站

立位，肾下移大于 2 个椎体，支持肾下垂的诊断。阳性表现还包括体位性梗阻、肾盂扩张积水、排泄延迟和输尿管迂曲打折等。卧位呼气相摄片、立位吸气相摄片有利于降低假阴性。

（3）肾核素显像：^{99m}Tc-MAG3 用于肾动态显像评估肾的灌注情况和分肾功能。^{99m}Tc-DMSA 因其可以被近曲小管摄取并保持长达 4 个小时，而被用于肾静态显像，可更准确地完成仰卧位和立位的摄片。阳性表现包括肾小而圆、肾灌注和 GFR（肾小球滤过率）减低、排泄梗阻、站立位分肾功能较平卧位下降 >10% 等[16]。

六、治疗

1. 保守治疗 19 世纪末，保守治疗是肾下垂的常用治疗方法，包括增加体重、腹壁锻炼、平卧休息和束缚带等，这些方法可能会短期缓解症状，但长期效果不佳。

2. 肾固定术 肾固定术是肾下垂目前最主要的治疗方法。肾下降超过 2 个椎体且有临床症状的患者，以及患侧出现了梗阻或血流减少的患者需要接受手术治疗。根据不同的手术方式分为开放肾固定术、经皮肾固定术和腹腔镜肾固定术。

（1）开放肾固定术：肾下垂肾固定术出现于1881 年[17]，在 19 世纪末 20 世纪初是开展最广泛的泌尿外科手术之一，但因其创伤大，并发症多，而成功率仅 50%[18]，到 20 世纪末逐渐被淘汰。

（2）经皮肾固定术：其原理是通过经皮肾穿刺留置引流形成的瘢痕窦道来达到对肾的固定作用。经皮肾造瘘术后留置造瘘管 1~2 周后拔除，文献报道，症状缓解率可达 88%[19]。但目前仍缺乏大宗长期的随访结果。

（3）腹腔镜肾固定术：随着腹腔镜技术的发展以及手术指征把握更严格，腹腔镜肾固定术因其对肾固定确切，可以有效地缓解疼痛，降低血尿的发生率，改善肾动脉血流，减少泌尿系感染，近年来逐渐开展起来。手术可以经腹腔途径或经腹膜后途径。经腹膜途径操作和缝合空间较大；经腹膜后途径可以更直接地暴露肾门和肾背侧，以便缝合于腰大肌或腰方肌上。手术中可以直接使用可吸收或不可吸收缝线将肾背面或侧面的被膜或肾实质间断固定于后腹壁或肌肉组织（腰大肌或腰方肌），也可以使用 Mesh 网或组织黏合剂。有报道称，腹腔镜肾固定术后 1 年症状缓解率为 91%~100%[20-21]，总成功率为 85%~100%[22]。

（田　雨　马潞林）

第四节　乳　糜　尿

肠淋巴管吸收肠道内消化的脂肪颗粒，其内液体因呈乳白色而称为乳糜。而乳糜尿是指含有乳糜微粒而呈乳白色的尿液。如果乳糜尿中还含有红细胞，则外观呈乳红色，称乳糜血尿。

乳糜尿的发病原因分为寄生虫性和非寄生虫性，寄生虫性约占 90% 以上，多由丝虫所致。一般认为乳糜尿是丝虫病感染的晚期并发症，是丝虫病感染后引起淋巴管及其瓣膜结构的机械性及炎症性损伤导致淋巴系统动力学改变而造成的。其结果为包含肠道吸收的营养物质的乳糜液因淋巴管回流异常而逆流至泌尿系统淋巴管中，引起泌尿系统淋巴管内压力增高、破裂，乳糜液流入尿中所致。由于大量的脂肪、蛋白质经尿液丢失，可导致患者贫血、消瘦、低蛋白血症，严重者可丧失劳动力[23-24]。

一、流行病学

乳糜尿依据病因分为寄生虫性及非寄生虫性，乳糜尿及乳糜血尿最常见的原因是班氏丝虫感染的晚期并发症。因此，乳糜尿流行区域与丝虫病流行区域一致，主要是在我国长江沿岸如华东、中南、西南等各省区[23,25]。

2%~10% 的丝虫感染者可发生乳糜尿，一般发生于感染后 3~5 年。乳糜尿可发生于任何年龄，以中年人常见，发病年龄以 20~50 岁为多见，儿童很少发生乳糜尿。男性较女性多见。多在劳累，感冒及高脂肪餐后发病。乳糜尿的复发率也较高，一般为 20%~30%，主要原因为劳累过度、酗酒、进食高脂肪餐、感冒发热和胎前产后等[23-25]。

二、病因

乳糜尿的病因有两大类,为寄生虫性及非寄生虫性病因。

寄生虫性是由丝虫病所致,为乳糜尿的最主要原因。在我国血丝虫病主要由班氏丝虫引起,造成乳糜池阻塞,上泌尿系的淋巴管逆流,从而产生乳糜尿。也有报道发现疟原虫导致乳糜尿的罕见病例。部分患者中血丝虫穿过下肢淋巴结,而达到腹膜后的淋巴组织,直至乳糜池,造成阻塞而产生乳糜尿、精索淋巴管曲张和鞘膜积液。而部分患者下肢淋巴结受到血丝虫的侵袭而造成严重的下肢的淋巴管损伤,以至于下肢淋巴回流不畅,产生象皮肿。

非寄生虫性比较少见。弥漫性炎症如结核、浸润性恶性肿瘤等广泛侵犯腹膜后淋巴管及淋巴结,造成乳糜池及淋巴干的破坏或阻塞,从而引起乳糜尿。其他罕见病因包括胸导管损伤、妊娠、甲状腺疾病和胃肠道恶性肿瘤等疾病[23-26]。

三、病理生理与病理

乳糜尿的发病机制没有一致定论。其病理生理过程可概括为三大类,包括"阻塞学说""扩张学说"和"尿流学说"[23-26]。

"阻塞学说"认为乳糜尿的机制是由于肠干乳糜管与胸导管之间淋巴管某部位阻塞或远端扩张的结果。其基本病理变化为无菌性、闭塞性淋巴管炎。由于丝虫之成虫在淋巴管内引起异物反应及其所产生之毒素刺激促使淋巴管受到幼虫损伤而引起淋巴管内的炎症反应,管壁有嗜酸性粒细胞的浸润水肿。同时,在淋巴管内也有细胞增生而造成淋巴管阻塞。成虫死后逐渐被吸收,管内肉芽组织逐渐被纤维组织代替使淋巴管阻塞。人体组织对血丝虫的反应系以网状内皮组织为主,胸导管下端逐渐阻塞时,其远端及侧支循环的淋巴管内压增加,促使其曲张扩大。通过泌尿系淋巴管向泌尿道破裂,致使淋巴液经泌尿道排出,临床上出现乳糜尿。其中以肾周围淋巴管曲张向肾盂、肾盏破裂最为多见。少数瘘口位于输尿管或膀胱。

"扩张学说"认为在丝虫侵入人体后,使淋巴管壁弹力组织丧失,管腔扩张,管壁变厚,瓣膜功能不全。在解剖学上虽然未发现淋巴管通路完全阻塞,但在一定条件下(如站立、劳力)淋巴管内压力增高,就可以形成淋巴管与泌尿系之间的交通而产生乳糜尿;另一方面,由于淋巴管病理变化引起淋巴液动力学的改变,当食入脂肪或劳累后,淋巴内压更加增高,因而更增加了淋巴系与泌尿系之间交通瘘道的形成。所以大量的乳糜从尿中排出形成乳糜尿,正常淋巴管壁很薄,弹力不佳,一旦发生淋巴液逆流,就会引起淋巴管扩张。同时淋巴管之瓣膜功能不全,反复形成恶性循环,使扩张更加严重,淋巴管扩张破裂形成乳糜尿。可能与静脉曲张相同,并非机械性梗阻,即所谓生理性梗阻。

"尿流学说"认为尿流不畅为一重要诱因,认为人的正常肾盏穹窿部是极脆弱的。甚至当肾盂内压力不太高时,亦会有破裂。穹窿部发生破裂后,尿液即能倒流至肾实质,该处静脉、淋巴结、淋巴管均有炎症发生,而引起淋巴管曲张的程度增加,从而使淋巴系与泌尿系之间形成病理性交通。

四、临床表现

患者常有丝虫病流行区居住史或丝虫感染史。主诉多为尿液呈米汤或奶汁样,部分患者尿液中混有血液则表现为乳糜血尿。多呈间歇性发作,严重者可呈持续性,有时每年发作几次;有时数年发作一次。每次持续数日或数周。常因高脂饮食、劳累、受凉后诱发或加重。有时可因乳糜块和血块阻塞输尿管而发生肾绞痛,多数出现单侧或双侧腰背部酸胀或钝痛;如乳糜块或血块阻塞尿道,还可发生排尿困难或尿潴留。长期反复发作的乳糜尿可出现乏力、消瘦、水肿、贫血等营养不良症状,严重者可失去劳动力。

若在丝虫病急性期,则可同时伴有疲劳、倦怠、发热、荨麻疹、嗜酸性粒细胞升高与血微丝蚴阳性等[27-29]。

五、诊断与鉴别诊断

(一)乳糜尿的定性诊断

1. 患者常有丝虫病流行区居住史、丝虫感染史或阴囊淋巴水肿等表现。

2. 乳糜尿中检出脂肪微粒是诊断的依据。乳糜尿放置后加入乙醚,脂肪溶解变清,取一滴变清的尿液，待乙醚挥发后检出脂肪球，加入苏丹Ⅲ，脂肪染成红色，即可确诊。

3.尿细胞学检查 在乳糜尿发作时尿中淋巴细胞在"+"以上或占尿白细胞总数的76%以上。若同时在乳糜尿中查到微丝蚴更明确诊断。

4.夜间查血微丝蚴与嗜酸性粒细胞数升高等。

5.对于长期或反复发病者应检查其营养状况。

（二）乳糜尿的定位诊断

1.淋巴管造影确诊率高，但操作复杂，成功率低。通常采用经足背淋巴管造影。正常淋巴造影时，肾区无造影剂显示，乳糜尿患者可显示患侧肾蒂淋巴管迂曲扩张，可见肾盂肾盏轮廓；腹膜后淋巴管粗细不均，甚至呈竹节状；淋巴结可有充盈缺损。

2.膀胱镜检查为常用方法，观察输尿管开口处，喷出白色乳糜尿者即为患侧肾。如观察不清，可让患者检查前2～3小时进高脂性食物后检查，增加乳糜浓度及乳糜排出量，可提高检出率。

3.逆行输尿管插管收集肾盂尿做镜检及乳糜试验。

4.逆行肾盂造影可见明显的肾盂淋巴反流。

（三）鉴别诊断

1.丝虫病 丝虫病所致的乳糜尿是慢性丝虫感染的主要症状之一，是乳糜尿最常见的原因。丝虫在淋巴系统反复引起淋巴管炎，大量纤维组织增生是腹部广泛淋巴管、胸导管阻塞所致。丝虫引起乳糜尿常因过劳、妊娠、分娩、高脂高蛋白饮食等因素而间断出现，持续存在者较少。

2.腹腔结核 广泛的腹腔结核可累及腹腔腹膜后淋巴道逆流至泌尿道淋巴管中引起乳糜尿。往往同时合并肾结核。而腹腔结核和肾结核常常由肺淋巴结结核继发而来。

3.肿瘤原发或转移至腹腔、腹膜后、纵隔等部位的恶性肿瘤，可压迫阻塞腹腔淋巴道或胸导管引起乳糜尿。临床上以淋巴瘤最多见，纵隔肿瘤和中心型肺癌亦可引起乳糜尿，有时同时有乳糜胸水。

4.胸腹部创伤或大手术是由于损伤了腹腔淋巴道或胸导管，病史往往可提供诊断。

5.原发性淋巴管疾病罕见，幼年发病是由于胸导管先天畸形引起或广泛淋巴管先天发育不全引起。

6.其他原因如肾盂肾炎、肾小球肾炎、妊娠压迫、疟疾等偶尔可引起乳糜尿。文献中仅有个例报道。

六、治疗

1.治疗血丝虫 若血及尿中检查证明有丝虫微丝蚴，应予枸橼酸乙胺嗪等药物治疗。

2.保守治疗 发作期间应取头低脚高位卧床休息，并多饮水，进低脂肪、高蛋白、高维生素饮食。

3.乳糜块引起尿路梗阻时，可行经尿道内镜下处理。

4.肾盂内灌洗 1%～2%硝酸银溶液5～8ml灌洗肾盂，保留2～3min后再以生理盐水冲洗，间隔1～2周施行1次。

5.手术治疗 反复发作病情严重且经上述治疗无效者，可施行手术治疗，包括肾蒂周围淋巴管剥离结扎术、显微镜下腰干淋巴管-精索内静脉（或卵巢静脉）吻合术[23-25]。

（1）肾蒂周围淋巴管剥离结扎术：包括腹腔镜、后腹腔镜及开放术式，效果满意，特别是对单侧乳糜尿效果较显著。

（2）显微镜下腰干淋巴管-精索内静脉（或卵巢静脉）吻合术：将腹膜后阻塞的淋巴管的淋巴液回流到精索内静脉（卵巢静脉）、肾静脉和腔静脉系统来达到治愈的目的，是目前一种比较理想的办法。在行淋巴管静脉吻合的同时，也可以行肾蒂周围淋巴管剥离结扎术，实践证明这两种方法合用效果较佳[30-32]。

（马潞林 叶剑飞）

第五节 肾囊性疾病

肾囊性疾病（renal cystic disease）是人体常见的泌尿系统疾病，以肾出现"囊性病变"为主要特征，主要分为遗传性肾囊性病变和非遗传性肾囊性病变两大类。遗传性肾囊性疾病主要包括多囊肾（polycystic kidney）、髓质海绵肾（medullary sponge kidney）、多囊性肾发育不良（multicystic dysplastic kidney）、髓质囊性肾病（medullary cystic kidney）等，非遗传性肾囊性疾病以单纯性肾囊肿（simple renal cysts）为主，另外有获得性囊性肾病（acquired renal disease）、囊性肾瘤（cystic nephroma）等。

一、单纯性肾囊肿

单纯性肾囊肿（simple renal cysts）是发生于肾内部或肾表面的散发性囊肿，是最常见的肾囊性疾病。成人中肾囊肿的发病率随年龄增加而增加，50岁以上发病率可达25%以上。单纯性肾囊肿可能是单发或者多发，单侧或双侧发病，通常无临床症状，预后良好。

（一）病因

单纯性肾囊肿主要起源于扩张的肾小管，此段肾小管逐渐分化成为独立的肾囊肿。绝大多数单纯性肾囊肿为非遗传性疾病，极少数为遗传性，但也有学者认为遗传因素参与单纯性肾囊肿的发病。

（二）病理

单纯性肾囊肿多为单腔，呈圆形或卵圆形，大小不一，大部分直径小于2cm。囊肿的位置多位于肾皮质表面，呈外生性生长，也位于肾髓质及肾窦内，邻近肾盂者又称为肾盂旁囊肿。囊壁呈纤维化，内衬单层扁平上皮或立方上皮；囊壁薄，合并感染者可出现囊壁增厚及钙化；囊液一般为清亮透明，部分患者囊液混浊或呈血性。

（三）临床表现

单纯性肾囊肿多无明显症状，大多数患者因体检或其他疾病行影像学检查时发现。本病常见的自觉症状为患侧肾区疼痛，囊内出血或继发囊内感染可能造成疼痛加重。囊肿破裂入集合系统时可能造成血尿，肾盂旁囊肿或巨大囊肿压迫可引起肾盂、肾盏梗阻。

（四）辅助检查

单纯性肾囊肿的辅助检查首选彩色多普勒超声，其诊断标准主要有：①囊内无回声；②囊壁光滑，壁薄，边界清晰；③囊肿后回声增强，圆形或者椭圆形，透声性良好。如果超声检查提示并非单纯性囊肿，如：分隔、边缘不规则、钙化及其他可疑病变时，应该进一步行CT扫描，CT扫描中良性囊肿的诊断标准与超声检查相似：①囊肿界限清晰，平滑薄壁；②囊液均一，通常密度<20Hu，高密度见于囊内出血等；③囊壁无增强。

（五）治疗

单纯性肾囊肿进展缓慢，预后良好。无自觉症状者或压迫梗阻影像学改变者，并不需要外科治疗，目前外科治疗单纯性肾囊肿的指征为：①囊肿大于5cm者；②囊肿存在压迫梗阻等影像学改变者；③囊肿可疑恶变者；④患者存在疼痛症状或心理压力者。

手术治疗单纯性肾囊肿的方法主要包括开放肾囊肿去顶减压术和腹腔镜肾囊肿去顶减压术。随着腹腔镜技术的发展，腹腔镜肾囊肿去顶术已经成为治疗单纯性肾囊肿的"金标准"，国内以后腹腔镜入路为主。目前，开放手术仅用于解除囊肿造成的梗阻症状或切除可疑病变。对于存在手术禁忌的患者，也可采用囊肿穿刺硬化术，已经使用过的硬化剂包括葡萄糖、苯酚、无水酒精等，效果基本相同。

二、复杂性肾囊肿

复杂性肾囊肿与单纯性肾囊肿相比，其最本质的区别是存在囊性肾恶性肿瘤的可能，所以在临床工作中予以重视，避免误诊及漏诊。评估复杂性肾囊肿为恶性肿瘤的可能性主要基于影像学检查的特点，如囊壁的厚度、有无腔内分隔。囊内钙化及囊壁结节等，而多普勒超声、CT 及 MR 各有优缺点，临床医师应充分掌握并合理选择检查方法。多普勒超声能够较准确地区别肿物为实性或者囊性，并提示囊内是否存在血流信号，CT 检查能够提示囊性病变的囊壁厚度、有无分隔及肿物强化等，MRI 检查对于肾囊性肿物的鉴别不优于 CT，但在患者存在肾功能不全、造影剂过敏等情况时具有优势。Bosniak 分级是基于囊性肿物的影像学检查而提出的分类标准，主要评估肾囊性肿物为恶性肿瘤的可能性，在临床工作中应用广泛（表 12-1）。

表 12-1　肾囊性疾病的 Bosniak 分级

分级	描述	恶性率
I 级	良性单纯性肾囊肿，囊肿壁薄、光滑，囊液密度均匀，没有囊壁增厚、钙化和分隔，增强扫描后囊壁不强化。	0 ~ 2%
II 级	良性肾囊肿，其内有少许细小分隔，增强扫描后囊壁不强化，囊壁或分隔处可有少量钙化，<3mm 的均质高密度囊肿也归于此级。	5% ~ 10%
II F 级	此级囊肿边界仍清楚，较 II 级可有更多的细小分隔且可轻微强化，可伴有结节状或较厚钙化灶，囊内没有强化的软组织成分，>3mm 的均质高密度囊肿归于此类。	5% ~ 20%
III 级	肾囊肿壁厚，其内有不规则分隔，可伴有钙化，囊壁及分隔强化较明显。	20% ~ 50%
IV 级	典型的肾恶性病变表现，囊肿壁厚，其内有实性肿块且伴多个分隔，可见强化的软组织肿块影。	75% ~ 90%

三、遗传性肾囊性疾病

（一）常染色体隐性遗传多囊肾病

常染色体隐性遗传多囊肾病（autosomal recessive polycystic kidney disease，ARPKD）亦称为多囊肾（儿童型），此疾病罕见，大部分被诊断此病的新生儿在出生数天内死亡，少数轻症患者在儿童期发病。所有患者均有不同程度的肝纤维化，而常见的死因为尿毒症及呼吸衰竭，对于症状出现较晚的儿童可发展为高血压、肾功能不全及肝纤维化导致的门脉高压、食管静脉曲张等。

1. 病因学　ARPKD 是常染色体隐性遗传病，其病因主要与 6 号常染色体 PKHD1 单基因突变有关，此基因产生 fibrocystin 蛋白，而此蛋白在 ARPKD 患儿的肾集合系统中缺少表达。

2. 病理　ARPKD 在大体上肾保持幼稚小叶状，肾包膜下可见广泛梭形扩张的集合小管形成的囊性病变，在肾切片上为肾盏至肾包膜放射状排列的扩张小管。另外，所有的患儿都合并有肝损伤，高分化的胆管增殖、扩张，分支伴随不同程度的门脉纤维化。

3. 临床表现　患儿常表现为腹部包块，质地坚硬且不透 X 线，患儿的血肌酐水平在出生后会急速升高，可能会伴有 Potter 面容、肢体畸形及肺发育不全所致的呼吸衰竭；但不论患儿肾疾病的严重程度，所有 ARPKD 患儿都存在肝纤维化及其所致的胆道扩张和门静脉硬化。对于出生后即出现明显症状的患儿，多在 2 个月内死于尿毒症或呼吸衰竭；那些出现症状较晚的患儿可能发展成为肾功能不全或高血压，但同时其肝病变可能发生进展，主要表现为肝纤维化导致的门脉高压、食管静脉曲张和肝脾肿大。

4. 辅助检查　宫内超声检查发现羊水减少即可以怀疑此病。超声提示肾回声增强，其机制是由于大量紧闭扩张的集合管之间交界面反射超声波引起。静脉尿路造影可显示有功能的肾，由于扩张的集合小管充满造影剂，呈现特征性的髓质放射条纹状征象。

5. 治疗　目前 ARPKD 仍然无法治疗，呼吸护理可以减轻症状或延迟患儿寿命，可以应用减压、分流治疗门静脉高压和食管静脉曲张，部分终末期患者需要肾替代治疗。

（二）常染色体显性遗传多囊肾病

常染色体显性遗传多囊肾病（autosomal dominant polycystic kidney disease，ADPKD）又称为多囊肾（成人型），是一种常染色体显性遗传病，与编码多囊蛋白的 PKD1 和 PKD2 基因突变有关，其症状主要包括高血压、肾功能不全等，疾病晚期常需要肾替代治疗，其治疗目标为控制血压，延缓肾功能恶化。

1. 病因　ADPKD 是常染色体显性遗传病，其外显率为 100%，主要由 ADPKD 基因突变引起，其中多囊肾疾病基因（PKD1）位于 16 号染色体短臂，占所有病例的 85%~90%，PKD2 基因位于 4 号常染色体，占全部患者的 5%~10%。PKD1 和 PKD2 基因缺陷的患者临床表现相似，但是一般 PKD2 突变者往往起病更晚、进展更为缓慢。

2. 病理　肾体积明显增大，正常结果被多囊性病变破坏，囊肿直径从几毫米至几厘米，在肾单位周围髓质和皮质之间广泛分布并与肾单位相通，囊肿的囊液可能为清亮或血性。镜下观察病变肾单位的各段均呈囊性扩张，囊肿内覆有单层扁平上皮或立方上皮，肾组织出现间质纤维化及肾小管萎缩。

3. 临床表现　ADPKD 患者的临床症状和体征一般出现在 30~50 岁，主要临床表现包括镜下和肉眼血尿、腰痛及胃肠道症状，可继发出现高血压和肾功能不全，部分患者可能进展为肾衰竭。约 50% 的患者可能出现镜下或肉眼血尿，首次发生肉眼血尿在 30 岁左右。ADPKD 患者有 20%~30% 合并肾结石，结石成分主要为尿酸盐和草酸钙。肾感染以女性患者常见，主要包括囊肿感染和肾盂肾炎，肾周脓肿是严重的并发症。

高血压是 ADPKD 患者常见的首发症状，这主要是继发于囊肿压迫肾内血管导致的远端缺血。有 10%~40% 患者合并有动脉瘤，严重者可能导致蛛网膜下腔出血，但并不是所有颅内出血的患者均继发于动脉瘤，高血压引起的颅内动脉破裂也是原因之一。

ADPKD 患者中肾细胞癌的发生率为 1%~5%，其特点为双侧（12%）、多中心性（28%）和病理合并肉瘤者（33%）多见。

肝囊肿是最常见的肾外表现，其发生率随年龄增加并可能产生肝区疼痛，其他肾外病变包括心脏瓣膜病、胰腺囊肿、精囊囊肿和憩室病等。

4. 辅助检查

（1）超声：腹部超声检查为首选，诊断标准依年龄而定。小于 30 岁双肾中任一侧肾至少 2 个囊肿，30~60 岁双肾中每一侧肾至少 2 个囊肿，超过 60 岁每一侧肾至少 4 个囊肿。另外，超声检查可发现除了肾囊肿以外的其他脏器囊肿。

（2）CT 检查：腹部 CT 对于囊内出血、钙化，特别是怀疑恶变者，具有很高的诊断率，另外，对比增强 CT 还能显示残存功能肾实质的数量；但是，肾功能受损者应谨慎选择对比增强 CT，此类患者可选用 MRI 检查。

应对患者进行颅内动脉瘤筛选，可选择磁共振血管成像（MRA）。

5. 治疗

（1）保守治疗：对于治疗 ADPKD 本身无明确的特效药，而保守治疗仅针对肾囊性疾病引起的并发症，如高血压、感染、疼痛等。

（2）手术治疗：可选择囊肿穿刺抽吸减压术、开放肾囊肿去顶减压术和腹腔镜肾囊肿去顶减压术等方法，其意义主要在于缓解残存正常肾组织的压力。对于囊肿体积巨大、难以控制的感染、严重疼痛及反复严重出血的多囊肾可予以手术切除。对于肾功能不全的患者，可行同种异体肾移植术。

（三）髓质海绵肾

髓质海绵肾是与遗传和发育相关的先天性疾病，其主要特点为集合管的远端扩张为囊状或憩室样，静脉肾盂造影可观察到条形致密影，常合并泌尿系结石，临床症状以肾绞痛、泌尿系感染及血尿等为主。

1. 病因　髓质海绵肾具有隐性或显性遗传倾向的发育异常，其发病机制为输尿管芽上升和分支形成集合管的过程中，集合管远段异常增大和扩张。

2. 病理　肾大小可为正常，其主要特征为集合管乳头状扩张，形成小的髓质囊肿，囊腔多位于肾锥体乳头部，大小 1~8mm，囊肿与集合管相通，其内可能有磷酸钙或草酸钙沉积。镜下可见集合管囊状扩张，内衬有立方或扁平上皮，周围呈炎性浸润。

3. 临床表现　本病一般在 20 岁以后出现临床特征，常见的症状主要有肾绞痛、泌尿系感染、血尿和高钙尿症。髓质海绵肾在结石患者中的发病率为 2.6%~21%，其中，女性发病率较高；另外，女性患者中泌尿系感染的发病率更高。

4. 辅助检查　髓质海绵肾的腹部平片可表现为正常，也可显示为髓质肾钙质沉积影像，即表现为多个离散的肾锥体结石簇。静脉肾盂造影的主要表现为：肾可能增大，肾锥体部伴有钙化；锥体集合管扩张伴造影剂充盈；髓质显影成"灯刷样"或"花束样"。CT 提示肾皮髓质交界处多发钙化影。尿液分析可提示高钙尿症。

5. 治疗　髓质海绵肾进展缓慢，对于没有临床表现的患者可定期复查。对于合并肾结石的患者，应鼓励患者每天排出 2L 左右尿液，并可以选择口服噻嗪类利尿药，此类药物可有效地降低高钙血症和抑制结石形成。对于噻嗪类药物无效或不能耐受者，可以使用无机磷酸盐。当结石进入肾盂及输尿管引起梗阻时，应尽快采取措施解除梗阻。合并泌尿系统感染者应行抗感染治疗，并留取细菌培养，根据药敏结果调整抗生素治疗方案。

（马潞林　张　帆）

主要参考文献

[1] Engels EP . Sigmoid colon and urinary bladder in high fixation : roentgen changes simulating pelvic tumor J Radiology , 1959 ,72: 419-422 .

[2] Heyns CF, De Kock ML, Kirsten PH, et al . Pelvic lipomatosis associated with cystitis glandularis and adenocarinoma of the bladder : J Urol , 1991, 145: 364-366 .

[3] Malter IJ, Omell GH, Kasenetez I . Pelvic lipomatosis in women: A case report : Obstet.Gynecol , 1971, 37: 63-66 .

[4] Semins MJ, Schoenberg MP . A case of florid cystitis glandularis : Nat Clin Pract Urol , 2007 : 341 — 345 .

[5] Xu T,Zhao WH,Wang XF, et al . Clinical reports of pelvic lipomatosis in two brothers : J Peking University (Health Sciences) , 2010, 39 : 355-360 .

[6] Klein FA, Smith MJ . Pelvic lipomatosis: 35-year experience : J Urol , 1987, 139: 998-1001 .

[7] Augusto Vaglio, Carlo Salvarani, Carlo Buzio. Retroperitoneal fibrosis. The Lancet, 2006, 367(9506): 241-251.

[8] Alan JW, Louis RK, et al. Campbell-Walsh Urology. 10th ed. The United States of America: ELSEVIER, 2012: 1111-1114.

[9] Wein A. J. 坎贝尔－沃尔什泌尿外科学：第 9 版郭应禄，周利群 .北京：北京大学医学出版社 , 2009 : 1341-1344.

[10] Burford CE. Nephroptosis with co-existing lesions. J Urol, 1946, 55: 220-224.

[11] Young HH, Davis DM. Malformation and abnormalities of the urogenital tract. Young's Practice of Urology. Vol. 2.Chapter 9. Philidelphia: WB Saunders, 1926: 1–36.

[12] Kelly HA. Moveable kidney and neurasthenia. Trans Amer Surg Ass, 1910, 28: 513.

[13] Kaufman JJ, Hanafee W, and Maxwell MH: Upright renal arteriography in the study of renal hypertension. JAMA, 1966, 187: 977–981.

[14] Dietl J: Nerki wedrujace ich uwiezuienie. Przgl Lek(Krakow), 1864, 3: 225–248.

[15] Dietl J: Wanderende Nieren und deren Einklemmung.Wien Med Wschr, 1864, 14: 563–605 .

[16] Srirangam SJ, Pollard AJ, Adeyoju AA, et al. Nephroptosis: seriously misunderstood? [J]. BJU international, 2009, 103(3): 296-300.

[17] Hahn E. Operative behandlung der beweglichen niere durch fixation. Zbl Chir, 1881, 8: 449-452.

[18] Braasch WF, Greene LF, and Goyanna R: Renal nephroptosis and its treatment. JAMA, 1948, 138: 399–401.

[19] Szekely JG: Re: laparoscopic nephropexy: Washington University experience (letter). J Urol ,1997, 157: 266.

[20] Fornara P, Doehn C, Jocham D.Laparoscopic nephropexy: 3-year experience. J Urol, 1997, 158: 1679–1683.

[21] Elashry OM, Nakada SY, Mcdougall EM,Clayman RV. Laparoscopic nephropexy; Washington University experience. J Urol, 1995, 154: 1655–1659.

[22] Bishoff JT, Kavoussi LR. Laparoscopic surgery of the kidney. In Walsh PC, Retik AB, Vaughan ED, Wein AJ eds, Campbell's Urology, 9th edn, Chapter 51. Philadelphia: Saunders, 2007: 1759–1809.

[23] 许纯孝 . 泌尿男性生殖系丝虫病 . 吴阶平 . 吴阶平泌尿外科学 . 济南：山东科学技术出版社 , 2005. 628- 637.

[24] Parthasarathy S, Miller FH, Casalino DD. Chyluria. J Urol, 2012, 187(5): 1856 - 1857.

[25] 侯连泉，张普健，杨艳君，等 . 近 10 年门诊乳糜尿 3700 例分析 . 中国寄生虫病防治杂志 ,1993, 03: 176 - 179.

[26] 谢桐，凌桂明 . 乳糜尿发病的主要原理是淋巴系动力学的改变 . 中华泌尿外科杂志 , 1984,5: 257-258.

[27] 徐华南，郑伟成，李汉俊，等 . 经皮穿刺腹股沟淋巴结造影术 . 中华泌尿外科杂志 , 1994, 15: 60-61.

[28] 杨聪娴，金讯波 . 乳糜尿患者的肾脏集合系统表层形态学改变及其意义 . 泌尿外科杂志 (电子版), 2009, 1: 19 - 23.

[29] 谢庆祥，韩聪祥，汪鸿，等 . 乳糜尿的诊断与手术治疗 . 中国现代医学杂志 , 2000, 10: 19 - 20.

[30] 连天 . 硝酸银肾盂灌注治疗乳糜尿 19 例报告 . 中华泌尿外科杂志 , 1994, 15: 440.

[31] 徐月敏，等 . 乳糜尿外科治疗探讨 . 中华泌尿外科杂志 , 1992, 4: 299.

[32] 干思舜，高铁，徐丹枫，等 . 经后腹腔镜肾蒂淋巴管结扎术治疗乳糜尿 (附 21 例报告). 临床泌尿外科杂志 , 2011, 26: 441 - 444.

中英文专业词汇索引